MANUEL

DE

PATHOLOGIE INTERNE

III

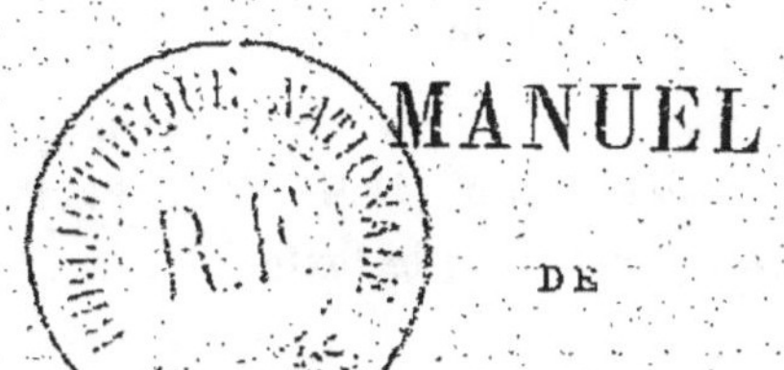

RÉCENTS OUVRAGES DE M. DIEULAFOY

PUBLIÉS A LA MÊME LIBRAIRIE

Clinique médicale de l'Hôtel-Dieu (1896-1897), Paris 1898.
Un vol. grand in-8°, avec figures dans le texte. . . . . 10 fr.

Clinique médicale de l'Hôtel-Dieu (1897-1898), Paris 1899.
Un vol. grand in-8, avec figures dans le texte. . . . . 10 fr.

Clinique médicale de l'Hôtel-Dieu (1898-1899), Paris 1900.
Un vol. grand in-8°, avec figures dans le texte. . . . . 10 fr.

Clinique médicale de l'Hôtel-Dieu (1901-1902), Paris 1903.
Un vol. grand in-8°, avec figures dans le texte . . . . 10 fr.

Clinique médicale de l'Hôtel-Dieu (1905-1906), Paris 1907.
Un vol. grand in-8°, avec figures dans le texte . . . . 10 fr.

Clinique médicale de l'Hôtel-Dieu (1909), Paris 1910.
Un vol. grand in-8°, avec figures dans le texte . . . . 10 fr.

67299. — Imprimerie Lahure, 9, rue de Fleurus, à Paris.

MANUEL

DE

PATHOLOGIE INTERNE

PAR LE PROFESSEUR

GEORGES DIEULAFOY

SEIZIÈME ÉDITION

ENTIÈREMENT REFONDUE

TOME TROISIÈME

MALADIES DE L'APPAREIL URINAIRE

ET DU SYSTÈME NERVEUX

PARIS

MASSON ET Cⁱᵉ, ÉDITEURS

LIBRAIRES DE L'ACADÉMIE DE MÉDECINE

120, BOULEVARD SAINT-GERMAIN

1911

MANUEL

DE

PATHOLOGIE INTERNE

TROISIÈME CLASSE
MALADIES DE L'APPAREIL URINAIRE

CHAPITRE I

MALADIES DES REINS

§ 1. APERÇU GÉNÉRAL
DE L'ANATOMIE ET DE LA PHYSIOLOGIE DES REINS

Anatomie. — Les reins, organes pairs et à peu près symétriques, sont situés sur les parties latérales du rachis, au niveau des deux premières vertèbres lombaires. Ils ont en moyenne une longueur de 12 centimètres, une largeur de 7 centimètres et une épaisseur de 3 centimètres. Leur poids est environ de 140 grammes. Les reins possèdent une enveloppe fibro-élastique, mince et transparente, qu'on parvient à détacher à l'état normal, mais qui est souvent adhérente à l'état pathologique. Ils sont entourés d'une couche cellulo-graisseuse dans laquelle prennent naissance les abcès périnéphrétiques.

Quand on pratique une coupe longitudinale du rein, de façon à diviser l'organe en deux moitiés, en allant du bord convexe vers le hile, la surface de section présente des parties d'aspect différent. Sur la substance centrale (substance médullaire), on aperçoit dix, douze, quinze faisceaux striés : ce sont les *pyramides de Malpighi*, dont les sommets convergent vers le hile. La substance corticale, plus rougeâtre, granuleuse, n'a pas plus d'un centimètre d'épaisseur ; elle n'est pas seulement périphérique, comme son nom semblerait l'indiquer, elle est également centrale, car elle plonge entre les pyramides de Malpighi et constitue, sous le nom de *colonnes de Berlin*, des prolongements qui font saillie dans le hile.

Il y a donc, dans la région du hile, deux ordres de saillies alternantes ; les unes, rouges et conoïdes, sont formées par le sommet des pyramides de Malpighi : on les nomme *papilles* du rein ; les autres, jaunâtres et arrondies, sont formées par le prolongement des colonnes de Berlin ; elles n'existent que sur les parties centrales du hile et disparaissent vers ses parties latérales, parce que les colonnes de Berlin y descendent moins bas.

Ces notions étant posées, étudions la structure du rein.

Chaque papille rénale est percée de dix à trente orifices. Chacun de ces orifices, visible à la loupe, est l'ouverture d'un canal excréteur de l'urine, et chacun de ces canaux, fort court, du reste, est l'aboutissant de canaux moins volumineux, légèrement divergents, qu'on nomme *tubes de Bellini* et dont la réunion contribue à former les *pyramides de Malpighi*. Les tubes de Bellini, ou canaux collecteurs de l'urine, remontent en se divisant jusqu'à la substance corticale du rein et se prolongent dans cette substance sous forme de tubes droits, nommés *rayons médullaires*, qui sont eux-mêmes l'aboutissant des *canalicules urinifères*.

Le canalicule urinifère a un trajet fort compliqué. Il naît au niveau du *glomérule de Malpighi*, en pleine substance corticale. Le glomérule de Malpighi est un petit appareil vasculaire, de forme sphérique, formé par la réunion d'artérioles pelotonnées, et entouré d'une membrane ou capsule de Bowmann.

Ce petit système glomérulaire est comme appendu aux artères interlobulaires. L'artériole glomérulaire afférente traverse la capsule de Bowmann, et se divise en branches ayant la forme d'anses; ces branches, par leur réunion, constituent l'artériole efférente, qui sort de la capsule en s'accolant au vaisseau afférent et donne naissance à un lacis de capillaires qui enveloppe les glomérules, les *tubuli contorti* et les rayons médullaires. Tandis que l'artériole afférente est munie jusqu'à son entrée dans la capsule d'une couche de fibres musculaires annulaires, l'artériole efférente, plus grêle, n'a de fibres musculaires qu'au voisinage de la capsule; elle les perd bientôt pour se résoudre en capillaires. Cette disposition lui forme comme un sphincter qui sert probablement à régler la pression sanguine à l'intérieur du glomérule. La structure des capillaires du glomérule se résume en une paroi amorphe tapissée intérieurement d'un endothélium disposé sous forme de membrane protoplasmique présentant de place en place des noyaux (Hortolès). Le bouquet vasculaire n'est pas à nu dans la capsule de Bowmann, il a un revêtement que certains auteurs considèrent comme un épithélium aplati et qui paraît être plutôt une membrane de nature conjonctive émanée de l'enveloppe conjonctive qui accompagne l'artériole afférente à son entrée dans la capsule de Bowmann (Cornil, Renaut, Hortolès). Cette pellicule protoplasmique s'interpose entre les anses du bouquet vasculaire.

La capsule de Bowmann qui entoure ce petit appareil vasculaire peut être considérée comme l'origine du canalicule urinifère; elle se continue avec le canalicule par un point rétréci nommé *col* de la capsule, et elle est formée d'une membrane anhiste munie d'un épithélium aplati.

Aussitôt après sa naissance, le canalicule devient large, sinueux, contourné, d'où le nom de *tubuli contorti* donné à cette partie des canalicules urinifères. Les tubuli contorti sont situés dans la couche corticale du rein et jouent un rôle considérable dans le phénomène de la sécrétion urinaire. Après quelques sinuosités, la partie contournée du canalicule urinifère se rétrécit et plonge dans la substance centrale du rein, à des profondeurs variables suivant chaque canalicule; c'est la *branche descendante* de Henle; puis le canalicule se recourbe (anse de Henle), augmente de volume et remonte parallèlement à sa branche descendante (*branche ascendante* de Henle); il arrive ainsi jusqu'au voisinage de la surface du rein, où, sous le nom de *pièce intermédiaire* et de *canal d'union* qui siège dans les parties les plus superficielles de la couche corticale du rein, il s'abouche dans le prolongement d'un rayon médullaire, qui n'est lui-même, avons-nous dit, que la continuation d'un tube collecteur de Bellini.

La structure du canalicule urinaire varie sensiblement dans chacune de ses parties. Les tubes contournés ont une membrane propre anhiste (à privatif, ἱστος, texture), et un épithélium bien étudié par Heidenhain; les cellules épithéliales sont si volumineuses qu'elles ne laissent au centre du tube qu'une faible lumière; leur aspect est trouble et granuleux, et une partie de leur protoplasma est transformée en fins bâtonnets perpendiculaires à l'axe du tube, ce qui donne à la coupe un aspect strié; ces bâtonnets occupent dans la cellule la partie qui avoisine la membrane fondamentale, tandis que le protoplasma et le noyau sont du côté de la lumière du tube. L'épithélium de la branche descendante de Henle est pavimenteux et analogue à celui des vaisseaux sanguins; l'épithélium de la branche montante de Henle reprend les caractères de l'épithélium des tubes contournés; l'épithélium des pièces intermédiaires et des premiers tubes collecteurs se rapproche de l'épithélium cylindrique.

Pour bien comprendre les rapports des canalicules urinifères avec les différents éléments qui entrent dans la structure du rein, il est utile de les étudier sur des coupes *transversales* faites à diverses hauteurs.

A. Sur une coupe faite à la région des papilles (région papillaire), on trouve les gros tubes excréteurs qui se divisent dans cette région, et quelques anses des tubes de Henle qui sont descendues jusque-là.

B. Sur une coupe faite un peu plus haut, dans la partie de la pyramide de Malpighi dite zone limitante, on rencontre trois variétés de tubes : les tubes collecteurs de Bellini, les branches grêles ou descendantes de Henle et les branches larges ou ascendantes de Henle. Les vaisseaux droits sillonnent cette zone pour se rendre à la substance corticale.

C. Des coupes transversales de la substance corticale, en allant de la surface du rein vers le centre, montrent les détails suivants : 1° sur une couche tout à fait superficielle on trouve la capsule du rein creusée de cavités qui sont des espaces lymphatiques; 2° sur une coupe faite un peu au-dessous, on voit des canaux sinueux qui représentent les pièces intermédiaires et les canaux d'union, c'est-à-dire l'aboutissant des canalicules urinifères dans les prolongements médullaires; on trouve également des tubuli contorti; 3° sur une coupe plus profonde, on voit dans son ensemble le *lobule rénal*, qui est formé des éléments suivants : au centre est la pyramide de Ferrein, pyramide composée du prolongement cortical des tubes de Bellini (rayon médullaire) et de branches montantes de Henle; autour de la pyramide de Ferrein est le *labyrinthe*, et par labyrinthe il faut entendre l'espace compris entre deux pyramides de Ferrein, avec tout ce que contient cet espace, tubuli contorti et artères interlobulaires avec leurs glomérules de Malpighi.

La topographie du lobule rénal est fort importante à connaître, car c'est dans cette région que se passent la plupart des phénomènes anatomo-pathologiques de néphrites chroniques.

Tous les éléments qui entrent dans la structure du rein, les glomérules, les tubes urinifères et tubes collecteurs sont plongés dans un tissu conjonctif inégalement distribué. « La communication de ce tissu conjonctif avec les vaisseaux lymphatiques du rein montre qu'il est, comme partout ailleurs, constitué par des espaces lymphatiques limités par des cellules plates et en connexion avec les vaisseaux lymphatiques [1]. »

1. Cornil et Ranvier. *Man. d'histologie*, p. 101.

Physiologie. — On sait aujourd'hui que le rôle du rein est d'excréter et non point de sécréter ses produits; il ne fabrique pas les éléments de l'urine, il les trouve tout formés dans le sang, seulement il les *choisit*, il retient les uns et laisse passer les autres. Une exception doit être faite cependant pour l'acide hippurique, qui existe dans l'urine des animaux herbivores et qui paraît fabriqué par le rein (Koch).

A l'état normal, l'*urine* a une couleur citrine, une réaction acide et une odeur particulière; sa densité est de 1018 à 1020, et la quantité rendue par un adulte, en vingt-quatre heures, varie de 1200 à 1500 grammes.

L'urine est constituée par les éléments suivants (Yvon) :

COMPOSITION DE L'URINE.	RENDEMENT	
	PAR LITRE.	PAR 24 HEURES.
Éléments organiques	26 à 27 gr.	35 à 56 gr.
Éléments minéraux	5,5 à 10	12 à 14
Total des matières dissoutes	54 à 57	45 à 52
Urée { Hommes	18 à 24	25 à 38
Urée { Femmes	10 à 20	20 à 52
Acide urique	0,50 à 0,40	0,50 à 0,70
Acide phosphorique	1,66	2,50
Acide sulfurique	2,00	5,00
Chlorure de sodium	6,6 à 8	10 à 12
Chaux	0,28 à 0,50	0,55 à 0,45

L'urée, qui représente le dernier terme de l'oxydation des albuminoïdes, se fabrique dans l'intimité des tissus, et surtout dans le foie.

Je ne passerai pas en revue les nombreuses théories qu'on a émises sur la sécrétion de l'urine. Il n'est pas certain que le glomérule de Malpighi n'ait qu'un rôle mécanique, ainsi que l'avait établi Ludwig; l'épithélium glomérulaire paraît jouer un certain rôle dans les actes physiologiques et pathologiques du glomérule (Heidenhain).

C'est par le glomérule que transsude la partie aqueuse de l'urine avec les sels du plasma (Bowmann). C'est par le glomérule que s'éliminent le sucre des diabétiques et en partie l'albumine des albuminuriques. Les *tubuli contorti* et la branche montante de Henle, munis d'un épithélium spécial (Heidenhain), représentent la partie vraiment glandulaire du rein et ont pour mission de fabriquer l'urine, en choisissant et en excrétant ses principaux produits.

Chatin et Guinard [1] ont tenté, par analogie avec d'autres glandes, d'attribuer au rein une *sécrétion interne*, qui paraît exister réellement [2].

§ 2. CONGESTION DES REINS — REIN CARDIAQUE

La *congestion* du rein est active ou passive. La congestion active, ou fluxion, est associée aux phlegmasies et aux néoplasies du rein et sera par conséquent décrite avec ces divers états morbides. La congestion passive, ou *stase*, est celle dont il sera question dans ce chapitre.

Toutes les fois que la tension sanguine augmente dans le département des veines émulgentes ou dans la veine cave au-dessus de l'embouchure de ces veines, les reins se congestionnent. Les tumeurs de l'abdomen, les anévrysmes de l'aorte abdominale, la grossesse, peuvent créer un obstacle mécanique au cours du sang dans les veines rénales; les affections pleuro-pulmonaires (pleurésie, emphysème, phthisie) peuvent également, par différents mécanismes, apporter un obstacle à l'afflux du sang des veines caves au cœur droit, et devenir une cause indirecte de congestion rénale, mais aucune de ces causes ne possède l'efficacité morbide des *maladies du cœur*. Sous l'influence des lésions cardiaques mal compensées (lésions des orifices du cœur,

1. Sécrétion interne du rein. *Arch. de méd. expérim. et d'anat. pathologique*, mars 1900.
2. Vitzou. *La sécrétion interne des reins.* Bucarest, 1902.

dégénérescence du myocarde), et à la suite des attaques d'asystolie, les reins participent à la congestion chronique qui atteint tous les viscères, et il en résulte une altération nommée *rein cardiaque* (Jaccoud), qui est l'analogue du foie cardiaque[1].

A l'*autopsie*, on trouve les reins congestionnés et volumineux; leur capsule se détache facilement; la surface de l'organe est rouge et parsemée d'étoiles de Verheyen tuméfiées; les capillaires et les veines sont gorgés de sang. A la coupe, les deux substances sont d'un rouge foncé, surtout la substance médullaire. On constate parfois de petites hémorrhagies glomérulaires et intratubulaires. Le tissu du rein est induré, et à l'examen histologique on voit que le tissu conjonctif intertubulaire de la pyramide de Malpighi est transformé par place en tissu embryonnaire, en tissu muqueux et même en tissu fibreux; c'est du tissu scléreux à l'état d'ébauche. Des granulations graisseuses existent dans l'épithélium des *tubuli contorti*, mais les cellules ne meurent pas. En somme, cet état congestif du rein entraîne un léger degré de cirrhose, mais les vaisseaux ne sont presque pas atteints d'endartérite, l'épithélium strié des tubes contournés conserve à peu près son intégrité, par conséquent le rein cardiaque ne se transforme pas en néphrite chronique, *il n'est pas* l'une des origines de la maladie de Bright.

Telle est l'opinion la plus accréditée et il faut ajouter qu'elle est vraie. Néanmoins il faut compter avec les exceptions; Fauquez a réuni quelques observations[2] qui prouveraient que le rein cardiaque peut aboutir aux lésions interstitielles et parenchymateuses du rein brightique.

Le *rein cardiaque* se traduit pendant la vie par une modification notable des urines. La sécrétion urinaire devient plus rare, l'urine est dense et foncée. On y trouve en abondance des urates, de l'urée, de l'acide urique:

---

1. Jaccoud. *Clinique de la Charité*, p. 617.
2. Fauquez. *Rein cardiaque*. Th. de Paris, 1897.

l'albumine, quand elle existe, est en petite quantité : on découvre au microscope des globules blancs et rouges, des cellules épithéliales, et parfois des cylindres de différente nature.

L'insuffisance de la dépuration urinaire qui résulte des lésions que je viens de décrire entre pour une part dans la production des symptômes asystoliques, mais elle n'aboutit que bien rarement à de vrais accidents urémiques. Sous l'influence du traitement que j'ai exposé au chapitre concernant les maladies mitrales, le rein cardiaque reprend ses fonctions, c'est même par le rein que l'asystolie est en grande partie conjurée.

§ 5. NÉPHRITES AIGUËS — NÉPHRITE ALBUMINEUSE AIGUË

Discussion. — L'histoire des *néphrites aiguës* est encore entourée de quelque obscurité ; la nature des lésions, l'étiologie de la maladie, ses modes de terminaison, ont été le sujet d'opinions si contradictoires, qu'il n'est pas possible actuellement de proposer une classification des toxi-infections aiguës du rein.

Il n'y a pas longtemps, on divisait les néphrites aiguës en néphrite *catarrhale* et néphrite *parenchymateuse*; la néphrite catarrhale avait pour attributs d'être légère et passagère, de limiter son processus à l'épithélium des canaux *excréteurs* et de rendre à l'organe sa complète intégrité, tandis que la néphrite parenchymateuse, plus grave, plus persistante, était localisée à l'épithélium des canaux *sécréteurs* (*tubuli contorti*). Pour accentuer cette distinction, on avait imaginé une comparaison qui assimilait la néphrite catarrhale des tubes excréteurs à la bronchite vulgaire et la néphrite parenchymateuse des tubes sécréteurs à la pneumonie lobulaire, à la bronchite capillaire (Lécorché). Mais cette distinction ne répond nullement aux lésions vraies des néphrites aiguës, dans lesquelles le rein tout entier participe plus ou moins au processus morbide. Une autre division consistait à séparer les néphrites aiguës en néphrite épithéliale et en néphrite interstitielle, l'une envahissant les épithéliums du rein, l'autre le tissu conjonctif; mais cette division, si simple en apparence, alternativement admise et rejetée, n'a pas sa raison d'être et ne peut servir de base à une description des infections aiguës du rein.

Pendant longtemps on avait regardé le processus aigu des néphrites comme exclusivement dévolu aux épithéliums du rein, tandis que le tissu interstitiel de l'organe ne semblait se prêter qu'à un processus chronique (Bartels). Mais bientôt on crut s'apercevoir qu'on avait eu tort de rejeter la néphrite interstitielle du cadre des néphrites aiguës; on alla même jusqu'à contester la nature inflammatoire des néphrites épithéliales (Klebs); on prétendit que le processus des néphrites aiguës épithéliales n'est pas un processus irritatif, mais seulement un processus dégénératif, et le rôle vraiment actif du processus inflammatoire fut dévolu au tissu interstitiel. C'est alors que les néphrites de la variole (Traube), de la scarlatine (Klebs), de la diphthérie, du choléra (Kelsch), de la fièvre typhoïde, furent considérées comme des néphrites aiguës interstitielles, et l'on put croire un moment que la néphrite interstitielle aiguë allait résumer l'histoire presque entière des néphrites aiguës.

Mais de nouveaux travaux, aidés de l'expérimentation et favorisés par des modes de préparation perfectionnés (Cornil), ont permis de rétablir les faits dans une plus juste mesure; on a fait la part des lésions interstitielles, on a vu que ce qui avait été décrit comme lésion interstitielle se réduit, en partie, à la diapédèse des globules blancs, et, en somme, la prépondérance du processus morbide est restée au parenchyme. Les lésions des néphrites aiguës sont des lésions parenchymateuses, qui atteignent les différentes parties de la glande, tube excréteur, tube sécréteur et glomérule, lésions auxquelles s'associent, suivant le cas, des altérations interstitielles et vasculaires plus ou moins prononcées.

Les formes anatomiques des néphrites aiguës sont-elles

variables suivant les causes qui les engendrent, et la néphrite de la scarlatine, par exemple, a-t-elle un type distinct de la néphrite syphilitique précoce, ou de la néphrite typhoïde, ou de la néphrite qui éclate après un refroidissement? Nullement. Les néphrites aiguës n'ont pas de type anatomique distinct qui permette de les différencier. Que la néphrite soit primitive (*a frigore*), ce qui n'est pas prouvé, qu'elle soit de nature expérimentale (injections de cantharides) (Cornil), qu'elle apparaisse dans le cours de la scarlatine, de la syphilis, de la variole, de la diphthérie, de la pneumonie, on peut dire que les altérations aiguës du rein ne revêtent, dans aucun cas, de type vraiment dictinct; ces altérations peuvent être plus ou moins *étendues*, plus ou moins *intenses*, plus ou moins *passagères*, plus ou moins *durables*, plus ou moins *dégénératives*, elles peuvent aboutir plus ou moins vite à la nécrose des épithéliums, elles peuvent être prédominantes sur telle ou telle partie de l'organe, mais, en somme, elles n'ont aucun caractère propre, et la topographie des lésions, pas plus que leur étiologie, ne permettent d'établir une division des néphrites aiguës en espèces distinctes.

Voilà pourquoi je réunis dans un même chapitre toutes les néphrites aiguës, autrefois décrites par les auteurs sous le nom de *néphrite catarrhale, néphrite aiguë albumineuse, néphrite aiguë parenchymateuse, néphrite épithéliale*[1].

Malgré cette simplification apparente, la description anatomique des néphrites aiguës reste entourée de difficultés, parce que, *suivant la cause, suivant la durée* et *suivant l'intensité* du processus inflammatoire, les lésions offrent des différences notables. En effet, tantôt les altérations sont superficielles et transitoires, tantôt elles sont profondes et durables.

Il y a des néphrites aiguës légères, dans lesquelles la lésion est plus hyperémique que phlegmasique, et l'on

1. Lancereaux. *Diction. des sciences médic.*, article REIN, 5ᵉ série, t. III, p. 253.

serait tenté de remplacer le mot néphrite par les dénominations d'œdème congestif[1], d'hyperémie phlegmasique,
de néphrite congestive. Il y a des néphrites aiguës intenses,
dans lesquelles dominent les infiltrations leucocytiques et la
dégénérescence aiguë des épithéliums, tandis que les lésions
irritatives du tissu conjonctif et des glomérules sont peu
accentuées. Il y a enfin des néphrites aiguës dans lesquelles
les altérations diffuses atteignent les épithéliums, les vaisseaux et le tissu conjonctif.

Du reste, une division des néphrites aiguës en néphrite
congestive, néphrite légère et néphrite intense, serait elle-
même purement artificielle; il n'y a pas de limite tranchée
entre ces différentes formes, on passe de l'une à l'autre
par nuances insensibles. Il n'y a pas de relation absolue
à établir entre la néphrite et la cause qui lui a donné naissance, car une même cause, la scarlatine, par exemple, la
syphilis, ou le refroidissement, peuvent engendrer des néphrites congestives, des néphrites légères et transitoires,
des néphrites graves et permanentes. Il faut ajouter cependant que les formes intenses sont assez rares dans le cours
de la plupart des maladies infectieuses, elles sont fréquentes
dans la scarlatine, dans la syphilis, et peut-être aussi à la
suite d'un refroidissement.

Anatomie pathologique. — D'après les considérations
précédentes, il n'y a pas lieu d'établir des chapitres spéciaux pour des formes distinctes, car, nous le répétons,
néphrites légères et néphrites intenses sont reliées entre
elles par de nombreux intermédiaires.

A l'*autopsie* d'un sujet mort de néphrite aiguë, on trouve
les deux reins également affectés. Ils sont plus volumineux
qu'à l'état normal. L'augmentation du volume tient à la
congestion vasculaire et à la tuméfaction de la substance
corticale. La capsule se détache facilement, la surface de
l'organe est lisse et marbrée. Suivant le cas, le rein est
blanchâtre, grisâtre, rougeâtre. Dans les cas d'inflammation

1. Hortolès. *Processus histolog. des néphrites.* Lyon, 1881.

intense, le poids du rein peut dépasser 300 grammes, au lieu de 140 grammes, chiffre normal; le tissu fait comme hernie à travers la capsule incisée; à la coupe, la substance médullaire paraît normale, la substance corticale est congestionnée et fortement épaissie; sa teinte est jaunâtre (lésion des tubes contournés), traversée de stries rouges (vaisseaux interlobulaires) et parsemée de points rouges (glomérules).

Étudions actuellement les lésions histologiques des néphrites aiguës dans chacune des parties de l'organe, tubes collecteurs, tubes sécréteurs, glomérules, tissu conjonctif.

a. Les tubes collecteurs dont l'épithélium est cylindrique et les tubes droits dont l'épithélium est cubique présentent des altérations identiques ; ce sont les lésions d'une inflammation *catarrhale* : gonflement, multiplication et desquamation des cellules. La lumière des tubes collecteurs est encombrée par des cellules agglomérées et par des cylindres venus de plus haut. On a cru pendant longtemps que ces lésions catarrhales constituaient l'unique lésion des néphrites légères; on sait aujourd'hui que les néphrites, même légères, autrefois nommées catarrhales, présentent également des altérations des glomérules et des tubes contournés[1].

b. Les lésions des *glomérules de Malpighi* sont constantes. Sous l'influence de la fluxion, les capillaires du glomérule se dilatent, et à l'intérieur de la capsule s'épanche un exsudat albumineux qui contient des globules blancs, des globules rouges passés par diapédèse et, dans quelques cas, des boules hyalines. Parfois les globules rouges sont assez nombreux pour former une hémorrhagie glomérulaire. Le passage du sérum sanguin dans la capsule explique la présence de l'albumine dans les urines. Quand l'exsudat intracapsulaire est très abondant, il refoule contre la paroi le bouquet vasculaire, passe sous forte pression dans les tubes contournés, les distend et peut les rompre. A ces lésions d'origine congestive s'ajoutent des lésions de nature phleg-

1. Brault. *Contribution à l'étude des néphrites.* Th. de Paris, 1881.

masique ; dans la couche protoplasmique périvasculaire on constate une abondante multiplication des noyaux (Cornil[1]), et les cellules du revêtement de la capsule de Bowmann deviennent turgides, saillantes et se desquament. Suivant la durée du processus inflammatoire, les anses vasculaires des capillaires agglutinées peuvent subir un commencement de transformation conjonctive, la capsule s'épaissit, et le glomérule tend à devenir fibreux. Les artérioles voisines des glomérules sont le siège de périartérite et d'endartérite.

c. Les altérations de l'épithélium strié des tubes contournés et des branches montantes de Henle ont donné lieu à de nombreuses discussions. Les canalicules sont dilatés et opaques et les épithéliums sont troubles, granuleux et tuméfiés. Les cellules épithéliales sont plus ou moins gonflées ou fragmentées, le protoplasma subit la tuméfaction trouble, le noyau est réfractaire à la coloration par le carmin et par l'hématoxyline; c'est la nécrobiose de l'épithélium. Ces lésions, pour quelques auteurs, seraient l'indice d'altérations purement dégénératives ; mais, ajoutent d'autres auteurs, la tuméfaction des cellules, l'état granuleux, a multiplication des noyaux, la sécrétion de substances coagulables sont bien l'indice d'un travail inflammatoire.

Dans une étude remarquable sur l'état des cellules du rein dans l'albuminurie, Cornil a vu que les cellules épithéliales des tubes contournés présentent dans leur protoplasma des cavités plus ou moins volumineuses ou vacuoles qui contiennent des granulations, des blocs, des boules de substance protéique. D'après M. Cornil, les cellules rénales sécréteraient donc dans leur protoplasma « des boules de substance albumineuse à peu près de la même manière que les cellules muqueuses ou caliciformes de la muqueuse intestinale et des glandes sécrètent le mucus »[2].

1. Cornil et Brault. De l'inflammation des glomérules dans les néphrites aiguës. *Journal de l'anatomie*, 1883, p. 205.
2. Cornil. *Journal de l'anatomie et de la physiologie*, septembre 1879. — *The practitioner*. The histological lesions of the kidney in albuminous nephritis, 1882.

Ces blocs, ces boules de substance coagulable, albumi-
noïde, sont formés de mucine et de protéine. Ils sont
grenus ou *hyalins* et transparents (ὕλος, verre). Ces éléments coagulables, joints au sérum coagulé, aux globules
rouges et blancs, aux fragments de cellules, au réticulum
fibrineux, contribuent à la formation des *cylindres*. La formation des cylindres commence donc dans les glomérules
et se continue dans les tubes. Ces cylindres, qu'on retrouve
dans l'urine, sous des aspects différents, seront étudiés
plus loin à propos de la maladie de Bright.

Si le processus inflammatoire de la néphrite aiguë est
intense, les dilatations tubaires sont très accusées, les tubuli sont remplis d'exsudats granuleux et colloïdes (κόλλα,
colle, εἶδος, forme), de globules rouges venus des glomérules
et des globules graisseux ; l'épithélium strié s'infiltre par
places de granulations graisseuses.

d. Les altérations du *tissu conjonctif* sont peu appréciables au début des néphrites légères. L'œdème du tissu intertubulaire[1] et la diapédèse des globules blancs qui infiltrent les espaces intertubulaires ne sont pas des indices
d'inflammation interstitielle proprement dite. A cette infiltration parfois très accentuée (néphrite lymphomateuse de
Wagner) se joignent les lésions glomérulaires dont j'ai déjà
parlé, et plus tard un épaississement des parois tubulaires.
A la longue, l'élément fibreux s'accuse, les lésions vasculaires s'accentuent et on a une néphrite diffuse subaiguë.

Telles sont les lésions des néphrites aiguës. Plusieurs auteurs avaient voulu en faire un processus dégénératif d'emblée (Traube, Klebs, Kelsch[2]). On se rattache aujourd'hui à
la doctrine qui admet à la fois la nature dégénérative et la
nature inflammatoire des lésions[5]. Le dernier mot n'est pas

---

1. Hortolès. *Processus histol. des néphrites.* Th. de Lyon, 1881.
2. Kelsch. Revue critique et recherches anat. path. sur le mal de Bright.
Arch. de physiol., 1871.
5. Kelsch et Keiner. Altérations paludéennes du rein. *Arch. de physiol.*,
février 1882.

encore dit, j'en conviens, sur la nature des lésions de l'épithélium strié, mais ce n'est pas une raison pour classer l'état graisseux de l'épithélium au nombre des altérations purement ischémiques et dégénératives, alors qu'il peut être le résultat d'un processus inflammatoire. « L'altération des cellules du rein, que l'on veut à tort distraire de l'inflammation, se comporte comme un processus phlegmasique, car indépendamment de l'exsudat fibrino-albumineux qui infiltre les éléments épithéliaux, ceux-ci peuvent revenir à leur état primitif ou subir une transformation granulo-graisseuse. » (Lancereaux.) Du reste, les dégénérescences épithéliales sont associées à tant d'autres manifestations inflammatoires (glomérulite, irritation conjonctive, multiplication des noyaux), que la nature du processus, *prise en bloc*, est manifestement d'origine phlegmasique et nécrobiotique.

Étiologie. — Les *causes* des néphrites aiguës sont nombreuses et variées; nous allons les étudier successivement :

a. *Néphrites infectieuses.* — Les maladies toxi-infectieuses occupent la première place dans la pathogénie des néphrites aiguës. Les fièvres éruptives, la scarlatine, la syphilis, la variole, la rougeole, la pneumonie, les angines, la fièvre typhoïde, la diphthérie, le choléra, la grippe, les oreillons, l'érysipèle, prédisposent aux néphrites aiguës du rein. La néphrite consécutive à *l'appendicite* sera étudiée à l'un des chapitres suivants. La néphrite *syphilitique* fera également l'objet d'un chapitre spécial.

La pathogénie des néphrites infectieuses a été diversement interprétée. On s'est demandé « si une altération profonde du sang ne serait pas capable de changer les conditions de diffusibilité de l'albumine » en lui permettant de fuser à travers le rein (Jaccoud)[1], et en irritant de l'épithélium. Voici comment on envisage actuellement cette question de pathogénie : un certain nombre de microbes ont été consta-

---

1. Jaccoud. *Des conditions pathogén. de l'albuminurie.* Th. de Paris, 1860.

tés dans les artérioles du rein, dans les anses des glomérules ; tels sont les microbes du charbon, de la pneumonie,
de la tuberculose, de la fièvre typhoïde, et d'autres microbes, streptocoques et staphylocoques qui agissent surtout à titre d'infection secondaire. On a dès lors recherché
si ces microbes ont par eux-mêmes une action pathogène
sur le rein, ou si cette action pathogène est due aux toxines
qu'ils sécrètent.

À voir certains microbes traverser les reins et passer dans
l'urine, les staphylocoques[1], le pneumocoque[2] (dans les
premiers jours de la pneumonie), le bacille typhique[3] (du
deuxième au quatrième septénaire de la fièvre typhoïde),
on peut se demander si ces microbes ne sont pas capables
de modifier l'état anatomique des cellules, soit par ischémie, soit par une congestion collatérale, soit par traumatisme[4].

Mais d'autre part, quand on connaît le peu d'affinité des
bactéries pour les reins et la faible tendance qu'ont les
reins à l'élimination en masse des microbes, on se dit que
les microbes doivent surtout agir par leurs toxines sur les
épithéliums du rein. Ne sait-on pas, du reste, que certaines
maladies infectieuses, la diphthérie, le choléra, le tétanos,
provoquent des altérations rénales, des nécroses, des dégénérescences cellulaires, bien que leurs microbes ne pénètrent pas dans le sang ? N'a-t-on pas vu des néphrites, et
des néphrites terribles, survenir à la suite de vaccinations
anti-tuberculeuses avec des cultures vieillies[5] et à la suite
d'injections sous-cutanées faites avec la tuberculine de
Koch[6] ?

Expérimentalement, on a pu provoquer des lésions ré-

1. Berlioz. *Passage des bactéries dans l'urine.* Th. de Paris, 1890.
2. Caussade. *Néphrite pneumonique.* Th. de Paris, 1890.
3. Henriquez. *Étude bactériologique des néphrites infectieuses.* Th. de
Paris, 1892.
4. Bouchard. *Rev. de médecine*, 1881, p. 671.
5. Grancher et Martin. *Congrès de la tuberculose*, 1892.
6. Chauffard. *Bull. méd.*, novembre 1892.

nales en injectant des cultures du microbe d'Eberth (Chantemesse et Widal), et des cultures du pneumocoque (Roger et Gaume), de même qu'on a pu, expérimentalement, provoquer des néphrites par des inoculations de toxines. Chez des lapins inoculés avec la toxine pyocyanique, Charrin a observé la néphrite chronique granuleuse avec hypertrophie du ventricule gauche. Chez un singe inoculé avec la toxine diphthérique, Henriquez et Hallion ont trouvé une néphrite granuleuse avec hypertrophie du ventricule gauche[1].

Claude[2] a fait un grand nombre d'expériences avec diverses *toxines* (diphthérique, tétanique, coli-bacillaire, streptococcique, staphylococcique, pyocyanique). Il a déterminé chez les animaux en expérience des néphrites aiguës (et des hépatites aiguës). Au cas d'intoxication intense on trouve aux reins des altérations inflammatoires et dégénératives aiguës généralisées. Au cas d'intoxication continue et progressive, on trouve des néphrites subaiguës et chroniques à lésions complexes, épithéliales, interstitielles, vasculaires.

Tout ceci nous prouve que les éléments du rein sont adultérés par les toxines, comme ils le sont du reste par les poisons minéraux. Que le poison agisse directement sur l'épithélium des tubuli, qu'il agisse sur les petites artérioles en créant la diapédèse et l'artério-sclérose, que les lésions soient associées ou indépendantes, plus ou moins dégénératives ou phlegmasiques, peu importe, nous savons maintenant, ou du moins nous commençons à savoir, pourquoi et comment se font les lésions des néphrites aiguës, au cours des maladies infectieuses, que les microbes et leurs toxines nous soient connus (pneumonie, fièvre typhoïde, diphthérie, tuberculose, choléra, tétanos, érysipèle, infection puerpérale, grippe, appendicite), ou que les microbes et leurs toxines nous soient inconnus (scarlatine, rougeole, variole, syphilis).

Seulement, et ceci est important au point de vue du

---

1. Henriquez et Hallion. *Bull. méd.*, 1894.

2. Claude. *Lésions du foie et des reins déterminées par certaines toxines*. Th. de Paris. 1897.

pronostic, ces différentes infections n'attaquent les reins ni avec la même violence, ni avec la même ténacité. Sous ce rapport, la néphrite de la scarlatine et certaines néphrites syphilitiques précoces sont plus redoutables que les néphrites de la diphthérie, de la fièvre typhoïde, de la pneumonie, de l'érysipèle, etc., néanmoins il faut toujours compter avec une néphrite, même légère, car lorsque le rein a été effleuré, il peut devenir à un moment donné, sous l'influence d'une nouvelle maladie infectieuse, ou sous l'influence d'un refroidissement, il peut devenir, dis-je, le point d'appel de nouvelles lésions.

b. *Néphrites médicamenteuses.* — Il ne faut pas confondre les substances stéatogènes[1] (phosphore, arsenic), qui déterminent la dégénérescence graisseuse de l'organe, avec les substances irritantes (cantharides, vésicatoires), qui provoquent de véritables néphrites[2].

Sérothérapie. — On avait dit que les injections de sérum anti-diphthérique sont capables d'engendrer des lésions rénales et de l'albuminurie. Cliniquement, voici comment j'envisage la question : si les injections de sérum, au cas de diphthérie, sont pratiquées dès le début de l'infection diphthérique, elles peuvent agir préventivement et prévenir l'albuminurie ; si elles sont pratiquées alors que l'albuminurie est déjà déclarée, elles n'ont aucun effet rétroactif, mais quant à dire qu'elles peuvent avoir sur le rein un effet nuisible, voilà qui ne m'est pas prouvé ; je suis même disposé, jusqu'à nouvelle preuve, à croire le contraire ; il est en effet bien difficile, quand on constate de l'albuminurie chez un diphthérique, de faire la part du sérum et la part de l'infection diphthérique et des infections secondaires.

c. *Auto-intoxication.* — L'élimination par les reins d'un excès de tyrosine et d'autres matières extractives qui, pour des causes diverses (maladies du foie, insuffisance de combustion, ralentissement de la nutrition, cachexie), agissent

---

1. Cornil et Brault. *Journ. de l'anat. et de la physiol.*, 1880.
2. Cornil. *Journ. de l'anat. et de la physiol.*, 1880.

sur les reins à la façon des matières toxiques, peut provoquer des lésions épithéliales du rein et l'albuminurie[1].

d. *Grossesse.* — *État puerpéral.* — On sait combien l'albuminurie est fréquente chez les femmes enceintes[2]; la pathogénie en est variable, l'albuminurie peut être due à une congestion rénale par compression des veines du rein, à la présence dans le sang de produits excrémentitiels spéciaux, ou à une véritable néphrite. Il y a également une néphrite puerpérale que l'on peut considérer comme l'un des nombreux accidents de la puerpéralité[3]. Ainsi, suivant le cas, la femme grosse peut avoir, ou une albuminurie simple, ou de l'albuminurie associée à des symptômes de néphrite, œdèmes, dyspnée, céphalée, troubles visuels. En présence de ces derniers symptômes, révélateurs de la néphrite, il faut se méfier, parce que des accès d'éclampsie pourront éclater au moment du travail. D'autres femmes, qui n'avaient pas eu d'albumine pendant leur grossesse, en ont pendant l'accouchement. Cette distinction est fort importante, car cette dernière forme d'albuminurie, celle qui naît pendant le travail, est bénigne, transitoire, et n'est pas un signe précurseur d'éclampsie (Tarnier[4]).

e. *Néphrite a frigore.* — Le *froid*, et par ce mot il faut entendre le refroidissement sous toutes ses formes, paraît être une cause de néphrite aiguë : on peut même dire que la néphrite dite *a frigore* est une des plus redoutables par l'intensité et par la durée possible de ses lésions. Toutefois, le refroidissement, *à lui seul*, crée bien rarement la néphrite aiguë; dans bien des cas le froid n'a que le rôle d'un agent provocateur chez des individus dont les reins étaient pathologiquement prédisposés par une scarlatine antérieure, par une maladie infectieuse, par une syphilis, etc. Néanmoins, dans quelques circonstances, l'enquête la plus minutieuse ne per-

1. Gaucher. Néphrites d'auto-intoxication. *Revue de méd.*, nov. 1888.
2. Dumas. *De l'alb. chez la femme enceinte.* Th. d'agr. Paris, 1880.
3. Mayer. *Lésions des reins chez les femmes en couches.* Th. de Paris, 1889.
4. Tarnier et Budin. *Traité des accouchements*, 1886, t. II, p. 124.

met de trouver d'autre cause que le refroidissement; ainsi, un de mes malades a été pris de néphrite aiguë pour avoir été exposé toute la journée à une pluie glaciale; un autre a été pris de sa néphrite, après être descendu dans sa cour, pendant une nuit très froide, alors qu'il était en transpiration.

Symptômes. — Certaines néphrites sont si peu accusées qu'elles échappent à toute description; ainsi, les néphrites de la diphthérie, des oreillons, de la pneumonie, de l'érysipèle, de l'appendicite, ne donnent lieu habituellement à aucun symptôme appréciable autre que l'albuminurie, si bien qu'on a pu croire longtemps que bon nombre de fièvres et de maladies provoquaient l'albuminurie sans lésion appréciable du rein.

La néphrite de la fièvre typhoïde est également insidieuse et latente, elle peut néanmoins être intense et redoutable[1]. (Voir le chapitre : *fièvre typhoïde*.)

La néphrite scarlatineuse, qui sera décrite en détail au sujet de la scarlatine et dont l'évolution a bien des traits communs avec la néphrite syphilitique précoce et avec la néphrite *a frigore*, a une importance de premier ordre.

D'une façon générale, voici comment évoluent les néphrites aiguës. Quand la néphrite est *intense*, le début est bruyant : le malade peut avoir des frissons, de la fièvre, des douleurs lombaires, les urines sont rares, parfois brunâtres, hémorrhagiques; les *œdèmes* sont précoces et rapides. L'anasarque débute habituellement par la face, qui est pâle et bouffie, il envahit en quelques jours les membres inférieurs, les différentes parties du corps, toutes les régions riches en tissu cellulaire lâche, les paupières, le scrotum, le prépuce, les grandes lèvres. L'œdème est mou, blanc et garde facilement l'empreinte du doigt.

Plus souvent, les symptômes fébriles du début font défaut, ou du moins les frissons et la fièvre sont *insignifiants*; le malade n'éprouve pas de douleurs lombaires, les

____

1. Renaut. *Arch. de physiol.*, 1884, p. 104.

œdèmes, la dyspnée avec ou sans vomissements, sont les seuls signes révélateurs de la néphrite, et encore même le début de la maladie n'est-il pas toujours facile à préciser. Dans quelques cas enfin, les œdèmes sont limités à la face et aux malléoles, tandis que tel autre symptôme, la dyspnée, la céphalée, le vomissement, prend dès le début de la maladie une importance prépondérante.

Dans la néphrite aiguë, les urines rendues en vingt-quatre heures tombent parfois au-dessous de 500 grammes; leur densité est normale ou accrue, et le dépôt urinaire, examiné au microscope, contient des cellules épithéliales altérées, des globules rouges, des leucocytes, des cylindres granuleux et hyalins. L'albumine est en telle proportion qu'elle peut dépasser 6, 8 grammes, 20 grammes par litre. L'urée diminue et peut tomber à quelques grammes au lieu de 26 à 30 grammes, chiffre normal.

Si la néphrite aiguë est *très intense*, on peut voir défiler, en quelques jours, en quelques semaines, tout le cortège de l'*urémie aiguë* : troubles dyspeptiques (nausées, vomissements incoercibles), céphalée, épistaxis, troubles dyspnéiques, depuis le simple essoufflement jusqu'à la dyspnée la plus terrible, troubles visuels (amblyopie, amaurose), éruptions cutanées et démangeaisons, troubles nerveux (convulsions, délire, coma). On peut encore voir survenir des œdèmes de tous côtés, œdème broncho-pulmonaire, œdème de la glotte, épanchements de la plèvre et du péricarde. Quand la néphrite tend vers une issue favorable, la quantité des urines augmente, l'albumine diminue, les symptômes s'amendent et l'anasarque disparaît graduellement.

Pronostic. — La néphrite aiguë, quand elle est légère et bien soignée, peut guérir complètement après une durée de quelques semaines. Dans d'autres cas, elle persiste à l'état *subaigu* et les symptômes ne disparaissent complètement qu'après plusieurs mois; trop souvent, enfin, elle aboutit à un état chronique, au mal de Bright. Dans quelques circonstances, la maladie semble guérie, c'est à peine si le malade conserve quelques traces d'albumine dans l'urine et voilà que six mois, un an, deux ans plus tard, sous l'influence d'une maladie infectieuse, sous l'influence d'un refroidissement, la néphrite reparaît avec tous ses symptômes, comme s'il y avait une reprise d'un processus mal éteint. J'ai observé des cas analogues; plusieurs ont été consignés dans la thèse d'un de mes élèves, Rioblanc [1].

Le *pronostic* d'une néphrite aiguë est donc toujours chose sérieuse; d'abord parce que certaines néphrites aiguës (néphrite scarlatineuse, néphrite syphilitique, néphrite *a frigore*) peuvent être accompagnées d'accidents urémiques terribles et mortels, et ensuite parce que beaucoup de néphrites aiguës, même d'apparence assez bénigne, se terminent par néphrite chronique, par mal de Bright. Du reste, le *pronostic* des néphrites aiguës dépend non seulement de leur intensité, mais aussi de la cause qui leur a donné naissance. Aussi les néphrites légères qui surviennent dans le cours d'un bon nombre de maladies infectieuses guérissent après une durée de quelques jours ou de quelques semaines et sont bien loin de présenter la gravité de quelques néphrites scarlatineuses ou syphilitiques. Toutefois l'étiologie, à elle seule, ne permet pas d'affirmer absolument la bénignité ou la gravité des lésions du rein ; ainsi la néphrite de la fièvre typhoïde et de la grippe est plutôt bénigne, ce qui n'empêche pas qu'elle acquiert parfois une extrême gravité (Renaut). La néphrite de la scarlatine, souvent bénigne, revêt chez quelques sujets une terrible intensité ou peut devenir l'origine du mal de Bright. La néphrite de la grossesse est grave par l'éclampsie qu'elle peut provoquer, et aussi par son passage possible à l'état chronique.

Diagnostic. — Le *diagnostic* de la néphrite aiguë demande quelque attention. Dans beaucoup de maladies infectieuses où la néphrite se développe insidieusement, on doit examiner avec soin les urines qui portent avec elles les signes de l'altération rénale. Tels cas peuvent se présenter, où les œdèmes sont fugaces, peu accusés, tandis que d'autres symptômes, par leur prédominance, font dévier le

1. Rioblanc. *Du pronostic des néphrites aiguës.* Th. de Paris, 1885.

diagnostic. Il ne faut pas prendre pour une bronchite une néphrite aiguë qui aurait pour symptômes dominants une dyspnée violente avec râles disséminés dans la poitrine : il ne faut pas confondre avec la pleurésie une néphrite dont a manifestation principale serait un épanchement pleural. Il suffit de connaître la possibilité de ces erreurs pour n'y pas tomber; du reste, l'albuminurie et les œdèmes qui peuvent faire défaut à certaines périodes des néphrites chroniques ne manquent jamais dans les néphrites aiguës.

Traitement. — Le traitement de la néphrite aiguë, régime lacté, frictions sur la peau, ventouses sur la région des reins, *saignée générale* dans le cas des symptômes urémiques, diffère peu du traitement de la maladie de Bright, qui sera étudiée en détail au chapitre suivant.

La *saignée* est absolument indiquée quand la néphrite est accompagnée d'accidents urémiques graves, convulsions épileptiformes, délire, état comateux. Dans ce cas, il faut retirer d'un seul coup 300 ou 400 grammes de sang, et recommencer une deuxième et une troisième saignée si c'est nécessaire. C'est là une médication excellente et qui ne doit jamais être renvoyée au lendemain; bien des gens atteints de néphrite aiguë et d'urémie violente ont dû la guérison aux saignées largement pratiquées. Je suis tellement convaincu de l'efficacité des saignées dans la néphrite aiguë, que cette médication devrait être appliquée, même quand la néphrite est de moyenne intensité. Non seulement la saignée a une action immédiate sur les symptômes aigus du moment, mais je crois qu'elle diminue les mauvaises chances du passage d'une néphrite aiguë à l'état chronique.

Il faut éviter les injections de sérum *et toute alimentation contenant du sel* (chlorure de sodium).

Le *régime lacté* ou lacto-végétarien a une importance capitale : il doit être continué plusieurs semaines, *même après la guérison supposée* de la néphrite aiguë; c'est un des moyens les plus certains d'éviter la néphrite chronique. Cette partie du traitement sera longuement exposée au chapitre suivant; on y verra l'importance du *régime lacté*.

§ 4. LE REIN APPENDICULAIRE
NÉPHRITE TOXIQUE — ALBUMINURIE APPENDICULAIRE

A différentes reprises, dans ce Manuel de pathologie, comme ailleurs, j'ai étudié la *toxicité* de l'appendicite et les terribles effets des toxines appendiculaires sur l'économie. A propos des maladies du foie, j'ai consacré à l'hépatite toxique appendiculaire un chapitre spécial. Actuellement, à propos des maladies des reins, je vais écrire un chapitre nouveau auquel je donne le nom de *néphrite toxique appendiculaire*. Ce chapitre sera incomplet, car je ne possède encore que des matériaux insuffisants, mais du moins la voie sera ouverte et, une fois de plus, nous aurons démasqué les méfaits de « la grande maladie abdominale ».

Réduite à sa plus simple expression, la *néphrite toxique appendiculaire* se traduit par un seul signe : l'albuminurie. Il est rare qu'une appendicite soit intense sans que l'adultération des reins ne se manifeste aussitôt par la présence de l'albumine dans les urines. Depuis que mon attention a été appelée sur ce témoin important de la toxité appendiculaire, j'ai constaté l'albuminurie dans un grand nombre d'appendicites.

L'albuminurie peut apparaître, dès le premier, dès le deuxième ou troisième jour de l'appendicite ; elle est parfois associée à la teinte subictérique des téguments, cet autre témoin de la toxicité appendiculaire. Tantôt on ne constate à l'examen des urines qu'une très faible quantité d'albumine, tantôt on en trouve 25, 50 centigrammes, 1 gramme et au delà. Plusieurs fois j'ai pu suivre la décroissance graduelle et la disparition de l'albumine après l'ablation du foyer appendiculaire. Cette constatation a la valeur d'une expérience. En voici des exemples :

Le 14 août 1903, je suis mandé dans un service de chirurgie de l'Hôtel-Dieu pour examiner un malade atteint d'appendicite qu'on avait laissée « refroidir » dans un service de médecine. L'appendicite datait de trois semaines. C'était un de ces cas trop nombreux où l'on escompte à tort le bon vouloir de la nature. Livrée à elle-même avec ou sans l'aide du sachet de glace et de l'opium, cette bonne nature conduit souvent à des catastrophes. Chez le malade en question, après une détente apparente, fièvre et vomissements avaient reparu et la situation devenait extrêmement grave. Ayant examiné le malade, je fus d'avis que de l'appendicite était partie une infection péritonéale ascendante qui avait gagné la région sous-phrénique (ce qui fut vérifié par l'opération). A ce moment l'examen des urines décelait plus d'un gramme d'albumine, sans cylindres urinaires dans le culot de centrifugation. L'opération fut pratiquée par Mauclaire et les accidents furent enrayés. En même temps, l'albuminurie diminua graduellement. Le 24 août, il n'y avait plus que 30 centigrammes d'albumine; le 26 août, 25 centigrammes; le 28 août, 15 à 20 centigrammes; en septembre, l'albumine avait disparu et le malade était en bon état.

J'ai rapporté, au chapitre de l'Hépatite toxique appendiculaire, l'observation d'un malade de mon service atteint d'appendicite gangréneuse avec albumine et teinte ictérique de la peau (appendicite toxique). Je fis opérer le malade le matin même de son arrivée; l'amélioration fut assez lente à se dessiner, puis parallèlement, en quelque jours, l'albumine, les pigments, la teinte ictérique diminuèrent et disparurent.

L'albuminurie simple, albuminurie sans cylindres urinaires, albuminurie cédant après extinction ou après ablation du foyer appendiculaire, tel est, je le répète, le seul témoin urinaire des néphrites appendiculaires *légères*. En pareil cas, le rein n'a été qu'effleuré par le poison, la lésion rénale n'a été ni intense ni durable, et cependant on aurait tort de se fier à cette apparente bénignité, car cette albuminurie, simple en apparence, associée ou non à la teinte ictérique, est parfois le signal ou le premier avertissement d'accidents graves et même terribles qui pourront se dérouler jusqu'à la mort. En voici des exemples :

Le lundi matin, 2 juin 1901, Marion nous demandait de venir voir un jeune garçon entré la veille à l'Hôtel-Dieu. Ce jeune homme nous raconte que sa maladie a débuté d'une façon inopinée dans la nuit du jeudi au vendredi. Le jeudi, il avait travaillé comme d'habitude, il avait dîné de bon appétit et il s'était couché sans éprouver le moindre malaise. Vers 2 heures du matin, il est réveillé par des douleurs sous-ombilicales, d'abord peu vives, puis plus intenses. Le vendredi matin, malgré ses douleurs, il se rend à son travail, mais il ne peut déjeuner, il rentre chez lui et il se couche. La nuit du vendredi au samedi est fort pénible; les douleurs de ventre sont violentes, mais il n'y a ni nausées ni vomissements. Le samedi matin (deuxième jour de la maladie), les douleurs continuent à être très vives. Un médecin parle d'appendicite et envoie le malade à l'hôpital.

Ce n'est que le dimanche (troisième jour de la maladie), que le jeune homme est amené à l'Hôtel-Dieu. Le ventre est à peine ballonné et un peu moins douloureux que les jours précédents. Il n'y a pas de vomissements; la miction est facile. Le pouls est à 96; température du matin, 38°,5; température du soir, 39°,6. On applique sur le ventre une vessie de glace.

Le lundi matin, à 10 heures (quatrième jour de la maladie), je suis appelé auprès du patient. Le pouls est à 88, et la température qui, la veille au soir, avoisinait 40 degrés, est actuellement tombée à 37 degrés. Malgré cette amélioration apparente, *j'ai mauvaise impression* et j'ai l'idée que nous sommes en face d'une *accalmie traîtresse*; le visage est altéré et terreux; les traits sont tirés, les ailes du nez sont animées de battements. Le malade a rendu des gaz et des urines; il a eu quelques hoquets, mais pas de vomissements. Le ventre n'est ni météorisé, ni excavé; la palpation permet de localiser nettement le maximum de la douleur à la région appendiculaire. C'est là dans les parages de l'appendice que dominent la douleur, l'hyperesthésie et la défense musculaire. On ne trouve de matité nulle part.

Nous avons affaire à une appendicite aiguë, au quatrième jour de son évolution ; mais, à coup sûr, malgré la mauvaise impression que donne l'aspect du malade, la péritonite ne joue pas un rôle dominant dans l'histoire de cette appendicite. Ces formes-là sont suspectes de gangrène de l'appendice et d'intoxication parfois terrible. Je fais analyser les urines, et l'analyse nous donne la confirmation de la toxicité de cette appendicite. Les reins et le foie sont adultérés par les toxines appendiculaires, car les urines contiennent une assez forte proportion d'albumine, des cylindres granuleux, des leucocytes et des pigments biliaires.

Le pronostic me paraît très grave : il est certain que l'économie est déjà fortement intoxiquée, et l'ablation du foyer appendiculaire n'arrivera peut-être pas à temps. Pour qui connaît la question, on sait avec quelle rapidité et quelle intensité agissent les toxines appendiculaires ; nous en avons cité de nombreux exemples. Or, ici, nous sommes déjà au quatrième jour. Il faut agir sans perdre un instant.

Séance tenante, l'opération est pratiquée par Fredet. L'ouverture de la cavité péritonéale donne issue à une petite quantité de liquide louche sans odeur. Aucune adhérence entre les anses intestinales, peu d'exsudat à leur surface. En arrière du cæcum existe une petite collection purulente fétide. L'appendice est logé dans cet abcès ; il adhère légèrement à la paroi postérieure du cæcum ; on le décolle sans peine. La portion initiale de l'appendice attenant au cæcum ne paraît pas altérée, mais le reste de l'appendice est entièrement *gangrené* sans perforation apparente. La plaie est laissée ouverte : on établit un drainage avec trois gros drains entourés de gaze. Mardi 5 juin, nuit agitée. Mercredi, vomissements fréquents, ce qui me fait redouter les hématémèses qui accompagnent si souvent les formes toxiques de l'appendicite. Jeudi 5 juin, le visage conserve son aspect terreux, le pouls reste rapide, l'albuminurie et les pigments biliaires persistent.

Vendredi 6 juin. Malgré le traitement, la situation s'aggrave : le malade est très abattu, les extrémités sont couvertes de sueurs froides, les urines sont rares, le pouls est petit et précipité, la respiration est accélérée, les vomissements sont extrêmement pénibles et se reproduisent avec fréquence; l'estomac est devenu tout à fait intolérant. L'analyse des urines décèle toujours de l'albumine et démontre la présence de pigment rouge brun qui a remplacé les pigments biliaires vrais. La nuit suivante surviennent de nombreuses hématémèses (*vomito negro appendiculaire*), signe presque toujours fatal, et le malade succombe après avoir eu une série de vomissements noirs qui ont persisté jusqu'au moment de la mort, la température n'étant pas remontée au delà de 38 degrés.

À l'autopsie, on trouve un léger exsudat fibrineux sur quelques anses intestinales, pas de collection purulente, si ce n'est une cuillerée de pus bien lié dans le petit bassin. Les deux poumons sont violacés et gorgés de sang, surtout aux bases, sans trace de broncho-pneumonie. L'estomac est vide; toute la muqueuse au niveau de la grande courbure est couverte de trainées hémorrhagiques; on dirait par places des taches de purpura; les fins vaisseaux sont distendus en réseaux; on ne trouve pas d'ulcérations.

Le cœur et la rate sont sains. Le foie et les reins ont une apparence normale, ils ne sont pas augmentés de volume; *si l'on se fût contenté d'un examen superficiel*, ces organes auraient été considérés comme exempts de lésions, mais à l'examen histologique on y constate des altérations extrêmement accentuées. Afin de donner à la description de ces lésions toute la valeur désirable, j'ai prié Letulle de vouloir bien se charger de cet examen. Vu l'importance du sujet, il me paraît utile de publier *in extenso* la note qui m'a été remise par notre savant collègue.

Les fragments du rein pris vingt-cinq heures après la mort, passés pendant vingt-quatre heures dans le formol à 1 pour 100, puis durcis dans l'alcool à 90 degrés, ont été coupés après inclusion au collodion : les coupes ont été colorées à l'hématéine-éosine, à la thionine, et au bleu polychrome combiné au Kernschwarz. Voici le résultat de l'examen :

a) A un faible grossissement, les coupes montrent une nécrose étendue à un très grand nombre de tubes contournés, et à quelques branches larges des anses de Henle, alors que les glomérules et les tubes droits ainsi que les pyramides ont manifestement échappé à ce processus de mortification suraiguë.

b) En étudiant d'une manière précise la topographie des zones nécrobiotiques, on note tout d'abord l'intégrité parfaite d'un grand nombre de tubes contournés logés sous la capsule d'enveloppe, en pleine substance rénale ; le contraste entre les tubes morts en plein parenchyme et ceux encore vivants dans la substance corticale est des plus remarquables et permet d'éliminer l'hypothèse d'une lésion cadavérique. D'ailleurs l'examen des lésions vues à un plus fort grossissement confirme cette première donnée :

1° Il est facile de reconnaître que tous les épithéliums de la coupe d'un tube contourné donné ne sont pas nécrosés, et que quelques cellules possèdent encore leurs noyaux plus ou moins vivement colorés en un violet lilas par l'hématéine.

2° Les épithéliums des tubes malades, loin d'être affaissés, sont souvent saillants, bombants dans la cavité tubulaire : ils sont très granuleux, et il est à noter que, même dans les régions nécrobiotiques, les éléments sont en voie de desquamation, que leur noyau soit encore ou non colorable.

3° Les éléments du tissu cellulaire interstitiel et les capillaires sanguins sont pourvus de leurs noyaux et ne paraissent pas le siège de lésion notable.

Les glomérules volumineux gorgés de sang montrent leur cavité rarement occupée par de la sérosité rosée : l'endothélium de la capsule est proliféré sur un grand nombre de points. Les éléments interstitiels des anses glomérulaires ne sont pas proliférés ; les vaisseaux sanguins de la substance corticale, et en particulier ceux de la portion glomérulaire, sont dilatés, sans réaction hyperdiapéditique périvasculaire; il n'y a aucune trace d'exsudat séreux ou fibrineux interstitiel. Quant au tissu de la pyramide, on y rencontre quelques anses de Henle en partie nécrosées. Il n'y a aucune lésion inflammatoire dans les tubes collecteurs dont les épithéliums ont tous conservé leurs noyaux.

Les fragments fixés à l'acide osmique après l'action du formol montrent une dégénérescence granulo-graisseuse limitée exactement aux épithéliums de quelques tubes contournés. Cette lésion aiguë récente se caractérise par la desquamation de la cellule rénale et l'accumulation de granulations fines et noirâtres dans le protoplasma. Ces granulations sont disséminées dans toute l'épaisseur de la cellule et ne s'accumulent pas seulement à sa base. Les techniques appropriées permettent de dire que les épithéliums frappés de dégénérescence granulo-graisseuse conservent encore, pour un certain nombre d'entre eux, la colorabilité de leurs noyaux.

Après coloration à la thionine, les cellules épithéliales nécrosées présentent deux types assez différents, qui ne paraissent pas les deux stades d'une même lésion et ne coexistent jamais dans la même portion tubulaire.

a) Le premier type correspond assez bien à la lésion décrite sous le nom de nécrose de coagulation; le protoplasme de la cellule est coloré en un bleu grisâtre, il est à peu près homogène et translucide; le bloc protoplasmique est sillonné de grosses stries à bords mal délimités, le noyau n'est plus colorable.

b) Le deuxième type d'altération est plus discret que le précédent; il est caractérisé par la fragmentation granuleuse de la totalité des protoplasmas épithéliaux sur la coupe d'un tube contourné donné; cette sorte de désagrégation fait disparaître toute forme et tout contour épithélial. Les granulations qui occupent le bloc protoplasmique ainsi mortifié ont des dimensions variables, en général pourtant assez considérables, les plus grosses mesurent de 2 à 5 μ. Toutes ces granulations sont colorées en violet pâle par la thionine; elles sont arrondies, translucides et toujours distinctes les unes des autres. Il n'y a pas trace de formation de cylindres dans les tubes à leur niveau. Il est difficile de savoir si toutes les boules graisseuses que fait reconnaître l'acide osmique coïncident ou non avec ces masses hyalines. Il est à noter que sur un grand nombre de points la portion de tube atteinte de ce type de dégénérescence correspond à l'origine même du tube urinifère. Quelques tubes contournés ainsi altérés arrivent même jusqu'au contact de la capsule de Bowmann. Dans les cellules atteintes de ce type de dégénérescence, les noyaux sont le plus souvent réfractaires à la coloration; quelques-uns se colorent d'une manière diffuse ou sont en chromatolyse.

En résumé, l'ensemble de ces lésions permet de conclure qu'il s'agit d'une *néphrite suraiguë dégénérative toute récente dont la cause échappant à l'examen microscopique paraît relever uniquement d'une substance toxique éliminée par l'appareil sécréteur du rein.*

Les planches ci-dessous reproduisent ces lésions à différents grossissements.

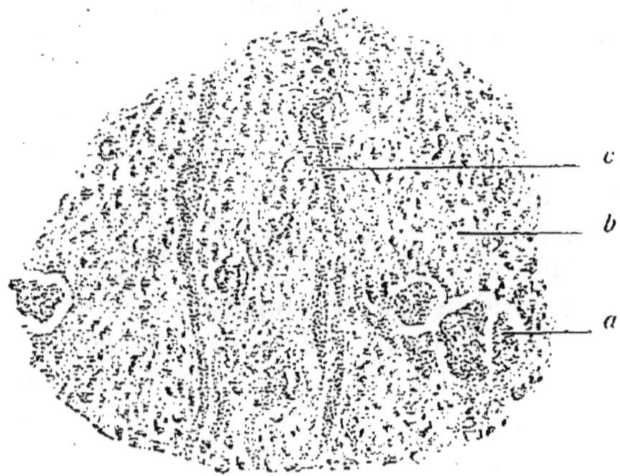

Sur cette coupe, à un faible grossissement, on voit : *a*, glomérule; *b*, tubes nécrosés; *c*, tubes intacts

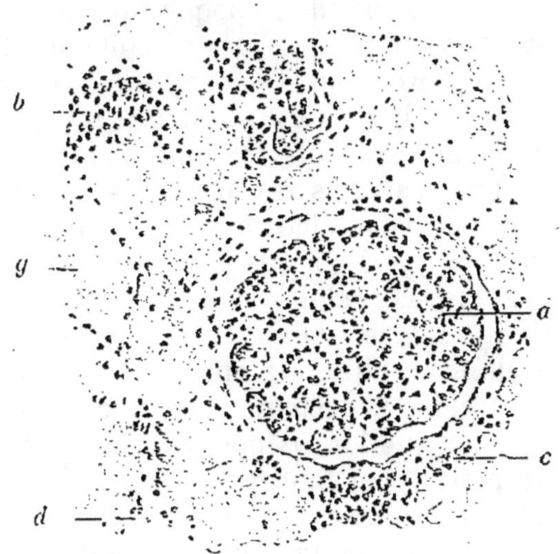

A un fort grossissement, on voit : *g*, glomérule intact; *a*, cellules nécrosées des tubes contournés; *b*, cellules en voie de nécrose ayant encore
leurs noyaux; *c*, tube contourné normal; *d*, stroma conjonctif indemne.

On constate au *foie* des lésions de dégénérescence granulo-graisseuse des cellules hépatiques centro-lobulaires,
lésions d'intoxication suraiguë.

Il est donc permis de dire que chez le malade dont je
viens de rapporter l'observation, l'appendicite a été un agent
d'intoxication au moins autant qu'un agent d'infection; elle
a intoxiqué sa victime au moins autant qu'elle l'a infectée.
Les lésions dues à l'infection appendiculaire n'ont déterminé qu'une péritonite bien légère avec abcès rétro-cæcal,
tandis que les lésions dues aux toxines appendiculaires ont
déterminé, pendant la vie, des symptômes d'intoxication et
à l'examen anatomique des altérations suraiguës.

Le malade n'a donc pas succombé à sa péritonite, qui
était du reste circonscrite et peu avancée; il a surtout succombé à l'intoxication appendiculaire, qui, elle, a marché
plus vite que l'infection et qui était déjà consommée au

quatrième jour de la maladie, époque un peu tardive où a
été faite l'opération. C'est que la péritonite n'est pas tout,
il s'en faut, dans l'évolution des accidents appendiculaires,
il y a autre chose, il y a les accidents toxiques, nous le
savons maintenant, accidents toxiques et même hypertoxi-
ques, qui devancent parfois les accidents infectieux et qui
sont d'autant plus redoutables que la chirurgie « tempori-
satrice » avec son « pied boiteux » ne peut rien contre eux.
En face de pareils faits, et ils sont nombreux, que penser
de la doctrine à courte vue qui, ne voyant que la localisation péritonéale, conseille de n'opérer que lorsque l'appendicite « est refroidie », doctrine néfaste qui méconnaît ou
qui semble oublier que les toxines par leur diffusion rapide
emportent le patient pendant qu'on est là, à attendre de
parti pris que l'appendicite soit refroidie !

J'avais à peine porté ce fait et les considérations qui s'y
rattachent à la tribune de l'Académie[1], que Routier me fit
part d'un fait analogue que voici : Un jeune garçon entre
dans son service à l'hôpital Necker, le 6 juillet dans la
soirée. L'avant-veille, le 4 juillet au soir, le malade avait
été pris d'envies de vomir et il s'était administré de sa
propre autorité un purgatif drastique pour combattre
« l'indigestion ». Les douleurs persistèrent. Ce n'est que le
6 au matin qu'on fit mander le D[r] Le Guillant, qui diagnostiqua aussitôt une appendicite et qui demanda le transport
immédiat à Necker. Du reste, cinq ans avant, Le Guillant
avait déjà soigné l'enfant pour une crise d'appendicite ; il
avait voulu le faire opérer, il avait prévenu la famille de la
gravité du mal et de la récidive probable, mais ses sages
conseils n'avaient pas été écoutés.

Le petit malade n'arrive donc à l'hôpital Necker que dans
la soirée du 6 juillet ; il avait une forte fièvre à 39 degrés.
Routier le voit le lendemain matin 7 juillet ; il y avait à ce
moment trois jours et demi que l'appendicite s'était déclarée. Bien que la température fût tombée à 37°,8, tout

---

1. Académie de médecine, séance du 8 juillet 1902.

indiquait que cette appendicite était des plus graves, des symptômes toxiques accompagnaient les symptômes infectieux : *teinte ictérique* accentuée, diarrhée profuse, pouls très accéléré. Le ventre était partout douloureux avec défense musculaire, surtout au point de Mac Burney.

Routier porte un pronostic fort grave et décide l'opération immédiate ; mais les parents qu'on attendait ne viennent pas à l'hôpital, on n'a pas leur consentement, et l'on est forcément obligé, hélas ! de différer l'opération. Ce n'est que le lendemain matin, 8 juillet, que l'enfant est opéré, dans des conditions pires encore que la veille, tant la toxi-infection a fait des progrès. La *jaunisse* appendiculaire s'était encore accentuée. On était à ce moment à quatre jours et demi du début de l'appendicite. A l'opération, on trouve un énorme abcès infect au-dessous du cæcum et une forte collection de pus mal lié dans le petit bassin. Aucune amélioration ne se manifeste après l'opération, tant le petit malade était déjà intoxiqué ; la température est à 39 degrés, le pouls à 120, la diarrhée et l'*ictère* persistent. Le 9, l'agitation est extrême ; le 10, le délire survient et le malade succombe dans la nuit.

Ici, comme dans le cas précédent, il était très important de connaître exactement les lésions des organes. L'examen histologique des reins et du foie a été fait par un de nos chefs de laboratoire, Nattan-Larrier, et l'on est frappé de la complète analogie qui existe entre ces lésions et les lésions constatées par Letulle dans le cas précédent. De part et d'autre, on saisit sur le fait le rôle terrible et rapide des toxines appendiculaires. Voici l'examen histologique *in extenso* :

Le *rein* à l'œil nu paraît normal, la substance corticale est seule un peu décolorée. Pourtant l'examen histologique fait sur des fragments recueillis *peu d'heures après la mort* montre des lésions d'une extrême intensité ; il s'agit d'une néphrite dégénérative suraiguë, dont les lésions sont localisées au niveau des tubes contournés et de la branche large de l'anse de Henle ; c'est une lésion systématisée à tout l'appareil sécréteur. Tous les tubes contournés sont atteints au même degré ; tous présentent le même aspect, leurs cellules se montrent comme de volumineux éléments granuleux, dans lesquels le noyau n'est plus colorable : la cellule est bien limitée à sa partie locale, mais elle s'effrite vers la lumière du tube, les réactifs cytologiques permettent de mettre en valeur un très fort réticulum dans les mailles duquel sont situées de grosses granulations arrondies ; de points en points et surtout à la base de la cellule s'amassent de fines granulations graisseuses : ces cellules sont en dégénérescence granulo-graisseuse. Les cellules des branches larges de l'anse de Henle offrent le type de la nécrose de coagulation ; leur noyau n'est plus colorable ; leur protoplasme, parsemé de quelques grains de graisse, a une réfringence toute spéciale, il prend plus fortement l'éosine et se colore en bleu pâle par le bleu polychrome ; la forme même de la cellule est altérée ; elle est légèrement plissée à sa base, son sommet est irrégulier. Mais ici, pas plus que dans les tubes contournés, il n'y a desquamation cellulaire. Ces cellules sont nécrosées sur place : à peine si sur une coupe on peut apercevoir l'ébauche de quelques cylindres épithéliaux. Ces cellules des tubes contournés et de l'anse de Henle sont mortes au point de vue fonctionnel. Tandis que l'on peut mettre en valeur dans la cellule normalement sécrétante du rein des stries basales et des grains qui s'imprègnent en noir par l'alun de fer, aucune de ces figures, qui traduisent ces divers stades de l'activité cellulaire, ne peut être décelée ici. Les cellules les plus hautement différenciées du rein ont cessé de fonctionner.

L'appareil de filtration du rein est au contraire relativement intact, les glomérules sont normaux ; on note seulement, en quelques points isolés, une légère prolifération de l'endothélium de la capsule de Bowman ; après l'action de l'acide osmique, on fait apparaître quelques granulations graisseuses dans les épithéliums des tubes droits. Mais ces lésions restent secondaires, à côté de la lésion princi-

pale ; nécrose et dégénérescence suraiguë systématisée aux
tubes contournés et à la branche large de Henle, à l'appareil sécrétoire du rein. La lésion est d'autant plus nette
qu'elle n'atteint que la cellule glandulaire elle-même ; le tissu
conjonctif, les vaisseaux, sont normaux. Il n'existe d'autre
part aucune diapédèse leucocytaire ; on ne peut colorer
aucun microbe : c'est une lésion purement *toxique* ; la localisation sur l'appareil sécréteur montre qu'elle est due
à l'élimination de substance toxique par les cellules des
tubes contournés et de la branche large de Henle.

Le *foie* est très congestionné, mais l'état des cellules est
surtout remarquable : l'acide osmique montre qu'elles sont
farcies de très fines granulations graisseuses, le noyau se
colore pourtant encore bien, mais elles sont en dégénérescence granulo-graisseuse manifeste.

La planche ci-dessous représente une coupe histologique
du rein.

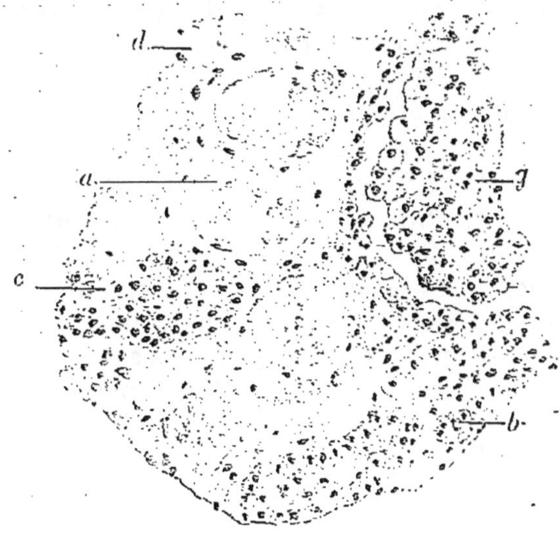

Sur cette coupe, on voit : *g*, glomérule intact ; *a*, tubes contournés avec
cellules nécrosées *b*, cellules en voie de nécrose ayant encore leurs
noyaux ; *c*, tube contourné normal ; *d*, stroma conjonctif indemne.

Une autre observation du même genre a été publiée par Lorrain[1] : Un homme ayant eu déjà deux attaques d'appendicite entre à l'hôpital pour une troisième attaque. Dès son entrée, on constate un empâtement à la fosse iliaque droite, la palpation y réveille une très vive douleur et la peau est hyperesthésiée. Pas de vomissements, pas de fièvre. On se contente de prescrire la glace et l'opium. Quelques jours plus tard, bien que la fièvre n'ait pas apparu, le ventre se ballonne, le facies se grippe, le pouls est de mauvaise qualité. On pratique l'opération. On trouve un abcès fétide entre l'intestin grêle et le cæcum, qui est gangrené ; on fait une vaine tentative pour trouver l'appendice, qui est caché dans les adhérences. Le malade succombe et, à l'autopsie, on découvre l'appendice gangrené ; on ne constate ni péritonite ni autre poche purulente que celle qui a été ouverte pendant l'opération.

A l'examen macroscopique, les reins ne présentent rien de spécial, mais l'examen histologique fait par Lorrain dénote les lésions suivantes : l'épithélium des tubes droits est à peu près normal et leur noyau est bien coloré. Mais les tubes contournés sont très altérés ; par place on voit quelques cellules épithéliales dont le noyau est encore coloré, mais en général les noyaux ont complètement disparu. Les cellules épithéliales sont pâles, non granuleuses, tuméfiées, et tendent à remplir complètement la lumière du canalicule urinifère. « Il s'agit là d'une véritable nécrose de coagulation. Les lésions ne portent pas indistinctement sur tous les tubes, et certains tubes, du reste peu nombreux, semblent avoir échappé à ce processus de mortification. » Les cellules du foie sont également atteintes et contiennent du pigment ocre en abondance. En résumé, dit Lorrain, « l'évolution clinique et les lésions des éléments nobles des reins et du foie permettent de conclure que cette appendicite à marche sournoise et à forme nécrosante,

1. Lorrain. Foies appendiculaires. Infection. Intoxication. *Société anatomique*. Décembre 1902.

a amené la mort non par infection, mais par *une intoxication profonde de l'économie* ».

Description. — Les cas que je viens de rapporter me
permettent d'entreprendre la description anatomique et clinique de la néphrite toxique appendiculaire aiguë. Au point
de vue anatomique, à première vue, les reins ne paraissent
pas atteints, ils ne sont ni gros ni pâles, ils ne ressemblent
nullement au gros rein blanc ; pour qui n'est pas prévenu,
ces reins-là ont l'aspect des reins normaux. Mais, à l'examen
histologique, la topographie et la nature des lésions sont
saisissantes. Les lésions atteignent presque exclusivement les
éléments nobles de l'organe, dans les cas graves, la cellule
est rapidement frappée de mort par la cyto-toxine appendiculaire. Les cellules du foie subissent le même sort.

Au point de vue clinique, les symptômes de la néphrite
appendiculaire ne ressemblent pas aux symptômes de la
plupart des néphrites aiguës connues. Cette néphrite n'est
comparable ni à la néphrite scarlatineuse, ni à la néphrite
syphilitique précoce, ni à la néphrite dite *a frigore*. La bouffissure du visage et des paupières, les œdèmes rapides et
intenses, l'anasarque, l'œdème du poumon, les épanchements des séreuses, qui sont l'apanage de tant d'autres néphrites aiguës, n'existent pas dans la néphrite appendiculaire, ou du moins je ne les ai jamais observés.

L'œdème des paupières et de la face, ce grand signe révélateur faisant ici défaut, et en somme la néphrite appendiculaire ne se traduisant d'habitude par aucun signe extérieur
ostensible, le diagnostic ne s'impose pas, il s'en faut ; c'est
sans doute pour cela que cette néphrite était passée inaperçue. Aussi faut-il prendre l'habitude d'examiner les urines
de tout individu atteint d'appendicite.

L'albumine, parfois si abondante dans d'autres néphrites
aiguës, est habituellement modérée dans la néphrite appendiculaire ; par contre, on peut trouver des cylindres granuleux dans l'urine, dès le deuxième ou troisième jour de
l'appendicite, ce qui n'est pas de bon augure.

Certes, l'albumine, à elle seule, ne suffit pas pour assombrir outre mesure le pronostic de l'appendicite, mais elle est un des témoins de la toxicité appendiculaire et elle nous avertit du danger. Ce danger ne vient pas seulement de la néphrite (qui dans quelques cas peut aboutir à l'insuffisance urinaire avec ou sans oligurie), il vient de l'intoxication générale de l'économie ; il vient de l'*appendicémie*.

La teinte ictérique, cet autre témoin de l'intoxication appendiculaire du foie, est assez souvent associée à l'albuminurie ; ces deux signes sont habituellement précoces et contemporains ; leur signification peut n'être pas trop mauvaise ; cependant, nul ne peut savoir si l'intoxication appendiculaire s'en tiendra à une néphrite sans gravité ou à une hépatite légère, ou si elle n'aboutira pas à des lésions plus profondes et plus étendues, à la gastrite toxique, au *vomito negro*, à l'insuffisance rénale et hépatique, aux accidents nerveux, à l'empoisonnement général et à la mort.

Qu'avons-nous pour nous guider dans ce *pronostic* ? Rien ou peu de chose. La fièvre n'est pas un élément de pronostic. La situation du malade peut être compromise et même perdue, alors que la température reste normale. Chez le premier de nos malades la température oscillait entre 37 et 38° pendant que des accidents mortels se préparaient. Chez le malade dont parle Lorrain, la température restait aux environs de 37° durant les quelques jours qui ont précédé la mort. Le pouls lui-même peut n'avoir aucune signification précise au point de vue du pronostic.

Tout est traître dans l'histoire de l'appendicite et le poison fait son œuvre sans presque se démasquer. Comme nous voilà loin des anciennes descriptions, qui nous présentaient l'appendicite comme un accident purement local dont la complication la plus redoutable était la péritonite ! Comme nous voilà loin de certaines classifications anatomo-pathologiques qui avaient la prétention de préciser le pronostic, et qui sont, du reste, tombées dans l'oubli.

Les faits que je viens de rapporter dans ce chapitre portent avec eux un grand enseignement ; ils nous montrent ce qu'est la néphrite toxique appendiculaire, ils continuent la série des accidents toxiques (hépatite toxique, gastrite toxique) ils prouvent avec quelle rapidité les toxines appendiculaires peuvent agir, ils fournissent un nouvel argument à l'intervention chirurgicale *précoce*, ils montrent le danger de la temporisation et ils contribuent à ruiner la doctrine d'après laquelle on ne devrait opérer l'appendicite que lorsqu'elle est « refroidie ».

Car enfin, un jour viendra où nos honorables contradicteurs, les temporisateurs systématiques, devront répondre à nos arguments autrement que par des paroles. Nous leur donnons, nous, des faits précis et des preuves irréfutables; qu'ils en fassent autant pour étayer leur doctrine. Nous savons de quoi sont morts bon nombre de malades qu'on n'a pas voulu opérer avant que leur appendicite soit refroidie, et nous pouvons montrer les lésions d'origine toxique qui ont occasionné la mort. Alors pourquoi ne pas opérer les gens avant qu'ils soient intoxiqués et infectés? Nous demandons qu'on veuille bien nous donner une réponse basée sur des faits aussi précis que les nôtres.

Je ne veux pas terminer ce chapitre sans faire un parallèle entre le foie appendiculaire et le rein appendiculaire. En décrivant le foie appendiculaire, j'ai décrit séparément une hépatite toxique, précoce, qui ne suppure pas, et une hépatite infectieuse, plus tardive, qui tient une très large place dans l'histoire du foie appendiculaire. Cette hépatite infectieuse, purulente, s'explique très facilement, parce que les agents infectieux sont directement et facilement véhiculés de l'appendicite au foie par les branches de la veine porte. Il n'en est pas de même pour le rein appendiculaire qui ne peut être infecté que par une voie sanguine très détournée; aussi la néphrite infectieuse avec abcès du rein est-elle relativement fort rare, tandis que la néphrite toxique, surtout la forme légère, est fréquente.

Je pense que l'adultération des reins par les toxines appendiculaires peut entrer pour une part dans la genèse de la maladie de Bright.

§ 5. MALADIE DE BRIGHT — NÉPHRITES CHRONIQUES
NÉPHRITE PARENCHYMATEUSE — NÉPHRITE INTERSTITIELLE
NÉPHRITES MIXTES

Discussion. — Dès 1827, Richard Bright, publiant le résultat de ses observations, faisait savoir que chez les malades qui meurent après avoir présenté des urines albumineuses et des hydropisies persistantes, on retrouve une altération des reins. Que Bright ait utilisé les recherches de Wells et de Blackall, nul ne le conteste, mais il faut reconnaître que personne avant lui, dans la maladie qui porte aujourd'hui son nom, n'avait nettement formulé la relation qui existe entre le symptôme et la lésion. Le grand mérite de Bright est donc d'avoir compris que l'albuminurie et les hydropisies persistantes sont des troubles associés à une lésion des reins, mais il s'était bien gardé d'affirmer la nature de cette lésion, prudente réserve dont on ne saurait trop le louer, puisque quarante années de recherches anatomiques entreprises dans les trois écoles anglaise, allemande et française n'ont pas suffi à élucider la nature de ces lésions rénales et laissent encore en présence des opinions opposées.

Il est un fait certain, consigné par tous les observateurs, c'est qu'à l'autopsie des gens morts de néphrite subaiguë et chronique, les reins peuvent présenter les *aspects les plus divers;* on les retrouve tantôt de volume normal, tantôt volumineux, *blanchâtres*[1], *jaunâtres,* tantôt petits et atrophiés (*petit rein contracté, petit rein rouge*), et l'on s'était demandé alors si des lésions si dissemblables ne sont que les degrés successifs d'un même processus morbide, ayant débuté par l'hypertrophie de l'organe et ayant abouti à l'atrophie, ou si, au contraire, elles représentent des formes anatomiques distinctes, n'ayant entre elles aucun rapport.

1. La désignation de rein gros et blanc et de rein petit et ratatiné est due à Samuel Wilk.

Bright, avons-nous dit, ne voulant rien affirmer sur la valeur et sur la nature de la lésion rénale, s'était abstenu de conclusions. En 1840, Rayer, dans un ouvrage que Rosenstein appelle à juste titre les *Archives des maladies rénales*, proclama que les lésions du rein, qui apparaissent si différentes suivant les autopsies, ne sont en réalité que les degrés successifs d'un même processus inflammatoire; au début, les reins sont gros et congestionnés, c'est la phase aiguë; ils s'anémient et s'atrophient plus tard, c'est la phase subaiguë et chronique; et ces différents stades avaient été divisés par Rayer en six degrés successifs.

En 1851, Frerichs marchait sur les traces de Rayer, n'admettait que trois degrés dans la néphrite chronique, mais il affirmait, comme Rayer, l'unité du processus inflammatoire débutant par la congestion de l'organe et par la tuméfaction trouble de ses cellules (gros rein), continuant par la dégénérescence graisseuse de l'épithélium et aboutissant à l'atrophie de l'organe (petit rein). Qu'on admette donc six périodes avec Rayer, qu'on en compte trois avec Frerichs, sept avec Christison, ou cinq avec Martin Solon, il n'en est pas moins vrai que cette doctrine, dite des *unicistes*, défendue aussi par Virchow et par Reinhardt, ne voit là qu'un seul processus morbide, qui fait passer le rein par les périodes successives d'hypertrophie et d'atrophie.

En opposition à cette doctrine qui proclame l'unité anatomique de la maladie de Bright, se place une doctrine contraire, qui affirme la *pluralité* des formes de cette maladie et qui dit : Les états si dissemblables qu'offrent les reins à l'autopsie ne sont pas des transformations successives d'un même processus morbide, ils représentent des formes absolument distinctes; le gros rein blanc n'est pas destiné à devenir un petit rein contracté, de même que le petit rein contracté n'a jamais débuté par le gros rein blanc; le petit rein contracté, c'est la néphrite interstitielle, c'est l'artério-sclérose, c'est la sclérose de l'organe, qui n'a rien à voir avec le gros rein, de même que le gros rein, qui représente la néphrite parenchymateuse, n'a rien à voir avec le petit rein. Ces processus anatomiques distincts, ajoutaient les partisans de cette théorie, donnent naissance, il est vrai, à quelques troubles similaires, mais néanmoins leur symptomatologie est assez distincte pour qu'on puisse dire, en clinique comme en anatomie pathologique : tel malade est atteint de néphrite interstitielle, tel autre est atteint de néphrite parenchymateuse.

Au dire de certains auteurs, ces deux formes, le petit rein et le gros rein, ne sauraient être plus distinctes : leurs lésions anatomiques sont dissemblables : vasculaires et interstitielles pour le premier, glandulaires pour le second; les symptômes, la marche, la durée, les complications formeraient dans les deux cas un ensemble bien différent; l'étiologie elle-même serait distincte, car le petit rein serait surtout l'apanage de la goutte, du saturnisme, de la vieillesse, tandis que le gros rein se rencontrerait « presque exclusivement chez les phthisiques, chez les scrofuleux, etc. [1] ».

Quelques voix s'étaient élevées contre cette scission forcée (Jaccoud[2]); j'avais été du nombre[3] et je l'avais combattue au nom de l'anatomie pathologique et de la clinique. Sans vouloir prolonger outre mesure la discussion, je résume en quelques lignes l'état actuel de nos connaissances sur cette question telle que je la comprends :

Nous savons aujourd'hui que, dans toute néphrite chronique, les lésions sont *diffuses* et plus ou moins généralisées aux tissus glandulaire, vasculaire et conjonctif, il n'y a donc plus de raison pour conserver, *dans son absolutisme*, l'ancienne division en néphrite parenchymateuse et en néphrite interstitielle. Il est vrai néanmoins que les lésions peuvent être inégalement réparties; il y a des néphrites à prédominance interstitielle et à prédominance

1. Kelsch. *Arch. de physiol.*, 1874, p. 744.
2. Dans ses publications successives, M. Jaccoud est resté fidèle au principe de l'*unité* du mal de Bright.
3. Dieulafoy. *Gaz. hebdom.*, 1877, n° 12 et 14.

parenchymateuse, mais ce ne sont là, souvent, que des variétés, et, dans son ensemble, la néphrite n'en reste pas moins diffuse.

Donc, si à l'autopsie de gens ayant succombé à la maladie de Bright, on trouve des reins gros, des reins petits, des reins atrophiés, des reins blancs, des reins rouges, des reins déformés, des reins granuleux, des reins kystiques, tout cela tient à la rapidité ou à la lenteur du processus, à la prédominance des altérations épithéliales, vasculaires ou conjonctives, à la nature des toxines ou du poison; à la violence ou à l'atténuation des agents infectieux; mais sous quelque forme que se présente la lésion, du moment que le processus suit une marche progressive et envahissante, le résultat final est le même : tendance à la destruction de l'organe, tendance à l'abolition de la fonction, insuffisance graduelle et parfois rapide de la dépuration urinaire, urémie.

On a entrepris des discussions sans nombre pour savoir si les gros reins peuvent à la longue devenir de petits reins scléreux, et si, inversement les petits reins durs, contractés, ont pu débuter par une phase hypertrophique. Ici encore diverses modalités peuvent se présenter : certains processus déterminent l'hypertrophie de l'organe, tout en provoquant la destruction, la nécrose de ses parties essentielles; et dans ce cas, la lésion hypertrophique peut être considérée comme le terme ultime de la néphrite puisqu'elle a provoqué la mort. D'autre part, quand on trouve à l'autopsie des reins tellement atrophiés qu'ils ont diminué de moitié, il est bien évident que le rein qui, au début de la maladie, avait un volume normal ou supérieur à la normale, a diminué d'autant. On a également beaucoup discuté pour savoir à quelles variétés de néphrites il fallait réserver la dénomination de maladie de Bright. La réponse à ces discussions me paraît fort simple : toute néphrite chronique rentre dans la maladie de Bright; maladie de Bright et néphrite chronique sont synonymes. Par cette dénomination de « maladie de Bright » on rend d'abord hommage à la mémoire d'un homme illustre, qui le premier a nettement posé les assises de la maladie qui nous occupe, et, de plus, cette dénomination a l'avantage de ne préjuger en rien de la nature des lésions ; elle n'est donc pas exposée à se mal adapter aux découvertes de chaque jour.

Dans le courant de cet article, le mot de brightisme apparaîtra souvent comme synonyme de mal de Bright. Lorsque j'ai créé la dénomination de *brightisme*, c'était avec l'idée de l'adapter plus spécialement aux petits accidents de la maladie, à ses formes atténuées; quand je dis d'un malade qu'il est atteint de *brightisme*, je veux dire par là que sa dépuration urinaire est insuffisante, mais qu'il n'en est encore qu'aux petits accidents, c'est de la petite urémie; il n'est pas encore sous le coup des accidents graves de la grande urémie

Ainsi que je le disais, il y a un instant, l'évolution plus rapide ou plus lente de la néphrite, la prédominance des altérations épithéliales, vasculaires ou conjonctives, la violence de l'agent infectieux, la nature du poison et des toxines, font que le rein brightique est gros, petit, de volume normal, blanchâtre, jaunâtre, lisse ou granuleux. Pour la facilité de la description anatomique, je vais décrire séparément les néphrites chroniques à gros reins, les néphrites chroniques à petits reins; nous verrons ensuite les formes intermédiaires qui représentent la forme la plus habituelle de la maladie de Bright.

<h3 style="text-align:center">MALADIE DE BRIGHT A GROS REINS.</h3>

<h4 style="text-align:center">NÉPHRITE PARENCHYMATEUSE</h4>

Les néphrites chroniques à *gros reins* sont généralement des néphrites dont l'évolution a été assez rapide; elles mériteraient plutôt la dénomination de néphrites *subaiguës*. « Le volume des reins trouve son explication dans l'intensité des phénomènes inflammatoires, dans les exsudations intra-tubulaires et interstitielles, dans les glomérulites intenses; les différences de coloration dépendent du degré de congestion, de l'abondance des produits d'exsudation dans les tubes, de l'altération plus ou moins profonde des cellules épithéliales des *tubuli contorti* (Brault). » Ces gros reins, habituellement lisses, sont blanchâtres, grisâtres, parfois hémorrhagiques; à la coupe ils sont peu résistants, riches en suc, jaunâtres en certains points, parfois semés de points hémorrhagiques. L'ancien « gros rein blanc » (Wilk), longtemps considéré comme un type à part, ne représente donc que l'une des modalités des gros reins brightiques. La scarlatine, la syphilis, le paludisme, peuvent créer le *gros rein brightique* par la diffusion, par l'intensité des lésions, par leur développement rapide.

Anatomie pathologique. — Le *gros rein* brightique arrive à peser 500 grammes au lieu de 150 grammes, chiffre normal. La capsule se décortique facilement, il n'y a ni saillies ni kystes comme dans les reins granuleux. La substance corticale a doublé ou triplé de volume.

Au microscope, on voit que les *glomérules* sont deux ou trois fois plus gros qu'à l'état normal; les *tubuli contorti* ont, eux aussi, doublé ou triplé de volume; leurs cellules épithéliales sont volumineuses et troubles, leur lumière est rétrécie. Les cellules subissent rapidement la dégénérescence granulo-graisseuse, et offrent « les types les plus nets; toutes les variétés et tous les degrés des cellules tuméfiées et granuleuses ». (Cornil.) Dans les tubes contournés, et principalement dans les canaux droits, on voit des détritus granuleux, cylindres granuleux, hyalins, globules blancs, globules rouges. C'est surtout à l'intérieur des canaux droits que les produits d'exsudation venus des glomérules de Malpighi (globules et plasma) et les produits d'exsudation venus des cellules épithéliales des tubes contournés se coagulent et se transforment en *cylindres hyalins* (Cornil).

Le stroma est élargi, ce qui tient à la diapédèse des globules blancs (néphrite lymphomateuse de Wagner), et à l'œdème intertubulaire. Un grand nombre de glomérules sont anémiés et affaissés. On constate une multiplication parfois abondante de noyaux dans la capsule de Bowmann et dans le glomérule : des cellules desquamées compriment le bouquet vasculaire à l'intérieur de la capsule.

C'est au sujet des gros reins blancs qu'on pourrait rappeler la discussion qui s'est élevée et les doutes qui ont été émis sur le processus inflammatoire de certaines néphrites dites parenchymateuses. Pour un grand nombre d'auteurs, la néphrite parenchymateuse est bien le résultat d'un processus inflammatoire, l'épithélium étant en pareil cas le siège principal du travail phlegmasique (Rosenstein, Lancereaux, Cornil et Ranvier, Lécorché[1]). D'autres auteurs, au contraire (Johnson, Klebs, Kelsch[2]), n'admettaient pas que l'épithélium glandulaire pût être le siège d'un processus inflammatoire, car, disaient-ils, dans ce rein malade, on ne rencontre aucune trace de prolifération nouvelle, ni du côté de l'épithélium, ni du côté du tissu conjonctif, et les lésions qu'on y trouve, le gonflement des cellules, leur dégénérescence granulo-graisseuse, sont plutôt le résultat d'un processus primitivement dégénératif que le résultat d'une lésion inflammatoire. C'est ce qui explique la dénomination de *gros rein graisseux* qui avait été donnée en Angleterre au gros rein blanc.

Brault, reprenant la question dans un important travail sur les néphrites, ne peut admettre l'hypothèse d'un processus purement régressif[3]. D'abord, dit-il, la présence de la graisse dans les cellules ne prouve nullement que le processus est régressif, car la graisse se montre toujours à une certaine période des inflammations de longue durée. Ensuite, le processus est bien inflammatoire[4], à en juger par les exsudations fibrino-albumineuses dans les tubes, et

1. Rosenstein. *Traité des maladies des reins*, traduction de Bottentuit et Labadie-Lagrave, 1874. — Lécorché. *Traité des maladies des reins*, Paris, 1875. — Lancereaux. *Diction. encycl.*, loc. cit.
2. Cette opinion, soutenue par M. Kelsch dans un remarquable article (*Arch. de physiol.*, juillet 1884), a été modifiée plus tard par lui. Kelsch et Kiener. Altérations paludéennes. *Arch. de physiol.*, février 1882.
3. Brault. *Contribution à l'étude des néphrites*, 1881.
4. Letulle. *L'inflammation*. Paris, 1893, p. 543.

aussi par la glomérulite qu'on retrouve toujours, ne serait-ce qu'à l'état d'ébauche. Souvent la capsule de Bowmann est épaissie, les cellules du revêtement de la capsule encombrent la cavité glomérulaire ; les anses du glomérule sont oblitérées, les artères afférentes et efférentes, près du glomérule, sont parfois le siège d'endartérite oblitérante.

La description précédente s'applique surtout au gros rein blanc ; mais dans d'autres cas la néphrite subaiguë a une tendance *congestive*, *irritative* et le gros rein brightique présente un aspect différent ; sa substance corticale est rougeâtre, jaunâtre ; quelques glomérules, quelques capillaires de la substance corticale sont distendus par du sang, des hémorrhagies se font à l'intérieur du glomérule et le tube qui fait suite à la capsule de Bowmann est rempli de globules rouges.

Telle est la description anatomique des gros reins brightiques, je le répète, l'épithète de néphrite *subaiguë* leur conviendrait mieux que l'épithète de néphrite chronique ; ils présentent, cliniquement, quelques particularités que je vais résumer :

Symptômes dominants. — Les œdèmes de la face et des jambes, l'anasarque, les épanchements des séreuses et notamment de la plèvre, l'œdème du poumon, sont souvent des symptômes dominants. La céphalalgie, la dyspnée, les vomissements, les épistaxis, les troubles visuels sont des symptômes fréquents. Les *urines* sont rares, colorées, parfois hémorrhagiques, très albumineuses, et contiennent beaucoup de cylindres.

Les *petits signes* du brightisme, pollakiurie, doigt mort, crampes des mollets, cryesthésie, etc., sont moins fréquents que dans les autres néphrites chroniques.

Le cœur est peu ou pas hypertrophié, le bruit de galop est rare, les artères ne sont pas scléreuses, le pouls est mou et contraste singulièrement avec la sensation de dureté que donne le pouls dans les néphrites où la tension artérielle est élevée.

Les accidents urémiques, délirants, convulsifs et comateux sont plus rares que dans les autres néphrites chroniques. La pneumonie, la péricardite, l'érysipèle, la gangrène surviennent assez fréquemment à titre d'infections secondaires.

Les néphrites subaiguës à gros reins se terminent différemment, suivant les cas. Tantôt les lésions sont si intenses, les nécroses épithéliales sont si rapides, que le gros rein représente le terme ultime de ces lésions, et, en quelques mois, en moins d'un an, le malade succombe. Tantôt au contraire les lésions sont moins profondes, et la néphrite peut guérir ; toutefois le rein est transformé en organe de *minoris resistentiæ*. Enfin, dans d'autres circonstances, la néphrite qui avait débuté sous les apparences d'un gros rein, poursuit lentement, progressivement ses ravages et aboutit à une diminution du volume de l'organe, avec les allures d'une néphrite éminemment chronique. C'est dans ce cas qu'on peut admettre la transformation d'un gros rein en un rein plus petit.

MAL DE BRIGHT A PETITS REINS — NÉPHRITE INTERSTITIELLE NÉPHRITE SCLÉREUSE — NÉPHRITE ATROPHIQUE

Après avoir décrit les néphrites à *gros reins*, je vais décrire maintenant, comme type inverse, les néphrites chroniques à *petits reins* : le *petit rein rouge*, le *petit rein contracté*, le *petit rein granuleux*, le *petit rein goutteux*, le rein *scléreux*, etc.

Anatomie pathologique. — Quand les agents toxiques et infectieux (saturnisme, goutte, alcool, infections secondaires) agissent à doses fractionnées et répétées, quand le processus morbide (artério-sclérose, sénilité) est très lent dans son évolution, ce n'est qu'après bien des années que la lésion brightique aboutit à l'atrophie des reins. Dans quelques cas les reins atrophiés sont réduits au poids de 80, 60, 40 grammes, au lieu de 150 grammes, chiffre normal. Ces reins présentent des teintes différentes, ils sont grisâtres, jaunâtres, rougeâtres ; ce qui dépend de la quantité des vaisseaux qui persistent et de l'état des cellules; certains ont une teinte rouge intense (l'ancien petit rein rouge), ce qui dépend d'ecchymoses sous-capsulaires et d'un pointillé hémorrhagique visible à l'œil nu ou à la loupe.

Ces petits reins sont parfois déformés et bosselés. La couche graisseuse qui les entoure est habituellement très -augmentée. La *capsule* est épaisse, adhérente, il n'est pas possible de l'enlever sans détacher quelques lambeaux de la substance sous-jacente. La surface de l'organe, mise à nu, variable comme teinte, est semée de granulations saillantes, de la dimension d'un grain de mil. Ces *granulations*, qui existent également dans la profondeur de la substance corticale, sont formées par des agglomérations de canaux restés sains, enserrés et comme énucléés par le tissu scléreux rétractile. Elles ne doivent pas être confondues avec les taches non saillantes du gros rein graisseux qu'on appelle à tort granulations.

A la coupe, le tissu du rein est résistant, l'atrophie porte principalement sur la substance corticale, dont l'épaisseur peut être réduite à 1 millimètre. On dirait parfois que la capsule touche la base des pyramides. « La région des glomérules et des tubes contournés disparaît comme s'il y avait eu résorption de ces parties. » (Brault.) Il est à remarquer que les colonnes de Bertin, qui ne sont qu'un prolongement de la substance corticale, n'ont pas subi l'atrophie au même titre que la substance corticale périphérique.

On voit à l'œil nu des petits *kystes*, qui sont habituellement formés aux dépens des canalicules contournés, étranglés par le tissu scléreux, dilatés au-dessus de l'étranglement et fusionnés parfois avec d'autres ectasies tubaires. Ces kystes peuvent devenir indépendants; ils sont souvent remplis de blocs colloïdes réfringents; on en voit qui ont le volume d'un pois et qui font saillie à la surface du rein. D'autres kystes peuvent résulter de l'ectasie de la capsule de Bowmann; d'autres enfin, de forme ovoïde ou disposés en chapelet, proviennent d'étranglements et d'ectasies des tubes droits de la substance médullaire. L'atrophie des pyramides est beaucoup moins accentuée que l'atrophie corticale. Les calices et le bassinet sont parfois très dilatés. On trouve des modules sous-corticaux d'*adénome* (Tabourin). Il n'est pas rare de rencontrer, surtout dans la substance médullaire, à l'intérieur des tubuli, de petites concrétions d'acide urique et d'urate de soude qui seront étudiées au chapitre de la goutte avec le rein goutteux.

Sur une coupe de la substance corticale faite parallèlement à la surface de l'organe et colorée au picro-carmin, on voit un envahissement considérable du tissu de sclérose. Par places, le lobule rénal a disparu et les glomérules sont représentés par des petites sphères d'un rose pâle. Le tissu fibroïde ou fibreux existe autour des tubes, autour des glomérules, autour des vaisseaux, et forme suivant le cas des îlots, des travées, des larges bandes.

Les *glomérules* de Malpighi présentent un épaississement énorme de leur capsule, entourée elle-même d'une zone fibreuse épaisse. Entre la capsule et le bouquet vasculaire on trouve des cellules aplaties et des faisceaux fibreux. Le bouquet glomérulaire est atrophié et fibreux, les artérioles sont en partie oblitérées, les artères afférentes et efférentes sont atteintes d'endo-périartérite. Certains glomérules ne sont plus qu'à l'état de vestige, tout élément a disparu à leur intérieur, ils se confondent avec le tissu conjonctif qui les entoure. A ces lésions s'ajoute fréquemment une dégénérescence hyaline ayant l'aspect de l'amyloïde.

La membrane propre des *tubuli contorti* est sclérosée, et certains canalicules ont un calibre *fort réduit*. Toutes les altérations cellulaires décrites aux néphrites à gros reins peuvent se rencontrer ici (Cornil). Quand l'épithélium des tubes contournés a disparu, il est remplacé par des cellules cubiques de nature assez indéterminée, qui comblent parfois la lumière du tube (Kelsch). Beaucoup de tubes sont remplis de cylindres granuleux ou cireux. D'autres tubes sont en voie de disparition et ne sont plus indiqués que par un îlot de cellules rondes.

Telles sont les altérations des petits reins brightiques, granuleux, atrophiques; on vient de voir que les lésions vasculaires et conjonctives y sont dominantes, tandis que le tissu glandulaire *s'atrophie* et *disparaît*.

Théories. — Pour expliquer le processus anatomique du petit rein granuleux, plusieurs théories sont en présence, suivant qu'on admet que la lésion débute et se propage par le tissu conjonctif, par les artères, par le tissu glandulaire ou par ces différentes parties en même temps.

D'après une première théorie, le processus scléreux débuterait par le tissu conjonctif interstitiel. Dès 1850, Traube, après Beer, donnant au tissu conjonctif du rein le rôle principal dans l'histoire des néphrites, et dépouillant l'épithélium glandulaire de la préséance qu'on lui avait assignée, Traube annonça que la maladie de Bright est le résultat d'un processus inflammatoire interstitiel, que les modifications de l'épithélium glandulaire du rein sont consécutives à l'altération lente du tissu conjonctif, et qu'en fin de compte le processus scléreux, suivant sa marche naturelle, aboutit à l'atrophie, c'est-à-dire au petit rein dur et contracté

D'après une seconde théorie, les lésions du petit rein contracté ne seraient qu'une des localisations de l'*artériosclérose* généralisée. L'artério-sclérose a été décrite par Sutton et Gull sous le nom d'*arterio-capillary-fibrosis*, mais leur description, qui date de 1872, avait été précédée du travail de Lancereaux[1], qui date de 1871. Les parois des petits vaisseaux subissent une transformation qui ne tient pas à une dégénération hyaline, comme Sutton l'avait supposé, mais qui rappelle les lésions de l'artérite. Ces altérations des petits vaisseaux sont quelquefois associées à l'athérome des vaisseaux plus volumineux. L'artério-sclérose *généralisée* serait le fait primitif, elle engendrerait la lésion artério-scléreuse du rein, l'hypertrophie scléreuse cardiaque, la sclérose du foie et les hémorrhagies multiples (hémorrhagie cérébrale, hémorrhagies rétiniennes), qui sont si fréquentes dans cette forme de la maladie de Bright.

1. *Dictionnaire encyclopédique*, article REIN.

Cette théorie de l'artério-sclérose généralisée, fort acceptable du reste, et confirmée par un grand nombre d'autopsies, ne peut servir à expliquer tous les cas de néphrite à prédominance artérielle, témoin cette observation citée par Brault, concernant un jeune homme, mort de néphrite scléreuse, la lésion s'étant concentrée tout entière sur les reins et sur le cœur, l'artério-sclérose et l'athérome faisant partout ailleurs défaut[1].

D'après une troisième théorie, le petit rein contracté serait le résultat d'une cirrhose épithéliale systématique. Charcot, se basant sur l'expérimentation (ligature de l'uretère) et sur les altérations rénales produites par l'élimination du plomb, admet que la néphrite interstitielle rentre dans la classe des *cirrhoses viscérales épithéliales.* « L'altération irritante des épithéliums, *fait primitif* et nécessaire, se traduit anatomiquement par le retour des cellules à l'état embryonnaire, et la lésion conjonctive interstitielle, *fait consécutif,* se traduit, elle aussi, dans les phases initiales au moins, par la production du tissu embryonnaire.... » Cette théorie des cirrhoses épithéliales et le retour des cellules à l'état embryonnaire n'est guère plus admise actuellement (Letulle[2]).

Telles sont les théories qui cherchent à expliquer le processus morbide du petit rein scléreux : on aurait tort de les admettre ou de les rejeter systématiquement; il est probable que plusieurs de ces processus sont prédominants ou concomitants suivant les cas. Ainsi que le dit Brault, et c'est également mon opinion, les expressions de néphrite glandulaire, néphrite artérielle, néphrite interstitielle sont inexactes; l'un de ces processus n'est pas forcément subordonné à l'autre, mais ces différents processus marchent ensemble sous l'influence d'une même cause. « Cette cause suscite la réaction du tissu fibreux qui prolifère et s'épaissit, pendant que les parties fragiles de l'organe, épithéliums des tubes glandulaires, sont éliminés; une irritation lente

---

1. Brault. *Contribution à l'étude des néphrites.* Paris, 1881, p. 59.
2. Voyez l'important ouvrage de Letulle : *L'inflammation.* Paris, 1893

détermine l'usure des épithéliums qui disparaissent d'une manière insensible par fragments, pendant que le tissu conjonctif se développe et s'indure. » L'ensemble anatomique si connu de l'artério-sclérose généralisée n'est nullement démembré par les considérations qui précèdent, mais l'interprétation en est différente ; au lieu de subordonner les lésions du rein à l'artério-sclérose généralisée, il est plus rationnel de subordonner, les lésions du rein et autres lésions à une même cause dominante (goutte, saturnisme, évolution de l'âge, hérédité, etc.). « On a d'ailleurs *singulièrement exagéré* l'importance des lésions artérielles dans leurs rapports avec le rein contracté. » (Brault.)

Symptômes prédominants. — Les néphrites à petits reins atrophiques ont une marche *très lente* et une durée de plusieurs années. Les œdèmes sont rares et l'hydropisie des séreuses est exceptionnelle. Par contre, les *petits signes* du brightisme, ainsi que la dyspnée, la céphalée, les épistaxis, les troubles oculaires (hémorrhagies rétiniennes) sont des symptômes fréquents.

Les troubles cardiaques sont presque constants, et l'examen du cœur décèle habituellement un bruit de galop (Potain) avec hypertrophie cardiaque.

La dyspepsie est fréquente ; elle survient parfois sous forme de grands accès simulant un terrible accès d'asthme, parfois elle suit un rhythme particulier, rhythme de Scheyne-Stokes.

Le pouls est dur, la tension artérielle est très élevée. La sécrétion urinaire est augmentée. L'urine est pâle et ne mousse pas. La proportion d'albumine contenue dans un litre est peu élevée, parfois nulle ; l'urée se maintient presque à son taux normal et les autres substances sont très peu diminuées. L'urine contient peu de cylindres.

La mort survient souvent par accidents urémiques, délirants, convulsifs, comateux. L'hémorrhagie cérébrale, l'hémiplégie, l'apoplexie sont des complications fréquentes dues à la rupture des artérioles cérébrales atteintes d'anévrysmes miliaires.

NÉPHRITES MIXTES, DIFFUSES — FORME COMMUNE
DE LA MALADIE DE BRIGHT

Je viens de décrire, dans les chapitres précédents, deux types extrêmes, les néphrites chroniques à gros reins qui seraient mieux nommées néphrites subaiguës, et les néphrites chroniques à petits reins atrophiques dont l'évolution peut être extrêmement longue. Entre ces deux types extrêmes, trouvent place une foule de *types intermédiaires* (néphrites mixtes) qui constituent la forme de beaucoup *la plus fréquente* de la maladie de Bright.

Anatomie pathologique. — Dans ces types intermédiaires dont l'évolution est lente, sujette à rémissions et à reprises, les reins sont parfois de volume normal, rarement gros, habituellement diminués de volume et en voie d'atrophie. Reins bosselés et déformés, reins granuleux, scléreux, kystiques, reins blanchâtres, jaunâtres, rougeâtres, tout se voit, tout s'observe dans ces *types intermédiaires* des néphrites chroniques. On trouve parfois des lésions d'*hypertrophie compensatrice* (Chauffard[1], Grasset[2]). La capsule est plus ou moins adhérente, la substance corticale est plus ou moins atrophiée, les altérations glandulaires sont plus ou moins dégénératives.

A l'examen histologique on constate les altérations décrites aux chapitres précédents, avec prédominance variable aux tissus vasculaire, glandulaire ou conjonctif; je crois donc inutile de décrire à nouveau toutes ces lésions, je ferai seulement observer que, suivant l'association ou l'alternance de ces lésions, les néphrites chroniques à *type intermédiaire* (néphrites mixtes) revêtent les aspects les plus différents. Tantôt la néphrite avait évolué à ses débuts comme une néphrite subaiguë à gros rein, à prédominance parenchymateuse, et, plus tard, les lésions scléreuses et vasculaires ont pris le dessus; tantôt la néphrite avait évolué dès son début comme

1. Chauffard. Hypertrophies rénales compensatrices. *Semaine médicale*, 21 décembre, 1898.
2. Grasset. Consultations médicales, 1898, p. 210.

une néphrite à prédominance vasculaire et conjonctive, et ce n'est que plus tard que des poussées parenchymateuses, glandulaires, ont modifié les allures de la néphrite. Habituellement, les types intermédiaires des néphrites chroniques évoluent d'emblée, à l'état de type intermédiaire, mais dans quelques circonstances, elles ne sont que la suite ou l'aboutissant des formes décrites aux chapitres précédents[1]. Tout cela dépend de la nature et de l'intensité des causes de la néphrite, de leur degré de virulence ou de toxicité ; nous reviendrons sur cette question au sujet de l'étiologie. Étudions maintenant l'hypertrophie du cœur et les lésions du myocarde, inséparables de l'étude de la maladie de Bright.

Lésions du cœur. — Hypertrophie. — Bien que les lésions hypertrophiques du cœur puissent exister dans les différentes variétés de néphrite chronique, il faut dire qu'elles sont nulles ou moins accentuées dans les néphrites subaiguës à gros rein ; c'est dans les néphrites à petits reins que ces lésions acquièrent leur plus grande intensité. Ces lésions cardiaques n'avaient pas échappé à Bright ; il les subordonnait à la lésion du rein et il en avait recherché le mécanisme. Plus tard, Traube décrivit ces lésions cardiaques, mais il eut le tort de croire qu'elles n'appartiennent qu'à la néphrite interstitielle, et de ces lésions il ne vit vraiment bien que l'hypertrophie. Or, nous savons aujourd'hui que les lésions cardiaques peuvent exister dans toutes les néphrites chroniques, et nous savons aussi que ces lésions ne se traduisent pas toujours, il s'en faut, par l'hypertrophie du cœur. C'est même un fait sur lequel je ne saurais trop insister, on croit trop fréquemment que le cœur brightique est toujours volumineux ; *c'est une erreur*, son volume peut être normal, plus petit même que l'état

1. Raynaud a cité une observation qui prouve l'identité et la succession de ces lésions. A l'autopsie d'une femme, morte brightique à l'âge de quarante-huit ans, il trouve l'un des deux reins gros et blanc, et l'autre rein petit, granuleux et atrophié. A l'examen histologique, on voyait que la sclérose commençait à envahir le gros rein. — Bartels. annotations de Lépine, p. 673.

normal, et tel cœur brightique, qui par son volume pourrait paraître sain à première vue, présente à l'examen histologique des lésions artério-scléreuses fort avancées. J'ai constaté tout récemment un cas de ce genre.

Donc, le cœur brightique, le *cœur rénal*, comme on l'appelle encore, est habituellement volumineux, parfois même il est énorme, mais dans quelques cas son volume n'est pas accru, quoique ses lésions intimes soient très accentuées. L'hypertrophie atteint principalement le *ventricule gauche*, ses parois et ses piliers, et elle s'y développe en dehors de toute altération valvulaire, bien différente en cela de l'hypertrophie qui accompagne les lésions des orifices aortique et mitral. Néanmoins le cœur brightique peut présenter, en même temps que ses lésions propres, des lésions concomitantes d'endocardite chronique atteignant les orifices aortique et mitral[1]. Parfois le ventricule droit, les autres parties du cœur et le cœur tout entier participent à l'hypertrophie, et il n'est pas rare que cet organe soit *dilaté*.

L'examen histologique révèle deux ordres de lésions : les unes portent sur les vaisseaux et le tissu interstitiel, les autres sur la fibre musculaire. En faisant une coupe des piliers de la valvule mitrale, on constate parfois à l'œil nu un développement considérable de tissu fibreux. Au microscope on voit des plaques, des travées de tissu fibreux formant une sorte de réseau avec d'autres travées fibreuses venues des petites artères, qui, elles, sont atteintes de périartérite. Il est même probable que les lésions artérielles sont le point de départ de cet envahissement fibreux dans lequel l'élément musculaire a disparu par places. En d'autres points du cœur on constate une hypertrophie de l'élément musculaire qui est la cause principale de l'accroissement du volume du cœur. Ces deux altérations, d'une part l'hypertrophie de l'élément musculaire, et d'autre part l'artério-sclérose avec tissu fibreux, peuvent être diversement

1. Bartels, p. 418, et annotations de Lépine p. 691.

combinées; il en résulte que le volume du cœur peut être accru ou normal, sans que cette notion du volume de l'organe donne un renseignement même approximatif sur la réalité de ses lésions intimes. On peut trouver une hypertrophie cardiaque très accentuée avec des lésions artérioscléreuses fort modérées, et réciproquement l'artério-sclérose cardiaque peut être avancée sans que le cœur soit hypertrophié.

La pathogénie du *cœur brightique* a soulevé de nombreuses discussions. Deux théories sont en présence : l'une suppose que l'hypertrophie du cœur est tributaire de la lésion rénale, l'autre admet que les lésions cardiaque et rénale sont indépendantes l'une de l'autre et relèvent d'une cause commune. Dans la première hypothèse, il s'agit de savoir comment la lésion rénale arrive à produire l'hypertrophie cardiaque. On peut voir dans cet enchaînement d'effets morbides le résultat d'un excès de la tension artérielle (Potain). Mais cet excès de la tension artérielle est-il, comme le croyait Bright, le résultat d'une élimination incomplète des matières excrémentitielles de l'urine? Non, car cette insuffisance de l'élimination n'élève pas la pression intravasculaire (Potain) et du reste cette explication s'accorderait mal avec le fait que l'hypertrophie est précisément plus habituelle et plus considérable dans les cas de néphrite à prédominance interstitielle, où l'excrétion des principes solides de l'urine est peu modifiée (Senator). L'excès de la tension artérielle et l'hypertrophie cardiaque consécutive sont-ils dus au rétrécissement ou à l'oblitération des artérioles rénales dans les reins atrophiés? (Traube.) Ce n'est pas probable, car les faits expérimentaux ont prouvé qu'on peut lier les artères rénales sans augmenter notablement la pression artérielle, et d'autre part les faits cliniques témoignent parfois d'une hypertrophie cardiaque avancée à une époque où le rein n'est pas atrophié.

Dans une seconde hypothèse, on admet que le rein et le cœur subissent l'un et l'autre, et simultanément, le contre-coup morbide d'une cause dominante. Pour Gull et Sutton, la cause dominante serait l'épaississement scléreux (*arterio-capillary-fibrosis*) d'un grand nombre d'artérioles et de capillaires. Cette altération aurait une double efficacité morbide : elle serait l'origine de la lésion scléreuse des reins, du cœur et des autres organes, et, d'autre part, elle apporterait à la circulation générale un obstacle qui, en élevant la tension artérielle, provoquerait l'hypertrophie cardiaque. Buhl, dans un intéressant mémoire, cherche à démontrer que l'hypertrophie cardiaque est le résultat d'une myocardite à la fois interstitielle et parenchymateuse, avec lésions scléreuses et dégénératives du cœur, et il ajoute que les inflammations du cœur et du rein sont contemporaines et indépendantes. Debove et Letulle[1] pensent également que l'hypertrophie cardiaque doit être rapportée à une myocardite interstitielle avec lésions scléreuses, mais pour eux les lésions de la néphrite et de la myocardite sont tributaires de la fibrose artérielle généralisée étudiée par Gull et Sutton.

L'hypothèse qui subordonne la lésion cardiaque à la lésion du rein et des vaisseaux est discutée et admise en partie par Potain dans un très remarquable mémoire où toutes les théories sont méthodiquement discutées[2] : « Dans un bon nombre de cas, on peut constater que la néphrite est le fait primitif et que l'hypertrophie du cœur est le fait secondaire. » L'hypertrophie, ajoute Potain, pourrait bien être le résultat d'une tonicité exagérée de petits vaisseaux, tonicité dont le rein serait par action réflexe le point de départ. Charcot[3] admet également que l'hypertrophie du cœur est consécutive à la lésion du rein, elle pourrait même précéder la sclérose rénale, si l'on admet que cette lésion scléreuse est elle-même précédée par un trouble fonctionnel ayant pour effet de limiter l'énergie sécrétoire du rein.

---

1. *Arch. génér. de méd.*, t. I, p. 275. — Mathieu. *Arch. génér. de méd.*, 1881, octob., p. 462.

2. Potain. Du rhythme cardiaque appelé bruit de galop, etc. *Soc. méd. des hôpit.*, 25 juillet 1875, p. 154.

3. *Rev. de méd.*, 1881, p. 602.

Dans des expériences fort bien conduites, destinées à élucider cette question, Straus[1], après avoir lié l'uretère d'un côté chez les cobayes, a sacrifié l'animal quelques mois après, et a constaté les lésions suivantes : 1° atrophie scléreuse du rein du côté opéré; hypertrophie rénale du côté opposé; hypertrophie cardiaque portant principalement sur le ventricule gauche; intégrité du myocarde hypertro-phié et intégrité des artérioles des différents départements. Ces expériences prouveraient que l'hypertrophie du cœur peut succéder à la lésion rénale, sans qu'il soit nécessaire d'invoquer une altération spéciale du myocarde ou une artério-sclérose généralisée.

Je pense, pour ma part, *qu'il faut scinder la question.* Les lésions du cœur brightique, nous venons de le voir, sont de deux ordres : les unes musculaires, les autres artério-scléreuses. Les fibres musculaires disparaissent en quelques points, au contact du tissu scléreux, mais en d'autres points elles prennent un développement tellement considérable, qu'elles aboutissent à l'hypertrophie cardiaque dont nous parlions il y a un instant. Or, cette hypertrophie cardiaque n'a rien à voir avec les lésioms scléreuses du cœur; elle est due à l'excès de la tension artérielle si bien étudiée par Potain, tension artérielle qui est due elle-même à la lésion des reins, à l'artério-sclérose plus ou moins généralisée et à la *contracture* des petits vaisseaux, fait si fréquent au cours du brightisme. Quant aux lésions scléreuses du cœur, elles naissent au contact de l'artério-sclérose cardiaque, artério-sclérose qui n'est elle-même qu'un épisode localisé faisant partie d'un complexus géné-ral du même ordre. Ce qui est certain, c'est que les lé-sions musculaires et artério-scléreuses du cœur sont diver-sement combinées, elles peuvent être antérieures, parallèles ou postérieures au développement des lésions des reins.

Étiologie. — D'une façon générale toutes les maladies

1. Straus. Lésions rénales dans leur rapport avec l'hypertrophie car-diaque. *Arch. génér. de méd.*, janvier 1882.

toxi-infectieuses (scarlatine, syphilis, pneumonie, grippe, fièvre typhoïde, oreillons, érysipèle, diphthérie, paludisme, etc.), la puerpéralité, qui jouent un rôle dans la pathogénie des néphrites aiguës, peuvent contribuer pour une part plus ou moins large à l'étiologie des néphrites chroniques. Qu'on veuille se reporter au chapitre des néphrites aiguës et on y trouvera discuté le rôle des microbes et des toxines. Dans ces différents cas, qui forment une première catégorie, la néphrite chronique peut n'être que l'aboutissant d'une néphrite aiguë ou subaiguë. En effet, les néphrites aiguës (quand elles ne tuent pas) peuvent se terminer de différentes façons : les unes guérissent; les autres n'ont que l'apparence de la guérison, c'est le feu qui couve sous la cendre : quelques symptômes, en apparence insignifiants, prouvent que le processus n'est pas complètement éteint, jusqu'au jour où la néphrite progresse pour aboutir à l'état chronique; d'autres enfin n'ont même pas les apparences de la guérison et passent par transition insensible de l'état aigu à l'état subaigu et à la néphrite chronique.

Dans une autre catégorie, je place les néphrites qui sont chroniques d'emblée sans avoir suivi la filière de phases aiguë et subaiguë. La goutte et le saturnisme tiennent la première place dans cette catégorie. J'y place également l'*artério-sclérose*; mais ici, il faut s'entendre, car l'artério-sclérose, partielle ou généralisée, est elle-même sous la dépendance d'une cause dominante, goutte, syphilis, alcoolisme, maladies infectieuses, évolution de l'âge, hérédité. L'*hérédité* joue dans la pathogénie des néphrites comme dans toutes les maladies chroniques un rôle considérable, et par hérédité j'entends l'ensemble de toutes les circonstances héréditaires qui rendent l'organe plus vulnérable ou qui favorisent l'auto-intoxication.

Dans une troisième catégorie, on pourrait réunir les néphrites d'origine *dyscrasique*. Cette idée de faire de la maladie de Bright une maladie *primitivement* dyscrasique, avec altérations rénales *secondaires*, cette idée est bien ancienne, puisque Bright lui-même l'a nettement formulée. Elle a été défendue par des hommes considérables, par Valentin, par Graves, alternativement admise et délaissée[1], et reprise par Semmola. C'est dans le groupe des causes *dyscrasiques* qu'on peut faire rentrer les néphrites par *auto-intoxication*, la lésion rénale apparaissant à la suite de l'élimination d'excès de tyrosine, et autres matières extractives toxiques, dues à une insuffisance d'oxydation (maladies du foie), à des combustions trop rapides (fièvres), à un ralentissement de la nutrition[2], à la chlorose[3].

En résumé, il y a plusieurs manières de devenir brightique. Une première manière consiste à avoir une néphrite aiguë qui ne guérit qu'incomplètement et qui se transforme plus ou moins lentement en néphrite subaiguë ou chronique. En pareil cas, la filiation des accidents est facile à saisir.

Une seconde manière de devenir brightique consiste à être envahi très lentement, presque insidieusement, par la lésion rénale et par les accidents, petits ou grands, de l'insuffisance urinaire. C'est le lot des goutteux, des gens issus de goutteux, des graveleux, des saturnins, des artério-scléreux. Ces gens-là font souvent leur maladie de Bright, progressivement, à petits pas, avec ou sans épisodes aigus; ils s'acheminent lentement vers l'atrophie rénale.

Enfin, une troisième manière de devenir brightique est résumée dans les exemples suivants : Voici un individu qui dans son jeune âge, ou à une période plus avancée de la vie, a été atteint d'une maladie infectieuse. Cette maladie (scarlatine, diphthérie, oreillons) a touché le rein et peut n'avoir déterminé qu'une néphrite légère et transitoire; mais pour si légère qu'ait été la néphrite, le rein n'en

1. Si l'on veut être édifié sur cette intéressante question, il faut lire l'important *historique* qui fait partie de la thèse de Jaccoud : *Conditions pathogéniques de l'albuminurie*. Th. de Paris, 1860.

2. Gaucher. Néphr. par auto-intoxication. *Rev. de méd.*, nov. 1888.

3. Voir le chloro-brightisme décrit au chapitre de la chlorose

a pas moins été adultéré et il est à craindre qu'il n'en perde pas de sitôt le souvenir. Un autre individu, adolescent ou adulte, a été atteint, lui aussi, d'une maladie infectieuse (pneumonie, fièvre typhoïde, grippe, syphilis, paludisme) qui a touché le rein et qui peut n'avoir déterminé qu'une néphrite assez légère ; mais bien que la lésion ait été légère en apparence, le rein n'en est pas moins adultéré, et ici comme dans les cas précédents il en pourra garder le souvenir. Eh bien, ces individus, dont les reins ont été adultérés par des infections superposées, à l'âge de dix ans par la scarlatine, à l'âge de quinze ans par la fièvre typhoïde, plus tard par la grippe, par la pneumonie, par la syphilis, ces individus sont exposés à des reprises aiguës qui ont parfois l'apparence d'une néphrite aiguë, ou à une évolution lente qui les conduit à la néphrite chronique, à la maladie de Bright. Chez eux les lésions rénales peuvent marcher lentement, avec de longs silences, les symptômes peuvent en rester à ce que j'ai nommé « les petits accidents du brightisme » sans arriver aux grands accidents de l'urémie, mais vienne un refroidissement, une grossesse, ou toute autre cause agissant vivement sur le rein, et une période aiguë éclatera avec toutes ses conséquences.

Que ces mêmes individus, dont les reins ont été adultérés par une ou par plusieurs maladies infectieuses, soient en même temps des alcooliques, des intempérants, que leur foie, auto-intoxiqué, livre à la dépuration urinaire des matériaux incomplètement préparés, ou bien encore qu'ils soient arthritiques, goutteux ou issus de race goutteuse, que leurs reins soient tourmentés par la fabrication et par l'élimination d'acide urique, de sable, de graviers, qu'ils soient prématurément atteints par l'artério-sclérose, qu'ils soient des héréditaires, et on conviendra qu'ils sont dans les meilleures conditions possibles pour devenir brightiques.

Qu'une jeune fille chlorotique ou chloro-anémique soit atteinte de cet état que j'ai appelé « le chloro-brightisme », que cette jeune fille trop tôt mariée ait une ou plusieurs grossesses, elle sera, plus qu'une autre, exposée aux conséquences de la néphrite gravidique et aux accidents éclamptiques.

Ces quelques exemples prouvent qu'on peut arriver *par des procédés bien divers aux néphrites chroniques. Tout chemin conduit au brightisme et à la maladie de Bright.* Suivant la nature et suivant l'intensité de ses causes, la maladie peut guérir; elle peut s'immobiliser, elle peut être entrecoupée de périodes silencieuses et d'épisodes aigus, elle peut ne pas dépasser « le brightisme »; mais, trop souvent, elle aboutit aux lésions irréparables, à l'insuffisance rénale et à l'urémie mortelle. Cette urémie mortelle peut survenir, les reins étant gros, petits, granuleux, scléreux, kystiques, rougeâtres, jaunâtres, blanchâtres, tout cela dépend, je le répète encore, de l'intensité, de la qualité, de la combinaison des agents toxi-infectieux et aussi de l'état des autres organes.

Description de la maladie de Bright. — Il y a quelques années, à une époque où l'on avait artificiellement séparé les différentes formes du mal de Bright par des barrières quasi infranchissables, il était d'usage de décrire à part et comme deux maladies distinctes la néphrite parenchymateuse et la néphrite interstitielle, et quelques auteurs se demandaient même à laquelle il fallait réserver le nom de maladie de Bright. Ce n'est pas ainsi, on vient de le voir, que je comprends la description de cette maladie. Les cas *type* de néphrite interstitielle, *atrophique*, et les cas *type* de néphrite parenchymateuse, à *gros reins*, méritent anatomiquement et cliniquement une description qui a été faite plus haut; mais ce n'est pas sur eux que doit se concentrer l'intérêt principal de la question. Je choisirai donc, pour type de ma description, le *tableau clinique le plus habituel* de la maladie de Bright, celui qui correspond aux néphrites chroniques à *types intermédiaires*, qu'il s'agisse de lésions à prédominance glandulaire doublées de lésions interstitielles et vasculaires, ou de lésions interstitielles et vasculaires

doublées d'altérations glandulaires[1]. Dans cette description
nous allons voir se dérouler, plus ou moins précoces,
plus ou moins accentués, sans ordre précis et sans époque
nettement déterminée, les symptômes, les accidents, petits
et grands, qui constituent la maladie de Bright.

Début. — Un premier point est essentiel à établir : c'est
le *mode de début* de la maladie de Bright. Dans quelques
cas, la maladie de Bright n'est que la suite, l'aboutissant
d'une néphrite aiguë, c'est dire qu'elle a présenté à son
origine les symptômes que nous avons précédemment
décrits au sujet des néphrites aiguës. Mais, plus souvent, la maladie de Bright, est *chronique d'emblée*. J'ai souvent vérifié que tel cas de mal de Bright, qu'on avait considéré comme brusque et à marche rapide, n'était qu'un
mal de Bright *à évolution lente dans le cours duquel était
survenu un épisode aigu.* Un individu jusque-là bien portant,
ou du moins qui se considérait comme tel, vient nous
demander conseil pour des troubles qui datent de quelques
semaines. Il a été pris de céphalée, de vomissements ou
d'oppression violente, des œdèmes ont apparu, la face est
bouffie, les jambes sont œdématiées, les urines contiennent
de l'albumine, l'examen histologique décèle des cylindres.
Il semble, au premier abord, que ce soit là une néphrite
aiguë, de date récente; mais si l'on poursuit l'enquête
dans ses plus minutieux détails, si l'on recherche les *symptômes qui ont précédé cet épisode aigu*, on apprend que
depuis six mois, depuis un ou deux ans, et plus encore,
le malade avait des céphalées qu'il qualifiait de migraine;
depuis longtemps déjà et à plusieurs reprises il avait eu de
la pollakiurie, la sensation du doigt mort, des battements
de cœur, des crampes dans les mollets, de la bouffissure
des paupières; il mouchait du sang le matin au réveil; à
diverses reprises il avait eu des bourdonnements d'oreille,
de l'affaiblissement de l'ouïe, des démangeaisons, de la
cryesthésie, des secousses électriques, etc.; et c'est en

1. Lécorché. *Études médicales*, p. 165.

groupant ces symptômes, pour ainsi dire passés inaperçus, qu'on arrive à reconstituer la maladie qui évoluait lentement depuis longtemps, au moment où les grands symptômes ont fait leur apparition.

Dans sa forme la plus habituelle, la maladie de Bright a donc un début lent et insidieux[1]. Pendant une période qui peut être de longue durée, le malade éprouve une série de symptômes parfois insignifiants en apparence, mais dont l'origine méconnue est la cause de nombreuses erreurs de diagnostic. Maux de tête, envies fréquentes d'uriner, légères épistaxis, palpitations, crampes des mollets, essoufflement, douleurs lombaires, bourdonnements d'oreille, affaiblissement de l'ouïe, vertiges, troubles visuels, démangeaisons, sensation de doigt mort, cryesthésie, troubles digestifs, tous ces symptômes, fugaces ou tenaces, isolés ou associés, peuvent apparaître et disparaître pendant longtemps, sans que les œdèmes brightiques et sans que les grands symptômes aient encore fait leur apparition. Dans le cours de cet état chronique, intermédiaire pour ainsi dire à la maladie et à la santé, surviennent des *épisodes aigus* caractérisés par de violentes oppressions simulant des accès d'asthme, par des maux de tête qui ne sont pas sans analogie avec la céphalée syphilitique, par des palpitations angoissantes, comme on en voit dans les maladies de cœur et de l'aorte, par des troubles digestifs avec ou sans douleurs, avec ou sans vomissements, comme on en voit dans l'ulcère de l'estomac, par des œdèmes de la face et des extrémités qui mettent sur la piste d'un diagnostic trop souvent méconnu. Ce sont ces *épisodes aigus qu'on prend à tort*, je le répète, pour le début de la maladie.

Petits signes du brightisme. — J'ai décrit et réuni sous le nom de *petits signes du brightisme* les symptômes, en apparence peu importants, qui *marquent souvent le début* de la maladie de Bright et qui peuvent l'accompagner dans toutes ses phases. Je vais les passer en revue.

1. Ce début insidieux a été bien étudié par M. Jaccoud. *Leçons clin. de la Charité.*

a. — *Pollakiurie, polyurie.* — Au nombre des troubles urinaires propres à la maladie de Bright, il en est un qui est constitué par une fréquence parfois excessive des mictions. On voit des gens atteints de néphrite chronique qui urinent six fois par nuit, dix fois en vingt-quatre heures; les besoins d'uriner sont souvent impérieux, et la quantité rendue à chaque miction est peu abondante. Je m'empresse de faire remarquer que cette fréquence extrême de la miction n'est pas toujours due à une abondance exagérée des urines (*polyurie*), car la quantité des urines est souvent au-dessous de la moyenne.

Il y a dans la maladie de Bright deux troubles urinaires distincts et *indépendants* : l'un, la *polyurie*, est un trouble de sécrétion et regarde le rein ; l'autre, la *pollakiurie*, est un trouble d'excrétion et regarde la vessie. Il est même remarquable que, dans bon nombre de cas, le trouble d'excrétion *précède* le trouble de sécrétion, et les envies fréquentes d'uriner peuvent apparaître longtemps avant la polyurie.

Bien que ces troubles urinaires aient été parfaitement dissociés par la plupart des auteurs contemporains[1], on les confondait encore trop souvent et on les englobait habituellement sous la dénomination unique de polyurie, ce qui est mauvais, puisque la polyurie ne s'adresse qu'au trouble de sécrétion. La confusion vient de ce que nous n'avions qu'un seul mot, la polyurie, pour désigner des symptômes divers. Or, la fréquence des mictions constitue, je le répète, un symptôme indépendant, ayant sa valeur et son importance; il était donc nécessaire de lui donner un nom qui assurât son autonomie, et je lui ai proposé la dénomination de *pollakiurie* (πολλάκις, souvent). La polyurie servira donc à désigner l'*abondance* de la sécrétion, et la pollakiurie sera réservée à la *fréquence* des mictions.

La pollakiurie brightique peut être *précoce* ou *tardive.*

---

1. Jaccoud. *Traité de pathogénie interne*, t. II, p. 147. — Lécorché. *Traité des mal. des reins*, p. 387.

La pollakiurie précoce est celle qui accompagne les premiers symptômes du mal de Bright; parfois elle est isolée et apparaît comme un symptôme *avant-coureur*; plus souvent elle est associée aux autres petits accidents du brightisme. Dans certains cas, la pollakiurie est tardive. Parfois, surtout chez la femme, elle est *douloureuse*. Deux des malades de mon service ont présenté cette particularité. Elles avaient une pollakiurie excessive; la quantité d'urine rendue à chaque miction était fort minime, une cuillerée au plus, et la douleur survenait, non pas au moment de l'émission de l'urine, mais aussitôt la miction terminée. Cette douleur, très vive, avait tous les caractères d'un spasme du col de la vessie; elle durait généralement quelques minutes et reparaissait après chaque miction.

La pollakiurie est sans doute due à une excitabilité exagérée de la muqueuse ou du plan musculaire de la vessie, plan musculaire qui a été trouvé hypertrophié à l'autopsie. Quand les muscles du corps de la vessie sont seuls en cause, la pollakiurie, précoce ou tardive, se traduit par des envies plus ou moins fréquentes et plus ou moins impérieuses d'uriner; quand le sphincter vésical est atteint, l'émission de l'urine est souvent suivie de spasmes douloureux. Quant à savoir quelle est la cause qui agit ainsi sur l'appareil excréteur de l'urine, dans une maladie où l'appareil sécréteur semble seul atteint, c'est là une réponse que je ne saurais faire. Faut-il incriminer les modifications qui surviennent dans la composition de l'urine? Je ne le pense pas, car la pollakiurie survient souvent au début de la maladie, alors que l'examen des urines ne décèle encore rien d'anormal. Faut-il invoquer une action réflexe qui, partie du rein, aboutirait à la vessie? C'est possible, mais rien ne le prouve.

La *polyurie*, ou exagération de la sécrétion urinaire, est surtout un symptôme de néphrite à prédominance vasculo-conjonctive, où, dès la première période, le malade peut rendre tous les jours plusieurs litres d'urine. Dans la néphrite à prédominance glandulaire, la quantité des urines est notablement diminuée, le malade en rend tous les jours 800 à 1200 grammes; néanmoins les oscillations sont fréquentes et la quantité peut être normale ou même exagérée.

b. — *Doigt mort.* — Il y a un symptôme brightique qui n'avait été, je crois, signalé par aucun auteur : c'est la sensation du *doigt mort,* sensation analogue à celle qu'on éprouve quand on a exposé ses mains à un froid vif. Les malades accusent des fourmillements, des douleurs, des crampes dans les doigts; et parfois l'extrémité des doigts devient *exsangue, pâle, insensible.* Cet état dure quelques minutes, un quart d'heure, une demi-heure, et revient par accès. Ce symptôme atteint les doigts et rarement les orteils; il se localise tantôt à un doigt, tantôt à un autre, ou à plusieurs doigts; parfois il y a symétrie; rarement tous les doigts de la main sont atteints.

La sensation du doigt mort, avec ou sans fourmillements, est un symptôme qui appartient à toutes les époques de la maladie de Bright; je l'ai noté comme symptôme *initial,* alors que les autres troubles étaient encore nuls ou peu accusés. J'en ai recueilli un grand nombre d'observations, plusieurs sont consignées dans la thèse d'un de mes élèves[1]. Parfois le symptôme que je viens de décrire envahit la main entière, l'avant-bras : c'est le symptôme du *bras mort.* On pourrait rapprocher de ces faits l'asphyxie des extrémités, observée, très rarement il est vrai, dans le cours du mal de Bright[2].

c. — *Troubles auditifs.* — Lorsque j'ai publié mes premières observations sur les troubles auditifs du mal de Bright, ce symptôme, je crois, était passé inaperçu[3]. Depuis lors, les observations se sont tellement multipliées, que je considère actuellement les troubles auditifs comme beau-

---

1. Alibert. *Des néphrites.* Th. de doct., Paris, 1880.
2. Debove. *Soc. méd. des hôpit.,* 27 février 1880. — Roques. *Soc. méd. des hôpit.,* 1884.
3. Dieulafoy. *France méd.,* 1877, n° 16. — *Gaz. hebd.,* 1875, n° 4. — Domergue. *Troubles nutritifs dans la maladie de Bright.* Th. de Paris, 1881, n° 13.

coup plus fréquents que les troubles oculaires. Ces *troubles
auditifs* sont variables; souvent ce sont des tintements, des
bourdonnements dans une ou dans les deux oreilles; en
général, ces bourdonnements sont accompagnés ou suivis de
dureté de l'ouïe; habituellement la demi-surdité est passagère et sujette à répétitions; elle se localise à l'une des
deux oreilles, rarement elle est durable, rarement aussi la
surdité est complète. Ces différents troubles auditifs sont
tantôt indolores, tantôt associés à des douleurs d'oreilles
ou de la face. Les troubles auditifs sont dus à des causes
diverses. Parfois on retrouve, à l'inspection de l'oreille, de
la sclérose du tympan, du catarrhe de la caisse, une vascularisation anormale au niveau du marteau, des hémorrhagies de la muqueuse du tympan; dans d'autres cas, les
lésions ne sont pas appréciables et les troubles auditifs
pourraient être attribués à un œdème du nerf acoustique.

Un de mes élèves, Bonnier, frappé de la fréquence des
troubles auditifs dans le mal de Bright, a constaté que le
syndrome mal défini, nommé vertige de Ménière, n'est
dans bien des circonstances qu'un symptôme brightique[1].
Il y a donc un *vertige brightique* qui mérite de prendre
rang au nombre des petits accidents du brightisme. Dans
quelques cas, ce vertige brightique qui avait résisté à tous
les traitements habituels mis en usage contre le vertige de
Ménière, ce vertige brightique a cédé au régime lacté
comme la plupart des autres petits accidents du brightisme.

d. — *Démangeaisons.* — Ce symptôme, à peine signalé
par quelques auteurs, est fréquent, surtout chez les
femmes. Parfois les *démangeaisons*[2] ne diffèrent pas du
prurit ordinaire; elles apparaissent plus ou moins violentes
sur différentes parties du corps et durent quelques jours
ou quelques semaines. Ce prurit acquiert parfois une telle
intensité qu'il prive le patient de tout repos; les malades
racontent « qu'ils se grattent jusqu'au sang, jusqu'à s'en-

1. Bonnier. Brightisme auriculaire. *Bull. de la Soc. de laryngologie*
juin 1892.

2. Dieulafoy. *Gaz. hebd.*, 1882, n° 20. — Mathieu. Th. de Paris, 1882.

lever la peau[1] ». La cause de ce prurit est mal élucidée, car je ne fais pas allusion ici au cas où la peau présente une éruption. Rosenstein, qui signale le symptôme, le met sur le compte de l'urémie. Cette explication est bien insuffisante et ne fait qu'éloigner le problème sans le résoudre. On a supposé que l'excrétion de l'urée par la peau était la cause du prurit brightique ; c'est possible, mais j'ai assisté à de véritables sueurs d'urée sans démangeaisons. Dans une autre variété, il ne s'agit plus de prurit vulgaire, la démangeaison revêt une forme particulière que les malades comparent au chatouillement que provoqueraient des *cheveux* tombés sur le cou, sur la poitrine ou dans le dos. Une troisième variété de démangeaisons est celle que les malades comparent au chatouillement provoqué par un insecte, par une fourmi. Ces *démangeaisons* apparaissent à toutes les périodes de la maladie, parfois même elles se présentent comme symptôme de début et acquièrent une réelle importance comme élément de diagnostic.

e. — Des *crampes au mollet*, souvent fort douloureuses, se montrent à plusieurs reprises dans le cours du mal de Bright. Des spasmes musculaires peuvent affecter les muscles de l'épaule, du cou, et l'on a cité des cas où ils s'étaient généralisés sous forme d'opisthotonos avec ou sans douleurs articulaires (Jaccoud[2]). Mais ces dernières formes sont des raretés, tandis que les *crampes des mollets* font partie des accidents précoces et presque constants du brightisme. Les malades racontent qu'ils sont réveillés la nuit par des crampes si douloureuses qu'elles leur arrachent des plaintes et qu'ils sont obligés de quitter leur lit, espérant les faire plus vite disparaître. Ces crampes peuvent se reproduire plusieurs fois la nuit, ou plusieurs nuits de suite ; elles sont une cause d'insomnie.

Depuis quelques années mon attention a été appelée sur une forme de crampe qui se localise au muscle sterno-

1. Labadie-Lagrave, dans l'article REIN du *Dictionn. de méd. et de chir.*, parle de faits analogues observés par M. Peter.
2. Jaccoud. *Clin. de la Charité*, p. 775.

cléido-mastoïdien. Je l'ai nommée *torticolis brightique*. J'en ai montré deux remarquables exemples l'an dernier à mes élèves. Le torticolis brightique est constitué par une contracture très douloureuse et permanente de quelques muscles du cou; il dure des semaines sans interruption, il est permanent; la douleur n'est généralement pas spontanée, mais elle est provoquée par le moindre mouvement. Le torticolis brightique diffère donc des crampes douloureuses des mollets, qui, elles, sont spontanées, passagères et ne durent que quelques minutes. Plusieurs fois j'ai pu faire céder le torticolis brightique par le régime lacté. Les muscles intercostaux peuvent être également le siège de crampes fort douloureuses. La *crampe des écrivains*, dans une de ses modalités, paraît pouvoir être d'origine brightique (Bonnier). C'est une sorte de tétanie brightique.

f. — *L'épistaxis* revêt des formes différentes dans le cours de la maladie de Bright. Il y a une grande épistaxis que j'étudierai un peu plus loin; il y a également des épistaxis qui surviennent aux approches des accidents nerveux urémiques. Mais je ne fais allusion, pour le moment, qu'aux épistaxis très légères, qui surviennent dès la première période de la maladie, épistaxis si minimes, que le malade mouche à peine un peu de sang, surtout le matin au réveil: je les ai nommées épistaxis *matutinales* du brightisme.

g. — *Cryesthésie.* — Il y a un autre symptôme qui était passé, je crois, inaperçu, et auquel j'attache une certaine valeur : c'est l'impressionnabilité spéciale des brightiques au froid. Bien des gens atteints de néphrite ont, suivant leur expression, « froid à la peau et sous la peau »; ils se couvrent outre mesure, ils portent double paire de bas, genouillères, double gilet de laine, ceinture de flanelle, vêtements bien chauds, ils vous racontent qu'ils se frictionnent fortement les cuisses et les genoux pour chasser le froid, ils redoutent le contact des draps en entrant dans leur lit, ils se chauffent continuellement les pieds, qui sont « comme des glaçons », et, malgré toutes ces précautions, ils n'arrivent pas toujours à rappeler la chaleur aux régions froides. Ils n'éprouvent pas la sensation de gens qui sont prêts à frissonner, c'est autre chose; l'hyper-esthésie au froid n'est pas seulement provoquée chez eux par le contact d'objets froids, elle est spontanée comme la sensation du doigt mort, elle est indépendante de la tempé-rature ambiante; elle apparaît aussi bien pendant les sai-sons chaudes. Pour bien mettre en relief cette impression-nabilité spéciale de certains brightiques au froid, j'ai proposé de la nommer *cryesthésie* (de κρύος, froid).

La *cryesthésie brightique* occupe de préférence les mem-bres inférieurs, le genou, la cuisse, le pied et la région des reins. J'en ai publié des observations caractéristiques[1]; de nombreux cas ont été consignés dans la thèse d'un de mes élèves[2].

h. — Au nombre des petits signes du brightisme je signalerai encore les *secousses électriques*, qui surviennent habituellement pendant le sommeil. Depuis que mon atten-tion a été appelée sur ce symptôme qu'on n'avait pas, je crois, encore signalé, je l'ai retrouvé très fréquemment. C'est surtout au moment où le brightique va s'endormir, ou quand il vient de s'endormir, qu'il est brusquement réveillé comme par une décharge électrique. Cette secousse, uni-que et violente, n'est en somme qu'une convulsion : elle représente à l'état d'ébauche les attaques convulsives de l'urémie. Comme la plupart des autres symptômes que je viens de décrire, la *secousse électrique* peut se montrer isolée, et, vu sa minime importance, ce symptôme passe inaperçu quand on n'a pas le soin de le rechercher.

i. — *Signe de la temporale.* — J'ai remarqué que bon nombre de gens atteints de brightisme ont l'artère tempo-rale flexueuse, tendue et dilatée, c'est le *signe de la tempo-rale*. L'artère se dessine en flexuosités saillantes qui ser-pentent sur la peau de la tempe et du front, et l'on sent au toucher que l'artère est fortement distendue. Cet état

1. *Soc. méd. des hôpit.*, 1886. Contribution à l'étude clinique et expéri-mentale de la maladie de Bright sans albuminurie.
2. Dunac. *De la cryesthésie brightique*. Th. de Paris, 1889.

n'est pas dû à l'athérome de l'artère, il tient à l'*excès de tension artérielle* qu'on retrouve, du reste, dans tout le système artériel, à l'artère radiale, comme ailleurs (Potain). Si ce signe est plus facile à constater à l'artère temporale, c'est à cause de la situation superficielle de ce vaisseau; l'artère est plus ou moins tendue, d'un jour à l'autre, d'une semaine à l'autre. La preuve qu'il ne s'agit pas là d'une induration athéromateuse a été vérifiée à l'autopsie chez plusieurs malades de mon service.

j. — J'ai plusieurs fois constaté la diminution de l'odorat et du goût chez les gens atteints de brightisme.

Tels sont les symptômes qui forment le groupe des *petits signes du brightisme*; ils peuvent exister à toutes les phases de la maladie et ils sont utiles à connaître, parce qu'ils mettent souvent sur la piste de la maladie de Bright, alors que les œdèmes, l'albumine et les grands accidents de l'urémie font défaut. Étudions maintenant les œdèmes et l'albuminurie, ces deux importants symptômes des néphrites chroniques.

Œdèmes et épanchements séreux. — Habituellement l'œdème du mal de Bright *commence par la face* sans qu'on puisse expliquer la cause de cette localisation. Le malade s'aperçoit, le matin au réveil, que ses paupières sont tuméfiées: à voir la face légèrement bouffie, on dirait que le sujet a engraissé L'œdème se localise également aux malléoles, ou bien il gagne les jambes, les cuisses, le scrotum, les grandes lèvres, et suivant le cas il met des mois à se généraliser. Toutefois il est rare que l'anasarque des néphrites chroniques atteigne l'intensité de l'anasarque des néphrites aiguës. Dans certains cas l'œdème se cantonne à un organe (œdème *pulmonaire*, œdème *laryngé*). On l'a vu localisé au prépuce (Rosenstein), au cordon spermatique (Finger), à un seul côté de la face ou du corps (Potain).

Dans les néphrites à prédominance interstitielle, l'*œdème* est tardif, insignifiant, passager, limité aux paupières, à la face, aux malléoles, tandis qu'il est plus précoce envahissant et tenace dans les néphrites à prédominance parenchymateuse, où il détermine non seulement l'anasarque, mais encore l'hydropisie des séreuses. Cette distinction est vraie, *mais il s'en faut qu'elle soit absolue*; ainsi, chez tel sujet atteint de néphrite à prédominance scléro-vasculaire et qui avait jusque-là échappé aux œdèmes, survient un œdème suraigu du poumon.

Quand l'œdème est récent, les tissus œdématiés sont blancs, mous, et conservent l'empreinte du doigt; mais à la longue, aux jambes surtout, les tissus s'épaississent. De ce que l'œdème est parfois très peu apparent, il ne faut pas se hâter de conclure qu'il n'existe pas. J'ai la conviction que les œdèmes font rarement défaut dans le cours des néphrites; il faut les chercher; ainsi la trace que laisse le stéthoscope sur le thorax, les plis que forment les draps de lit sur la peau du visage, la dépression que laissent les lunettes à la racine du nez font parfois découvrir des œdèmes qui passeraient inaperçus.

Les œdèmes des viscères et les épanchements des séreuses sont répartis de la façon suivante : sur 406 cas mortels qui résultent des statistiques de Frerichs et de Rosenstein, on trouve[1] : hydrothorax et pleurésie, 82 cas ; hydropéricarde, 21 ; hydrocéphalie, 75 ; œdème pulmonaire, 115 ; œdème de la glotte, 4. Le liquide des œdèmes et des épanchements diffère sensiblement du sérum du sang ; il est plus riche en eau, mais il contient moins d'albumine, moins de sels minéraux et plus de chlorure de sodium ; la fibrine y fait défaut ; ce qui prouve qu'il n'y a pas dans ces œdèmes une simple transsudation du sérum, fait important et bien mis en relief par Jaccoud dans sa remarquable thèse d'agrégation[2].

Pathogénie de l'œdème. — Préœdème. — Rétention des chlorures. — Quelles sont les *causes* de l'œdème brightique? On a longtemps supposé qu'il était lié à la déperdition de

1. Jaccoud. *Clin. de la Charité*, p. 666.
2. *De l'humorisme ancien comparé à l'humorisme moderne*. Thèse d'agrégat., 1863.

l'albumine du sang (*hypo-albuminose*), mais on est beaucoup
moins affirmatif aujourd'hui ; il suffit de citer les cas de
néphrite aiguë où l'anasarque apparaît en même temps que
l'albuminurie. Et, d'ailleurs, comment concilier cette hypothèse avec les cas où l'anasarque est limitée à un seul côté
du corps (Potain)? On a invoqué l'hydrémie, ou augmentation de la portion aqueuse du sang ; mais les expériences
de Cl. Bernard ont fait justice de cette théorie. Lécorché
suppose que les œdèmes brightiques sont dus à une atonie
de la fibre musculaire cardiaque, mais nous voyons tous les
jours se produire des œdèmes d'origine rénale (néphrite
scarlatineuse, néphrite syphilitique), auxquels le cœur est
complètement étranger, et, du reste, les œdèmes d'origine
rénale ne se comportent pas comme les œdèmes d'origine
cardiaque. L'œdème est-il imputable à la paralysie des capillaires (Frerichs), et peut-on invoquer une action réflexe partie
des reins et transmise aux petits vaisseaux par leurs nerfs
vaso-moteurs (Potain)?

La pathogénie de l'œdème brightique a semblé pendant
longtemps défier toute tentative d'interprétation. La physiologie restait impuissante à nous montrer comment de
simples lésions rénales pouvaient réaliser les conditions de
l'œdème. La connaissance des lois qui président à l'isotonie des humeurs, la notion du rôle fondamental joué par
le chlorure de sodium dans le maintien de l'équilibre osmo-
tique de ces humeurs devait tout naturellement conduire à
l'hypothèse que la rétention de ce sel dans certains tissus
pouvait y attirer une partie de l'eau de l'organisme et provoquer à leur niveau l'apparition de l'œdème.

Cohnstein, en injectant à un animal du chlorure de
sodium, avait vu que le taux de ce sel atteint son maximum
d'abord dans le sang et ensuite dans la lymphe.

Théaulon[1] a émis l'opinion que c'est en raison de la ma-
joration de la concentration moléculaire du plasma lymphatique, que l'eau de certains œdèmes est attirée dans les tissus.

1. Théaulon. Thèse de Lyon, 1896.

Hallion et Carrion[1] ont réalisé l'œdème surtout dans les poumons en injectant des solutions très fortement salées dans le sang des animaux.

Reichel a constaté que si l'on injecte une solution salée en un point de la peau d'un brightique, la résorption du liquide se fait lentement.

Chauffard[2], chez un malade atteint d'ictère infectieux dont l'urine était rare et très pauvre en chlorures, a constaté qu'à la suite d'injections salines répétées, le poids du sujet augmentait chaque fois du poids du liquide introduit. Après ces injections apparaissait un véritable œdème expérimental dû sans doute à la rétention des chlorures dans l'organisme.

S'appuyant sur ces observations, Achard[3] et Lœper ont émis l'hypothèse qu'on pouvait dans la pathogénie de l'œdème brightique donner une place à la rétention des chlorures.

C'est à Widal et Lemierre que revient le mérite d'avoir fait sortir la question de l'hypothèse pour la faire entrer dans le domaine des faits. Ils ont démontré, les premiers, que le chlorure de sodium ingéré peut à lui seul et pour son propre compte provoquer l'apparition de l'œdème brightique et ils ont prouvé que la rétention rénale règle les conditions de l'apparition de cet œdème.

Dès 1902[4], ces auteurs ont établi qu'en faisant ingérer, chaque jour, 10 grammes de chlorure de sodium à des sujets atteints de néphrite épithéliale, on peut, à certaines périodes, provoquer des œdèmes d'une façon pour ainsi dire expérimentale.

L'apparition de l'œdème dépend de l'état de la perméabi-

1. Hallion et Carrion. Contribut. expériment. à la pathogénie de l'œdème. *Soc. de biol.*, 1899, p. 156.

2. Chauffard. Recherches de physiologie patholog. sur un cas d'ictère infectieux. *Sem. médic.*, 11 août 1900, p. 215.

3. Achard. Le Mécanisme régulateur de la composition du sang. *Presse médicale*, 1901, 11 sept., p. 155, et Lœper, Th. de Paris, 1903. — Achard et Lœper. *Bull. de la soc. méd. des hôp.*, 9 mai 1902.

4. *Traité de pathologie générale*, t. VI, 686.

lité rénale pour les chlorures au moment où est instituée l'épreuve de la chloruration alimentaire[1]. Si la quantité des chlorures éliminés est égale à la quantité des chlorures ingérés, l'œdème ne survient pas, parce que le sel n'est pas retenu. L'apparition de l'œdème dépend, en plus, du degré de saturation chlorurée où se trouve déjà l'organisme, ou du fait d'une rétention antérieure et prolongée, au moment où l'on administre la dose supplémentaire de chlorure de sodium.

Si c'est surtout au cas de lésions épithéliales que l'ingestion du chlorure de sodium provoque les œdèmes, c'est parce que, comme l'ont déjà montré en 1900 Widal et Lesné[2], par l'examen cryoscopique du sang, c'est dans cette forme de néphrite que la rétention est le plus marquée.

Strauss a confirmé les faits avancés par Widal et Lemierre et a vu que les œdèmes s'affaissaient surtout lorsqu'on produisait la polyurie et principalement la polychlorurie.

L'apparition de l'œdème est précédée par une période d'hydratation de l'organisme inappréciable pour l'œil de l'observateur. C'est, comme l'ont appelé Widal et Javal, la période du *précedème*, qu'il importe au clinicien de bien connaître. C'est en prenant quotidiennement le poids du malade que l'on peut, en pratique, apprécier ce degré d'hydratation.

L'histoire d'un malade de Widal et Javal, soumis au cours d'une néphrite épithéliale à des régimes alternatifs de chloruration et de déchloruration, est intéressante à ce point de vue. Le poids de ce sujet, pendant qu'il était en observation, a oscillé entre 56 et 66 kilogrammes. Au moment où, dans sa courbe ascendante, sous l'influence de la chloruration, le poids franchissait 62 kilogrammes environ, l'œdème faisait son apparition ; inversement, lorsque, sous l'influence de la déchloruration, le poids dans sa marche descendait, tombait, à 1 kilogramme près, au-dessous de ce

1. Widal et Lemierre. Pathogénie de certains œdèmes brightiques. Action du chlorure de sodium ingéré. *Soc. méd. des hôp.*, 12 juin 1903.

2. Widal et Lesné. *Presse médicale*, 11 août 1900, p. 107.

même chiffre de 62 kilogrammes, l'œdème s'effaçait. Il y avait donc, pour l'organisme de ce malade, une tolérance d'hydratation de 6 kilogrammes sans apparition d'œdème. La balance permet ainsi de prévoir presque à jour fixe l'apparition de l'œdème, en nous donnant le moyen de suivre jour par jour l'augmentation du poids pendant toute la période d'hydratation du *prœdème*.

Enfin Widal et Javal ont montré que le sel n'a pas seulement une action sur l'œdème, mais parfois aussi sur l'albuminurie, dont le degré s'élève dans certains cas parallèlement à l'hydratation de l'organisme. Nous verrons plus loin à quelles déductions thérapeutiques peuvent conduire ces notions nouvelles.

Albuminurie. — Dans les néphrites à prédominance interstitielle, les urines sont généralement abondantes et la proportion d'albumine est minime; elle peut être nulle, au moins pour un temps. Dans les néphrites à prédominance épithéliale, l'urine est au-dessous de la moyenne, elle est de nuance variable, mousseuse, l'albumine rendue en vingt-quatre heures peut s'élever à 5, 10, 15, 30 grammes. L'urée, l'acide urique, les sels de potasse, les matières extractives, sont habituellement moins abondantes qu'à l'état normal; la densité de l'urine est abaissée.

Dans le dépôt urinaire, on trouve au microscope des débris épithéliaux, des globules rouges et blancs et des cylindres divers dont nous avons étudié plus haut la provenance. Les leucocytes sont surtout fréquents au moment des poussées aiguës (Arnozan); ils appartiennent aux types mononucléaire et polynucléaire « et les proportions respectives de ces deux variétés sont les mêmes dans l'urine et dans le sang » (Achard). Les cylindres épithéliaux et hémorrhagiques sont rares dans les néphrites chroniques et se rencontrent surtout dans l'urine des néphrites aiguës. Les cylindres dits *hyalins* sont sans importance, mous, souples, homogènes et transparents comme du verre (ὕαλος, verre). Les cylindres *colloïdes* sont rigides, cassants et d'une teinte jaune paille. Les cylindres *fibrineux* sont surtout fréquents dans l'hématurie; ils sont opaques et formés de caillots fibrineux. Les cylindres *granuleux* diffèrent des cylindres graisseux, en ce que leurs granulations sont faites de substance protéique et non de graisse; comme valeur pronostique « la recherche des cylindres granuleux tire sa valeur de ce qu'elle permet de suivre les phases diverses des processus[1]. Les cylindres *composés* sont formés de substance colloïde et contiennent des débris de cellules épithéliales, de globules rouges et de globules blancs. La valeur diagnostique et pronostique des cylindres urinaires avait été un peu exagérée; cependant les cylindres granuleux indiquent une lésion des reins, ils n'existent pas dans l'albuminurie simple.

Les caractères distinctifs des urines ne sont bien tranchés que pour les néphrites dont les lésions soit glandulaires, soit scléreuses, sont nettement accentuées; mais, dans la majorité des cas, ces lésions se succèdent et se confondent. de telle sorte que l'examen des urines présente toutes les modalités possibles: telle urine, par exemple, quoique peu abondante, contient peu d'albumine; telle autre contient beaucoup d'albumine, bien que la sécrétion soit accrue. On s'est beaucoup occupé ces dernières années de la *pluralité des albumines urinaires* (sérine, globuline, peptone), et de leur application au diagnostic[2]. Pour le moment, cette intéressante étude ne me paraît avoir donné aucun résultat clinique positif; on verra du reste plus loin que l'albuminurie n'a plus, comme symptôme, la valeur prépondérante qu'elle possédait autrefois.

Les causes du passage de l'albumine dans l'urine ont été diversement interprétées. On avait incriminé les altérations épithéliales des canaliculi (Lécorché); des recherches récentes semblent prouver que c'est dans le glomérule que se fait le passage de l'albumine. Il n'est pas prouvé que ce soit l'augmentation de pression dans la circulation glomé-

1. Péhu. *Valeur des cylindres urinaires comme diagnostic et pronostic des maladies rénales.* Thèse de Lyon, 1899.

2. Jaccoud. *Leçons de clinique médicale.* — Jeanton. Th. de Paris 1888.

rulaire qui favorise le passage de l'albumine (Stokvis); ce qui importerait, d'après de nouvelles expériences, c'est le ralentissement du cours du sang dans les capillaires et le défaut d'oxygénation qui en est la conséquence.

D'après une théorie dite hématogène ou dyscrasique, l'albuminurie aurait pour origine l'altération primitive des matières albuminoïdes du sang. Depuis longtemps, Jaccoud avait formulé cette idée : « L'albuminurie reconnaît pour cause une déviation du type normal des mouvements nutritifs; cette déviation consiste en une perturbation passagère ou durable dans les phénomènes d'assimilation ou de désassimilation des matières albuminoïdes. » En somme, la pathogénie de l'albuminurie est encore mal connue.

Hématurie. — Les urines brightiques peuvent être *hématuriques*, rosées, brunâtres. Parfois ces hématuries légères ou intenses se font sous forme de poussées et disparaissent ensuite. Plus rarement l'hématurie est persistante. Je pense que telle hématurie considérée comme tributaire d'une néphrite interstitielle est fréquemment associée à une néphrite entachée de tuberculose. Néanmoins, il y a des néphrites hématuriques encore assez mal connues. La néphrite *unilatérale*, avec prédominance des lésions sur l'appareil glomérulaire, avec douleurs vives (simulant la lithiase rénale), avec hématurie persistante (simulant la tuberculose), sans symptômes habituels du mal de Bright (puisque l'un des reins fonctionne bien), telle est la néphrite chronique hématurique, justiciable de la néphrotomie qui, dans bien des cas, a fait cesser les douleurs et l'hématurie [1] (voyez le chapitre VI).

Les symptômes brightiques que nous allons étudier maintenant se confondent en partie avec les symptômes urémiques; la plupart d'entre eux sont tributaires de l'insuffisance de la sécrétion urinaire.

Céphalées. — Les *maux de tête* existent à toutes les périodes de l'évolution brightique. Ils apparaissent assez fréquemment comme symptôme du début; ils durent plusieurs semaines, plusieurs mois; tantôt ils sont terribles,

[1]. Michaux. *Néphrites chroniques hématuriques*. Th. de Paris, 1900.

et simulent la céphalée syphilitique, tantôt ils sont qualifiés de migraine par le malade. La céphalée redouble souvent d'intensité à l'apparition des symptômes cérébraux urémiques; on la fait parfois disparaître au moyen de sangsues appliquées sur les tempes ou derrière les oreilles.

Troubles respiratoires. — Les troubles respiratoires d'origine brightique sont continus, paroxystiques ou intermittents; ils sont esquissés dans les exemples suivants : certains malades ont un essoufflement permanent, exagéré par la marche ou par les mouvements; au premier abord on se demande s'ils sont cardiaques ou aortiques; par un examen attentif on voit qu'ils sont atteints de néphrite chronique, ce qui ne veut pas dire que, dans quelques cas, le cœur ne soit pas en cause, comme nous le verrons plus loin. Parfois l'oppression revêt la forme *d'accès* que les malades prennent à tort pour des accès d'asthme. L'accès survient la nuit ou le jour, il acquiert rapidement une violente intensité, il reparaît au moindre mouvement, il se répète plusieurs fois en vingt-quatre heures, ou bien il disparaît pour revenir à époques plus ou moins éloignées. Dans d'autres cas, la respiration prend un rhythme particulier qu'on nomme respiration de Cheyne-Stokes[1]. Ce rhythme n'est pas absolument spécial aux dyspnées brightiques; voici en quoi il consiste : les mouvements respiratoires s'accélèrent par série, puis se ralentissent et s'arrêtent complètement pendant un grand moment; il se fait une pause jusqu'à une nouvelle série, et ainsi de suite.

Les troubles dyspnéiques surviennent à toutes les périodes du mal de Bright, mais ce qu'il faut savoir, et ne pas oublier, c'est qu'ils apparaissent parfois comme symptôme presque *initial*, avant les autres grandes manifestations brightiques; ils éclatent tantôt brusquement comme un accès d'asthme, tantôt ils s'installent progressivement comme une bronchite chronique. C'est par la

---

1. Cuffer. Th. de Paris, 1878. — Rabé. *Gaz. des hôp.*, 10 juin 1899.

connaissance de ces faits, qu'on ne s'exposera pas à envoyer aux eaux du Mont-Dore ou à Cauterets des gens qu'on regardait comme atteints de catarrhe des bronches et d'emphysème, et qui sont atteints en réalité de maladie de Bright. Au nombre des troubles respiratoires rares, mais terribles, il faut encore citer l'*œdème suraigu du poumon* et l'*œdème du larynx*. Vu l'importance de ces accidents, je leur ai consacré deux chapitres spéciaux, l'un aux maladies du poumon (œdèmes du poumon), l'autre aux maladies du larynx (œdèmes du larynx).

Troubles cardiaques. — *L'hypertrophie cardiaque* liée au mal de Bright soulève une des questions les plus complexes de son histoire. Cette hypertrophie, parfois considérable, atteint principalement le ventricule gauche et se développe en dehors de toute altération valvulaire; parfois le cœur tout entier participe à l'hypertrophie et il n'est pas rare de le trouver en même temps *dilaté*. Je ne reviens pas sur les *lésions* du *cœur rénal* et sur les différentes théories qui ont été émises; cette étude a été faite avec l'anatomie pathologique; je n'étudie actuellement que les *symptômes* cardiaques du mal de Bright. Quand l'hypertrophie cardiaque est très développée, ce qui est surtout le cas dans les néphrites à prédominance artério-scléreuse, elle est caractérisée par une voussure précordiale, par une matité cardiaque considérable, et elle peut donner lieu, aux périodes avancées de la maladie, à de vrais *accès d'asystolie*. Mais les troubles cardiaques ne sont pas spéciaux à la sclérose du rein, ils existent dans presque toutes les formes et à toutes les périodes de la maladie de Bright; parfois même ils *devancent* les autres symptômes et apparaissent comme un simple trouble fonctionnel, sans qu'il soit possible de découvrir encore ni dilatation, ni hypertrophie du cœur. Les malades éprouvent des palpitations, de la gêne précordiale, de la dyspnée avec ou sans angoisse, ils *sentent leur cœur*, et ils s'en plaignent.

A l'auscultation il peut n'y avoir rien d'appréciable; parfois le claquement des valvules sigmoïdes est fortement accentué (Traube), preuve de la forte tension du système artériel. Souvent on entend un *bruit de galop*[1], signe précieux, découvert par Potain, et qui permet dans quelques circonstances de dépister la maladie de Bright alors même que l'albumine fait défaut. Ce bruit de galop, plus fréquent dans la néphrite à prédominance artério-scléreuse, peut exister dans toutes les néphrites chroniques ; il coïncide souvent avec l'hypertrophie du cœur ; néanmoins l'hypertrophie cardiaque n'est pas absolument nécessaire à sa production. Il est formé par trois temps, à savoir : les deux bruits normaux du cœur et un bruit surajouté qui précède le premier bruit normal d'un temps assez court. M. Potain pense que le bruit surajouté qui forme le rhythme de galop « résulte de la brusquerie avec laquelle la dilatation du ventricule s'opère dans la période présystolique ». Il serait donc indirectement la « conséquence de l'excès de la tension artérielle » si habituelle aux néphrites. Le bruit de galop n'est pas continu, il peut paraître et disparaître ; il a son maximum d'intensité à la région ventriculaire.

Les lésions des orifices cardiaques ne sont pas rares dans le cours de la maladie de Bright ; l'*endocardite mitrale* apporte assez fréquemment son contingent au chapitre des complications. Puisque nous parlons des troubles cardiaques, c'est le moment de signaler l'*angine de poitrine* avec ou sans lésions de l'aorte. Chez deux malades de mon service, les accès d'angine de poitrine ont été pendant quelque temps le trouble dominant, sans lésion aortique. Rondot en a constaté plusieurs cas[2].

Troubles digestifs. — Les troubles digestifs appartiennent à toutes les périodes de la maladie de Bright ; certains malades ont un catarrhe stomacal avec inappétence, vomissements, et rejet de matières pituiteuses ; d'autres, bien que n'éprouvant aucun dégoût pour les aliments, ont des douleurs qui simulent l'ulcère et une intolérance absolue de

---

1. Potain. *Loco citato.* — Exchaquet. *D'un phénomène stéthoscopique propre à certaines formes d'hypertrophie simple du cœur.*

2. Rondot. Angine de poitrine des brightiques. *Congrès de Nancy*, 1897.

l'estomac; les boissons et le lait sont également rejetés. Dans quelques cas, les vomissements coïncident avec des phénomènes diarrhéiques; ces symptômes gastro-intestinaux, que nous étudierons plus loin au sujet de l'*urémie*, appartiennent à toutes les phases de la maladie, ils peuvent apparaître comme signes révélateurs du brightisme, et seraient dus, d'après quelques auteurs, à l'élimination de produits ammoniacaux par la muqueuse gastro-intestinale et à des ulcérations de cette muqueuse (Treitz).

Les troubles de la vue, diminution de l'acuité visuelle, amblyopie, cécité, tiennent à des altérations diverses du fond de l'œil ou à des troubles nerveux urémiques. On constate à l'ophthalmoscope des hémorrhagies rétiniennes, groupées sous forme de taches rouges autour de la papille, d'où elles irradient en suivant la direction des vaisseaux, et des taches blanchâtres d'origine inflammatoire et œdémateuse. Ces troubles visuels sont plus fréquents dans les néphrites à prédominance artério-scléreuse, ils existent à toutes les périodes et peuvent même marquer le début de la maladie alors même que l'albumine fait défaut[1].

Hémorrhagies. — Les hémorrhagies sont surtout fréquentes dans les néphrites à prédominance artério-scléreuse. Nous allons les passer en revue :

Commençons par l'*épistaxis*. De toutes les hémorrhagies brightiques, l'épistaxis est la plus habituelle. J'ai déjà mentionné, il y a un instant, les toutes petites épistaxis matutinales et les épistaxis plus abondantes qui précèdent ou accompagnent quelques accidents urémiques. L'épistaxis dont je vais m'occuper actuellement est autre chose, elle n'a pas été, que je sache, encore étudiée par les auteurs; pour bien la mettre en relief, je l'ai nommée depuis longtemps « grande épistaxis brightique ou *épistaxis à tamponnement* ». Je lui ai donné cette dénomination parce que, pour l'arrêter, on est souvent obligé de recourir au tamponnement des fosses nasales. Il ne faudrait pas croire que

1. Gand. *De la rétinite brightique sans albuminurie.* Th. de Paris, 1887.

cette grande épistaxis survienne à une époque avancée de la maladie, aux approches de la cachexie brightique, alors que théoriquement le sang et les vaisseaux devraient favoriser les écoulements sanguins. Il n'en est rien; la grande épistaxis brightique, c'est là un de ses caractères, appartient aux premières périodes de la maladie, elle en est un des signes précoces et avant-coureurs, elle en est parfois le premier accident apparent. Aussi ai-je l'habitude de dire que c'est souvent par « la grande épistaxis à tamponnement » qu'on entre dans le brightisme. En voici, du reste, plusieurs exemples :

Il y a quelques années, j'étais appelé aux Champs-Élysées, auprès d'une dame d'une cinquantaine d'années qui venait d'être prise d'un saignement de nez tellement abondant et tellement tenace que rien ne pouvait l'arrêter. Quand j'arrivai auprès de la malade, je la trouvai pâle et effarée, le sang s'écoulait par les deux narines et je jugeai approximativement qu'elle avait bien dû perdre déjà un demi-litre de sang. Aussitôt j'envoyai chercher Berger pour pratiquer le tamponnement. Tous les moyens que je mis en usage jusque-là échouèrent complètement et l'épistaxis ne s'arrêta qu'après tamponnement. Depuis cette époque j'ai vu évoluer chez cette malade la plupart des symptômes du mal de Bright, et si elle a résisté aux coups redoublés de l'urémie, c'est grâce au régime lacté dont elle ne s'est pas départie depuis cette époque.

Il y a dix ans, je voyais avec Marquézy un homme d'une cinquantaine d'années, arrivé à une période avancée d'un mal de Bright. En interrogeant le malade, il fut facile de reconnaître l'évolution des symptômes. Le début de la maladie et l'apparition des premiers symptômes paraissaient remonter à dix-huit mois environ, mais peu de temps avant, ce brightique avait été pris d'une épistaxis des plus violentes, qui l'avait d'autant plus effrayé, que c'était un dimanche et qu'on avait en vain longtemps cherché un médecin.

En 1894 je voyais un brightique qui m'était adressé par

Grandhomme (de Saint-Germain) : Pollakiurie, doigt mort, vertiges, distension de la temporale, bruit de galop, vomissements, dyspnée violente, tels étaient les symptômes actuels. Il s'agissait d'une néphrite chronique à forme artério-scléreuse qui durait depuis quatre ans. Mais au dire du malade, les symptômes de cette néphrite avaient été précédés d'un terrible saignement de nez, qui avait duré cinq heures et qui, paraît-il, avait mis la vie en danger. Cette épistaxis se reproduisait quatre ans plus tard, avec une telle violence, qu'elle avait nécessité le tamponnement.

Un puissant monarque, qui a succombé il y a quelques années au mal de Bright, avait eu, deux ans avant, pendant la nuit, une première terrible épistaxis qui se répéta six mois plus tard, sans qu'on se doutât de la signification de cette violente hémorrhagie nasale. Si je me permets d'en parler, c'est que j'ai à ce sujet les détails les plus circonstanciés.

Depuis que mon attention a été appelée sur cette variété singulière de grande épistaxis brightique, j'en ai recueilli un bon nombre d'observations, qui sont classées dans mes cartons d'hôpital. Il est important de la connaître. En effet, quand un individu, en apparence bien portant, est pris sans cause appréciable d'une terrible épistaxis; quand l'examen des fosses nasales ne fait découvrir aucune lésion capable d'expliquer l'hémorrhagie, il faut penser au mal de Bright, il faut rechercher avec soin les petits accidents du brightisme, la distension de la temporale, la pollakiurie, le doigt mort, les crampes des mollets, il faut rechercher le bruit de galop, et, alors même qu'on ne trouverait pas d'albumine, il faut agir préventivement, il faut mettre le malade au régime lacté, car il est brightique, ou il va le devenir.

L'hémorrhagie cérébrale est assez fréquente chez les brightiques à prédominance artério-scléreuse; Grainger Stewart affirme que sur 100 cas d'hémorrhagie cérébrale on retrouve 15 fois la néphrite interstitielle. Dans plusieurs cas observés par Bence Jones, l'hémorrhagie cérébrale fut la seule manifestation de la néphrite interstitielle arrivée à sa période atrophique sans que son existence eût été autrement soupçonnée. Cette assertion ne serait plus acceptable aujourd'hui; quoi qu'il en soit, l'hémorrhagie cérébrale et ses symptômes habituels, *hémiplégie*, aphasie, apoplexie, s'observent dans le cours de la maladie de Bright.

Signalons encore les hémorrhagies méningée, rétinienne, stomacale, intestinale et gingivale. Les hémorrhagies *broncho-pulmonaires* sont plus fréquentes dans les néphrites à prédominance artério-scléreuse[1]; j'en ai recueilli, pour ma part, onze observations. Dans la très grande majorité des cas, les autopsies ont démontré qu'il n'y avait pas de tuberculose. J'ai plusieurs fois constaté des *hématuries* très abondantes d'origine rénale, deux fois ces hématuries brightiques avaient été précédées de fortes épistaxis. Il y a quelques années, nous avons vu, avec Peter, un jeune garçon atteint de mal de Bright, chez lequel les hémorrhagies, d'abord nasales, puis broncho-pulmonaires, devinrent bientôt générales et enlevèrent le malade.

Comment une néphrite chronique donne-t-elle naissance aux hémorrhagies; faut-il accuser la composition vicieuse du sang et sa richesse moindre en principes albuminoïdes? Ce n'est pas probable, puisque les hémorrhagies sont plus fréquentes dans la néphrite interstitielle, alors que le malade perd peu d'albumine. Faut-il invoquer une altération des vaisseaux? Pour ce qui est de l'hémorrhagie cérébrale, la question paraît jugée, car on retrouve en pareil cas la lésion la plus habituelle de l'hémorrhagie, l'anévrysme miliaire. Mais, en ce qui concerne les autres organes, il s'agit de nécrose hémorrhagique due à l'intoxication urémique. Parfois les hémorrhagies peuvent *marquer le début* apparent de la maladie de Bright.

La leucocytose avec polynucléose est fréquente au cours du mal de Bright; les recherches expérimentales de Dopter et Gouraud ont confirmé sur ce point les observations cliniques. Rénon et Moncany ont vu que, dans les néphrites

1. Decherr. *Hémorrhagie pulmonaire dans le mal de Bright.* Thèse de Paris, 1872.

chroniques, la leucocytose est d'autant plus intense que la maladie est plus grave[1].

État du foie. — Ascite. — En parlant des épanchements séreux des brightiques j'ai omis de parler de l'*ascite*, parce que l'hydropisie du péritoine est souvent associée à des lésions hépatiques. Les lésions du foie sont de nature diverse : sur 114 cas de maladie de Bright, Rosenstein[2] a trouvé les lésions suivantes : foie graisseux, 19 ; foie cirrhosé, 15 ; foie muscade, 11 ; foie atteint d'hypertrophie simple, 15 ; foie amyloïde, 5. On peut se demander si la lésion hépatique est consécutive à la lésion rénale, ou si elles dépendent l'une et l'autre de la même cause[3]. Dans une de mes observations, le foie était très volumineux, induré et douloureux ; une ascite est survenue, j'ai retiré 7 litres de liquide et l'épanchement ne s'est pas reproduit.

Symptômes cutanés. — Chez les brightiques, la peau est sèche, pâle et anémiée ; elle fonctionne mal et les sueurs sont rares. Cependant chez quelques brightiques, les transpirations revêtent des allures particulières ; tantôt la transpiration affecte une région spéciale, la face, les jambes, les lombes, tantôt elle se généralise ; dans quelques cas elle atteint surtout les régions qui étaient affectées de cryesthésie.

Parfois, et j'ai observé le fait chez une dizaine de malades qui étaient en pleine urémie, il y a de véritables *sueurs d'urée*. L'urée se dépose en cristaux, à la face, au front, à la racine des poils, au cou, à la poitrine, sous forme d'une *poussière blanchâtre*, analogue à du *givre*. Je considère ces sueurs d'urée, comme du plus mauvais pronostic : chaque fois que je les ai constatées, le malade a succombé à brève échéance. Un de mes élèves, Djoritch, a fait sur les sueurs d'urée une thèse fort documentée[4].

1. Rénon et Moncany. Valeur pronostique de la leucocytose dans les néphrites et surtout dans les néphrites chroniques. *Soc. méd. des hôp.*, 15 janvier 1909.

2. Rosenstein, p. 275.

3. Gaume. *Du foie brightique*, 1892.

4. Djoritch. *Sueurs d'urée en général et dans la maladie de Bright en particulier*. Th. de Paris, 1895.

Certains brightiques sont atteints de ptyalisme avec ou sans stomatite[1] ; c'est une sialorrhée urémique.

Phlegmasies toxi-infectieuses. — Nous avons vu, dans le cours de cette étude, que les œdèmes et les épanchements tiennent une large place dans la maladie de Bright : œdèmes périphériques, œdèmes viscéraux (poumon, larynx, cerveau), hydropisie des séreuses (hydrothorax, ascite, hydropéricarde, etc. Ce sont là des phénomènes de transsudation séro-albumineuse. Les cas que je vais étudier actuellement sont d'une autre nature ; ce sont des phlegmasies d'origine toxi-infectieuse : phlegmasies de la peau (érythèmes, érysipèles, lymphangites, eschares, phlegmons) ; phlegmasies des organes (pneumonie) ; phlegmasies des séreuses (péricardite, endocardite, pleurésie, péritonite). Sur 406 cas qui comprennent les statistiques de Frerichs et de Rosenstein, on trouve pour la pleurésie, 57 ; pour la péritonite, 46 ; pour la péricardite, 40 ; pour la pneumonie, 52.

La pathogénie de ces phlegmasies toxi-infectieuses a été diversement interprétée. Bright, avec sa merveilleuse sagacité, expliquait l'endocardite, la péricardite et autres lésions des séreuses par les altérations du sang consécutives à la néphrite. On a repris aujourd'hui les idées de Bright, et, pour beaucoup d'auteurs, les lésions phlegmasiques que je viens d'énumérer sont d'ordre *dyscrasique* ; elles sont d'origine toxique, elles sont le résultat de l'auto-intoxication consécutive à la néphrite. D'autres auteurs moins disposés en faveur de la toxicité accordent une place prépondérante aux agents infectieux, ils font de ces phlegmasies du mal de Bright des infections secondaires. En réalité, il s'agit surtout de phlegmasies toxiques. Résumons quelques-unes de ces phlegmasies brightiques.

La *pleurésie brightique* est ou n'est pas douloureuse. A la percussion et à l'auscultation, elle ne diffère en rien d'une pleurésie vulgaire : frottement, souffle, égophonie, etc. Mais ce qui la différencie de la pleurésie vulgaire, c'est la

1. Renon. *Soc. méd. des hôp.*, séance du 27 ma' 1898.

précocité et l'intensité de la dyspnée. Cette dyspnée n'est pas due seulement à l'épanchement pleural, elle tient surtout à l'œdème broncho-pulmonaire qui, chez les brightiques, accompagne souvent l'épanchement pleural. La pleurésie brightique ne survient pas seulement au moment de la grande urémie, on peut l'observer à toutes les phases de la maladie de Bright. Au point de vue de cyto-diagnostic, la pleurésie brightique est un type de pleurésie mécanique et aseptique. La présence de grands placards endothéliaux la caractérise (Widal et Ravaut).

La *péricardite brihgtique* est surtout fréquente au moment des grands accidents urémiques : aussi est-elle du plus mauvais augure[1]. Habituellement elle est indolore et apyrétique ; elle s'installe insidieusement et échappe à l'observation si l'on n'a soin d'ausculter de partis pris le malade. Le frottement péricardique est intense, avec ou sans bruit de galop, l'épanchement est peu abondant ; l'étendue de la matité est due en partie au liquide et en partie à l'hypertrophie brightique du cœur. La dyspnée est d'autant plus terrible, que d'autres lésions, œdème pulmonaire, épanchement pleural, accompagnent souvent la péricardite brightique[2]. Le liquide est citrin ou hémorrhagique (Letulle).

Après avoir passé en revue les nombreux symptômes et quelques-unes des complications du mal de Bright, je vais m'occuper des accidents auxquels on réserve plus spécialement le nom d'accidents *urémiques*.

URÉMIE — PETITE URÉMIE — GRANDE URÉMIE

Pathogénie. — La théorie de l'urémie est basée sur ce fait que, par suite des lésions du rein, par suite de l'*insuffisance de la dépuration urinaire*, les matériaux de désassimilation qui devraient être expulsés par l'urine s'accumulent dans le sang et provoquent une intoxication qui est

---

1. Bosc. Péricardite des brightiques. *La Presse méd.*, 28 sept. 1898.
2. Mercklen. *Sem. méd.*, avril 1892.

la source des accidents. Ainsi que le fait remarquer Jaccoud, ce mot d'urémie *ne signifie pas* urée dans le sang, il signifie *urine dans le sang* (οὖρον, urine, et αἶμα, sang), le sang est devenu urineux (Jaccoud). Cette théorie est vraie, mais la difficulté commence quand il s'agit de spécifier quels sont les matériaux de désassimilation qui sont les agents toxiques.

On a accusé l'*urée*. Dans quelques observations, en effet (Bouchard[1], Brouardel[2]), les accidents urémiques ont coïncidé avec un abaissement de l'urée dans l'urine, et avec la présence d'une énorme quantité d'urée dans le sang. Mais, par contre, il y a la série des faits négatifs où l'examen du sang pratiqué chez des urémiques n'a permis de trouver aucun excès d'urée (Wurtz et Berthelot, Potain[3]). On pourrait également citer les faits de Parker, de Mosler, et tant d'autres, où des malades atteints d'accidents urémiques rendaient dans leurs urines une quantité d'urée normale et même supérieure à la normale. J'ajouterai enfin que les injections d'urée dans le sang des animaux ne provoquent pas les symptômes urémiques.

Feltz et Ritter, Gréhant et Quinquaud ont démontré que, pour arriver à tuer des animaux par des injections d'urée chimiquement pure, il faut des quantités considérables d'urée; ce même fait ressort des recherches de Bouchard, qui a constaté que l'urée n'est capable ni d'abaisser la température, ni de produire le coma, et qu'elle n'entre à peine que pour un neuvième dans la toxicité des urines.

Frerichs suppose que l'urée se transforme dans le sang en carbonate d'ammoniaque, ce que Jaccoud appelle *ammoniémie*. Les malades ont de l'ammoniaque dans les vomissements et dans leurs déjections, et leur haleine est souvent ammoniacale, ce qu'on peut parfois constater en mettant devant leur bouche une baguette imbibée d'acide

1. *Bull. Soc. biol.*, 7 juin 1875.
2. *Bull. Soc. anat.*, 4 mai 1877.
3. Rendu. *Néphrites chroniques.* Th. d'agrég., p. 180.

chlorhydrique sur laquelle se précipitent des cristaux d'acétate d'ammoniaque.

Les *sels de potasse* ont été regardés par Feltz et Ritter comme la partie essentiellement toxique de l'urine, aussi ces auteurs proposent-ils de donner à l'intoxication produite par la rétention des principes toxiques de l'urine le nom de *potassiémie*. Bouchard, d'après ses expériences, a constaté en effet la toxicité des sels de potasse, mais il est loin de leur accorder la prédominance dans la toxicité générale des urines, et d'autres substances fort importantes méritent également d'être incriminées. La dénomination de potassiémie ne doit donc pas être plus conservée que la dénomination d'ammoniémie.

Des expériences intéressantes ont été entreprises par Lépine et Aubert sur la toxicité respective des matières organiques et salines de l'urine[1]. Les *matières colorantes* et les ptomaïnes jouent dans la toxicité des urines un rôle fort important (Bouchard).

Je ne peux pas suivre ici Bouchard dans les expériences si minutieuses qu'il a consacrées à ce sujet; mais la conclusion à en tirer, c'est que l'intoxication urinaire, que l'intoxication soit produite par des injections d'urine dans le système veineux d'un animal ou par la rétention des substances toxiques chez l'homme dont les reins sont malades, cette intoxication est due non pas à telle ou telle substance contenue dans l'urine, mais à l'ensemble de ces substances, qui sont, les unes chimiquement et physiologiquement connues, les autres encore peu connues et à l'étude.

Ainsi envisagée, l'urémie est bien le résultat de l'*insuffisance de la dépuration urinaire* (Jaccoud). Elle ne doit donc pas être considérée comme une complication des néphrites, *elle en est un symptôme*. Tout individu atteint de néphrite aiguë ou de néphrite chronique est par cela même

1. *Congrès de Copenhague*, août 1884. et *Comptes rendus de l'Acad. des sciences*, 6 juillet 1885. — Giraudeau. De l'urémie. *Arch. de méd.*, 1886.

en imminence d'urémie; il est urémique à l'état latent ou presque latent, et il échappe longtemps aux grands accidents, si la dose de l'agent toxique est minime, si la lésion des reins est peu étendue et lente dans son évolution; mais, en principe, les troubles urémiques, légers ou graves, n'attendent pour éclater qu'une accumulation suffisante de l'agent toxique dans le sang.

Presque tous les *petits accidents du brightisme*, la cryesthésie, les secousses électriques, les crampes des mollets, les démangeaisons, me paraissent être le résultat d'une urémie légère (petite urémie). D'autres accidents plus intenses, la céphalée, les accès d'oppression, les troubles gastriques, la prostration passagère, sont dus à une intoxication urémique plus sévère. Enfin les grands accidents, dyspnée terrible, céphalée violente, vomissements incoercibles, diarrhée profuse, convulsions épileptiformes, délire, coma, sont la conséquence de l'intoxication urémique à son suprême degré.

On a divisé l'urémie en urémie aiguë et chronique; il vaut mieux dire que les accidents urémiques sont tantôt brusques, tantôt lents dans leur apparition; certains sont passagers, d'autres sont tenaces et durables. Tous les accidents urémiques, légers ou intenses, peuvent se combiner ou se succéder. L'urémie ne débute pas toujours par les petits accidents pour s'élever ensuite aux grands accidents. Dans les néphrites aiguës ou subaiguës (froid, scarlatine, syphilis, puerpéralité), quand l'agent infectieux ou toxique atteint et altère rapidement les éléments essentiels du rein, les grands accidents urémiques peuvent être précoces, ils peuvent éclater sans avoir été précédés d'accidents urémiques de faible intensité. Au contraire, dans les néphrites chroniques à lente évolution, les grands accidents urémiques peuvent n'éclater que fort tardivement, après une série plus ou moins complète d'accidents urémiques légers et atténués.

Tantôt la grande urémie survient à titre de période ultime et mortelle à la dernière phase des néphrites chroniques, les reins étant irrémédiablement désorganisés, tantôt elle éclate à titre d'épisode aigu, parfois passager et curable, exactement comme une attaque d'*asystolie rénale*. Dans ce dernier cas, le mécanisme de l'urémie n'est pas toujours facile à saisir. Voici par exemple un brightique chez lequel la lésion du rein marchait lentement, très lentement; pourquoi cette lésion qui, la veille encore, permettait une dépuration urinaire suffisante, pourquoi cette lésion va-t-elle en quelques jours modifier la *qualité* ou la *quantité* de l'urine et donner lieu aux grands accidents de l'urémie? Et en supposant que cette lésion du rein soit assez avancée pour donner lieu à ces terribles accidents, comment expliquer alors que ces accidents une fois conjurés, l'individu puisse presque recouvrer la santé et retrouver, pour un temps du moins, une dépuration urinaire suffisante?

Il est évident que la lésion du rein, à elle seule, ne peut pas toujours expliquer les *variations brusques de l'urine*, l'apparition plus ou moins rapide et la disparition plus ou moins complète des accidents urémiques; j'admets, pour ma part, qu'à cette lésion s'ajoutent à un moment donné d'autres facteurs. Nous verrons à l'un des chapitres suivants, en étudiant la lithiase du rein, que chez certains malades la présence d'un calcul dans l'un des uretères provoque par action réflexe un arrêt de la sécrétion urinaire, une *paralysie des deux reins*, une *anurie* bientôt suivie d'accidents urémiques. Eh bien, je crois que les brightiques, dont la lésion des reins restreint *lentement et progressivement* le champ de la dépuration urinaire, ont, eux aussi, par moments, une sorte de paralysie de la fonction urinaire, qui restreint ou qui anéantit pour un temps la sécrétion de l'urine ou sa dépuration et qui est un des facteurs importants de ces attaques d'*asystolie rénale*. Je serais tout disposé à admettre soit une intoxication des cellules glandulaires du rein par le poison urémique, une *urémie rénale*, soit un *spasme* du système vasculaire des reins. Ne voit-on pas, en effet, quel rôle jouent les *spasmes vasculaires* dans le brightisme? Le doigt mort, symptôme si fréquent, est évidemment le résultat d'un spasme vasculaire; certaines formes de dyspnée urémique (*sine materia*) pourraient bien être associées à un spasme de petites bronches ou de petits vaisseaux (Potain). La tension vasculaire (Mahomed), si élevée dans les artères (Potain) et cause si efficace de l'hypertrophie cardiaque brightique, est en partie due au spasme d'artérioles périphériques. Qu'on admette donc ou qu'on rejette l'hypothèse d'une auto-intoxication glandulaire ou d'une congestion rénale passagère, ou encore l'hypothèse d'un spasme vasculaire des reins, je dis que la lésion des reins et l'oblitération des canalicules par des cylindres ne suffisent pas pour expliquer la pathogénie de certains *épisodes aigus et transitoires* de l'urémie.

Dans l'étude que je viens de faire concernant la pathogénie des accidents urémiques, je n'ai eu en vue que le côté toxique de ces accidents, mais aux troubles de l'urémie toxique proprement dite s'ajoutent parfois d'autres facteurs importants. Ainsi l'*œdème broncho-pulmonaire* s'associe à la dyspnée urémique; l'*œdème cérébral* diffus (Traube), l'œdème cérébral circonscrit (Raymond), l'hydrocéphalie (Coindet), ont souvent leur part dans les troubles convulsifs, paralytiques, comateux, de l'urémie proprement dite.

Description. — J'ai déjà dit que l'urémie, sous toutes ses formes, domine l'histoire de la maladie de Bright[1]. Aussi, en décrivant les symptômes brightiques, nous sommes-nous trouvés à chaque instant en face de troubles urémiques. Néanmoins, pour se *conformer à l'usage*, on a pris l'habitude, dans la description du mal de Bright, de ne comprendre sous la rubrique *urémie* que les grands accidents urémiques. Je vais donc m'occuper actuellement de ces grands accidents, qui pour la facilité de la description peuvent être classés en plusieurs catégories que nous allons passer en revue.

1. Jose Codma Castellvi. *De la Urémia.* Madrid, 1905.

Urémie cérébrale. — L'urémie cérébrale est *convulsive, délirante* ou *comateuse*.

L'*urémie convulsive* peut éclater brusquement, mais plus habituellement, quelques prodromes la font pressentir : les urines diminuent de quantité, le malade se plaint de céphalalgie violente, d'épistaxis, de vertiges, d'étourdissement, de troubles visuels et auditifs, de cécité subite (amaurose urémique), de mouvements spasmodiques des membres, et à un moment donné éclate une attaque convulsive presque identique à l'attaque d'*épilepsie*. La perte subite de connaissance avec ou sans coma, les convulsions toniques, les convulsions cloniques avec morsure de la langue et la période de collapsus, se succèdent comme dans l'épilepsie ; il y a pourtant cette différence[1], que dans l'attaque urémique le cri initial fait souvent défaut, la prédominance unilatérale est moins accusée et la température descend au-dessous de la normale. Toutefois cette règle n'est pas absolue, et dans bon nombre d'observations, les attaques convulsives de l'urémie ont déterminé une forte élévation de la température[2]. N'oublions pas cependant que cette élévation de température peut être due à des infections secondaires[3]. Le nombre des attaques urémiques est tantôt très limité, une ou deux en vingt-quatre heures, tantôt il y a par jour quinze ou vingt attaques qui aboutissent au coma et à la mort.

L'*urémie délirante* se présente sous différents aspects. Habituellement le délire apparaît à titre d'épiphénomène aux périodes ultimes de la maladie ; mais, dans quelques cas, le délire prend une importance prépondérante[4] ; il peut même revêtir les allures de la manie et simuler l'aliénation. C'est cette forme que j'ai décrite sous le nom

1. Jaccoud. *Clin. de la Charité*, p. 735.
2. Mercklen. *Loco citato*, p. 141.
3. Giraudeau. Troubles de l'évolution des maladies infectieuses chez les albuminuriques. *La Presse médicale*, 18 février 1899.
4. Raymond. *Arch. de méd.* mars 1882. — Bouvat. *Urémie délirante.* Th. de Lyon. 1885.

de *folïe brightique*[1]. Voici le résumé de ces variétés d'urémie délirante : Parfois le délire urémique revêt les allures
de la manie aiguë avec excitation, agitation, insomnie,
loquacité, vociférations. Le malade se lève à tout instant,
ne peut tenir en place, se débat quand on veut le tenir.
L'excitation alterne parfois avec des phases de torpeur,
d'engourdissement, de somnolence.

Dans quelques cas, il y a prédominance des hallucinations
de l'ouïe et de la vue : le malade voit manœuvrer des esca-
drons sur un toit du voisinage, et il entend chanter des enfants qui portent des lumières éclatantes ; il voit des
personnages revêtus de riches costumes, il entend des
coups de pistolet. Tantôt c'est la forme lypémaniaque qui
domine ; le malade a toutes les apparences d'un mélancolique : il a l'œil éteint, la figure impassible : il se renferme
dans un mutisme absolu, il paraît résigné à tout souffrir,
il craint de mourir, ou bien il voudrait mourir et il nourrit
des idées de suicide.

Tantôt les idées de persécution prennent le dessus ; le
malade refuse les aliments par crainte du poison ; il croit
qu'on veut attenter à ses jours, il entend des personnes
qui veulent le tuer, il se croit coupable des plus grands
crimes, et il en redoute le châtiment ; les gens qui l'entourent sont ses bourreaux, il voit devant lui la guillotine et
il est pris de terreur. Plus rarement, le délire urémique
revêt la forme érotique et religieuse. Ces différentes variétés
de délire peuvent exister isolément ; plus souvent elles se
suivent, elles alternent, elles se combinent.

La *durée* de la folie urémique est variable, les troubles
délirants, dans les observations que j'ai publiées, ont duré
dix-neuf jours, vingt-quatre jours, vingt-cinq jours, sept
semaines, deux mois et demi, quatre mois, huit mois. Tantôt le délire urémique éclate brusquement et atteint dès le
début toute son intensité, tantôt il s'annonce par quelques
paroles et par des gestes incohérents et il n'arrive que gra-

1. Dieulafoy. *Soc. méd. des hôpit.*, 10 juillet 1885.

duellement à son apogée. Dans quelques cas, le délire urémique conserve presque toute son intensité pendant son
évolution, ou du moins il ne subit que des rémissions insignifiantes ; dans d'autres circonstances, on observe des rémissions marquées et une amélioration passagère. Certains
brightiques sont *prédisposés* au délire par des antécédents
alcooliques, par des troubles antérieurs névropathiques,
par l'hérédité. Tantôt le délire urémique fait partie d'un
ensemble de symptômes brightiques et le diagnostic ne
présente aucune difficulté ; tantôt le délire est le symptôme
dominant et il revêt une telle importance que le diagnostic
offre de réelles difficultés, chose importante à savoir, car
on ne sera pas alors exposé à enfermer comme aliéné,
dans un asile, un malade qui n'est en somme qu'un brightique, justiciable du traitement de la maladie de Bright.
Le délire brightique ne survient pas seulement au cas du
mal de Bright confirmé, il peut apparaître alors que le sujet
n'est encore entaché que de la petite urémie. De Fleury[1] a
fait à ce sujet une intéressante publication. Il a rapporté
quatre cas concernant des sujets atteints de troubles
vésaniques à la période initiale du brightisme. « Les malades, qui n'étaient nullement améliorés par le traitement
ordinaire de ces affections, ont vu tout l'ensemble symptomatique s'améliorer très nettement sous l'influence du régime lacté avec ou sans injections de pilocarpine. Les
mêmes symptômes reparaissaient si le lait était abandonné. »

L'urémie comateuse plonge le malade dans un état *apoplectiforme*; il est en proie à une apathie, à une torpeur,
à une somnolence dont on peut à peine le tirer et qui
aboutit souvent au *coma*, terminaison habituelle des différentes formes de l'urémie cérébrale. Cette urémie comateuse est rarement primitive, elle est habituellement l'aboutissant des formes précédentes.

---

1. De Fleury. Accidents nerveux au cours du petit brightisme. *Le Progrès médical*, décembre 1899.

Paralysies urémiques. — Dans quelques cas, on trouve chez les brightiques, chez les urémiques, des paralysies nettement limitées. Ces paralysies revêtent des modalités de toute sorte : hémiplégie avec ou sans ictus apoplectique simulant l'hémiplégie de l'hémorrhagie cérébrale [1]; hémiplégie droite avec aphasie simulant l'embolie de la sylvienne gauche [2]; hémiplégie avec convulsions épileptiformes; monoplégie avec ou sans épilepsie jaksonienne simulant une lésion des circonvulsions motrices; aphasie sans hémiplégie; hémiplégie faciale [3]; paralysies partielles des nerfs de la 3e et de la 7e paire; hémiplégie croisée; laryngoplégie.

Quelques-unes de ces paralysies sont dues à des lésions cérébrales en foyer (hémorrhagie, ramollissement), les altérations des vaisseaux de l'encéphale étant fréquentes au cours des néphrites chroniques. Ce n'est pas à ces cas-là que je fais allusion en ce moment. Je parle des paralysies curables ou mortelles, hémiplégiques ou partielles, avec ou sans aphasie, avec ou sans convulsions, qui ne tiennent à aucune des lésions sus-nommées. Il faut admettre en pareil cas que les accidents paralytiques sont dus soit à l'œdème, soit à l'intoxication d'un territoire cérébral délimité. L'œdème cérébral, avec ou sans épanchement séreux ventriculaire, est consigné dans bon nombre d'autopsies, les lésions rénales ne faisant jamais défaut. Malgré l'opposition de Charcot, cet œdème cérébral et l'anémie qui en résulte, admis par Frerichs, Jaccoud, Rosenstein, est actuellement un fait acquis; les autopsies ont contrôlé le fait (Carpentier, Raymond, Chantemesse et Tenneson).

Néanmoins on a constaté des cas, concernant des brightiques ayant succombé avec accidents paralytiques, à l'autopsie desquels on n'a trouvé ni lésions en foyer, ni

---

1. Raymond. *Rev. de méd.*, septembre 1885. — Chantemesse et Tenneson. Hémiplégie et épilepsie partielles urémiques. *Rev. de méd.*, novembre 1885. — Perret. Paralysies urémiques. *Prov. méd.*, Lyon, 3 septembre 1887.
2. Rendu et Bodin. *Soc. méd. des hôpit.*, 27 mars 1896.
3. Baillet. Paralysies urémiques. *Gaz. hebd.*, 3 juillet 1898.

lésions des artères cérébrales; ni œdème cérébral (Chauffard[1], Level[2]). Il est probable qu'en pareille circonstance les paralysies sont d'origine toxique, comparables aux paralysies toxiques du sulfure de carbone, du saturnisme, de l'hydrargyrisme, etc. Mais alors, comment expliquer qu'une intoxication urémique diffuse puisse provoquer des paralysies partielles et des hémiplégies? On est réduit à des hypothèses.

Urémie dyspnéique. — En décrivant les symptômes de la maladie de Bright j'ai parlé des troubles respiratoires qui peuvent être d'origine toxique ou œdémateuse. L'urémie *dyspnéique* a été longtemps mal connue, parce qu'on se figurait, bien à tort, que cette dyspnée urémique doit forcément revêtir le rhythme de Cheyne-Stokes. Or, ce rhythme ne représente qu'une des modalités des dyspnées urémiques. Depuis la simple oppression, jusqu'à la dyspnée continue la plus considérable, depuis la dyspnée d'effort jusqu'aux grands accès qui surviennent tout-à-coup, le jour ou la nuit, à la façon de violents accès d'asthme (asthme urémique), tout se voit en fait de dyspnée urémique. La dyspnée urémique peut acquérir la plus vive intensité, sans qu'on trouve rien à l'auscultation, c'est la dyspnée toxique, *sine materia.* Dans d'autres cas, on constate, à l'auscultation, des signes de bronchite, d'œdème broncho-pulmonaire ou d'épanchement pleural qui accompagnent la dyspnée urémique et qui en modifient les caractères. L'*œdème suraigu du poumon*, terrible complication urémique et œdémateuse, a été longuement étudié au chapitre des œdèmes du poumon, je n'y reviens pas.

Urémie gastro-intestinale. — On observe, chez quelques brightiques, des vomissements glaireux ou alimentaires comme dans la gastrite chronique; incoercibles comme dans la grossesse, et même sanguinolents et douloureux comme dans l'ulcère stomacal (urémie gastrique). On observe également des symptômes diarrhéiques et dysentériformes,

1. Chauffard. *Arch. gén. de méd.,* juillet 1887.
2. Level. Paralysies urémiques. Th. de Paris, 1888.

des flux intestinaux abondants et répétés. Ces accidents
résument les principaux traits de l'urémie gastro-intestinale, qu'on a expliquée par le passage de l'urée à travers
les muqueuses de l'estomac et de l'intestin. Les voies
digestives deviennent un auxiliaire pour l'élimination de
l'urée; Cl. Bernard l'a démontré en pratiquant chez les
animaux la ligature des uretères. Chez l'homme, on retrouve
l'urée ou ses composés dans les matières rendues.

Rosenstein a constaté, à l'autopsie des urémiques, de
nombreuses *ulcérations* intestinales[1]. Dans une observation
de Bartels, les ulcérations urémiques de l'intestin avaient
abouti à une *perforation* qui siégeait à 15 centimètres
au-dessus de la valvule iléo-cæcale, perforation suivie de
péritonite mortelle[2]. Dans une observation de Méry, les
ulcérations urémiques de l'intestin grêle étaient nombreuses, et l'une d'elles, perforée, avait déterminé la mort
par péritonite. Letulle a trouvé, disséminées dans l'iléon,
plusieurs ulcérations urémiques, irrégulières, taillées à pic,
de la dimension d'une pièce de 50 centimes à 1 franc.
Elles siégeaient toutes au bord libre de l'intestin et n'affec-
taient pas de préférence les plaques de Peyer. Deux de ces
ulcérations étaient perforées et la péritonite en avait été la
conséquence[3].

Il y a une urémie *rénale*, ce qui a l'air d'un pléonasme.
En prononçant le mot d'urémie rénale, je ne parle, bien
entendu, ni des lésions des reins, ni de l'encombrement
des tubuli, mais je fais allusion à l'intoxication urémique
de l'organe, qui diminue ou anéantit ses fonctions, qui
provoque l'oligurie ou l'anurie; anurie toxique, qui me
paraît pouvoir être victorieusement combattue par des
injections sous-cutanées de *néphrine*, ainsi que je l'ai tenté
il y a quelques années pour la première fois.

Il y a une urémie *cardio-aortique* avec tendance à la

1. Rosenstein. *Maladies des reins*, p. 191.
2. Bartels. *Maladies des reins*, p. 421.
3. Cette observation de Letulle et la précédente sont dans la thèse de
Barbe : *Perforation de l'intestin grêle*. Thèse de Paris, 1895.

défaillance cardiaque, au collapsus, avec douleurs et angoisse rappelant l'angine de poitrine,

Ces différentes formes de l'urémie (*cérébrale, dyspnéique. gastro-intestinale, rénale, cardio-aortique*), qu'on sépare pour les besoins de la description, peuvent se combiner ou se succéder chez le même individu. Ainsi tel malade commence par avoir des accès de suffocation, des troubles visuels, une céphalée violente, des vomissements incoercibles, et arrive graduellement aux formes convulsives et comateuses de l'urémie. Parfois cependant l'urémie concentre toute son action *sur un seul organe* sans qu'on puisse expliquer les causes de cette sélection. Ainsi l'urémie dyspnéique peut acquérir la plus vive intensité et tuer le malade sans l'apparition d'autres accidents urémiques. Même remarque pour l'urémie gastrique; témoin le cas suivant que je viens de voir avec Potain. Une malade, au cours de symptômes brightiques, est prise d'œdème généralisé; les urines de plus en plus rares n'arrivent pas à une centaine de grammes par jour. Alors surviennent des vomissements incoercibles, l'intolérance de l'estomac est absolue : quelques cuillerées de lait, quelques gorgées d'eau glacée ou d'eau très chaude, tout est vomi; les vomissements, aqueux et verdâtres, surviennent même en l'absence de toute boisson. Des démangeaisons insupportables avec éruptions accompagnent cette intoxication urémique. Malgré les médications mises en usage, l'urémie gastrique dure trois semaines et la malade succombe sans avoir eu d'autres accidents urémiques, sans céphalée, sans dyspnée, sans délire, sans convulsions, sans coma; c'est la localisation de l'urémie gastrique dans toute sa pureté.

On peut souvent distinguer en clinique une forme hydropigène et une forme sèche de l'urémie; la première est le fait de la rétention chlorurée et la seconde est la conséquence de la rétention azotée (Widal et Javal) [1].

---

1. Widal et Javal. La rétention de l'urée dans le mal de Bright comparée à la rétention des chlorures. *Semaine méd.*, 1905, p. 513.

Si, au cours du mal de Bright, le rein vient à être frappé d'insuffisance portant sur l'élimination des chlorures, l'excès de ces substances retenues dans l'organisme ne séjourne pas dans le sang qui tend à maintenir sans cesse son équilibre moléculaire, mais il passe dans les tissus (Achard et Lœper). Le sel, substance essentiellement hygroscopique, fait dériver dans les tissus où il s'accumule l'eau de l'organisme qui lui est nécessaire pour assurer le degré de dilution indispensable au maintien de l'isotonie des protoplasmas, et il devient facteur d'hydratation. Cette chlorurémie (Widal) aboutit ainsi à la forme hydropique, qui est caractérisée, avant tout, par des œdèmes multiples. Superficiels, ces œdèmes n'occasionnent que des déformations ; profonds, ils déterminent des désordres viscéraux, atteignant surtout les poumons et l'encéphale, se traduisant par des troubles nerveux et respiratoires.

Lorsque le libre écoulement de l'urée est entravé au niveau du rein malade, cette substance ne subit pas brusquement, comme les chlorures, une marche rétrograde vers les tissus, elle s'accumule dans le sang et tout l'effort de ses molécules se porte sans cesse vers l'épithélium des tubuli. Pour triompher de la résistance que les reins opposent au passage de l'urée, le sang se surcharge d'une certaine quantité de cette substance. Par une adaptation automatique[1], il se met en état de pression uréique dont le taux varie suivant le degré de la lésion rénale et la quantité d'albumine ingérée. Grâce à ce mécanisme régulateur, le rein améliore son fonctionnement et retrouve à peu près exactement la perméabilité qui lui est nécessaire pour assurer le libre passage de l'urée qu'il est chargé d'éliminer.

On voit donc que les molécules d'urée suivent, pour s'accumuler dans le sang, un courant de direction inverse à celui que parcourent des molécules de chlorures pour aller s'accumuler dans les tissus ; la rétention de ces molécules d'urée n'aboutit pas à la formation des œdèmes, elle ne détermine que de l'urémie sèche.

1. Widal et Javal. Le mécanisme régulateur de la rétention de l'urée dans le mal de Bright. *Soc. de biol.*, 22 octobre 1904.

Il existe ainsi un type de brightique azotémique à opposer au type chlorurémique. Les signes qui caractérisent l'azotémie sont l'inappétence qui va chez certains malades jusqu'au dégoût alimentaire et finit par être invincible, ainsi qu'un état de fatigue, de prostration et de torpeur qui peut aller jusqu'au coma complet. La présence d'un excès d'urée dans le sang est le meilleur témoin de la rétention de cette substance (Widal et Javal)[1].

De même que la rétention chlorurée peut seule exister pendant longtemps, de même la rétention azotée peut se développer depuis le début jusqu'à la fin de la maladie sans se compliquer de rétention chlorurée, et l'on peut voir des sujets mourir d'urémie sans avoir jamais présenté trace d'œdème. Nous parlons là de cas exceptionnels, car le plus souvent ces deux rétentions combinent leurs effets au cours de l'insuffisance rénale et finissent par se compliquer l'une l'autre.

On voit combien sont variées les formes de l'urémie. Quoi qu'il en soit, tantôt l'urémie est brusque dans son apparition, tantôt elle évolue lentement, progressivement, presque insidieusement, elle s'installe sournoisement sous le masque d'une autre maladie, et elle provoque des difficultés de diagnostic que nous allons maintenant étudier en reprenant dans son ensemble le diagnostic de la maladie de Bright.

Diagnostic de la maladie de Bright. — Diagnostic de l'insuffisance rénale. — Ce que j'ai à dire maintenant, au sujet du *diagnostic*, s'applique aussi bien aux symptômes brightiques qu'aux grands accidents urémiques. Ainsi que je l'ai déjà dit, la maladie de Bright, dans ses formes lentes et insidieuses, qui sont les plus fréquentes, se traduit par des céphalées qu'on décore improprement du nom de migraines ; par des troubles gastriques et par des vomissements qu'on met à tort sur le compte d'une dyspepsie ou d'une gastrite alcoolique ; par des accès de suffocation que l'on confond avec des accès d'asthme ; par une anhélation

1. Widal et Javal. *La cure de déchloruration*, 1906.

que l'on qualifie d'emphysème ; par des troubles cardiaques qu'on prend pour une maladie du cœur ; par un
épanchement pleural qui simule une vulgaire pleurésie ;
par un catarrhe bronchique dont on méconnaît la nature ;
par des troubles vésaniques qu'on prend pour un accès de
manie et pour lesquels on envoie le malade dans un asile
d'aliénés ; par des troubles auditifs et vertigineux que l'on
confond avec la maladie de Menière ; par des phénomènes
nerveux qu'on met sur le compte d'une neurasthénie ;
par des envies fréquentes d'uriner qu'on attribue à une
lésion prostato-vésicale.

La connaissance approfondie des symptômes brightiques
en révèle la nature et permet de grouper autour de tel
symptôme qui avait appelé l'attention du malade d'autres
symptômes qui, pour lui, étaient à peu près passés inaperçus. C'est ainsi qu'on arrive au diagnostic, Je sais bien qu'en
fait de diagnostic il y a deux signes de premier ordre, les
œdèmes et l'*albuminurie*, qui lui fournissent un appoint considérable. Je fais néanmoins pour l'albuminurie *quelques
restrictions* que je vais développer.

On avait tellement pris l'habitude de considérer l'albuminurie comme un signe prépondérant dans le diagnostic des néphrites qu'on n'a pas encore su s'en affranchir. Cette prépondérance date de loin, elle est née avec Bright, le promo-
teur illustre des innombrables travaux qui se sont succédé
sur cette question. Sous l'impulsion de Bright et de Rayer,
dont je me plais à reconnaître la grande et légitime autorité, l'albuminurie fut longtemps considérée comme l'arbitre
souverain dans le diagnostic des néphrites, et il sembla
que néphrite et albuminurie dussent marcher de pair comme
deux compagnes inséparables. Or, cette prépondérance me
paraît usurpée, je ne suis ni le premier ni le seul à le dire[1],
mais je tiens à bien l'affirmer. C'est dans les néphrites *aiguës*
que l'albuminurie a une importance de premier ordre, elle
ne manque jamais ; mais dans les néphrites chroniques

1. Lépine. *Rev. de méd.*, 1885. — Lancereaux. *Dict. de méd.*

à prédominance interstitielle qui sont si communes, l'albuminurie est un signe inconstant, infidèle et trompeur. Non seulement l'albuminurie peut faire défaut à la phase initiale du brightisme (petite urémie), mais elle peut manquer, alors que la maladie de Bright est confirmée, et même pendant les grands accidents urémiques.

Dans ma communication à la Société médicale des hôpitaux sur l'étude clinique et expérimentale de la maladie de Bright sans albuminurie[2], et dans ma communication à l'Académie de médecine[3] concernant le brightisme et la dissociation des actes morbides du rein, j'ai rappelé et j'ai cité un certain nombre de cas, quelques-uns vérifiés à l'autopsie, où l'albumine *avait complètement disparu* pendant une assez longue période de la maladie.

C'est donc un fait aujourd'hui bien avéré, que l'albuminurie n'a qu'une valeur un peu secondaire dans le diagnostic de la maladie de Bright : elle n'est qu'un témoin ; et quel témoin ! témoin infidèle, puisqu'il peut faire défaut ; trompeur, car, nous allons y revenir au chapitre suivant, l'albuminurie peut exister en dehors de tout état brightique. La conclusion, c'est qu'on risquerait fort de commettre une erreur de diagnostic en donnant à l'albuminurie le rôle d'arbitre souverain qu'elle ne doit pas avoir.

Les remarques que je viens de faire au sujet de l'albuminurie s'appliquent en partie aux *œdèmes*. Certains brightiques, surtout les artério-scléreux, peuvent traverser une longue phase de leur maladie sans le moindre œdème, tandis que d'autres œdèmes, de nature *rhumatismale* (Potain), simulant les œdèmes brightiques, n'ont rien à voir avec la maladie de Bright, et sont d'un pronostic bénin.

C'est pour dépister la maladie de Bright dans ses formes *frustes* (les œdèmes et l'albuminurie pouvant faire défaut), *c'est pour la démasquer dès sa phase initiale*, ou à l'une quelconque de ses périodes, alors que les grands symptômes

----

1. *Soc. méd. des hôpit.*, 1886. Séances du 11 juin et du 22 octobre.
2. *Bull. de l'Acad. de méd.*, 6 juin et 20 juin 1893.

sont absents, que j'ai cherché, depuis bien des années, à mettre en relief quelques signes plus modestes, que j'ai nommés *petits signes du brightisme*, et que j'ai décrits dans le cours de cet article. Isolés, ils ont peu de valeur, de ce qu'un individu présente isolément la pollakiurie, la cryesthésie, le doigt mort, des crampes dans les mollets, des secousses électriques, des troubles auditifs, ce n'est pas une raison, il s'en faut, pour en faire aussitôt un brightique. N'exagérons rien. Mais si un malade se plaint de céphalée violente dont on ne trouve pas la cause, de grands accès d'oppression qui ne sont pas de nature asthmatique, de troubles gastriques et de vomissements répétés dont on ignore l'origine, etc., si ce malade éprouve en même temps de la pollakiurie, s'il a eu à plusieurs reprises, doigt mort, crampes dans les jambes, épistaxis matutinales, cryesthé-sie, troubles auditifs, démangeaisons, secousses électri-ques, etc., en un mot, si, par une enquête minutieuse et approfondie, on arrive à *grouper* quelques-uns de ces signes, qu'ils se soient présentés successivement ou simultanément, si la tension artérielle est élevée, si l'on constate au cœur le bruit de galop, si bien étudié par Potain, on a bien des rai-sons pour affirmer que cet individu est *entaché de brightisme*, alors même qu'il n'aurait pas d'œdèmes, alors même que ses urines ne contiendraient pas d'albumine.

Les petits signes du brightisme (petite urémie) appa-raissent dans la première période de la maladie de Bright chez des gens qui n'ont pas encore eu les grands accidents brightiques, et qui ne les auront peut-être jamais. Fré-quemment aussi, ils accompagnent la maladie pendant toute son évolution. On les méconnaît faute de les recher-cher. J'ai la conviction qu'un grand nombre d'individus, à peu près sains en apparence, sont entachés de brightisme.

C'est là, à mon avis, un chapitre nouveau à ajouter à la description de la maladie de Bright. Que de goutteux, ayant ou n'ayant pas eu de coliques néphrétiques, ayant ou n'ayant pas d'albuminurie, ont pendant longtemps les petits signes du brightisme, en attendant qu'éclatent (trop souvent) les grands accidents de l'urémie ! Que de syphilitiques atteints de symptômes qu'on met sur le compte de la syphilis, et qui n'ont autre chose que les accidents du syphilo-brightisme, prélude d'accidents beaucoup plus graves, si ces malades ne sont pas suffisamment traités ! Que de gens ayant eu une maladie infectieuse, fièvre typhoïde, pneumonie, scarlatine, surtout la scarlatine, et chez lesquels les symptômes de brightisme évoluent insidieusement, avec rémission, pendant des mois et des années, jusqu'au jour où, faute de traitement, éclateront les grands accidents de la maladie de Bright ! Que de femmes, paraissant atteintes d'anémie ou de chloro-anémie, au teint pâle et verdâtre, présentant des céphalées, de l'essoufflement, des battements de cœur, etc..., passent pour des chlorotiques et sont atteintes en réalité de chloro-brightisme, forme fréquente et spéciale sur laquelle j'aurai l'occasion de revenir plus longuement ! Je répète donc que, dans bien des circonstances, c'est par la connaissance des petits signes du brightisme, avec ou sans tension artérielle et bruit de galop, qu'on arrivera à formuler le diagnostic de maladie de Bright en évolution, même en l'absence momentanée ou prolongée d'œdèmes et d'albuminurie. Ce diagnostic se fait couramment dans mon service ; on me présente à chaque instant des malades chez lesquels on a dépisté la petite urémie, sans œdèmes, sans albuminurie, et trois mois, six mois plus tard, le diagnostic se trouve vérifié, le malade nous revenant cette fois avec la maladie de Bright au complet, y compris œdèmes et albuminurie.

Voilà ce que nous enseigne la clinique, voyons maintenant ce que donnent les recherches de laboratoire.

Insuffisance rénale et recherches de laboratoire. — Les travaux de laboratoire qui vont nous occuper actuellement se proposent non seulement d'arriver au diagnostic de l'insuffisance rénale, mais encore de doser le degré de cette insuffisance (Achard)[1]. Trois procédés visent ce but : l'étude de la toxicité urinaire ; l'étude de la perméabilité des reins ; la cryoscopie.

1. Achard. *Diagnostic de l'insuffisance rénale.* Congrès de Paris, 1900.

Toxicité urinaire. — Bouchard[1], à la suite de nombreuses et remarquables expériences, a posé en principe que, si l'on recueille pendant vingt-quatre heures les urines d'un adulte bien portant, et si l'on injecte une partie de ces urines, préalablement filtrées et neutralisées, dans la veine d'un lapin, il faut en moyenne 50 grammes de ces urines pour tuer 1 kilogramme de lapin, c'est-à-dire qu'un lapin pesant 2 kilogrammes succombe quand on injecte dans son sang 100 grammes d'urine normale. Évidemment ce n'est là qu'une moyenne, les urines normales peuvent être un peu plus ou un peu moins toxiques ; un lapin du poids de 2 kilogrammes peut succomber après l'injection de 20 à 80 grammes d'urine ; de même aussi, il peut ne succomber qu'après l'injection de 110 à 120 grammes, car il y a bien des conditions qui, même à l'état normal, font varier la toxicité des urines ; mais en se plaçant dans de bonnes conditions expérimentales et en s'entourant des précautions voulues, on peut dire que 1 kilogramme de lapin est tué en moyenne par 50 grammes d'urine normale.

J'ai répété les expériences de Bouchard, et j'ai constaté, ainsi qu'il l'a observé et publié, qu'à mesure que la quantité des urines injectées augmente, l'animal est atteint de myosis, d'accélération des mouvements respiratoires, d'affaiblissement ou de disparition des réflexes oculaires, d'abaissement de la température, de raideur tétanique, de salivation, de quelques mouvements convulsifs, d'exophthalmie. Moins les urines sont toxiques, et naturellement plus la quantité à injecter doit être grande pour arriver à tuer l'animal. On pouvait supposer, *a priori*, que les urines des brightiques sont peu toxiques, puisque chez eux la dépuration urinaire est insuffisante, et qu'il en faudrait injecter une grande quantité pour arriver à tuer l'animal. C'est en effet ce qu'a constaté Bouchard ; les urines de brightiques doivent être mises (à des degrès divers, et suivant certaines conditions) au nombre des urines peu toxiques ou très peu toxiques. Ces expériences, répétées avec l'urine de brighti-

1. *Leçons sur les auto-intoxications.* Paris, 1887.

ques *non albuminuriques*, m'ont fourni un appoint au diagnostic de la maladie de Bright[1] dans les cas où ce diagnostic présente de grandes difficultés.

Toutefois, là recherche de la toxicité, pour être complète, devrait porter à la fois, dit Achard, sur l'urine et sur le sang ; la conclusion, dit cet auteur, c'est que, « outre des difficultés d'ordre pratique, la recherche de la toxicité est encore passible de quelques objections théoriques. Les résultats obtenus avec un même liquide étant sujets à varier, on ne saurait accorder aucune valeur précise à un essai unique. Or il est impossible en pratique de multiplier les expériences dans chaque cas. Ces incertitudes et ces difficultés techniques doivent donc faire réserver ce procédé pour les résultats de laboratoire et l'empêchent de passer dans le domaine de l'investigation clinique[2] ». Ceci étant dit, voyons les renseignements que peut nous fournir l'étude de la perméabilité du rein dans le dosage de l'insuffisance rénale.

Perméabilité rénale par élimination provoquée. — On sait depuis longtemps que la perméabilité est diminuée au cours des néphrites pour les matériaux normaux de l'urine et pour certains médicaments. Divers auteurs avaient même étudié incidemment l'élimination de certaines substances, lorsque Achard et Castaigne[1] ont proposé un procédé simple et pratique basé sur l'emploi du bleu de méthylène, procédé dont l'application a été le point de départ de recherches systématiques sur la perméabilité rénale. L'exploration se fait en injectant sous la peau du malade 5 centigrammes de bleu de méthylène et en recherchant dans l'urine, d'heure en heure, la présence de la matière colorante soit en nature, soit à l'état chromogène.

Le passage du bleu dans l'urine fournit plusieurs éléments

1. Dieulafoy. Étude clinique et expérimentale de la maladie de Bright. *Soc. méd. des hôp.*, 1886. Séances du 11 juin et du 22 octobre.

2. Achard, *loco citato*.

3. Achard et Castaigne. Diagnostic de la perméabilité rénale. *Bulletin de la Soc. méd. des hôp.*, 30 avril 1897.

d'appréciation qui sont : 1° le début de l'élimination qui à l'état normal se fait déjà après une demi-heure et qui à l'état pathologique peut être retardé de une ou plusieurs heures ; 2° la durée de l'élimination qui, chez les sujets normaux, varie de trente-cinq heures à soixante heures, et qui, à l'état pathologique, peut être abrégée ou prolongée ; 3° la quantité de substance éliminée qui est pour Achard et Clerc l'élément le plus important de l'épreuve. Ce dernier élément est le moins facile à apprécier et sa recherche complique un peu le procédé. Il faut recueillir exactement la totalité des urines et pratiquer le dosage du bleu éliminé par les procédés chromométriques. A l'état normal, le taux d'élimination dans les vingt-quatre premières heures (bleu et chromogène réunis) atteint au moins la moitié de la dose injectée, soit 25 à 30 milligrammes. La quantité éliminée dans les vingt-quatre premières heures est la plus intéressante, néanmoins on continue les dosages toutes les vingt-quatre heures, s'il y a lieu, jusqu'à la fin de l'élimination ; 4° le rythme de l'élimination, qui, à l'état normal, est d'abord régulièrement croissant, pour devenir régulièrement décroissant après avoir atteint un maximum. Chauffard a montré qu'une élimination discontinue avec interruptions intermittentes caractérise l'insuffisance hépatique.

Les résultats pathologiques fournis par l'épreuve du bleu de méthylène sont les suivants : dans les néphrites interstitielles, la perméabilité au bleu est diminuée ; cependant on a rapporté quelques cas où elle était à peine troublée ; on cherche à expliquer ce fait en supposant qu'il reste encore une petite portion du parenchyme capable d'éliminer la substance colorante. Dans les néphrites parenchymateuses au contraire, Bard[1], puis Léon Bernard[2], Widal[3], Achard et

1. Bard. De l'excès de perméabilité du rein dans les néphrites épithéliales. *Gaz. hebdom. de médecine et de chirurgie*, 27 mai 1897.

2. L. Bernard. Les fonctions du rein dans les néphrites chroniques. *Bull. de la Soc. des hôpit.*, 26 janv. et 9 fév. 1900, et Th. de Paris, 1900.

3. F. Widal. Les fonctions rénales dans les états urémiques. *Bull. de la Soc. des hôpit.*, 2 février 1900.

Clerc ont montré que la perméabilité au bleu de méthylène reste normale et peut même être exagérée.

En somme, l'épreuve du bleu de méthylène donne souvent une idée de la perméabilité générale du rein ; mais, comme l'ont montré Bernard et Widal, les troubles de l'élimination du bleu dans les néphrites *sont loin d'être toujours proportionnels au degré de la lésion rénale et à l'intensité des symptômes urémiques*. Widal a rapporté l'observation d'un malade atteint de néphrite syphilitique parenchymateuse qui, en proie à des accidents de grande urémie, présentait une perméabilité *normale* au bleu de méthylène. Pour interpréter ces faits, il faut se rappeler que la perméabilité des épithéliums rénaux est, comme l'a avancé Lépine, variable pour les différentes substances qui les abordent ; il faut se rappeler, d'autre part, que le bleu de méthylène est une substance qui peut subir une réduction considérable dans l'intimité de l'organisme de certains sujets. Bard et Bonnet ont montré qu'il pouvait y avoir dans certains cas dissociation entre l'élimination du bleu et celle de l'iodure de potassium. Widal et Ravaut[1] ont constaté semblable dissociation pour l'élimination du salicylate de soude. Ils ont montré d'autre part que le salicylate de soude injecté à la dose de 50 centigrammes sous la peau a l'avantage de s'éliminer d'une façon plus rapide que le bleu de méthylène ou l'iodure de potassium, soit en quinze ou vingt heures à l'état normal. La quantité éliminée peut être dosée avec grande précision dans l'urine émise à chaque miction. Au total, l'élimination de ces substances par les reins *ne donne pas* au diagnostic de l'insuffisance rénale des résultats assez précis pour qu'il soit permis de juger le degré de cette insuffisance.

Il n'en est pas de même de l'élimination par le rein d'une substance naturelle comme le chlorure de sodium. Au cours de la néphrite épithéliale, l'élimination du bleu de méthy-

---

1. Widal et Ravaut. Perméabilité pleurale au salicylate de soude. *Bull. de la Société médicale des hôp.*, 6 juillet 1900.

lène peut être normale alors que l'élimination des chlorures est très troublée.

Widal[1] a montré que l'on pouvait observer une dissociation des troubles de la perméabilité, même entre les substances naturellement éliminées, entre l'urée et le chlorure de sodium, par exemple, et qu'il existait pour le rein une fonction d'élimination des chlorures bien spécialisée, pouvant être troublée pour son propre compte, alors que les autres fonctions demeuraient encore intactes.

La perméabilité du rein aux chlorures est la plus intéressante à connaître, car de la rétention de ce sel peut dépendre, nous l'avons vu plus haut, l'apparition de l'œdème avec toutes ses conséquences. Il suffit de connaître approximativement la teneur en chlorure de sodium du régime suivi pendant plusieurs jours par le malade et de la comparer avec la quantité de chlorures éliminée par les urines pour en déduire le degré de perméabilité rénale.

Toxicité du sérum. — Les recherches sur la toxicité du sérum normal ou pathologique injecté dans les veines ou dans le tissu cellulaire sous-cutané ont donné jusqu'ici des résultats contradictoires. Widal, Sicard et Lesné[2] ont étudié par la méthode des injections intra-cérébrales le sérum des sujets normaux ou urémiques. Leurs expériences ont montré que, dans le sérum de tous les hommes bien portants ou en proie à des accidents urémiques, existait un poison convulsivant dont la présence peut être révélée par l'inoculation dans le cerveau du cobaye et ne l'est pas par l'inoculation dans le cerveau du lapin. Les cellules nerveuses d'animaux d'espèces voisines, telles que le cobaye et le lapin, peuvent donc réagir tout à fait différemment sous l'influence d'un même poison de l'organisme. Si le sérum des urémiques injecté dans le cerveau des lapins n'est pas plus toxique que le sérum des sujets normaux, on peut se demander si la raison n'en tient pas à ce fait,

---

1. Widal. *Soc. méd. des hôp.*, 2 février 1900 et 51 juillet 1905.

2. Widal, Sicard et Lesné. Toxicité de quelques tumeurs de l'organisme inoculées dans la substance cérébrale. *Soc. de biol.*, 25 juillet 1900.

que des poisons sensibles pour la cellule nerveuse de l'homme ne le sont peut-être pas pour la cellule d'espèce différente telle que celle du lapin.

L'expérience suivante de Widal et Lesné[1] plaide en faveur de cette hypothèse. Ils ont déterminé des néphrites parenchymateuses par injection d'acide chromique au lapin. Le sérum des animaux ainsi traités était toxique par injection intra-cérébrale, pour le cobaye à la dose d'un dixième de centimètre cube, et pour le lapin à la dose d'un demi-centimètre cube. Or, avant l'apparition de la lésion rénale, le sérum de ces animaux était inoffensif pour le cobaye après injection intra-cérébrale d'un quart de centimètre cube, et pour le lapin après injection intra-cérébrale d'un demi-centimètre cube.

Cryoscopie. — « La cryoscopie, dit Achard[2], a pour objet de tourner l'insurmontable difficulté que présente la comparaison chimique du sang et de l'urine, en substituant la recherche d'une qualité physique à celle d'une valeur chimique. Au lieu de doser dans le sang et dans l'urine la proportion relative de chacun de leurs matériaux, cette méthode évalue seulement la quantité totale des molécules contenues dans ces deux liquides, sans distinction de nature. Le procédé relativement simple qui permet de connaître la teneur en molécules ou *concentration moléculaire* d'un liquide consiste à en déterminer le point de congélation; en effet, d'après la loi de Raoult, l'abaissement du point de congélation d'une solution est proportionnel au nombre des molécules dissoutes dans l'unité de volume de dissolvant, quelles que soient la grosseur et la nature de ces molécules. Connaissant la concentration moléculaire de l'urine et celle du sérum sanguin, il est facile d'établir leur rapport; les variations de celui-ci permettront d'apprécier les différences de concentration qui résultent de l'état pa-

1. Widal et Lesné. Perméabilité rénale et cryoscopie du sérum sanguin dans les néphrites parenchymateuses humaines et expérimentales. *XIIIe Congrès international.* Paris, 1900.
2. Congrès de Paris, 1900.

thologique des reins. » Ces recherches et tous les calculs qu'elles comportent (Claude et Balthazard) sont peu pratiques, et plus compliquées, dit Achard, que ne le veulent les exigences de la clinique journalière.

Après l'étude de ces recherches de laboratoire, destinées à éclairer le diagnostic et le degré de l'insuffisance rénale, je crois pouvoir conclure que ces recherches sont pour le moment peu pratiques, parfois infidèles, et, dans cette question, le rôle principal reste encore à la clinique.

Durée. — La *durée* de la maladie de Bright est très variable : une, deux années, et moins encore, pour les néphrites à prédominance épithéliale ; cinq, six, dix ans et plus encore, pour quelques néphrites à prédominance interstitielle et vasculaire, pour les néphrites mixtes. Les rémissions, les intermittences, les temps d'arrêt, sont assez fréquents ; on voit des malades qui paraissent guéris et chez lesquels la maladie revient après quelques années ; on peut alors se demander si le réveil de la maladie mal éteinte n'est pas dû à l'intervention d'une nouvelle cause.

Les cas de *guérison*, fréquents dans quelques néphrites aiguës, sont plus rares dans le mal de Bright, surtout quand une partie de l'économie est envahie, avec artério-sclérose plus ou moins généralisée. Parfois le brightique succombe à des hémorrhagies, à l'apoplexie, à des lésions cardiaques et pulmonaires. Dans quelques circonstances, des phlegmasies cutanées ou viscérales, des gangrènes (infections secondaires), hâtent le dénouement, et, si le malade échappe à ces différentes complications, il peut être enlevé un jour ou l'autre par des accidents urémiques, dyspnéiques, apoplectiformes, épileptiformes et comateux.

Pronostic. — C'est surtout à propos du pronostic qu'il ne faut pas oublier *la dissociation possible des actes morbides du rein*, l'albuminurie pouvant durer des années sans être pour cela une albuminurie brightique, ou n'en étant que le seul témoin, et, d'autre part, le mal de Bright pouvant évoluer à ses différentes phases sans albuminurie. Voici des exemples de ces dissociations.

Je vois depuis longtemps un jeune homme, le fils d'un proviseur de lycée de Paris, qui depuis bien des années a une albuminurie scarlatineuse sans aucune adjonction de brightisme ; je l'ai soumis au régime lacté et je dirai en passant que le régime lacté, si merveilleux contre les accidents urémo-brightiques, grands ou petits, a moins de prise sur le symptôme albuminurie. Je donne mes soins à un enfant de dix ans qui a gardé de sa scarlatine une albuminurie abondante qui dure depuis plusieurs années ; le teint est pâle, les paupières sont parfois bouffies, mais aucun symptôme brightique n'est apparu. J'ai vu une dame, avec un de mes confrères d'Amiens, qui a eu une néphrite scarlatineuse il y a sept ans ; l'albumine qui fut constatée à cette époque disparaît par intervalles, puis reparaît, et jamais jusqu'ici cette albuminurie n'a été compliquée de symptômes urémo-brightiques.

En opposition avec ces observations, j'en peux citer deux autres concernant l'une une femme de vingt-cinq ans, l'autre un garçon de dix-sept ans, ayant eu l'un et l'autre une néphrite scarlatineuse avec albuminurie, et chez lesquels les symptômes brightiques persistent, bien que l'albuminurie ait disparu depuis quelque temps.

Cette dissociation des actes morbides du rein existe assez souvent dans les néphrites chroniques. Caussade me racontait l'observation d'un médecin de la marine, atteint de néphrite pneumonique il y a cinq ans. Pendant ces cinq années, l'albuminurie a été le seul témoin de cette néphrite : les petits accidents du brightisme commencent actuellement à évoluer.

La syphilis présente, elle aussi, des modalités analogues. Il n'est pas rare de trouver, pendant la première année de l'infection, des urines albumineuses, sans adjonction d'aucun symptôme brightique. Par contre, on voit des siphilitiques atteints de *siphilo-brightisme* avec petite urémie, l'albuminurie faisant momentanément défaut.

Nous étudierons cette dissociation des actes morbides des reins au sujet du chloro-brightisme, du syphilo-brightisme et du brightisme goutteux. Un goutteux, atteint de goutte articulaire, peut être albuminurique et rester pendant. des années albuminurique sans être atteint d'accidents brightiques. J'ai connaissance de goutteux qui ont depuis trois ans, depuis cinq ans, des quantités notables d'albumine et qui n'ont pas même été effleurés par les petits accidents du brightisme. J'ai souvent causé, à l'hôpital Necker, avec un médecin étranger qui suivait ma visite et qui, fort goutteux, avait depuis sept ans de fortes quantités d'albumine sans avoir jamais éprouvé le moindre symptôme brightique. J'ai vu, récemment, un homme, jeune encore, sujet à des attaques de goutte articulaire aiguë, et ayant, à sa connaissance, depuis trois ans des urines très albumineuses ; ces urines contiennent actuellement près de 2 grammes d'albumine par litre ; mais leur toxicité, que j'ai expérimentée, est absolument normale, et ce goutteux, que j'ai minutieusement interrogé, n'a pas le moindre signe de brightisme. Il y a donc une albuminurie goutteuse, une sorte de diabète albumineux goutteux, qui peut durer des années sans conduire au brightisme. Ces notions sont vraiment importantes à connaître au point de vue du *pronostic*.

Par conséquent, un albuminurique, son albumine eût-elle pour origine la goutte, la syphilis, la scarlatine, etc., n'a rien à craindre, tant que sa dépuration urinaire est suffisante, c'est-à-dire tant que son albuminurie n'est accompagnée ni des petits accidents du brightisme, ni d'un abaissement de la toxicité urinaire. Je dis qu'il n'a rien à craindre, à la condition toutefois qu'il suive un certain régime, et qu'il évite, dans la mesure du possible, les états infectieux, la grippe, la grossesse, les refroidissements, etc,, toutes causes qui peuvent raviver sous forme de néphrite aiguë, parfois terrible, une néphrite à peu près latente dont l'albumine était presque le seul témoin.

D'autre part, un brightique, n'eût-il pas trace d'albumine dans les urines, n'eût-il que les petits accidents du brightisme, doit être continuellement en éveil, car sa dépuration urinaire est insuffisante ; il doit s'observer et se soigner, car les petits accidents de la veille peuvent devenir les grands accidents du lendemain.

La constatation des petits signes du brightisme (petite urémie) n'implique pas fatalement un pronostic grave pour l'avenir. Fort heureusement, bien des gens, des syphilitiques, des goutteux, des chlorotiques, sont *entachés de brightisme* sans arriver fatalement aux grands accidents urémiques. Mais quand on a les petits accidents du brightisme, *c'est un avertissement dont il faut tenir compte* ; il faut se soigner et se soigner rigoureusement, *qu'on soit albuminurique ou qu'on ne le soit pas.*

Au point de vue du pronostic des accidents urémiques, le dosage de l'urée dans le sang peut donner des renseignements très importants (Widal)[1]. Quel que soit le degré des œdèmes et quelle que soit la gravité apparente des symptômes, si le sang contient moins d'un gramme d'urée par litre, c'est la chlorurémie qui est surtout en jeu et l'on a tout à espérer du régime déchloruré et des diurétiques déchlorurants. Si, au contraire, l'urée atteint les chiffres de 3 à 4 grammes qui ne s'observent guère que dans la période terminale de la maladie, le pronostic est extrêmement grave. Il serait donc bon de prendre l'habitude de faire doser systématiquement l'urée dans le sang des saignées, dont les indications sont si fréquentes au cours du mal de Bright.

Résumé. — Voici, en *résumé*, comment je comprends la question qui a fait l'objet de ce chapitre : est atteint de brightisme et de *mal de Bright*, tout individu qui a une néphrite subaiguë ou chronique, ce qui implique une altération plus ou moins considérable de la dépuration urinaire. Que la néphrite soit à prédominance interstitielle, à prédominance épithéliale, ou à lésions mixtes et diffuses, ce qui est le cas le plus fréquent, que la lésion soit limitée au rein, ou que d'autres organes soient plus ou moins compromis, peu importe, ces malades sont des brightiques

La maladie de Bright peut faire suite à une néphrite aiguë ; elle peut, et c'est le cas le plus fréquent, être chro-

---

1. Widal. *Les régimes déchlorurés.* Rapport au Congrès de Liége, 1905.

nique d'emblée, avec ou sans poussées aiguës, avec ou sans
rémissions; enfin elle peut guérir; mais, quels que soient
l'ordre et l'évolution des lésions et des symptômes, le malade est brightique lorsque sa lésion rénale et lorsque la
dépuration urinaire insuffisante l'exposent aux petits accidents et aux grands accidents que j'ai énumérés dans le
cours de cette étude.

Il ne faudrait pas cependant donner à l'insuffisance urinaire et à l'intoxication qui en est la conséquence une
place tellement prépondérante qu'elle laissât dans l'ombre
les autres symptômes. D'autres accidents sont en effet tributaires des néphrites, ou *marchent parallèlement* avec
elles: œdème du poumon, œdème du cerveau, épanchements de la plèvre, du péritoine, du péricarde, hypertrophie et sclérose du cœur, anévrysmes miliaires, hémorrhagie cérébrale, hémorrhagies rétiniennes, lésions du foie,
infections secondaires, pneumonies, suppurations, gangrènes, sont autant de complications qui peuvent s'ajouter
aux accidents urémiques et modifier la symptomatologie si
complexe de la maladie de Bright.

Au milieu de tous ces symptômes, le rôle de l'albuminurie est un peu secondaire. Aussi, les appellations de
dyspnée albuminurique, convulsions albuminuriques, rétinite albuminurique, sont-elles mauvaises. Trop souvent, au
lieu de dire : tel malade est un brightique, on dit, par habitude : c'est un albuminurique, et l'on a tort, car bien des
albuminuriques ne sont pas brightiques, et certains brightiques peuvent, à diverses périodes de leur maladie, n'être
pas albuminuriques.

Non seulement les termes « albuminurique et brightique »
ne sont en rien synonymes, mais l'albuminurie elle-même,
au cours d'une maladie de Bright, ne donne que des renseignements incertains sur la marche et sur le pronostic de la
maladie. En effet, ce ne sont pas les brightiques le
plus albuminuriques qui sont à la veille des grands accidents. Parfois l'albumine disparaît aux moments les plus
graves, et, par contre, elle peut persister malgré la gué-

rison apparente du mal de Bright, témoin le malade qu'on avait surnommé dans mon service « le porteur d'armoires[1] ».

En un mot, ce qui domine la situation, ce qui crée le danger, *ce n'est pas ce qui passe au travers des reins, c'est ce qui ne passe pas.* Ce n'est pas parce que les reins laissent passer tous les jours quelques centigrammes ou quelques grammes d'albumine qu'il y a danger, le danger vient de ce que les reins malades ne laissent plus passer en quantité voulue les éléments de dépuration qui constituent la sécrétion urinaire normale. Le poison retenu dans l'économie peut s'y accumuler rapidement et à forte dose si la dépuration urinaire est gravement compromise, et alors éclatent les grands symptômes de l'urémie brightique, mais si l'atteinte portée à la dépuration urinaire est légère, le poison met un temps plus ou moins considérable à s'accumuler dans l'économie, et le malade est sous le coup de cet état que je viens de décrire sous la dénomination de *brightisme* ou *petite urémie.*

L'apparition ou la disparition de l'albumine à toutes les périodes du mal de Bright condamne la théorie de Mahomed, qui avait décrit une période préalbuminurique, comme si le mal de Bright devait forcément débuter par une phase où l'albumine fait défaut.

Traitement. — Ce qui domine le traitement de la maladie de Bright c'est, suivant les cas, le régime lacté, ou le régime lacto-végétarien. Le malade prendra tous les jours, deux, trois litres de lait, chaud ou froid, cuit ou cru, à intervalles égaux et en quantités égales ; par exemple 500 grammes toutes les deux heures. Si le malade supporte mal le goût du lait, on pourra le sucrer, l'aromatiser avec quelques gouttes de kirsch ou avec une cuillerée de café. On se gardera bien de le saler. Si le lait est mal toléré, on commencera par en donner de faibles quantités, en ayant soin de l'alcaliniser avec un peu d'eau de chaux ou avec de l'eau de Vichy. On peut, au gré du malade, donner du lait de

---

1. Thèse de Rioblanc sur le *Pronostic des néphrites aiguës,* 1885.

vache, du lait de chèvre, du lait d'ânesse, du koumys, du ké-
phir. Dans quelques cas, le régime lacté doit être *aussi ab-*
solu que possible; on peut néanmoins permettre les œufs,
les fromages à la crème, les laitages, crèmes au chocolat, à
la vanille, au caramel, les fécules de riz, d'orge ou d'avoine,
les fruits. L'alimentation lactée produisant facilement la
constipation, on prescrira des lavements; on fera dissoudre
15 à 30 grammes de manne dans le lait : on donnera la
cascarine.

Il arrive que, sous l'influence de cette médication, les
urines deviennent plus abondantes, les œdèmes diminuent,
les étouffements disparaissent; en un mot une amélioration
considérable se manifeste. Mais, chose remarquable, le régime lacté, qui a une action si directe sur les symptômes
toxiques et sur les œdèmes, a une action moins efficace sur
l'albuminurie. J'ai vu souvent des brightiques chez lesquels
le régime lacté absolu, continué pendant plusieurs mois,
faisait merveille, mais chez lesquels aussi l'albuminurie
persistait à dose assez élevée, malgré le régime lacté.

Certains brightiques sont littéralement empoisonnés dès
qu'ils substituent l'alimentation carnée au régime lacté; un
de mes confrères, qui m'a donné son observation, et dont
la santé est excellente, tant qu'il suit strictement son régime lacté, est pris de céphalée, d'oppressions et de vomissements, s'il veut manger de la viande, ou même avaler
quelques tasses de bouillon.

On a cherché expérimentalement à se rendre compte des
effets bienfaisants de la diète lactée. Gilbert et Dominici
ont constaté que la quantité des bactéries contenues dans
le tractus intestinal est 60 fois moins élevée par l'alimentation lactée; il se fait donc une quasi-asepsie du tube
digestif[1], et l'auto-intoxication en est diminuée d'autant.
Nous verrons plus loin qu'un des bienfaits de la cure lactée
est de réduire la proportion des chlorures de l'alimentation.

La médication lactée, si elle est bien supportée, doit être

---

1. Jaccoud. *Leçons de clinique médicale*, 1887, p. 276.

continuée pendant des mois et au delà ; si elle est mal tolérée, on la modifie par moments, on la remplace par une alimentation mixte (régime lacto-végétarien), légumes verts, farineux, pâtes, gâteaux, fruits, on permet les viandes blanches. A ce moment, les toniques, les injections de cacodylate de soude, peuvent avoir quelque utilité.

Il faut entretenir ou réveiller les fonctions de la peau au moyen de frictions, de massages, mais je suis peu partisan des bains de vapeur. L'excitation cutanée doit être méthodique et constante (Semmola). Les révulsifs souvent appliqués à la région des reins, sinapismes, ventouses sèches, sont également indiqués.

Les iodures de sodium ou de potassium, qui sont recommandés, quand la néphrite est associée à l'artério-sclérose, ne m'ont jamais paru bien nécessaires ; ils ont l'inconvénient de déplaire aux malades, ils donnent « mauvaise bouche, mauvais estomac, » et leur effet curatif, abstraction faite de la syphilis, me paraît assez contestable.

Les autres médicaments, le tanin, l'acide gallique, la fuchsine, si fort préconisée, n'ont aucune efficacité.

Si les œdèmes sont persistants (œdèmes périphériques et œdèmes splanchniques), si le cœur paraît faiblir, si, malgré le régime lacté, les urines ne sont pas suffisamment abondantes, il faut recourir aux diurétiques : vin de Trousseau, digitale, digitaline, diurétine, théocine qui est un isomère de la théobromine, et surtout théobromine. La théobromine à la dose journalière de 50 centigrammes à 2 grammes est le médicament de choix. Elle est un agent de diurèse et de déchloruration. Dans bien des cas, sous son influence, les urines deviennent abondantes, les chlorures s'éliminent et les œdèmes disparaissent. » Du reste, les médicaments réputés les plus aptes à rétablir la diurèse chez les brightiques se sont montrés les déchlorurants les plus puissants. La théobromine, diurétique rénal par excellence, en rétablissant dans le rein le courant des chlorures, exonère l'organisme du sel qui l'encombre et produit la polyurie libératrice ». Ces conclusions sont déduites des recherches de

Widal et Javal[1] qui sont probantes. La digitale doit intervenir si le cœur est en cause. Si les épanchements des séreuses sont considérables, il faut leur donner issue.

C'est le moment de parler de la *cure de déchloruration*[2] instituée suivant les principes formulés par Widal et Javal et qui s'adresse surtout aux brightiques avec œdèmes. Chez un certain nombre de malades, elle parait influer également sur l'albuminurie. Nous avons vu plus haut comment Widal et ses élèves avaient établi le rôle du chlorure de sodium sur la genèse des œdèmes brightiques. Les déductions pratiques en découlaient tout naturellement. Puisque, comme ils l'ont fait voir, c'est surtout le sel qui, dans nombre de cas, est l'aliment dangereux, il était naturel de penser que c'est sur lui qu'il fallait faire porter la restriction dans le régime alimentaire des brightiques.

Le lait, dont on connaît depuis si longtemps l'action salutaire au cours des néphrites, tire sans doute une partie de ses qualités de sa faible chloruration. Or, Widal et Javal ont montré qu'il suffisait d'ajouter au lait du chlorure de sodium pour en faire un régime malfaisant, et que chez le même sujet des aliments solides très variés riches en albuminoïdes comme la viande, en hydrates de carbone comme le pain[3], le sucre ou la pomme de terre, en graisse comme le beurre, ne s'opposaient pas, s'ils n'étaient pas additionnés de sel, à la disparition des œdèmes, à la diminution de l'albuminurie, et pouvaient devenir ainsi des auxiliaires de la cure de déchloruration. Le riz, les pâtisseries, les pâtes alimentaires donnent des résultats analogues, pourvu que le sel ne soit pas ajouté à leur préparation. Tous ces aliments ne contiennent, en effet, dans leur composition naturelle que des traces de chlorures. Voilà donc une série d'aliments grâce auxquels on

1. Widal et Javal. La déchlorurémie et la cure de déchloruration dans le mal de Bright. *Presse médicale*, 7 octobre 1903.

2. Widal et Javal. La cure de déchloruration. *Soc.méd.des hôp.*, juin 1905.

3. On doit faire préparer par le boulanger du pain sans sel. C'est un aliment désagréable. Je préfère lui substituer des pommes de terre ou des gâteaux.

pourra, dans nombre de cas, varier ou mitiger le régime de certains brightiques.

En résumé, nous savons que le chlorure de sodium est absolument préjudiciable aux brightiques, surtout aux brightiques œdémateux. Il faut donc supprimer le sel de leur alimentation. Quant au régime alimentaire, cure lactée absolue, cure lacto-végétarienne, cure lacto-végéto-carnée; tout cela est variable avec tel ou tel brightique; c'est presque une affaire de tâtonnement.

Aux grands *accidents urémiques* d'ordre nerveux, délire aigu, convulsions épileptiformes, coma, œdème aigu du poumon, il faut opposer la saignée. On pratique une *saignée* de 200 à 300 grammes et l'on recommence la saignée le jour même, le lendemain, les jours suivants, s'il y a lieu. Bien appliquée, la saignée donne habituellement les meilleurs résultats; elle arrête les accès convulsifs qui tuent si souvent les malades. L'amélioration qu'on obtient en pratiquant la saignée est due à deux causes : d'abord la saignée facilite la résorption des œdèmes viscéraux, ensuite elle soustrait une notable quantité du poison urémique. A défaut de saignée, on applique des sangsues derrière les oreilles ou à la région lombaire.

Je me suis demandé autrefois si la *transfusion* pratiquée chez les urémiques ne pourrait pas agir efficacement, et si l'apport de 100 grammes du sang de bonne qualité ne pourrait pas modifier la composition d'une masse sanguine de mauvaise qualité. J'ai pratiqué dix fois la transfusion pour des cas analogues. Les observations que je possède sur la transfusion du sang dans le mal de Bright sont trop peu nombreuses pour qu'on en puisse tirer aucune conclusion, mais ce qui me paraît démontré, c'est que la transfusion de 100 à 120 grammes de sang a une influence salutaire sur les accidents urémiques; elle peut les enrayer pour une durée qui est probablement variable *suivant la nature et l'inten-sité des lésions*. Ce résultat a été bien net chez la femme qui fait le sujet de ma première observation[1]. Il est évi-

1. Dieulafoy. Étude sur la transfusion du sang dans la maladie de Bright *Gaz. hebd.*, 18 janvier 1884.

dent que les 120 grammes de sang infusés dans la veine
de cette malade n'ont pu modifier en rien les lésions rénales,
mais les accidents urémiques, céphalée, vomissements, convulsions, état comateux, ont été enrayés ou modifiés. Nous
ne pouvons, pour le moment, tirer d'autres conclusions,
mais il est permis de se demander ce qui arriverait si, au
lieu de pratiquer une seule transfusion, on en pratiquait
une série.

Dans un cas de Stohr, la transfusion fut pratiquée pour
des accidents urémiques aigus; le malade succomba treize
jours plus tard à des complications pleuro-pulmonaires, mais
l'opération, dit Bartels[1], eut un succès éclatant contre les
accidents urémiques. Dans un autre cas, Belina Swiouthowsky
pratiqua la transfusion chez une femme en couches éclamp-
tique et albuminurique : le succès fut complet et durable.

La *dyspnée urémique*, qui revêt parfois une si terrible intensité, peut ête combattue par différentes médications,
au nombre desquelles sont les émissions sanguines (saignées, sangsues, ventouses scarifiées sur la poitrine). On
peut sans inconvénient, on doit même faire usage des injections sous-cutanées de morphine à très petite dose,
chaque injection contenant un demi-centigramme ou un
centigramme de chlorhydrate de morphine. Je ne partage
nullement les préventions de certains médecins relativement à l'usage de la morphine chez les brightiques; bien
maniée, la morphine donne de bons résultats.

Il y a quelques années, j'ai eu l'idée de combattre par
l'*ipéca* les dyspnées urémiques; la médication réussit d'autant mieux que la dyspnée est plus toxique et moins associée à un œdème broncho-pulmonaire. Je fais donner toutes
les heures une pilule composée de 4 centigrammes d'ipéca
et de 2 milligrammes d'opium. On arrête la médication dès
que l'état nauséeux menace de se terminer par vomissement et on la recommence les jours suivants s'il y a lieu.
J'ai vu plusieurs malades atteints de grandes dyspnées uré-

1. Bartels. *Les maladies des reins*, traduit par Edelman, additions de
Lépine, Paris, 1884.

miques très soulagés par l'ipéca. Contre la dyspnée urémique les inhalations d'oxygène ont également été préconisées[1].

La *céphalée* urémique est calmée par l'application de sangsues derrière les oreilles et par l'antipyrine à la dose de 1 à 2 grammes par jour.

Les *vomissements urémiques* et l'intolérance stomacale urémique sont des accidents parfois fort difficiles à combattre. Il faut mettre le malade à la diète absolue : ni eau, ni lait; on lui permet quelques morceaux de glace; on lui prescrit, toutes les trois heures, un petit lavement destiné à être gardé et contenant : 150 grammes d'eau, 20 grammes de lactose, un jaune d'œuf et 10 grammes de peptone. Dès que l'estomac est devenu plus tolérant, on donne toutes les deux heures un verre à bordeaux d'eau glacée, précédé d'une cuillerée à café de la solution suivante :

Eau de chaux..	100 grammes.
Chlorhydrate de cocaïne..	4 centigrammes.
Chlorhydrate de morphine..	1 —

L'*oligurie* et l'*anurie* se rencontrent assez fréquemment dans le cours du mal de Bright ; elles sont la cause directe et rapide des accidents urémiques. Ainsi que je le disais plus haut, ce n'est pas l'étendue de la lésion qui est à elle seule cause de l'oligurie ou de l'anurie brightique. Si l'oligurie marchait parallèlement avec l'envahissement des lésions rénales, on n'aurait pas, ainsi qu'on l'observe quelquefois, des périodes d'oligurie, alternant avec des périodes où la sécrétion urinaire est normale ou supérieure à la normale. Il faut donc admettre que la sécrétion urinaire, chez le brightique, est sous la dépendance non seulement des lésions du rein, de l'encombrement des tubuli, mais encore d'une intoxication qui, par moments, modifie ou anéantit les fonctions du rein. Voilà pourquoi l'anurie brightique est tellement difficile à combattre, par la saignée, par les boissons, ou par les moyens diurétiques. Et c'est parce

1. Jaccoud. *Clinique*, 1887, p. 276.

que j'ai fréquemment échoué en donnant aux brightiques anuriques ou oliguriques tous les diurétiques connus, la digitale, la caféine, la théobromine, que j'ai voulu essayer un diurétique d'un autre genre, celui qui, au premier abord, paraît être le diurétique par excellence, le suc de la substance corticale du rein.

C'est dans ce but que j'ai fait préparer par mon interne, Rénon, le liquide suivant, auquel j'ai donné le nom de *néphrine* : un rein de bœuf, pris sur un animal qu'on vient de sacrifier, est reçu dans un vase stérilisé ; la substance corticale seule en est détachée avec toutes les précautions antiseptiques ; elle donne environ un poids de 200 grammes. Cette substance corticale est triturée, hachée dans un mortier, additionnée de 500 grammes de glycérine neutre et de 200 grammes d'eau stérilisée, contenant 5 pour 1000 de sel marin. Le tout macère pendant cinq heures dans un vase entouré de glace. La filtration se fait en deux temps :

1° Filtration de toute la masse, sur un filtre de papier Chardin ; 2° filtration de la partie liquide ainsi obtenue, sur une bougie Chamberland (stérilisée à l'autoclave à 115°). Cette filtration est due à l'air comprimé, à une pression variable. C'est le cas d'employer l'ingénieux appareil de d'Arsonval. On recueille ainsi 50 à 55 grammes d'un liquide jaunâtre, transparent, visqueux, absolument stérile, et l'on pratique tous les jours huit, dix, douze injections souscutanées, chaque seringue contenant 50 centigrammes de néphrine et 50 centigrammes d'eau stérilisée.

Nous sommes tellement désarmés dans les cas d'oligurie et d'anurie que j'ai cru devoir essayer ce moyen nouveau, avec l'espoir qu'il pourrait peut-être n'être pas tout à fait inutile. Il n'est pas possible de porter un jugement d'après un seul cas ; mais, si l'on veut bien lire les relations de l'observation que j'ai publiée à ce sujet, on y verra que la sécrétion urinaire, complètement interrompue pendant cinq jours, a reparu après des injections de néphrine. En même temps que la sécrétion urinaire reparaissait, une amélioration assez notable survenait dans l'état du malade; il sortait de son état de torpeur, il buvait volontiers son lait et sa boisson de lactose, les sueurs d'urée diminuaient. J'ai constaté très nettement, qu'après chaque injection de néphrine, surtout après les premières, l'ensemble des symptômes était heureusement modifié. Il était donc permis de croire que les injections sous-cutanées de néphrine pourraient entrer dans la thérapeutique à titre de diurétique et rendre quelques services dans les cas d'anurie et en particulier dans l'anurie et l'oligurie brightique[1].

Depuis lors, la néphrine a été souvent employée. Gonin rapporte le cas suivant : Une femme de quarante-neuf ans, brightique depuis quelque temps, est prise d'accidents urémiques les plus graves : dyspnée, vomissements absolument incoercibles, oligurie, albuminurie abondante. Cet état ayant résisté aux émissions sanguines et autres moyens, on pratique tous les jours une injection de néphrine. L'urine atteint graduellement 800 grammes, 1600 grammes, 2200 grammes, 2600 grammes, et les vomissements disparaissent. La médication étant abandonnée, les mêmes accidents avec oligurie reparaissent et cèdent de nouveau à la médication[2].

Schiperovitsch (de Saint-Péterbourg)[3] a donné l'extrait de rein frais à 35 malades atteints de différentes variétés de néphrite avec ou sans urémie. Les malades n'étaient soumis à aucune médication et ils prenaient une alimentation carnée. Voici quelques-unes des conclusions données par l'auteur. Dans 40 pour 100 des cas, l'albumine a disparu des urines; cette médication amenait une amélioration très marquée de l'état général et la suppression des phénomènes urémiques; la suspension de la médication amenait un retour offensif des accidents après un temps variable pour chaque cas; les reins d'animaux possèdent donc des propriétés diurétiques certaines.

1. Dieulafoy. *Soc. méd. des hôp.*, séance du 14 octobre 1892.
2. Gonin. *Lyon méd.*, 25 novembre 1894.
3. *La Médecine moderne*, 18 avril 1895. — Maruella. *Congrès de Paris*, 1900.

Les injections de sérum sont une *très mauvaise* médication à cause du chlorure de sodium que contient le sérum. Rénon a vu des albuminuries s'améliorer sous l'influence du chlorure de calcium à la dose de 40 à 60 centigrammes[1].

Telles sont les médications à opposer aux manifestations multiples de l'urémie. Il faut éviter les purgatifs violents, car le purgatif spolie l'économie d'une quantité de liquide qui eût été nécessaire à la fabrication de l'urine. Il faut éviter les vésicatoires, qui agissent sur le rein, donner peu d'opiacés, réserver les injections de morphine pour la dyspnée, et ne pas oublier que les médicaments donnés à doses trop élevées et *incomplètement éliminés* par le rein malade peuvent provoquer des symptômes d'intoxication (Bouchard, Chauvet[2]). Cette crainte cependant ne doit pas être exagérée, et, au cas de *néphrite syphilitique*, il ne faut pas hésiter à prescrire le mercure en surveillant, bien entendu, l'action des médicaments. Le traitement *chirurgical* du mal de Bright sera étudié au chapitre suivant.

Les brightiques, vu l'insuffisance de leur dépuration urinaire, doivent se méfier d'aliments riches en ptomaïnes, gibier, certains poissons, moules, crustacés, etc. J'ai été témoin, avec Potain et Boncour, d'accidents mortels survenus chez un brightique intoxiqué par des royans altérés[3].

§ 6. DISCUSSION SUR L'UNILATÉRALITÉ DES NÉPHRITES TRAITEMENT CHIRURGICAL DES NÉPHRITES MÉDICALES

L'un des deux reins peut-il être sain, alors que son congénère est atteint de néphrite ; en d'autres termes, existe-t-il des néphrites unilatérales et quelles sont ces néphrites ? La

---

1. Rénon. *Soc. de thérapeutique*, 19 nov. 1907.

2. Chauvet. *Du danger des médicaments dans les lésions rénales*. Th. de Paris, 1877.

3. Dieulafoy. Brightisme et toxhémie alimentaire. *La Presse médicale*, 1896, p. 205.

maladie de Bright elle-même peut-elle débuter par un seul rein? Telles sont les questions que nous allons discuter, questions d'autant plus importantes que la chrirurgie est en train de réclamer pour elle une assez large part du traitement des néphrites. Elle a commencé par s'approprier un certain nombre de néphrites *unilatérales*, qui sont sur les confins de la médecine et de la chirurgie : tuberculose du rein, infarctus suppurés et abcès du rein, calculose et néphrite calculeuse, rein mobile avec néphrite chronique unilatérale; puis elle a jeté son dévolu sur les néphrites médicales proprement dites, néphrites aiguës, néphrites chroniques et maladie de Bright. De nombreuses publications ont été faites dans ce sens en France et à l'étranger. Il suffit de citer les noms de Pousson (France), Israel et Rose (Allemagne), Rovsing (Danemark), Fergusson et Edebohls (États-Unis), Newman et Harrisson (Angleterre), pour comprendre l'importance des travaux qui ont été entrepris dans cette direction. Ces travaux méritent de fixer notre attention, et nous devons nous demander, nous médecins, quelle est la valeur exacte de l'intervention chirurgicale et jusqu'où peut s'étendre cette intervention dans le traitement des néphrites aiguës et chroniques.

Il est un groupe de lésions rénales qui est surtout favorable à [l'intervention chirurgicale, c'est le groupe des néphrites *unilatérales*. Toutes les fois qu'un seul rein est malade, la chirurgie a des chances d'intervenir avec succès, j'ajoute même qu'en pareil cas l'intervention chirurgicale est souvent indiquée. Nous devons donc passer en revue les conditions pathogéniques qui favorisent l'unilatéralité[1] des lésions rénales, et voir quelles sont les néphrites unilatérales qui se prêtent le mieux à l'opération.

A. — L'infection *par voie ascendante* (néphrite ascendante) aboutit assez souvent à l'unilatéralité des lésions rénales. Les agents infectieux partis des voies génito-urinaires, surtout de la vessie, gagnent tantôt les deux reins,

---

1. Castaigne et Rathery. Néphrites primitivement unilatérales et lésions consécutives de l'autre rein. *La Semaine médicale*, 20 août 1902.

tantôt un seul rein. Plusieurs statistiques indiquent la proportion de l'unilatéralité des néphrites ascendantes : 19 fois
sur 150 cas (Godhardt), 19 fois sur 71 cas (Weir). Ces néphrites ascendantes unilatérales ont été reproduites par
l'expérimentation (Albarran[1]). Elles sont favorables à l'intervention chirurgicale. En voici quelques exemples :

Un malade de Pousson atteint depuis longtemps d'une
cystite purulente est pris d'une néphrite aiguë du rein droit ;
la douleur rénale est intense, la fièvre est fort élevée, la
région lombaire droite est empâtée et très douloureuse à
la pression. Pousson pratique l'opération ; l'atmosphère celluleuse péri-rénale est indemne, mais on trouve au pôle supérieur du rein un petit abcès, et l'incision du rein sur son
bord convexe met à jour un grand nombre de petits abcès
miliaires dont l'agent infectieux était le colibacille. L'opération fut suivie de guérison[2].

Pousson cite plusieurs autres faits de néphrites ascendantes, unilatérales, guéries par intervention chirurgicale.
Un cas de Jordan concerne un homme qui, à la suite d'une
uréthrite blennorrhagique, fut pris de douleurs du rein droit
avec fièvre violente, urine albumineuse et purulente. Weir
ouvrit le rein et l'ayant trouvé criblé de petits abcès il pratiqua la néphrectomie. Le colibacille était l'agent infectieux.
Quelques semaines plus tard, le malade était guéri.

Potherat[3] a pratiqué avec succès la néphrotomie pour un
cas de néphrite du rein droit consécutive à une cystite
gonococcique.

Wilms a opéré et guéri une jeune fille atteinte de pyélo-
néphrite aiguë ascendante droite survenue à la suite d'une
urétro-cystite. A l'incision du rein il trouva des traînées
purulentes. Le colibacille était l'agent infectieux.

Le Nouëne[4] a réuni dans sa thèse onze cas de néphrites

1. Albarran. *Étude sur le rein des urinaires*. Thèse de Paris, 1899.
2. Pousson. De l'intervention chirurgicale dans les néphrites médicales.
Annales des maladies des organes génito-urinaires, 1902.
3. Potherat. *Bulletin de la Soc. de chirurgie*, 1900, p. 656.
4. Du traitement chirurgical des néphrites. Thèse de Paris, 1903.

avec abcès, consécutives à une infection vésicale et traitées par intervention chirurgicale. Le colibacille était l'agent le plus habituel. Ces onze cas se répartissent de la façon suivante : huit néphrotomies, sept guérisons et un mort ; deux néphrectomies, une guérison et un mort ; une décapsulation, guérison. Dans l'un des cas suivis de mort, la néphrite était double ; dans l'autre cas, la néphrite était probablement double et tuberculeuse. Il est certain qu'on a beaucoup plus de chance de guérison quand la néphrite est unilatérale. Les symptômes cliniques (localisation de la douleur, tuméfaction de la région) ne sont pas suffisants pour affirmer que la néphrite est unilatérale : il est nécessaire, quand c'est possible, de pratiquer, au moyen de l'appareil de Luys, la séparation des urines, qui permet de se renseigner sur l'état de chaque rein.

B. — L'infection par *voie sanguine* est également une condition assez favorable à l'unilatéralité des lésions rénales. Castaigne et Rathery citent les trois exemples suivants : chez un malade mort au 19e jour d'une fièvre typhoïde ataxo-adynamique, ils ont trouvé à l'autopsie deux abcès du volume d'une grosse noisette au rein droit sans aucune lésion suppurative du rein gauche. Chez un jeune homme ayant succombé à une infection staphylococcique, suite d'une ostéomyélite, ils ont constaté sur le seul rein gauche une quantité considérable d'abcès miliaires à staphylocoques. Enfin chez un malade mort d'infection pneumococcique avec pneumonie suppurée, ils ont trouvé trois petits abcès pneumococciques au rein gauche, alors que le rein droit était indemne.

L'intervention chirurgicale a parfois donné de bons résultats, dans ces néphrites unilatérales par infection sanguine. Israël a opéré avec succès un malade atteint de néphrite du rein gauche, consécutive à un anthrax de la nuque. Dans le rein qui fut enlevé était une quantité d'abcès miliaires.

Monod[1] a rapporté l'observation d'une jeune fille atteinte

1. *Société de chirurgie*, séance du 6 juin 1900.

de symptômes infectieux, « avec pouls très fréquent, température à 39, état général mauvais, vomissements incessants » et tumeur douloureuse et mobile dans la région du rein droit. Les urines n'étaient ni albumineuses, ni purulentes. Monod pratiqua la néphrectomie, qui fut suivie de guérison. Le rein était énorme et contenait des abcès miliaires.

Pousson a pratiqué la néphrotomie chez une femme atteinte de néphrite aiguë du rein droit probablement d'origine grippale. Les urines étaient purulentes et la douleur était vive à la région lombaire droite. Pousson trouve un rein très gros, très tendu, de coloration feuille morte avec un abcès à son pôle supérieur. L'incision du rein montre qu'il n'y avait de pus nulle part ailleurs. Cette femme a été suivie pendant quatre ans et la guérison ne s'est pas démentie.

Routier a communiqué à la Société de chirurgie[1] le cas suivant : une jeune femme lui est envoyée à l'hôpital avec le diagnostic de pyélo-néphrite ; la température était fort élevée, l'urine n'était pas purulente et ne présentait pas trace d'albumine. La région rénale droite était fort douloureuse. L'incision lombaire mit à découvert un rein un peu gros ; à l'ouverture de ce rein, on trouva la substance rénale semée d'un piqueté purulent.

Dans ces néphrites par infection sanguine et par infection ascendante, il est nécessaire de pratiquer la séparation des urines afin de se rendre compte de l'état des deux reins. On peut ne pas trouver de pus dans l'urine du rein incriminé, mais il est rare qu'on n'y trouve pas de l'albumine.

Il est des cas où la néphrite infectieuse n'aboutit pas à la purulence, elle ne se traduit que par un état congestif du rein, ce qui n'est peut-être qu'un stade prémonitoire.

Après avoir étudié les infections rénales par voie ascendante et par voie sanguine, passons à d'autres variétés de néphrites qui peuvent être unilatérales.

1. Séance du 6 juin 1900.

C. — La *tuberculose* du rein est souvent unilatérale. Cette question sera étudiée à l'un des chapitres suivants concernant la tuberculose du rein. Vigneron, réunissant les statistiques de Roberts, Dikinson, Gaultier, Morris et Gergon, trouve que, sur 205 observations de tuberculose du rein, les lésions étaient unilatérales 99 fois. Albarran a vu que les lésions ne sont bilatérales que 15 ou 20 fois sur 100. Pour Tamayo, les lésions sont 52 fois unilatérales et 59 fois bilatérales. La néphrite tuberculeuse unilatérale, surtout opérée à temps, est absolument favorable à l'intervention chirurgicale. Je n'insiste pas sur un fait qui est devenu banal. Mais, ici encore, il est essentiel d'examiner séparément les urines des deux reins, afin de connaître l'état du rein sain ou supposé sain. Il arrive même que le rein non malade est atteint d'hypertrophie compensatrice douloureuse, et c'est ce rein qu'on prendrait à tort pour le rein malade, si l'examen séparé des urines ne venait relever l'erreur.

D. — Je m'arrêterai plus longuement sur la néphrite unilatérale qui est parfois associée au *rein mobile*. C'est là une question encore peu connue et sur laquelle je dois insister. Pendant longtemps le rein mobile a été considéré comme exempt de lésions ; il était rein mobile, ou rein flottant, et c'est tout. Cependant, avait dit Tuffier, « si, à l'opération d'un rein mobile, on constate que la capsule de l'organe présente une consistance fibro-lipomateuse, si elle est indurée, il faut de suite penser à une lésion infectieuse du rein et c'est un point qu'il ne faut jamais perdre de vue dans les interventions sur le rein mobile ». Dans certains cas le rein mobile provoque l'albuminurie ; assez souvent il augmente de volume, et il peut même être atteint de néphrite. J'ai vu il y a quelques années, avec Guyon et Robin, une dame dont le rein droit était mobile ; ce rein était gros, douloureux, l'albumine était abondante : à l'albuminurie s'adjoignirent des œdèmes et d'autres accidents qui me firent supposer que le rein mobile et probablement l'autre rein étaient atteints de néphrite.

Cette question de l'association de la néphrite et du rein

mobile est entrée dans une phase nouvelle avec les travaux de Edebohls, Bosc et Newmann. Ces auteurs ayant pratiqué la néphropexie à des sujets atteints de rein mobile et d'albuminurie, ils constatèrent la disparition de l'albumine après l'opération. Bosc cite un cas de rein mobile avec néphrite chronique et albuminurie; après l'opération, tout signe de néphrite avait disparu.

Le travail le plus complet en ce genre est dû à Edebohls[1]. Ce chirurgien a eu l'occasion de pratiquer cinq fois la néphropexie à des malades atteints de rein mobile avec néphrite chronique coexistante. La néphrite était indéniable, elle fut constatée *de visu*. Les urines contenaient de l'albumine et des cylindres. Chez trois des cinq opérés, rein mobile et néphrite furent guéris du même coup, l'albumine et les cylindres disparurent des urines. Edebolhs a pratiqué une néphropexie bilatérale chez une femme dont l'un des reins mobiles était atteint en même temps de néphrite chronique; l'urine devint normale, et la femme fut guérie à la fois de ses reins mobiles et de sa néphrite.

Bien que les cas rapportés par Edebohls laissent un peu à désirer au point de vue des détails concernant le côté médical de la question, il n'en est pas moins vrai que le fait en lui-même est indéniable. Il y a des gens atteints de rein mobile qui ont dans l'urine de l'albumine; l'albumine existe même dans la proportion de 14 pour 100 d'après Schilling; il en est qui ont de l'albuminurie, des cylindres et une néphrite coexistante constatée par les opérateurs. Il faut donc admettre, non pas une association fortuite, mais une relation directe entre le rein mobile et le développement de la néphrite. « Il est incontestable, dit Lépine[2], qu'un rein déplacé se trouve prédisposé au développement d'un processus de néphrite; une coudure de l'uretère suffit pour amener non seulement une modification considérable de l'urination, mais une stase de l'urine dans les canalicules

1. *Medical News*, 22 avril 1899.
2. Lépine. Sur l'opportunité d'une intervention chirurgicale dans la néphrite chronique.

qui est très favorable à l'infection du rein ». En résumé, l'association de la néphrite et du rein mobile est un fait des plus intéressants qui touche d'une part à la pathogénie des néphrites chroniques unilatérales et d'autre part au traitement chirurgical des néphrites chroniques en général. Quand Edebohls vit qu'il pouvait guérir des néphrites chroniques en fixant des reins mobiles, il se dit qu'il pourrait peut-être bien généraliser ce mode de traitement, avec chance de succès, à toutes les néphrites chroniques. Seulement, il y a des néphrites chroniques unilatérales et des néphrites chroniques bilatérales (maladie de Bright), ce qui est bien différent. Comment l'intervention chirurgicale se comporte-t-elle dans ces deux cas ? C'est ce que nous allons examiner.

E. — Les néphrites chroniques *unilatérales* (abstraction faite de la calculose, de la tuberculose, de la syphilis rénale, qui ne nous occupent pas ici) n'existent pas seulement au cas de rein mobile, on les a encore signalées dans d'autres conditions.

Un rein peut être infecté, sans que l'infection aboutisse à la formation de pus ou d'abcès. A plus forte raison s'il s'agit d'intoxication de l'organe. Les toxines microbiennes peuvent déterminer une sclérose infectieuse bien étudiée par Albarran, la sclérose faisant suite à la mortification des éléments de l'organe et à la prolifération de son tissu conjonctif. Ce processus peut se limiter à un seul rein et la néphrite unilatérale est constituée.

Dans bien des cas les chirurgiens ont pu voir et toucher ces néphrites chroniques unilatérales. Ainsi Edebohls, en mettant à découvert les deux reins, a souvent constaté qu'un seul rein était atteint de néphrite. En consultant le tableau concernant 19 cas de néphrite chronique[1] opérés par lui, on voit que chez plusieurs malades dont les deux reins ont été mis à découvert la néphrite chronique était unilatérale. L'existence de la néphrite chronique ne pouvait ici être

____

1. Bassan, *Contribution à l'intervention chirurgicale dans les néphrites médicales.* Thèse de Lyon, 1905. — Marsan. Thèse de Paris, 1910.

mise en doute, car outre l'albumine et les cylindres constatés dans l'urine, on a vérifié l'état du rein décortiqué et l'on a même fait l'examen histologique de fragments qui avaient été prélevés pendant l'opération. Plusieurs opérés ont guéri de leur néphrite, beaucoup d'autres ont été améliorés.

On a publié un certain nombre d'observations concernant des néphrites chroniques *unilatérales* dont les symptômes principaux sont la douleur et l'hématurie. Les douleurs sont parfois très vives, l'hématurie est souvent persistante ou abondante. Ce sont des néphrites mixtes avec prédominance très marquée des lésions sur l'appareil glomérulaire et sur le tissu conjonctif interstitiel[1]. Je pense qu'un certain nombre de ces néphrites sont entachées de tuberculose ; néanmoins, dans quelques-uns des cas publiés, la tuberculose ne semble pas devoir être incriminée et il s'agissait réellement de néphrite chronique unilatérale à forme douloureuse et hématurique guérie par l'opération.

F. — Nous arrivons au côté encore mal élucidé de la question qui nous occupe. Jusqu'ici l'étude que nous avons entreprise dans ce chapitre a surtout visé l'unilatéralité des néphrites et l'intervention chirurgicale au cas de néphrite unilatérale. Mais en lisant les observations concernant le traitement chirurgical des néphrites médicales nous voyons que l'opération a été plusieurs fois dirigée contre des néphrites dites brightiques. Ici il s'agit de s'entendre. Sous peine de confusion, nous ne devons pas spolier les mots de l'idée que l'usage a consacrée. Le terme de néphrite brightique représente l'idée de néphrite bilatérale. La dénomination de maladie de Bright est l'équivalent de néphrite double. La présence de l'albumine et des cylindres dans l'urine ne suffit pas pour motiver le diagnostic de maladie de Bright. On peut avoir de l'albumine et des cylindres alors qu'un seul rein est atteint de néphrite, mais si l'autre rein est indemne, la dépuration urinaire est suffisamment assurée pour qu'on n'ait pas à redouter les accidents petits

1. Michaux. *Néphrites chroniques hématuriques.* Th. de Paris, 1900.

ou grands du brightisme et de l'urémie ; ce n'est pas là du mal de Bright. Il ne faut donc pas dire qu'on a opéré une néphrite brightique alors qu'on a opéré une néphrite unilatérale. Or cette confusion est faite quelquefois par les chirurgiens : elle peut fausser notre appréciation. Telle observation est étiquetée néphrite brightique (ce qui suppose une néphrite bilatérale) et l'on voit en lisant l'observation que la néphrite était en réalité unilatérale.

Toutefois, la chirurgie est intervenue assez souvent au cas du vrai mal de Bright (néphrite chronique bilatérale). Ce côté de la question est fort bien résumé dans la thèse de Bassan[1]. Je cite textuellement : Dans une publication parue dans le *Brit. med. Journal* du 23 novembre 1902, Edebohls oppose la décapsulation du rein à la néphrotomie et à la néphrectomie. Il a fait la décapsulation sur 40 malades atteints du mal de Bright : 23 cas chez des femmes, 1 cas chez un enfant et 16 cas chez des hommes dont 6 étaient des médecins. Dans 16 cas Edebohls a fait une décapsulation accompagnée de néphropexie, dans 4 cas le rein droit fut seul opéré, et dans les 12 autres cas la *décapsulation porta sur les deux reins*. Chez les 24 autres malades la décapsulation double et totale fut pratiquée, ce qui porte à 56 le nombre des interventions *bilatérales* faites par Edebohls. Ce qui revient à dire que 56 personnes ont été opérées par lui de maladie de Bright (néphrite bilatérale chronique) et depuis cette époque Edebohls annonce de nouveaux faits.

En quoi consistent les opérations dirigées contre les néphrites? Il n'est pas dans les attributions d'un Traité de médecine d'empiéter sur la technique opératoire, je me contente donc de signaler les procédés opératoires qui sont, suivant les cas, la néphrotomie, la décapsulation, la néphropexie, etc. Par la néphrotomie on remédie à la tension rénale exagérée ; le débridement de la capsule inextensible libère le rein et facilite la circulation et le fonctionnement de l'organe. Pour Edebohls, l'opération doit surtout suppléer

____

1. Loc. cit., page 11.

à l'insuffisance de l'irrigation sanguine du rein ; il pratique dans ce but la décapsulation ou décortication du rein (ablation partielle ouétendue de la capsule fibreuse du rein) ; il nomme cette opération « néphrocapsectomie ».

D'après Edebohls, « le but et les effets de la décortication du rein seraient d'activer la circulation rénale, de créer un nouvel afflux de sang artériel vers l'organe malade par l'intermédiaire des vaisseaux sanguins de l'enveloppe graisseuse, vaisseaux habituellement augmentés de volume et de nombre. La décapsulation ou dénudation du rein, mettant en contact direct toute sa surface corticale avec cette riche source vasculaire, il en résulterait la formation sur une grande échelle de nouvelles connexions vasculaires entre le rein et son enveloppe cellulo-graisseuse. D'où une active *artérialisation* du rein malade, qui, par la création de conditions circulatoires nouvelles, tendrait sinon vers la guérison absolue, du moins vers une modification heureuse des lésions brightiques[1]. »

Ce qui est certain, c'est que les résultats de l'intervention chirurgicale sont souvent excellents quand il s'agit de néphrite unilatérale aiguë ou chronique et ils ne paraissent pas à dédaigner, il s'en faut, dans certains cas de maladie de Bright. Mais il est indispensable de poser nettement les indications et les contre-indications de l'intervention chirurgicale. Quand faut-il opérer et quand ne faut-il pas opérer ; quels sont les brightiques qui peuvent être justiciables de l'opération ? Il ne nous est pas possible pour le moment de donner une réponse précise à ces questions parce que bon nombre des observations qui ont été publiées sont très incomplètes au point de vue médical. C'est là une base qui nous manque ; mais cette lacune, j'en ai la conviction, sera bientôt comblée. Nous sommes si souvent désarmés en face d'une maladie de Bright qui progresse malgré nos efforts, que nous devons chercher, nous médecins, à préciser aussi nettement que possible *le moment et l'opportunité de l'intervention chirurgicale.*

---

1. Bassan. *Loc. cit.*, p. 22.

§ 7. LES ALBUMINURIES NON BRIGHTIQUES

Nous avons vu à l'un des chapitres précédents que l'albuminurie peut faire défaut pendant un temps plus ou moins long dans le cours de la maladie de Bright, mais la proposition inverse est également vraie, et de même qu'il y a des brightiques non albuminuriques, de même il y a des albuminuriques qui ne sont pas brightiques et qui ne le seront jamais. Les cas d'albuminurie non brightique sont devenus de plus en plus nombreux depuis qu'on les a recherchés. Cette question a été longuement étudiée par Senator, Lépine[1], Noorden, et par d'autres auteurs.

On a même admis une albuminurie physiologique, c'est-à-dire une albuminurie survenant en dehors de toute lésion des reins et en dehors de toute affection générale. Il est probable qu'il n'existe pas d'albuminurie absolument physiologique, et qu'en dernière analyse ces albuminuries dites physiologiques sont associées à un processus vicieux des substances albuminoïdes ou de l'appareil uropoiétique. Mais, si ces albuminuries ne sont pas physiologiques au vrai sens du mot, elles sont du moins compatibles avec un état de santé parfois excellent, et, cliniquement parlant, les gens qui sont affectés de ces albuminuries sont des gens très bien portants. En voici des exemples : J'ai donné des soins à un homme encore jeune qui, depuis plusieurs années, a constaté dans ses urines une albuminurie assez abondante, puisqu'elle se chiffre par 30 et 40 centigrammes par vingt-quatre heures; il fait lui-même l'analyse de ses urines et il a acquis dans cette opération une rare habileté; il a adressé des tableaux comparatifs de son albuminurie, suivant les heures du jour et de la nuit, suivant les heures de repos ou de fatigue, et suivant la nature des aliments pris à ses repas. La quantité d'albumine est variable, mais la santé est bonne et les *symptômes brightiques n'ont jamais apparu.*

1. Lépine. *Rev. de méd.*, 1882, p. 345.

J'ai vu un médecin étranger, très expert dans les travaux de laboratoire, qui, faisant l'analyse de quelques urines, eut un jour l'idée d'examiner la sienne. Il fut fort surpris de trouver 50 centigrammes d'albumine. Sa santé est aussi bonne que possible, son urine continue à être normalement toxique, ainsi que je m'en suis assuré *expérimentalement*, et il n'a jamais éprouvé le moindre symptôme brightique.

Un de mes amis avait éprouvé autrefois de vives inquiétudes, parce que sa fillette, dès l'âge de quatre ans, avait 20 ou 50 centigrammes d'albumine; cet état a duré seize ou dix-sept ans, la jeune fille est maintenant mariée depuis plusieurs années, elle n'a jamais eu le moindre symptôme brightique.

Au nombre des faits qui rentrent dans cette catégorie, je n'en connais pas de plus intéressants que ceux qui ont été rapportés à la Société clinique de Londres par Hawkins; l'un de ces faits concerne un homme robuste, âgé de quarante-neuf ans, et fortement albuminurique depuis vingt-cinq ans; l'autre concerne un médecin, qui est resté albuminurique pendant quarante-trois ans, sans devenir brightique, alors que Bright, qu'il avait consulté plus de trente ans avant, lui avait prédit une mort inévitable à bref délai.

Je crois inutile de multiplier les exemples; il en a été du reste publié de tous côtés. La difficulté commence quand il s'agit d'interpréter ces faits. Noorden[1] a essayé de classer ces albuminuries en plusieurs groupes, suivant que l'albumine constatée dans l'urine est absolument pure ou associée à de la globuline ou à de la mucine, suivant aussi que l'albumine se rencontre le matin ou à toute heure du jour, suivant que l'albuminurie paraît indépendante de toute cause extérieure, ou suivant qu'elle oscille avec les repas, avec les exercices musculaires, avec un malaise, avec une fatigue, etc. (albuminurie intermittente, albuminurie cyclique[2].)

1. Travail résumé dans la *Sem. méd.*, 19 mai 1886. — Dubreuilh. Albuminurie interm. *Revue de méd.*, août 1887.

2. Marie. Albuminurie cyclique. *Semaine médicale*, 1896, p 49. — Arnozan. *Congrès de Nancy*, 15 août 1896.

Teissier classe ces albuminuries de la façon suivante[1] : 1° albuminuries intermittentes, irrégulières, dites des sujets en apparence bien portants; 2° albuminuries des adolescents, albuminuries généralement intermittentes et cycliques; 3° albuminuries d'ordre digestif ou hépatique; 4° albuminuries d'ordre névropathique, parmi lesquelles nous réserverons une place spéciale à l'albuminurie de la station debout ou orthostatique.

Quoi qu'il en soit, ces albuminuries, fréquemment légères, tantôt intermittentes, tantôt continues, ces albuminuries, quels que soient leur mécanisme et leur origine, sont parfaitement compatibles avec l'état de santé. Ceci vient encore confirmer la dissociation des actes morbides du rein sur laquelle j'ai tout spécialement insisté dans l'une de mes communications à l'Académie. Il est important de faire le *diagnostic* entre les albuminuries non brightiques et les albuminuries brightiques; car le pronostic en est tout différent. L'absence de cylindres granuleux dans l'urine, l'absence totale des petits accidents du brightisme, la toxicité normale des urines, la perméabilité physiologique du rein, sont les indices qui témoignent des albuminuries non brightiques.

Linossier et Lemoine donnent les caractères différentiels suivants[2] :

1° Avec des reins tout à fait normaux, l'orthostatisme ne trahit son action fâcheuse que par une diminution modérée de la sécrétion aqueuse. L'excrétion des éléments solides de l'urine ne subit aucune modification régulière; l'urée seule est éliminée en plus grande abondance, mais il s'agit évidemment d'une exagération dans sa production plutôt que d'une élimination excessive.

2° Si les reins sont insuffisants, la diminution de la sécrétion aqueuse par la position debout est bien plus accentuée que quand les reins sont normaux; si bien qu'une exagération de l'*oligurie orthostatique* peut être considérée comme un signe d'insuffisance fonctionnelle du rein. Elle

1. Teissier. *Les albuminuries curables.* Paris, 1900.
2. Comptes rendus de la Soc. de Biologie, avril et mai 1903.

se combine dans ce cas à la diminution de sécrétion des éléments solides de l'urine et notamment de l'urée. Il y a donc en même temps *oligurie* et *hypoazoturie orthostatique*.

3° Si les reins sont plus insuffisants encore, l'influence de l'orthostatisme se traduit en outre par l'apparition d'albumine, ou l'exagération d'une albuminurie déjà existante.

Malgré tout, le diagnostic est parfois fort difficile entre les albuminuries simples et l'albuminurie consécutive à une lésion rénale. Une néphrite parcellaire, cantonnée à une portion du rein (lésion tuberculeuse), peut n'avoir que l'albuminurie pour unique témoin, et ce n'est que plus tard, beaucoup plus tard, qu'on s'aperçoit que cette albuminurie prise pour une albuminurie simple était en réalité le symptôme précurseur de la tuberculose rénale.

Il y a des néphrites, surtout des néphrites unilatérales, qui ne se traduisent pendant longtemps[1] par aucun autre signe que par l'albuminurie. Rien ne dit même que certaines formes du mal de Bright ne soient primitivement cantonnées à un seul rein, la lésion passant plus tard à l'autre rein.

Dans ces différentes circonstances et en face d'une albuminurie d'origine suspecte, il est utile de pratiquer la séparation des urines au moyen de l'appareil de Luys, afin d'étudier respectivement la fonction de chaque rein.

Le traitement des albuminuries simples est variable. La cure de lait n'a pas ici l'importance qu'elle a dans le mal de Bright. Il faut surveiller l'alimentation, faire un choix d'aliments basé sur l'expérience, ordonner le repos ou même la situation allongée, prescrire les préparations tanniques, les alcalins, la cure d'Évian.

§ 8. REIN AMYLOÏDE

Anatomie pathologique. — Sous la dénomination de dégénérescence amyloïde, on désigne le dépôt dans certains

1. Primesco. *Néphrites à longue échéance et albuminuries prolongées.* Thèse de Paris. 1902.

organes (rein, rate, foie, muqueuse intestinale) d'une substance transparente, homogène, qui, par sa réaction chimique, se rapproche des substances amylacées, mais qui, par la présence de l'azote, se rapproche également des substances albuminoïdes. La substance amyloïde est facile à déceler dans le rein comme dans les autres organes au moyen de certains réactifs. On fait une coupe du rein, et on lave la surface, puis on badigeonne cette surface avec une solution aqueuse d'iode et d'iodure de potassium ; toutes les parties saines prennent une teinte jaune pâle, tandis que les parties atteintes par l'amyloïde deviennent d'un rouge brun acajou et se dessinent sous forme de stries (artérioles) et sous forme de points (glomérules).

Plusieurs auteurs font rentrer le *rein amyloïde* dans la description du mal de Bright, et en effet, dans bien des cas, l'amyloïde du rein s'associe aux lésions parenchymateuses ou interstitielles de cet organe. MM. Cornil et Ranvier disent même que les néphrites diffuses subaiguës à gros rein sont toujours combinées avec les lésions amyloïdes des vaisseaux et des parois propres des tubuli, la néphrite parenchymateuse précédant la dégénérescence amyloïde. Ces formes mixtes, bâtardes, rentrent dans la description des néphrites brightiques. Mais il y a des cas (Cornheim, Weigert, Straus[1]) où l'amyloïde du rein a été nettement isolé : il mérite alors une description spéciale. Habituellement le rein amyloïde est gros, ou de volume normal ; sa surface est lisse, blanchâtre, jaunâtre ; à la coupe, il est cireux, lardacé, et sa capsule se détache facilement ; rarement il est atrophié[2] : l'atrophie tient alors à une atrophie rénale, antérieure à l'amyloïde.

L'examen au microscope est rendu facile par la réaction

---

1. Dégénérescence amyloïde du rein sans albuminurie. *Soc. méd. des hôp.*, 10 juin 1881.

2. Cornil et Brault. *Étude sur la pathologie du rein*, 1884, p. 259.

au violet de Paris qui colore en rouge violet la substance
amyloïde et en bleu pâle le tissu normal. La dégénérescence
amyloïde atteint, par ordre de fréquence, les glomérules,
les vaisseaux droits et les capillaires interlobulaires ; la membrane propre des canalicules n'est envahie que dans les cas
très avancés. Aussi l'amyloïde peut-il évoluer pendant longtemps sans que la fonction rénale en soit atteinte. Quand les
régions parenchymateuses accompagnent l'amyloïde, on
trouve toutes les lésions décrites précédemment au sujet
des néphrites. Avec l'amyloïde des reins on constate habi
tuellement l'amyloïde de la rate, du foie, de la tunique musculaire de l'intestin.

Description. — Tantôt les symptômes du rein amyloïde
rentrent dans la description du mal de Bright, tantôt ils
font presque défaut. Cette diversité dans l'apparition et
dans la succession des symptômes tient aux différents états
anatomiques du rein et varie suivant que la dégénérescence
amyloïde est pure ou associée à des lésions parenchymateuses plus ou moins accusées. Quand elle est pure, les
symptômes peuvent se borner à quelques troubles urinaires
(polyurie, abaissement du chiffre de l'urée, de l'acide urique
de l'acide phosphorique et de la plupart des sels) (Lécorché[1]) ; quand elle est mixte, d'autres symptômes apparaissent.

La perméabilité au bleu de méthylène, d'après Achard et
Loeper[2], serait normale, voire exagérée, dans la maladie amyloïde, ce qui pourrait servir au diagnostic différentiel d'avec
certaines néphrites chroniques.

La question de l'*albuminurie* dans la dégénérescence amyloïde du rein mérite une mention spéciale. Pour certains
auteurs, il y a toujours albuminurie dans l'amyloïde du

---

1. *Traité des maladies des reins*, 1875. — Letulle. *Soc. méd. des
hôp.*, 10 juin 1887. — Lécorché et Talamon. *Traité des mal. de Bright*,
1888.

2. La perméabilité au bleu de méthyline dans la dégénérescence amyloïde des reins. — *Soc. de Biologie*, 1900.

rein; d'autres prétendent que l'albuminurie ne survient que dans le cas où des lésions inflammatoires s'ajoutent aux lésions amyloïdes.

Straus, dans son intéressant mémoire, a réuni des cas d'amyloïde pur avec albuminurie, et des cas d'amyloïde pur où l'albuminurie a manqué jusqu'à la mort. Straus explique cette contradiction apparente par la localisation prédominante de l'amyloïde sur les vaisseaux droits pour le premier cas et sur les glomérules pour le second cas. Dans quelques observations on a constaté jusqu'à 10, 20 grammes d'albumine par litre. Les cylindres urinaires n'apparaissent qu'à une phase avancée de la maladie; ils sont cireux, colloïdes, mais ils ne donnent jamais la vraie réaction amyloïde.

Il est rare que le rein amyloïde parcoure toutes ses phases et aboutisse aux accidents urémiques; le malade est enlevé par d'autres complications : diarrhée incoercible, tuberculose pulmonaire, pneumonie, cachexie, coma. Le pronostic est fatal.

On arrive au *diagnostic* du rein amyloïde en remontant à ses origines : Tout individu atteint de cachexie tuberculeuse ou syphilitique, tout enfant atteint de carie ou de suppurations osseuses, de scrofulo-tuberculose ganglionnaire, est exposé à l'amyloïde du rein; l'examen des autres organes met également sur la voie du diagnostic : gros foie amyloïde, grosse rate amyloïde, diarrhée due à l'intestin amyloïde.

La dégénérescence amyloïde des reins reconnaît surtout pour *cause* les caries osseuses, les suppurations prolongées, la tuberculose, la syphilis. On a également incriminé la goutte, le rhumatisme chronique, l'impaludisme, l'alcoolisme.

Charrin, dans ses expériences sur le *bacillus pyocyaneus*, microbe du pus bleu, a vu que les lapins et les cobayes auxquels il donne la maladie pyocyanique sont atteints de paralysies, de néphrite, et, à la longue, de dégénérescence amyloïde, quoiqu'il n'y ait pas de suppurations.

§ 9. TUBERCULOSE RÉNALE

Je me contente de signaler la tuberculose miliaire aiguë qui accompagne la granulie; en pareil cas, les lésions du rein ne sont qu'un épiphénomène. Dans le cas de granulie, surtout chez l'enfant, les deux reins sont souvent *criblés* de tubercules miliaires. On trouve des granulations tuberculeuses dans les substances corticale et médullaire; ces granulations sont petites, transparentes, blanches, grisâtres; elles occupent indifféremment « le tissu conjonctif périvasculaire, le trajet d'un vaisseau, l'emplacement d'un glomérule ou l'espace correspondant à plusieurs tubes contigus » (Brault). Cette forme de tuberculose granulique épargne volontiers les uretères, la vessie, les organes génito-urinaires.

La granulie rénale, simple épisode d'une infection générale aiguë, ne doit pas nous arrêter plus longtemps, et je vais consacrer ce chapitre à l'étude de la *tuberculose chronique du rein*. Que cette tuberculose aborde le rein par la voie sanguine (forme primitive); ou qu'elle débute par la vessie et par les organes génitaux, prostate, testicule, épididyme (forme ascendante ou secondaire[1]); qu'elle envahisse les deux reins, ou, ce qui est plus fréquent, qu'elle se cantonne à un seul rein, dans ces différents cas, les lésions aboutissent à la longue au rein tuberculo-caséeux qui va faire le sujet de cet article.

Anatomie pathologique. — Nous voici à l'autopsie; enlevons le rein tuberculeux, ce qui n'est pas toujours facile, car il faut le libérer d'adhérences nombreuses et solides, adhérences avec les ganglions lymphatiques du hile et de la chaîne lombaire, adhérences possibles avec la veine rénale, avec la veine cave et l'aorte pour le rein droit; adhérences avec l'intestin et le péritoine pour les deux reins. Une fois

1. Tapret. *Arch, de méd.*, 1878.

extirpée, la tumeur est d'autant plus volumineuse qu'elle comprend le rein et la couche scléro-adipeuse qui l'entoure. Le rein n'a pas l'aspect informe de certains cancers, sa surface est lisse, parfois bosselée par la saillie que font les cavernes et perforée par les orifices qui relient ces cavernes à l'atmosphère péri-rénale.

La capsule propre du rein est épaisse et scléreuse; elle adhère à l'atmosphère cellulo-graisseuse périphérique, qui prend dans quelques maladies du rein une importance de premier ordre. Par son exubérance, par son développement excessif, dans lequel le processus scléreux (Albarran) et le processus adipomateux (Hallé et Hartmann) sont diversement combinés, ce tissu cellulo-adipeux péri-rénal acquiert une épaisseur de plusieurs centimètres, surtout au niveau du bassinet, où il constitue de véritables tumeurs lipomateuses. Cette périnéphrite, dite scléro-adipeuse, ou scléro-adipomateuse, oppose aux lésions tuberculeuses du rein une barrière qui protège l'organisme; mais cette barrière n'est pas infranchissable, et que ce soit par propagation directe ou par voie lymphatique, l'infection tuberculeuse rénale peut envahir le tissu scléro-adipeux péri-rénal; la périnéphrite n'est plus alors scléro-lipomateuse, elle est fongueuse, caséeuse (Tuffier), suppurée, phlegmoneuse. Ainsi se trouvent constitués les phlegmons périnéphrétiques tuberculeux.

Tantôt l'abcès périnéphrétique est limité et de petite dimension, tantôt c'est un phlegmon qui s'étend aux régions voisines, remonte jusqu'au diaphragme, se fait jour dans la cavité thoracique et provoque une vomique; ou bien la collection purulente descend vers la fosse iliaque, fait saillie à l'arcade crurale, au petit trochanter; ou bien encore elle se propage vers les organes abdominaux et s'ouvre dans l'intestin ou dans la vessie. Toutes ces modalités avec observations nombreuses sont rapportées dans la thèse très documentée de Vigneron[1]. Le liquide de ces collections puru-

---

1. Vigneron. *Intervention chirurgicale dans les tuberculoses du rein.* Paris, 1892.

lentes est séro-purulent, sanguinolent, d'odeur infecte, mélangé de débris caséeux; l'inoculation de ce pus donne la tuberculose au cobaye.

A la coupe du rein, les lésions tuberculeuses revêtent des aspects différents dont voici l'énumération : granulations tuberculeuses; foyer caséeux en voie de ramollissement; cavernes à contenu caséo-purulent; cavités ayant l'apparence d'abcès; transformation du rein en une cavité plus ou moins cloisonnée; transformation du rein en un bloc ayant l'apparence de mastic, l'uretère étant oblitéré. Étudions en détail ces différentes lésions fort bien décrites dans la thèse de mon interne Du Pasquier[1].

Les lésions tuberculeuses du rein peuvent présenter quelque différence dans leur mode d'évolution, suivant que l'infection tuberculeuse du rein se fait par voie sanguine, le bacille abordant le rein par sa substance corticale, charrié par les artères rénales ou capulaires, ou suivant que l'infection tuberculeuse se fait par voie ascendante, vessie, uretère, bassinet, calices, abordant ainsi le rein par sa substance médullaire[2].

Les *granulations tuberculeuses* du rein, rares ou nombreuses, peuvent exister partout, à la surface de l'organe sous la capsule, dans le parenchyme; elles envahissent de préférence la substance corticale au cas d'infection sanguine, tandis qu'elles se localisent d'abord à la substance médullaire, aux pyramides, au cas d'infection ascendante. Dans la tuberculose corticale, Durand-Fardel[3] a constaté la présence de bacilles tuberculeux dans la profondeur du parenchyme rénal antérieurement à la formation de toute granulation miliaire. Ces bacilles occupent d'ordinaire le glomérule de Malpighi, les dernières ramifications artérielles de la couche corticale, et peuvent de là se propager par effraction aux tubes urinifères, qu'ils envahissent de dehors en dedans.

1. Du Pasquier. *Tuberculose rénale*. Th. de Paris, 1894.
2. La tuberculose ascendante a été expérimentalement reproduite par Albarran. *Bull. méd.*, 1891, p. 518.
3. Durand-Fardel. Th. de Paris, 1886.

Les granulations tuberculeuses fusionnées, ou le tissu tuberculeux infiltré (infiltration tuberculeuse), forment des amas tuberculo-caséeux du volume d'une noisette ou d'une noix. Ces amas se ramollissent et deviennent l'origine des *cavernes*. Les cavernes tuberculeuses du rein sont anfractueuses et assez limitées; elles contiennent des débris tuberculeux, du liquide purulent et parfois des concrétions calculeuses phosphatiques (calculs secondaires). La topographie des cavernes présente quelque différence suivant le processus qui lui a donné naissance. Quand la tuberculose du rein est d'origine sanguine, corticale, les cavernes se forment dans la substance corticale et s'ouvrent par des pertuis étroits ou par de larges ouvertures dans le bassinet qui est peu malade et non dilaté, tandis que lorsque la tuberculose du rein se fait par voie ascendante, le bassinet qui est envahi avant le rein, est fort dilaté, fort malade, et au lieu de plusieurs cavernes plus ou moins béantes, on ne trouve qu'une vaste excavation festonnée, formée aux dépens de la dilatation du bassinet et de la substance pyramidale du rein. Les planches de thèse de Du Pasquier montrent bien ces différents processus. Les calices et le bassinet sont baignés par un liquide purulent et caséeux, et par places, l'organe est réduit à une coque fibreuse infiltrée de sels calcaires.

Dans quelques cas, le rein tuberculeux, y compris les calices et le bassinet, est transformé en une masse compacte, analogue à du mastic de vitrier, comparée par Tuffier au contenu d'un gros kyste dermoïde[1]. Cette dégénérescence massive tient à l'oblitération de l'uretère, les produits tuberculeux s'étant accumulés sur place sans pouvoir se déverser au dehors. J'en ai observé un cas chez un tuberculeux mort dans mon service, le rein était transformé en une masse caséeuse, analogue à du mastic, enveloppé par une coque plus ou moins fibreuse.

1. Bonneau. *Société anatomique*, 1889, p. 562. — Guinon. *Société anat.*, 1887, p. 585.

L'urétérite tuberculeuse oblitérante peut provoquer l'hydronéphrose au vrai sens du mot. Dans une observation de Tuffier, l'oblitération de l'uretère était absolue, le bassinet, les calices et le rein étaient transformés en une cavité pseudo-kystique, aseptique, contenant un liquide transparent absolument stérile[1]. D'autres observations analogues ont été publiées[2].

En résumé, la tuberculose rénale peut se présenter sous les aspects suivants : *a.* — L'infiltration tuberculeuse est surtout cantonnée à la substance corticale du rein (infection sanguine), et y détermine des foyers, des cavernes, des abcès qui se déversent dans le bassinet à la façon d'une vomique rénale. *b.* — Les lésions tuberculeuses sont ascendantes et déterminent une pyélo-néphrite avec ou sans obstruction de l'uretère, avec ou sans distension de la glande, avec ou sans rétention uro-purulente et lésions tuberculeuses de la substance médullaire et de la substance corticale. *c.* — L'urétérite tuberculeuse est oblitérante et associée à la dégénérescence tuberculeuse massive du rein. *d.* — L'urétérite oblitérante est associée à l'hydronéphrose tuberculeuse. *e.* — La couche cellulo-graisseuse qui entoure le rein est atteinte, tantôt de périnéphrite scléro-lipomateuse, tantôt de périnéphrite suppurée. — Telles sont les lésions du rein tuberculeux, et si leur topographie diffère quelque peu à leur période de formation, suivant que l'infection est sanguine, corticale (primitive), ou suivant qu'elle est ascendante, urinaire (secondaire), on peut dire qu'à un moment donné toutes ces lésions finissent par se fusionner. Voyons maintenant dans quel état sont les organes génito-urinaires et le poumon.

L'*uretère* est l'organe le plus souvent atteint, il l'est même toujours dans la tuberculose ascendante. Il est augmenté de volume, induré, rétréci, oblitéré, parfois adhérent aux organes voisins, au péritoine, aux vaisseaux utéro-ovariens,

1. Tuffier. Tuberculose rénale. *Archives générales de méd.*, mai 1892, p. 41.
2. Repin. *Société anatomique*, 15 janvier 1892.

à l'iléon à droite, à l'S iliaque à gauche. Il forme un gros cordon dur, qu'on arrive à sentir à travers la paroi abdominale.

A la *vessie*, la tuberculose évolue sous forme de granulations situées sans prédilection marquée dans les différentes parties de la muqueuse. Dans la tuberculose descendante on peut voir, au niveau et au-dessous de l'uretère correspondant au rein malade, une traînée de granulations tuberculeuses (Albarran, Israël). Peu à peu les ulcérations tuberculeuses apparaissent, mais leur évolution se fait avec beaucoup de lenteur.

L'appareil *génital* de l'homme, vésicules séminales, prostate, canal déférent, épididyme, est très fréquemment atteint; cette tuberculose génitale est une des origines les plus habituelles de la tuberculose rénale secondaire. Par contre, la tuberculose de l'appareil génital de la femme est excessivement rare.

J'ai dit au début de cet article que la tuberculose rénale est souvent *unilatérale*. Si l'on fait une statistique d'autopsies, c'est-à-dire à une période où l'infection tuberculeuse a eu tout le temps de se généraliser, on trouve que la tuberculose rénale est unilatérale dans la moitié des cas, mais quand on fait la statistique à une époque moins avancée, au moment de l'intervention chirurgicale, on peut affirmer que le second rein est indemne dans les trois quarts des cas[1], chose essentielle pour l'indication opératoire. Albarran estime à 15 ou 20 pour 100 la proportion des cas dans lesquels les *deux* reins sont tuberculeux. Toutefois, alors même que ce second rein n'est pas tuberculeux, il présente assez souvent, à une époque assez avancée, des lésions d'un autre genre, pyélonéphrite, pyélite calculeuse, dégénérescence amyloïde. Le bacille de Koch est facile à trouver aux premiers stades de la lésion rénale; plus tard on constate surtout d'autres microbes, coli-bacille, streptocoque, staphylocoque.

Le *poumon* est souvent atteint de tuberculose qui précède ou qui suit la tuberculose du rein.

1. Statistiques consignées dans la thèse de Vigneron, p. 24.

Description. — La tuberculose du rein est insidieuse et latente à ses débuts; parfois même elle reste presque latente jusqu'à une période avancée, surtout si l'uretère est oblitéré; quand je dis qu'elle reste presque latente, il serait plus vrai de dire qu'elle peut rester méconnue, masquée parfois par une tuberculose vésicale. Dans quelques cas, après avoir parcouru silencieusement une partie de son évolution, la tuberculose rénale se révèle par tel ou tel symptôme qui donne l'éveil, le malade pisse du pus ou du sang; il éprouve de violentes douleurs; un phlegmon périnéphrétique se déclare; quoi qu'il en soit, les symptômes vésicaux, l'hématurie, la pyurie, l'albuminurie, la douleur, la tumeur rénale, sont les symptômes les plus habituels. Nous allons les étudier en détail :

Symptômes vésicaux. — Par de nombreuses observations Albarran a démontré que les premiers symptômes de la tuberculose rénale simulent parfois la cystite : fréquence des mictions, douleur et diminution de la capacité vésicale. Or ces symptômes peuvent être dus à une cystite concomittante, mais le plus souvent ce ne sont que des *phénomènes reflexes*. Il n'est pas rare de voir des malades qui ont des urines troubles et qui se plaignent de mictions fréquentes et douloureuses, alors que la vessie est absolument saine ainsi que le démontre l'examen *cystoscopique*. J'ai récemment observé avec Albarran un malade dans ces conditions; les symptômes vésicaux étaient dominants, alors que le rein seul était touché.

Hématurie. — L'hématurie est un symptôme fréquent. Ici comme dans la tuberculose pulmonaire, l'hémorrhagie peut devancer tous les autres signes. Il y a des hématuries précoces qui précèdent de plusieurs mois et de plusieurs années l'apparition de la tuberculose rénale, comme il y a des hémoptysies précoces, que j'ai nommées hémoptysies de défense, qui précèdent de plusieurs mois ou de plusieurs années l'apparition de la tuberculose pulmonaire. L'hématurie tuberculeuse est habituellement peu abondante et peu tenace, elle est rarement suivie, comme l'hématurie cancéreuse, de la formation de ces longs caillots fibrineux de l'uretère, qui peuvent occasionner des douleurs néphrétiques, ou qui obstruent le canal de l'urèthre et déterminent une rétention d'urine; cela se voit cependant. L'hématurie tuberculeuse survient sans cause appréciable; elle n'est pas rappelée comme l'hématurie calculeuse par les exercices violents, par des promenades à cheval ou en voiture. Une fois passée, elle peut ne plus se reproduire, ou bien elle ne reparaît qu'à intervalles de plusieurs semaines ou de plusieurs mois.

Habituellement, c'est ainsi que les choses se passent, et l'hématurie tuberculeuse, il faut le dire, est bien loin d'avoir la même importance que les hématuries cancéreuses. Cependant il ne faudrait pas trop compter sur le peu d'importance de ce symptôme; il est des cas où l'hématurie est abondante et tenace, au point de durer un mois et demi (Routier), trois mois (Czerny), quatre mois (Habershon), sept mois et demi (Pousson), quatre ans et demi (Tuffier). Citons des obervations.

L'observation de Routier[1] concerne une jeune femme qui fut prise sans cause, sans douleur, d'une hématurie qui se reproduisait à chaque miction. Les urines étaient très sanguinolentes, noirâtres, la quantité de sang perdu était considérable; aussi la malade, après cinq semaines de ces hématuries, était-elle pâle, exsangue, exténuée, cachectique et ne pouvant même plus se tenir debout. Plusieurs fois cette femme fut prise de douleurs néphrétiques, suivies, non pas de l'expulsion de calculs, mais de l'expulsion de caillots, causé des douleurs simulant la colique néphrétique. Le rein droit est douloureux et augmenté de volume. L'examen cystoscopique permet de constater que le sang s'écoule dans la vessie par l'uretère droit. Cette femme étant menacée de mourir d'hématurie, l'opération est pratiquée six semaines après le début des hématuries, et Routier enlève le rein. Dès l'opération, les hématuries cessent immédiatement,

---

1. Routier. *Bulletin de la Société de chirurgie*, mars 1895.

complètement, et la malade recouvre la santé. Quelques mois plus tard, son mari écrivait « que les urines étaient toujours claires, que la malade avait une mine superbe et avait engraissé ». Le rein examiné par Pilliet ne présentait qu'un foyer tuberculeux, limité à un calice, au niveau de la voûte artérielle du rein, mais ce foyer tuberculeux avait suffi pour provoquer de terribles hématuries qui étaient dues à l'érosion des vaisseaux et à la tension artérielle. Il s'agissait en résumé d'une tuberculose rénale primitive, très circonscrite et très favorable à l'opération.

L'observation de Pousson[1] concerne un jeune homme qui fut pris, sans phénomène prémonitoire, d'une hématurie qui s'est continuée pendant sept mois et demi sans interruption, avec des redoublements d'intensité. Pendant ces redoublements, le malade éprouve de grandes hématuries avec urines noirâtres, des coliques néphrétiques provenant de l'expulsion de caillots et rétention d'urine due à l'oblitération du canal de l'urèthre par ces caillots. Le repos ou l'exercice, la marche ou la voiture, n'ont aucune influence sur les hématuries. Ces hématuries ne sont pas associées à d'autres symptômes tels que purulence des urines ou augmentation du rein. Dans les urines on constate le bacille de Koch. L'exploration des uretères, de la vessie, des vésicules, de la prostate, etc., est absolument négative. Il s'agit donc d'une tuberculose primitive et par conséquent corticale du rein droit, lequel est douloureux pendant les crises hématuriques. Les hématuries finissent par disparaître et font place à la pyurie; l'infection s'étend sous forme d'infection descendante. Le malade ayant refusé l'opération, la tuberculose se généralise aux vésicules séminales et au col de la vessie.

L'observation de Tuffier concerne une femme, qui sans cause appréciable, sans symptômes prémonitoires, sans douleur, fut prise d'une hématurie violente et abondante. Cette hématurie fut très passagère, car dès les mictions suivantes

1. Pousson. Tuberculose rénale primitive. *Gazette hebdomadaire*, 15 juin 1895.

l'urine avait repris sa coloration normale, mais pendant *quatre ans et demi*, plusieurs fois par an, ces hématuries se succédèrent, ayant chaque fois une durée de 10, 12 et 14 jours. Dans l'intervalle des périodes hématuriques, les urines sont absolument normales, la malade n'accuse aucun phénomène douloureux, ni avant ni après le pissement du sang. Une dernière hématurie fut tellement abondante, que la malade, prise pendant un voyage, dut s'arrêter quinze jours dans une gare. A la suite de ces pertes de sang, abondantes et prolongées, la malade est pâle, décolorée, cachectique. L'examen cystoscopique montre que le sang s'écoule dans la vessie par l'uretère gauche. En face d'accidents aussi redoutables, Tuffier[1] se décide à enlever le rein gauche et l'opération est suivie d'un excellent résultat. Le rein enlevé a des dimensions normales; sur le bord convexe et aux deux extrémités on trouve des saillies blanchâtres fluctuantes, abcès tuberculeux dont le liquide inoculé détermine la tuberculose. A la coupe de l'organe on constate trois autres abcès tuberculeux à la jonction des substances corticale et médullaire, sans communication avec le bassinet. Le bassinet et l'uretère sont absolument sains. Il s'agit donc d'une tuberculose primitive, corticale, du rein gauche, s'étant révélée pendant quatre ans et demi par des hématuries abondantes, souvent renouvelées et ayant évolué sans aucun autre symptôme, sans douleur, sans pyurie, sans albuminurie, sans fièvre, sans tumeur.

Que prouvent ces observations? Elles prouvent qu'à côté des cas classiques et assez nombreux où l'hématurie de la tuberculose rénale est une hématurie légère, transitoire, indolore, peu importante, il existe d'autres cas, avec nombreux intermédiaires, où l'hématurie est le symptôme unique ou prépondérant; intense, abondante, douloureuse, avec caillots de l'uretère simulant la colique néphrétique calculeuse, avec caillots de l'urèthre déterminant la rétention d'urine, avec pâleur, anémie du sujet, amaigrissement,

1. Tuffier. *Annales des maladies génito-urinaires*, juillet 1893.

affaiblissement, cachexie, symptômes qui rappellent les hématuries cancéreuses du rein. C'est la *forme hématurique* de la tuberculose rénale. Tantôt le rein tuberculeux saigne d'une façon continue, et le malade pisse du sang, sans interruption, pendant un mois et demi (Routier), pendant quatre mois, pendant sept mois et demi (Pousson); tantôt le rein tuberculeux saigne d'une façon intermittente et le malade pisse du sang par périodes de 3, 4, 6, 8, 15 jours pendant des années (Tuffier). Et comme ces hématuries à grands pissements de sang sont presque toujours des hématuries associées à la tuberculose rénale primitive, corticale, d'origine sanguine, à celle qui peut rester localisée, au moins pendant quelque temps, à la substance corticale du rein, sans envahir les calices et le bassinet, il s'ensuit que cette forme de tuberculose rénale peut n'engendrer qu'un seul symptôme, l'hématurie; les autres symptômes, pyurie, pyélo-néphrite, fièvre, faisant absolument défaut, tandis que ces derniers symptômes manquent rarement dans les pyélo-néphrites tuberculeuses à forme ascendante.

La qualité et la quantité des hématuries, à elles seules, ne nous sont donc pas d'un grand secours quand il s'agit de discuter la nature d'une lésion saignante du rein (cancer, calcul, kystes, hématurie essentielle), mais elles nous fournissent de précieuses indications quand il s'agit de prendre une décision opératoire. Ces cas-là, à tuberculose corticale, primitive, limitée, se prêtent merveilleusement à l'intervention.

Pyurie. — La présence du pus dans les urines concerne surtout la tuberculose rénale à forme ascendante, secondaire, alors que la lésion prend volontiers l'aspect d'une pyélo-néphrite tuberculeuse suppurée. La pyurie existe également dans le cas de tuberculose rénale corticale, lorsque des cavernes ou des abcès corticaux se sont ouverts dans le bassinet (vomique rénale) ou lorsque calices et bassinet prennent part (infection descendante) au processus tuberculeux; mais d'une façon générale, la pyurie, qui est un symptôme précoce et même dominant au cas de tuberculose pyélo-rénale ascendante, est au contraire un symptôme inconstant ou tardif, au cas de tuberculose rénale corticale, primitive; elle peut même faire complètement défaut, comme dans quelques-unes des observations que je viens de citer.

Les urines purulentes sont troubles ou franchement purulentes, parfois riches en grumeaux caséeux. Quand on laisse déposer dans une éprouvette l'urine des vingt-quatre heures, on voit que le dépôt, formé de pus et de phosphates, est parfois considérable; beaucoup plus considérable dans la pyélo-néphrite que dans la cystite. La pyurie subit quelques oscillations, elle est plus ou moins abondante suivant les moments, mais une fois installée, elle ne disparaît jamais, à moins toutefois que l'uretère soit oblitéré. Dans la moitié des cas, on découvre dans l'urine purulente le bacille de Koch.

Douleur. — Bien des gens atteints de tuberculose rénale n'éprouvent pas la moindre douleur; d'autres éprouvent des douleurs rénales, avec sensation de pesanteur, de déchirure, avec irradiations à l'autre rein (réflexe réno-rénal), à la vessie (réflexe réno-vésical), à l'aine, aux organes génitaux avec rétraction testiculaire, comme dans la colique néphrétique (Guyon). Parfois ces douleurs sont spontanées et paraissent être le résultat d'une néphralgie, dans d'autres circonstances, ici comme dans les péri-cholécystites avec adhérences, comme dans les péri-hépatites, comme dans les péri-gastriques, comme dans les péri-appendicites, les douleurs peuvent avoir les adhérences pour origine; parfois, enfin, elles sont consécutives au passage dans l'uretère de fragments caséeux, de concrétions phosphatiques secondaires, de caillots fibrineux consécutifs à une néphrorrhagie. Chez quelques malades les douleurs prennent une telle intensité et une telle persistance, qu'elles dominent les autres symptômes, elles constituent une *forme douloureuse* de tuberculose rénale (Tuffier); elles motivent l'intervention chirurgicale; ce sont là des faits absolument exceptionnels, en voici quelques observations :

La malade qui concerne l'observation de Tuffier[1] était soignée depuis quelques années pour des soi-disant *coliques néphrétiques*. Les douleurs débutaient à la région lombaire, s'irradiaient dans le flanc et dans l'aine avec vomissements répétés, et cessaient après quelques heures. Ces crises revenaient tous les mois, plusieurs fois par mois. A un moment donné, les urines devinrent purulentes sans gravelle; puis apparurent quelques légères hématuries. Les douleurs se rapprochant de plus en plus et augmentant d'intensité, la malade réclama l'opération. Tuffier fit l'ablation du rein douloureux et l'opération confirma le diagnostic. Le rein était atteint de tuberculose diffuse, dans toute son étendue, avec quelques foyers de ramollissement; le bassinet était absolument intact; il s'agissait donc d'une tuberculose rénale primitive, avec ouverture des foyers caséo-purulents corticaux dans le bassinet. Depuis cette époque, la malade, complètement guérie de ses douleurs, a repris ses travaux habituels.

Chez la malade qui concerne l'observation de Cormak (rapportée par Tuffier), les douleurs de *coliques néphrétiques* avaient éclaté depuis quatre ans et les douleurs étaient restées le symptôme dominant. Quelques mois avant l'opération on avait constaté des urines purulentes et sanguinolentes sans qu'il eût été possible de découvrir des bacilles. On pensait à un calcul du rein droit. La malade est opérée et on trouve le rein semé de nombreux tubercules; une petite caverne existait dans la substance corticale; le bassinet et l'uretère étaient indemnes. Il s'agissait encore ici d'une tuberculose primitive du rein. La malade guérit rapidement.

Il y a donc une forme douloureuse, comme il y a une forme hématurique de tuberculose rénale. La douleur, continue ou paroxystique, en est l'élément dominant, elle peut même être l'unique symptôme, en l'absence de pyurie, d'hématurie et de tumeur rénale. Dans ces formes doulou-

---

1. Tuffier. Tuberculose rénale. *Arch. génér. de médecine*, mai 1892.

reuses, et en l'absence de bacilles, il est permis de penser à la lithiase rénale; mais les crises douloureuses ne sont pas suivies de l'expulsion de graviers, à moins toutefois que le malade rende des concrétions phosphatiques secondairement formées dans des foyers de tuberculose rénale. La recherche des bacilles dans l'urine centrifugée ne doit jamais être négligée et doit être plusieurs fois répétée.

Tumeur rénale. — Quand le rein tuberculeux forme tumeur, il est rare que la tumeur prenne de fortes proportions; elle est due en partie à la distension de l'organe, en partie et surtout à la *périnéphrite scléro-lipomateuse*. La tumeur déborde le rebord costal de plusieurs centimètres, elle arrive à l'ombilic et au delà; elle est plus ou moins mobile, flottante, ou plus ou moins immobilisée par les adhérences. C'est la palpation bimanuelle qui permet d'apprécier le volume, la situation, la mobilité de la tumeur rénale (Guyon).

Symptômes généraux. — Je viens de passer en revue les différents symptômes qui peuvent accompagner l'évolution de la tuberculose rénale. Quand la tuberculose rénale est secondaire, l'étendue ou l'ancienneté des lésions (vessie, prostate, vésicules séminales, uretère) accélère la marche et la gravité des symptômes. Mais, quand la tuberculose rénale est primitive, l'état général du sujet reste bon pendant longtemps; la fièvre manque habituellement ou du moins elle ne survient qu'à une époque plus avancée. Les symptômes fébriles atténués, l'élévation de la température aux environs de 38 degrés ne témoignent que d'une légère infection, mais les grands frissons, les grands accès de fièvre avec transpiration, l'élévation de la température à 40 degrés, les urines purulentes, témoignent d'une complication et indiquent ici, comme dans toutes les pyélo-néphrites, ou l'entrée en scène du phlegmon périnéphrétique, ou, plus souvent, la formation d'une cavité close intra-rénale.

Tant que le pus de la pyélo-néphrite est déversé au dehors, à travers un uretère perméable, la rétention des agents infectieux, microbes et toxine, ne se fait pas, et la fièvre, si fièvre il y a, est modérée. Mais survienne l'oblitération de l'uretère ou l'oblitératiou dune loge rénale suppurée, et aussitôt la *rétention des agents infectieux en cavité close*, par un mécanisme analogue à celui que j'ai décrit pour l'*appendicite*, se traduit par des douleurs rénales, par des frissons, par des accès de fièvre intermittente, suivis de transpiration, par un affaiblissement rapide de l'organisme. Avec cette aggravation de symptômes, coïncide souvent une amélioration apparente des urines ; les urines qui la veille étaient troubles, ammoniacales et purulentes, *sont maintenant claires et transparentes* ; la raison, c'est que les urines récemment émises sont celles qui viennent du rein sain, l'urine purulente du rein malade étant arrêtée au passage par l'uretère oblitéré. Que l'uretère recouvre sa perméabilité, qu'une débâcle purulente se produise, et les accidents vont cesser momentanément. Les mêmes accidents surviennent dans la pyélonéphrite calculeuse. Par les progrès de la maladie, le sujet maigrit, perd l'appétit, s'affaiblit, la période cachectique se prépare avec ses œdèmes, sa diarrhée, ses transpirations, période cachectique qui est d'autant plus accentuée que la tuberculose est généralisée au reste de l'appareil génito-urinaire ou aux poumons.

Complications. — Différentes complications peuvent survenir dans le cours de la tuberculose rénale : en premier lieu je citerai le *phlegmon périnéphrétique* qui peut apparaître à n'importe quelle période du rein tuberculeux, au si bien au début qu'à une phase ultime ; parfois même le phlegmon périnéphrétique éclate comme *première* révélation d'une tuberculose rénale jusque-là insidieuse ou méconnue. La suppuration de la couche cellulo-graisseuse au rein n'est pas toujours accompagnée de grands symptômes fébriles ; elle est parfois apyrétique et insidieuse, à la façon des *abcès froids*, ou bien elle éclate avec douleurs, frissons, fièvre, empâtement et tuméfaction de la région lombaire. J'ai déjà énuméré, au sujet de l'anatomie pathologique, l'évolution et les différentes terminaisons de ce phlegmon périnéphrétique.

La *tuberculose de la vessie* est plutôt un phénomène connexe qu'une complication; cependant, dans presque tous les cas de tuberculose rénale primitive, à localisation corticale, sans lésions descendantes, la vessie est indemne. J'en dirai autant des cas où l'oblitération précoce de l'uretère ne permet pas à une infection rénale de venir infecter la vessie par voie descendante. Au contraire, dans le cas de tuberculose ascendante, secondaire, urinaire, chirurgicale, c'est la tuberculose de la vessie qui attire tout d'abord l'attention; parfois même, elle domine tellement la situation, que la tuberculose rénale secondaire passe inaperçue. La *pollakiurie douloureuse* en est le symptôme dominant; le sujet a des envies fréquentes, des besoins impérieux d'uriner, et chaque miction est souvent un supplice. Nous avons vu, avec Guyon, une jeune fille atteinte de tuberculose vésicale qui avait plus de cent mictions par jour. A chaque miction le malade rend quelques gouttes d'urine trouble, sanguinolente, et pour rendre ces quelques gouttes il est torturé par des spasmes du col de la vessie qui s'irradient sous forme de douleurs atroces à la vessie, à l'anus, au périnée, le long de l'urèthre. Il faut voir le malheureux patient, redoutant le spasme qu'il sent venir, cherchant par toutes les postures possibles, accroupi, à genoux, hurlant de douleur, cherchant, dis-je, à retarder ou à éviter les angoisses de ce spasme qu'en fin de compte il ne peut pas éviter. Cette forme, atrocement douloureuse, est heureusement l'exception; on comprend qu'elle masque les débuts de la tuberculose rénale ascendante.

La tuberculose vésicale elle-même n'est pas toujours facile à dépister à ses débuts. Outre la pollakiurie douloureuse, le cathétérisme est douloureux et le toucher rectal fait percevoir l'induration du bas-fond de la vessie. « Quand vous vous trouverez en face de sujets ayant de vingt à trente-cinq ans et souffrant de la vessie sans cause appréciable, examinez l'état du thorax, palpez avec soin les épididymes, explorez la prostate et les vésicules séminales. Examinez aussi le passé du sujet. Informez-vous des manifestations scrofuleuses de son enfance; recherchez l'état de santé de ses parents et de ses proches » (Guyon[1]). Ces préceptes ne doivent pas être oubliés en face d'un diagnostic difficile.

Néphrite tuberculeuse et paratuberculeuse. — Les *complications brightiques* doivent maintenant nous occuper, et j'en profite pour dresser le bilan de cette question, telle que je l'ai exposée à mon cours de la Faculté[2] : Les gens qui sont atteints de tuberculose rénale sont-ils sous le coup d'accidents brightiques et urémiques, à l'égal des gens qui sont atteints de néphrite chronique vulgaire; en d'autres termes, y a-t-il un mal de Bright tuberculeux? Non; ou du moins il faut s'entendre. Un rein tuberculeux peut être atteint de cavernes multiples, de pyélonéphrite tuberculeuse, de dégénérescence massive, il peut être complètement détruit, sa fonction peut être absolument anéantie, sans que le malade éprouve ni symptômes brightiques, ni accidents urémiques, parce que, d'habitude, l'autre rein continue à fonctionner suffisamment. Ce qui crée l'insuffisance urinaire au cours des néphrites en général, ce qui engendre les petits accidents du brightisme et les grands accidents de l'urémie, c'est que dans toute néphrite, qu'il s'agisse de néphrites infectieuses (scarlatine, typhoïde, syphilis, grippe, etc.), qu'il s'agisse de néphrites diathésiques (goutte, arthritisme), qu'il s'agisse des néphrites toxiques (saturnisme), *la néphrite est toujours double d'emblée,* les lésions sont diffusées et généralisées aux deux reins, toute la substance glandulaire des deux reins est compromise; par conséquent, l'un des deux reins ne supplée qu'incomplètement son congénère empêché : de là, l'insuffisance ou la suppression de la fonction, entraînant les accidents de la petite et de la grande urémie.

1. Guyon. *Leçons cliniques sur les maladies des voies urinaires.* Paris, 1881, p. 12.
2. Dieulafoy. *Cours de pathologie interne,* février 1896.

Mais dans la tuberculose rénale, les choses se passent autrement : quand l'un des deux reins est compromis, l'autre rein est sain, ou suffisamment valide pour assurer le service de la dépuration urinaire; aussi les gens atteints de tuberculose rénale ne présentent-ils pas de symptômes brightiques et ne succombent-ils pas à l'urémie. Et si des complications urémiques viennent à éclater, ce qui est fort rare, c'est que l'autre rein est fortement compromis par la dégénérescence amyloïde, ou par d'autres lésions. Donc, malgré le délabrement et la destruction du rein tuberculeux, le malade ne succombe presque jamais à des accidents urémiques, parce que l'autre rein est assez valide pour assurer le service de la dépuration urinaire. J'en dirai autant du rein cancéreux et des autres lésions rénales *unilatérales*, qui malgré la destruction de l'un des reins ne provoquent ni brightisme, ni urémie, pourvu que l'autre rein soit suffisamment respecté.

Mais, dira-t-on, ne peut-il pas exister une *néphrite tuberculeuse* au vrai sens du mot, les deux reins étant atteints simultanément de lésion de néphrite diffuse, comme ils le sont dans toutes les néphrites infectieuses, dans les néphrites syphilitique et scarlatineuse? Ne voit-on pas, dira-t-on, dans le cours de la tuberculose pulmonaire, dans le cours de la phthisie chronique vulgaire, ne voit-on pas des malades ayant des symptômes brightiques, des œdèmes, de l'albuminurie, l'albuminurie n'ayant ici rien à voir avec une hématurie ou avec une pyurie qui peuvent ne pas exister; ces tuberculeux, ces phthisiques, avec leurs symptômes brightiques, ont donc une vraie néphrite tuberculeuse? D'accord, mais précisons bien : d'abord, c'est un fait bien avéré, que les malades atteints de tuberculose pulmonaire chronique, les vulgaires phthisiques, et ils sont nombreux, meurent *très rarement* d'accidents urémiques[1] ; chez le malade atteint de tuberculose pulmonaire, chez le phthisique, l'infection tuberculeuse ne retentit pas volontiers sur les reins sous forme

1. Moussous. *De la mort chez les phthisiques*. Th. de Paris, 1886.

de néphrite. La différence est grande avec d'autres maladies toxi-infectieuses, la scarlatine, la syphilis par exemple, qui elles, déterminent si souvent les néphrites aiguës classiques et qui sont fréquemment l'origine de néphrites chroniques, de mal de Bright. Nous voyons rarement cela au cours de la tuberculose pulmonaire ; je vois peu de tuberculeux pris à un moment d'une néphrite aiguë à grands œdèmes et à grands accidents urémiques ; nous voyons rarement des tuberculeux faisant une néphrite tuberculeuse chronique avec les petits signes du brightisme et les grands accidents de l'urémie. Il est donc certain que l'infection tuberculeuse ne retentit pas volontiers sur les reins sous forme de néphrite tuberculeuse. Et cependant, il est vrai, les tuberculeux ont assez souvent de l'albuminurie, parfois beaucoup d'albuminurie. On a même décrit une albuminurie prétuberculeuse. Ils ont également des œdèmes, abstraction faite des œdèmes par thrombose veineuse et par cachexie ; leurs reins peuvent présenter des lésions diffuses épithéliales et des lésions amyloïdes; il existe donc une néphrite tuberculeuse au vrai sens du mot. Oui, mais il serait plus exact de dire qu'il existe une néphrite *des tuberculeux*. Cette néphrite, je l'appellerais volontiers *paratuberculeuse*, pour employer une épithète comparable à celle que Fournier a donnée aux accidents *parasyphilitiques*. Cette néphrite paratuberculeuse est due à l'action de la tuberculine sur le rein, l'expérimentation nous l'a prouvé : les reins sont plus tuberculinés que tuberculisés et le bacille de Koch y fait habituellement défaut (Du Pasquier[1]). Cette néphrite provoque de l'albuminurie et des œdèmes, mais elle reste habituellement à l'état d'ébauche, elle aboutit rarement aux accidents urémiques. La conclusion de cette discussion, c'est que *la tuberculose rénale est fréquente, tandis que la néphrite tuberculeuse est assez rare.*

Diagnostic. — Il suffit, je pense, d'avoir lu la description de la tuberculose rénale, pour être convaincu de la diffi-

----

1. Du Pasquier. *Loc. cit.*, p. 87.

culté que peut présenter le diagnostic. Quand la tuberculose
a une marche ascendante, quand on arrive à déceler dans
l'urine ou dans le pus la présence du bacille tuberculeux[1],
le diagnostic est fort simplifié; encore même la constatation
de bacilles tuberculeux, qui suffit pour lever toute hésitation au point de vue de la nature du mal, ne suffit pas
toujours pour en préciser le siège. Il importe de savoir que
cet examen est beaucoup plus délicat que celui des crachats de phthisiques et que l'absence de bacilles dans l'urine
même centrifugée ne doit pas faire rejeter d'une façon
absolue l'hypothèse de tuberculose urinaire. Albarran a
démontré que, *pour réussir, la recherche du bacille doit être
faite sur des urines acides*, c'est-à-dire avec un échantillon
d'urine fraîchement émise et non avec un échantillon pré-
levé sur l'ensemble des urines de vingt-quatre heures

Dans les cas difficiles, l'expérimentation peut venir à notre
secours. Il faut mettre à profit le procédé de culture des
bacilles tuberculeux dans le sang gélosé glycériné, procédé
préconisé par Bezançon et Griffon, et que j'ai décrit au chapitre de la septicémie séro-fibrineuse tuberculeuse. Il est
nécessaire que l'urine soit rigoureusement dépourvue de
tout germe d'infection secondaire; des microbes associés,
en effet, se développant plus rapidement que le bacille de
Koch, envahiraient toute la surface du milieu de culture,
bien avant que les colonies tuberculeuses aient eu le temps
de faire leur apparition. Il est utile de centrifuger l'urine
recueillie et de n'ensemencer que le dépôt.

Il est utile d'avoir recours au procédé de la *mamelle*
préconisé par Nattan-Larier. On injecte 1 centimètre cube
d'urine suspecte dans la mamelle d'une femelle de cobaye
en lactation. Quelques jours plus tard, une mammite tuberculeuse se déclare et dans le lait qu'on recueille en pressant
sur la mamelle on peut découvrir le bacille de Koch.

Le diagnostic de la tuberculose rénale est encore plus
difficile lorsque la tuberculose rénale primitive reste can-

---

1. Berlioz. *Passage des bactéries dans l'urine.* Paris, 1887.

tonnée à la substance corticale, traduisant sa présence par des douleurs qui simulent la lithiase urinaire, ou par des hématuries abondantes et répétées qui simulent le cancer du rein. On a pensé que les injections de *tuberculine* pourraient éclairer un diagnostic hésitant, mais Guyon et Albarran[1] jugent et condamnent ce moyen de diagnostic à la fois nuisible et inconstant. Il est préférable de recourir à la *radioscopie* : dans bien des cas, en effet, la présence de calculs a été décelée par l'examen radiographique (Albarran et Contremoulin[2]). D'après ces auteurs ces calculs peuvent être classés par ordre d'opacité décroissante : oxaliques, phosphatiques. uratiques. La *cystoscopie* aide également au diagnostic quand la vessie est elle-même envahie par la tuberculose; en pareil cas, l'examen de la vessie au cystoscope peut permettre de découvrir à l'embouchure de l'uretère une plaque ou un bourrelet tuberculeux[3].

Le *cathétérisme de l'uretère* peut encore aider au diagnostic différentiel entre la tuberculose et la lithiase rénales; le cathétérisme de l'uretère ne rencontre pas d'obstacle s'il s'agit de lithiase rénale, tandis que les lésions tuberculeuses de l'uretère, fréquentes au cas de tuberculose rénale, rendent cet uretère imperméable ou presque imperméable au cathétérisme (Guyon et Albarran[4]).

Pour compléter le diagnostic de la tuberculose rénale, il faut savoir *quel est le rein malade* et dans quel état est *l'autre rein*. Le diagnostic du rein malade est difficile lorsqu'aucun des reins n'est ni douloureux ni hypertrophié; il est encore fort difficile lorsque c'est le rein sain qui est douloureux et gros par hypertrophie *compensatrice* (Albarran). En pareil cas, il faut recourir à l'examen cystoscopique qui permet parfois de voir le sang ou le pus sourdre de l'uretère du côté malade ou bien on pratique le cathété-

1. Guyon et Albarran. *Annales génito-urinaires*, 1891.
2. Albarran et Contremoulin. *Annales génito-urinaires*, 1899.
3. Albarran. *Annales génito-urinaires*, 1896, p. 927.
4. Berton. *Diagnostic différentiel entre la tuberculose et la lithiase rénales*. Thèse de Paris, 1900.

risme de l'uretère qui a souvent été mis en pratique par Albarran[1] pour recueillir uniquement l'urine du rein affecté; ou mieux encore on utilise l'ingénieux appareil de Luys[2] qui sépare et recueille dans la vessie l'urine de chacun des reins. Entre autres services rendus par cet appareil séparateur, au cas de néphrite tuberculeuse, Luys cite l'observation suivante : Une jeune femme ayant des urines purulentes avec bacilles tuberculeux se plaignait en même temps du rein droit qui était augmenté de volume. Comme le rein gauche était indolore et non perceptible à la palpation, tout faisait penser à une tuberculose du rein droit et l'on pouvait être tenté de pratiquer l'ablation de ce rein droit. Or l'application de l'appareil séparateur montre que, *contrairement* à ce que faisait prévoir l'examen clinique, l'excrétion urinaire était tout entière faite par le rein droit tandis que le rein gauche ne donnait presque rien. On devrait donc en conclure qu'en dépit des signes cliniques le rein gauche était fortement atteint, et la néphrectomie montra en effet que ce rein gauche était extrêmement atrophié et ne servait à rien. On pense ce qui serait arrivé si, se fiant à la clinique seule, un chirurgien avait fait la néphrectomie du rein droit. Du reste, règle générale, la séparation des urines doit toujours être pratiquée ; on ne doit jamais faire une opération sur le rein sans que la séparation des urines ait vérifié le diagnostic.

Grâce à cette sélection, on constate qu'à la première phase de la tuberculose rénale, le rein malade (chose inattendue) sécrète parfois en plus grande quantité que le rein sain. De plus, l'urine sécrétée par le rein malade est moins riche en urée, en phosphates et en chlorures ; elle est habituellement purulente et elle peut contenir des bacilles.

L'état de l'autre rein (celui qui est supposé indemne) doit

---

1. Albarran, *Société de chirurgie*, mai 1900.
2. Luys. Méthode de séparation de l'urine des deux reins dans la vessie. *Revue de gynécologie et chirurgie abdominale*, janvier 1903.

être connu avant de poser les indications opératoires. En aucun cas, il n'est permis aujourd'hui d'enlever un rein tuberculeux sans s'être assuré du fonctionnement normal de l'autre rein (Albarran). Cette précision absolue de diagnostic ne peut être obtenue que par le cathétérisme urétéral. Je viens de constater le fait, ces temps derniers, chez un malade que je voyais avec Albarran. Un jeune homme, sans antécédents héréditaires et n'ayant aucune manifestation tuberculeuse pulmonaire ou génitale, se plaignait depuis quatre mois de pollakiurie douloureuse. Les urines étaient troubles, légèrement purulentes, et l'examen bactériologique y avait décelé le bacille de Koch. La vessie avait sa capacité normale. Les reins n'étaient ni gros ni douloureux à la pression. L'examen cystoscopique démontra que la vessie était saine. Par cathétérisme de l'uretère gauche, Albarran recueillit en une heure et demie 75 grammes d'urine trouble, pendant que le rein droit ne sécrétait que 45 grammes d'urine limpide. Dans l'urine du rein gauche, on trouva du pus et des bacilles de Koch; dans l'urine du rein droit, il n'y avait ni pus ni bacilles. L'urée, les phosphates, les chlorures étaient d'un tiers plus élevés dans l'urine du rein gauche (rein malade) que dans l'urine du rein droit (rein sain). Il était évident que le rein gauche était *seul* tuberculeux et l'on pouvait ajouter que les lésions tuberculeuses étaient peu avancées. Albarran extirpa le rein gauche. Au premier abord, ce rein parut absolument sain; mais, sur des coupes, on mit à découvert les lésions tuberculeuses : tubercule cru à la base d'une pyramide; cavernule de la dimension d'un pois à la région corticale; granulations tuberculeuses dans le bassinet. Le malade est actuellement en voie de guérison.

Le *pronostic* de la tuberculose rénale est beaucoup plus grave dans la forme secondaire que dans la forme primitive. La guérison de la tuberculose du rein est possible, car on a retrouvé des cicatrices de cavernes rénales[1]; mais

---

1. J'en ai constaté un cas chez un jeune garçon mort de méningite tuberculeuse.

habituellement, après une durée qui varie d'une à quelques années, si l'on n'intervient pas à temps, le sujet succombe aux progrès de l'hecticité, à l'envahissement tuberculeux des organes génito-urinaires, à des accidents de fièvre uro-septique, à des complications tuberculeuses de l'appareil respiratoire.

Traitement. — Le traitement médical de la tuberculose rénale se réduit à quelques considérations hygiéniques. Le traitement chirurgical, le seul qui soit rationnel, n'a pas sa place détaillée dans un manuel de pathologie médicale. Je renvoie donc aux traités de chirurgie [2]. Toutefois, on a pu, à la lecture de cet arricle, se faire une idée des principales indications de l'opération. On a vu que les tuberculoses primitives, d'origine sanguine, sont bien plus accessibles à l'intervention que les tuberculoses rénales secondaires, alors que la vessie, l'uretère et autres organes sont déjà envahis par la tuberculose.

On pratique deux opérations différentes dans la tuberculose rénale : 1° la *néphrotomie* ou incision simple du rein, ayant pour but d'évacuer le pus qui s'accumule dans le bassinet en cas de rétention. C'est là une opération de nécessité qui présente le grave inconvénient de laisser une fistule persistante ; 2° la *néphrectomie* ou extirpation du rein, dont les résultats se sont améliorés dans des proportions extraordinaires, grâce à la précision du diagnostic, surtout depuis l'usage du cathétérisme urétéral. Vigneron, en 1892, trouvait une mortalité opératoire de 34 pour 100 ; Albarran [2] sur 31 néphrectomies, n'a perdu qu'un seul malade, son premier opéré, mort de méningite. Ces résultats sont d'autant plus remarquables que souvent les malades ont été opérés en pleine fièvre, dans un état de cachexie avancée, et que plusieurs guérisons se maintiennent depuis cinq et six ans.

1. Tuffier. Intervention chirurgicale dans la tuberculose rénale. *Société de chirurgie*, 13 novembre 1896.

2. Albarran. *Traité de Chirurgie de Le Dentu et Delbet*, vol. VIII, pag. 866.

§ 10. SYPHILIS RÉNALE — NÉPHRITE-SYPHILITIQUE SECONDAIRE SYPHILIS TERTIAIRE DU REIN

Dès le début de ce chapitre, faisons justice de certaine théorie (Güntz), d'après laquelle la médication mercurielle serait en grande partie justiciable des néphrites qui surviennent chez les syphilitiques. Dans un mémoire sur la syphilose du rein[1], Mauriac s'élève avec raison contre cette assertion; il suffirait, pour la réfuter, de voir comment se comportent les intoxications mercurielles chez les gens dont la profession est de manier le mercure. Abstraction faite d'un empoisonnement suraigu dû à l'ingestion de préparations hydrargyriques à très haute dose, l'intoxication mercurielle respecte le rein; les doreurs, les miroitiers, les mineurs et tant d'autres ouvriers qui font usage de mercure peuvent être atteints d'accidents multiples : stomatite, lésions osseuses buccales, tremblement mercuriel, et bien d'autres manifestations hydrargyriques, mais leur rein reste indemne. Il n'en est pas du mercure comme du plomb, qui, lui, crée des néphrites (néphrite saturnine). Je vais citer dans ce chapitre des observations concernant des syphilitiques chez lesquels la néphrite aiguë a éclaté trois, quatre mois après le chancre, alors qu'ils n'avaient encore fait usage d'aucune préparation mercurielle; ce n'est donc pas le mercure qu'on peut incriminer chez eux. Je parlerai également de syphilitiques chez lesquels la syphilis du rein est apparue quinze ans après l'infection, alors que depuis bon nombre d'années ils n'avaient plus fait usage de préparations mercurielles. La question est donc jugée : ce qui crée la néphrite chez les syphilitiques, ce n'est pas le mercure, c'est la syphilis.

1. Mauriac. Syphilose du rein. *Arch. génér. de méd.*, 1887.

La toxine syphilitique est un terrible poison pour le filtre rénal; elle exerce sur le rein une action délétère et parfois meurtrière, mais elle se comporte différemment suivant qu'elle attaque le rein à une époque voisine de l'infection (accidents secondaires), ou à une époque éloignée (accidents tertiaires). Ce fait est facile à constater à la lecture et à l'analyse des observations. C'est ce qui m'engage à suivre dans ce chapitre la division indiquée par les auteurs et que j'ai moi-même adoptée dans mes leçons de pathologie et de clinique.

L'infection rénale *précoce*, celle qui attaque les reins dès les premiers mois de la syphilis, détermine une *néphrite* au vrai sens du mot; les *deux* reins sont uniformément atteints comme ils le sont dans toutes les néphrites toxi-infectieuses aiguës, dans la néphrite scarlatineuse par exemple. Cette néphrite syphilitique précoce se traduit tantôt par des accidents légers ou de moyenne intensité, tantôt par des accidents terribles et trop souvent mortels.

Au contraire, l'infection rénale *tardive*, celle qui survient à une époque éloignée, plusieurs années après la syphilis, cette syphilose rénale tertiaire ne se traduit pas seulement par des lésions de néphrite au vrai sens du mot; elle engendre des lésions gommeuses, scléro-gommeuses, amyloïdes, tantôt prédominantes et tantôt associées en proportion variable à des lésions de néphrite vulgaire.

Aussi, dans ces cas divers, le tableau clinique se présente-t-il sous des aspects multiples; aux accidents précoces convient la dénomination de *néphrite syphilitique*; aux accidents tardifs convient la dénomination de *syphilis tertiaire du rein*. Entre ces deux types extrêmes existent, bien entendu, des intermédiaires. Commençons par étudier les accidents syphilitiques précoces, la néphrite syphilitique. Nous étudierons ensuite la syphilis tertiaire du rein.

A. NÉPHRITE SYPHILITIQUE PRÉCOCE

Dans une première catégorie de faits, la *néphrite syphili-tique précoce* est tellement légère qu'elle passe pour ainsi dire inaperçue : elle apparaît dans les premiers mois de l'infection, mais sans bruit, sans accidents. L'albuminurie est presque son seul témoin (Jaccoud[1]). On constate 20, 30 centigrammes d'albumine par jour ; les urines ont une toxicité normale, l'urée et les matières extractives sont en proportion voulue, l'examen histologique fait découvrir des cylindres hyalins. Après quelques oscillations et une durée plus ou moins longue qui peut être abrégée par le traitement spécifique, l'albumine disparaît sans autres acci-dents. Dans cette variété de néphrite, les fonctions du rein restent intactes ou peu s'en faut, la dépuration urinaire est suffisante, il n'y a pas d'intoxication urémique et le malade n'est même pas atteint des « petits accidents du bright-isme ». Souvent, cependant, un symptôme marche de pair avec l'albuminurie, c'est une légère bouffissure des pau-pières ou de la face, c'est encore un léger œdème des jambes et des malléoles.

Cette néphrite syphilitique atténuée, ne se traduisant que par l'albuminurie avec ou sans œdèmes légers et limités, n'a rien qui doive nous surprendre : n'observons-nous pas, au cours d'autres maladies infectieuses, grippe, fièvre typhoïde, scarlatine, pneumonie, n'observons-nous pas des altérations rénales qui, pendant quelque temps, ne se tra-duisent également que par l'albuminurie avec ou sans œdè-mes ? Je pense que ces néphrites syphilitiques légères, qu'il faut rechercher pour les dépister, doivent leur bénignité à la faible intensité de l'agent toxi-infectieux, et peut-être aussi à l'intégrité antérieure des reins. Elles doivent être maniées avec prudence par le traitement antisyphilitique. Il faut les surveiller de près, car elles ne guérissent pas

---

1. Jaccoud. *Leçons cliniques de la Charité.*

toujours du premier coup; elles récidivent parfois sous des formes autrement graves.

Mais la néphrite syphilitique n'a pas toujours, il s'en faut, une évolution aussi favorable, elle est parfois beaucoup plus intense; je vais même citer dans un instant bon nombre d'observations qui prouvent qu'il est des néphrites syphilitiques précoces, aussi graves, aussi terribles que n'importe quelle autre néphrite infectieuse; elles tuent les malades d'une façon aiguë ou subaiguë et, à l'autopsie, on trouve une néphrite diffuse, à gros rein blanc, à rein jaunâtre, à rein hémorrhagique: l'examen histologique démontre avant tout une tuméfaction et une nécrose des tissus glandulaires (néphrite épithéliale) et quelquefois une augmentation de volume des glomérules avec lésions irritatives des capsules et des vaisseaux et avec hémorrhagies glomérulaires. Ce serait une erreur de croire que cette néphrite syphilitique aiguë, souvent mortelle, dont les lésions se cantonnent surtout aux éléments sécréteurs et excréteurs du rein, est l'apanage des syphilis dites malignes; elle apparaît le plus souvent dès les premiers mois d'une syphilis qui s'annonçait avec les apparences peu alarmantes d'une syphilis vulgaire, d'intensité moyenne, les malades n'ayant eu jusque-là que la roséole et quelques plaques muqueuses.

Ce sont ces néphrites syphilitiques *précoces, intenses*, que nous allons étudier, et le plus bel exemple que j'en puisse donner est celui du malade dont j'ai rapporté l'observation dans mes leçons cliniques[1]. Ce jeune garçon m'avait été adressé par Mauriac. L'avant-veille, étaient apparus brusquement la bouffissure du visage et l'œdème des jambes. A l'entrée du malade dans notre service, les paupières étaient tuméfiées et l'œdème des membres inférieurs avait déjà pris des proportions considérables. L'œdème blanc et mou remontait jusqu'à la région lombaire. Cette anasarque était accompagnée d'une abondante albuminurie; les urines,

---

1. *Clinique méd. de l'Hôtel-Dieu*, 1898. Néphrite syphilitique. Syphilis tertiaire du rein. 13ᵉ et 14ᵉ leçons.

assez colorées, étaient rendues en quantité normale, sans trace d'hématurie; elles contenaient, par vingt-quatre heures, 25 grammes d'albumine. On ne constatait aucun autre symptôme. Il s'agissait en somme d'une néphrite aiguë, intense, survenue brusquement, sans douleur lombaire, sans frissons, sans fièvre, présentant comme entrée en scène un œdème intense et 25 grammes d'albumine. Mon opinion fut absolument conforme à celle de Mauriac; il s'agissait ici d'une néphrite syphilitique précoce. En effet, ce garçon avait eu, il y a deux mois, un chancre syphilitique de la verge; la légère induration des tissus, leur coloration, la double pléiade ganglionnaire inguinale formée de ganglions durs, mobiles, presque indolents, étaient les témoins du chancre syphilitique. Les accidents secondaires avaient fait leur apparition; on constatait des plaques muqueuses de la gorge et de la région anale.

Cette néphrite aiguë, survenant soixante-dix jours après l'apparition du chancre, chez un garçon qui n'avait eu antérieurement ni refroidissement, ni scarlatine, ni grippe, ni fièvre typhoïde, ni aucune infection susceptible d'adultérer les reins, il était tout naturel de la mettre sur le compte de la syphilis. C'était bien là une néphrite aiguë, et non pas une poussée de néphrite survenue au cours d'un brightisme chronique, car on ne retrouvait dans les antécédents du malade aucun des petits accidents du brightisme. Il n'y avait donc pas d'hésitation possible sur le diagnostic.

Bien que cette néphrite ne fût accompagnée d'aucun symptôme menaçant, je réservai le pronostic, l'expérience m'ayant appris à me méfier de la néphrite syphilitique, surtout de la néphrite syphilitique précoce. Comme traitement, je prescrivis le régime lacté, et le malade prit, matin et soir, une cuillerée à dessert de la préparation suivante (Mauriac) :

Eau distillée . . . .   500 grammes.
Iodure de potassium   30   —
Biiodure d'hydrargyre . . . .   15 centigrammes.

Les résultats de la médication furent des plus rapides et

des plus heureux ; en quinze jours, les œdèmes avaient complètement disparu. A mesure que les œdèmes diminuaient, le malade, que je faisais peser tous les jours, perdait de son poids en proportion ; on dosait la quantité exacte du liquide qu'il absorbait et la quantité des urines qu'il rendait journellement ; or, il urinait beaucoup plus qu'il ne buvait, et l'excédent du liquide rendu par les urines concordait parfaitement avec la perte de poids due à la diminution des œdèmes. En quinze jours, il a éliminé 10 kilos de liquide infiltré dans ses tissus. L'albumine, qui était de 25 grammes à l'entrée du malade, diminuait, elle aussi, avec une telle rapidité, qu'au dix-septième jour elle avait totalement disparu.

La courbe qui en a été faite montre la diminution progressive du poids du malade correspondant à la disparition de ses œdèmes ; elle montre aussi la diminution rapide de l'albumine jusqu'à sa complète disparition. J'ai revu plusieurs fois ce jeune homme, trois, quatre mois après sa sortie de l'Hôtel-Dieu ; il a continué à se soigner, la guérison ne s'est pas démentie. Je l'ai tenu au régime lacté pendant deux mois, puis j'ai permis graduellement les purées, les légumes, le pain, associés au régime lacté. Le traitement mercuriel et ioduré a été donné quinze jours consécutifs, puis suspendu pendant quinze jours, et ainsi de suite à trois reprises. Au mois d'octobre, c'est-à-dire six mois plus tard, ce garçon est en parfaite santé, il mange tous les aliments sans distinction, l'albumine n'a jamais reparu.

Voici maintenant un cas moins heureux. Le 16 mars 1898 entrait, dans nos salles, un homme de trente-quatre ans atteint d'anasarque. Il y a un mois environ, étant en pleine santé, cet homme s'aperçut que ses paupières étaient bouffies, le lendemain toute la figure était œdématiée, et en vingt-quatre heures l'œdème avait gagné les membres inférieurs et l'abdomen ; l'anasarque tendait à se généraliser. Sur ces entrefaites, un médecin fait l'examen des urines, trouve de l'albumine et prescrit le régime lacté exclusif. Malgré le régime lacté, l'anasarque s'étend et gagne les bourses. C'est uniquement pour cette anasarque que cet homme vient à l'Hôtel-Dieu; il ne se sent pas autrement malade. A première vue, il a l'aspect d'un homme vigoureux, au teint clair et rosé. Les bras sont bien musclés, mais l'abdomen, les bourses et les membres inférieurs sont le siège d'un œdème considérable, pâle et mou. Les urines sont assez foncées, on en recueille deux litres en vingt-quatre heures, elles contiennent 16 grammes d'albumine, 8 grammes par litre. Naturellement, nous portons le diagnostic de néphrite aiguë.

Recherchant les causes de cette néphrite aiguë, on ne découvre rien, qu'une syphilis récente datant de huit mois. En juin 1897, cet homme a été soigné à l'hôpital du Midi, chez Mauriac, pour un chancre syphilitique du prépuce. On lui a donné comme traitement des pilules de protoiodure, et quelques mois plus tard il est revenu à l'hôpital pour des plaques muqueuses de la gorge. Ne trouvant dans le passé de cet homme aucune autre maladie pouvant expliquer sa néphrite, il était tout naturel de porter chez lui le diagnostic de néphrite syphilitique, ayant éclaté au septième mois de la syphilis. C'étaient bien là, du reste, les allures de la néphrite syphilitique précoce, débutant brusquement par des œdèmes rapidement généralisés avec albuminurie des plus intenses.

Je soumets le malade au régime lacté et je prescris une injection journalière de quatre milligrammes de biiodure d'hydrargyre en solution huileuse. Les jours suivants, la situation ne s'améliore pas, les œdèmes persistent, les urines augmentent de quantité et l'albumine oscille entre 16 et 20 grammes par vingt-quatre heures. On suspend le biiodure d'hydrargyre après la septième injection. Le malade, très optimiste de sa nature, n'éprouve ni gêne, ni douleurs et prend avec plaisir ses quatre litres de lait; malheureusement l'œdème augmente encore et gagne les lombes; les bourses et la verge œdématiées prennent la dimension d'une tête de fœtus. Je donne l'iodure de potassium à la faible dose de 50 centigrammes par jour, puis je le supprime, n'en ayant obtenu aucun bon résultat. Les injections de biiodure sont reprises, puis suspendues. Le 4 avril, c'est-à-dire vingt jours après l'arrivée du malade dans nos salles, il n'y a que 9 grammes d'albumine au lieu de 16. Mais l'anasarque augmente toujours, ce qui me paraît de mauvais augure. Le 15 avril, le malade se plaint d'oppression et on constate à l'auscultation des râles d'œdème pulmonaire. On pèse le malade. Il a augmenté de cinq kilos depuis son entrée, cinq kilos qu'il faut mettre sur le compte des œdèmes qui gagnent toujours du terrain. Le 20 avril, le malade se trouve moins bien; il n'a plus d'appétence pour le lait, il a des envies de vomir, les urines diminuent de quantité, l'œdème pulmonaire fait des progrès. Le 24 avril, survient une douleur au côté droit de l'abdomen, douleur expliquée par une traînée diffuse de lymphangite et une plaque d'érysipèle. Cette complication me paraît d'autant plus redoutable que, dans plusieurs observations, c'est à l'érysipèle qu'ont succombé les malades atteints de néphrite syphilitique précoce. Dans la soirée surviennent une cyanose et une angoisse dyspnéique de mauvais aloi. Malgré tous les moyens mis en œuvre, cet état marche avec rapidité; les douleurs s'accentuent dans les parties envahies par l'érysipèle, le pouls devient filiforme, irrégulier, les battements cardiaques sont tumultueux, le faciès est blême et marbré et le malade succombe dans la journée du lendemain, 25 avril, sans délire, ayant gardé toute sa connaissance jusqu'au moment de la mort.

Voici les résultats de l'autopsie. Les lésions pulmonaires, œdème et congestion, sont assez étendues. Les cavités du cœur droit sont entièrement comblées par un énorme caillot qui se moule sur leurs parois. Ce caillot blanc, solide, est composé de fibrine pure, ce n'est pas un caillot *post mortem*, c'est un caillot dont la formation a été certainement contemporaine de l'agonie; il remplit toute l'oreillette droite, passe dans le ventricule droit par l'orifice tricuspide, et du ventricule pénètre dans l'artère pulmonaire où il se termine en pointe à peu de distance de la bifurcation de cette artère.

Les reins sont volumineux; le rein droit pèse 200 grammes, le rein gauche 180 grammes. Sur la substance corticale très pâle, se détachent des réseaux vasculaires, très congestionnés. La capsule rénale se laisse facilement détacher, il n'y a donc pas de sclérose capsulaire. La substance pyramidale est congestionnée et de teinte violacée.

L'examen histologique démontre que les lésions les plus intenses occupent la substance corticale, et uniquement l'épithélium des tubes contournés. Les cellules épithéliales qui tapissent la lumière de ces tubes, au lieu de former une rangée de cellules égales, à noyau bien coloré, sont irrégulières comme forme et comme volume. Le protoplasma est uniformément trouble, on n'y voit plus trace de noyau, ou bien le noyau encore visible est mal coloré, mal limité. Dans certains tubes contournés, on voit plusieurs rangées de cellules ainsi altérées; ailleurs, des cellules desquamées ou des débris cellulaires encombrent les tubes; en d'autres points, les cellules ont disparu, laissant par places la membrane basale en contact direct avec la lumière du tube. Cette membrane basale des tubes contournés n'est pas altérée, le tissu interstitiel intertubulaire ne présente aucune lésion. Les glomérules sont sains, leurs artérioles sont intactes. Les voûtes artérielles et veineuses qui existent à l'union de la substance corticale et de la substance pyramidale ne présentent aucune altération. Dans la substance pyramidale, on trouve côte à côte des tubes dont l'épithélium présente les mêmes lésions que celles des tubes contournés et des tubes grêles qui sont indemnes. Le tissu interstitiel de la substance pyramidale est aussi sain que celui de la substance corticale. La capsule propre du rein ne présente aucune altération.

En résumé, cette néphrite syphilitique à gros rein est *purement épithéliale*, sans participation de l'élément interstitiel, ni de l'élément vasculaire. Les glomérules sont intacts, les tubes grêles sont sains, et les lésions frappent seulement certaines portions du système sécréteur et excréteur. Ces lésions sont intenses au niveau des tubes contournés et des tubes droits. Les cellules épithéliales de ces tubes sont altérées ou détruites.

Les préparations histologiques représentées sur la figure ci-dessous, donnent une idée de ces lésions. On y voit en G

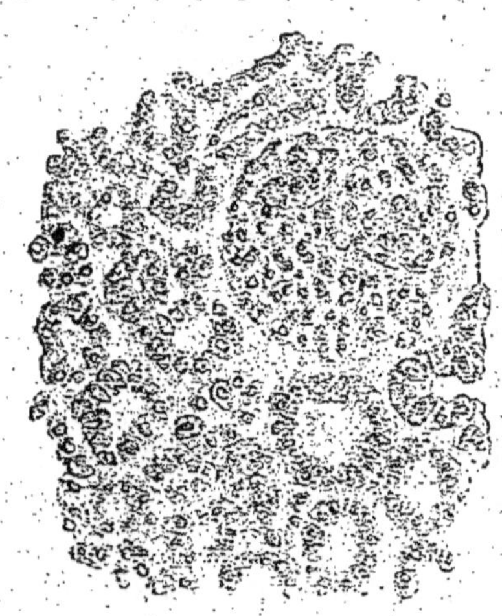

un glomérule intact et en T les tubuli dont l'épithélium est en voie de désintégration moléculaire et dont les noyaux sont la plupart mal colorés. Le tissu interstitiel est normal.

Autre observation. Nous avons soigné avec Siredey un jeune malade atteint de néphrite syphilitique précoce dans les conditions suivantes : Ce jeune garçon, atteint d'un chancre à la verge, eut tout d'abord une syphilis d'apparence bénigne, la roséole fut légère, et dès le début, Siredey prescrivit un traitement mercuriel. Six mois après l'infection, éclate la néphrite; elle s'annonce par des maux de tête, avec nausées et grand affaiblissement; l'urine contient l'énorme quantité de 50 grammes d'albumine par litre. Malgré le régime lacté et le traitement spécifique, la situation s'aggrave rapidement; aux symptômes précédents s'ajoutent de la somnolence et une diarrhée fétide; la langue est sèche, le pouls monte à 120. Les œdèmes du début progressent avec rapidité, l'anasarque devient considérable. Bientôt nous constatons l'œdème pulmonaire et l'ascite. En dépit du traitement, l'urémie gastro-intestinale (vomissements et diarrhée) reprend avec intensité. Nous continuons le régime lacté et nous prescrivons de très légères frictions mercurielles sur les reins. A ce moment, la situation est tellement satisfaisante que le malade prend trois litres de lait par jour sans compter les autres boissons, et il urine trois à quatre litres en moyenne; la quantité d'albumine s'est abaissée de 30 grammes à 3 grammes par litre, l'œdème pulmonaire s'est amendé, la céphalée a disparu, l'anasarque a diminué, la constipation a remplacé la diarrhée, les nuits sont beaucoup moins agitées.

Cette phase d'accalmie relative dure quinze jours; puis, l'anasarque reprend avec intensité; tous les téguments sont imbibés comme une éponge, les jambes et les cuisses ont triplé de volume, les bourses ont la dimension d'une tête d'adulte. Bientôt une douleur apparaît au côté gauche et un épanchement pleural se déclare. L'ascite, très légère au début de la maladie, prend actuellement une notable importance, nous estimons que le péritoine contient six ou huit litres de liquide. Les vomissements reprennent avec violence; les matières vomies sont muqueuses, noirâtres, il y a même de petites hématémèses (ulcérations urémiques de l'estomac).

A dater de cette époque, la dyspnée devient le symptôme dominant; l'épanchement pleural augmente à gauche et un autre se forme à droite. Nous décidons alors d'évacuer le liquide et de n'en retirer que de très petites doses à la fois, pour ne pas favoriser la formation d'un œdème aigu du poumon. Je pratique une première thoracentèse de 200 grammes. Le malade, soulagé par cette ponction, en réclame une deuxième, puis une troisième; nous retirons chaque fois, 300, 400 grammes de liquide, ce qui procure un calme momentané. Mais le liquide se reforme, les battements cardiaques faiblissent, la torpeur arrive presque au coma, la dyspnée augmente, et, en quelques semaines, le malade succombe à cette néphrite syphilitique précoce que rien n'a pu enrayer.

Voici le résumé de quelques cas du même genre, ils nous seront utiles pour la discussion que nous aurons à entreprendre. Un homme de quarante-sept ans entre dans le service de Fournier, pour un chancre syphilitique de l'abdomen. Quatre mois après l'apparition du chancre, se développent une roséole et des symptômes de néphrite aiguë : anasarque généralisée, épanchement dans les deux plèvres, légère ascite, urines rares, très albumineuses, avec cylindres granuleux. Cet homme n'avait jamais eu antérieurement le moindre accident brightique. Sous l'influence du régime lacté et du traitement mercuriel et ioduré, l'amélioration survient, mais le malade quitte l'hôpital incomplètement guéri, sans qu'on ait pu le suivre plus longtemps[1].

(Horteloup[2]). — Un homme de quarante-deux ans, ayant eu, il y a trois mois, un chancre syphilitique, et étant actuellement en pleine éruption secondaire, entre dans le service d'Horteloup pour une anasarque rapide, avec double épanchement pleural, vomissements fréquents et albuminurie considérable. Le diagnostic de néphrite syphilitique s'impose. Cette néphrite syphilitique est traitée par le lait, le mercure et l'iodure de potassium. Le malade s'améliore et quitte l'hôpital avec les apparences de la guérison.

(Wickham). — Un homme ayant eu, il y a six mois, deux chancres syphilitiques, est pris d'anasarque rapide, avec épanchement dans les deux plèvres, épanchement ascitique, oligurie et albuminurie. L'urine contient 20 grammes d'albumine par litre. Bientôt éclatent des symptômes urémiques, dyspnée, assoupissement, céphalalgie, troubles visuels. Le malade est soumis au traitement mercuriel et ioduré, et après plusieurs alternatives d'aggravation et

1. Gastou. *Annales de dermatologie*, 1893.
2. Cette observation et les deux suivantes ont été publiées par Wickham. *Union méd.*, 24 octobre 1886.

d'amélioration qui durent cinq mois, il quitte l'hôpital guéri, du moins en apparence.

(Horteloup). — Un jeune garçon, ayant eu un chancre syphilitique il y a deux mois et demi, entre dans le service d'Horteloup avec des syphilides papulo-squameuses généralisées. En même temps, il est pris d'anasarque, de vomissements, de dyspnée, d'ascite ; les urines contiennent 8 grammes d'albumine par litre. Bientôt, malgré le traitement, les grands symptômes urémiques apparaissent : assoupissement continuel, diarrhée incoercible, et le malade succombe à sa néphrite syphilitique. A l'autopsie, on trouve les reins volumineux ; on constate, comme altérations histologiques, des lésions conjonctives péritubulaires et périglomérulaires et des lésions épithéliales consistant en une altération granuleuse des cellules.

(Mauriac[1]). — Un garçon ayant eu un chancre syphilitique, il y a quatre mois, entre dans le service de Mauriac pour des accidents secondaires. En quelques jours, il est pris d'anasarque bientôt suivie d'épanchement pleural et d'ascite considérable. Les urines sont rares, sanguinolentes et tellement albumineuses qu'elles se coagulent comme du blanc d'œuf. Grande anxiété respiratoire, vomissements, diarrhée. Sous l'influence du traitement, mercure, iodure, diète lactée, cette néphrite syphilitique semble s'amender. mais deux mois plus tard, les œdèmes reparaissent, la dyspnée devient excessive et le malade succombe.

(Mauriac). — Un homme ayant eu un chancre syphilitique, il y a deux mois et demi, est pris, en pleine roséole, d'une anasarque rapide, avec urines rares, sanguinolentes et très albumineuses. Le traitement est aussitôt institué, mercure, iodure, régime lacté, et le malade, rapidement amélioré, quitte l'hôpital, convaincu qu'il est guéri.

(Darier et Hudelo[2]). — Un malade atteint de roséole au cinquième mois de sa syphilis est pris d'anasarque, de cé-

---

1. Cette observation et la suivante ont été publiées par Mauriac : Syphilose du rein. *Arch. génér. de médecine*, 1887.
2. Darier et Hudelo. *Sem. méd.*, 20 juillet 1893.

phalée, de troubles digestifs, de dyspnée intense; l'urine est fortement albumineuse; un épanchement se fait dans les deux plèvres et le malade succombe à des accidents intercurrents. A l'autopsie, on trouve deux gros reins avec lésions de néphrite diffuse subaiguë, l'évolution de la lésion rénale s'étant faite chez ce malade dans une période de onze mois.

(Perroud[1]). — Un homme de vingt-deux ans, ayant eu un chancre syphilitique, entre à l'hôpital, deux mois plus tard, pour des accidents secondaires et pour une anasarque rapidement généralisée. Les urines contiennent une énorme quantité d'albumine. Cette néphrite syphilitique aiguë est traitée par le mercure et l'iodure de potassium. Un épanchement se déclare dans la plèvre droite, bientôt suivi de congestion pulmonaire avec dyspnée intense et crachats sanguinolents. Puis survient un érysipèle et le malade succombe six semaines après le début de sa néphrite. A l'autopsie, on trouve deux gros reins blancs avec leurs lésions habituelles.

Analyse des symptômes. — Muni de ces observations qui paraissent calquées les unes sur les autres, il nous sera facile d'envisager dans son ensemble l'histoire de la néphrite syphilitique *précoce* à forme grave; je dis à forme grave, n'ayant pas à m'occuper ici des néphrites syphilitiques précoces légères, dont j'ai parlé au début de cette étude. Un premier point à bien mettre en relief, c'est la *précocite* de la néphrite syphilitique. En fait de syphilis, il est d'usage de considérer les accidents dits secondaires (ou précoces) comme beaucoup moins redoutables que les accidents tertiaires (ou tardifs); cela est vrai dans la majorité des cas. Les accidents graves de la syphilis, syphilis cérébrale, aortique, laryngée, pulmonaire, ne surviennent habituellement qu'au bout de quelques années, c'est-à-dire à une époque déjà éloignée de l'infection syphilitique. Mais que d'exceptions à cette règle! Parmi ces localisations viscérales précoces de la syphilis, la néphrite doit être mise au premier

1. Perroud. *Journal de médecine de Lyon*, 1867, p. 118.

rang; alors même que les reins étaient indemnes avant la syphilis, la toxine syphilitique, dès les premiers mois, frappe de mort l'épithélium de l'organe ou annihile ses fonctions; alors apparaissent l'insuffisance rénale et les grands accidents. Pour bien mettre en relief la *précocité* de cette néphrite syphilitique, dressons le bilan des époques où est apparue la néphrite. Sur dix-sept observations, je trouve la répartition suivante : La néphrite est apparue deux fois au huitième mois de l'infection syphilitique (Mauriac, Dieulafoy); deux fois au sixième mois (Horteloup, Siredey et Dieulafoy); deux fois au quatrième mois (Darier et Hudelo, Fournier et Gastou); cinq fois au troisième mois (Horteloup, Chantemesse, deux cas de Mauriac, Dieulafoy); cinq fois au deuxième mois (Horteloup, Perroud, deux cas de Mauriac, Wagner). D'après cette statistique, la néphrite syphilitique apparaît surtout *au deuxième et au troisième mois après le chancre*; elle est souvent contemporaine de la roséole et des premières plaques muqueuses. Elle est déjà plus rare du huitième au douzième mois de la syphilis, et la première année passée, on dirait que le malade est presque à l'abri de cette terrible éventualité. Je ne dis pas que la néphrite aiguë ne puisse pas éclater à des époques plus éloignées, mais c'est une exception.

Un autre point à bien mettre en relief, c'est la *brusquerie* avec laquelle éclatent ces néphrites syphilitiques précoces et leur tendance à provoquer des *infiltrations de tous côtés* : anasarque, œdème pulmonaire, épanchements des séreuses, de la plèvre, et du péritoine. Notre premier malade a été pris brusquement de bouffissure du visage et d'œdème considérable des membres inférieurs; j'estime à une dizaine de litres le liquide infiltré. Chez notre second malade, les œdèmes avaient apparu brusquement; en peu de jours, l'anasarque prit de telles proportions que, d'après le poids du malade, on pouvait évaluer à douze ou quinze litres la quantité de liquide infiltré. Le jeune homme que je voyais avec Siredey avait une telle anasarque qu'il ressemblait à ces bonshommes de baudruche qui n'ont plus forme humaine, il avait en outre de l'œdème pulmonaire, un double épanchement pleural prompt à se reformer après thoracentèse et un épanchement péritonéal. Chez le malade de Gastou, l'anasarque s'était généralisée du jour au lendemain et avait été bientôt suivie d'épanchement dans les deux plèvres et dans le péritoine. Le malade de Horteloup et Wickham eut une anasarque considérable avec épanchement dans les deux plèvres et ascite qui nécessita plusieurs ponctions abdominales. Le malade de Fournier et Hudelo fut pris, lui aussi, d'anasarque rapide et d'épanchement si abondant dans les deux plèvres qu'on dut pratiquer plusieurs thoracentèses. Le malade de Wagner eut, à la sixième semaine de son infection syphilitique, une anasarque soudaine suivie d'ascite et d'épanchement pleural. La brusquerie de l'anasarque et de l'œdème pulmonaire est signalée par Jaccoud[1]. Ces exemples prouvent que les œdèmes rapides avec épanchement des séreuses sont un des caractères principaux de la néphrite syphilitique précoce; suivant la remarque de Jaccoud, je ne vois que la néphrite scarlatineuse qui puisse lui être comparée.

L'abondance de l'albumine est encore une des particularités de la néphrite syphilitique précoce. Notre premier malade en avait 23 grammes ; notre second malade 16 grammes ; le jeune homme que je soignais avec Siredey 32 grammes ; le malade de Horteloup et Wickham, 20 grammes ; le malade de Fournier et Hudelo 11 grammes ; le malade de Chantemesse 52 grammes.

Cette abondance excessive de l'albuminurie au cours de la néphrite syphilitique précoce concorde avec l'étendue des lésions épithéliales qui peuvent exister à l'exclusion de toute autre lésion rénale interstitielle ou vasculaire. Les lésions rénales de notre second malade étaient strictement cantonnées aux épithéliums des tubes contournés et des tubes droits, comme dans le cas de Darier et Hudelo. Dans un autre cas de Darier et Hudelo, des lésions de glomérulite s'asso-

1. Jaccoud. Syphilis rénale. *Clin. de la Pitié*, 1887.

ciaient aux altérations parenchymateuses. Dans un cas de
Horteloup et Wickham, l'examen histologique fait par Durand-Fardel démontra les mêmes lésions épithéliales avec
lésions interstitielles. Dans deux cas publiés par Brault, les
lésions glomérulaires et artérielles occupaient une place
importante[1]. Ces dernières lésions diffèrent notablement
des lésions trouvées chez notre malade et chez le premier
malade de Darier et Hudelo. Ici, en effet, ce sont les altérations épithéliales qui étaient dominantes et même exclu-
sives, tandis qu'ailleurs les altérations étaient surtout vas-
culo-conjonctives. Il se peut que les lésions présentent
quelque différence suivant que la néphrite a traîné plus
ou moins en longueur ; dans les deux faits rapportés par
Brault, il s'agissait de néphrites ayant duré l'une cinq à six
semaines et l'autre quatre mois.

Description. — En résumé, voici les traits les plus saillants de la néphrite syphilitique précoce : Un individu est au
début de sa syphilis, son chancre ne date que de quelques
semaines ou quelques mois, la roséole est à peine terminée,
les plaques muqueuses ont fait leur apparition. Soudain,
surviennent des œdèmes, bouffissure de la face, œdème des
membres inférieurs, anasarque rapidement généralisée. Les
urines contiennent une quantité d'albumine, 10 grammes,
20 grammes en vingt-quatre heures ; elles sont parfois hématuriques[2]. L'infiltration tend à gagner les organes et les
séreuses : œdème du poumon, épanchements des plèvres et
du péritoine. Pendant cette première phase, les œdèmes et
l'albuminurie sont souvent les seuls symptômes appréciables :
il se peut même qu'après quelques semaines de traitement
amélioration et guérison surviennent sans autre incident ;
c'était le cas chez notre premier malade. Dans d'autres circonstances, les œdèmes et l'albuminurie sont accompagnés
de céphalée, d'oppression, de vomissements, de diarrhée
profuse ; les urines deviennent plus rares, et si le mal fait

1. *Traité de méd.*, t. V, p. 580.
2. Jaccoud. *Clin. méd. de la Pitié* 1887, p. 505.

des progrès, le malade succombe en quelques semaines, en quelques mois ; il succombe infiltré de partout, dyspnéique et comateux, parfois emporté par une infection intercurrente (lymphangite, érysipèle), parfois aussi au milieu d'accidents urémiques. Toutefois les accidents urémiques (convulsions, coma, etc.), sont plus rares ici que dans les néphrites chroniques.

Assez souvent, la néphrite syphilitique paraît guérie, les œdèmes ont disparu, on ne trouve plus que des traces d'albumine et le malade, fatigué de son traitement et se croyant désormais invulnérable, reprend sa vie ordinaire sans s'occuper autrement de sa néphrite passée. C'est un tort. Sous des apparences de guérison, la néphrite laisse parfois des reliquats qui vont se transformer, à la première occasion, en poussées de néphrite aiguë ; j'ai vu, l'an dernier, un jeune homme atteint de mal de Bright intense, consécutif à une néphrite syphilitique aiguë considérée comme guérie et trop vite abandonnée a elle-même. Il ne suffit pas d'enrayer la néphrite syphilitique, il faut la surveiller de près, même après disparition des symptômes, car elle peut être, je le répète, l'origine d'une néphrite chronique. Elle ne diffère pas en cela des autres néphrites aiguës qui peuvent passer à la chronicité.

Le *diagnostic* de la néphrite syphilitique précoce n'est pas difficile, il suffit d'y penser. Deux grands symptômes démasquent généralement cette néphrite : des œdèmes rapides et une albuminurie abondante. Ne prenons pas la néphrite syphilitique pour une néphrite *a frigore*. Je ne nie pas absolument la néphrite *a frigore*, elle est admise par les auteurs les plus recommandables, je crois en avoir vu des exemples indéniables ; mais quand on y regarde de près, on est forcé de convenir que la néphrite, dite *a frigore*, reconnaît parfois une autre origine que le froid, et la syphilis en réclame une bonne part. Interrogez le malade, examinez-le, recherchez avec soin la cicatrice et l'induration qui sont les témoins d'un chancre récent, allez à la chasse des ganglions, mettez-vous en quête de l'adénopathie qui survit au chancre et vous verrez alors que le malade, qui se croyait, ou qu'on croyait atteint d'une néphrite par refroidissement, est en réalité atteint d'une néphrite syphilitique qui vient d'éclater dans les premiers mois de l'infection.

Muni de ce diagnostic, soyons réservé sur l'issue de la maladie, car l'expérience nous a appris que s'il est des néphrites syphilitiques précoces à petits œdèmes, à faible albuminurie, accessibles au traitement et, somme toute, peu graves, il en est d'autres, à grands œdèmes, à grands épanchements, à forte albuminurie, à troubles urémiques, qui sont peu accessibles au traitement et qui présentent le plus grand danger. Cela ne veut pas dire que la néphrite syphilitique grave ne puisse pas guérir; elle est curable, même si l'anasarque est violente; même si l'albuminurie est très intense; je viens d'en citer plusieurs exemples, et l'un des plus concluants est celui de notre premier malade. L'amélioration est annoncée par la diminution des œdèmes et de l'albumine; au contraire, la persistance de l'albumine et l'augmentation des œdèmes, en dépit du traitement, doivent nous rendre très réservé sur l'évolution ultérieure de la maladie.

La gravité ne vient pas seulement des accidents urémiques, qui sont moins fréquents ici que dans les néphrites chroniques; les malades succombent à l'imbibition de leurs tissus et de leurs organes : anasarque généralisée, épanchements des plèvres et du péritoine, œdèmes du poumon et du larynx. Souvent une infection secondaire se déclare qui vient hâter la mort; notre second malade a succombé à un érysipèle avec œdème pulmonaire et caillot cardiaque. Le jeune homme que j'ai soigné avec Siredey a succombé infiltré de partout, avec œdème pulmonaire, épanchements pleuraux que la thoracentèse n'arrivait pas à tarir, et état comateux probablement dû à l'œdème cérébral. Le malade de Chantemesse n'est pas mort urémique, il a succombé à un érysipèle. Le malade de Perroud est également mort d'érysipèle. Un des malades de Mauriac est mort d'anasarque avec œdème de la glotte.

Traitement. — En face d'une néphrite syphilitique précoce à forme grave, quel traitement faut-il instituer? Prescrivons d'abord le régime lacté absolu et en tout cas supprimons le sel; cette médication est loin d'être suffisante, mais elle est indispensable. Je me demande même si, au point de vue prophylactique, le régime lacté ne devrait pas être ordonné pendant quelques mois à tout individu qui vient d'avoir un chancre syphilitique, comme on doit le prescrire à tout individu qui vient d'avoir la scarlatine. Quand on voit avec quelle intensité, avec quelle rapidité, les épithéliums du rein sont frappés par la toxine syphilitique, on peut se demander si les reins ne bénéficieraient pas d'un régime préventif qui les placerait dans les meilleures conditions pour résister au poison. A plus forte raison, le régime lacté s'impose-t-il, si la syphilis éclate chez un individu dont les reins étaient déjà adultérés. Bien des gens, dans le courant de leur vie, ont eu les reins touchés par une cause ou par une autre, scarlatine, grippe, puerpéralité, paludisme, saturnisme, goutte, lithiase rénale, etc.; toute trace de l'ancienne néphrite a disparu, du moins en apparence, mais n'oublions pas que lorsque les reins ont été adultérés, ils en conservent longtemps le souvenir. La syphilis survenant dans ces conditions, les reins offrent un *locus minoris resistentiæ;* ils sont plus vulnérables, c'est une raison de plus pour les prémunir. Règle générale, conseillons le lait à toute personne atteinte de chancre syphilitique; ce régime, plus ou moins mitigé, doit durer trois ou quatre mois, puisque c'est aux deuxième et troisième mois de l'infection que survient de préférence la néphrite syphilitique.

Comment conduire le traitement spécifique; faut-il prescrire le mercure, l'iodure; à quel moment, sous quelle forme et à quelles doses? Les préparations mercurielles sont indiquées, mais donnons-les avec modération. Comme mode d'administration, nous n'avons que l'embarras du choix, proto-iodure d'hydrargyre en pilules, à la dose journalière de 3, 4 ou 5 centigrammes; ou biiodure d'hydrargyre en potion ou en injections. Je fais usage de la solution aqueuse de biiodure d'hydrargyre; chaque gramme de cette solution contient 4 milligrammes de substance active. On injecte tous les jours un demi-gramme ou un gramme de la solution, par séries de six à quinze injections, quitte à suspendre et à reprendre la médication quand on le juge convenable. On peut également conseiller d'autres préparations mercurielles avec ou sans iodure de potassium, le sirop de Gibert, par exemple, à la dose de 5, 10 grammes par jour; l'iodure de potassium à la dose journalière de 1, 2 grammes. Mais le mercure et l'iodure, qui donnent de si merveilleux résultats dans un grand nombre de lésions syphilitiques, ont une action plus incertaine quand il s'agit de néphrite syphilitique *aiguë*. A côté de succès indéniables et rapides, il est des cas où la médication mercurielle et iodurée semble n'avoir qu'une faible efficacité. Quoi qu'il en soit, qu'on donne le mercure avec ou sans iodure, donnons-le avec mesure et prudence, car les reins sont devenus fragiles et le filtre est mauvais; si on obtient une amélioration rapide, comme chez notre premier malade, tout va bien; mais si, malgré le mercure et le régime lacté, la maladie s'immobilise ou s'aggrave, comme chez notre second malade, on est fort embarrassé; on craint, ou d'avoir dépassé la dose médicamenteuse ou de ne l'avoir pas atteinte; on suspend la médication, on la reprend, mais le mal progresse; on dirait vraiment que les épithéliums du rein sont si profondément atteints par la toxine syphilitique que la lésion est irréparable.

Les œdèmes et les épanchements ont ici une telle importance qu'il est rationnel de leur donner issue. A ce sujet, j'ai quelques explications à donner. Le malade ayant un épanchement pleural, ou même un double épanchement, il a certainement aussi de l'œdème pulmonaire qui entre pour une part dans les accidents dyspnéiques; on pratique la thoracentèse et on a raison, mais gardons-nous de retirer d'un seul coup un litre ou un litre et demi de liquide, car l'œdème pulmonaire, qui jusque-là était limité, pourrait bien se transformer aussitôt après la thoracentèse en un œdème pulmonaire suraigu des plus graves. En pareil cas, contentons-nous de retirer 200 ou 300 grammes de liquide; si c'est nécessaire, on renouvelle la thoracentèse plusieurs fois par semaine, ainsi que nous l'avons fait avec Siredey chez notre malade. Pratiquée avec l'aiguille n° 2 de l'aspirateur, la thoracentèse ne mérite même pas le nom d'opération, elle n'a pas plus d'importance qu'une piqûre faite avec la seringue de Pravaz. Ces thoracentèses à petite dose mettent à l'abri de tout accident, elles soulagent le malade et lui donnent satisfaction; malheureusement le liquide pleural se reforme souvent avec rapidité.

Quand l'anasarque prend de fortes proportions, on est tenté de favoriser l'issue du liquide au moyen de piqûres et de mouchetures, aux jambes, aux cuisses, au scrotum. C'est, en effet, une bonne médication, et, en vingt-quatre heures, le malade perd plusieurs litres de liquide, il en éprouve un grand soulagement et le résultat peut en être excellent. Mais ces mouchetures de la peau, quelles que soient les précautions aseptiques, deviennent souvent le point de départ d'érythème ou de lymphangite, et nous avons vu, dans les observations précédentes, que l'érysipèle et la lymphangite (abstraction faite de toute moucheture à la peau) sont une cause de mort assez fréquente chez les gens anasarqués atteints de néphrite syphilitique précoce. Si donc survient une lymphangite ou un érysipèle mortel à la suite des mouchetures, craignons qu'on ne nous impute la cause de la mort.

B. SYPHILIS TERTIAIRE DU REIN

Il ne s'agit plus ici de néphrite précoce à marche rapide, il s'agit de syphilis rénale *tardive*, néphrite chronique, parfois associée à des lésions gommeuses, sclérogommeuses, amyloïdes, lésions éminemment tertiaires apparaissant plusieurs années, dix ans, vingt ans après le chancre. C'est un vrai mal de Bright syphilitique. Je sais bien qu'en pareille circonstance il est souvent difficile de faire la part de la syphilis comme facteur étiologique. Si un ancien syphilitique est atteint de maladie de Bright, et si on trouve en même temps dans son bagage étiologique une ou plusieurs autres causes de néphrite (scarlatine, grippe, fièvre typhoïde, saturnisme, lithiase rénale, goutte), il est peu commode de démêler ce qui revient à la syphilis, on se contente d'hypothèses, sans avoir aucune certitude. Mais si l'individu atteint de néphrite chronique n'a dans son passé aucune autre maladie que la syphilis et, à plus forte raison, si sa néphrite tertiaire est contemporaine d'autres lésions syphilitiques tertiaires (gommes de la peau ou de la langue, syphilis nasale, ostéo-périostite, etc.), il est logique de mettre son mal de Bright sur le compte de la syphilis.

Anatomie pathologique. — L'anatomie pathologique a spécifié les formes diverses que peut revêtir la syphilose tertiaire des reins. Ce sont des lésions de néphrite chronique vulgaire avec ou sans lésions gommeuses, scléreuses, amyloïdes, isolées ou combinées; il en résulte des lésions rénales d'aspect différent. Parlons d'abord des gommes · « Les gommes syphilitiques du rein, dit Cornil[1], sont assez rares. J'ai observé, en 1864, un rein qui en présentait une vingtaine dans la substance corticale. Il s'agissait d'une femme âgée, morte à Lariboisière, dans le service de Moissenet, avec albuminurie et anasarque[2]. Le foie était criblé de néoplasmes gommeux caractéristiques. Les reins étaient atteints de dégénérescence amyloïde, de néphrite parenchymateuse, et les gommes ne différaient pas de ce qu'elles sont partout avec leurs trois zones. »

Cüffer a présenté, à la Société anatomique, un cas de syphilis du rein caractérisé par une gomme volumineuse grise et homogène. Wagner a publié un cas de néphrite syphilitique avec gomme du rein droit qui était petit, foncé et lisse, tandis que le rein gauche était gros et pâle. Plu-

1. Cornil. *Leçons sur la syphilis*, 1879.
2. Cornil. Th. de doctorat. *Sur les lésions anatomiques du rein dans l'albuminurie*, p. 50, 1864.

sieurs auteurs, Püngel, Lancereaux, Lailler, Axel Key, ont vu des gommes du rein associées à d'autres lésions syphilitiques.

La néphrite syphilitique chronique à lésions interstitielles, scléreuses, peut aboutir à l'atrophie de l'organe; Wagner, sur soixante-trois cas de néphrite syphilitique, a constaté huit fois le petit rein granuleux, atrophique. Parfois, au contraire, les reins sont volumineux avec prédominance de lésions parenchymateuses. Dans quelques cas les lésions des deux reins sont dissemblables, l'un des reins est atteint de néphrite atrophique, tandis que l'autre rein est gros et amyloïde. Lancereaux a vu la syphilis rénale caractérisée par des gommes, par de la néphrite interstitielle, par la dégénérescence amyloïde et par des cicatrices profondes. Dans deux cas de syphilose du rein, A. Key a constaté que la sclérose atrophique n'occupait que la partie inférieure du rein. Weigert a publié six cas d'atrophie *unilatérale* du rein chez les syphilitiques. Ces différentes citations, que j'emprunte au mémoire de Mauriac[1], prouvent qu'à l'encontre de la néphrite syphilitique précoce, qui est générale et uniforme, la syphilis tertiaire peut n'être pas la même sur les deux reins, se cantonner à un seul rein ou à une partie du rein. La dégénérescence amyloïde est une des lésions les plus communes de la syphilis rénale; elle coïncide assez souvent avec la dégénérescence amyloïde du foie et de la rate.

Tels sont les différents aspects de la syphilis rénale tertiaire, lésions gommeuses, scléro-gommeuses, amyloïdes, associées en proportions inégales à des lésions de néphrite chronique. Souvent même, on ne constate que des lésions de néphrite chronique sans trace de lésions gommeuses ou amyloïdes. C'est dire que le rein syphilitique tertiaire peut revêtir les formes et les aspects les plus divers; il peut être volumineux ou atrophié, bosselé, déformé, raviné.

Description. — Après avoir décrit les lésions de la syphi-

---

1. *Syphilose du rein*, 1887, p. 60.

lis rénale tertiaire, voyons comment elle se comporte cliniquement ; les exemples suivants en donneront une idée.
Le 9 avril 1891, entrait dans mon service un homme,
atteint de néphrite chronique classique. La maladie avait
débuté, un an avant, par les petits accidents du brightisme
qu'on retrouvait presque au complet. Plus tard, les œdèmes
étaient survenus. A cette époque, le malade avait été examiné par Charrier, qui, ayant constaté un mal de Bright,
prescrivit le régime lacté. Malgré ce régime, les symptômes
persistèrent, les maux de tête surtout devinrent plus violents, l'œdème des jambes augmenta et Charrier me demanda de recevoir cet homme à l'hôpital. Je constate, en
effet, une néphrite chronique dont l'évolution ne diffère en
rien du mal de Bright vulgaire.

La céphalée et la dyspnée sont les symptômes dominants.
La quantité des urines est à peu près normale ; elles contiennent 85 centigrammes d'albumine par litre. En recherchant les causes de cette néphrite, le malade finit par nous
avouer, après pas mal de réticences, qu'il avait eu, il y a
seize ans, une syphilis traitée à plusieurs reprises, à l'hôpital
du Midi. Comme cet homme, jeune encore, n'avait eu
aucune autre maladie infectieuse capable d'expliquer sa
néphrite, je crus devoir l'attribuer à la syphilis et j'instituai
le traitement en conséquence : frictions mercurielles journalières et iodure de potassium à la dose de 3 grammes,
bientôt élevé à la dose de 6 grammes par jour. Bien que le
régime lacté donné antérieurement n'eût produit à lui seul
aucune amélioration, il fit partie du traitement. En quinze
jours, la situation était totalement modifiée, et en un mois,
au moment où cet homme demanda à quitter l'hôpital, tous
les symptômes avaient disparu : plus de céphalée, plus de
dyspnée, plus d'œdème ; l'albuminurie avait suivi une
marche progressivement descendante et, dès le dix-huitième
jour du traitement, il n'y avait plus trace d'albumine dans
les urines.

Autre observation. Un homme de quarante-six ans m'est
envoyé à l'Hôtel-Dieu, par Sauvineau qui a constaté chez lui

une rétinite. En arrivant salle Saint-Christophe, cet homme, atteint d'une dyspnée intense provoquée par l'effort qu'il vient de faire en montant l'escalier, s'assied sur une chaise et peut à peine répondre à nos questions. Il nous apprend que, depuis longtemps, sa respiration est pénible; un effort un peu considérable provoque des accès d'étouffement analogues à celui qu'il vient d'avoir en entrant dans la salle. L'auscultation donne aussitôt la cause de la dyspnée; on trouve aux deux poumons des râles d'œdème pulmonaire rappelant l'œdème des néphrites. La figure du malade est bouffie, surtout aux paupières. Les jambes sont également œdématiées. Ces renseignements, complétés par la présence d'une forte proportion d'albumine dans les urines, permettent de confirmer le diagnostic de maladie de Bright.

A l'auscultation du cœur, on trouve un bruit de galop, et l'analyse des urines, faite le jour suivant, donne une proportion de 8 grammes d'albumine par litre. Cet homme est atteint, non pas d'une néphrite aiguë, mais d'une néphrite chronique, car en recherchant les petits accidents du brightisme, on acquiert la conviction que le début de cette maladie de Bright remonte à un an et demi environ. Restaient les troubles visuels qui inquiétaient le malade plus encore que ses troubles dyspnéiques. La vue n'est pas totalement perdue, mais peu s'en faut. Cet homme peut encore se guider dans la rue, il voit les gens et leur figure sans en distinguer les traits; il ne peut de son lit distinguer les aiguilles de l'horloge qui est dans la salle; en un mot, il craint de devenir aveugle. Sauvineau, à l'examen ophthalmoscopique, a constaté que ces troubles visuels sont dus à une rétinite brightique.

Quelle était la cause de cette maladie de Bright? On trouve la syphilis dans le passé de cet homme. Je m'empressai donc de prescrire le traitement mixte, et le régime lacté fut adjoint au traitement. Ceux qui ne sont pas familiarisés avec les agréables surprises que nous réserve parfois le traitement de la syphilis auraient eu lieu, certainement, d'être étonnés de l'amélioration rapide qui se produisit. Dès le troisième jour de la médication, la situation commençait déjà à se modifier : le malade respirait mieux, il marchait sans anhélation, ce qui ne lui était pas arrivé depuis un an. Au sixième jour du traitement, il pouvait distinguer les traits des personnes qui l'entouraient. A dater de ce moment, l'amélioration a été si rapide qu'au bout de vingt-cinq jours, pendant lesquels le malade avait eu vingt-cinq injections mercurielles et avait absorbé 150 grammes d'iodure de potassium, il était absolument transformé, il lisait son journal et n'éprouvait plus d'oppression. Pendant cette même période, l'albumine était tombée de 8 grammes à 75 centigrammes, l'œdème pulmonaire avait disparu, et le malade se trouvait en si bon état, qu'il n'eut pas la patience de prolonger son séjour à l'hôpital.

Dans les deux observations précédentes, l'interrogatoire des malades rendait possible le diagnostic pathogénique, mais il est des cas, où le sujet, en pleine urémie, est incapable de nous renseigner. En voici un exemple : On apporte dans nos salles un homme dans un état presque comateux. On ne constate ni déviation du visage ni trace d'hémiplégie. En examinant cet homme, mon chef de clinique, Charrier, aperçoit à la face et aux membres inférieurs un fort œdème qui éveille l'idée de mal de Bright avec urémie à forme comateuse; aussi, fait-on appliquer sur les reins des ventouses scarifiées qui donnent environ 200 grammes de sang. Une lettre du médecin qui avait soigné ce malade m'informe qu'on a trouvé jusqu'à 28 grammes d'albumine par litre ; nous apprenons de plus que cet homme éprouve depuis une dizaine de jours une violente céphalée frontale. Ces renseignements étaient suffisants pour confirmer le diagnostic d'urémie à tendance comateuse. Je prescris le lait, qu'on fait prendre tant bien que mal par gorgées. On arrive à recueillir quelques centaines de grammes d'urine qui contiennent 18 grammes d'albumine par litre. Les jours suivants, l'état de somnolence et de torpeur ne se modifie guère et le malade répond fort incomplètement aux questions qu'on lui adresse. Nous apprenons que cet homme a eu la syphilis il y a quinze ans. Nous espérons alors que néphrite et urémie sont sous la dépendance de la syphilis. Je prescris, en conséquence, le mercure et l'iodure de potassium : le mercure sous forme de solution huileuse de biiodure d'hydrargyre en injection et l'iodure à la dose de 4 grammes par jour.

C'est le 7 mai que le traitement fut commencé; le 11 mai, c'est-à-dire quatre jours plus tard, l'amélioration était déjà manifeste; les urines avaient doublé de quantité, et l'albumine, qui était montée les jours précédents jusqu'à 28 grammes par litre, n'était plus actuellement qu'à 8 grammes. Les jours suivants, même amélioration progressive; l'assoupissement et les douleurs de tête disparaissent ainsi que les œdèmes; le malade parle et cause sans difficulté; les urines atteignent trois et quatre litres par vingt-quatre heures; elles ne contiennent plus que 1 gr. 25 d'albumine par litre. Telle était la situation du malade le 25 mai. C'était une véritable métamorphose. Cet homme qui, dix-huit jours avant, était plongé dans une torpeur presque comateuse et dont l'état était des plus graves, pouvait actuellement se lever et converser comme un homme en santé. Ce résultat était dû à 18 injections mercurielles et à 72 grammes d'iodure de potassium. Le traitement spécifique fut momentanément suspendu, et repris quinze jours plus tard dans les mêmes conditions, à l'exception toutefois du régime lacté que le malade ne voulait plus accepter dans son intégrité. A ce moment, cet homme se considérant comme guéri, ce qui était prématuré puisqu'il avait encore 0 gr. 75 d'albumine, demanda sa sortie et quitta l'hôpital. Nous l'avons revu six mois plus tard, en novembre, en fort bon état, l'albumine était l'unique témoin de sa néphrite. Il fut de nouveau soumis au traitement mercuriel et ioduré, et il nous quitta sans avoir la patience d'attendre sa guérison définitive.

Ces observations prouvent que la syphilis tertiaire du rein évolue avec tous les signes, avec tous les symptômes du vulgaire mal de Bright. Comme le mal de Bright, dont elle n'est, du reste, qu'une modalité, la syphilis rénale tardive commence souvent par une phase plus ou moins insidieuse qu'il faut savoir dépister. Fréquemment, dans la néphro-syphilose comme dans d'autres néphrites chroniques, ce sont les petits accidents de brightisme qui ouvrent la scène, sans inquiéter autrement le sujet, et dans le cours de cet état, que j'ai appelé *syphilo-brightisme*, intermédiaire pour ainsi dire à la maladie et à la santé, surviennent des *épisodes aigus* caractérisés par des épistaxis violentes ; par des accès d'oppression simulant des accès d'asthme ; par des troubles digestifs avec vomissements, comme on en voit dans les gastrites chroniques ; par des œdèmes de la face et des extrémités qui mettent sur la piste d'un diagnostic trop souvent méconnu. La néphro-syphilose tertiaire peut n'être pas chronique d'emblée, elle fait suite parfois à une néphrite syphilitique aiguë. Mais, quel que soit son mode de début, il est rare, quand elle n'est pas soignée, qu'elle n'aboutisse pas à des accidents graves : urémie dyspnéique, comateuse, délirante, convulsive.

Dans quelques cas, qui sont loin d'être rares (surtout au cas de syphilis non traitée), les lésions syphilitiques du rein se compliquent de syphilis du foie (foie douloureux et déformé, ictère, ascite, etc.). Cette association de la syphilis hépatique et rénale, dans laquelle la dégénérescence amyloïde joue un grand rôle, a été mise en relief par Mauriac. Déjà Rayer avait signalé ce fait. Plusieurs auteurs, Nægel, Wagner en ont rapporté des observations. Brault [1] a cité le cas suivant : Chez une femme de quarante-huit ans, on vit se développer une albuminurie avec œdème des extrémités, gagnant progressivement les hypochondres, en même temps que le foie devenait douloureux. A plusieurs reprises, un fort épanchement ascitique nécessita la paracentèse, et pendant toute la maladie une teinte

1. *Traité de méd.*, t. V.

subictérique colora les téguments. A l'autopsie, le foie, diminué de volume, pesait 920 grammes et présentait de nombreuses fissures qui le décomposaient en plusieurs lobes. Dans l'épaisseur du tissu fibreux intra-hépatique existaient des gommes, les unes presque cicatrisées, les autres volumineuses, confluentes, en pleine évolution. L'altération dominante du foie était une hépatite diffuse ancienne avec infiltration amyloïde des vaisseaux de fort calibre. Les reins, de dimension normale, du poids de 165 et 170 grammes, avaient subi la dégénérescence amyloïde au niveau de presque tous les glomérules.

Dans quelques circonstances, les lésions syphilitiques ne sont pas seulement cantonnées aux reins et au foie, elles envahissent un grand nombre d'organes; c'est une vraie *cachexie* syphilitique. L'observation suivante, due à Nægel, en donne une idée. Un homme de trente-six ans a eu, à dix-huit ans, un chancre syphilitique traité par le mercure et l'iodure de potassium. Dix ans plus tard, ont apparu des syphilides ulcéreuses, et, dix-sept ans après l'infection syphilitique, une néphrite s'est déclarée. Aux œdèmes et à l'albuminurie ont fait suite des symptômes fort graves, urémie gastrique, vomissements incoercibles, dyspnée des plus intenses, et les accidents ont marché si vite, qu'au bout d'un an le malade a succombé en pleine cachexie. A l'autopsie, on trouve les reins atteints de lésions multiples: néphrite interstitielle et dégénérescence amyloïde des artérioles et des glomérules. Dans le foie et dans la rate, toutes les artérioles sont infiltrées de matière amyloïde. Le cœur est gros, le ventricule gauche est hypertrophié, non sclérosé, mais atteint de dégénérescence amyloïde. Les poumons sont œdématiés et congestionnés.

Nous voici édifiés sur les différentes modalités de la syphilis rénale tertiaire; en retracer la description serait interminable, autant vaudrait reprendre toute l'histoire du mal de Bright et de l'urémie, on voit où cela nous conduirait; mieux vaut résumer brièvement la question.

Dans une première variété, la syphilose rénale tertiaire

est atténuée, elle n'aboutit pas aux grands accidents du mal de Bright, elle ne se traduit que par les petits accidents du brightisme et par l'albuminurie avec ou sans œdèmes : c'est le *syphilo-brightisme.*

Dans une seconde variété, qui est la plus commune, la syphilose rénale évolue à la façon de la maladie de Bright vulgaire; elle débute plus ou moins insidieusement par les petits accidents du brightisme avec albuminurie et œdèmes peu étendus. Les autres accidents, épistaxis, céphalée, vomissements, dyspnée, troubles visuels, hypertrophie cardiaque, etc., peuvent survenir à époques indéterminées, et ce n'est que plus tard qu'éclatent les grands symptômes urémiques sous toutes les formes, si la maladie n'a pas été convenablement traitée. Parfois, le début et l'évolution de la néphrite sont plus soudains et plus rapides; les œdèmes sont plus généralisés, y compris l'œdème pulmonaire, l'albumine est plus abondante, les troubles dyspnéiques sont plus précoces; il est probable que des lésions épithéliales intenses se sont jointes aux autres altérations des reins.

Dans une troisième variété, les reins ne sont plus seuls en cause, la syphilis atteint également le foie, coexistence qui doit inspirer les craintes les plus sérieuses. La déformation du foie, hypertrophie ou atrophie, douleur hépatique, urobilinurie, ictère, ascite, sont les symptômes qui témoignent des lésions hépatiques. Enfin, dans une quatrième variété, la syphilis est encore plus généralisée, la néphrite ne représente qu'un des coins du tableau, plusieurs organes sont envahis; le foie, la rate, les intestins, le cœur sont atteints à titres divers de lésions syphilitiques de dégénérescence amyloïde et le malade succombe fatalement en pleine *cachexie.*

La syphilis rénale tertiaire peut apparaître dès les premières années de l'infection, ou à des époques éloignées, dix ans, vingt ans, trente ans après le chancre. Elle se fait quelquefois par poussées successives, avec temps d'arrêt. Après une première ébauche d'apparence légère, qui rentre dans la description du syphilo-brightisme, les symptômes s'amendent comme si la maladie était guérie ; mais qu'on ne s'y trompe pas, car la néphrite peut reparaître plus tard avec une redoutable intensité.

Encore quelques mots au sujet de la syphilis rénale *héréditaire*. Nous sommes assez mal renseignés à ce sujet ; elle peut être précoce et survenir dans le cours de la première année de la naissance, ou n'apparaître que tardivement, quinze et vingt ans plus tard (Fournier[1]). Elle se traduit par des symptômes qui rappellent la syphilis rénale acquise.

Le *diagnostic* de la néphro-syphilose ne repose que sur des hypothèses. Rien dans les allures d'une néphrite ne peut faire supposer qu'elle est syphilitique ; le début, l'évolution, les complications du mal de Bright syphilitique ne diffèrent en rien du mal de Bright vulgaire. Si le malade a eu la vérole, on peut supposer que sa néphrite est syphilitique ; l'apparition simultanée ou antérieure d'accidents syphilitiques en d'autres régions (gommes de la peau et de la cavité buccale, ulcérations tertiaires, ostéo-périostite, etc.) est un indice précieux pour le diagnostic. Quoi qu'il en soit, en face d'un individu atteint du mal de Bright, n'oublions jamais de rechercher la syphilis et, si nous avons quelque raison de croire à la nature syphilitique de la néphrite, n'hésitons pas un instant à prescrire le traitement.

Après avoir décrit la syphilis tertiaire du rein sous ses différentes formes, il me reste à parler d'une question assez mal élucidée, concernant les cas où l'albuminurie syphilitique existe seule, sans autres symptômes de néphrite chronique et qui réalisent ce que j'ai appelé, dans une de mes communications à l'Académie de médecine, *la dissociation des actes morbides du rein*[2].

Le plus souvent, au cours de néphrites chroniques, l'albuminurie et l'insuffisance de la dépuration urinaire apparaissent en même temps et sont connexes des altérations rénales. Mais dans d'autres ciconstances, plus nombreuses

---

1. Fournier. *Congrès de dermatologie et syphiligraphie*. Paris, 1889.
2. *Académie de médecine*. séances des 6 et 20 juin 1893.

qu'on ne le croirait tout d'abord, ces deux actes morbides, albuminurie et symptômes brightiques, *sont dissociés* et peuvent rester longtemps dissociés. Cette dissociation présente des modalités diverses : On peut être brightique et rester brightique pendant quelque temps sans être albuminurique; par contre, on peut être albuminurique et rester albuminurique pendant des années avant d'être brightique et même sans le devenir jamais.

J'ai traité cette question dans les chapitres qui sont consacrés à la maladie de Bright et aux albuminuries non brightiques; j'y reviens ici à propos de la néphrite chronique syphilitique.

Le syphilo-brightisme peut exister sans albuminurie et, d'autre part, l'albuminurie syphilitique peut persister sans autres symptômes de néphrite. En voici des exemples : Le 17 janvier 1897, un homme de trente ans entra très péniblement dans mon cabinet; il s'appuyait sur une canne et traînait les jambes; il était atteint de paraplégie. Il me raconta qu'il avait éprouvé, quelques mois avant, des fourmillements, des douleurs et une pesanteur qui rendait la marche difficile. Ces symptômes avaient été précédés de douleurs lombaires qui avaient motivé de la part du médecin traitant un examen des urines, dans lesquelles il trouva 8 grammes d'albumine par litre. En présence de cette albuminurie, le régime lacté absolu fut prescrit et continué pendant deux mois. Un nouvel examen donna 10 grammes d'albumine par litre; l'albuminurie avait augmenté malgré le régime lacté. J'examinai le malade, et je constatai les symptômes d'une paraplégie à évolution lente. Ce jeune homme, qui, en sa qualité d'officier d'infanterie, était habitué à de très longues marches, ne peut faire actuellement cinquante pas sans s'arrêter; c'est avec la plus grande difficulté qu'il monte un étage. Les réflexes rotuliens sont fortement diminués, surtout du côté droit. La vessie est paresseuse et, sans qu'il y ait rétention au vrai sens du mot, l'émission de l'urine est lente et difficile. Il me fut aisé de trouver la cause de cette paraplégie; le malade ayant eu la syphilis huit ans avant, il était évident que sa paraplégie était due à des lésions médullaires syphilitiques. De plus, comme l'albuminurie avait été contemporaine des premiers symptômes paraplégiques, on pouvait supposer que les reins avaient été atteints simultanément par la syphilis. Je constatai, par un examen extemporané, que les urines étaient très albumineuses, mais, quand je recherchai d'autres symptômes de néphrite, *je n'en pus trouver un seul.* Il n'y avait trace d'œdème ni au visage, ni ailleurs ; le malade m'affirma n'avoir jamais constaté la moindre bouffissure des paupières. La recherche des petits accidents du brightisme fut tout aussi infructueuse ; pas de pollakiurie, pas de cryesthésie, pas de crampes dans les mollets ; je ne constatai ni tension artérielle, ni bruit de galop, ni dyspnée, ni quoi que ce soit qui pût faire supposer que la dépuration urinaire était insuffisante. Les reins avaient donc conservé leur intégrité normale en tant qu'organes dépurateurs, bien qu'ils laissassent passer dix grammes d'albumine ; il y avait donc dissociation des actes morbides des reins.

Je soumis le malade au traitement mercuriel et ioduré. Six semaines après le début du traitement, l'amélioration était grande ; ce jeune homme, qui avant la médication mettait un quart d'heure à monter un escalier, et qui ne pouvait pas faire cinquante pas sans s'arrêter, gravissait actuellement plusieurs étages et faisait un kilomètre sans fatigue. Bien que j'eusse supprimé le régime lacté dès le début du traitement, l'albuminurie tomba à 4 grammes. Le traitement mercuriel fut recommencé, et, six mois plus tard, ce jeune homme reprenait son service, faisait plusieurs lieues sans fatigue et avait retrouvé la santé. Seule, l'albuminurie persista et elle persiste encore à la dose de 3 à 4 grammes par jour, sans le moindre symptôme brightique. C'est probablement ces cas que Jaccoud avait en vue quand il décrivait « cette forme de néphrite dans laquelle les symptômes de la détermination rénale sont bornés à l'altération de l'urine, du moins pendant un temps fort long[1] ».

1. *Clin. de la Pitié*, 1887, p. 314.

Traitement. — Le mercure et l'iodure de potassium sont les deux agents thérapeutiques de la néphro-syphilose tertiaire. Mais les préparations mercurielles priment le traitement ; je donne le choix aux injections de solution aqueuse de bi-iodure d'hydrargyre à la dose journalière de un demi-centigramme à 1 centigramme. L'iodure de potassium peut être donné à la dose de 1 à 2 grammes. Il faut surveiller de près l'action des médicaments et agir *avec prudence*, en n'oubliant pas que le filtre rénal est compromis. Si les reins sont seuls atteints par la syphilis, si le foie et les autres organes sont indemnes, le traitement donne les meilleurs résultats ; on arrive à rendre à la santé des gens qui étaient brightiques à un degré avancé et qui n'auraient sans doute pas guéri si leur néphrite n'avait pas été syphilitique.

Mais, pour arriver à la guérison définitive, le traitement doit être plusieurs fois repris et suspendu. Les lésions tertiaires syphilitiques, que ce soit aux reins ou ailleurs, guérissent rarement du premier coup ; l'amélioration est souvent rapide, parfois surprenante, mais la guérison définitive est plus difficile à obtenir. Tantôt l'amélioration s'arrête en plein traitement, tantôt la maladie reparaît à échéance rapprochée ou éloignée, alors qu'on la croyait guérie ; le mal laisse quelques reliquats. Il faut donc surveiller la néphrite, même quand on la suppose guérie, et recourir de nouveau au traitement si on le juge nécessaire. L'avenir nous dira dans quelle mesure la médication mercurielle peut être remplacée par la médication d'Ehrlich dans le traitement de la néphro-syphilose. Les malades de nos hôpitaux arrivent rarement à complète guérison parce qu'ils nous quittent dès qu'ils se sentent suffisamment améliorés ; ils ne veulent ou ils ne peuvent attendre plus longtemps ; aussi les rechutes sont-elles fréquentes.

La cure lactée n'a pas, dans la néphro-syphilose, la même importance que dans d'autres néphrites ; un de nos malades a guéri par le traitement spécifique, alors que le lait pris d'une façon exclusive n'avait donné aucun résultat. Néanmoins, le lait est un adjuvant utile. La *déchloru-*

ration (dont j'ai parlé au chapitre de la malade de Bright) doit être appliquée à la néphrite syphilitique, surtout quand elle est accompagnée d'œdème.

§ II. KYSTES DU REIN — GROS REIN POLYKYSTIQUE

L'étude des kystes du rein comprend les *kystes congénitaux* et les *kystes acquis*. A cette dernière variété appartiennent : *a*. les petits kystes de la néphrite interstitielle; *b*. les kystes hématiques; *c*. la dégénérescence kystique de l'adulte; *d*. les kystes hydatiques.

1° *Kystes congénitaux.* La dégénérescence kystique du rein chez le fœtus peut atteindre des dimensions si considérables, qu'elle devient une cause de dystocie. Les reins volumineux compriment et refoulent les organes voisins, leur surface est bosselée, et la coupe du rein montre une foule de loges de dimensions variables. Ces loges contiennent un liquide clair ou foncé. Le mécanisme de ces formations kystiques est livré aux théories : atrophie de la substance médullaire, rétrécissement et oblitération des tubes droits, distension des glomérules (Virchow); vice de développement de l'appareil urinaire (Koster). Dans certains cas cette dégénérescence kystique coïncide avec d'autres malformations du fœtus.

2° *Kystes de la néphrite interstitielle.* Je n'insiste pas sur la formation de ces kystes déjà décrits : ils ont la dimension d'une tête d'épingle, d'un petit pois; ils existent à la surface et à l'intérieur du rein, ils contiennent une substance colloïde, et leur formation est due soit à l'ectasie des tubes urinifères oblitérés ou rétrécis par le tissu scléreux soit à des dilatations glomérulaires.

3° Les kystes *hématiques* du rein[1] commencent probablement par être des kystes dus à l'oblitération d'un canali-

---

1. Labadie-Lagrave. Article REIN. *Dict. de méd. et de chir.*

cule urinifère. Ils deviennent assez volumineux ; leur membrane d'enveloppe, très vasculaire, est l'origine d'hémorrhagies successives, et leur liquide plus ou moins coloré contient des grains d'hématosine et des cristaux d'hématoïdine (Lancereaux).

4° Le gros rein polykystique va faire l'objet principal de ce chapitre.

GROS REIN POLYKYSTIQUE — DÉGÉNÉRESCENCE KYSTIQUE

Anatomie pathologique. — Le gros rein polykystique, ou *dégénérescence kystique* des reins de l'adulte, n'est pas sans analogie avec celle du fœtus. Toujours les *deux reins* sont atteints[1], mais ils le sont inégalement et à différentes périodes de leur évolution. Leur volume peut devenir considérable ; ils pèsent, chacun, plusieurs centaines de grammes et au delà, jusqu'à 1200 et 1500 grammes. Les reins polykystiques ont souvent l'apparence d'une *grappe de raisin* dont les grains, très inégaux comme forme et comme dimension, seraient formés par les poches kystiques. Ces poches, isolées ou fusionnées, anfractueuses, sont remplies de liquides opaques ou transparents, de coloration et de nature différentes, séreux, albumineux, gélatiniforme, purulent. Ces liquides contiennent souvent de l'urée, des chlorures, des phosphates. Dans les kystes de moyen volume, on trouve habituellement des brides fibreuses qui les cloisonnent. Les parois kystiques sont minces et le parenchyme rénal qui sépare les kystes est sain ou en voie de transformation fibreuse ; le tissu rénal finit à la longue par disparaître, pour faire place à des tissus fibreux ou kystique. C'est dans la substance corticale que les kystes prennent naissance, ils plongent de là dans la substance médullaire.

Les reins polykystiques contractent souvent des *adhé-*

1. Sur 67 cas, la dégénérescence kystique était 66 fois bilatérale dans la statistique de Lejars. *Gaz. des hôpit.*, 1889, et thèse de Paris, 1888.

rences avec les organes voisins, avec le foie, le diaphragme, la rate, le fascia lombaire, le duodénum. Ils sont parfois entourés d'une coque de tissu fibro-adipeux, périnéphrite scléro-adipomateuse qu'on peut rencontrer dans toutes les affections chroniques du rein et qui prend naissance dans l'atmosphère cellulaire périrénale. Parfois même la périnéphrite est suppurée. Quand ces gros reins ne sont pas maintenus par des adhérences, ils se déplacent, ils deviennent mobiles et flottants.

L'uretère et le bassinet ont conservé leur calibre et sont perméables, contrairement à ce qui se passe dans l'hydronéphrose.

Le cœur gauche peut être hypertrophié comme il l'est dans les néphrites chroniques.

Le foie est souvent atteint de dégénérescence kystique; cette dégénérescence *simultanée* du foie et des reins est loin d'être rare. Lejars en a réuni 17 cas. Le foie polykystique est tout à fait comparable au rein polykystique; il devient énorme, il peut arriver à peser cinq et six kilos (Sabourin). Sa surface est bosselée de kystes transparents, rougeâtres, brunâtres, du volume d'un pois à la dimension d'une pomme. Les kystes ayant débuté à la surface, sous la capsule fibreuse, plongent et se développent dans la profondeur de l'organe. A la coupe, le foie a l'aspect d'une ruche, les poches kystiques étant plus ou moins cloisonnées.

Les lésions des reins et du foie sont successives ou simultanées, mais elles n'ont pas de tendance à se généraliser. La lésion du rein reste confinée au rein, elle n'envahit ni les ganglions ni les tissus voisins.

Le mécanisme qui préside à la formation du rein polykystique est livré à des suppositions. « Malgré son caractère de tumeur épithéliale la rapprochant des processus néoplasiques, la dégénérescence kystique du rein n'a aucune tendance à se généraliser, elle n'affecte donc jamais l'apparence d'un épithéliome kystique à tendance envahissante ; c'est une transformation de l'organe sur place, analogue à celle que l'on peut suivre dans le foie, la mamelle et le testicule. » (Brault.)

Description. — Les symptômes du rein polykystique peuvent présenter les aspects les plus divers ; je vais passer en revue ces différentes modalités, elles donneront en même temps une idée de l'extrême difficulté du diagnostic.

Dans une première variété, la dégénérescence polykystique des reins évolue à l'*état latent* ; on fait l'autopsie d'un malade mort d'une tout autre maladie, de tuberculose (Laveran), de pneumonie (Marchand), et on est tout surpris de trouver, en outre, deux reins polykystiques. L'évolution latente n'est pas difficile à expliquer ; tant que l'un des deux reins fonctionne suffisamment, ou tant qu'il reste dans les deux reins assez de substance rénale pour assurer la dépuration urinaire, la maladie kystique, inoffensive quant à sa nature, peut passer inaperçue ; elle peut n'engendrer ni douleur, ni hématurie, ni symptômes urémiques, et le sujet porteur de la lésion peut succomber à une autre maladie, avant que la lésion rénale se soit révélée par des accidents. Je crois, même, que dans quelques cas, à côté de territoires où la substance rénale est complètement atrophiée ou scléreuse, il en est d'autres, où la substance du rein est hypertrophiée ; Chantreuil en a publié une observation[1]. Ce processus d'hyperplasie compensatrice, s'il est vérifié, serait analogue au processus d'hypertrophie compensatrice du foie, qu'on trouvera décrit avec la cirrhose hypertrophique alcoolique et avec les kystes hydatiques du foie.

Dans une deuxième variété, c'est l'*hématurie* qui est le symptôme dominant, le premier symptôme apparent du rein polykystique. Certes, l'hématurie légère ou intense, intermittente, survenant par crises, souvent accompagnée de douleurs, cette hématurie, dis-je, est un des symptômes fréquents du rein polykystique, mais il y a des cas dans

---

1. Chantreuil. Dégénérescence kystique du foie et des reins. *Soc. anat.*, 1867.

lesquels l'hématurie se comporte autrement, elle devient le symptôme dominant, prépondérant, au point d'égarer le diagnostic. En voici un exemple : une femme de 42 ans, ayant éprouvé de vives douleurs lombaires, est prise d'hématuries qui durent un mois environ. Après une période de calme, les douleurs reviennent, et, avec elles, de nouvelles hématuries. Un an plus tard, les douleurs reparaissent à la région lombaire et à l'hypochondre droit, accompagnées d'hématuries qui persistent pendant quinze jours. Une pneumonie étant survenue à un an de distance, la pneumonie débute et se termine par des hématuries dont la durée fut de deux à trois jours. A cette époque on percevait sous l'hypochondre droit une tumeur mal limitée, douloureuse. L'association de la tumeur et des violentes hématuries fit penser à un cancer du rein droit. Plus tard la malade fut prise de fièvre, de vomissements, de perte de connaissance, et elle finit par succomber. A l'autopsie on trouva une dégénérescence polykystique du rein droit et du foie ; le rein gauche était également polykystique[1].

Dans une troisième variété, c'est la *douleur* qui est le symptôme initial ou dominant. La douleur est un des symptômes fréquents des reins polykystiques ; elle peut être attribuée à différentes causes, au volume de la tumeur, à sa mobilité, à ses déplacements, aux adhérences, aux suppurations kystiques ou périrénales, mais, dans d'autres cas, la douleur apparaît, je le répète, dès le début de l'évolution kystique. sans qu'il soit facile d'en préciser les causes. En voici un exemple : Un homme de 37 ans entre dans le service de Hanot pour des douleurs très vives qui ont débuté brusquement dans le flanc gauche, avec vomissements et irradiations à l'aine et au testicule gauche ; c'était bien le syndrome de la colique néphrétique. Trois jours avant, la douleur s'était localisée à la région lombaire gauche, avec une telle intensité que le malade avait cru devoir appliquer

___

1. Michalowicz. *Dégénérescence kystique du foie et des reins.* Thèse de doctorat, Paris, 1876.

un vésicatoire. Actuellement la douleur est surtout violente
à la région lombaire et au flanc du côté gauche, elle est
exaspérée par la palpation, elle s'irradie à l'hypochondre
droit. Cet homme n'en est pas au début de ses douleurs ;
déjà il y a longtemps, dès l'âge de dix-huit ans, il éprouvait,
sans cause appréciable, des douleurs très vives aux hypochondres ou dans les flancs ; ces douleurs duraient plusieurs jours et obligeaient le malade à cesser son travail
et à s'aliter ; tant que durait l'accès, les douleurs étaient
continues avec exacerbation. On examine les urines qui
sont albumineuses. Bientôt le malade est pris de vomissements et de diarrhée. Les douleurs, très intenses, persistent à la région lombaire et au flanc du côté gauche.
On assiste alors, en dépit du régime lacté, au tableau
symptomatique de la grande urémie, dyspnée intense,
prostration continuelle, continuation des vomissements
et de la diarrhée, anurie presque complète, et le malade
succombe dans le coma. On trouve à l'autopsie une dégénérescence polykystique des deux reins beaucoup plus
accentuée au rein gauche, qui pèse 1150 grammes, qu'au
rein droit qui pèse 870 grammes[1].

Dans une quatrième variété, les symptômes *brightiques* ou
urémiques sont d'emblée les symptômes dominants. Habituellement ces accidents brightiques et urémiques surviennent à une époque avancée de la maladie, ils ne font leur
apparition que lorsque la substance glandulaire des reins a
été réduite à des proportions qui ne suffisent plus à la dépuration urinaire ; mais il y a des cas dans lesquels la dégénérescence polykystique des reins évolue *sans ses symptômes
habituels*, silencieusement, jusqu'au jour où éclatent des
symptômes qui simulent une vulgaire néphrite chronique.
En voici un exemple recueilli par mon ancien interne
Legrand dans le service de Tenneson[2] : Un homme de
49 ans entre à l'hôpital pour une céphalée violente qui

1. Schuchmann. *Arch. génér. de méd.*, 1886.
2. Th. de Lejars, p. 94.

l'empêche de dormir; il est comme engourdi et il faut le presser de questions pour obtenir quelques réponses précises. Il n'avait jamais été malade, quand il fut pris en 1885, il y a deux ans, de symptômes du mal de Bright. Il n'a échappé à aucun des petits accidents du brightisme : bourdonnements d'oreille et dureté de l'ouïe; crampes violentes dans les mollets; sensation de doigt mort au pouce de la main gauche; vives démangeaisons au point d'entamer l'épiderme par le grattage, cryesthésie aux jambes, épistaxis matutinales, tous ces petits accidents du brightisme, il les a eus. Des accidents urémiques plus importants ont apparu depuis quelque temps : tels sont la céphalée qui le tourmente jour et nuit, la dyspnée qui revient sous forme d'accès, les vomissements et la diarrhée. Pour compléter le tableau, des œdèmes à la face et aux jambes reparaissent par intervalles depuis deux ans, les urines claires et très abondantes ne contiennent pas d'albumine pour le moment, mais elles en contenaient 50 centigrammes par litre dix jours plus tard (dissociation des actes morbides du rein). En présence de ces symptômes et de leur évolution, le diagnostic de maladie de Bright à lésions scléreuses prédominantes paraissait s'imposer. Le malade est soumis au régime lacté, mais les événements se précipitent, l'urémie fait des progrès et le malade succombe dans le coma sans convulsions. A l'autopsie on ne trouve pas la néphrite chronique supposée, mais les deux reins ont subi la dégénérescence polykystique, ils représentent l'un et l'autre, surtout le gauche, de volumineuses grappes, composées de kystes de dimensions et de colorations différentes.

Non seulement la dégénérescence polykystique des reins donne naissance à tous les symptômes de l'insuffisance urinaire, petits et grands accidents urémiques, mais on peut voir survenir tous les autres accidents, toutes les complications qui accompagnent parfois l'évolution des néphrites chroniques : tension artérielle exagérée, gros cœur gauche avec bruit de galop; grande épistaxis à tamponnement; hémorrhagie cérébrale suivie d'apoplexie ou d'hémiplégie.

La *tumeur polykystique du rein* n'est généralement appréciable qu'à une certaine période de la maladie, encore
même ne l'est-elle pas toujours. La tumeur est signalée
18 fois sur les 62 observations réunies dans la thèse de
Lejars. C'est presque toujours *en avant* qu'il faut rechercher
la tumeur polykystique, car c'est presque toujours en avant
que les tumeurs du rein, de toute nature, tendent à faire
saillie; on arrive à percevoir la tumeur, mobile ou immobile,
par le palper bi-manuel (Guyon). Quoique les deux reins
soient toujours augmentés de volume, l'un des deux reins
est tellement plus volumineux que l'autre, qu'on n'arrive
presque jamais à sentir les deux tumeurs rénales; la découverte de la bilatéralité des tumeurs simplifie le diagnostic
comme dans un cas de Duguet.

Évolution de la maladie. — On a pu voir à la lecture
des observations résumées dans ce chapitre que la dégénérescence polykystique des reins est loin d'évoluer toujours d'une façon régulière : les hématuries et les douleurs
sont habituellement les symptômes des premières années,
puis par leur développement progressif, les reins forment
une tumeur souvent perceptible; à un moment donné
apparaissent des signes de brightisme, de l'albuminurie,
des œdèmes, et à moins de maladie mortelle intercurrente,
c'est par les accidents urémiques que sont emportés les
malades. Mais à côté de cette évolution qu'on observe, il est
vrai, dans la majorité des cas, il en est d'autres où la
dégénérescence polykystique évolue insidieusement; par la
prédominance de ces symptômes brightiques elle simule la
néphrite chronique, par la prédominance de ses douleurs
avec ou sans hématuries, elle simule la lithiase rénale; par
l'abondance et par la ténacité de ses hématuries, avec ou
sans tumeur rénale, elle simule le cancer du rein. C'est
dire que le *diagnostic* est le plus souvent extrêmement difficile, d'autant plus difficile, que la dégénérescence kystique
du foie peut encore venir compliquer la situation.

Les frissons et les grands accès de fièvre, survenant dans
le cours de la dégénérescence polykystique sont l'indice

d'une infection purulente. Tantôt la purulence se déclare dans les cavités kystiques et forme des abcès qui peuvent se faire jour dans le bassinet (pyurie), tantôt la suppuration envahit l'atmosphère celluleuse du rein (phlegmon péri-néphrétique).

La marche de la dégénérescence polykystique est fort lente et sa durée est indéterminée, mais son échéance est fatale, car la chirurgie est impuissante en face d'une maladie progressivement envahissante qui a pour siège les deux reins.

§ 12. KYSTES HYDATIQUES DU REIN

Anatomie pathologique. — L'ordre de fréquence des kystes hydatiques du rein les place après ceux du foie et du poumon ; en voici la proportion : foie 166, poumon 42, rein 30 (Davaine). Habituellement un seul rein est atteint, le rein gauche plus souvent que le droit, la lésion paraît débuter de préférence dans la substance corticale, le kyste est multiloculaire ou uniloculaire, et, dans ce dernier cas, il atteint des dimensions qui varient du volume d'un œuf à celui d'une tête d'enfant. Pour ce qui est de la composition du kyste et de son évolution, je renvoie à l'étude des kystes hydatiques du foie avec lesquels il a la plus grande analogie ; les seules particularités à noter, c'est que les kystes du rein contiennent parfois des cristaux d'acide urique, du phosphate et de l'oxalate de chaux, substances urinaires qui ont pénétré dans le kyste par dialyse.

Le kyste hydatique du rein contracte parfois avec les organes voisins des *adhérences* qui deviennent vite vascu-laires et qui compliquent l'intervention chirurgicale : adhé-rences avec le foie, avec la rate, avec l'estomac, le mésen-tère, l'intestin.

Le rein atteint de kyste hydatique est parfois réduit à une coque fibreuse ; parfois aussi une partie de la substance glandulaire est conservée ; ce qui reste du tissu rénal est atteint de néphrite interstitielle ou parenchymateuse ; parfois, au contraire, quelques recoins du tissu glandulaire ont échappé au désastre et sont même le siège d'une hyperplasie compensatrice. C'est une question bien intéressante que cette *hypertrophie ou hyperplasie compensatrice* des organes glandulaires. Nous commençons à la bien connaître pour certains organes ; on la trouvera longuement décrite avec les maladies du foie, notamment avec la cirrhose hypertrophique dite alcoolique et avec les kystes hydatiques du foie ; je l'ai constatée dans les kystes hydatiques de la rate ; eh bien, cette même hyperplasie compensatrice se retrouve dans les kystes du rein [1]. On dirait que l'organe se régénère pour suppléer aux parties détruites. Tantôt la régénération de la substance glandulaire se fait dans le rein kystique ; tantôt c'est le rein sain qui s'hypertrophie. Braillon [2] cite à ce sujet une observation de Blackburne : il s'agit d'un homme qui n'avait à droite, ni rein, ni uretère ; le rein gauche fut atteint de kyste hydatique, et à l'autopsie on trouva que la partie de la substance glandulaire non envahie par le kyste avait triplé de volume.

La *pathogénie* des kystes hydatiques du rein est encore assez obscure ; néanmoins Neisser et Bœckel ont tenté de l'élucider par la théorie que voici : les œufs de tænia sont introduits dans les voies digestives par l'alimentation ; parvenus dans l'intestin, ils peuvent suivre différentes directions : ils sont transportés au foie par la veine porte, ce qui explique la présence des kystes hydatiques du foie ; ils sont transportés au mésentère par les lymphatiques (kystes du mésentère) ; ils continuent leur pérégrination à travers les réseaux lymphatiques jusqu'aux réseaux lymphatiques des cavités séreuses (kystes du péritoine et de la plèvre) ; ils suivent la voie des vaisseaux lymphatiques jusqu'au canal thoracique qui les déverse dans le système veineux et le cœur droit ; de là ils pénètrent dans le poumon (kyste

---

1. Albarran. L'hypertrophie compensatrice en pathologie rénale. *Presse médicale*, 22 janvier 1899.

2. Braillon. *Kystes hydatiques du rein.* Th. de Paris, 1894.

hydatique du poumon); ils peuvent continuer leur trajet à travers le poumon, aborder le cœur gauche et être lancés dans la circulation générale (kystes hydatiques, beaucoup plus rares, du cerveau, des muscles, de la rate, des reins).

Symptômes. — Le kyste hydatique du rein se développe insidieusement et lentement, jusqu'à ce qu'il ait acquis un volume assez considérable, et le sujet qui en est atteint n'éprouve que quelques douleurs ou une pesanteur à la région lombaire, sans que sa santé en soit autrement incommodée. Parfois cependant, des *hématuries* apparaissent, même dès la période de formation du kyste, hématuries comparables aux hémoptysies, qui sont si fréquentes, dès la première période du kyste hydatique du poumon. J'ai constaté ces violentes hématuries dues à l'hydatide du rein, chez une malade dont je rapporterai plus loin l'observation et qui fut opérée par Berger. A une époque plus ou moins éloignée du début, une tumeur devient manifeste. Si la tumeur s'est développée à l'extrémité supérieure du rein, elle se confond en partie avec le foie ou avec la rate, suivant le côté affecté, et le diagnostic devient fort difficile; si elle s'est développée à l'extrémité inférieure, elle fait saillie dans la fosse iliaque. Le kyste peut suppurer d'après le mécanisme qu'on trouvera développé au chapitre de l'Hydatide du foie, et il peut se frayer une issue par diverses voies.

Cette rupture du kyste hydatique est presque toujours précédée de la suppuration de la poche kystique; pour n'être pas absolu, ce fait est de beaucoup le plus fréquent. Il n'est pas rare alors que les accidents de perforation soient précédés de symptômes tels que douleur, frissons, fièvre, anorexie, abattement, qui annoncent, ici comme ailleurs, l'infection de l'hydatide. Passons en revue les différentes éventualités qui peuvent se présenter.

La perforation du kyste se fait le plus souvent dans le bassinet et dans l'uretère; elle est spontanée ou favorisée par un traumatisme. Au moment de la perforation le malade éprouve une douleur vive, une sensation de déchirure à la région lombaire. Bientôt le liquide purulent ou non purulent des débris de membranes, des vésicules hydatiques toutes petites, s'engagent dans l'uretère et provoquent le syndrome de la colique néphrétique : violentes douleurs sur le trajet de l'uretère, à la région vésicale, irradiations douloureuses au testicule, au périnée, à la verge, à la cuisse, rétraction testiculaire, nausées et vomissements, rien n'y manque. Si les corps étrangers arrivent dans la vessie et si l'uretère est libéré, la colique néphrétique cesse, mais leur migration à travers les voies urinaires peut provoquer d'autres accidents : l'arrêt des membranes ou des vésicules dans l'uretère peut être la cause d'une variété d'hydronéphrose ou de pyonéphrose ; leur séjour dans la vessie peut provoquer des troubles urinaires (douleur et pollakiurie) ; leur arrêt dans l'urèthre peut causer la rétention d'urine et nécessiter le cathétérisme. Après la rupture de l'hydatide et en supposant libre le passage des voies urinaires, le malade pisse, suivant le cas, un liquide incolore, un liquide louche, purulent, de mauvaise odeur, un liquide teinté par le sang, des lambeaux d'hydatides, des vésicules, des concrétions phosphatiques. L'examen du liquide permet de retrouver des crochets d'échinocoque, des membranes stratifiées caractéristiques. Mais l'évacuation du kyste par les voies urinaires ne se fait pas en une fois, il s'en faut ; les mêmes accidents vont se renouveler chaque fois qu'une débâcle nouvelle se fera ; le liquide de l'hydatide passera facilement, mais il faudra compter avec les hydatides, avec les lambeaux de la poche, avec le magma riche en cholestérine et en phosphates qu'on retrouve dans les kystes anciens ; sans compter l'infection possible des voies urinaires.

Dans d'autres cas, l'hydatide s'ouvre dans l'intestin grêle ou dans le côlon, et le malade, après avoir éprouvé de vives douleurs abdominales, rend sous forme de diarrhée un liquide infect, des membranes, « des peaux ». et parfois des quantités de vésicules d'hydatide. L'intestin offrant au déversement des hydatides une voie largement ouverte, la guérison en est habituellement la conséquence.

L'ouverture du kyste dans les bronches est beaucoup

moins favorable, la vomique et les autres symptômes ressemblent de tous points à la complication du même genre qui peut survenir avec les kystes du foie. On a encore signalé l'ouverture du kyste à la peau de la région lombaire; la perforation est alors précédée de la formation d'un phlegmon et suivie d'une fistule.

Le *diagnostic* du kyste hydatique du rein ne peut reposer que sur des hypothèses. Au milieu de symptômes qui n'ont aucune signification précise, pesanteur, douleur, hématuries, une *tumeur* devient appréciable. Cette tumeur est plus ou moins volumineuse, mobile ou immobilisée, elle tend à faire saillie en arrière à la région lombaire ou en avant dans la cavité abdominale; quelle est la nature de cette tumeur? Est-ce un rein flottant, une hydronéphrose, un kyste de la rate, un kyste du mésentère, un kyste du foie, un kyste ovarique, un lipome du mésentère? Il suffit de lire les observations publiées à ce sujet, pour voir combien les diagnostics sont indécis, le plus souvent erronés et redressés par la ponction, par l'opération ou par l'autopsie.

Le kyste hydatique des reins, malgré sa gravité, est infiniment moins grave que la dégénérescence polykystique des reins, car dans ce dernier cas la lésion est toujours double, tandis qu'elle est presque constamment unilatérale au cas d'hydatide. L'adjonction de symptômes brightiques et la mort par urémie, qui est la règle dans la dégénérescence polykystique, ne se voit donc pas avec le kyste hydatique; du moins on ne la signale pas, et cependant elle peut arriver, dans les cas fort rares où le kyste hydatique est bilatéral et où la lésion compromet assez les deux reins pour amener l'insuffisance de la dépuration urinaire. J'en ai observé un cas avec Berger. Il s'agissait d'une femme atteinte d'un énorme kyste hydatique du rein gauche qui s'annonça par des *hématuries rénales* très abondantes; ce fut là le premier signe. A ces hématuries plusieurs fois répétées, s'ajoutèrent d'autres symptômes, pesanteur, douleurs vives avec irradiations multiples et apparition d'une tumeur. La tumeur rénale, étant donné les hématuries, fut considérée d'abord comme une tumeur maligne; d'abord lente dans ses progrès, elle prit à un moment donné un énorme volume et elle devint fluctuante. Berger pratiqua une première ponction aspiratrice qui donna issue à une grande quantité de liquide hydatique limpide et non albumineux. Le liquide s'étant reproduit, deux nouvelles ponctions avec injections de sublimé furent pratiquées en quelques mois sans meilleur résultat. Le volume de la tumeur qui remplissait le flanc gauche, une partie de la région ombilicale, et qui eût été difficilement accessible par la région lombaire, fit recourir à une laparotomie latérale. Le péritoine ouvert, on vit le côlon descendant en avant de la tumeur, qui était franchement rétro-péritonéale. La tumeur incisée contenait un grand nombre de vésicules hydatiques, mais pas de pus; la surface interne de la poche s'élimina par fragments, et au bout de deux mois la guérison était complète. Mais bientôt, je constatai des symptômes de brightisme avec albuminurie, hypertrophie cardiaque et bruit de galop; je dirai même que l'albuminurie avait été constatée dès la première phase de la maladie; en tout cas, il était évident que le rein du côté opposé, en apparence sain jusque-là, était maintenant envahi soit par l'hydatide, soit par des lésions de néphrite concomitante. En effet, les symptômes d'insuffisance urinaire ne firent qu'empirer, deux fois des attaques d'urémie furent combattues, mais la lésion de l'unique rein restant, faisant des progrès, la malade succomba en pleine urémie convulsive.

Inutile de dire que le seul *traitement* rationnel du kyste hydatique du rein est le traitement chirurgical. Ici comme pour les kystes du foie, la ponction aspiratrice, simple, sans injection, peut suffire, mais au cas d'insuccès, l'indication est formelle et urgente, il faut opérer.

§ 13. CANCER DU REIN

Anatomie pathologique. — Le cancer du rein est primitif ou secondaire. Le cancer *secondaire* est consécutif au cancer du testicule, de l'utérus, de l'estomac, il se développe sous forme de noyaux qui siègent surtout dans la substance corticale et qui reproduisent exactement la nature de la tumeur primitive.

Le cancer *primitif* est presque toujours *unilatéral* et il n'épargne pas le *jeune âge*[1], abstraction faite, bien entendu, des cas de sarcome, qui eux, sont spéciaux à l'enfance[2]. Le rein peut être envahi par l'une des variétés du carcinome, encéphaloïde, squirrhe, colloïde ou mélanique, mais l'encéphaloïde est le plus fréquent. « Que le cancer du rein soit mou (cancer encéphaloïde), de consistance élastique (adénome) ou assez ferme (variété squirrheuse), il est toujours constitué par une *production épithéliale*. Pour notre part, nous n'avons jamais rencontré de cancer du rein qui ne fût un épithélioma nettement caractérisé. » (Brault.)

La forme du rein cancéreux est à peu près conservée, son poids varie de 1 à 10 kilos, par conséquent son volume est parfois considérable; il présente souvent des bosselures couvertes d'arborisations. A la coupe, le rein cancéreux n'a pas une densité homogène; souvent les parties récemment formées ont une apparence adénomateuse; les sillons qui les séparent des parties saines, au lieu d'être formés par une ligne régulièrement arrondie, sont presque toujours *festonnés* (Brault). *L'hypertrophie compensatrice* a été signalée par Albarran[3]. Parfois le cancer forme une masse comme enkystée dans la capsule distendue et on peut ne trouver aucun vestige, ni du bassinet ni de l'orifice de l'uretère oblitéré. Fréquemment, dans le bassinet conservé font saillie des bourgeons cancéreux qui ont perforé la muqueuse.

La lésion cancéreuse débute souvent par l'extrémité supérieure du rein, elle atteint d'abord la substance corticale et se propage à la substance médullaire. La tumeur

<hr>

1. Duzan. *Cancer chez les enfants.* Th. de Paris, 1876.
2. Lancereaux. *Diction. encycl. des sc. méd.*, art. REIN, p. 245.
3. L'hypertrophie compensatrice en pathologie rénale. *Presse médicale*, 22 février, 1899.

est diffuse, ou bien composée de nodosités qui laissent entre elles des portions de tissu qui subit un épaississement fibreux. La capsule du rein oppose une barrière que le cancer ne franchit que tardivement, aussi la propagation du cancer rénal et les infections à distance sont-elles rarement précoces; ce fait explique pourquoi les cancers du rein permettent, dans quelques cas, une survie de cinq, six, sept ans. Dans la statistique de Roberts, la propagation du cancer s'était faite 51 fois sur 51 cas; dans la statistique de Ebstein, la propagation cancéreuse atteignait environ la moitié des cas.

L'uretère est souvent cancéreux, oblitéré, transformé en une masse rigide. Le hile du rein est souvent envahi par le cancer, les ganglions sont volumineux et adhérents, les artères résistent longtemps, mais les veines du hile sont quelquefois perforées par des bourgeons cancéreux; on a vu dans la veine rénale un bourgeon cancéreux atteignant de telles dimensions qu'il pénétrait dans la veine cave inférieure, et remontait sans se rompre jusque dans l'oreillette droite qu'il remplissait en partie (Brault). Les vaisseaux du hile peuvent être, sinon envahis, au moins comprimés par la masse cancéreuse, la compression des veines peut déterminer des caillots thrombosiques qui se forment dans la veine rénale et remontent dans la veine cave inférieure et jusque dans l'oreillette droite, produisant ainsi l'œdème des membres inférieurs et de la partie inférieure du tronc.

La propagation se fait par contiguïté ou par infection, au moyen de voies veineuses et lymphatiques. La capsule fibreuse offre une *telle résistance* que la propagation par contiguïté est relativement rare. Quand la généralisation se fait par voie sanguine et lymphatique, elle atteint de préférence les poumons, le foie, les ganglions lombaires et mésentériques, la capsule surrénale. Les vertèbres sont également envahies par le cancer. Si le cancer du rein envahit rarement les organes génito-urinaires, c'est à cause de la direction du courant lymphatique, tandis que pour la même raison le cancer des organes génito-urinaires envahit très souvent le rein (Guillet). Le cœur est souvent dilaté et hypertrophié, ce qui s'observe du reste dans les différentes tumeurs de l'abdomen[1].

Description. — Les *douleurs*, l'*hématurie*, le développement d'une *tumeur* abdominale et le varicocèle symptomatique, sont les symptômes habituels du carcinome rénal. Nous étudierons en détail la valeur respective de chacun de ces symptômes. Mais un premier fait à établir, c'est que le cancer du rein peut évoluer d'une façon absolument insidieuse et latente.

Cancer rénal à forme latente. — Le rein a parfois une tolérance telle, que Rayer, dans ses mémorables travaux, avait eu bien soin de réserver une place à part pour les *cancers latents*[2]. C'est le cancer secondaire, il est vrai, qui est latent plus souvent que le cancer primitif, mais néanmoins des observations de latence existent dans les deux cas. Tuffier a bien mis en relief le tableau de ce cancer latent primitif : un malade ayant déjà dépassé la cinquantaine maigrit, perd peu à peu ses forces, prend une teinte jaune paille, sans qu'aucun des viscères paraisse en souffrance. L'urine examinée montre à peine, et pas toujours, quelques traces d'albumine. La faiblesse devient extrême, le patient ne peut plus se lever, il perd complètement l'appétit; alors apparaissent en un point variable de l'économie, les plèvres ou le poumon, le médiastin par exemple, des signes de compression, et le malade succombe. L'autopsie démontre un cancer primitif du rein, ayant envahi et dissocié tout le rein et ayant provoqué la formation de noyaux cancéreux secondaires dans d'autres organes[3].

Les cancers secondaires du rein peuvent être, mieux encore que le cancer primitif, absolument silencieux. En voici un exemple rapporté par Tuffier : un homme de 26 ans,

1. Sebileau. *Rev. de chir.*, 1886.
2. Rayer. *Maladie du rein*, p. 689.
3. Tuffier. Tumeurs malignes du rein. *Annales des maladies génito-urinaires*, février 1888

journalier, entre à l'hôpital pour se faire soigner d'une tumeur de la fosse iliaque droite. Depuis trois mois le malade s'affaiblissait, et c'est par hasard, en palpant son flanc droit, qu'il y a constaté une tumeur absolument indolente. Il continuait à travailler, quand il a été pris des douleurs et des symptômes d'une phlébite de la jambe droite. A l'examen du malade, on constate une tumeur, emplissant l'hypochondre droit, remontant jusqu'à l'ombilic et descendant dans la fosse iliaque jusqu'à l'arcade crurale. Cette tumeur, dure, bosselée, adhérente aux parties profondes, mate à la percussion, est absolument indolente. Le malade n'a jamais présenté aucun autre symptôme ; il s'affaiblit de plus en plus, il se cachectise et succombe, sans avoir présenté *aucun* accident rénal, *aucune* manifestation dans l'appareil urinaire. A l'autopsie on trouve un cancer primitif de la capsule surrénale droite, et dans le rein droit, très volumineux, sept à huit tumeurs cancéreuses dures ou ramollies, ayant envahi et détruit presque toute la substance glandulaire de ce rein. Voilà certes une évolution latente, sans douleur, sans hématurie.

Cancer rénal à forme douloureuse. — Le cancer du rein a bien des raisons pour provoquer des douleurs, qu'il s'agisse de tiraillements, d'adhérences, de déplacement de l'organe dont le volume est devenu considérable, ou de compression des nerfs du voisinage. Ces douleurs plus ou moins vives, rarement continues, généralement paroxystiques, occupent la région lombaire, l'hypochondre, irradient vers le tubercule, vers les espaces intercostaux, comme la névralgie intercostale. Parfois même les douleurs précèdent ou accompagnent les hématuries, et il n'est pas rare, ici comme dans toute hématurie, d'origine tuberculeuse, polykystique, calculeuse, il n'est pas rare que les caillots cruoriques, dans leur migration à travers l'uretère, provoquent des coliques néphrétiques.

Toutes ces modalités de la douleur au cours du cancer rénal sont connues et classiques ; mais il est des cas, ils ne sont pas rares, où la douleur devient le symptôme dominant du cancer rénal, les autres symptômes étant relégués au second plan. En voici un exemple[1] :

Un homme de 40 ans entre à l'hôpital dans le service de Brault, pour des douleurs d'une extrême intensité qui siègent à l'hypochondre, au flanc et à la région lombaire du côté droit. Ces douleurs sont continues, avec paroxysmes et irradiations à l'épigastre, à la cuisse et au testicule, sous forme de décharges électriques rappelant les douleurs fulgurantes du tabes. La marche, la palpation, la pression, ravivent les douleurs, qui sont parfois si terribles, que le malade, en proie à d'épouvantables angoisses, se courbe en deux, s'immobilise et n'ose marcher ; la nuit ne met même pas un terme à ses souffrances. L'examen attentif des organes ne permet de rien découvrir : pas d'albumine, pas de tumeur abdominale. Cependant la fièvre apparaît, la situatiou s'aggrave, le malade maigrit, les douleurs persistent avec une violence inouïe, *douleurs qui dominent toujours la situation*, et le malade finit par succomber. A l'autopsie on trouve un cancer du rein droit ; le rein a presque conservé son volume normal ; il est complètement adhérent à la colonne vertébrale et aplati contre elle par une sorte de cuirasse de périnéphrite cancéreuse dont les prolongements engainaient l'aorte, la veine cave et pénétraient dans le muscle psoas. La *compression énergique des nerfs lombaires et sacrés* par la tumeur périrénale explique la persistance, la violence et les irradiations des douleurs.

Cette observation vient à l'appui de l'idée émise par Roberts, qu'en fait de lésions des reins, des douleurs vives et permanentes survenant dans la sphère d'un nerf d'une façon continue, sont l'indice que la tumeur rénale ou périrénale dépasse les limites normales du rein. Ces névralgies rebelles et cruelles peuvent encore être sous la dépendance des poussées congestives qui augmentent momentanément le volume du rein cancéreux et qui aident ainsi à la compression des branches nerveuses ; chez un malade de

---

1. Brault. *Semaine méd.*, 17 juin 1891.

Tuffier, les douleurs devenaient terribles dans la sphère du nerf crural aux approches des hématuries et elles s'amendaient dès le pissement de sang, c'est-à-dire dès la cessation des phénomènes congestifs.

Cancer rénal à forme hématurique. — De toutes les lésions saignantes du rein, le cancer tient certainement la première place. L'*hématurie* s'observe fréquemment; elle se montre tantôt au début de l'affection, soudainement, chez des individus qui sont en pleine santé, tantôt elle n'apparaît qu'aux périodes avancées. Elle dure quelques jours, quelques semaines, puis elle disparaît complètement pendant un ou plusieurs mois, pour reparaître ensuite ou pour ne plus reparaître. Suivant l'abondance de l'hémorrhagie, l'urine est à peine teintée, ou rougeâtre, noirâtre, brunâtre, franchement sanguinolente, avec ou sans caillots. Ces caillots, pour ainsi dire moulés dans l'uretère, peuvent être très effilés, et mesurer 10, 15, 20 centimètres de longueur, ce qui n'a jamais lieu pour les hémorrhagies d'origine vésicale. Le passage des caillots dans l'uretère détermine parfois des douleurs comparables à une colique néphrétique, et d'autre part, l'obstruction de l'uretère par un caillot peut rendre momentanément à l'urine toute sa limpidité, la vessie ne recevant plus que de l'urine sécrétée par le rein sain. L'obstruction du canal de l'urèthre par un caillot peut provoquer une rétention d'urine qui nécessite le cathétérisme.

Parfois les hématuries sont si abondantes, si fréquentes, qu'elles deviennent le symptôme dominant; en voici un exemple[1] : Un homme d'une cinquantaine d'années, jusquelà fort bien portant, a été pris, il y a trois ans, sans cause, sans avertissement, sans douleur, d'une hématurie tellement abondante que le liquide rendu a rempli un demi-vase de sang. Le lendemain, rétention d'urine qui cède au premier cathétérisme et expulsion douloureuse de longs caillots pendant plusieurs jours. La santé se rétablit complè-

1. Tuffier. *Annales des maladies génito-urinaires*, février 1888.

tement pendant six mois, après quoi, sans le moindre avertissement, le malade est pris, plusieurs jours de suite, d'hématuries avec caillots. Puis, trêve de huit mois, et nouveau pissement de sang identique aux précédents, avec caillots, douleurs et rétention d'urine. Depuis cette époque, les hématuries ont reparu, tous les mois, pendant plusieurs jours. Jusque-là, aucun autre signe, aucun autre symptôme, les hématuries sont seules en cause. Ce n'est que deux ans après la première hématurie, que l'on constate à Saint-Pétersbourg une tumeur du rein droit, confirmée à Vienne et à Paris. Guyon fait le diagnostic de cancer du rein droit, et de nouvelles hématuries reparaissent encore plus abondantes que les premières; la tumeur, à cette période de la maladie, a le volume d'une tête de fœtus et occupe le flanc droit; en haut elle aborde les fausses côtes, en bas elle descend à quelques centimètres au-dessus de la crête iliaque. La tumeur est mobile en tous sens, elle est absolument indolore et elle ne provoque d'irradiations douloureuses en aucune direction. La palpation, les déplacements de la tumeur, ne provoquent aucune douleur; les hématuries restent donc le symptôme dominant de ce cancer rénal. Les fragments de cancer et les cellules qu'on trouve si souvent dans les urines des gens atteints de cancer de la vessie ne se retrouvent pas au cas de cancer du rein. L'apparition d'un *varicocèle* est un symptôme assez fréquent (Guyon[1]); il est surtout apparent pendant la marche et dans la station debout; son développement est rapide et souvent ignoré des malades.

Tumeur. — Le développement de la *tumeur* cancéreuse est un symptôme assez tardif, mais qui fait rarement défaut[2]. A sa première période, la tumeur est profondément située dans le flanc, elle est peu perceptible. On peut cependant arriver à la constater par la *palpation bimanuelle* : une des deux mains est placée en arrière dans l'angle costo-

---

1. Guyon. *Maladies des voies urinaires*, 1881, p. 517.
2. Chevalier. *Intervention chirurgicale dans les tumeurs malignes du rein*. Th. de Paris, 1891.

vertébral et l'autre main est située en avant au niveau du muscle droit. Avec la main placée à la région postérieure, on imprime des secousses à la paroi lombaire, et le rein donne à l'autre main la sensation d'un choc, d'un ballottement. Quand la tumeur est un peu plus volumineuse, elle a quelque tendance à quitter la région lombaire pour faire saillie en avant; dans ce cas, la main placée en arrière refoule la tumeur contre la main placée sur la région abdominale; on perçoit la tumeur, on constate qu'elle est fixe et qu'elle se laisse difficilement mobiliser. Quand la tumeur devient très volumineuse, elle déforme la région, elle remplit la fosse iliaque, elle franchit la ligne médiane et envahit l'autre côté du ventre.

La tumeur cancéreuse conserve à peu près la forme du rein, elle est dure et résistante; en repoussant l'intestin en avant, elle explique la sonorité qu'on perçoit à sa face antérieure; parfois cependant la sonorité est remplacée par la matité, lorsque le cæcum et le côlon restant en dedans du rein, la tumeur vient s'appliquer directement derrière la paroi abdominale, après avoir contourné et refoulé le péritoine, sans interposition d'intestin sonore (Tuffier).

Diagnostic. — La réunion des signes que je viens d'énumérer permet d'arriver au diagnostic du cancer rénal; néanmoins, dans bien des circonstances, on se heurte à de grandes difficultés. A quel symptôme se fier? Voilà par exemple l'hématurie : si elle apparaît avant que la tumeur soit formée, elle ne nous apprend rien, car il y a des hématuries calculeuses, tuberculeuses, et autres, qui peuvent par leurs caractères simuler l'hématurie précoce du cancer rénal; si elle apparaît quand la tumeur est formée, elle ne nous apprend encore rien, car le rein tuberculeux avec tumeur, le rein calculeux avec tumeur, le gros rein polykystique, peuvent être, eux aussi, accompagnés d'hématuries semblables aux hématuries cancéreuses. J'en dirai autant des autres signes, la douleur et la tumeur. Il est quelquefois difficile de savoir si la tumeur appartient au rein ou à un autre organe abdominal; le diagnostic avec les tumeurs sarcomateuses et lipomateuses sous-péritonéales est si difficile, que dans plusieurs cas la méprise n'a été vérifiée que par l'opération. Les tumeurs de l'ovaire et de l'utérus se distinguent facilement des tumeurs du rein, néanmoins des erreurs ont été commises, et Billroth a pris un myxosarcome du rein pour un fibrome de l'utérus[1]. Les difficultés de diagnostic sont encore grandes avec les tumeurs de la rate; néanmoins, dans ce dernier cas on retrouve la sonorité du côlon. L'examen des urines est un élément considérable de diagnostic, et, à défaut de forte hématurie, il est rare qu'il n'y ait pas ce que j'appelle l'*hématurie histologique*; le microscope décèle dans les urines centrifugées des globules rouges en quantité plus ou moins considérable, et, grâce à l'ingénieux appareil de Luys qui permet de recueillir dans la vessie les urines séparées de chaque rein, la comparaison des deux urines indique de quel côté est la lésion.

Au nombre des complications du cancer rénal, citons la compression de la veine porte (ascite), la compression de la veine cave inférieure (œdème des jambes), la compression du canal cholédoque (ictère), les lésions du rachis et la compression de la moelle épinière (paraplégie douloureuse), l'embolie pulmonaire, l'occlusion intestinale, la péritonite, la tuberculose pulmonaire. Il n'est pas rare de trouver réunis le cancer et la lithiase rénale; nous avons déjà consigné le même fait pour le cancer de la vésicule du foie, fréquemment accompagné de lithiase biliaire. Le néoplasme du bassinet, par la rétention urinaire qu'il provoque, peut ouvrir la porte à l'infection du rein[2].

Le cancer rénal est un des cancers viscéraux qui se développent le plus lentement et qui ont le moins de tendance à se généraliser; aussi sa durée, en moyenne de deux ou trois ans, peut atteindre cinq et six ans. La mort arrive par les progrès de la cachexie ou par l'une des complica-

1. Le Dentu *Affections chirurgicales des reins*, etc. Paris, 1889, p. 557.
2. Albarran. *Ann. des mal. génito-urinaires*, 1897, p. 213.

tions que nous avons énumérées. Le *traitement* consiste à enlever la tumeur.

§ 14 LITHIASE RÉNALE ET SES COMPLICATIONS

L'homme fabrique du sable, des calculs, des pierres de toute dimension, depuis le sable biliaire, urinaire ou intestinal, fin comme du sable de rivière, jusqu'aux gros calculs de la vésicule biliaire et du rein, jusqu'aux énormes pierres de la vessie. Cette fabrication peut se faire en bien des endroits : lithiases broncho-pulmonaire, salivaire, amygdalienne, biliaire, rénale, intestinale, appendiculaire; lithiase de la peau (tophus); pierres de la vessie. C'est à la lithiase rénale et à ses complications que ce chapitre va être consacré.

GRAVIERS ET CALCULS DU REIN

Les sels que charrie l'urine, en se précipitant, forment dans le rein des concrétions qui, suivant leur volume, sont désignées sous le nom d'infarctus, de sable, de gravelle, de calculs. Les *infarctus* sont des dépôts intra-canaliculaires plus fréquents dans la substance médullaire que dans la substance corticale; ils sont calcaires ou uratiques; on les observe surtout chez les nouveau-nés et chez les goutteux; ils seront étudiés dans un autre chapitre avec le rein goutteux.

Les graviers, les calculs, n'existent que très rarement dans la substance même du rein : c'est dans les calices et dans le bassinet qu'on les trouve toujours. Ils peuvent avoir toutes les dimensions, depuis le sable, depuis les petits graviers pas plus gros que des têtes d'épingle, jusqu'aux *calculs* qui atteignent la dimension d'un œuf de poule. Le nombre des graviers varie comme leur volume. Ils siègent dans les dépressions qui entourent les papilles, dans les calices, dans les bassinets, sur lesquels ils semblent parfois se mouler, et jusque dans les uretères, dont ils peuvent prendre la forme. Les petits graviers sont arrondis, polyédriques, irréguliers, framboisés, à facettes; le gros calcul est mamelonné, en forme de sablier, anguleux ou ramifié comme une branche de corail[1], épousant les formes des calices et du bassinet. Le gros calcul est parfois solitaire, mais plus souvent il est accompagné d'un ou plusieurs petits graviers. La lithiase est limitée à un seul rein dans la moitié des cas environ.

Pathogénie. — Il est d'usage de décrire une lithiase secondaire et une lithiase primitive. La lithiase *secondaire* est celle qui survient dans le cours de lésion suppurée du rein. Qu'une pyélo-néphrite se déclare, au cours de la tuberculose rénale ou de la dégénérescence polykystique du rein, ou à la suite d'une infection urinaire ascendante, la suppuration et la fermentation de l'urine fourniront un terrain des plus favorables au développement des calculs secondaires ; les phosphates vont imprégner la matière nécrosée, les déchets organiques vont se calcifier et la concrétion phosphatique est constituée. Litten a reproduit expérimentalement le processus de ces calcifications ; il a interrompu pendant quelques jours la circulation dans le rein d'un chien, et déjà les épithéliums se calcifiaient et les canalicules urinifères étaient remplis de sels calcaires. Les calculs secondaires sont donc presque toujours composés de sels de chaux ; carbonate et phosphate ammoniaco-magnésiens ; ils sont grisâtres, crayeux, ils sont friables, ils se brisent et s'émiettent facilement ; ils expliquent les coliques néphrétiques qui surviennent parfois chez les gens atteints de lésions suppuratives du rein.

Les calculs *primitifs* ont une autre composition et une autre origine ; ils sont habituellement uriques et oxaliques, composés de sels d'urate et d'oxalate souvent associés à des phosphates et aux sels de calcium. Ces calculs, petits ou gros, sont durs et résistants ; les petits graviers sont arrondis ou allongés, lisses, brunâtres ; ils sont mûriformes et rougeâtres si l'acide oxalique domine ; les gros calculs

1. Raye. *Atlas*, pl. XIV, fig. 11, 22, 29. — Torrès. Thèse de doctorat, 878, pl. I et suivantes. Il existe de belles collections au musée Dupuytren et à l'hôpital Necker (collection Guyon).

sont ramifiés comme une branche de corail, ou ils sont massifs et rappellent le moule du bassinet. Les gravelles urique et oxalique se confondent souvent, l'acide oxalique dérivant directement de l'acide urique par une oxydation plus complète. Cette gravelle urique est favorisée par l'alimentation généreuse, par le défaut d'exercice, en un mot par toutes les circonstances capables d'augmenter la quantité de l'acide urique ; elle est également favorisée par les causes qui provoquent l'insuffisance des mutations nutritives et qui aboutissent à amoindrir la solubilité de l'acide urique (Bouchard)[1]. Tout cela est vrai théoriquement, mais en pratique nous voyons à chaque instant des gens vivre dans les meilleures conditions hygiéniques possibles, ce qui n'empêche chez eux ni la formation des graviers, ni les coliques néphrétiques.

Dans la très grande majorité des cas, ce qui domine l'étiologie de la lithiase rénale primitive, en dehors de toute cause adjuvante, c'est la transmission *héréditaire* de la diathèse *goutteuse*. Ce côté de la question a été singulièrement élucidé par mon vénéré maître Trousseau. La gravelle rénale peut se transmettre directement, un père graveleux peut engendrer des enfants qui sont graveleux, mais ce qui se transmet surtout, c'est la prédisposition spéciale qui se traduit chez les descendants par les diverses manifestations de la diathèse : goutte, asthme, migraine, obésité, eczéma, lithiase biliaire, lithiase intestinale, et j'y ai ajouté la lithiase appendiculaire, ainsi qu'on pourra s'en convaincre en lisant le chapitre consacré à l'appendicite.

Tel individu qui a eu pendant son adolescence, migraine, hémorrhoïdes ou eczéma, pourra avoir plus tard la goutte, l'asthme, les coliques néphrétiques. En somme la lithiase rénale est très souvent liée à la diathèse *goutteuse* : « J'ai la néphrétique et tu as la goutte, écrivait Érasme à l'un de ses amis ; nous avons épousé les deux sœurs » goutte et gravelle rénale sont fréquentes chez le même

1. *Maladies par ralentissement de la nutrition*, p. 217.

sujet. La lithiase rénale n'est pas rare chez les enfants[1].

La *puerpéralité* favorise la lithiase urinaire; j'en ai cité plusieurs observations (Huchard, Tarnier) dans une leçon clinique que j'ai consacrée aux rapports de la grossesse et des lithiases[2]. La colique néphrétique peut survenir pendant la grossesse ou après l'accouchement; elle simule au premier abord l'accouchement ou la péritonite. Mais par une sémiologie précise on arrive au diagnostic. Pour si violentes que soient les douleurs de la colique néphrétique, le pronostic reste bénin, elle n'empêche pas la grossesse d'arriver à terme sans autre accident.

La fréquence plus grande de la gravelle, dans certains pays (Angleterre, Hollande) et dans certaines localités, a fait supposer que les conditions telluriques (eaux potables, nature du sol) entrent aussi en ligne de compte au point de vue de la pathogénie.

En scindant la question pathogénique des lithiases, l'une, lithiase secondaire, phosphatique, l'autre, lithiase primitive, urique, il ne faudrait pas pousser trop loin la scission. Bien des calculs sont à la fois phosphatiques et oxaliques; certains arthritiques atteints de lithiase dite primitive et de coliques néphrétiques, rendent des calculs phosphatiques et uratiques, de même aussi que les exemples ne manquent pas, de lithiase secondaire, caractérisée par des calculs oxaliques et phosphatiques. D'une façon générale, ici comme dans toute lithiase, la genèse des calculs ne consiste pas seulement en un dépôt et une agglomération de substances minérales; il faut toujours deux éléments, combinés en proportion variable, l'un organique, l'autre inorganique. Dans les calculs du rein, la substance organique est formée de matières albuminoïdes, de peptone, de mucus, de cellules épithéliales, peut-être d'agents microbiens provocateurs; on en retrouve des vestiges dans le noyau ou dans le réticulum des calculs. Quant à la substance inorganique,

1. Mousseaux. *Revue des mal. de l'enfance*, mai 1904.
2. *Clinique médicale de l'Hôtel-Dieu*, 1898, 15e leçon.

nous venons de l'étudier avec les différentes variétés de calculs uratiques, oxaliques, phosphatiques.

Je viens de donner une idée de la lithiase du rein et du mode de formation des calculs. Le rein peut être fort tolérant et supporter pendant longtemps, sans se révolter, la présence d'un ou de plusieurs calculs, mais pour des causes multiples que nous énumérerons chemin faisant des accidents et des complications peuvent éclater. Ce sont ces

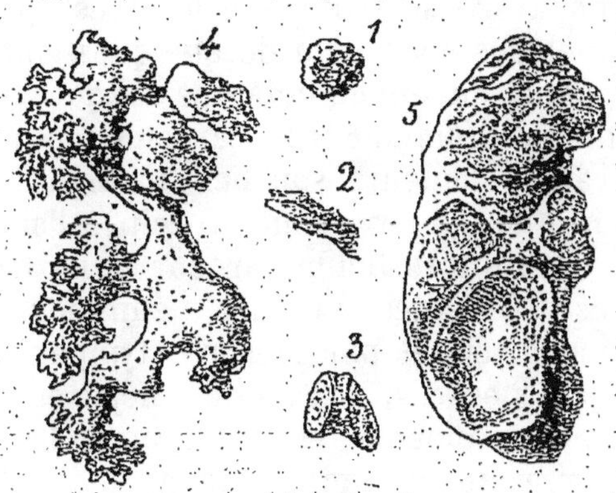

Calculs du rein².

1. Petit calcul arrondi, framboisé, type habituel du calcul rendu après colique néphrétique. — 2. Petit calcul allongé, épineux, type assez fréquent de calcul rendu après colique néphrétique. — 3. Petit calcul à facettes pouvant être rendu après colique néphrétique. — 4. Gros calcul ramifié occupant le bassinet et le calice. — 5. Gros calcul emplissant le bassinet. (Figures tirées de la thèse de Torrès.)

accidents et ces complications que nous allons étudier: en voici l'énumération :

A. *Calculs mobilisés. Colique néphrétique.*
B. *Calculs immobilisés. Douleur et hématurie.*
C. *Anurie calculeuse. Urémie.*
D. *Pyélo-néphrite calculeuse.*
E. *Périnéphrites calculeuses.*
F. *Fistules calculeuses.*
G. *Sclérose et atrophie rénale calculeuse.*

A. COLIQUE NÉPHRÉTIQUE — CALCULS MOBILISÉS

Description. — Les graviers du rein qui s'engagent dans l'uretère, ceux surtout qui sont trop volumineux ou trop anfractueux pour le traverser librement, peuvent provoquer un ensemble de symptômes qui constituent la *colique néphrétique*. Tantôt l'accès éclate brusquement, sans prodromes, sans avertissement; tantôt il est précédé d'une période de quelques heures ou de quelques jours, bien connue des personnes qui ont eu déjà des coliques néphrétiques. Cette période prodromique est caractérisée par les symptômes suivants : douleurs sourdes ou aiguës simulant le lumbago, sensation de pesanteur au rein, à l'anus, tuméfaction douloureuse du testicule, ardeur à l'extrémité de la verge, envies fréquentes d'uriner, émission de sable et d'urine brunâtre teintée par le sang, tympanisme abdominal. Dans quelques cas, la colique néphrétique éclate à l'occasion de mouvements violents, ou à la suite d'eaux diurétiques prises au moment d'une cure.

L'accès débute par une vive douleur, d'un seul côté, à la région lombaire ; en quelques instants, en un quart d'heure, en une heure, la douleur augmente d'intensité et éclate dans le flanc ; dès le début des souffrances, le scrotum se ride, le testicule tuméfié et douloureux est fortement rétracté vers l'anneau ; bientôt la douleur devient atroce, pongitive, et s'irradie en différentes directions, le long de l'uretère, à la verge, à l'urèthre, au gland, au périnée, au rectum, à la cuisse. Le patient, poussant des plaintes et des gémissements, courbé en deux, replié sur lui-même, s'agite sans cesse, se roule dans son lit, cherchant dans toutes les positions possibles à modérer sa douleur. Le pouls est petit, le visage est pâle et couvert de sueur; les extrémités sont froides, les nausées et les vomissements sont fréquents, l'angoisse est inexprimable, et parfois le malade rend, au prix d'épreintes très pénibles, quelques gouttes d'urine. La fièvre est habituellement nulle.

Cet état *atrocement douloureux* peut durer quelques heures, une journée, deux journées et plus encore sans interruption, ou avec quelques rémissions. La fin de la colique néphrétique est souvent annoncée par un paroxysme violent avec ou sans vomissements, et lorsque le gravier, après sa lente et pénible périgrination, à travers un canal qui a 25 centimètres de long, tombe dans la vessie, tout cesse comme par enchantement : plus de douleurs, plus d'angoisse, plus de vomissements; le patient éprouve un bien-être indicible, il passe sans transition des douleurs les plus vives à un bien-être qui le pousse au sommeil.

L'accès terminé, le malade rend tantôt des urines claires et abondantes (urines nerveuses), tantôt des urines troubles, brunâtres, parfois sanguinolentes. La région lombaire reste endolorie. Une petite *hématurie* peut persister plusieurs jours. Souvent le malade rend non seulement un gravier, mais du gros sable en quantité plus ou moins considérable, du sang, des caillots fibrineux très minces, colorés ou décolorés, qui flottent dans l'urine, sous l'aspect de petits vers.

Il est rare qu'on rende le gravier aussitôt après la colique néphrétique à la première émission d'urine ; on ne le rejette parfois que le lendemain, le surlendemain ou quelques jours plus tard, aussi faut-il surveiller de près chaque miction dans un vase, et à voir ce petit gravier, jaunâtre, noirâtre, framboisé ou anguleux, dont le volume peut ne pas dépasser la dimension d'un grain de plomb ou d'un grain de riz, on se demande comment un si petit corps étranger provoque d'aussi terribles douleurs. Parfois, le gravier est assez volumineux pour obstruer le canal de l'urèthre et provoquer une rétention d'urine ; on est obligé de l'extraire. Chez un malade autrefois atteint de coliques néphrétiques, j'ai constaté une rétention d'urine provoquée par un gravier volumineux qui, sans douleur, s'était arrêté dans le canal de l'urèthre et s'opposait à l'écoulement de l'urine.

Dans quelques cas, la fin de l'accès néphrétique n'est pas suivie du bien-être complet dont je parlais plus haut, les douleurs ne sont pas totalement éteintes, le rein reste sensible, les envies d'uriner sont fréquentes, et dans la même journée, ou le lendemain, éclatent de nouveaux accès dont la réunion constitue *l'attaque* de colique néphrétique, qui peut durer plusieurs jours. La mère d'un de mes externes, goutteuse et sujette à la néphrétique, a eu une attaque qui a duré vingt jours et qui s'est terminée par l'expulsion d'un gros calcul.

Ces longues attaques de coliques néphrétiques constituées par une série de dix, quinze, vingt accès, successifs ou sub-

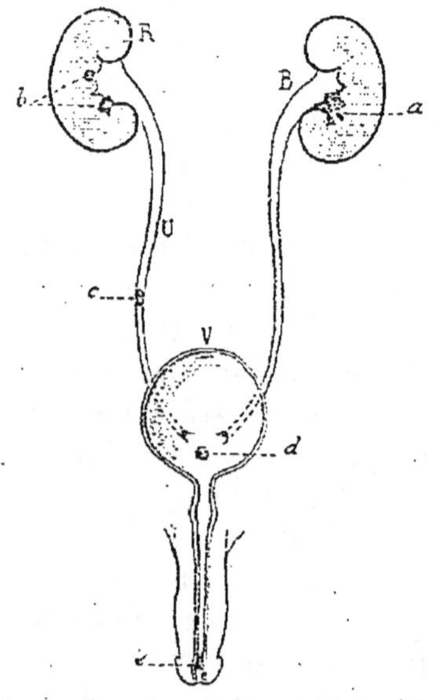

Schéma de la colique néphrétique.

R. Rein. — B. Bassinet. — U. Uretère. — V. Vessie. — U. Urèthre. —
a. Grand calcul ramifié du rein. — b. Petits calculs arrondis du rein. —
c. Calcul engagé dans l'uretère au moment d'une colique néphrétique.
— d. Calcul tombé dans la vessie après la colique néphrétique. —
e. Calcul engagé dans l'urèthre et pouvant provoquer une rétention
d'urine.

intrants, sont heureusement fort exceptionnelles. J'ai observé chez un goutteux une colique néphrétique qui a duré vingt et un jours et le calcul ne fut rendu que six semaines après la disparition des grandes douleurs. Quand l'émission du

calcul tarde ainsi à se faire, on se demande si le malade a
bien eu une colique néphrétique calculeuse ou s'il n'a pas
eu un accès de goutte rénale sans calcul migrateur ; on se
demande aussi si le calcul qui est arrivé dans la vessie ne
va pas y séjourner et y devenir l'origine d'un *calcul vésical*.
Chez le malade auquel je viens de faire allusion la phase des
grandes douleurs dura trois semaines avec quelques temps
d'arrêt d'accalmie relative, puis survint une autre phase de
trois semaines, avec douleurs goutteuses dans les membres,
émission fréquente de sable urique, transpirations nocturnes
extrèmement abondantes, tout cela sans fièvre. On aurait
dit qu'un accès de goutte et un accès de colique néphrétique
s'étaient combinés.

Dans le cours de la colique néphrétique, le malade éprouve
parfois au rein ou au flanc, sur le trajet de l'uretère, des *battements* douloureux, analogues aux battements d'un abcès
qui va s'ouvrir, et quand on ne connaît pas ce fait, on se
demande ce que cela signifie et l'on s'inquiète à l'idée de la
formation d'un abcès. Heureusement il n'est pas ici question
d'abcès, les battements en question cessent avec la fin de
l'accès néphrétique. J'ai constaté ce symptôme chez plusieurs
malades et il est important de le bien connaître.

La colique néphrétique n'a pas toujours, il s'en faut, la
forme intense que je viens de décrire : elle peut être fruste,
atténuée, ou réduite à un symptôme à peu près isolé, tel
que le vomissement avec douleur testiculaire ; il y a même
des calculeux qui rendent des graviers assez volumineux
sans douleur. Il y a une vingtaine d'années, j'ai soigné à
Meaux, avec Dufraigne, un malade atteint de pyélite calculeuse dont il guérit ; ce malade, à nom prédestiné (il s'ap-
pelait Pierre de son nom de famille), avait été opéré autrefois
d'une pierre à la vessie par Sanson, et depuis lors il rendait
assez souvent, en urinant, sans la moindre colique néphrétique, des calculs presque aussi gros que des pois ; il en
avait collectionné un plein boisseau.

Certains individus n'ont dans leur vie qu'une seule colique
néphrétique, ce sont les heureux ; chez d'autres, les accidents

se reproduisent tous les ans, ou plusieurs fois dans l'année, ou à plusieurs années d'intervalle. Une chose est quelquefois consolante, c'est que les premières coliques sont les plus douloureuses ; se fait-il, à la longue, une accoutumance, ou une plus grande extensibilité de l'uretère, je l'ignore ; mais il est certain que tel patient qui souffrait terriblement pour expulser ses graviers arrive plus tard à expulser des graviers de même dimension avec des douleurs très atténuées. Malheureusement il n'en est pas toujours ainsi. La colique néphrétique n'est jamais bilatérale d'emblée, mais, après avoir eu des coliques par calculs du rein droit, on peut avoir des coliques par calculs du rein gauche et réciproquement.

En dehors de leurs attaques, certains malades éprouvent parfois à la région lombaire une sensation pénible de gêne et de pesanteur, ils ont des douleurs qu'ils qualifient de lumbago, ils rendent dans leurs urines du gros sable rougeâtre. Chez d'autres, sans avertissement, et dans le courant d'une bonne santé, un des testicules, celui qui est du même côté que le rein lithiasique, devient sensible et se tuméfie. Au palper on le trouve volumineux, dur, et parfois un peu douloureux. Cette tuméfaction et cet endolorissement testiculaires durent quelques heures ou plus longtemps *et c'est l'indice que quelque chose se passe du côté du rein.* Ce n'est pas toujours, il s'en faut, l'annonce d'une colique néphrétique, mais c'est souvent le signal d'une congestion du rein, et en effet, si l'on surveille les urines on les trouve brunâtres, comme pulvérulentes avec dépôt sanguinolent noirâtre et acide urique. Une décharge vient de se faire, et momentanément tout entre dans l'ordre. Il est des goutteux chez lesquels le rein est presque toujours en travail, peut-être même les décharges d'acide urique et de sang dont je viens de parler sont-elles comme une soupape de sûreté, en tout cas le testicule nous en avertit assez fréquemment, c'est un fait que j'ai depuis longtemps constaté.

La gravelle rénale et la gravelle biliaire alternent parfois chez le même sujet.

Diagnostic. — Avec un peu d'attention, on ne confondra

la colique néphrétique, ni avec la colique hépatique, ni avec l'attaque appendiculaire, ni avec le lumbago, ni avec la névralgie lombo-abdominale ; j'ai eu l'occasion d'étudier de près ce dernier diagnostic chez un des malades de mon service[1]. Ce qui est souvent difficile, très difficile, c'est de distinguer les pseudo-coliques néphrétiques de la vraie colique néphrétique calculeuse ; je m'explique :

Nous savons depuis Maurice Raynaud que certains tabétiques ont des crises néphralgiques, comme d'autres ont des crises gastriques ; or ces crises néphralgiques reproduisent absolument le syndrome de la colique néphrétique calculeuse, et c'est par l'étude approfondie des autres signes ou stigmates du *tabes* qu'on arrivera au diagnostic. Bien des gens, n'ayant pas la moindre lithiase rénale, peuvent être pris néanmoins des symptômes de la colique néphrétique la plus classique : douleurs lombaires avec irradiations, douleur, gonflement et rétraction du testicule, vomissements, oligurie, anurie, brutalité de l'attaque et cessation brusque des accidents, rien n'y manque ; et cependant, je le répète, ces gens-là n'ont pas la moindre lithiase rénale. Et je ne fais pas allusion ici à ces pseudo-coliques néphrétiques qui peuvent accompagner les lésions saignantes des reins et qui sont dues à la migration des caillots cruoriques à travers l'uretère momentanément oblitéré (cancer du rein), mais j'ai en vue les maladies des reins dans lesquelles, par des mécanismes divers, éclate le syndrome néphrétique : telles sont la tuberculose du rein, les néoplasmes du rein, la dégénérescence polykystique, le rein mobile avec ou sans hydronéphrose intermittente, les pyélites. Tuffier a fait de ces *pseudo-coliques néphrétiques* une excellente étude[2] ; il a démontré, preuves en mains, qu'on peut avoir des accès graves de coliques néphrétiques sans lithiase rénale, et même sans lésion appréciable du

---

1. Nattan-Larrier. *Clinique de l'Hôtel-Dieu. Conférences du mercredi*, 1906, p. 77.

2. Tuffier. Des pseudo-coliques néphrétiques. *La Semaine médicale* p. 481.

rein ou de l'uretère. Il groupe ces faits en deux catégories, suivant qu'il existe ou non un obstacle au cours de l'urine dans l'uretère.

Dans la première catégorie, rentrent toutes les lésions capables d'amener une obstruction brusque et totale de l'uretère avec distension du bassinet et du rein. Telles sont les pyélonéphrites, y compris la tuberculose rénale, et les hydronéphroses intermittentes, quelle qu'en soit la cause, rein déplacé, coudure de l'uretère, etc. En pareil cas, il est probable que c'est la brusque oblitération de l'uretère et la brusque distension du réservoir rénal qui produit le syndrome néphrétique.

Dans une deuxième catégorie, Tuffier range les pseudo-coliques néphrétiques, dans lesquelles il n'existe aucune cause, ni aucun signe d'obstruction urétérale ; il en cite une observation absolument probante : il s'agit d'une jeune femme ayant depuis deux ans des accès de coliques néphré-tiques sans hématurie et sans expulsion de graviers. Peu à peu, les accès étaient devenus plus fréquents et les douleurs absolument intolérables. Soignée dans un service de méde-cine, cette femme avait été considérée comme une neuras-thénique atteinte de névralgie. Après chloroformisation, on sent le rein légèrement déplacé et Tuffier s'arrête au dia-gnostic de pseudo-coliques néphrétiques probablement sym-ptomatiques d'une mobilité peu étendue du rein droit. Tous les moyens médicaux mis en usage, y compris la suggestion, restèrent sans effet. Ce n'est qu'à la longue, les douleurs augmentant toujours d'intensité, que l'opération fut résolue. Le rein fut trouvé absolument sain, sans adhérences ; l'acu-poncture, pratiquée dans tous les sens, ne fit découvrir aucun calcul ; le rein fut *fixé* et la malade fut guérie sans que les douleurs aient jamais reparu. Peut-être pourrait-on invoquer comme pathogénie de ces dernières formes, une congestion du rein consécutive à une inflexion de la *veine* rénale ; l'expérimentation[1] semblerait donner raison à cette hypothèse.

1. Tuffier et Lejars. *Arch. de physiologie*, 1891, p. 63.

Quoi qu'il en soit, je viens de rapporter une série de faits qui prouvent que rien ne ressemble plus aux coliques néphrétiques calculeuses que les pseudo-coliques néphrétiques qui n'ont rien à voir avec la lithiase rénale. Quand un individu, atteint de coliques néphrétiques, n'est ni arthritique, ni issu de race goutteuse, quand on ne découvre en lui aucun des autres stigmates de la diathèse goutteuse, quand ses coliques néphrétiques ne sont jamais accompagnées d'hématurie et ne sont jamais suivies de l'expulsion du gravier, quand les urines, à aucune époque et sous l'influence du traitement diurétique, n'ont été accompagnées d'aucune émission de sable urique, il est presque certain que cet individu n'a que des pseudo-coliques néphrétiques sans lithiase rénale; reste à savoir pourquoi il les a.

Pronostic. — Ce qui est grave, ce n'est pas la colique néphrétique, c'est la lithiase rénale, dont elle est le témoin; car on ne sait jamais où l'on va avec la lithiase rénale, on pourra s'en convaincre dans un instant en lisant tous ses méfaits et ses complications. Il y a néanmoins une réelle gravité inhérente à la colique néphrétique elle-même; c'est l'*anurie* que nous étudierons un peu plus loin.

Traitement. — Le *traitement* de la colique néphrétique a surtout pour but de calmer la douleur. On fait usage d'injections de morphine ou d'héroïne, de potions au chloral, d'inhalation de chloroforme; on prescrit des bains tièdes et prolongés, on conseille des boissons diurétiques et alcalines, du lait coupé avec de l'eau de Vittel. L'aspirine est un excellent médicament que je recommande tout spécialement; il donne les meilleurs résultats. Au moment de l'accès, on donne l'aspirine en cachets, contenant chacun 50 centigrammes, jusqu'à la dose de 1 à 2 grammes par 24 heures, et on lui associe des injections de 1 centigramme de chlorhydrate de morphine.

En dehors des accès, le traitement est celui de la lithiase urinaire : le régime et l'hygiène occupent une place importante. Il faut éviter certains légumes (oseille, asperges), la tomate me paraît avoir été indûment réhabilitée ; il faut proscrire la bière, le vin, les boissons alcooliques, les truffes, le gibier. On prescrit le carbonate de lithine à la dose de 25 à 50 centigrammes par jour, la citarine à la dose de 50 centigrammes, l'urotropine à la dose de 1 gramme. On conseillera les cures de Vittel (Bouloumié), de Contrexéville, d'Évian, de Capvern.

Mais tout cela ne suffit pas. J'ai l'habitude d'instituer pour la lithiase urinaire un traitement prophylactique que je ne saurais trop recommander. Ce traitement le voici : Quand on envoie un lithiasique faire la cure de Vittel, de Contrexéville, ou d'Évian, cette cure ne dure en réalité que trois à quatre semaines, ce qui ne remplit pas, il s'en faut, toutes les conditions thérapeutiques.

Chez bien des lithiasiques, goutteux ou non goutteux, le sable, malgré la cure, continue à se former dans les reins, et par conséquent on reste sous le coup de nouveaux graviers urinaires. Aussi je pose en principe qu'*il faut continuer à laver les reins toute l'année, et plus longtemps encore, sans temps d'arrêt.* Il n'est pas nécessaire, bien entendu, d'avaler les grandes doses d'eau qu'on ingère pendant la cure d'Évian ou de Vittel. Néanmoins il faut prendre par vingt-quatre heures une bouteille et demie d'eau d'Évian en quatre ou cinq fois, en partie dans la matinée et en partie dans la journée. Peu importe après ça, ce qu'on boit aux repas, ce qui importe, c'est ce qu'on boit à distance des repas. J'ai l'habitude de faire ajouter à chaque prise d'eau d'Évian une très petite quantité de lait, 30 grammes environ.

Au début de ce traitement, il se peut que chez certaines personnes l'estomac se montre un peu récalcitrant, on commence alors par des doses un peu moindres et l'accoutumance se fait vite. Sous l'influence de cette médication aussi simple qu'anodine, la quantité des urines émises en vingt-quatre heures monte environ à 1800 grammes, sans que les reins soient en rien surmenés. Les urines sont limpides. Par moments cependant, il peut se faire de petites décharges de sable urinaire, mais ce sable n'a ni la tendance, ni le temps de s'agglomérer en gravier. De plus, si le sujet est enclin à la diathèse goutteuse, il trouve son compte à ce régime, et les mauvaises chances de la néphrite goutteuse diminuent d'autant. Mais je répète qu'on n'obtient le succès qu'en continuant le traitement pendant très longtemps sans interruption.

B. GROS CALCULS RÉNAUX IMMOBILISÉS — DOULEURS
HÉMATURIES

La lithiase rénale ne provoque la colique néphrétique que si les graviers du rein sont assez petits pour s'engager dans l'uretère, mais les graviers plus volumineux, ramifiés ou non ramifiés, ceux qui sont immobilisés dans les calices, les gros calculs qui sont enclavés dans le bassinet, peuvent rester très longtemps silencieux et ne trahir leur présence par aucun symptôme. Legueu[1], dans un travail fort documenté, a réuni bon nombre d'observations, qui prouvent que la fixité des calculs dans le rein et leur évolution aseptique sont des conditions très favorables à la tolérance rénale. Ne voit-on pas des gens chez lesquels l'anurie, l'hydronéphrose, la pyélite, le phlegmon périnéphrétique surviennent et se développent comme première manifestation de calculs du rein qui évoluaient depuis des années à l'état latent? Clark, dans sa statistique, a consigné 15 cas de calculs latents sur 24 cas de pierre des reins. La deuxième observation de Legueu concerne une malade chez laquelle plusieurs calculs des reins s'étaient développés sans avoir jamais suscité ni hématurie, ni douleurs. Toutefois, le calcul ou les calculs immobiles du rein suscitent habituellement deux symptômes principaux : la douleur et l'hématurie.

La douleur. — C'est à la région lombaire, que le malade

1. Legueu. *Calculs du rein et de l'uretère au point de vue chirurgical.* Th. de Paris, 1891.

atteint de *gros calcul* du rein éprouve une sensation de pesanteur, un endolorissement, une douleur qui augmente par la pression, par la palpation, par la percussion. L'escrime, la marche, la course, l'équitation, les voitures mal suspendues ravivent les douleurs. Il est rare que la douleur soit continue, elle donne parfois des semaines et des mois de trêve, on cite cependant des exemples où la douleur persistait sans intermittence depuis des années; j'ai eu cet hiver à l'hôpital une malade à gros rein calculeux, chez laquelle la douleur était pour ainsi dire continuelle depuis onze ans. Une observation de Lentz[1] concerne un jeune homme de dix-huit ans qui, depuis l'âge de huit ans, souffrait de douleurs dans la région rénale gauche sans autres symptômes. La néphrotomie lombaire fut pratiquée, le rein fut sectionné et on retira un calcul volumineux.

Les douleurs du calcul *immobilisé* ne sont pas généralement comparables par leur intensité aux douleurs des coliques néphrétiques, elles peuvent néanmoins acquérir par moments une très vive intensité et simuler par leurs irradiations les douleurs des migrations calculeuses. Les gros calculs du rein ne sont pas seuls douloureux; dans une observation de Le Dentu, des petits graviers immobilisés dans le rein avaient donné lieu à des douleurs atroces qui nécessitèrent l'opération; dans une observation de Moty, cité par Legueu, les douleurs persistaient intolérables depuis dix ans, et dans le rein ulcéré on ne constata qu'un seul et petit calcul coralliforme. L'intensité des douleurs n'est donc pas toujours en rapport avec le nombre ou avec le volume des calculs, elle tient également à l'hyperesthésie du rein, l'infection rénale semblant rendre le rein moins tolérant.

Dans bien des cas, les douleurs des gros calculs du rein ne restent pas cantonnées à la région lombaire, elles irradient vers le testicule et simulent la colique néphrétique; elles irradient vers la paroi abdominale à la façon d'une névralgie lombo-abdominale; vers le rein du côté opposé

1. *La Presse médicale*, 1895, p. 428.

(réflexe réno-rénal); vers la vessie (réflexe vésico-rénal). La douleur de la vessie peut même être *dominante*, au point de faire croire à un calcul de cet organe, alors qu'il s'agit d'un calcul du rein. La douleur irradiée à la fosse iliaque droite peut faire penser à une appendicite.

Hématurie. — On peut dire de l'hématurie qu'elle est le symptôme presque obligé de la lithiase rénale. J'ai déjà parlé du léger pissement de sang qui survient aux approches des coliques néphrétiques, ou après les crises, ou entre les crises; en pareil cas, l'hématurie fait pour ainsi dire partie des coliques néphrétiques, elle les annonce ou elle leur survit. Dans d'autres circonstances, l'hématurie apparaît comme symptôme isolé de calculs du rein, mais ici encore, elle survient chez un individu qui a eu, antérieurement, ou plusieurs années avant, des coliques néphrétiques. En pareille circonstance, le diagnostic pathogénique s'impose, car il est évident que l'hématurie est la conséquence de calculs immobilisés dans le rein ; tandis que dans d'autres cas, l'hématurie calculeuse survient chez des personnes qui n'ont jamais eu de coliques néphrétiques, et le diagnostic pathogénique devient alors beaucoup plus difficile ; en voici une observation de Pousson[1] qui est absolument démonstrative : un cultivateur de trente-quatre ans, sans aucun antécédent morbide personnel ou héréditaire, n'ayant jamais eu ni coliques néphrétiques ni sable dans les urines, se plaint depuis quelques années de douleurs localisées à la région du rein droit ; ces douleurs ne s'irradient pas le long de l'uretère, elles ne retentissent pas sur le testicule, elles disparaissent quand le sujet est au repos, elles se ravivent quand il travaille. Ce sont bien là les symptômes du calcul immobilisé du rein. Les urines, limpides quand le malade ne se fatigue pas, deviennent hématuriques à la suite du travail. Ces hématuries, qui affaiblissent le malade, ont tous les caractères des hématuries rénales, ou plutôt aucun de ceux de ces hématuries vésicales.

1. Pousson. *Le Mercredi médical*, 11 septembre 1895.

La palpation des deux reins ne révèle aucune augmentation de volume, mais la pression sur le rein droit est douloureuse. L'opération est pratiquée, le rein est incisé et l'on perçoit avec l'index explorateur un calcul arrondi du volume d'une noisette, roulant dans une cavité d'où il est assez difficile de l'extraire. Le malade a complètement guéri. « Depuis cette époque, dit Pousson, j'ai eu à diverses reprises de ses nouvelles, *il n'a plus d'hématuries.* »

En étudiant les œuvres de Sydenham [1], qui était lui-même goutteux et calculeux, j'ai lu avec le plus vif intérêt sa propre observation, qu'il rapporte en détail et qu'il intitule : Dissertation sur le pissement du sang causé par une pierre engagée dans les reins. En voici le résumé : « L'an 1660, écrit Sydendam, j'eus une attaque de goutte aux pieds, la plus violente et la plus longue que j'eusse jamais éprouvée. L'accès se termina par une douleur sourde que je commençai à ressentir dans le rein gauche. La goutte s'étant dissipée, la douleur du rein resta. Elle augmentait par intervalles, mais elle était modérée et assez supportable, car je n'ai *jamais eu une seule* attaque néphrétique, maladie qui est toujours accompagnée de vomissements violents et de douleurs aiguës qui se font sentir le long de l'uretère en tirant vers la vessie. Mais je ne laissais pas d'être bien fondé à croire que j'avais dans le bassinet d'un des reins une pierre considérable qui, étant trop grosse pour passer par l'uretère, ne causait pas les symptômes de l'attaque néphrétique. Ce qui m'arriva au bout de plusieurs années me prouva que je ne m'étais pas trompé dans ma conjoncture. Car pendant l'hiver de l'an 1666, m'étant beaucoup promené après un grand dégel, je rendis aussitôt de l'urine mêlée de sang. La même chose m'arriva ainsi toutes les fois que je faisais beaucoup de chemin à pied ou que j'allais en carrosse sur le pavé, mais pareille chose n'arrivait pas si le chemin n'était pas pavé. L'urine que je rendais alors était effrayante, car elle paraissait *être du sang tout pur*, et par le

1. *Médecine pratique de Thomas Sydenham*, traduit de l'anglais par Jault, 1816, t. II, p. 188.

dépôt, le sang se ramassait en grumeaux au fond du vase. »

Ce cas de Sydenham est un type d'hématurie calculeuse due au gros calcul du rein, et c'est merveilleux de voir avec quelle précision, avec quelle sagacité, le grand clinicien anglais, que Trousseau plaçait si haut, a mis en relief les parties importantes de son observation : remarques sur l'association de la goutte et de la lithiase rénale; diagnostic anticipé du gros calcul du rein ; distinction entre le gros et les petits calculs, le gros calcul ne pouvant pas s'engager dans l'uretère, et ne produisant pas l'accès néphrétique ; hématurie rappelée par les cahots du carrosse sur le pavé ; rien ne manque à cette observation écrite il y a bientôt deux siècles et demi, tant il est vrai que la bonne clinique survit aux théories et aux systèmes et tiendra toujours dans les études médicales la situation prépondérante! Dans mes leçons à la Faculté, j'ai donné aux hémorrhagies des gros calculs du rein le nom « d'hématurie de Sydenham », cette dénomination résumant la nature de ces hématuries.

En résumé, les gros calculs du rein peuvent évoluer sans manifester leur présence, ils sont alors latents et le rein est tolérant; mais le plus souvent ils provoquent douleurs et hématuries. Les douleurs peuvent exister sans les hématuries, mais les hématuries sont toujours précédées ou accompagnées de douleur. La douleur est surtout lombaire, rappelée par la pression sur la région lombaire ou exagérée par les exercices violents. L'hématurie survient rarement au repos, elle est facilement rappelée par la course, par les efforts, par les cahotements du cheval ou de la voiture.

La *radioscopie* rend de réels services dans le diagnostic des calculs du rein[1]. Ringel a fait sur un cadavre les expériences suivantes : des calculs de trois espèces ont été introduits dans le bassinet et l'on a relevé des épreuves radioscopiques égales comme pause et comme durée. Le calcul d'oxalate a donné des images aussi nettes qu'un projectile; le calcul d'urate a donné une image moins nette; le calcul phosphatique n'a pas donné d'image du tout. Wagner

1. Albarran et Contremoulin. *Annales génito-urinaires*, 1899.

a fait usage de la radiographie dans les cas suivants : le premier cas concerne une fillette atteinte de fistule à la région lombaire gauche ; à l'épreuve radioscopique on distinguait quatre calculs, un volumineux, et trois ayant la dimension de pois chiches, l'opération a confirmé l'examen radioscopique. Pour Wagner les calculs uratiques sont très perméables aux rayons X. Telle n'est pas l'opinion de Léonhard ; pour lui les calculs phosphatiques sont les plus perméables aux rayons de Rontgen ; puis viennent les uratiques et enfin les calculs d'oxalate. Dans un cas de Lauenstein il s'agit d'un calcul du rein diagnostiqué par la radioscopie ; c'était d'un calcul de carbonate de chaux, fait d'autant plus intéressant que cette variété de calculs passe pour ne pas être favorable au diagnostic radioscopique[1]. Voici l'opinion de M. Béclère si compétent en pareille matière[2] : Dans la recherche radiographique des calculs urinaires, le succès est la règle, l'insuccès l'exception. Seuls, ou à peu près seuls, les calculs d'acide urique pur échappent à la recherche. Tandis que tout calcul urinaire qui contient en quantité suffisante des phosphates ou des sels de calcium peut être décidé par la radiographie. C'est le cas de la plus grande partie des calculs urinaires.

Le *traitement* des gros calculs du rein est uniquement chirurgical[3] ; les exemples sont nombreux de gens malades depuis des années et radicalement guéris par l'opération ; il n'y a pas plus de raison pour laisser un calcul dans le rein qu'il n'y en a pour laisser une pierre dans la vessie.

C. ANURIE CALCULEUSE

Occupons-nous maintenant d'un accident calculeux toujours redoutable, parfois terrible : je veux parler de l'*anurie*, accident qui survient, soit au moment des coliques néphré-

1. *Revue de Thérapeutique et de Pharmacologie*, 1899, p. 227.
2. Béclère. *Bulletin de l'Acad. de Médecine*. Séance du 28 juin 1910.
3. Le Dentu. *Affections chirurgicales des reins*, 1889.

tiques, soit même en l'absence de tout symptôme néphrétique douloureux.

Description. — Voyons d'abord comment se présente l'anurie calculeuse qui survient *à l'occasion d'une colique néphrétique*. En voici un cas : Cette observation[1] concerne une dame âgée de 43 ans, qui depuis quelques années a tous les ans, au moins, un accès de coliques néphrétiques, accompagné chaque fois de l'expulsion de graviers et d'urines sanguinolentes. Actuellement, cette malade raconte qu'elle a été prise, depuis deux jours, de douleurs très violentes à la région lombaire gauche, avec irradiations à la cuisse et à la vessie, s'exaspérant au moindre mouvement ; c'est un accès de coliques néphrétiques analogue aux précédents, il y a néanmoins une considération aggravante, c'est que depuis deux jours la malade n'a pas rendu une goutte d'urine (*anurie*). Au troisième jour de cette anurie, la malade rend à peine un demi-verre à bordeaux d'urine. Au quatrième jour, les douleurs néphrétiques reparaissent aussi violentes qu'au début ; la malade est anxieuse, le visage est pâle, couvert de sueur, les extrémités sont refroidies, des nausées apparaissent avec vomissements bilieux. Au cinquième jour de l'anurie, la douleur lombaire est toujours très vive à gauche mais on ne constate aucune tumeur lombaire ; pas d'hydronéphrose appréciable ; la céphalalgie est très violente ; les vomissements continuent ; la malade rend quelques grammes d'urine non sanguinolente. Les jours suivants, mêmes symptômes, même anurie, le cathétérisme ne retire de la vessie qu'une demi-cuillerée d'urine. Au neuvième jour de l'anurie, la situation s'aggrave, l'urémie dyspnéique s'ajoute aux autres manifestations urémiques et la malade succombe dans le coma urémique dix jours après le début de sa colique néphrétique.

Voici une deuxième observation[2] : un homme se présente

---

1. Dignat. Anurie calculeuse ayant occasionné la mort. *Répertoire de thérapeutique*, octobre 1890.
2. Legueu. *Mercredi médical*, 1894, p. 357.

un jour à la consultation de l'hôpital Necker, n'ayant uriné depuis cinq jours que quelques gouttes d'urine sanguinolente. La vessie était vide, il s'agissait d'*anurie*. Cet homme avait déjà été atteint, il y a trois ans, de coliques néphrétiques qui avaient duré quatre jours, pendant lesquels la sécrétion urinaire avait été totalement interrompue. Depuis lors, il avait eu deux autres coliques néphrétiques avec expulsion du calcul migrateur. Actuellement, il a été pris, il y a quelques jours, d'hématurie calculeuse, sans douleurs ; pendant quatre jours, il a pissé du sang à toutes ses mictions, sans éprouver la moindre souffrance. C'est à ce moment qu'une douleur vive de *colique néphrétique* a éclaté brusquement au flanc gauche et dès ce moment les urines et les hématuries se sont arrêtées : il était évident que l'uretère était oblitéré par un calcul. Bientôt après, ont apparu des vomissements qui se sont répétés les jours suivants, vomissements *urémiques* avec obscurcissement de l'intelligence et diminution des forces. A l'examen du malade, les reins ne paraissent pas augmentés de volume, mais le flanc gauche est douloureux et les muscles de ce côté se défendent et sont en contracture. Les accidents urémiques devenant menaçants, l'opération fut pratiquée par Legueu. Le rein fut mis à découvert, décortiqué et fendu sur son bord convexe ; dans le bassinet existaient quelques calculs friables qui furent extraits. Dans l'uretère, à trois centimètres de distance, on sentait le calcul oblitérant, cause des accidents ; on put l'extraire en le faisant remonter par pression jusque dans le bassinet ; c'était un calcul phosphatique du volume d'une fève. Les suites de l'opération furent particulièrement simples ; le premier jour de l'opération, le malade urina spontanément, dans les vingt-quatre heures, 1500 grammes d'urine ; le deuxième jour, 2 litres 300 ; le troisième jour, 2 litres ; le quatrième jour, 1600 grammes. L'urine était de moins en moins colorée ; la guérison fut rapide.

Je viens de parler des cas dans lesquels l'anurie calculeuse éclate dans le cours de coliques néphrétiques, mais il n'en est pas toujours ainsi; l'anurie calculeuse peut survenir chez des gens qui n'avaient pas, ou *qui n'avaient jamais eu* la moindre atteinte de douleurs néphrétiques. En voici un exemple : un homme de cinquante-six ans, robuste et bien portant, fut étonné un jour de ne pas uriner; il n'en éprouvait aucun besoin; il fit mander un médecin, qui pratiqua le cathétérisme, mais la vessie était vide, elle ne contenait pas une seule goutte d'urine; il ne s'agissait donc pas de rétention d'urine, il s'agissait bien d'anurie. Cette anurie persista pendant quelques jours sans douleur, sans autre accident, et le malade entra à l'hôpital dans le service de Tennesson. A ce moment, le malade n'avait pas uriné depuis dix jours et la vessie était vide (*anurie*). On pensa tout d'abord à une anurie calculeuse, mais toutes les réponses du malade furent négatives, il n'avait jamais eu de coliques néphrétiques, jamais d'hématurie, rien, en un mot, qui pût indiquer l'existence de la lithiase rénale. A la palpation de l'abdomen, pas de tumeur; à la pression, pas de sensibilité des régions lombaires. Cependant, voici que les accidents urémiques entrent en scène : vomissements, hoquets, diarrhée, dyspnée, secousses convulsives, délire, se succèdent, et le malade succombe dans le coma urémique au quatrième jour de son anurie. A l'autopsie, on constate la vacuité de la vessie; l'uretère droit est complètement obstrué à son tiers supérieur par un calcul urique du volume d'un gros pois. Pas d'hydronéphrose, c'est à peine si un des calices est dilaté en forme d'ampoule grosse comme une noix. L'uretère gauche est complètement libre; dans un des calices de ce rein, existe un calcul urique du volume d'un haricot. Il s'agissait donc bien d'une anurie calculeuse survenue dans le cours d'une lithiase rénale absolument latente[1].

Les observations que je viens de citer résument l'histoire de l'urémie calculeuse. Nous y voyons d'abord que cette urémie calculeuse ne survient pas toujours dans le

1. Merklen. *Étude sur l'anurie.* Th. de Paris, 1881, p. 145.

cours d'une colique néphrétique, comme on serait trop tenté de le supposer; il est vrai que, dans la majorité des cas, elle fait pour ainsi dire partie de la colique néphrétique, elle lui succède, elle la suit de près; mais, dans d'autres circonstances, elle survient chez des gens qui n'ont eu qu'une ébauche de colique néphrétique ou même chez des lithiasiques qui n'en ont jamais eu, elle éclate alors comme le premier et terrible signe révélateur de la lithiase rénale.

Il y a deux périodes dans l'évolution de l'urémie calculeuse: une période de tolérance et une période d'urémie. Pendant la période de *tolérance*, la suppression de la sécrétion urinaire ne se trahit encore par aucun symptôme; le malade se sent bien et n'éprouve aucune douleur; il n'urine pas ou du moins il ne rend que quelques grammes d'une urine de faible densité, pauvre en urée, parfois sanguinolente. Cette période de tolérance dure trois, quatre, huit jours, rarement davantage; jusque-là pas de symptômes urémiques, parfois même, une petite débâcle urinaire, de 30, 50, 100 grammes d'urines, prolonge la période de tolérance et fait espérer la guérison. Mais après une période qui varie de 4 à 12 jours, apparaissent les premiers symptômes de l'urémie : vomissements, tendance au sommeil, crampes dans les mollets; bientôt après, ou en même temps, surviennent les épistaxis, la céphalée, les troubles visuels, la dyspnée, la diarrhée, très rarement des œdèmes, et le malade, quand il doit succomber, meurt au milieu d'attaques convulsives, ou dans le coma, entre le deuxième et le sixième jour de son urémie, entre le quatrième et le vingtième jour de son anurie.

Pathogénie. — Nous venons d'étudier les symptômes et l'évolution de l'anurie calculeuse, il s'agit maintenant de savoir pourquoi et comment elle se produit. Legueu a réuni une trentaine de cas avec autopsie[1], qui permettent de savoir ce qui se passe, non seulement dans le rein malade, mais aussi dans le rein de l'autre côté, renseignement qui ne

1. Legueu. *Gaz. des hôp.*, 8 août 1891.

peut pas être donné par l'opération. Sur 30 cas d'anurie calculeuse avec autopsie, l'oblitération siégeait 23 fois dans l'uretère en un point quelconque de son long trajet et 7 fois dans le bassinet, l'oblitération, dans ce dernier cas, se faisant par de gros calculs appliqués sur l'orifice de l'uretère. Le rein calculeux présentait des altérations multiples : pyélite, hydronéphrose, sclérose, etc.

Quant au rein du côté opposé, voici comment se décomposent les 30 cas :

    Absence congénitale du rein . . . .   3 fois.
    Altérations calculeuses. . . . .   14 —
    Atrophie rénale et lésions scléreuses . . . . .   6 —
    Oblitération de l'uretère. . . . .   6 —
    Rein absolument sain . . . .   1 — .

Il résulte de cette statistique que l'oblitération calculeuse ne se produit pas toujours dans l'uretère; ce sont les petits calculs qui produisent l'oblitération de l'uretère, parce que par leur petit volume ils peuvent seuls s'y introduire; tandis que les gros calculs produisent l'oblitération de l'uretère sans s'y engager, ils l'obstruent à son orifice dans le bassinet. Donc, l'anurie accompagnée ou précédée de coliques néphrétiques est presque toujours une anurie par oblitération du canal urétéral; tandis que l'anurie qui n'est associée qu'aux signes du gros calcul rénal, ou qui n'est pas accompagnée des signes de la colique néphrétique, est habituellement une anurie par oblitération intra-rénale; il y a néanmoins des exceptions, témoin l'observation de Tennesson rapportée plus haut.

Mais comment se produit l'anurie; comment l'oblitération d'*un seul* uretère peut-elle entraîner la suppression de la sécrétion urinaire dans les *deux* reins? On a voulu expliquer cette anurie par les lésions du second rein et l'on a dit : Il n'est pas étonnant qu'il y ait anurie : l'un des deux rein est obstrué et l'autre est malade. D'accord, mais enfin, il sécrétait encore de l'urine, ce rein, avant l'oblitération de son congénère, car un rein peut être calculeux ou calculo-scléreux, et la sécrétion urinaire n en est pas pour cela absolument interrompue, et du reste comment expliquer les cas d'anurie complète, alors que le rein du côté opposé n'a pas de lésions, ou alors que ses lésions sont légères ? Il faut en arriver forcément à admettre une paralysie fonctionnelle des deux reins, un réflexe inhibitoire réno-rénal (Guyon), qui supprime *la fonction urinaire dans son ensemble.* Cette paralysie sécrétoire peut atteindre le rein du côté opposé à l'obstruction, quoique ce rein soit sain ou peu altéré. La preuve que les reins sont atteints d'une paralysie fonctionnelle, c'est que le rein dont l'uretère est oblitéré n'est presque jamais atteint d'hydronéphrose : donc non seulement l'urine ne s'écoule plus par l'uretère obstrué, mais elle n'est plus sécrétée par le rein, car sa fonction est suspendue et la suppression de la fonction s'étend par réflexe à l'autre rein. Ce qui prouve qu'il s'agit d'une suspension fonctionnelle des reins par action réflexe c'est que dans un cas cité par Broca il y avait anurie, quoique l'oblitération fût due à un petit cancer de la vessie qui n'atteignait que l'uretère gauche : la miction reparut une demi-heure après la néphrotomie [1].

Diagnostic. — Le diagnostic de l'anurie s'impose ; ce qu est parfois difficile, c'est de savoir si l'anurie est calculeuse. Si l'anurie accompagne une colique néphrétique ou lui succède, si l'anurie accompagne des hématuries calculeuses ou leur fait suite, il n'y a aucune hésitation, l'anurie est calculeuse. Mais il faut compter avec les cas où l'anurie survient chez des calculeux jusque-là indemnes de tout accident lithiasique ; en pareille circonstance, il faut chercher avec soin à provoquer la douleur lombaire et scruter en détail tous les antécédents pathologiques de la vie du malade. Il y a une anurie hystérique qu'on dépistera par la recherche des symptômes ou des stigmates de l'hystérie. Il y a une anurie due à la compression de l'uretère par une tumeur abdominale ou pelvienne ; cette anurie a pour carac-

1. Broca. *Mercredi médical*, 24 octobre 1894.

tères de se faire lentement par diminution graduelle et progressive de la sécrétion urinaire avec production d'hydro-néphrose, ce qui n'est pas le cas pour l'anurie calculeuse.

Il n'est pas toujours facile de savoir de quel côté s'est faite l'obstruction calculeuse, et encore plus difficile de reconnaître le siège exact de l'obstruction. « Ce siège exact du calcul oblitérant, en dehors des faits dans lesquels le corps du délit est directement perçu par le doigt introduit dans le rectum ou le vagin, l'observateur le plus sagace en est réduit aux seules probabilités de l'anatomie pathologique qui nous enseigne que, dans l'immense majorité des cas, les calculs s'arrêtent à l'extrémité *supérieure* de l'uretère[1]. » La radioscopie et le *cathétérisme de l'uretère* peuvent donner au diagnostic un appoint considérable (Albarran).

Le *pronostic* de l'anurie calculeuse est extrêmement grave, puisque la guérison (abstraction faite des opérations) n'atteint que le chiffre de 28 pour 100. Toutefois, il est difficile de savoir à quel moment commence la gravité du pronostic. Bien des gens atteints de coliques néphrétiques ont, après leurs accès, une suppression *passagère* de la sécrétion urinaire; ils sont une demi-journée, une journée sans uriner: faut-il les faire rentrer dans le cadre des anuriques calculeux et compter le rétablissement au nombre des guérisons? Non, sans doute. Mais une anurie, qui persiste 24 heures après une colique néphrétique, doit déjà donner de vraies craintes; si l'anurie persiste 48 heures, la situation est périlleuse; après le troisième ou le quatrième jour, il faut prendre une décision et intervenir.

Traitement. — Comme moyens médicaux je conseille les émissions sanguines à la région des reins, ventouses scarifiées et sangsues répétées; l'observation nous apprend, en effet, que, dans presque toutes les néphrotomies pratiquées pour combattre l'anurie calculeuse, on trouve le rein très vascularisé, prêt à saigner. Les diurétiques, la lactose, la néphrine, n'ont pas d'action. Il ne faut donc pas perdre un temps précieux, il ne faut pas attendre pour intervenir que

---

1. Demon et Pousson. *Acad. de méd.*, 9 janvier 1894, p. 42.

le malade soit en pleine urémie. Il vaut mieux opérer trop
tôt que trop tard; pour une chance qu'on a de voir le cours
de l'urine se rétablir, on en perd dix en hésitant, en tergi-
versant et en renvoyant au lendemain une opération qu'on
aurait dû faire la veille. Reste à savoir à quelle opération il
faut donner la préférence. Je n'ai pas dans un chapitre de
pathologie médicale à discuter le côté chirurgical de la
question. Chez une jeune femme atteinte d'anurie calculeuse,
j'ai vu la sécrétion urinaire reparaître, sous l'influence de
l'acte réflexe, provoqué par le cathétérisme de l'un des ure
tères pratiqué par Albarran.

D. PYÉLO-NÉPHRITE CALCULEUSE — PYONÉPHROSE

Pathogénie. — La *lithiase urinaire* est la cause la plus
commune de la pyélite[1]. Tant que le milieu dans lequel se
développent les calculs reste aseptique, il n'y a pas de suppuration. Les calculs du rein peuvent évoluer pendant des
années sans accidents de pyélite, de même que les calculs de
la vésicule biliaire peuvent évoluer pendant des années sans
accidents de cholécystite. On voit des gens qui ont eu dans
leur vie, dix, vingt attaques de coliques néphrétiques calculeuses, et qui n'ont jamais présenté la moindre suppuration
des voies urinaires; on voit des gens qui ont depuis bien des
années un gros calcul du rein, avec douleurs lombaires et
hématuries, et qui n'ont jamais infecté leurs reins. Des calculs peuvent donc séjourner dans le bassinet, dans les calices
pendant bien longtemps, ils peuvent être *sclérogènes* et susciter des lésions scléreuses, mais ils sont aseptiques et ils ne
peuvent pas eux-mêmes provoquer la suppuration. Du reste,
cette tolérance des reins pour les calculs aseptiques a été
expérimentalement démontrée. Legueu, reprenant les expériences de Tuffier, a introduit aseptiquement, dans le bassinet de chiens, des graviers aseptisés, et après deux mois de
contact, le bassinet ne présentait, ni à l'œil nu, ni au mi-

1. Gosset. *Étude sur les pyonéphroses*. Th. de Paris, 1900.

croscope, la moindre trace de suppuration, l'examen bactériologique restait négatif et les cultures restaient stériles[1].

Pour que la pyélite se produise, il faut donc que l'infection soit apportée du dehors. Dès 1886, Clado trouvait que
l'agent pathogène des infections urinaires est une bactérie
qu'il nommait bactérie septique; en 1887, Albarran[2] l'expé-
rimentait et lui donnait le nom de bactérie pyogène, et nous
savons aujourd'hui que cet agent infectieux, dont le nom
seul a changé, est le coli-bacille, auquel s'adjoignent fréquemment d'autres espèces, streptocoques, staphylocoques, etc. (Hallé)[3]. Ces agents pathogènes sont introduits
dans les voies urinaires à la faveur de lésions multiples, lésions de l'urèthre (rétrécissements, blennorrhagies, maladies de la prostate, cathétérisme septique); lésions de la
vessie (vessie qui se vide incomplètement, cystite consécutive aux maladies uréthro-prostatiques), lésions de l'uretère :
l'infection suit la voie des pyélo-néphrites ascendantes,
l'agent pathogène aborde le rein qui est en état de réceptivité morbide causée par le traumatisme des calculs et la
pyélite se déclare.

Anatomie pathologique. — Dans ses formes légères, la
pyélite calculeuse consiste en une congestion de la muqueuse
des calices et du bassinet avec hypersécrétion et desquamation épithéliale. Dans les formes plus accusées et à l'état
chronique, la muqueuse est ulcérée, épaissie, couverte de
muco-pus. La forme dite diphthéritique est caractérisée par
un dépôt pseudo-membraneux ou fibrineux étalé sur la muqueuse. Parfois les calices et le bassinet forment une poche
multiloculaire, anfractueuse, contenant des calculs encha-
tonnés ou ramifiés, du liquide purulent et une bouillie calcaire. Cette poche peut prendre des dimensions considéra-

1. Legueu. *Calculs du rein et de l'uretère.* Th. de Paris, 1891.

2. Albarran et Hallé. Note sur une bactérie pyogène et sur son rôle dans
l'infection urineuse. In *Bull. de l'Acad. de méd.*, août 1888. — Albarran.
Étude sur le rein des urinaires. Th. de Paris, 1889.

3. Hallé. Infection urinaire. *Annales des maladies des voies génito
urinaires*, 1892.

bles, surtout si l'uretère est oblitéré; alors la substance du rein est refoulée, aplatie, et réduite à une *coque* qui a subi l'atrophie et la transformation fibreuse. Très souvent l'uretère participe à l'inflammation et à la dilatation du bassinet; il devient sinueux (Hallé)[1]. Si la lésion est unilatérale, le rein sain s'hypertrophie et suffit à la sécrétion urinaire; si la lésion est double, les plus graves accidents (*anurie, urémie*) ne se font pas attendre. Le contenu de la poche peut subir la transformation crétacée, les parois s'épaississent, forment une coque fibreuse et l'uretère se transforme en un cordon fibreux.

Le rein est tantôt gros, hypertrophié, kystique, tantôt atrophié, ratatiné, scléreux. Si la suppuration a envahi le rein, on trouve dans la substance médullaire des abcès développés suivant le trajet des tubes droits, abcès canaliculaires ou rayonnés, caractérisés à la loupe par des stries grisâtres qui représentent la direction des canaux excréteurs, et l'on trouve dans la substance corticale des abcès miliaires, arrondis, globuleux. Parfois le rein, très volumineux au premier abord, ne doit son volume qu'à l'hypertrophie scléro-lipomateuse de l'atmosphère celluleuse péri-rénale, variété de périnéphrite qui va être étudiée un peu plus loin. Dans quelques cas on trouve à l'autopsie une perforation du bassinet, un phlegmon périnéphrétique, une infiltration urineuse avec phlegmon gangréneux, une *fistule* qui communique avec les organes voisins ou avec la peau.

Description. — La pyélite calculeuse est généralement un accident tardif de la lithiase urinaire; il est rare que la pyélite se déclare dès les premières années de la lithiase; elle ne survient que chez les gens qui ont depuis longtemps des coliques néphrétiques, des hématuries ou des symptômes de gros calculs. Dans quelques cas néanmoins, les suppurations intra-rénales ou péri-rénales peuvent survenir chez des individus lithiasiques, jusque-là indemnes d'accidents.

Habituellement la pyélite s'installe sournoisement sans

---

1. Hallé. *Urétérites et pyélites.* Th. de Paris, 1887.

fièvre ni douleur; un peu plus tard le malade remarque que ses urines sont légèrement louches; il éprouve quelques douleurs lombaires et la région correspondante au rein malade est sensible à la pression; il a des troubles dyspeptiques, perte de l'appétit et sécheresse de la bouche, la fièvre est nulle ou fort modérée. Cet état peut être entrecoupé d'hématuries ou de coliques néphrétiques. Toutefois le mal peut ne pas s'aggraver; on conseille au malade une cure à Vittel, à Évian, à Capvern, on lui prescrit les boissons lactées, on lui administre la térébenthine, et pendant des années, la pyélite peut ne pas augmenter, elle peut même guérir. C'est la forme légère.

Dans d'autres circonstances, les symptômes acquièrent d'emblée, ou progressivement, une notable intensité. Les urines contiennent du muco-pus en plus grande abondance; la quantité d'urines *purulentes* rendues en 24 heures est variable, elle est le plus souvent supérieure à la normale (2 à 4 litres et plus dans les 24 heures), quelquefois inférieure à la normale. Cette *polyurie trouble* (Guyon) est le symptôme cardinal de la pyélite. Le mucus et le pus complètement mélangés à l'urine lui donnent un aspect blanc et lactescent à l'émission. L'urine purulente s'éclaircit lentement, mais jamais complètement; la matière purulente se dirige peu à peu vers le fond du vase, mais ne se dépose jamais dans sa totalité, contrairement aux sédiments minéraux. La pyurie n'est pas accidentelle; le mélange du pus et de l'urine est constant et le dépôt purulent est journalier. L'urine pyélitique est presque toujours alcaline; elle contient quelquefois mais rarement des plaques d'épithélium *imbriquées* provenant de la muqueuse du bassinet.

La pyélite intense, avec ou sans néphrite suppurée (pyélonéphrite), est habituellement fébrile (fièvre uro-septique). Parfois même, éclatent de grands accès de fièvre avec frisson, élévation de la température à 40 degrés; ce sont des symptômes de rétention et d'infection; ces accidents infectieux, parfois terribles et mortels, peuvent survenir dans toutes les variétés de pyélites, je les ai déjà décrits au sujet de la pyélite tuberculeuse, ils sont encore plus fréquents au cours de la pyélite calculeuse et j'en rappelle ici la pathogénie : Tant que le pus de la pyélo-néphrite est déversé au dehors à travers un uretère perméable, la rétention des agents infectieux, microbes et toxine, ne se fait pas, et la fièvre, si fièvre il y a, est modérée. Mais survienne l'oblitération de l'uretère ou l'oblitération d'une loge rénale suppurée, et aussitôt la *rétention des agents infectieux en cavité close* par un mécanisme analogue à celui que j'ai décrit pour l'*appendicite*, se traduit par des douleurs rénales, par des frissons, par des accès de fièvre intermittente, suivis de transpiration, par un affaiblissement rapide de l'organisme. Avec cette aggravation de symptômes, coïncide souvent une amélioration apparente des urines; les urines qui la veille étaient troubles, ammoniacales et purulentes, *sont maintenant claires et transparentes*; la raison, c'est que les urines en question sont celles qui viennent du rein sain, l'urine purulente du rein malade étant arrêtée au passage par l'uretère oblitéré. Que l'uretère recouvre sa perméabilité, qu'une débâcle purulente se produise, et les grands accidents vont cesser momentanément ou définitivement.

J'ai observé un cas de ce genre, des plus nets, il y a quelques années. C'était à Fontainebleau, une dame d'une cinquantaine d'années était atteinte depuis neuf ans de lithiase rénale, de coliques néphrétiques et d'hématuries, avec périodes d'accalmie et périodes de recrudescence; cette dame était également atteinte depuis un an de pyélite qui était venue compliquer la lithiase. Ses urines étaient légèrement purulentes, mais elle n'avait point de fièvre, elle n'avait rien changé à ses habitudes, et sa santé ne paraissait pas sérieusement compromise. Un jour, ses urines diminuèrent de quantité; elles devinrent claires et limpides, de troubles et purulentes qu'elles étaient; des accès de fièvre éclatèrent, de plus en plus violents, avec frissons, élévation de la température à 40 degrés et transpirations profuses. Sur ces entrefaites, je fus appelé à donner mon avis; je constatai que le rein gauche était douloureux, un peu gros; j'émis l'opinion que ce rein calculeux était le siège d'une infection par obstruction et je demandai sans tarder l'intervention chirurgicale. Pozzi partagea mon opinion, il pratiqua la néphrotomie, et aussitôt après l'opération les accidents fébriles tombèrent ainsi que c'était prévu.

Lorsque la pyélite succède à une urétérite, on peut parfois, en introduisant le doigt dans le rectum chez l'homme, dans le vagin chez la femme, reconnaître l'uretère dilaté ou induré (Hallé). Si l'*oblitération de l'uretère* est progressive et définitive, de nouveaux symptômes apparaissent : les produits sécrétés s'accumulent et forment une poche, une *tumeur* rénale, qui peut contenir à la longue plusieurs litres de liquide et qui fait saillie à l'abdomen ou à la région lombaire (*pyonéphrose*). Pour faire le diagnostic de cette tumeur, il faut s'enquérir avec soin des antécédents du malade, savoir s'il n'a pas rendu pendant une période plus ou moins longue des urines purulentes, hémorrhagiques, et s'il n'a pas été sujet à des coliques néphrétiques.

Le *pronostic* de la pyélite calculeuse est bénin dans les pyélites légères, mais dans d'autres cas, les lésions s'accentuent, la purulence de l'urine augmente, le rein suppure à son tour, la fièvre prend le type hectique, les forces décroissent et le malade tombe dans le marasme.

La médication lactée, les cures de Vittel, de Contrexéville, d'Uvian, de Capvern, les balsamiques, constituent la base du traitement médical, mais l'intervention chirurgicale est souvent nécessaire, il faut savoir la décider, sans perdre un temps précieux à des moyens médicaux trop prolongés. Le *cathétérisme de l'uretère* et encore mieux la séparation des urines au moyen de l'appareil de Luys permettent de juger l'état respectif des deux reins. Suivant le cas, on pratique la néphrotomie ou la néphrectomie [1].

---

1. Le Dentu. *Affect. chir. du rein*, 1889. — Guyon. Pyélo-néphr. calcul. *Sem. méd.*, 16 février 1888. — Leguen. *Des calculs du rein et de l'uretère au point de vue chirurgical*. Th. de Paris, 1891. — Truffier. *Traité de chirurgie*, t. VII.

E. PÉRINÉPHRITES CALCULEUSES — PÉRINÉPHRITE
SCLÉRO-LIPOMATEUSE — PHLEGMON PÉRINÉPHRÉTIQUE

Avant d'entreprendre l'étude des périnéphrites, il est bon de rappeler en quelques mots l'anatomie de la couche celluleuse dans laquelle se développent les lésions que nous allons étudier : les reins sont entourés d'une atmosphère celluleuse, ou enveloppe conjonctive, que l'on pourrait appeler *fascia rénal* et qui est une dépendance du *fascia propria*[1]. Ce sac périrénal, qui entoure le rein dans toute son étendue, est presque entièrement formé chez le fœtus par du tissu conjonctif; plus tard, les éléments conjonctifs sont envahis par le tissu graisseux, et chez l'adulte, cette couche cellulo-graisseuse acquiert parfois une épaisseur de plusieurs centimètres. Cette capsule adipeuse du rein, étudiée par Tuffier[2] sur des coupes congelées, est surtout abondante à la partie postérieure du rein; en bas elle est en continuité avec le tissu cellulaire de la fosse iliaque et du petit bassin.

Il est bien rare que cette couche cellulo-graisseuse périrénale reste absolument saine dans les pyélo-néphrites calculeuses anciennes; elle en subit presque fatalement le contre-coup, ses lésions peuvent même devenir dominantes, les lésions rénales étant reléguées au second plan. C'est Rayer qui avait créé la dénomination de *périnéphrite* pour désigner l'inflammation de cette enveloppe cellulo-graisseuse du rein, mais cette périnéphrite ne se traduit pas toujours par des lésions suppuratives, elle se traduit également par des lésions chroniques, à évolution scléreuse et lipomateuse. Je vais donc étudier ces deux grandes variétés de périnéphrite.

Périnéphrite scléro-lipomateuse. — Cette périnéphrite a une marche lente et chronique; le processus aboutit à une

1. Testut. *Traité d'anatomie*, t. III, p. 806.
2. Tuffier. La capsule adipeuse du rein. *Revue de chirurgie*, 1890, p. 590.

induration de l'élément conjonctif (sclérose) et à une exubérance de l'élément adipeux (lipomatose). Suivant les cas, la sclérose ou la lipomatose dominent ou se combinent en proportions variables. Au début de la lésion, l'atmosphère celluleuse du rein est épaissie, indurée, très adhérente à la capsule du rein, au bassinet, à l'uretère. A un degré plus avancé, les lésions sont plus intenses et plus étendues.

Quand c'est le tissu scléreux qui prédomine (ce qui est plus rare), la périnéphrite forme une enveloppe épaisse et fibroïde criant sous le scalpel; dans un cas cité par Tuffier, l'induration scléreuse ne s'arrêtait pas à la couche périrénale, elle avait envahi et sclérosé les muscles et la paroi jusqu'à la peau. Quand c'est le tissu lipomateux qui prédomine, on trouve des masses adipeuses de plusieurs centimètres d'épaisseur, de vrais lipomes, formant autant de tumeurs graisseuses, séparées par d'épaisses cloisons fibrineuses. Hartmann[1] a décrit des tumeurs lipomateuses localisées autour du bassinet (lipomes péri-pyélitiques). Ces lipomes peuvent comprimer les vaisseaux du hile du rein; Hallé a vu les veines rétrécies par le tissu fibro-lipomateux et même oblitérées et thrombosées; les artères du hile sont atrophiées. L'infiltration graisseuse se poursuit même à l'intérieur du rein qui est lui-même envahi par le nouveau tissu; si bien que dans quelques cas le rein est transformé en une masse scléro-lipomateuse, la substance rénale n'étant plus représentée que par quelques vestiges glandulaires errant autour d'un bassinet qui contient un gros calcul ou plusieurs calculs[2].

Cette *périnéphrite scléro-lipomateuse* est très importante à connaître, elle avait été signalée il y a longtemps par Rayer et par Godard; on la rencontre dans plusieurs altérations du rein (tuberculose, pyélites); mais c'est au cas de lithiase rénale qu'elle acquiert sa plus grande fréquence et son plus

1. Hartmann. Lipome rénal. *Bull. de la Soc. anat.*, juillet 1885.
2. Legueu. Thèse citée, p. 23.

complet développement, qu'il s'agisse de calculs primitifs ou de calculs secondaires.

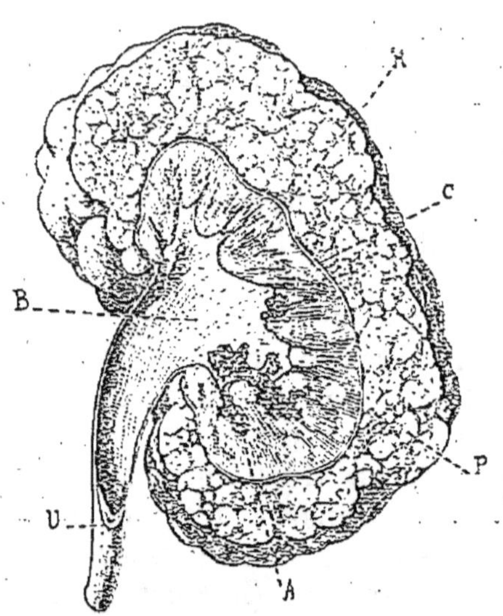

Rein atteint de pyélo-néphrite calculeuse et de péri-néphrite scléro-lipomateuse donnant au rein l'apparence d'une grosse tumeur.
U. Uretère. — B. Bassinet. — R. Substance propre du rein. — C. Capsule — P. Périnéphrite scléro-lipomateuse. — A. Calcul ramifié.

C'est cette périnéphrite scléro-lipomateuse calculeuse, qui donne parfois aux reins calculeux l'apparence de tumeurs très volumineuses ; à l'examen du malade, on perçoit en effet une grosse tumeur, et à l'examen de la pièce on voit que dans cette tumeur, le rein n'entre que pour une part, la dégénérescence scléro-lipomateuse en forme la plus grande partie. J'en ai eu cette année à l'hôpital un cas bien remarquable : Une jeune femme est venue me consulter pour des douleurs abdominales qui duraient depuis onze ans ; il me fut facile le constater que le rein gauche était volumineux, abaissé et douloureux ; les douleurs existaient également à la région lombaire. Depuis huit mois les urines étaient devenues purulentes (pyélite), mais la malade n'avait jamais eu ni coliques néphrétiques, ni hématuries. Il fallait faire un diagnostic. Ce gros rein douloureux n'était pas un rein cancéreux, car la malade souffrait depuis onze ans et elle n'avait jamais eu d'hématuries; jamais un rein cancéreux n'aurait eu une si longue évolution. Ce gros rein n'était pas un rein polykystique, car la lésion polykystique atteint les deux reins, et en onze années l'autre rein aurait eu le temps d'être atteint à son tour, or il ne l'était pas. Ce gros rein n'était pas un rein tuberculeux, car les urines plusieurs fois centrifugées et examinées ne contenaient pas de bacilles et, chose essentielle, la maladie durait depuis onze ans, évolution qui dépasse les bornes de la tuberculose rénale. Pour toutes ces raisons, je m'arrêtai à l'idée d'un rein calculeux, avec pyélite calculeuse et périnéphrite scléro-lipomateuse. La malade n'ayant jamais eu de coliques néphrétiques, je pensai qu'il s'agissait chez elle d'un gros calcul du rein, n'ayant donné lieu pendant bien des années qu'à une douleur fort tolérable, la douleur ayant augmenté depuis quelques mois à la faveur de sa pyélite. Je priai Le Dentu de vouloir bien se charger de l'opération. Le diagnostic fut vérifié. La malade, actuellement guérie, avait en effet un rein calculeux avec un calcul du volume d'une noisette et une périnéphrite scléro-lipomateuse. La figure jointe à ce chapitre donne une bonne idée de la périnéphrite scléro-lipomateuse calculeuse.

Périnéphrites suppurées. — Étudions maintenant les suppurations périnéphrétiques d'origine calculeuse. La pyélo-néphrite calculeuse peut, à n'importe quel moment de son évolution, provoquer la suppuration de l'atmosphère cellulo-graisseuse du rein. Le phlegmon périnéphrétique peut même être la première manifestation d'une pyélite calculeuse qui évoluait jusque-là à l'état latent.

Pathogénie. — Les suppurations périrénales sont dues à l'envahissement de l'atmosphère cellulo-graisseuse par les agents de la suppuration (coli-bacille, streptocoque, staphylocoques). Dans ses remarquables recherches bactériologiques, Albarran a consigné les résultats suivants : Sur sept examens de pus d'abcès périnéphrétiques il y avait quatre fois la bactérie pyogène pure (coli-bacille) et trois fois association avec d'autres agents (coccus, streptocoque, staphylocoques).

On peut déterminer expérimentalement l'invasion du tissu périrénal en injectant des microbes dans l'uretère; ils suivent la voie des lymphatiques. En injectant des microbes pyogènes dans le sang d'un lapin, Albarran a pu déterminer une néphrite et périnéphrite suppurée; il avait eu le soin de froisser le rein et le tissu périrénal, confirmant ainsi, une fois de plus, l'existence du microbisme latent et le rôle du traumatisme.

Anatomie pathologique. — La périnéphrite est presque toujours unilatérale et plus fréquente du côté droit. Les parois du foyer sont épaisses, anfractueuses et recouvertes d'une membrane pyogénique plus ou moins bien organisée. Parfois les parois sont décollées et le foyer envoie des prolongements entre les faisceaux des muscles psoas, grand dorsal et grand oblique. Suivant le cas, le pus contenu dans la cavité est phlegmoneux et de bonne nature, ou bien altéré, mêlé à des graviers urinaires et à des débris de sphacèle. Le foyer répand une odeur urineuse, fétide ou fécaloïde, alors même qu'il n'a pas de communication avec l'intestin. Les fibres musculaires envahies par le foyer sont détruites et réduites en une bouillie grisâtre. Le rein est atteint de pyélo-néphrite calculeuse. Parfois le rein atteint de pyonéphrose forme lui-même une seconde poche incluse dans le phlegmon.

Si l'abcès reste cantonné *au-dessous* de la capsule propre du rein, les collections purulentes peuvent être petites, multiples, ou entourer complètement le rein qui baigne dans le pus (*abcès sous-capsulaire*); mais, en ce cas, le bassinet est en dehors de l'abcès, puisque la capsule propre finit au niveau du hile.

Symptômes. — La fièvre et la douleur sont généralement les premiers symptômes de la périnéphrite suppurée calculeuse. La douleur siège à la région lombaire, elle est spontanée et toujours augmentée par la pression, surtout si l'on comprime la région douloureuse entre les deux mains. Son importance est grande, car elle peut être, pendant plusieurs jours, pendant plusieurs semaines, le seul phénomène local. La fièvre est continue avec paroxysmes périodiques; vers le soir, le malade est pris de frisson suivi de chaleur et de sueur, et quelquefois accompagné de vomissements. Dès cette période, les malades maigrissent, l'appétit se perd, la constipation est opiniâtre.

Après une période de huit à quinze jours si la maladie évolue rapidement, après plusieurs semaines si la maladie évolue plus lentement, la périnéphrite phlegmoneuse se révèle par d'autres signes : « La région lombaire, de plus en plus douloureuse à la pression, devient le siège d'un empâtement plus ou moins étendu : en même temps l'échancrure costo-iliaque s'efface, et le malade étant dans le décubitus dorsal, si le médecin plonge sa main sous la région lombaire, il perçoit par le toucher, comme bientôt par la vue, une saillie plus ou moins marquée. L'empâtement de la région lombaire est souvent accompagné d'œdème qui peut s'étendre aux régions dorsale et fessière; en même temps il y a quelquefois un peu de rougeur à la peau[1]. » L'évolution et les complications de la périnéphrite suppurée seront étudiées au chapitre suivant, concernant le phlegmon périnéphrétique en général.

Diagnostic. — Le diagnostic des abcès périnéphrétiques ne présente aucune difficulté quand ils ont été précédés des manifestations de la lithiase rénale, telles que coliques néphrétiques, pyélite, hématuries, urines muco-purulentes; quand, après de pareils antécédents, on constate chez un malade une vive douleur à la région lombaire avec accès de fièvre quotidiens, avec empâtement et œdème de la région lombaire, c'est qu'un phlegmon périnéphrétique est en voie de formation.

Mais le diagnostic n'est pas toujours aussi simple, il s'en

______

1. Trousseau. *Clinique médicale de l'Hôtel-Dieu*, t. III, p. 695.

faut ; dans quelques cas, la cause première du phlegmon passe inaperçue, et pendant plusieurs jours on ne constate rien autre chose qu'une douleur lombaire plus ou moins vive, accompagnée d'accidents fébriles rémittents ou intermittents. La pyélite calculeuse peut présenter des symptômes analogues, elle peut même aboutir à la formation d'une tumeur (*pyonéphrose*), le diagnostic est alors fort difficile ; cependant, la pyélite avec pyonéphrose forme une tumeur qui est surtout *abdominale*, tandis que le phlegmon périrénal forme une tumeur qui est surtout *lombaire* ; la pyonéphrose est caractérisée par une saillie plus arrondie, plus nettement limitée ; le phlegmon périrénal est plus diffus, plus empâté, il fait corps avec la paroi œdémateuse. Le *pronostic* est beaucoup plus grave dans les formes aiguës et septiques que dans les formes franchement phlegmoneuses.

Le *traitement* du phlegmon périnéphrétique est purement chirurgical.

F. FISTULES CALCULEUSES RÉNALES ET PÉRIRÉNALES

Nous venons de voir que le phlegmon périnéphrétique calculeux peut se faire jour au dehors, à la région des lombes, à l'ombilic, dans l'intestin, dans les bronches. Dans ces différents cas, l'ouverture du phlegmon peut ne pas se cicatriser, elle peut rester fistuleuse.

Si la fistule a le rein pour origine, elle est dite *fistule rénale* ; si elle a pour origine l'atmosphère celluleuse, elle est dite *périrénale*. Si le liquide qui s'échappe par la plaie fistuleuse est un liquide purulent, la fistule est dite *purulente*, si ce liquide est de l'urine, la fistule est dite *urinaire*. Si l'orifice fistuleux débouche à la peau, la fistule est dite *réno-cutanée* ; s'il débouche dans un organe, la fistule est dite *réno-intestinale, réno-bronchique*, etc.[1].

Fistules réno-cutanées. — Les fistules cutanées les plus

---

1. Tuffier. *Traité de chirurgie*, t. VII, p. 559.

fréquentes sont celles de la région lombaire; elles sont purulentes ou uro-purulentes; leur orifice à la peau est en
entonnoir, à bords fongueux, et leur canal, dont les parois
sont épaisses, fibroïdes, aboutit à un foyer profond, rénal
ou périrénal. L'uretère est presque toujours rétréci ou oblitéré; c'est alors par la fistule que s'écoule le liquide uro-
purulent; l'écoulement est continuel, d'odeur caractéristique; les bords de la plaie sont irrités, érythémateux,
douloureux, et nécessitent de fréquents pansements.

Fistules intestinales. — Ces fistules sont assez fréquentes,
celles surtout qui s'ouvrent dans le côlon. Elles sont précédées de symptômes d'entérite; les déjections sont purulentes, fétides, le malade maigrit, dépérit, et finit par
succomber.

G. SCLÉROSE ET ATROPHIE RÉNALE CALCULEUSE

Après avoir étudié les lésions septiques du rein calculeux, la pyélite, la pyélo-néphrite, le phlegmon périnéphrétique, étudions le processus sclérogène qui aboutit à la
sclérose, à l'atrophie rénale.

L'atrophie scléreuse du rein existe avec ou sans hydronéphrose. L'hydronéphrose calculeuse est fort rare ; ce qui est
plus fréquent, c'est la pyonéphrose. Brault et Cornil ont
étudié les altérations du rein qui succèdent à la compression, à la ligature, à l'obstruction des uretères ; ils ont vu
que ces altérations aboutissent à l'atrophie du rein. Quand
les uretères et le bassinet sont dilatés et contiennent du
liquide, le rein calculeux paraît augmenté de volume, il est
œdématié, la limite des substances corticale et médullaire
n'est plus nette; les calices refoulés par la pression du
liquide refoulent à leur tour la substance corticale. A la
coupe du rein, on trouve des calculs qui se traduisent souvent à la surface extérieure du rein par des bosselures de
l'organe (Le Dentu). La substance corticale est creusée de
loges et de cavités. Quelques-unes de ces loges communi-

quent largement avec la cavité ectasiée des calices et du bassinet, d'autres sont isolées, à la façon de petits kystes indépendants.

A l'examen histologique, le rein calculeux présente des lésions que Jardet[1] a étudiées et divisées en trois étapes aboutissant à l'atrophie de l'organe : au début, la lésion rénale est caractérisée par une stase de l'urine avec ectasie du tube urinifère depuis les glomérules jusqu'aux papilles ; l'ectasie glomérulaire porte sur la capsule de Bowmann tandis que le bouquet capillaire glomérulaire est atrophié. Les artères de la voûte sont épaissies et atteintes d'artérite. A une période plus avancée, la sclérose envahit la substance médullaire et la substance corticale sans aucune systématisation ; la lumière des tubuli est tantôt dilatée, tantôt rétrécie, les glomérules sont scléreux et atrophiés. Enfin, à une dernière période, la sclérose aboutit à l'atrophie rénale ; toutefois la substance du rein peut être atrophiée, bien que le rein dans sa totalité soit augmenté de volume à cause de la distension des calices et du bassinet ; dans le cas contraire, la sclérose atrophique aboutit à la diminution du volume de l'organe. Un point essentiel mis en relief par Jardet, c'est que les lésions scléreuses atrophiques du rein calculeux ne sont pas toujours, il s'en faut, consécutives à l'oblitération mécanique de l'uretère ; il est vraisemblable au contraire que ces lésions scléreuses précèdent l'oblitération.

« Lorsque, par néphrite atrophique, un des reins a disparu dans les cas de *calculs rénaux*, l'autre rein est habituellement *hypertrophié*, mais cette hypertrophie est moindre qu'au cas de néphrectomie, et sa disposition est moins régulière. Le rein, dans son ensemble, paraît plus gros, mais on trouve presque toujours, à l'œil nu, des traces évidentes de sclérose rénale partielle. Au microscope, on constate facilement que, dans certains points, il y a de la

---

1. Jardet. *Lésions rénales consécutives à la lithiase urinaire.* Thèse de Paris, 1885.

sclérose, que dans d'autres les canalicules sont plus larges et les glomérules augmentés de volume : en somme la compensation par hypertrophie existe, mais elle ne se voit que dans certaines portions du rein. Cette particularité me paraît devoir être attribuée à la *bilatéralité fréquente* des lésions de néphrite dans le *rein calculeux*; les lésions rénales scléreuses, si fréquentes dans ces cas, ne sont pas dues exclusivement à la présence des calculs dans le bassinet ; elle reconnaissent pour cause l'élimination irritante de l'urine dont la composition est modifiée par le mode particulier de nutrition du malade » (Albarran [1]).

Tant que la lésion scléreuse n'atteint que le rein calculeux, la fonction urinaire est assurée par le rein du côté opposé, mais il est des cas, où les deux reins sont envahis par la lithiase, ou par le processus scléreux, alors apparaissent les petits accidents du brightisme et plus tard les grands accidents de l'urémie. Raymond a publié à ce sujet une observation qui résume bien la question : il s'agit d'un vieillard, n'ayant jamais présenté ni coliques néphrétiques, ni symptôme de lithiase rénale ; cet homme succomba à des accidents urémiques [2]. A l'autopsie on constata des calculs volumineux dans les deux reins et une atrophie de la substance corticale avec prédominance de néphrite interstitielle.

§ 15. PYÉLITE — PYÉLO-NÉPHRITE

La *pyélite* est l'inflammation de la muqueuse des calices et des bassinets ; elle est aiguë ou chronique, associée ou non à la néphrite (pyélo-néphrite). Ce mot de pyélite a été conservé, bien que son étymologie (πύελος, *pelvis*) n'ait aucun rapport avec la localisation morbide. La pyélite peut survenir à titre d'infection secondaire dans plusieurs mala-

1. Albarran. L'hypertrophie compensatrice en pathologie rénale. *Presse médicale*, 22 février 1899.
2. Raymond. *Bull. de la Soc. anat.*, 1888, p. 597.

dies telles que le typhus, la scarlatine, la rougeole, la variole, le choléra. Dans quelques cas, elle est le résultat d'une intoxication par la térébenthine, le cubèbe, les balsamiques, et surtout la *cantharidine*.

Les affections des organes génitaux de la femme, le cancer de l'utérus, les infections de l'urèthre, de la vessie et de l'uretère (blennorrhagie) déterminent fréquemment la pyélyte; les agents infectieux prennent l'urine comme milieu de culture, et l'infection se fait alors presque toujours par *voie ascendante*.

Il y a une pyélite *tuberculeuse*, que j'ai longuement décrite à l'un des chapitres précédents.

La *lithiase rénale* est la cause la plus fréquente de la pyélo-néphrite. Je lui ai donné, aux chapitres précédents, de tels développements, que, pour éviter les répétitions, je renvois aux descriptions des pyélites calculeuses et des pyélites tuberculeuses; on y trouvera décrits la pathogénie, l'anatomie pathologique, la symptomatologie et le diagnostic de ces pyélo-néphrites.

§ 16. NÉPHRITES SUPPURÉES

Anatomie pathologique. — Pathogénie. — Je décrirai dans cet article les néphrites suppurées proprement dites et les abcès métastatiques du rein. L'histoire de la néphrite suppurée se confond souvent avec celle de la pyélite suppurée, ces deux lésions pouvant n'être que les étapes successives d'une même infection.

La néphrite suppurée est bilatérale ou unilatérale. Ses causes sont multiples. Les unes sont exceptionnelles, telles les contusions, les plaies, le voisinage d'une collection purulente (abcès par congestion, abcès du foie); les autres, plus fréquentes, sont dues à l'infection par voie ascendante et à l'infection par voie sanguine. Les cystites, l'hypertrophie de la prostate, les rétrécissements de l'urèthre, les opérations qui se pratiquent à l'urèthre, ou à la vessie, sont autant de causés de néphrite par voie ascendante.

Dans la néphrite par voie sanguine, la filiation pathogénique, d'après Albarran, est la suivante : l'affection primitive des voies urinaires amène une infection générale et le microbe charrié par le sang s'embolise dans les vaisseaux rénaux. Albarran a reproduit chez le lapin, par injection du coli-bacille dans l'uretère, des néphrites suppurées ascendantes et par voie sanguine. Du reste, toute injection sanguine (staphylocoque, pneumocoque, streptocoque, etc.) peut provoquer des abcès du rein.

Dans la *néphrite suppurée*, la suppuration est diffuse ou collectée en abcès ; ces deux formes sont parfois réunies. La néphrite diffuse débute par une congestion de l'organe : le rein est tuméfié, rouge à la coupe et parsemé d'ecchymoses qui résultent d'hémorrhagies parenchymateuses et interstitielles. Puis le pus se forme et infiltre le rein dans la substance corticale et dans les pyramides. L'organe est jaunâtre et opaque à la coupe, et par la pression on fait jaillir du pus bien lié.

A la coupe, la néphrite peut être *infiltrée* ou *rayonnante* (Albarran). Dans la forme diffuse infiltrée, le parenchyme est marbré de rouge et de gris ; on trouve des abcès de dimensions diverses, siégeant plus communément vers la substance corticale ou vers la base des pyramides. Dans la néphrite rayonnante, les pyramides sont parcourues de stries perpendiculaires de couleur grise, qui se détachent sur un fond rouge foncé. Quelques-unes de ces stries sont plus larges, en forme de coin à base périphérique, et contiennent parfois une gouttelette de pus. Le centre des foyers est le plus souvent un tube dilaté par les microbes qui se trouvent aussi dans le glomérule, entre le bouquet et la capsule.

Les abcès récents contiennent un pus bien lié et leurs parois sont formées par le tissu même du rein. Les abcès anciens contiennent un pus mal lié souvent mélangé à des sels calcaires, et leurs parois sont formées par une membrane de tissu conjonctif. Lorsque la lésion est ancienne, le rein est plus ou moins déformé et bosselé. Ces abcès sont rarement plus volumineux qu'une noisette; les grands abcès concernent surtout les suppurations du bassinet. Les abcès du rein peuvent s'ouvrir dans le bassinet et s'écouler par les urines, dans le duodénum, dans la région lombaire à travers les parois abdominales, dans le péritoine, où ils provoquent une péritonite suraiguë, dans les bronches après perforation du diaphragme. Ceux qui guérissent sont suivis de cicatrice et d'atrophie rénale.

Les *abcès métastatiques* (infarctus du rein) se présentent sous forme d'abcès miliaires isolés ou agglomérés. Ces agglomérations se continuent dans la substance corticale et dans la subtance médullaire; elles ont la forme d'un cône dont la base est à la périphérie, topographie qui est en rapport avec la distribution des artérioles du rein.

Description. — La néphrite aiguë suppurée s'annonce par des frissons et par une fièvre qui prend quelquefois le type intermittent; les nausées et les vomissements sont fréquents; le malade se plaint d'une douleur vive localisée à la région du rein, au niveau du carré des lombes, et irradiant de là en différentes directions, du côté des uretères, de la vessie et du testicule. Les envies d'uriner sont fréquentes, impérieuses, et le malade ne rend habituellement qu'une petite quantité d'urines fortement colorées, acides, contenant souvent du sang et de l'albumine. Parfois, la néphrite n'affecte pas ce début brusque et bruyant, elle s'installe insidieusement et revêt un aspect typhoïde avec symptômes adynamiques, prostration, sécheresse extrême de la langue, sueurs. De même que l'on observe, chez les vieillards, des pneumonies suppurées apyrétiques, de même on voit assez souvent des néphrites suppurées amener la mort chez les gens vieux, sans réaction fébrile. La gravité de la néphrite suppurée tient à l'âge des malades (vieillesse), à la cause qui lui a donné naissance, à l'étendue de la suppuration, à la durée de la maladie, à l'état de l'autre rein. Si les deux reins sont compromis, la mort peut survenir par accidents *urémiques*.

Diagnostic. Traitement. — La néphrite suppurée a rarement un début brusque ; le siège et les irradiations des douleurs ainsi que les troubles urinaires plaident en faveur de la néphrite. Au moyen de l'appareil séparateur de Luys, on saura si la néphrite est unilatérale ou bilatérale. Les douleurs de la néphrite peuvent simuler les douleurs de la colique néphrétique, mais cette dernière est apyrétique, ce qui juge la question. Dans la pyélite, les urines sont purulentes dès le début et elles restent purulentes. Dans la néphrite, l'apparition du pus est tardive et parfois momentanée.

Il faut opposer à la néphrite aiguë un *traitement* antiphlogistique. Les sangsues à la région du rein sont indiquées. On prescrit des boissons émollientes et légèrement diurétiques ; on oppose à la douleur les injections souscutanées de morphine, on combat les vomissements au moyen de boissons glacées, mais il faut ne pas perdre un temps précieux : au contraire, il faut se tenir prêt à agir *chirurgicalement*. (Voir le chapitre VI sur le traitement chirurgical des néphrites.)

§ 17. PHLEGMON PÉRINÉPHRÉTIQUE SECONDAIRE ET PRIMITIF

On donne le nom de phlegmon, ou d'abcès périnéphrétique, ou de périnéphrite, à la suppuration de l'enveloppe cellulo-adipeuse du rein. Cette couche cellulo-adipeuse, bien étudiée par Tuffier sur des pièces congelées, est surtout abondante à la partie postérieure du rein et à ses deux extrémités. Elle est en continuité avec le tissu cellulo-adipeux sous-péritonéal et avec le tissu cellulaire de la fosse iliaque et du petit bassin. D'autre part, elle se continue avec le tissu cellulaire de la région lombaire en dehors du carré des lombes, entre les limites des muscles grand dorsal et grand oblique. La suppuration peut rester cantonnée au foyer périrénal sans empiéter au delà, mais parfois, à la faveur des connexions que je viens de signaler, elle s'étend au tissu cellulaire des régions lombaire, dorsale et fessière, au tissu cellulaire des fosses iliaques et jusqu'aux parages de la vessie et du rectum. Ce simple aperçu indique déjà combien le phlegmon périnéphrétique peut s'étendre loin de son foyer originel. Étudions séparément le phlegmon périnéphrétique *secondaire* et le phlegmon périnéphrétique *primitif* qui est le moins fréquent.

Phlegmon périnéphrétique secondaire. — Le phlegmon périnéphrétique *secondaire* succède aux lésions des organes voisins, et principalement à certaines altérations des reins. Au premier rang se place la *lithiase rénale* (graviers et calculs) *avec ou sans pyélo-néphrite*; l'infection périnéphrétique se fait par propagation ou par perforation. La *tuberculose du rein* est également une cause favorable au développement de la suppuration périrénale. Ce côté de la question a été développé aux chapitres concernant la tuberculose et la lithiase du rein, je n'ai donc pas à y revenir ici. Au nombre des autres causes citons : les pyélo-néphrites de toute provenance, y compris l'infection ascendante blennorrhagique; les kystes hydatiques (Rayer), le cancer du rein (Cornil), les suppurations du foie, de la vésicule biliaire, du muscle psoas, du tissu cellulaire du petit bassin, les perforations du côlon, l'appendicite et la pancréatite. La périnéphrite est parfois associée à d'autres maladies, fièvre typhoïde[1], typhus, état puerpéral (Trousseau).

Quand les reins sont en cause, quand la pyélonéphrite est déjà installée, le développement de la suppuration périrénale se conçoit aisément, la proximité des lésions explique mieux leur connexité. Mais il est des cas où le foyer infectieux originel est beaucoup plus éloigné et ceci m'engage à étudier les relations réciproques de l'infection périrénale et des infections *pleuro-pulmonaires*. Ce côté de la question n'avait pas échappé à nos illustres devanciers Rayer et Trous-

---

1. Fernet et Papillon. *Revue des Sciences médicales*, 1897.

seau. En voici un cas que je trouve dans le bel ouvrage de Rayer[1] : Une femme de soixante-cinq ans entre dans son service le 11 août 1856. Cette femme, autrefois sujette à des coliques néphrétiques, éprouve depuis quelques mois des douleurs au rein droit, avec fièvre et grand malaise. La région lombaire droite est extrêmement douloureuse à la pression; le flanc du côté droit est élargi, et la palpation y circonscrit une tumeur lombo-iliaque. Un nouvel examen fait constater une saillie plus manifeste à la région lombaire. On porte le diagnostic d'abcès extra-rénal et on pratique une incision qui donne issue à une pinte de pus d'odeur nauséabonde. Le doigt introduit dans l'incision constate l'étendue du foyer et circonscrit la face postérieure du rein; il s'agissait donc bien d'un phlegmon périné-phrétique. L'opération est suivie d'un soulagement considé-rable, tout annonce la guérison. Soudain, le treizième jour après l'opération, la malade est prise d'un frisson, de fièvre violente et de *pneumonie droite*. La pneumonie céda en quelques jours, la plaie lombaire donna encore issue à une petite quantité de pus; finalement, la malade quitta l'hôpital complètement guérie.

Mon maître Trousseau, dans sa leçon sur les abcès péri-néphrétiques[2] qui est un pur chef-d'œuvre d'étude *médico-chirurgicale*, insiste à plusieurs reprises sur les relations réciproques des suppurations périrénales et de la pleuro-pneumonie. « Les abcès périnéphrétiques, dit-il, peuvent devenir l'occasion d'une pleurésie et d'une pneumonie. » Et ailleurs : « Je dois vous faire remarquer que, dans le cas où les abcès périnéphrétiques sont compliqués de pleuro-pneumonie, c'est toujours du côté correspondant à l'abcès périnéphrétique, comme dans les observations de Des-ruelles, Cazalis, Demarquay, et Bernutz ». Encore ailleurs. « Desruelles a constaté avec Destouches l'existence d'un abcès périnéphrétique chez une femme âgée de soixante

1. Rayer. *Maladies des reins*, t. III, p. 264.
2. Trousseau. Des abcès périnéphrétiques. *Clin. méd. de l'Hôtel-Dieu*, t. III, p. 696.

ans et convalescente d'une pneumonie gangreneuse ».

Des recherches récentes ont expliqué la pathogénie de ces infections réciproques signalées par les grands maîtres de la clinique française. Tuffier et Lejars ont décrit un hiatus costo-lombaire, à travers lequel la graisse sous-pleurale communique avec le tissu adipeux périrénal.

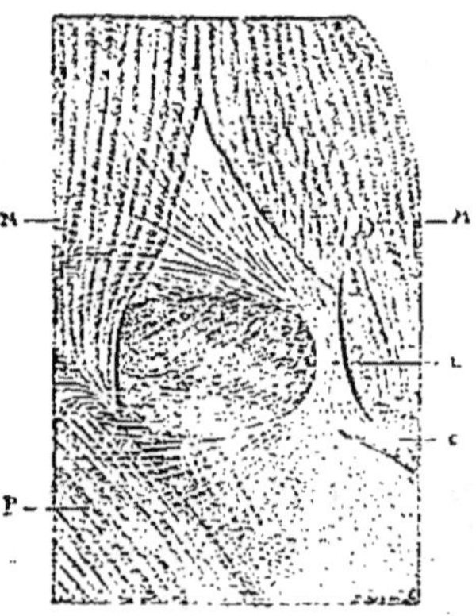

Hiatus costo-lombaire. Orifice à travers lequel la graisse sous-pleurale communique avec le tissu adipeux périrénal (Tuffier et Lejars).
C, 12e côte. — P, psoas. — MM, faisceaux du diaphragme qui s'attachent à l'interne à l'arcade du psoas, l'externe à la 12e côte. — L, toile fibreuse d'enveloppe qui s'étend de la face concave du diaphragme sur le carré lombaire.

L'hiatus est traversé par des veines et par des lymphatiques, voies de communication entre la zone cellulo-adipeuse périrénale et la cavité thoracique; aussi, les infections pleuro-pulmonaires peuvent-elles devenir périrénales et réciproquement. Tuffier a publié un cas concernant un phlegmon périnéphrétique à pneumocoques consécutif à une pneumonie[1]. Nous sommes donc actuellement édifiés sur la pathogénie des infections réciproques de l'enveloppe cellulo-graisseuse périrénale et des organes sus-diaphragmatiques, plèvre et poumon.

D'une façon générale, le *traumatisme* joue un rôle important dans la genèse des maladies. L'éclosion de la pneumonie et

1. Tuffier. *Soc. de biologie*, avril 1892.

l'apparition de la tuberculose suite de traumatisme sont des faits bien connus, sans qu'il soit toujours aisé d'en expliquer la pathogénie. Pareille étiologie se retrouve dans l'histoire du phlegmon périnéphrétique; en voici un exemple que j'emprunte aux leçons de Guéneau de Mussy[1] : Une femme d'une quarantaine d'années, qui avait reçu un coup de pied de cheval à la région lombaire droite, éprouva après six mois de souffrances des douleurs beaucoup plus vives, avec fièvre et frisson. La douleur lombaire se propageait jusqu'à la région iliaque correspondante. Ces symptômes s'amendèrent sous l'influence d'un traitement antiphlogistique et émollient, puis ils reprirent huit jours plus tard avec violence. A ce moment, on pouvait constater dans l'espace qui sépare la crête iliaque de la dernière côte, une tuméfaction avec empâtement et œdème du tissu cellulaire. La pression sur la région lombaire droite provoquait des douleurs intolérables, la fièvre était continue avec frissons et exaspération vespérale. On porta le diagnostic de phlegmon périnéphrétique; Nélaton, appelé près de la malade, confirma ce diagnostic et pratiqua une ponction qui donna issue à une quantité de pus. Après amélioration momentanée, le pus ne trouvant pas un écoulement facile au dehors, les frissons et la fièvre reparurent. De nouvelles ponctions suivies d'injections iodées n'eurent pas raison des accidents, et quand on se décida à pratiquer une large incision, il était trop tard, la malade ne tarda pas à succomber.

Bergounhioux raconte qu'un paysan, en tombant d'un arbre, se fit une violente contusion dans la région lombaire droite. Vastes ecchymoses de la région et pissement de sang pendant quelques jours. Bientôt le malade éprouve des douleurs profondes, la fièvre s'allume; le pissement de sang cesse, mais la région contusionnée se tuméfie, et la fluctuation devient manifeste. Une incision en dehors de la masse sacro-lombaire donne issue à une quantité assez considérable de pus phlegmoneux. Au bout de quelques se-

---

1. Guéneau de Mussy. *Clinique méd.*, 1875, t. II, p. 208.

maines, le malade sortait entièrement guéri de l'hôpital de Clermont-Ferrand[1]. Le cas de Bienfait concerne une nourrice tombée du haut de huit marches sur le bord d'un seau. Deux jours après, la malade est prise de fièvre et de vomissements. L'hypochondre et le flanc droit sont tuméfiés et douloureux, les urines sont légèrement sanguinolentes. Pendant trois semaines, fièvre avec délire et diarrhée. Alors survient une énorme tuméfaction de la région lombaire avec œdème; la tumeur envahit le flanc et l'hypochondre, l'opération évacue une grande quantité de pus et la malade guérit de ce phlegmon périnéphrétique.

L'*appendicite* est assez souvent cause de phlegmon périnéphrétique, qu'il s'agisse d'infection par continuité ou d'infection à distance; le coli-bacille en est l'agent pathogène habituel. Lejars[2], Mayet[3], Jalaguier[4], G. Marchant[5], Mourhuar[6], Vaugy[7], Audouard[8], Thacher[9], Tuffier[10], Delbet ont publié des observations de phlegmon périnéphrétique consécutif à l'appendicite, que je propose de nommer par abréviation, *phlegmon périnéphrétique appendiculaire*.

La *pancréatite suppurée* est signalée par plusieurs auteurs (Kœrte, Tuffier) comme origine du phlegmon périnéphrétique.

Phlegmon périnéphrétique primitif. — Pour donner une idée de l'évolution du phlegmon *primitif*, je vais citer deux cas qui font partie de la leçon clinique que j'ai consacrée à l'étude de ce phlegmon périnéphrétique *primitif*[11].

Le 20 janvier 1898, on me présenta à la visite du matin

1. Ce cas et le suivant sont consignés dans la clinique de Trousseau.
2. Lejars. *Congrès de chirurgie*, 1899.
3. Mayet. *Société anatomique*, 5 février 1895.
4. Jalaguier. *Traité de chirurgie*, t. VI.
5. Gérard Marchant. *Société de chirurgie*, 24 juillet 1895.
6. Mourhuar. *Bulletin médical*, janvier 1895.
7. Vaugy. Thèse de Paris, 1876.
8. Audouard. *Progrès médical*, 27 mai 1876.
9. Toutes ces observations sont consignées dans la thèse de Pucciarelli: *Abcès périnéphrétique d'origine intestinale*, Paris, 1900.
10. Tuffier. *Traité de chirurgie*, t. VII, p. 265.
11. *Clinique médicale de l'Hôtel-Dieu*, 1899, 8e leçon.

une jeune fille qui donnait un peu, au premier abord, l'impression d'une typhique avec 40 degrés de température. Le symptôme dominant était une *douleur lombaire gauche*. Voici ce que nous apprit notre enquête : Le mal avait débuté, un mois avant, par cette douleur lombaire gauche. Les premiers jours, on eût dit un *lumbago*. Mais en peu de temps les douleurs devinrent si vives, que la malade ne pouvait marcher que courbée en deux, ce qui provoquait l'hilarité des camarades. Vers le dix-huitième jour survinrent à la région lombaire des élancements qui s'étendaient au flanc gauche, la fièvre devint intense, des vomissements apparurent et cet état continua jusqu'à l'entrée à l'hôpital.

A l'inspection de la région lombaire, qui était extrêmement douloureuse, nous pûmes constater un léger empâtement. C'est évidemment là qu'était le siège du mal. L'évolution de ces différents symptômes nous conduisait à l'hypothèse d'une suppuration périnéphrétique. En tout cas ce phlegmon devait être *primitif*, car nous ne trouvions dans le passé de la malade aucune des causes qui favorisent le phlegmon secondaire, ni lithiase, ni tuberculose rénale, ni pyélonéphrite (les urines étaient normales), ni appendicite, ni traumatisme, ni infection pleuro-pulmonaire, ni furonculose. Il fallait donc, comme hypothèse la plus vraisemblable, admettre l'existence d'un phlegmon périnéphrétique primitif. Ce diagnostic se confirma le lendemain. Les urines changèrent tout à coup de caractère, elles devinrent troubles avec un assez fort dépôt. L'examen de ces urines décela la présence du pus et l'existence exclusive du *staphylococcus aureus*. Le phlegmon s'était ouvert dans les voies urinaires.

L'opération est aussitôt décidée et pratiquée par Marion. En avant du muscle transverse, on ouvre un foyer purulent qui fuse en bas vers la fosse iliaque interne, et qui se prolonge en haut par un trajet où le doigt peut à peine pénétrer. Le rein paraît de volume normal. De la cavité s'est écoulé un verre de pus dont l'élément pathogène est uniquement le staphylocoque doré, ainsi qu'en témoignent l'examen et les cultures faites par mon interne Gandy.

Après amélioration passagère, des incidents de diverse nature viennent compliquer la situation. La malade est prise d'une congestion pneumonique du poumon gauche, infection évidemment consécutive à son infection périrénale. Elle éprouve à l'hypogastre des douleurs et des élancements. On constate une tuméfaction au-dessus du pubis. On incise et on ouvre un abcès prévésical dont le pus contient, comme les autres foyers purulents, le staphylocoque doré sans aucune autre espèce microbienne. Pendant quelques jours encore, la fièvre persista; les deux plaies lombaire et hypogastrique donnaient peu de pus et tendaient à se fermer, mais la pyurie continuait. Enfin l'amélioration se dessina franchement et la malade put quitter l'hôpital complètement guérie. Voilà bien un cas de phlegmon périnéphrétique primitif; je dis *primitif*, car il ne nous a été possible de retrouver ni lésion antérieure, ni la porte d'entrée de l'agent pathogène. Cet agent pathogène a été le staphylocoque doré, sans autres microbes dans les urines, dans le pus du foyer périnéphrétique et du foyer prévésical.

Voici une autre observation de phlegmon périnéphrétique, *primitif*, lui aussi, concernant un malade du service. Un homme de trente-cinq ans entre dans nos salles pour une douleur à la région lombaire gauche qui a débuté brusquement, sans cause appréciable, il y a une douzaine de jours. La violence des douleurs rendait tout mouvement impossible et le malade dut garder le lit. A son entrée dans le service, la température est de 39 degrés, la langue est sèche, les urines sont rares. On constate une douleur très vive à la région lombaire gauche, douleur que la pression du ventre réveille à la fosse iliaque du même côté. La palpation abdominale est rendue difficile par la contraction musculaire. Les jours suivants, la région lombaire gauche toujours très douloureuse est empâtée et fait une légère saillie. Pareils symptômes nous engagent à porter le diagnostic de phlegmon périnéphrétique, on pouvait ajouter primitif, car nous ne trouvions dans le passé de cet homme rien qui pût expliquer

un phlegmon secondaire (pyélo-néphrite, lithiase ou tuberculose rénale, infection urinaire ascendante, infection pleuro-
pulmonaire, etc.).

Ce diagnostic étant posé, il fut convenu que le malade
serait opéré sans tarder, quand survint un incident nouveau.
Les urines recueillies journellement dans le bocal devinrent
tout à coup purulentes, une vraie « vomique périnéphrétique » venait de se produire. En même temps les autres
symptômes subissaient le contre-coup de cette évacuation
purulente, la température tombait à 37, la douleur diminuait, la région lombaire paraissait libérée et le malade
était notablement soulagé. Il était évident que le phlegmon
périnéphrétique venait de se vider dans les voies urinaires
et on pouvait évaluer à 500 grammes la quantité de pus
rendu dans cette débâcle. Toutefois il n'était pas possible
de savoir si cet incident serait une heureuse terminaison
de la maladie, ou si le foyer infecté ne continuerait pas à
suppurer indéfiniment. La situation était comparable à ce
qui se passe à la suite des vomiques pleurales.

L'avenir seul pouvait nous renseigner. Si la quantité de
pus déversée journellement dans les urines s'abaissait graduellement et si les symptômes douloureux et fébriles disparaissaient en même temps, la guérison spontanée pouvait être espérée, mais si les symptômes d'infection conti-
nuaient, il faudrait aller à la recherche du foyer infecté et
provoquer chirurgicalement la guérison. Le malade fut mis
au régime lacté et aux boissons abondantes. Les jours suivants le pus diminua progressivement, la saillie de la
région lombaire gauche s'affaissa et la douleur disparut.
Le 16 novembre, les urines étaient limpides et dix jours
plus tard le malade quittait l'hôpital complètement guéri.

Les exemples de phlegmon périnéphrétique primitif ne
sont pas rares, en voici une observation de Trousseau : Salle
Saint-Bernard était une femme qui, depuis dix jours, se
plaignait de douleurs dans les reins, de courbature et de
fièvre avec frissons et paroxysmes. Il y avait des vomissements; l'amaigrissement faisait de rapides progrès.

Néanmoins, trois semaines après l'entrée à l'hôpital, on constatait une amélioration notable. Cependant, vingt-huit jours plus tard, la fièvre reparaît ; puis, de nouveau, douleurs très vives au côté droit de l'abdomen avec flexion de la cuisse sur le bassin. Bientôt une tuméfaction très notable se manifeste à la région lombaire ; l'échancrure costo-iliaque est effacée ; cette région est le siège d'un empâtement profond. La continuité de la fièvre avec paroxysmes et frissons répétés, la douleur de plus en plus vive, ne permettaient guère de douter de la formation de pus en ces points. Quelques jours plus tard, Jobert (de Lamballe) donnait issue au pus en pratiquant dans la région lombaire une incision de plusieurs centimètres. Ce cas se termina par la guérison.

Maljean [1] a publié une observation de phlegmon périnéphrétique *primitif* compliqué de *vomique*, puis opéré et guéri. Le staphylocoque et le coli-bacille en étaient les agents infectieux.

Description. — Que le phlegmon périnéphrétique soit primitif ou secondaire, la description est la même. La douleur lombaire est le symptôme initial du phlegmon périnéphrétique ; la localisation de cette douleur simule un *lumbago* ; nous voyons que la méprise a été souvent commise. Le malade vient se plaindre de sa douleur lombaire, on l'examine et on lui répond : « Vous avez un lumbago ». La fièvre apparaît rarement avec la douleur ; à une période avancée, elle est vive et accompagnée de frissons. La douleur et la fièvre, auxquelles se joignent parfois des vomissements, sont les seuls symptômes du phlegmon périnéphrétique à ses débuts. Plus tard apparaissent d'autres signes : frissons, tuméfaction, œdème, déformation de la région lombaire, irradiations douloureuses abdominales.

L'évolution du phlegmon périnéphrétique a été admirablement tracée par Trousseau : c'est tout à coup que le malade accuse une douleur profonde, diffuse, aiguë ou sourde dans la région lombaire. Cette douleur spontanée, avec élancements quelquefois, est toujours augmentée par la pression et surtout lorsqu'on cherche à comprendre la

1. *Le Bulletin médical*, 1903, p. 637.

région douloureuse entre les deux mains. La douleur peut quelquefois disparaître pour un temps variable, quelques semaines, quelques mois, et attendre une nouvelle cause déterminante pour se montrer de nouveau. Ordinairement, cependant, il n'en est point ainsi, la souffrance est persistante et augmente jusqu'au jour où le pus est évacué. Cette douleur est toujours un symptôme d'une grande importance, parce que pendant plusieurs jours, plusieurs semaines, elle est le seul phénomène local; déjà, toutefois, des troubles généraux montrent que la souffrance a une raison organique, les malades ont de la fièvre continue avec paroxysme et frisson dans la soirée. Chaque jour, le malade est pris d'un frisson suivi de chaleur et de sueur. Bientôt les malades perdent l'appétit, maigrissent rapidement, ils ont parfois des vomissements au début du paroxysme fébrile et presque toujours il existe une constipation opiniâtre.

« Pendant un temps variable, de huit à quinze jours, les malades n'offrent donc, comme symptômes, que la douleur locale, la faiblesse générale et la fièvre avec paroxysme quotidien. Puis se manifestent d'autres signes locaux de la phlegmasie profonde; la région, de plus en plus douloureuse à la pression, devient le siège d'un empâtement plus ou moins étendu; en même temps, l'échancrure costo-iliaque s'efface, et le malade étant dans le décubitus dorsal, si le médecin plonge sa main sous la région lombaire, il perçoit par le toucher, comme bientôt par la vue, une saillie plus ou moins marquée; et si, en même temps, il place l'autre main sur la région antérieure correspondante, il constate entre ses deux mains une tumeur profonde se continuant avec le tissu cellulaire sous-cutané. Cette tumeur est immobile lorsque l'on commande au malade de grands mouvements de respiration, et l'on acquiert alors la certitude qu'elle est indépendante du foie, qui s'abaisse et s'élève à chaque mouvement d'inspiration et d'expiration. L'empâtement de la région lombaire est accompagné souvent d'œdème, et cet œdème peut s'étendre à la région dorsale et à la région fessière; en même temps, il y a quelquefois un peu de rougeur de la peau. Cette rougeur est érysipélateuse dans les cas où la phlegmasie s'étend au tissu cellulaire de la région. »

Cette description de mon maître Trousseau résume d'une façon saisissante l'entrée en scène et l'évolution du phlegmon périnéphrétique. Dans le cas où l'intervention chirurgicale est *nulle* ou *tardive*, les modalités suivantes peuvent se présenter : *a*. La suppuration gagne le tissu cellulaire sous-diaphragmatique, se porte vers la plèvre et le poumon et détermine une pleurésie ou une pneumonie, ou bien le pus du phlegmon pénètre dans les bronches et est évacué sous forme de *vomique* (Rayer). On a même signalé l'ouverture dans le péricarde. — *b*. Plus fréquemment, la suppuration se propage au tissu cellulaire de la fosse iliaque, la douleur envahit cette région et l'on voit se former une tumeur qui fait saillie au-dessus du ligament de Poupart, ou qui passe au-dessous de ce ligament en suivant la gaine des vaisseaux fémoraux pour se montrer dans le triangle de Scarpa. Dans quelques cas le pus suit la gaine du muscle psoas iliaque, se porte sur le petit trochanter et peut envahir l'articulation coxo-fémorale. — *c*. La suppuration se propage au tissu cellulaire du petit bassin, et le pus de la région rénale, après avoir fusé dans la cavité pelvienne, se fait jour dans la vessie ou dans le vagin. — *d*. L'ouverture dans le côlon est suivie de l'expulsion de selles fétides, muco-purulentes ou sanguinolentes, et les gaz qui passent de l'intestin dans le foyer purulent peuvent déterminer un *emphysème* de la région dorsale (Trousseau). — *e*. L'ouverture du phlegmon dans le péritoine est absolument exceptionnelle, ce qui s'explique par les rapports éloignés du péritoine avec le foyer périnéphrétique, qui occupe d'habitude la face postérieure du rein. — *f*. L'ouverture du phlegmon à la région ombilicale est assez fréquente.

Telles sont les différentes terminaisons du phlegmon périnéphrétique; mais la marche des accidents n'est pas toujours celle que je viens de décrire. Ainsi l'invasion de la maladie se fait parfois en plusieurs poussées, douloureuses et fébriles, distantes de plusieurs semaines ou de plusieurs mois, comme si les premières poussées avaient été suivies de résolution. Dans d'autres cas, au contraire, les symptômes éclatent avec brusquerie et se succèdent avec rapidité; il s'agit d'une véritable *septicémie aiguë*; les frissons sont violents, la température est d'emblée très élevée, les transpirations sont abondantes, la diarrhée est fétide, le ventre est tympanisé, le pouls est de mauvaise qualité, le malade délire, l'état général devient alarmant en quelques jours, et la mort peut survenir pour peu qu'on retarde-l'intervention chirurgicale.

Diagnostic. — Le *diagnostic* du phlegmon périnéphrétique est fort difficile au début, et la difficulté s'accroît encore quand il s'agit de la forme primitive du phlegmon. Le phlegmon périnéphrétique secondaire est plus facile à diagnostiquer que le primitif, parce que la lésion provocatrice fournit déjà une indication précieuse. Supposons un traumatisme de la région rénale; quelques jours ou quelques semaines plus tard, éclatent au point traumatisé des douleurs vives bientôt suivies de frissons et de fièvre; la région lombaire devient extrêmement sensible à la pression, elle est empâtée, tuméfiée, la fièvre augmente; l'attention étant mise en éveil par le traumatisme, on n'hésite pas à diagnostiquer le phlegmon en voie d'évolution. Supposons encore un individu ayant une lithiase rénale avérée, des coliques néphrétiques, des hématuries, et encore mieux, du pus dans l'urine, témoignage de pyélite; que cet individu soit pris un jour de douleurs à la région lombaire avec frissons, fièvre, et plus tard douleur profonde à la pression, empâtement ou déformation de la région lombaire, l'attention étant mise en éveil par les symptômes antérieurs de lithiase rénale ou de pyélite, on n'hésite pas à diagnostiquer un phlegmon périnéphrétique. Et ainsi de suite pour les autres cas de phlegmon périnéphrétique consécutif soit à une appendicite, soit à d'autres causes déjà connues.

Mais, par contre, si le phlegmon est primitif, s'il évolue dans le courant d'une bonne santé, comme chez nos deux maiades, on est forcément hésitant sur le diagnostic. On n'a pour se guider au début qu'un seul symptôme, la douleur lombaire; les mouvements du tronc sont pénibles, les muscles sont durs et contractés, on pense à un lumbago, à un rhumatisme musculaire, on prescrit repos, massage, liniment au salicylate de méthyle, ventouses sèches, injections de morphine, antipyrine, et l'on attend. Pendant quelques jours, la situation reste la même, ou peut s'en faut; la douleur lombaire est toujours le symptôme dominant, l'exploration de la région est rendue difficile par la contraction musculaire; le malade se plaint de malaise, d'insomnie, de manque d'appétit, « il sent bien qu'il a autre chose qu'un lumbago; » il a des frissons, il transpire, il a des nausées et des vomissements, la température monte à 39º et le diagnostic commence à s'imposer.

Ce qui rend la situation encore plus obscure, c'est que le malade est parfois abattu et prostré avec diarrhée et épistaxis, ce qui lui donne l'apparence d'un typhique. Eh bien, la douleur lombaire et la fièvre sont nos guides les plus sûrs. Qu'on surveille cette région lombaire, qui est le siège d'élancements et de douleurs profondes, cette région qu'on ne peut explorer par le palper bimanuel sans déterminer de très vives souffrances. Là est le mal. La fièvre est un indice de suppuration. L'analyse du sang décèle une polynucléose intense : 20 à 30 mille polynucléaires au lieu de 6000. Un jour ou l'autre, la région douloureuse va s'empâter, s'œdématier, se déformer, le diagnostic est fait, il s'agit du phlegmon périnéral.

A ce moment, il faut intervenir, l'opération doit être pratiquée sans tarder, et bien que quelques cas, témoin notre second malade, prouvent qu'un phlegmon périnéphrétique peut guérir après évacuation spontanée du foyer purulent dans les voies urinaires, il faut se méfier, car des complications nombreuses peuvent surgir d'un jour à l'autre, et le plus sage est de ne pas différer l'opération.

§ 18. HYDRONÉPHROSE

La dilatation des *calices* et du *bassinet* consécutive à l'accumulation de l'urine a reçu le nom d'*hydronéphrose* (Rayer), ou *uronéphrose*; si le liquide accumulé devient purulent, la lésion mérite le nom de *pyonéphrose*. Quand l'obstacle qui s'oppose à l'écoulement de l'urine siège très bas dans les voies urinaires, l'*uretère* prend part à la dilatation. Chez le fœtus, l'hydronéphrose est habituellement double et devient un obstacle à l'accouchement, elle doit être rapportée à une malformation congénitale. Chez l'adulte, les causes de l'uronéphrose sont multiples : compression de l'uretère par une tumeur de la vessie, de l'utérus, de l'ovaire.

Le cancer de l'utérus, en se propageant au trigone vésical ou aux uretères, provoque une obstruction plus ou moins complète de ces conduits, obstruction parfois intermittente ainsi que l'anurie qui en résulte : l'hydronéphrose en est quelquefois la conséquence. L'oblitération de l'uretère consécutive à la migration d'un gravier est *rarement* suivie d'uronéphrose. Au chapitre concernant les reins mobiles, nous étudierons l'hydronéphrose *intermittente*[1].

La *grossesse* est une cause d'hydronéphrose. L'utérus augmenté de volume peut comprimer l'uretère, surtout à droite, et amener la rétention rénale, la dilatation du bassin et de l'uretère. Cruveilhier avait déjà remarqué qu'à l'autopsie de femmes ayant succombé à la fin de la grossesse ou après accouchement les uretères sont très dilatés. Olstrausen et Stadsfeld ont fait la même remarque. Survienne une infection au moment de l'accouchement, et les agents infectieux transportés par la circulation infectent le rein, mis par la rétention en état de réceptivité[2].

1. Voizot, *Hydronéphrose intermittente par déplacement du rein*. Th. de Paris, 1900.
2. Gosset. *Pyonéphroses*. Th. de Paris, 1900. — Navas. *Pyélonéphrites gravidiques*. Th. de Lyon, 1897.

L'hydronéphrose est généralement unilatérale; la dilatation peut être partielle et bornée à un calice à la façon d'un kyste, mais habituellement la dilatation est totale, le rein est aplati, refoulé, transformé en une poche qui contient 10, 15, 20 litres de liquide et plus encore, et ce qui reste de la substance rénale a subi l'atrophie fibreuse. Quand l'uretère prend part à cette dilatation, il peut acquérir le volume d'une anse intestinale. Le liquide de l'hydronéphrose ne contient presque pas d'éléments de l'urine, il est souvent albumineux; dans quelques cas, il devient séro-purulent; l'infection se fait par voie ascendante ou par voie sanguine.

L'hydronéphrose ne devient appréciable que lorsque la tumeur acquiert un certain volume; on constate alors la présence d'une tumeur abdominale, également appréciable, à la région lombaire. Cette tumeur est quelquefois fluctuante et peut envahir les régions voisines dans tous les sens. Le *diagnostic* est difficile, mais il peut être éclairé par les antécédents du malade; ainsi des coliques néphrétiques antérieures permettent de supposer une obstruction calculeuse de l'uretère. La *radioscopie* peut fournir un appoint au diagnostic, Le *pronostic* est fort grave dans l'hydronéphrose double, parce que le malade est sous le coup d'accidents urémiques; il est plus bénin dans l'hydronéphrose unilatérale; à moins toutefois que le rein du côté opposé n'ait été compromis par des lésions antérieures.

Le traitement de l'hydronéphrose est purement chirurgical.

§ 19. HÉMATURIES SYMPTOMATIQUES ET HÉMATURIE ESSENTIELLE. — CHYLURIE

L'*hématurie* est le pissement de sang plus ou moins mélangé à l'urine. Suivant que la lésion qui donne lieu à l'hématurie siège à la vessie ou au rein, on dit que l'hématurie est vésicale ou rénale. Je n'ai pas à m'occuper ici des hématuries vésicales, c'est un chapitre de chirurgie.

Selon que l'hématurie est plus ou moins abondante, selon

que le sang est dilué dans une quantité d'urine plus ou
moins considérable, le liquide rendu est rosé, rougeâtre,
brunâtre, noirâtre ; dans le liquide nagent des caillots plus
ou moins allongés. Ces caillots peuvent reproduire le moule
de l'uretère et avoir 10, 15, 20 centimètres de longueur ;
par leur migration difficile à travers l'uretère ils peuvent
occasionner des coliques néphrétiques, et déterminer momentanément la rétention d'urine.

Il y a des hématuries secondaires et une hématurie dite
essentielle. Je vais les décrire successivement.

A. HÉMATURIES SECONDAIRES

Les hématuries secondaires peuvent être associées à une
maladie générale, ou à une lésion localisée aux reins.

Hématuries des maladies générales. — Un grand nombre d'infections générales peuvent se porter sur le rein et
le faire saigner ; telles sont les hématuries de la *scarlatine*,
qui dans cette classe sont les plus fréquentes. Dans quelques
cas, les maladies infectieuses (surtout les fièvres éruptives),
variole, rougeole, purpura, érysipèle, érythèmes, revêtent la
forme hémorrhagique et l'hématurie n'est qu'un épisode
dans l'ensemble du processus hémorrhagique. Le rhumatisme articulaire aigu peut occasionner de vraies hématuries,
ainsi que je viens d'en observer un cas.

Cette classe d'hématuries est due aux agents microbiens
ou à leurs toxines. Les microbes quels qu'ils soient, et leurs
toxines, peuvent susciter des hémorrhagies de tous côtés,
à la peau (purpura), sur les muqueuses (érosions hémorrhagiques), et aux reins (Charrin). Ces hémorrhagies rénales
sont presque toujours associées à un processus de néphrite.

Hématuries associées aux lésions rénales. — Si on veut
bien se reporter à quelques-uns des chapitres précédents,
concernant la tuberculose, les kystes, le cancer, la lithiase
des reins, on verra qu'il n'est pas une seule de ces affections rénales qui ne puisse avoir l'hématurie au nombre de
ses symptômes.

La *tuberculose rénale* est très souvent cause d'hématurie, que les urines sanglantes apparaissent au début de la lésion, ou à une époque plus avancée. Généralement ces hématuries sont légères, peu durables, et indépendantes des causes extérieures (cahots de voiture, équitation, exercices musculaires). Mais dans quelques circonstances elles revêtent une telle intensité, une telle ténacité qu'elles constituent une forme hémorrhagique de la tuberculose rénale.

Les *kystes du rein*, surtout la dégénérescence polykystique, sont fréquemment accompagnés d'hématuries; — ici encore, le pissement de sang, habituellement peu important, peut revêtir une notable intensité.

Le *cancer du rein* est, de toutes les affections des reins, la plus saignante; les hématuries cancéreuses peuvent être précoces ou tardives; elles sont généralement abondantes et tenaces, que le rein ait déjà acquis un fort volume ou qu'il en soit encore à ses proportions normales.

La *lithiase rénale* est très souvent cause d'hématurie, qu'il s'agisse de petits graviers susceptibles de se mobiliser et de provoquer les coliques néphrétiques, ou de gros calculs immobilisés dans le rein. Ces hématuries, habituellement modérées, facilement rappelées par les cahots, par les exercices (marche, équitation), revêtent parfois une telle intensité, une telle continuité, qu'elles constituent une forme hémorrhagique de la lithiase du rein.

Il résulte de cette énumération et de tous les développements dans lesquels je suis entré, en décrivant l'hématurie dans les chapitres consacrés aux maladies des reins, que ce symptôme hématurie ne peut pas nous être d'un grand service quand il s'agit de diagnostiquer telle ou telle lésion des reins. L'hématurie abondante et tenace n'est pas seulement l'apanage des hématuries cancéreuses, puisque nous la rencontrons également avec la tuberculose et la lithiase rénale. L'hématurie avec gros rein n'est pas seulement le fait du cancer, puisque nous la rencontrons également avec de grosses tumeurs rénales, dues à la périnéphrite scléro-lipomateuse ou à des lésions kystiques.

Non seulement l'hématurie, par son abondance, par sa continuité, par les longs caillots qui l'accompagnent, par le volume du rein, gros, très gros, ou normal, ne peut en rien nous permettre d'affirmer la nature de la lésion rénale qui la produit, mais il se peut aussi qu'elle ne soit associée à aucune des lésions rénales que je viens de passer en revue; un malade a des hématuries abondantes, répétées, on pense à la tuberculose rénale, au cancer rénal, à la lithiase rénale, au gros calcul rénal, aux kystes du rein, et le malade n'a rien de tout cela.

Les *néphrites* aiguës et chroniques peuvent être accompagnées d'hématurie (urine rosée, rougeâtre, noirâtre), mais il ne s'agit pas d'hématurie pure : les urines (abstraction faite de l'hématurie) sont albumineuses et la néphrite évolue avec ses signes habituels.

Je crois qu'on n'a pas toujours bien interprété la présence de l'hématurie dans les néphrites chroniques à prédominance interstitielle; d'après mes observations, telle hématurie considérée comme tributaire d'une néphrite interstitielle est fréquemment tributaire d'une néphrite entachée de tuberculose. Pareilles néphrites, sont souvent unilatérales, et justiciables de l'intervention chirurgicale.

La *grossesse* est quelquefois accompagnée d'hématurie (Guyon); il s'agit là d'hématuries congestives; peut-être, aussi, peut-on incriminer la néphrite gravidique.

L'hématurie *parasitaire*, encore nommée hématurie endémique des pays chauds, hématurie intermittente, hématurie chyleuse, est endémique au Brésil, au cap de Bonne-Espérance, aux Indes, aux îles Maurice et de la Réunion[1]. Elle sévit principalement sur l'enfance et sur la jeunesse dans les conditions suivantes : tantôt, sans prodromes et sans douleur, les urines deviennent sanguinolentes, et ce symptôme se reproduit pendant des mois ou des années, sans altérer la santé; tantôt l'hématurie est accompagnée de douleurs lombaires, fatigue et anémie. Dans bon nombre de

---

1. Réunion et île Maurice. Le Roy de Méricourt et Layet. *Diction. encycl. des sc. méd.*

cas, le sujet, qui avait rendu pendant quelques jours ou quelques semaines des urines sanguinolentes avec ou sans caillots, rend actuellement des urines rosées, laiteuses, graisseuses : c'est l'*hématurie chyleuse*. Placées dans une éprouvette, ces urines se divisent en trois couches : une inférieure, formée par le sang, une moyenne, formée par l'urine, et une supérieure, formée par la partie chyleuse et crémeuse du liquide. Il suffit d'agiter l'urine avec un peu d'éther pour qu'elle s'éclaircisse. La graisse contenue dans l'urine s'y trouve à l'état d'émulsion, et l'examen du *sang* a démontré qu'il ne contient pas plus de graisse qu'à l'état normal. Le pronostic de ces hématuries n'est pas généralement grave ; elles peuvent disparaître si le malade séjourne sur des plateaux élevés ou s'il émigre dans un pays tempéré, en Europe par exemple.

La *pathogénie* des hématuries chyleuses est encore entourée d'obscurité. Bilharz, et après lui Griesinger, et d'autres auteurs, ont admis que l'hématurie endémique des pays chauds doit être rattachée à la présence de parasites du sang, parasites variables suivant les contrées[1]. Ce parasite, dans le nord et dans le sud de l'Afrique, est de la famille des distomes ; c'est habituellement un strongyle à la Guadeloupe et au Brésil. Les parasites détermineraient dans les capillaires et dans la muqueuse des voies urinaires des désordres qui seraient la cause des hématuries. Dans quelques cas on a constaté la présence des parasites dans le sang et dans les caillots rendus par hématurie.

En supposant que les choses se passent ainsi, comment pourrait-on expliquer la *chylurie*, qui est si souvent associée à l'hématurie? Pour certains auteurs, la transformation des urines hématuriques en urines chyleuses est due à une altération des hématies qui se décomposent, laissent échapper leur graisse sous forme de granulations, et se résolvent en un détritus granuleux (Le Roy de Méricourt). Pour Gubler, la chylurie est due à une ectasie lymphatique,

_____
1. Davaine. *Traité des entozoaires.*

à de véritables varices lymphatiques développées et ouvertes dans l'appareil urinaire.

Telles sont les principales causes des hématuries secondaires. Le diagnostic entre l'hématurie de provenance vésicale et de provenance rénale n'est pas toujours facile. Au cas d'hésitation on pratiquera la *cystoscopie* qui précise l'origine vésicale ou rénale de l'hémorrhagie et qui permet de savoir quel est le rein qui saigne.

B. HÉMATURIE ESSENTIELLE

Après les hématuries secondaires, étudions les hématuries dites essentielles [1]. Ces hématuries sont comparables à l'épistaxis congestive qui survient sans lésion appréciable de la muqueuse nasale. Bien que fort rares, on ne peut pas nier l'existence de ces hématuries essentielles. En voici quelques exemples : Une malade de vingt-huit ans [2], n'ayant aucun antécédent qui ressemble à l'hémophilie ou à la tuberculose, a été prise, avec quelques douleurs à la région lombaire et à l'hypochondre du côté droit, d'une hématurie qui dure actuellement depuis six mois. Cette femme n'a jamais eu, pendant six mois, une seule miction normale; l'urine est toujours plus ou moins sanguinolente; le sang est intimement mélangé à l'urine, et depuis le début des accidents, l'hématurie, loin de diminuer, ne fait qu'augmenter d'intensité. Les douleurs rénales ont toujours persisté, bilatérales, légères et passagères du côté gauche, continues du côté droit. Ces douleurs n'ont jamais eu les caractères des coliques néphrétiques; elles se traduisent par une sensation de pesanteur et d'endolorissement de la région. Jamais il n'y a eu ni oligurie ni élimination de graviers, ni même dépôt d'acide urique dans le vase.

1. Malherbe et Legueu. Hématuries essentielles. *Association française d'urologie*, octobre 1899.

2. Broca. Hémorrhagies rénales sans cause connue. *Gaz. hebdomad.*, 15 décembre 1894.

En face de pareils symptômes il était permis de soupçonner une lésion organique, tuberculose ou cancer.

Broca examine la malade, il constate que le rein droit n'est ni hypertrophié, ni abaissé; il est très nettement douloureux à la pression dans l'angle costo-vertébral. Rien de semblable à gauche. Les mictions sont indolentes, fréquentes et toujours sanguinolentes; l'hématurie n'est influencée, ni par la marche ni par les secousses de voiture; la malade a bonne mine et n'a pas maigri. Le repos au lit, au lieu d'améliorer la situation, provoque une recrudescence des douleurs et des hématuries. Les urines ne contiennent pas de bacilles de Koch. Broca se décide à intervenir; le rein est mis à nu, mais on trouve un rein absolument normal, on ne lui découvre aucune lésion, il n'est ni induré, ni adhérent; le bassinet et l'uretère sont normaux; Terrier et Hartmann explorent à leur tour ce rein supposé malade et ils font les mêmes constatations, ils ne trouvent aucune lésion. On jugea inutile de pousser plus loin l'opération dont les suites furent, du reste, des plus simples et des plus inattendues. A dater de ce moment, les *hématuries cessèrent complètement et définitivement*; la malade, revue trois ans plus tard, était complètement guérie de ses douleurs et de ses hématuries.

Broca a réuni dans son travail sept observations, qui par divers côtés, se rapprochent de la sienne, et, quelle que soit la théorie qu'on invoque, qu'on parle d'hémophilie avec Senator, de troubles congestifs, vaso-moteurs, peu importe la théorie; le fait intéressant, indéniable, c'est qu'il existe des hématuries rénales, persistantes, abondantes, redoutables, avec ou sans douleurs, qui paraissent indépendantes des lésions connues et qui guérissent par le genre d'intervention chirurgicale qu'on vient de voir.

C'est dans cette variété d'hématurie que peut prendre place l'observation suivante : Il y a quelques années, un jeune garçon de quinze ans vint dans mon service à l'hôpital Necker pour y être traité d'une hématurie qui durait depuis deux ans. Cette hématurie, d'origine rénale, n'était pas continue, elle survenait tantôt sans cause apparente, tantôt à l'occasion de la moindre fatigue, de la moindre marche. Ce jeune homme, typographe de son état, nous racontait qu'il ne pouvait travailler deux heures debout, sans que ses urines fussent sanguinolentes; il ne pouvait faire la moindre course sans que l'hématurie reparût; souvent même l'hématurie persistait plusieurs jours en dépit du repos. Cette hématurie qui durait depuis si longtemps avait très fortement affaibli et anémié ce jeune homme qui était préparé à toute intervention. Après avoir examiné ce malade, dont les reins étaient peu sensibles, il me fut impossible de formuler un diagnostic pathogénique : lithiase, tuberculose ou cancer, tout était possible; néanmoins il n'y avait dans le cas en question, ni les douleurs de la lithiase, ni les bacilles de la tuberculose, ni l'état général qu'aurait provoqué un cancer de date déjà ancienne.

Je soumis le malade à la cure térébenthinée; il prit à dose croissante, six, huit, dix, douze capsules de térébenthine par jour; peu à peu les urines perdirent leur caractère sanguinolent et les hématuries disparurent complètement. Elles disparurent si bien, que depuis cinq ans elles n'ont plus reparu une seule fois; après deux ans et demi de maladie, la guérison est définitive ; ce jeune homme peut impunément faire les courses les plus longues, il peut impunément travailler debout toute la journée, et donner la nuit des heures de travail supplémentaires; sa santé est de toute façon excellente et jamais la moindre hématurie n'a reparu. Il continue toujours l'usage de la térébenthine. Ces exemples et cette discussion entreprise au sujet des hématuries, prouvent bien que le diagnostic pathogénique des hématuries rénales est souvent difficile et parfois impossible.

§ 20. HÉMOGLOBINURIE

Description. — *L'hémoglobinurie* est une fausse hématurie; les urines sanglantes et albumineuses de l'hémoglobinurie doivent leur coloration à l'hémoglobine, mais elles ne contiennent jamais de globules rouges ou elles n'en contiennent qu'en quantité tout à fait insignifiante, condition bien différente des urines hématuriques dans lesquelles le sang passe en nature.

L'hémoglobinurie n'est qu'un symptôme, mais elle se produit dans des conditions si diverses que l'on peut en considérer trois variétés : 1° l'hémoglobinurie paroxystique ou essentielle; 2° l'hémoglobinurie symptomatique de maladies infectieuses; 5° l'hémoglobinurie symptomatique d'intoxications.

L'hémoglobinurie essentielle, dite encore *primitive*, ou *a frigore*, a été décrite pour la première fois par Harley en 1864; elle semble constituer à elle seule un état morbide défini. Le type en est réalisé par le malade qui a fait le sujet de l'intéressante communication de Mesnet[1]. A la suite d'un froid, ou d'un refroidissement, un individu, du reste bien portant, éprouve quelques frissons, avec malaise, courbature, sensation douloureuse aux lombes et à l'épigastre. Ces phénomènes plus ou moins accentués sont accompagnés d'une élévation de température qui atteint ou dépasse 38 et 59 degrés. Pendant cet accès, qui dure en moyenne six à huit heures, les urines prennent des teintes graduellement plus foncées; les premières urines rendues sont d'un rouge pâle, et aux mictions suivantes, elles ont la teinte des vins de Bordeaux et de Malaga; après l'accès, les urines prennent des teintes graduellement décroissantes, et, quelques heures après, elles sont tout à fait normales.

L'urine est albumineuse : le microscope n'y découvre ni globules rouges ni débris de globules; mais le spectroscope y décèle les deux raies de l'oxyhémoglobine. On peut observer la transformation de ces deux bandes en une bande unique d'hémoglobine réduite. Il est des cas enfin où l'on peut constater une troisième bande, celle de la méthémoglobine. Cette méthémoglobinurie n'est pas constante (Hé-

1. *Arch. gén. de méd.*, mai 1881.

nocque). Le dépôt urinaire est formé par un sédiment rougeâtre, composé de granulations d'hémoglobine, de cylindres et de cellules épithéliales.

L'examen du sang, fait pendant l'accès, démontre un retard dans la formation du coagulum fibrineux et une faible tendance des globules à s'empiler (Hayem).

Au moment de la crise, il y a légère augmentation dn nombre des globules blancs, diminution notable des globules rouges et, deux jours après, poussée d'hématoblastes et de globules nains. L'étude du sérum trouvera mieux sa place dans le chapitre consacré à la Pathogénie.

L'hémoglobinurie paroxystique est surtout fréquente chez l'homme et à l'âge adulte; elle reparaît par accès qui peuvent être distants de plusieurs jours, de plusieurs mois, d'une année. Le temps froid est favorable à sa reproduction, d'où le nom d'hémoglobinurie hivernale, et j'ai vu plusieurs fois M. Mesnet produire l'accès à volonté en faisant descendre son malade dans le jardin de l'hôpital par une température voisine de 0°.

A côté de ces symptômes constants de l'accès, il en est qui sont inconstants, mais qui ont une grande valeur au point de vue pathogénique, ce sont : 1° l'urticaire, le purpura; 2° le gonflement aigu, douloureux et passager de la rate et du foie; 3° une teinte subictérique qui persiste plusieurs jours après la disparition des autres symptômes.

L'accès n'a pas toujours l'intensité que nous venons de lui assigner; il n'est parfois caractérisé que par quelques frissons, avec courbature et albuminurie légère. A côté de ces accès *avortés*, il en est d'autres, au contraire, qui sont très intenses, et c'est surtout pendant ceux-ci que l'on voit survenir les symptômes inconstants énumérés plus haut. Après l'accès, les urines sont normales, le sujet reste plus ou moins anémié, mais il retrouve vite la santé et il n'arrive jamais à un état cachectique. Nous avons, mon interne M. Widal et moi, observé un cas où la mort est survenue en plein accès d'hémoglobinurie; j'y reviendrai dans un instant.

Le type de l'hémoglobinurie symptomatique d'une infection est l'hémoglobinurie de l'*impaludisme*, telle qu'on l'observe dans la fièvre dite bilieuse hémoglobinurique. Elle n'apparaît guère que chez les vieux paludéens, résidant encore dans les pays à fièvre. L'accès hémoglobinurique a été précédé le plus souvent par quelques accès palustres simples ou bilieux. La durée est en général de 12 à 56 heures. L'hémoglobinurie apparaît ordinairement avec le frisson et diminue avec la défervescence. En même temps que l'hémoglobinurie, éclatent des symptômes *bilieux* de grande intensité et caractérisés par des vomissements, des selles bilieuses, des douleurs lombaires, de l'ictère, des urines biliphéiques.

L'accès peut être léger ou grave et se terminer par collapsus, anurie ou urémie. Pour Kelsch ou Kiener l'hémoglobinurie, dans ce cas, est toujours le signe d'une rapide et abondante dissolution des globules rouges. L'ictère est un phénomène contingent résultant de l'action directe de l'agent paludéen sur la sécrétion biliaire.

L'hémoglobinurie peut exister chez le bœuf à titre de maladie infectieuse due à une bactérie décrite par M. Babès[1]. On constate encore l'hémoglobinurie dans les maladies infectieuses expérimentales de laboratoire. On l'a signalée dans le typhus, la scarlatine, et peut-être la retrouverait-on plus fréquemment si on la cherchait de parti pris dans les maladies infectieuses humaines.

L'introduction dans l'économie de quelques substances végétales ou minérales telles que certains champignons, acide phénique, hydrogène arsénié, chlorate de potasse, acide pyrogallique, iode, glycérine, peut réaliser l'hémoglobinurie dite *toxique*. La simple injection d'eau, l'injection d'hémoglobine dissoute ou d'acides biliaires dans le sang des animaux sont encore autant de causes d'hémoglobinurie *expérimentale*. Sous l'influence de l'agent toxique, l'hémo-

---

1. Babès. Hémoglobinurie bactérienne du bœuf. *Acad. des sc.*, séance du 29 octobre 1888.

globine abandonne le globule rouge et se dissout dans le
sérum. Les travaux de Ponfick, puis ceux de Marchand, de
Lebedeff, de Litten, ont permis de distinguer dans cette
hémoglobinhémie préalable trois variétés. Dans la première,
l'hémoglobine dissoute dans le sang est en si petite quantité
qu'elle est détruite et n'apparaît pas dans l'urine; dans la
seconde, la rate et la moelle des os contribuent à transformer les détritus globulaires en pigments; dans la troisième,
les organes destructeurs sont insuffisants, et l'on observe
l'hémoglobinurie avec ictère, oligurie ou anurie par l'oblitération des tubuli du rein.

Pathogénie. — La pathogénie de l'hémoglobinurie paludéenne et des hémoglobinuries toxiques s'est décidée, ces
dernières années, à la lueur des faits anatomiques et expérimentaux. Nous allons voir comment elle peut, dans une
certaine mesure, aider à comprendre le mécanisme encore
discuté de l'hémoglobinurie paroxystique *a frigore*. Dans
l'hémoglobinurie paludéenne, comme dans l'hémoglobinurie
expérimentale, on observe une phase d'hémoglobinurie,
suivie d'une phase d'altération rénale.

Pour qu'il y ait hémoglobinurie, la dissolution globulaire
doit être *abondante* et correspondre environ au sixième de
la masse totale des hématies; elle doit être *rapide* et s'accomplir en un espace de temps variant entre quelques
heures et vingt-quatre heures au maximum. Les altérations
rénales sont la conséquence de la débâcle pigmentaire qui
se fait par les tubuli contorti. Le pigment ne s'observe, ni
dans la branche descendante de Henle, ni dans les tubes
droits, ni dans le tube collecteur, ni dans les glomérules;
on ne le retrouve que dans les épithéliums sombres des
tubes contournés et des branches ascendantes de Henle. La
localisation est bien celle des substances colorantes lancées
dans la circulation, comme dans la célèbre expérience
d'Heidenhain avec l'indigo. Les cellules infiltrées par le
pigment deviennent opaques; les noyaux et les séparations
des cellules ne sont plus visibles. L'inondation pigmentaire
peut être telle que l'on retrouve dans l'intérieur des tubes

une poussière fine et grenue, de même aspect que le pigment, formant quelquefois des amas volumineux et pouvant obstruer le calibre du canalicule, de façon à déterminer de l'anurie.

Quant à la pathogénie de l'hémoglobinurie paroxystique, deux théories ont été émises : celle de la congestion rénale, et celle de l'hémoglobinhémie primitive. La théorie rénale soutenue en France par Hayem et Robin ne repose guère que sur des hypothèses. Il s'agirait pour Robin d'un processus congestif local du rein, aidé par un trouble général de la nutrition, consécutif au rhumatisme, à la syphilis, à l'impaludisme.

Les partisans de la théorie de l'hémoglobinhémie primitive admettent que le processus est celui des hémoglobinuries toxiques expérimentales. L'hémoglobinhémie serait le phénomène initial, l'altération rénale serait secondaire. La question est donc de savoir si dans l'attaque d'hémoglobinurie paroxystique essentielle, il y a hémoglobinhémie préalable et lésion rénale consécutive, caractérisée par l'infiltration pigmentaire des cellules troubles des tubes contournés. Si certains auteurs ont prétendu qu'il est des cas où le sérum sanguin ne présente aucun changement, il en est d'autres, tels que Lépine, Rodet et Salle, Ehrlich, du Cazal, Boas, Lichteim, qui ont constaté l'hémoglobinhémie d'une façon indubitable, en recueillant du sang, par application d'une ventouse scarifiée, au moment de l'accès.

L'expérience si souvent citée d'Ehrlich est des plus significatives. Cet expérimentateur a pu reproduire, en dehors d'une crise, l'altération du sang dans une zone limitée. En plongeant un doigt dans l'eau glacée, après lui avoir appliqué à la base une ligature élastique, Ehrlich a pu créer dans le réseau superficiel de cet organe une hémoglobinhémie circonscrite.

Hayem, quoique partisan de la théorie rénale, admet que la fluxion du rein doit être aidée par une altération sanguine. Pour lui, la coloration rouge cerise du sérum, que l'on a donnée comme caractéristique de l'hémoglobinhémie, ne se produirait qu'au bout de quelques heures de séjour du sang *in vitro*. Elle indiquerait que le sang est certainement altéré, puisque cette coloration du sérum ne se produit pas avec du sang normal. Si, d'autre part, on agite un tube quatre heures après y avoir versé du sang, le caillot central se redissout complètement et donne au mélange une teinte rouge, phénomène, dit Hayem, qui ne s'observe dans aucune autre maladie.

L'altération *préalable* du sang (hémoglobinhémie) ne fait donc aucun doute; mais pour savoir si au cours de l'attaque d'hémoglobinurie paroxystique les lésions rénales sont celles que nous avons signalées dans les autres variétés d'hémoglobinurie, il manquait une autopsie où la mort étant survenue pendant la crise, on pût surprendre la lésion rénale au moment même de la débâcle hémoglobinurique. Cette lacune a été comblée par l'étude d'un cas unique dans la science qu'il nous a été donné d'observer, Widal et moi. A l'autopsie d'une femme morte en pleine crise, dans mon service à l'hôpital Necker, nous avons trouvé des reins présentant une couleur sépia très marquée dans toute la substance corticale. Au microscope, les glomérules étaient indemnes, les cellules troubles des tubes contournés et des branches montantes de Henle présentaient seules une infiltration hémoglobinique complète; de grosses granulations hémoglobiniques se rencontraient même dans l'aire des tubes. La localisation était bien celle des pigments qui, dissous préalablement dans la circulation générale, sont éliminés par le rein, comme dans la célèbre expérience de Heidenhain. Cette autopsie fournit donc, croyons-nous, à la théorie hémoglobinhémique, une des preuves qui lui manquaient.

Quelle est la cause de cette fragilité du sang? Le froid ou une fatigue excessive paraissent en être la cause déterminante la plus habituelle, mais en outre, les sujets atteints d'hémoglobinurie sont presque tous paludéens ou syphilitiques; j'ai eu en observation un malade qui réunissait ces deux conditions et qui s'est très bien trouvé d'un traitement mercuriel que je lui ai fait commencer à Paris et qu'il a continué à Naples sous la direction de Thomassi.

Donath et Landsteiner ont montré que la célèbre expérience du doigt refroidi d'*Erlich* pouvait être reproduite *in vitro* avec le plasma d'un hémoglobinurique. Ces auteurs mélangent des globules rouges humains quelconques avec le sérum ou le plasma oxalaté d'un hémoglobinurique recueilli en dehors des crises; ils exposent ce mélange pendant une demi-heure à la température de 0°, ils le transportent ensuite à l'étuve pendant deux heures à 37° et ils constatent après ce temps une hématolyse très nette. Si ce mélange est placé directement à 37° sans subir un refroidissement préalable, l'hématolyse ne se produit pas.

Cette expérience du refroidissement *in vitro* reproduit à peu près l'image de l'attaque de l'hémoglobinurie développée sous l'influence du froid; elle persiste à l'état de stigmate permanent.

MM. Widal et Rostaine[1] ont montré que le phénomène était dû à l'insuffisance de l'antisensibilisatrice que le sang renferme à l'état normal pour protéger ses globules en neutralisant l'action de la sensibilisatrice qu'il charrie constamment. Si des hématies peuvent se conserver dans leur propre sérum ou dans un sérum de même provenance animale, c'est que, comme l'a montré M. Besredta, grâce à cette antisensibilisatrice spécifique qui est impuissante à les protéger contre un sérum de provenance étrangère.

Or, M. Bordet a fait connaître qu'il existe une antisensibilisatrice spécifique pour le globule d'une espèce donnée dans le sérum provenant d'animaux d'une espèce différente préparés par des injections d'hématies ou de sérum de la première espèce. MM. Widal et Rostaine ont injecté des chevaux avec des doses massives de sérums humains provenant de saignées thérapeutiques. Dans les sérums d'animaux ainsi préparés s'était donc développée une antisensibilisatrice spécifique pour le fixateur des globules rouges humains. Ces

---

1. Widal et Rostaine. Insuffisance d'antisensibilisatrice dans le sang des hémoglobinuriques. *Soc. de biol.*, 18 et 25 février 1905.

auteurs ont constaté dans leurs expériences, qu'une quantité minine de ce sérum chauffé à 55° pour le débarrasser de sa cytose, additionnée au plasma d'un hémoglobinurique, suffit à lui enlever son pouvoir d'impressionner les globules rouges humains, après contact avec eux à froid. L'antisensibilisatrice en se fixant sur la sensibilisatrice, qui s'était elle-même attachée aux globules par l'influence du froid, en a ainsi neutralisé l'action.

Puisqu'il suffit d'ajouter au plasma d'un hémoglobinurique une quantité relativement faible d'antisensibilisatrice pour l'empêcher de sensibiliser, sous l'influence du froid, les globules rouges humains, il était naturel de rechercher si des injections d'antisensibilisatrice n'entraveraient pas chez l'homme l'attaque *a frigore*.

MM. Widal et Rostaine[1] ont pu précisément, par des injections préventives faites avec les sérums de leurs chevaux, prévenir chez des hémoglobinuriques l'attaque *a frigore*.

L'organisme était d'autant mieux préservé que la dose inoculée était plus forte, et pour une dose injectée la résistance à l'hémoglobinhémie était d'autant plus solide que le frcid était moins intense et son action moins prolongée. Jusqu'ici, en pathologie humaine, la sérothérapie n'a guère fourni de résultats que contre les maladies dues aux microbes et aux toxines. Il est donc intéressant de constater l'action d'un sérum sur un accident humoral tel que l'hémoglobinhémie. On ne confère ainsi qu'une immunisation passive, qui s'éteint déjà après trois semaines et l'on est obligé d'injecter de fortes doses de sérum quand le malade est très sensible au froid.

A côté de l'hémoglobinurie d'origine sanguine, que nous venons de décrire, il existe une autre variété d'hémoglobinurie, qui reconnaît pour cause l'élimination d'hémoglobine musculaire. Il y a, en effet, dans le muscle une hémoglobine spéciale, qui lui donne sa couleur rouge. Dans les hémoglobinuries d'origine musculaire, il n'y a pas hémoglobinhémie,

1. Widal et Rostaine. Sérothérapie préventive de l'hémoglobinurie paroxystique. *Soc. de biol.*, 4 mars 1905.

comme on peut le constater par l'examen du sérum sanguin ; cela tient à ce que l'hémoglobine musculaire passe à travers le rein beaucoup plus facilement que l'hémoglobine globulaire ; aussi elle s'élimine dès qu'elle est mise en liberté, et elle ne s'accumule pas dans le sang. Comme pour l'hémoglobine des hématies, la mise en liberté de l'hémoglobine du muscle est provoquée par le froid ; la crise s'accompagne de sensations pénibles dans les muscles pouvant entraîner l'impotence (Camus et Pagniez[1]).

Enfin, on peut observer des fausses hémoglobinuries à la suite de néphrorrhagie ou de cystorrhagie ; les globules rouges se sont dissous dans le contenu vésical, et les caractères propres de l'hématurie ont ainsi disparu ; cela se produit avec certaines urines, qui dissolvent les globules rouges avec une facilité particulière ; on les appelle urines cythémolytiques ; ce sont surtout les urines très aqueuses qui ont cette propriété ; on y remédie en administrant au malade du chlorure de sodium, dont l'élimination, en relevant la densité de l'urine, transforme une fausse hémoglobinurie en hématurie (Camus[2]).

Les malades atteints d'hémoglobinurie doivent éviter le froid, les transitions brusques de température, et vivre autant que possible dans un climat tempéré ; c'est du moins le moyen d'éviter les accès.

Si le sujet est un ancien paludéen, on prescrira la quinine, le quinquiua, les préparations arsénicales : la quinine à la dose journalière de 30 à 40 centigrammes, la poudre de quinquina à la dose de 6 à 8 grammes par jour ; le cacodylate de soude par injection de 5 centigrammes. Les préparations mercurielles seront réservées pour le syphilitique.

1. Camus et Pagniez. Académie des sciences, 1902.
2. Camus. *Les hémoglobinuries globulaire, musculaire et urinaire.* Th. de Paris, 1903.

§ 21. DES REINS MOBILES
NÉPHRITE UNILATÉRALE COEXISTANTE

Pathogénie. — Pour avoir une idée nette des déplacements du rein, il faut d'abord connaître ses moyens de fixité[1]. Le rein est maintenu dans sa situation normale par une enveloppe cellulo-fibreuse riche en tissu adipeux. Le rein plongé dans cette gangue ne lui adhère que par des tractus filamenteux peu résistants. L'élément fibreux formerait, d'après certains auteurs, une sorte de feuillet transversal engainant le rein en avant et en arrière et se réunissant au-dessus de l'organe, mais faisant défaut en dedans et en bas. C'est en effet dans ces directions que s'échappe le rein, et dans sa migration il se coiffe du péritoine qu'il pousse devant lui, et il peut ainsi arriver très loin et descendre très bas entre les anses intestinales.

D'après Trocart, ce n'est pas l'enveloppe cellulo-graisseuse, c'est le péritoine qui serait le principal obstacle aux déplacements du rein. Cet auteur a vu que, pour attirer en bas et en avant un rein recouvert de son péritoine, il faut développer une force de 8 à 10 kilogrammes, tandis que la résistance de la capsule cellulo-graisseuse ne va pas au delà de 2 kilogrammes[2].

L'*ectopie rénale* (rein flottant, néphroptose), bien connue depuis les travaux de Rayer, est beaucoup plus fréquente chez la femme que chez l'homme ; elle atteint le rein droit plus souvent que le gauche et rarement les deux reins. On a invoqué comme causes les grossesses répétées, l'abus du corset, le relâchement des parois abdominales, les contusions, les efforts violents, la résorption de la couche cellulo-

1. Mollière. *Dict. méd.*, article REIN. Anatomie et physiologie.
2. Trocart. *Journal de méd. de Bordeaux*, 1890.

graisseuse qui entoure le rein. Étudions cette pathogénie. L'influence du *sexe* est incontestable; car en additionnant les différentes statistiques, on trouve que sur 100 cas d'ectopie rénale, 86 cas environ concernent le sexe féminin. Le rein droit est quatre fois plus souvent déplacé que le rein gauche. Quant à la *grossesse*, son influence a été singulièrement exagérée, car sur les 94 cas qui composent la statistique de Küttner, les reins étaient déplacés 40 fois chez des femmes n'ayant jamais eu d'enfants[1]. Glénard, faisant rentrer la néphroptose dans la théorie plus générale de l'entéroptose, suppose que le rein mobile est un syndrome digestif. Potain pense que la mobilité du rein est consécutive à des phénomènes inflammatoires; il admet des déplacements du rien par glissement qui sont les plus communs, souvent associés à la colite muco-membraneuse, et des déplacements par antéversion souvent associés à la lithiaise biliaire[2].

Anatomie pathologique. — Comme on ne meurt pas d'ectopie rénale, l'anatomie pathologique doit être surtout faite grâce aux opérations que nécessite parfois cette affection. D'abord, sur un millier d'autopsies faites au cas de maladies les plus diverses, on trouve à peine le rein déplacé, une fois sur mille (Schultze). Quand le rein est très déplacé il peut occuper toutes les régions de la cavité abdominale, fosse iliaque, épigastre, hypochondre, mais jamais la capsule surrénale n'accompagne le rein dans ses déplacements. Le rein est quelquefois immobilisé dans son déplacement par des adhérences. Le rein mobile peut être simultanément kystique ou cancéreux, il est parfois atteint de *néphrite chronique*.

Description. — Dans bien des cas, on peut avoir un rein déplacé sans même s'en douter; c'est la forme *latente*. Tel individu se plaint de troubles dyspeptiques, d'éructations, de tympanisme abdominal; on l'examine, on constate une dilatation de l'estomac, du côlon, et l'on découvre, en plus,

1. Ces différentes statistiques sont discutées dans l'article très documenté de Bruhl. *Gaz. des hôpitaux*, 6 février 1892.
2. Potain. *Congrès de Limoges*, 1890.

un rein déplacé et mobile. Tel autre individu est nerveux, neurasthénique, se plaint de vertiges, de bouffées de chaleur, de maux de tête, d'inappétence, d'anorexie, d'affaiblissement, d'amaigrissement ; on l'examine et l'on constate que ce neurasthénique a un rein déplacé. En voici un autre sujet, qui s'est découvert, lui-même, une tumeur dans le ventre ; il n'en éprouve ni gêne, ni douleur ; il vient vous en faire part, on l'examine, et l'on constate un rein flottant. Dans ces différents cas, le rein déplacé était associé à divers états morbides sans provoquer ses propres symptômes.

Le rein flottant détermine deux symptômes principaux : la *douleur* et une *tumeur abdominale* avec troubles généraux plus ou moins accusés. L'ectopie rénale se signale quelquefois par un début *brusque* et violent : à la suite de fatigues ou d'efforts, ou même sans cause appréciable, le sujet est pris de douleurs très vives dans l'abdomen ; il vient vous trouver et il vous dit : « Il me semble que quelque chose s'est décroché dans le ventre ». On peut remettre le rein en place et le malade guérit. Cette luxation brusque du rein, parfois accompagnée de tendances à la syncope, peut avoir une origine traumatique.

Dans d'autres cas, les symptômes n'ont pas cette brusquerie et surviennent progressivement. La douleur, limitée à l'hypochondre ou à la region lombaire du côté affecté, est souvent accompagnée de tiraillements et de pesanteur. La douleur est sourde, ou pulsatile comme un abcès, rappelée par la marche, par l'équitation, par les exercices, et calmée par la position horizontale. Parfois, surviennent des paroxysmes aigus très pénibles, généralement provoqués par des efforts, par la menstruation, et accompagnés de frissons, de vomissements, de lipothymies (Lancereaux). Le simple repos au lit met fin habituellement à ces crises douloureuses. Chez quelques personnes, les douleurs, par leur caractère, prennent les allures d'une colique hépatique ou d'une colique néphrétique avec irradiations à l'uretère, à la vessie, aux lombes, aux cuisses. Les troubles digestifs, anorexie, gastralgie, ectasie gastro-intestinale, pyrosis, éructation, nausées, vomissements, sont fréquents chez les malades atteints d'ectopie rénale. J'en dirai autant des symptômes nerveux, neurasthéniques, hystériques, hypo chondriaques.

Le rein déplacé forme une *tumeur* qu'on sent profondément située sous le rebord costal et vers les parties latérales de l'abdomen. Cette tumeur donne au toucher la *forme du rein*, elle est douloureuse à la pression, et généralement assez mobile pour qu'on puisse la déplacer dans tous les sens, la ramener dans sa loge et provoquer le ballottement rénal (Guyon). Toutefois, il est des cas où le rein est *immobilisé* par des adhérences.

Étranglement rénal. — Je viens de décrire les symptômes du rein déplacé, mais ce n'est pas tout, il faut maintenant nous occuper de ces épisodes aigus, soudains, qui éclatent parfois de la façon suivante: Un individu, ayant un rein déplacé, est pris sans cause appréciable, et tout d'un coup, de symptômes qui rappellent la péritonite aiguë: douleurs vives dans le ventre, irradiations douloureuses, nausées, vomissements, petitesee du pouls, sueurs froides, tympanisme abdominal, facies grippé, état syncopal; rien n'y manque: c'est bien là le tableau d'une péritonite aiguë par perforation. On pense alors, au premier abord, à la perforation d'un ulcère de l'estomac ou du duodénum, à une péritonite appendiculaire; mais un examen plus approfondi permet de découvrir, dans le ventre, une tumeur mobile, réductible, très douloureuse, qui est le rein déplacé, tumeur d'autant plus volumineuse, que ce rein est momentanément atteint d'hydronéphrose: car ces accidents-là sont des accidents d'étranglement rénal. La crise douloureuse peut persister plusieurs heures, ou plusieurs jours, avec des paroxysmes et des moments d'accalmie, puis tout rentre dans l'ordre, si l'on a eu soin surtout de recommander au malade l'immobilité dans la position horizontale. La crise cesse brusquement, elle est jugée par l'émission d'urines abondantes, et par la disparition de la tumeur liquide abdominale. Bien que la dénomination d'étranglement rénal créée par Dietl ne soit pas absolument conforme à la vérité, elle rend bien compte de la pathogénie de ces accidents qui sont dus à une torsion ou à une coudure de l'uretère avec *hydronéphrose intermittente*[1] et stase veineuse par arrêt momentané de la circulation dans la veine rénale. Ces épisodes, extrêmement douloureux, peuvent se reproduire fréquemment[2]; ils étaient bien connus de Trousseau, qui en donne au début de sa merveilleuse leçon sur les reins mobiles une description à laquelle il n'y a rien à ajouter.

Le *diagnostic* de l'ectopie rénale, facile dans quelques cas, présente parfois de réelles difficultés. Bien des tumeurs abdominales, rénales, mésentériques, hépatiques, ovariques, peuvent simuler le rein déplacé. Le diagnostic de l'*étranglement rénal* est simplifié par la connaissance du rein déplacé; il faut toujours y penser quand il s'agit de ces pseudo-péritonites qui simulent l'appendicite, l'étranglement interne et les perforations gastro-intestinales.

Le *pronostic* de l'ectopie rénale n'est pas grave; néanmoins, sa durée indéterminée, son retentissement fâcheux sur l'organisme, et les complications qu'elle peut entraîner (néphrite), méritent d'être pris en sérieuse considération.

Lésions rénales. Albuminurie. Néphrite. — On a cru pendant longtemps que le rein mobile ne modifie en rien la composition des urines; on avait pensé que le rein flottant est exempt de lésions. Ces idées doivent être modifiées, ainsi que Tuffier l'avait déjà fait remarquer. Chez un sujet atteint de rein mobile, l'albuminurie n'est pas très rare (14 fois pour 100 d'après Schlilling). Parfois, outre l'albuminurie, on constate la présence de cylindres. J'ai dans mon service une femme qui avait présenté des phénomènes de rein mobile au quatrième mois d'une grossesse. Au moment de l'accouchement, elle fut atteinte d'infection puer-

1. Terrier et Baudoin. *Rev. de chir.*, septembre et octobre 1891. — Voizot, *Hydronéphrose intermittente par déplacement du rein.* Th. de Paris, 1900.
2. Trousseau. *Clin. médicale de l'Hôtel-Dieu*, 1. III. p. 750.

pérale avec phlébite, cystite et néphrite ascendante *qui se greffa surtout sur le rein mobile (locus minoris resistentiæ)*. Trois mois plus tard, cette femme avait repris son service d'infirmière, mais elle avait encore quelques douleurs lombaires à droite et une légère pyémie. Il était intéressant de connaître l'analyse de l'urine de chaque rein; ce qui a été facile grâce à l'appareil séparateur de Luys. Cette analyse concernant la petite quantité d'urine recueillie dans la vessie en vingt minutes, a été faite par mon interne Gouraud.

	Rein droit mobile	Rein gauche
Quantité.	12 gr	24 gr
Urée.	0 gr,10	0 gr,24
Chlorures	0 gr,10	0 gr,25
Albumine	abondante	notable
Cellules rénales.	absentes	absentes
Cylindres.	absents	absents
Cellules vésicales.	nombreuses	nombreuses
Globules rouges	nombreux	nombreux
Globules blancs	nombreux	nombreux
Streptocoques	abondants	absents

Ce tableau indique que la fonction du rein mobile est diminuée de moitié et c'est de ce rein encore infecté par le streptocoque que vient presque toute l'albumine.

Les travaux de ces dernières années ont montré que les reins mobiles sont assez souvent atteints de lésions légères ou intenses allant jusqu'à la *néphrite chronique*. J'ai longuement insisté sur cette néphrite unilatérale au chapitre VI; elle a été souvent constatée par les chirurgiens, notamment par Edebohls.

Le *traitement médical* du rein mobile a surtout pour but de maintenir le rein, au moyen de bandages appropriés. Le massage peut donner de bons résultats. La fixation du rein est souvent nécessaire (néphropexie). Cette opération consiste à provoquer des adhérences entre le rein et la paroi lombaire.

Voici la statistique rapportée par Tuffier[1] :

Sur 165 cas
Guérison absolue 86
Amélioration persistante 25
Résultats satisfaisants. 24
Amélioration temporaire 8
Insuccès 20

Si l'on veut bien se reporter au chapitre VI, on verra quels ont été les résultats obtenus par Edebohls au cas de rein placé compliqué de néphrite. Dans plusieurs cas, l'ectopie rénale et la néphrite coexistante ont été simultanément guéries.

CHAPITRE II

MALADIES DES CAPSULES SURRÉNALES

§ 1. MALADIE BRONZÉE D'ADDISON
FORME FRUSTE DE LA MALADIE D'ADDISON

C'est Trousseau qui, dans une de ses admirables leçons cliniques, a donné le nom de « maladie d'Addison » à la maladie qui va faire l'objet de ce chapitre. « C'est, dit Trousseau, pour obéir à un sentiment d'équité, que je vous propose d'imposer à la maladie, dont un de nos malades nous offre un remarquable exemple, le nom du médecin anglais qui l'a découverte. Ce médecin est le docteur Addison, le collaborateur de Bright, le doyen des professeurs du *Guy's hospital*, à Londres, et depuis longtemps connu parmi nous par les travaux dont il a enrichi la science. Je propose donc d'appeler maladie d'Addison cette singulière cachexie, spécialement caractérisée par la *teinte bronzée* que prennent

1. Tuffier, *Traité de chirurgie.*

les téguments et qui a valu à la maladie la dénomination
de *bronzed disease*, sous laquelle le docteur Addison l'a désignée en 1855[1]. »

Description. — La maladie bronzée d'Addison est caractérisée, quand elle est au complet, par une asthénie profonde et particulière, par une coloration bronzée des téguments, par des symptômes douloureux et par des troubles
gastro-intestinaux.

Asthénie addisonienne. — L'*asthénie* qui débute avec la maladie, et qui en est habituellement le premier symptôme, a
vraiment une physionomie spéciale. Elle est caractérisée par
une extrême lassitude, par une fatigue musculaire qui rend
impossible tout effort et tout travail, et cette asthénie, à
ses débuts, présente ce caractère particulier « de n'être accompagnée, quand la maladie est primitive et isolée, ni
d'albuminurie, ni d'hémorrhagies, ni de leucocytose, ni
même de diarrhée habituelle » (Jaccoud[2]). Cette asthénie
diffère donc singulièrement des asthénies cachectiques.

Un de mes malades me répétait à chaque instant : « Je
suis brisé; mes forces m'abandonnent; je suis incapable
du moindre effort. » Il est certain que l'addisonien a conscience de l'épuisement de ses forces musculaires; bien
entendu, il ne peut plus être question, pour lui, d'exercice
ou d'équitation, il ne peut marcher, il ne peut faire quelques pas sans être exténué; à une période plus avancée de
sa maladie, le mouvement lui fait horreur; parler le fatigue,
manger le fatigue; il se couche pour n'avoir pas de mouvements à faire; c'est à peine s'il aurait la force de rester
debout sur ses jambes; ce n'est pas qu'il soit paralysé, car
il n'y a point de paralysie; mais son système musculaire
devient incapable d'un effort, même léger, tant soit peu
soutenu. On peut s'en convaincre au moyen du dynamomètre; à supposer que, dans un premier effort, le malade
puisse donner 20 kilos au dynamomètre, à un deuxième ou

1. Trousseau. *Clinique médicale de l'Hôtel-Dieu*, t. III, p. 542.
2. Jaccoud. Notes à la Clinique de Graves, art. MALADIE BRONZÉE. *Dict. de
méd. et de chir.*, t. V, et *Pathol. interne*, t. III, p. 927.

à un troisième effort, il ne pourra plus donner que 10 kilos ou 5 kilos, a un quatrième ou à un cinquième effort il ne donnera presque plus rien; sa force musculaire est déjà épuisée[1]. Un de mes malades, dans un effort de traction, donnait facilement une force de 40 kilogrammes; mais au cinquième ou sixième effort, il ne donnait plus que 10 et 5 kilogrammes. Ce rapide épuisement musculaire a été enregistré dans les plus minutieux détails au moyen de l'ergographe de Mosso[2]. Plusieurs de ces tracés sont consignés dans la thèse de Dupaigne; ils enregistrent non seulement le « travail qni a produit la fatigue, mais aussi la rapidité et la forme de cette fatigue[3] ».

Cette asthénie musculaire addisonienne est due à la suppression de la fonction des capsules surrénales. Les animaux à qui on enlève complètement les capsules surrénales s'intoxiquent, eux aussi, par leur travail mécanique, leurs muscles sont de moins en moins capables d'efforts, mais il suffit de leur injecter du suc de capsule surrénale, pour détruire en partie les toxines musculaires et pour supprimer momentanément l'épuisement musculaire (Langlois).

Douleurs. — Les douleurs addisoniennes siègent à l'épigastre, aux lombes, à la région des reins, à l'hypochondre, aux membres, aux muscles, aux jointures. Elles acquièrent parfois une vive intensité; elles sont lancinantes et irradient jusque dans les aines en suivant les petits rameaux du plexus ovarique ou spermatique[4]; elles sont gastralgiques et simulent les crises gastriques du tabes avec ou sans vomissements[5]; elles se fixent à la région des reins et simulent le lumbago; elles déterminent une hyperesthésie de tout le ventre et donnent l'idée d'une péritonite (Wurtz); elles envahissent les muscles et les jointures à la façon

---

1. Marie, dans la thèse d'Epelbaum. Paris, 1895.
2. Abelous, Langlois et Charrin. *Bull. de la Société de biol.*, 1892, p. 625.
3. Dupaigne. *Opothérapie surrénale chez les addisoniens.* Th. de Paris, 1896.
4. Poirier. *Maladie d'Addison.* Th. de Paris, 1880. Obs. V
5. Poirier, Obs. I.

d'un rhumatisme. Ces douleurs apparaissent généralement
après le début de l'asthénie, parfois cependant elles peuvent être le premier symptôme de la maladie d'Addison.

Troubles gastro-intestinaux. — L'anorexie, les vomissements, la diarrhée, surviennent soit au début soit dans
le cours de maladie d'Addison. Les vomissements sont
pituiteux, simulant la pituite matutinale alcoolique, ou
alimentaires; ils sont parfois incoercibles, accompagnés de
gastralgie. La diarrhée est un symptôme fréquent; elle est
continue ou paroxystique, elle dure plusieurs jours de suite,
ou plusieurs semaines consécutives, elle disparaît et reparaît sans interruption, surtout à une époque avancée de la
maladie. Il est rare que l'*amaigrissement* ne survienne pas
dès la première phase de la maladie d'Addison; parfois
même il est rapide et considérable.

Mélanodermie addisonienne. — Il est rare que la pigmentation de la peau soit le symptôme initial de la maladie
bronzée; ce fait ne s'est présenté que 6 fois sur 144 observations (Jaccoud). Habituellement la mélanodermie est précédée par les symptômes asthéniques, par les douleurs, par
les troubles gastro-intestinaux; c'est même l'apparition de
la mélanodermie qui permet d'affirmer le diagnostic jusque-
là impossible ou indécis. La pigmentation apparaît d'abord
sur les parties exposées à l'air et à la lumière, au visage,
au cou, aux avant-bras, à la face dorsale des mains et des
poignets; puis aux parties qui sont normalement pigmentées : les mamelons, les organes génitaux (gland,
petites lèvres), les aines, les aisselles. Au début, la peau
n'est pas encore bronzée, elle est légèrement ardoisée, bistrée, elle a l'air sale; c'est plus tard qu'elle prend la teinte
du mulâtre. Le malade de Trousseau s'était aperçu depuis
trois mois que ses mains restaient bistrées et comme sales,
quelque soin qu'il prît de les laver; son visage prenait la
teinte enfumée; cette teinte brunâtre se montrait sur
différentes parties du corps et les bains prolongés ne par-
venaient pas à la faire disparaître. Un de mes malades était
un sujet de plaisanteries pour les camarades qui, le voyant

changer de teint, lui dirent un jour : « Tu te laves donc la figure avec de la réglisse ? »

La *coloration bronzée* de la peau est formée d'abord de taches brunâtres, plus tard elle devient générale, à peu près uniforme et rappelle la teinte du mulâtre. Parfois des taches plus fortement pigmentées se détachent sur le fond uniformément bronzé ; parfois aussi il y a des places où le pigment manque complètement (vitiligo). La pigmentation atteint aussi quelques *muqueuses* : les lèvres, les gencives, la langue, le palais, la face interne des joues sont marbrés de taches noires qui rappellent l'intérieur de la bouche de certains chiens.

Évolution de la maladie. — Ainsi que le dit Trousseau, le début est lent et le mal passe d'abord inaperçu. Le malade a peine à préciser la date de l'apparition des premiers phénomènes qu'il a éprouvés. C'est un malaise général, un affaiblissement des forces physiques et morales, un véritable état de langueur. L'appétit diminue, les digestions sont troublées par des vomissements que rien ne peut calmer. En même temps, surviennent des douleurs gastriques ou lombo-abdominales. Cependant la coloration de la peau ne tarde pas à se montrer ; à mesure que le mal fait des progrès la teinte bronzée se prononce davantage. Avec les progrès de la maladie, la cachexie se prépare, la prostration des forces devient extrême ; le malade reste confiné dans son lit, ne voulant faire aucun mouvement, refusant toute alimentation ; il est pris de vomissements incoercibles, de diarrhée continuelle, il a la sensation de vertige, de défaillance, de syncope ; il accuse aux extrémités un refroidissement qui persiste en dépit de tous les moyens, et il succombe, émacié au dernier degré, dans le marasme ou dans le coma.

Dans quelques cas, la maladie d'Addison suit une marche rapide et la mort peut survenir en quelques semaines ou en quelques mois (Star). Mais habituellement la marche est plus lente ; d'après la statistique de Ball, elle a parcouru ses phases trente-neuf fois en moins d'un an et trente-neuf fois elle a été au delà[1]. Dans quelques circonstances, elle suit une marche rapide, mais, quelle que soit la durée de son évolution, on peut dire qu'elle se termine par la mort.

Si le malade est atteint de tuberculose pulmonaire, secondaire ou primitive, les symptômes de la cachexie tuberculeuse se joignant à la cachexie addisonienne, l'amaigrissement est plus rapide et les événements se précipitent. La maladie d'Addison ne poursuit pas toujours ses périodes sans temps d'arrêt. Il n'est pas rare d'observer des rémissions, des phases d'accalmie dont la durée est plus ou moins longue. Ces phases d'accalmie sont surtout provoquées par la suppression de tout travail, de toute fatigue; elles cessent dès que le malade reprend ses occupations ou son travail habituel.

Mort subite. — D'habitude, les addisoniens ne succombent pas subitement, ils s'affaiblissent, ils se cachectisent lentement, progressivement, et ils meurent dans le marasme, dans le coma, les lésions pulmonaires et les lésions surrénales apportant chacune leur appoint. En pareille circonstance, la mort est prévue, le médecin n'est pas pris à l'improviste, il a pu prédire l'échéance fatale. Mais dans quelques circonstances, ce n'est pas ainsi que les choses se passent, un individu atteint de maladie d'Addison, avec ou sans teinte bronzée, sans que rien puisse faire supposer sa fin prochaine, est pris tout à coup de convulsions, de coma, de syncope, et il succombe d'une façon rapide ou même d'une façon subite. En voici quelques cas:

(Hiller[2]). — Un homme atteint de tuberculose pulmonaire avait également une fistule à l'anus qui fut opérée; le lendemain matin, la surveillante du service trouve cet homme en bon état, la nuit avait été fort calme. Tout à coup, le malade est pris de convulsions épileptiformes suivies de prostration et de perte de connaissance. L'attaque convulsive se renouvelle dans la journée et le malade meurt. On

---

1. Ball. Art. MALADIE BRONZÉE. *Dict. des sc. méd.*
2. Hiller. *Mort subite dans la maladie d'Addison.* Th. de Paris, 1896.

trouve à l'autopsie quelques tubercules aux sommets des poumons. Tous les autres organes sont normaux, à l'exception des capsules surrénales qui sont en pleine dégénérescence tuberculo-caséeuse. Cet addisonien *n'avait du reste aucune teinte bronzée* (c'était une forme fruste).

(Chauffard[1]). — Une dame de trente-cinq ans fut prise de tous les symptômes de la maladie d'Addison : l'asthénie était telle que même les promenades en voiture devenaient une fatigue et la malade passait les journées étendue sur sa chaise longue, incapable du moindre effort musculaire. La pigmentation addisonienne était typique avec toutes les localisations classiques. Tout à coup survient une aggravation brusque qui précède la phase terminale ; la malade est prise d'angoisse, de douleurs, d'accélération du pouls jusqu'à 160, et elle succombe intoxiquée par la toxine addisonienne, agissant ici « comme un poison curarisant déterminant une tachycardie paralytique ».

(Letulle[2]). — Un homme de vingt-huit ans éprouvant depuis quelques semaines une grande lassitude et un abattement considérable, entre à l'hôpital Saint-Antoine ; sa peau a une coloration terreuse qui est mise sur le compte d'un paludisme ancien. L'examen des poumons permet de soupçonner une lésion tuberculeuse du sommet gauche. Neuf jours plus tard, après la visite du matin, sans que l'état général eût empiré et sans que l'auscultation eût été prolongée plus que de coutume, la mort survint tout à coup, *subite*, au moment où le malade se soulevait sur son séant. A l'autopsie, les deux capsules surrénales étaient transformées en bloc fibro-caséeux de la dimension d'une petite mandarine. Cet homme avait succombé subitement à la maladie d'Addison.

On a signalé la même terminaison par mort subite chez les enfants, qui, eux aussi, peuvent être atteints de maladie d'Addison. A ce sujet, Variot a relaté l'observation sui-

1. Chauffard. *La Semaine médicale*, 14 février 1894.
2. Letulle. *Presse méd.*, 1894.

vante[1] : une fillette de quatorze ans, amaigrie et peu développée pour son âge, entre à l'hôpital Trousseau éprouvant de l'affaiblissement et une sensation de lassitude dans les jambes. Son oncle se serait aperçu d'une teinte brunâtre de la peau depuis un mois environ. En effet, l'hyperpigmentation de la peau est générale. On fait le diagnostic de maladie d'Addison. Un matin, l'enfant se lève pour se mettre sur le vase, puis elle remonte dans son lit, elle pâlit brusquement, et lorsqu'on s'approche, elle était morte *subitement*. A l'autopsie, on trouve des tubercules miliaires disséminés dans les poumons. Les deux capsules surrénales sont volumineuses et transformées en tissu tuberculeux. C'est bien encore là un cas de mort subite au cours de la maladie d'Addison.

Ces quelques observations démontrent que la maladie d'Addison peut se terminer par la mort subite. Tantôt la mort subite survient chez l'addisonien arrivé au terme de la cachexie, tantôt elle survient à une époque de la maladie où rien ne peut la faire prévoir.

Une remarque me paraît importante, c'est que la mort subite chez l'addisonien a été plusieurs fois consignée dans la forme fruste de la maladie, alors que l'addisonien n'avait aucune teinte bronzée. On comprend toute l'importance de faits pareils en *médecine légale* : un individu meurt subitement, et comme la teinte bronzée faisait défaut, l'attention n'a pas été appelée sur la nature de la maladie. L'autopsie permet de constater la lésion des capsules surrénales, cause de la mort subite.

Forme fruste. — Dans une de mes leçons cliniques[2], j'ai proposé l'épithète de *fruste* à toute maladie d'Addison évoluant sans pigmentation de la peau et des muqueuses; voici l'observation qui a été l'occasion de cette leçon : En janvier 1898, entrait dans mon service un garçon de dix-sept ans, profondément abattu. Il comprenait les ques-

---

1. Variot. *Journal de clin. et de thérap. infantiles*, 15 janvier 1898.

2. *Clinique médicale de l'Hôtel-Dieu*, 1898. Forme fruste de la maladie d'Addison. 9ᵉ leçon.

tions qu'on lui adressait, mais ses réponses étaient lentes
et pénibles ; il sortait comme à regret de sa somnolence
et il y retombait de nouveau, dès qu'on cessait de l'interroger. Néanmoins, on put obtenir quelques renseignements : il venait à l'hôpital, disait-il, parce qu'il éprouvait
une lassitude extrême, il n'était point paralysé, mais le
moindre mouvement était pour lui un effort des plus
pénibles ; c'est en voiture qu'il était venu à l'Hôtel-Dieu et
on avait dû le porter jusque dans nos salles. Il était pâle,
profondément amaigri, immobile et blotti dans son lit
comme un homme anéanti.

Les renseignements fournis par le malade étant insuffisants, les parents y suppléèrent. Il y a six mois que ce
jeune garçon s'est mis à tousser, il n'a eu ni fièvre, ni
hémoptysie, mais deux symptômes importants n'ont pas
tardé à survenir : un amaigrissement rapide et une lassitude extrême. Inquiets, ses parents le conduisent à l'hôpital
Tenon, où l'on diagnostique une bronchite tuberculeuse.
Après quinze jours de traitement, le malade rentre chez lui,
ne toussant presque plus, mais perdant ses forces progressivement. Lui qui était vif, alerte et enjoué, il devient taciturne et apathique. Il est si fatigué qu'il ne voudrait jamais
quitter son lit. En vain lui fait-on des reproches sur sa
nonchalance et sur sa paresse ; il pleure et répond qu'il est
à bout de forces. Cet état de faiblesse et d'amaigrissement
s'est encore accentué durant les quinze jours qui ont précédé son entrée dans mon service. Aucun autre symptôme
à signaler, n'était-ce quelques vomissements alimentaires.

Tel était l'état du malade ; il s'agissait de porter un diagnostic. Les signes de tuberculose pulmonaire étaient indéniables. Mais cette lésion tuberculeuse n'était pas suffisante,
il s'en faut, pour expliquer l'état de faiblesse, d'asthénie et de
lassitude, qui était ici la note caractéristique. Tel n'est pas le
tableau de la tuberculose pulmonaire au début. Le diabète
détermine parfois des symptômes similaires, mais ce garçon
n'était pas diabétique ; tous les organes, abstraction faite
du poumon, étaient sains, la peau ne présentait ni taches,

ni éruption, et on se trouvait peut-être en face de complica·
tions, telles que généralisation tuberculeuse, méningite ou
granulie. La prostration, les vomissements, la constipation,
la rétraction de l'abdomen pouvaient faire penser à la
méningite, mais la méningite elle-même, à supposer qu'elle
existât, n'aurait pas rendu compte de cette asthénie progressive qui s'accentuait depuis six mois et qui avait fini
par plonger le malade dans le marasme. Le lendemain
matin, même situation: le malade ne se plaignait pas, la
nuit n'avait été ni mauvaise, ni agitée. A onze heures du
matin, il prend un verre de lait et retombe dans son
apathie. A midi, on le fait encore boire. A deux heures et
demie, la sœur de service, le voyant immobile, s'approche
de lui et le trouve mort. Il s'était éteint doucement, sans
plainte, sans agonie ; la mort avait été subite.

Voici quelle surprise nous réservait l'autopsie : aux sommets des poumons sont des lésions tuberculeuses banales.
Les autres organes, cerveau, foie, reins, rate, etc., sont
absolument sains. Mais les deux capsules surrénales sont
volumineuses et transformées en tissu tuberculo-caséeux.
Elles coiffent les reins à la façon d'un gros champignon.
La capsule surrénale gauche est hypertrophiée, indurée,
calcaire, avec points ramollis ; sa partie inférieure beaucoup
plus dure, de coloration jaune d'or, a subi la transformation crétacée. La capsule surrénale droite est également
transformée en tissu tuberculo-caséeux ; elle est indurée et
calcifiée par places.

L'autopsie nous démontrant que ce malade avait succombé
à la maladie d'Addison, nous avons recherché avec le plus
grand soin, de tous côtés, sur la peau et sur les muqueuses,
s'il n'existait pas quelques taches, quelques vestiges de
pigmentation : *il n'y en avait point*, le fait est indéniable.
La maladie avait été *fruste*. En voici d'autres exemples.

(Lancereaux[1]). Une femme, malade depuis un mois, vomis-
sant et maigrissant, arrive à l'hôpital dans un état complet

---

1. *Archives générales de médecine*, janvier 1890.

d'abattement et d'anéantissement. Les vomissements et la prostration sont les symptômes dominants. La malade éprouve une telle lassitude, qu'elle évite même de se remuer dans son lit; elle redoute de changer de place. La *peau est normale*, les urines ne contiennent ni sucre, ni albumine. La cachexie fait des progrès et la malade succombe. On trouve à l'autopsie trois petites masses tuberculeuses au sommet du poumon gauche. Les capsules surrénales sont indurées, jaunâtres, tuberculo-caséeuses. La mort était due à la maladie d'Addison qui avait parcouru son évolution sans la moindre teinte bronzée, sans mélanodermie.

(Carpentier[1]). Le cas suivant de maladie d'Addison sans mélanodermie a été recueilli dans le service de Faisans. Il s'agit d'un homme qui depuis six mois maigrit et s'affaiblit. Pendant des journées entières, cet homme, fatigué et abattu, reste immobile sur son lit, sans parler et presque sans bouger, si ce n'est pour prendre quelques aliments. Les urines ne contiennent ni sucre, ni albumine. La température est normale. L'examen successif des différents organes ne donne que des résultats négatifs. Pas la moindre pigmentation, pas la moindre coloration rappelant en quoi que ce soit la coloration bronzée. Pendant quelques jours, rien de nouveau à signaler. Un matin, il éprouve une sensation d'angoisse avec refroidissement. Une demi-heure après, le pouls devient filiforme, la peau se refroidit aux extrémités et le malade meurt sans coma, ni convulsions, avec conscience de sa fin imminente. A l'autopsie, on trouve au sommet des poumons d'anciens foyers tuberculeux. Les capsules surrénales sont atteintes de tuberculose. Après la mort, au moment de l'autopsie, on examine de nouveau avec grand soin la surface cutanée et les muqueuses, sans trouver nulle part trace de pigmentation. C'était donc bien une maladie d'Addison sans mélanodermie.

Diagnostic. — Il est vraiment impossible d'affirmer le

1. *Tuberculose des capsules surrénales.* Th. de Paris, 1897.

diagnostic de la maladie d'Addison avant l'apparition de la mélanodermie. Cependant, les caractères de l'asthénie musculaire, sur laquelle j'ai longuement insisté, doivent donner de fortes présomptions en faveur de la maladie bronzée, surtout si à cette asthénie musculaire toute spéciale se joignent des troubles gastriques et des douleurs.

L'apparition de la mélanodermie fixe le diagnostic, car le syndrome est alors complet. Toutefois, en face d'un malade atteint de mélanodermie avec état anémique ou neurasthénique, il ne faut pas se hâter de conclure à la maladie d'Addison avant un examen sérieux. Certains syphilitiques (les femmes surtout) sont atteints, dès la période secondaire, d'une pigmentation de la peau du cou (syphilide pigmentaire) et de fatigue musculaire bien décrite par Fournier. Dans la cachexie palustre, la pigmentation de la peau est moins accusée, les taches des muqueuses font défaut, la rate est hypertrophiée et les causes du mal sont connues.

Les individus qui ont été soumis longtemps au nitrate d'argent, soit par les voies digestives, soit en solution appliquée sur les muqueuses, ont parfois une teinte bleutée indélébile qui est surtout accusée au visage et aux mains, régions exposées à la lumière. Dans le *diabète bronzé* il y a une lésion du foie et une glycosurie plus ou moins abondante. Dans les formes *frustes* de la maladie d'Addison le diagnostic est d'une grande difficulté.

Il ne faut pas confondre la maladie d'Addison avec la *maladie des vagabonds* ou *mélanodermie phtiriasique* dans laquelle la peau est pigmentée par les pediculi corporis dans les parties qui sont en contact avec les vêtements. La présence des parasites et les lésions de grattage indiquent le diagnostic. Cependant ce diagnostic peut être rendu difficile par la pigmentation de la muqueuse buccale, qui peut exister dans la mélanodermie phtiriasique[1]. Nous en avons observé un cas à l'Hôtel-Dieu. En pareil cas le diagnostic

1. Worth. Thèse de Paris, 1907. *De la pigmentation des muqueuses dans la mélanodermie phtiriasique et du diagnostic différentiel de cette affection avec la maladie d'Addison.*

pourrait être un instant hésitant avec la maladie d'Addison, mais on ne trouve pas les autres signes cardinaux de la maladie d'Addison : asthénie, troubles gastro-intestinaux, douleurs et hypotension artérielle. On peut voir survenir des symptômes pseudo-péritonéaux qui ne sont pas sans analogie avec l'appendicite. Nous avons constaté ce fait à l'Hôtel-Dieu et la relation en a été faite par un de mes chefs de clinique Nattan-Larrier[1].

Anatomie pathologique. — Les lésions essentielles de la maladie d'Addison siègent dans les *capsules surrénales* et dans les plexus nerveux du voisinage ; mais peu importe la nature de la lésion, ce qui importe c'est son *siège*. En effet, les altérations des capsules sont fort diverses ; les lésions tuberculo-scrofuleuses sont les plus habituelles, puis viennent le cancer, les suppurations, la dégénérescence kystique, l'échinocoque, les surrénalites scléreuses[2]. La lésion est presque toujours bilatérale. Les capsules sont souvent hypertrophiées, adhérentes aux organes voisins : dans le cas de dégénérescence tuberculeuse, elles sont mamelonnées, déformées, et converties en une matière lardacée avec parties opaques, jaunâtres, granulations tuberculeuses, masses caséeuses crétacées et îlots ou travées de substance conjonctive. Dans un certain nombre d'autopsies, on a constaté également des lésions des *ganglions semi-lunaires* et des *plexus solaires* (sclérose, dégénérescence graisseuse). La mélanodermie est due à l'accumulation de pigment dans le corps muqueux.

Étiologie. — Pathogénie. — La maladie d'Addison est plus fréquente entre vingt et quarante ans ; la tuberculose surrénale est tantôt primitive et survient en pleine santé ; tantôt elle survient chez un individu déjà tuberculeux. Dans un cas de Jacquet et Sézary[3], il s'agissait d'une lésion syphilitique, les *tréponèmes* abondaient dans les deux glandes. En

1. Nattan-Larrier. *Clinique médicale de l'Hôtel-Dieu. Conférences du mercredi*, 1906, p. 250.
2. Sézary. Thèse de Paris, 1909.
3. *Soc. méd. des hôpit.*, 23 mars 1905.

tout cas, le syndrome de la maladie d'Addison ne répond
pas à une lésion unique des capsules surrénales; l'essentiel,
c'est que la région surrénale soit lésée; la lésion est, il est
vrai, le plus souvent tuberculo-caséeuse, mais elle peut être
cancéreuse, scléreuse[1], peu importe.

Quant à la *pathogénie* de la maladie, elle a été parfaitement résumée dans un article de Chauffard[2], et voici comment on peut, actuellement, comprendre cette question.
Brown-Séquard, Abelous, Langlois, ont démontré qu'un
animal, grenouille, cobaye, chien, succombe en quelques
jours quand on lui enlève totalement les deux capsules surrénales. Si on laisse à l'animal une partie de ses capsules
surrénales, ne serait-ce que la sixième partie, cette partie
de la glande suffit pour entretenir la fonction et l'animal
peut ne pas mourir. L'animal *acapsulé*, complètement privé
de ses capsules surrénales, succombe, après avoir éprouvé
une fatigue musculaire rapide et persistante, épuisement
musculaire pseudo-paralytique qui rappelle l'asthénie musculaire de l'homme atteint de maladie d'Addison.

Il s'agit là de symptômes toxiques. L'insuffisance ou la
suppression de la fonction surrénale permet l'accumulation
dans le sang, d'un poison identique à la toxine retirée des
muscles d'un animal forcé, surmené, soumis à un travail
excessif. Cette toxine paraît avoir un pouvoir *curarisant*;
elle atteint les extrémités des fibres nerveuses motrices
(fatigue et parésie musculaire, épuisement rapide de l'inci-
tabilité nervo-motrice). Elle peut même atteindre les nerfs
cardiaques et provoquer des accidents de tachycardie paralytique (Chauffard). Les capsules surrénales ont donc une
action antitoxique vis-à-vis des déchets de la combustion
musculaire; elles ont pour effet de neutraliser ou de détruire
les poisons à type curarisant qui se produisent au cours du
travail musculaire. Elles font partie du groupe des glandes
à sécrétion interne étudiées par Brown-Séquard.

Donc, une bonne partie des symptômes de la maladie

1. Le Play et Sézary. *Soc. méd. des hôpit.*, 22 juillet 1904.
2. Chauffard. *La Sem. méd.*, 14 février 1904.

d'Addison, je dirai même des symptômes graves et mortels, viennent de l'insuffisance surrénale, de l'auto-intoxication qui en est la conséquence, de la nature des toxines qui ne sont plus neutralisées ou détruites quand la fonction surrénale est supprimée (expériences chez les animaux), ou quand la fonction est anéantie par des lésions (tuberculose, cancer, état fibroïde, calcaire, purulence).

Reste à expliquer la mélanodermie qui, elle, ne tiendrait pas à l'insuffisance surrénale, mais aux lésions nerveuses des plexus qui entourent les capsules (Jaccoud, Alezais et Arnaud). La mélanodermie ferait défaut, tant que la lésion resterait confinée à l'intérieur de la capsule; elle apparaîtrait dès que la lésion glandulaire atteindrait les ganglions et les plexus nerveux compris dans l'enveloppe fibreuse de la capsule surrénale. On comprendrait alors qu'une lésion puisse atteindre d'une façon isolée la glande ou le plexus nerveux; toutefois les lésions des plexus nerveux sans lésions directes de la glande pourraient reproduire le syndrome addisonien, les glandes ne fonctionnant, en définitive, que grâce à leurs nerfs[1]. (Caussade.)

Traitement. — L'hygiène tient une large place dans le traitement de la maladie d'Addison. Il suffit parfois de quelques jours de *repos complet* pour remonter des malades qui semblaient arrivés à une période avancée de leur asthénie addisonienne. Quant à la médication rationnelle, la médication qui a déjà fait ses preuves, c'est la médication qui consiste à suppléer à l'insuffisance surrénale en donnant aux malades du suc ou des extraits de capsules surrénales. Ce sera un des plus beaux titres de gloire de Brown-Séquard, d'avoir ouvert les voies dans cette direction thérapeutique. L'insuffisance surrénale provoque des symptômes d'auto-intoxication à l'égal de l'insuffisance thyroïdienne qui produit une auto-intoxication d'un autre genre. Or, l'introduction du suc ou d'extrait thyroïdien dans l'organisme agit d'une façon extraordinaire sur le myxœdème : on pouvait

1. Cette discussion a été bien présentée par Caussade. *Union médicale*, 29 juin 1895.

espérer que l'introduction de suc ou d'extrait surrénal dans l'organisme donnerait de bons résultats. Étudions cette intéressante question.

Des premières tentatives faites dans cette voie n'ont pas été encourageantes (Abelous, Langlois, Charrin, Chauffard); depuis lors, plusieurs observations ont été publiées (Béclère, Marie, Dupaigne[1], Carnot[2]). J'ai employé cette médication chez un addisonien de mon service, que j'ai présenté plus tard à mon cours de la Faculté de médecine. En voici l'observation :

Un homme de 29 ans entre dans mon service le 14 juin 1895, en proie à une fatigue, à un épuisement musculaire qui ne permet pas le moindre effort. Veut-il marcher, il doit s'arrêter à chaque instant; veut-il monter son escalier, il doit se reposer presque à chaque marche; pour arriver dans ma salle, on a dû le transporter sur un brancard : toutefois il n'est nullement paralysé. Cette *asthénie musculaire* s'est révélée il y a quatre mois après les grandes manœuvres militaires. Plus récemment, il y a trois mois, ont apparu les vomissements et les douleurs et tout dernièrement la diarrhée est survenue. Les vomissements ont été bilieux, alimentaires, se répétant plusieurs fois par jour, pendant plusieurs semaines. Les douleurs ont été très vives à la région épigastrique, aux hypochondres, aux mollets. La diarrhée a été continuelle pendant plusieurs jours, jusqu'à douze et quatorze selles par jour. Le malade est fort amaigri. En le regardant, on est aussitôt frappé de la coloration bistrée du visage, du cou, des avant-bras et de la face dorsale des mains. Sur les membres inférieurs existent des taches pigmentaires. On retrouve également des taches bronzées sur la muqueuse buccale, sur le voile du palais et en arrière de la commissure labiale. Le malade nous dit lui-même que depuis quelques mois sa figure « a pris la coloration du pain d'épice » ; ses camarades le plai-

1. *Opothérapie surrénale chez les addisoniens.* Th. de Paris, 1896.
2. Carnot. *Opothérapie.* Paris, 1910.

santaient en lui disant qu'il se lavait sans doute avec de la réglisse.

Il s'agissait donc d'une maladie d'Addison ; restait à connaître la nature de la lésion des capsules surrénales. Comme la fosse sous-épineuse gauche présentait quelques signes de tuberculose commençante, il était évident que cet homme avait ses capsules surrénales envahies par la tuberculose. Je fais pratiquer tous les deux jours une injection de 1 centimètre cube d'extrait glycériné surrénal préparé par mon ancien interne Caussade. Rapidement les symptômes s'amendent, les vomissements, les douleurs, la diarrhée disparaissent, l'appétit est excellent et l'asthénie musculaire disparaît à ce point, que le malade, qui les premiers jours de son séjour à l'hôpital ne pouvait quitter son lit, aide maintenant le personnel de la salle et cire le parquet. Il demande à quitter l'hôpital, Il revient trois mois après dans un état de faiblesse et d'asthénie musculaire encore plus accusé que la première fois; en le voyant passer étendu sur son brancard, il donne l'idée d'un typhique à la dernière période; vomissements, diarrhée, douleurs, tous les symptômes ont reparu, la teinte bronzée s'est accrue et l'amaigrissement est tel, que le malade ne pèse plus que 50 kilos. Les signes de tuberculose pulmonaire ne se sont pas modifiés, des bacilles existent dans les crachats. Je prescris alors de nouveau les injections de suc de capsules surrénales, et devant des menaces de lymphangite, je remplace les injections par des capsules d'extrait surrénal, préparées par Berlioz, chaque capsule contenant 10 centigrammes de glande surrénale desséchée. On donne quatre capsules par jour. L'amélioration est plus rapide encore que la première fois ; tous les symptômes cessent en peu de jours, le malade engraisse à vue d'œil, il augmente de 8 kilos en un mois.

Il sort de nouveau de l'hôpital et reprend son travail, mais il est obligé de revenir le 5 décembre, éprouvant les mêmes symptômes, la même faiblesse, ayant de nouveau maigri et ne pesant plus que 53 kilos. Pour la troisième fois le traitement auquel on associe de grandes doses d'huile de foie de morue, fait disparaître tous les symptômes (moins la mélanodermie), et le malade, deux mois et demi plus tard, ayant repris ses forces, pesait 61 kilos; les lésions pulmonaires s'étaient elles-mêmes amendées, l'expectoration était presque nulle et ne contenait plus de bacilles.

Pech, médecin aide-major à Sidi-bel-Abbès, m'a envoyé l'observation d'un addisonien à une période fort avancée, qu'il a traité par des capsules surrénales de bœuf préparées en brochette et rôties sur le gril. Après quelques jours de cette alimentation, l'amélioration du sujet a été surprenante, « il a éprouvé une sensation de force et de bien-être, les vomissements n'ont pas reparu et, ce qui frappe le plus les autres malades et les personnes du service, c'est que la peau de cet homme perd sa coloration bronzée. Il monte les escaliers et se promène au jardin, lui qui était incapable de faire le moindre mouvement; il mange avec voracité, et sans vomir, alors qu'il était en proie à des vomissements incoercibles ». Les photographies jointes à cette observation témoignent de cette étonnante résurrection.

Malheureusement, les améliorations obtenues par l'opothérapie surrénale ne sont pas de longue durée; du moins nous ne sommes pas encore définitivement fixés sur la valeur de la médication. Toutefois, dans une observation de M. Béclère, la pigmentation avait disparu, la force dynamomètrique était remontée dans des proportions inespérées et la guérison se maintenait encore trois ans après. Quel que soit l'avenir réservé à l'opothérapie chez les addisoniens, il n'en est pas moins vrai que la médication dont je viens de parler a donné d'incontestables résultats. Je propose donc, dans les cas de maladie d'Addison à forme *fruste*, d'éclairer le diagnostic par la médication en question; on donne au malade des capsules surrénales, préparées en brochette ou sur le gril; ou bien on pratique des injections sous-cutanées d'extrait glycériné de capsules, et si l'on parvient à modifier en quelques jours l'état asthénique du malade, c'est une raison de plus pour formuler le diagnostic de maladie d'Addison.

Certes, il ne faut pas s'empresser de porter sur ce traitement une opinion trop favorable ; il faut tenir compte des conditions hygiéniques et du repos absolu, qui sont dans la thérapeutique addisonnienne un si précieux auxiliaire; mais il me paraît indéniable que l'ingestion d'extrait surrénal est, dans certaines formes d'intoxication addisoniennes, un moyen auquel il faut avoir recours. Je ne conseille pas de faire usage des injections sous-cutanées, car les extraits glycérinés, même aseptiques, ont d'après Caussade, une action nécrosante sur les tissus. Je recommande soit la pulpe fraîche de capsules surrénales, soit les capsules d'extrait desséché. Les capsules surrénales des jeunes veaux sont les meilleures (Pettit); elles sont préférables, pour plusieurs raisons, aux capsules surrénales des autres animaux.

§ 2. INSUFFISANCE DES CAPSULES SURRÉNALES
HÉMORRHAGIES — SURRÉNALITES

Le rôle des glandes surrénales dans l'économie est si important que toute altération du fonctionnement capsulaire peut entraîner l'apparition d'un certain nombre de troubles d'ordre toxique dont l'ensemble constitue un véritable syndrome d'insuffisance surrénale [1].

Les différents éléments de ce syndrome sont l'asthénie, l'hypotension artérielle, les vomissements, la diarrhée, les phénomènes cérébraux, les douleurs abdominales [2].

On les retrouve dans presque toutes les lésions capsulaires, plus ou moins accentuées, mais ils n'apparaissent pas toujours avec la même brusquerie.

Tantôt l'insuffisance surrénale se manifeste brutalement, en quelques jours ou en quelques heures : c'est l'insuffisance aiguë fort analogue à celle que détermine l'ablation ou la destruction brusque des deux glanges de l'animal [3].

1. Sergent et Bernard. Congrès international de médecine de 1900.
2. Oppenheim. Thèse de Paris, 1902.
3. Langlois. Thèse du Doct. ès sciences, 1895.

Tantôt elle apparaît sourdement, elle s'établit progressivement : c'est l'insuffisance chronique superposable à celle que réalise la destruction lente des glandes par des poisons divers et en particulier par les poisons du bacille tuberculeux[1]. La tuberculose caséeuse et l'épithélioma des capsules surrénales ont été longtemps considérés comme seuls capable de créer l'insuffisance capsulaire. Le syndrome y était en effet au grand complet, aigu ou chronique, subit ou progressif, mort subite ou affaiblissement graduel, suivant qu'une infection surajoutée venait ou non en précipiter l'évolution.

Mais les recherches recentes ont montré que ce syndrome se retrouve également dans d'autres affections (jusque-là à peu près inconnues) des capsules surrénales.

Ce sont d'abord les hémorrhagies[2] primitives, les hématomes déterminés par la rupture d'un vaisseau athéromateux et qui détruisent en partie ou en entier le parenchyme glandulaire.

Les symptômes observés dans ces cas sont, à vrai dire, plutôt ceux des hémorrhagies internes que ceux des grandes intoxications.

Ce sont ensuite les infections et intoxications graves : chez l'animal l'intoxication diphthérique et phosphorée, l'infection pneumobacillaire (Roger, Oppenheim et Loeper) ; chez l'homme, l'érysipèle, la variole, la scarlatine, la diphthérie, l'ictère grave et l'appendicite, peuvent être l'origine de *surrénalites aiguës* (Oppenheim et Loeper)[3].

Le syndrome surrénal est le plus souvent estompé, et il n'est pas toujours facile de le retrouver dans le complexus symptomatique de l'infection ou de l'intoxication qui lui a donné naissance. Tantôt c'est une très forte chute de la tension artérielle ; tantôt c'est un affaiblissement brusque et

---

1. Oppenheim et Lœper. *Comptes rendus de la Société de Biologie*, 1903 et *Archives générales de médecine*, 1903.

2. Arnaud. *Arch. gén. de médecine*, juillet 1900.

3. R. Oppenheim et M. Lœper. *Société de Biologie*, mars, mai, juillet 1901, et *Arch. de méd. expérimentale*, mai, juillet 1901.

rapidement mortel; parfois ce sont des troubles cérébraux[1]; parfois, comme dans certaines observations d'Oppenheim et Loeper, la mort survient subitement.

L'autopsie montre alors des lésions de congestion intense pouvant aller jusqu'à l'hémorrhagie, des abcès, des nodules infectieux, des nécroses cellulaires très étendues.

La fréquence de ces lésions trouvées à l'autopsie d'individus morts d'infection ou d'intoxication grave, plus encore que les symptômes d'insuffisance surrénale, témoignent du rôle que doit jouer l'insuffisance surrénale à côté de l'insuffisance rénale et hépatique.

Il faut aussi mentionner les *surrénalités scléreuses* qui se manifestent quelquefois par les signes classiques de la maladie d'Addison, ou plus souvent par des symptômes frustes (Sézary).

Le seul traitement rationnel de l'insuffisance surrénale devrait être l'opothérapie; malheureusement, les essais trop rares qui ont été faits ne permettent de tirer aucune conclusion précise[2].

---

1. Sergent. *Presse médicale*, octobre 1902.
2. R. Oppenheim et M. Lœper. *La médication surrénale. Actualités médicales.* Paris, Baillière; 1904. Carnot. *Opothérapie.* Paris, 1910.

QUATRIÈME CLASSE

MALADIES DU SYSTÈME NERVEUX

CHAPITRE I

MALADIES DE LA MOELLE ÉPINIÈRE

§ 1. ATAXIE LOCOMOTRICE PROGRESSIVE — TABES DORSUALIS MALADIE DE DUCHENNE

Sous les dénominations de *tabes dorsualis*, d'*atrophie de la moelle*, de *paralysie spinale*, l'école allemande avait étudié la maladie à laquelle Duchenne[1] a donné le nom d'*ataxie locomotrice progressive*, et, bien que les travaux entrepris à Vienne et à Berlin sur cette question (Romberg, Wunderlich, Rokitansky) aient une valeur incontestable, il faut néanmoins reconnaître qu'ils n'étaient qu'à l'état d'ébauche, et que c'est à l'impulsion donnée chez nous par Duchenne que cette maladie doit aujourd'hui d'être l'une des mieux connues du cadre nosologique. « Abolition progressive de la coordination des mouvements et paralysie apparente contrastant avec l'intégrité de la force musculaire, tels sont les caractères fondamentaux de la maladie que je me propose de décrire. Ses symptômes et sa marche en font une espèce morbide distincte. Je me propose de l'appeler ataxie locomotrice progressive. » Cette première phrase du mémoire de Duchenne prouve combien ce grand observateur avait d'emblée mis en saillie les grandes lignes de la maladie qui porte aujourd'hui son nom.

1. Duchenne. De l'ataxie locom. progress. *Arch. génér. de méd.*, 1858-1859.

Description. — Forme classique. — L'ataxie locomotrice ne se présente pas toujours sous le même aspect, et en ramenant sa description aux types les plus accentués, on peut lui décrire deux formes, l'une *classique*, la plus ordinaire, et l'autre *fruste*. Il est d'usage de diviser en trois périodes la description de la maladie ; je suivrai cet usage, quoique le tableau clinique de l'ataxie se prête peu à cette division purement artificielle, créée pour les besoins de la pathologie.

PREMIÈRE PÉRIODE. — Dans la *forme classique, la période des douleurs ouvre la scène* ; le malade se plaint de douleurs, dites *fulgurantes*, rapides et éphémères comme l'éclair. Ces douleurs sillonnent le membre inférieur et se succèdent coup sur coup sous forme d'accès laissant quelquefois comme trace de leur passage des éruptions diverses et des taches ecchymotiques de la peau. Les accès se répètent nuit et jour, plusieurs jours de suite, puis ils disparaissent et laissent le malade en repos pendant des semaines et des mois. D'autres fois les douleurs sont dites *lancinantes* et *térébrantes* ; elles sont comparables à un instrument piquant qu'on enfoncerait, en le tordant, dans les chairs et dans les os ; parfois elles siègent autour d'une jointure et donnent une sensation de *broiement*.

Au *tronc*, ce sont des douleurs en ceinture ; le malade est comme serré dans une cuirasse, et en éprouve une violente angoisse. L'extension de la maladie aux membres supérieurs s'annonce par des douleurs dans les doigts auriculaire et annulaire (sphère du nerf cubital). A la *face*, les douleurs sont continues ou intermittentes (sphère du nerf trijumeau[1]), elles sont souvent lancinantes, occupent dans quelques cas la région temporale ou la région occipitale (émergence du nerf sous-occipital). Ces troubles, dans la sphère du trijumeau, existeraient, d'après Collet[2], dans les deux cinquièmes des cas.

---

1. Pierret. *Sympt. céphal. du tabes dors.* Th. de Paris, 1876.
2. F.-J. Collet. *Les troubles auditifs du tabes.* Th. de Lyon, 1894.

Les *viscères* ne sont pas à l'abri de ces crises douloureuses. A l'*estomac* elles éclatent sous forme de gastralgies quelquefois terribles, atroces, accompagnées d'angoisse et de vomissements muqueux, alimentaires, bilieux, sanguinolents. Ces crises gastriques-tabétiques[1] apparaissent et disparaissent brusquement ; elles durent quelques heures, parfois quelques jours, sans rémission ; elles sont rappelées par la moindre tentative d'alimentation. L'intensité des douleurs et des vomissements plonge parfois le malade dans l'algidité et le collapsus. Les crises gastriques sont habituellement purement nerveuses, parfois cependant elles sont associées à des lésions de l'estomac. Ainsi, j'ai eu dans mon service un tabétique torturé par les crises gastriques ; l'autopsie nous a démontré, outre les lésions classiques du tabes, une atrophie considérable de l'estomac, qui était rétracté et réduit au volume d'un boyau ; l'atrophie était caractérisée histologiquement par les lésions de la gastrite subaiguë (Crouzon)[2].

Du côté du *rein*, les crises tabétiques provoquent des douleurs lombaires avec rétraction du testicule et vomissements, comme dans une colique néphrétique[3]. Chez certains malades, les crises douloureuses sont *vésicales* et *uréthrales* et simulent un calcul de la vessie ; les malades ont de la pollakiurie parfois accompagnée de dysurie et de rétention passagère ; chez d'autres, les crises douloureuses envahissent le *rectum* avec sensation de corps étranger, de brûlure et de déchirement[4]. On a même observé des accès d'angine de poitrine provoqués par des altérations du plexus cardiaque constatées à l'autopsie[5] ; j'ai longuement étudié dans l'article consacré à l'angine de poitrine, et dans une de mes

1. Delamare. *Troubles gastriques dans l'atax. locom.* Th. de Paris, 1866.
2. Crouzon. *Clinique de l'Hôtel-Dieu: Conférences du mercredi.* 1906, p. 231.
3. Raynaud. *Arch. de méd.*, 1877, p. 385.
4. Charcot. *Des anomalies de l'atax. locom*
5. Grocco et Fusari, cités par Pitres. *Névrites* périphériques. *Revue de médecine*, juillet 1886.

leçons cliniques, ces relations de l'*angor pectoris* et du *tabes*[1]. De ces différentes manifestations douloureuses du *tabes*, les douleurs fulgurantes des membres inférieurs sont les plus habituelles et généralement les plus précoces.

Dès cette période, et quelquefois même dès le début de la maladie, on constate l'*absence de réflexe rotulien* ou réflexe patellaire (Westphal). A l'état normal, quand on croise une jambe sur l'autre, la jambe de dessus étant abandonnée à elle-même, et les muscles étant en relâchement, il suffit de frapper un coup sec avec le bord cubital de la main, ou avec un marteau à réflexes sur le *tendon* rotulien, pour qu'aussitôt, sous l'influence de la contraction du triceps sural, la jambe s'élève et s'abaisse sous forme d'oscillations. C'est là un type de *réflexe tendineux*; l'*absence* de ce réflexe tendineux rotulien est un des signes les plus précoces du *tabes dorsalis*; c'est la conséquence de la dégénérescence des cordons postérieurs de la moelle, l'extension tendineuse périphérique, partie des terminaisons nerveuses tendineuses de Golgi, ne se transmettant plus aux cellules des cornes antérieures de la moelle. A côté du réflexe rotulien, il faut mentionner le *réflexe achilléen*. Ce réflexe est obtenu de la façon suivante : on fait mettre le malade sur une chaise, à genoux, et l'on s'assure en palpant les muscles du mollet qu'ils sont dans le relâchement. On percute avec le marteau le tendon d'Achille et l'on voit se produire l'extension du pied sur la jambe, c'est-à-dire une tendance de la plante du pied à se placer dans un plan horizontal. L'absence de ce réflexe achilléen est un signe précoce de tabes (Babinski).

A cette première période de la maladie appartiennent aussi les symptômes *céphaliques* et les symptômes oculaires qui constituent l'œil tabétique.

L'œil tabétique peut se présenter sous plusieurs aspects, qu'il s'agisse de troubles paralytiques, de troubles d'accom-

---

1. *Clinique médicale de l'Hôtel-Dieu.* L'angine de poitrine tabétique, 1897, p. 151.

modation, ou de troubles visuels. Nous allons les passer en revue : Les *paralysies oculaires* tabétiques sont précoces ou tardives, elles occupent les muscles moteurs du globe oculaire et le releveur de la paupière supérieure (3e, 4e, 6e paires de nerfs craniens). Les paralysies *précoces* (période préataxique), sont généralement plus légères, plus fugaces que les paralysies tardives ; ce sont plutôt des parésies ; elles ne durent que quelques semaines, à peine quelques mois ; elles peuvent ne durer que quelques heures. Elles apparaissent et disparaissent rapidement ; elles ont pour caractère d'être monoculaires, partielles, parcellaires, n'occupant qu'une seule branche terminale ou quelques branches terminales des nerfs moteurs de l'œil. Suivant la branche nerveuse atteinte, le malade est pris de diplopie fort gênante ou de ptosis. Ces troubles passagers sont sujets à récidives. Les paralysies oculaires, tabétiques *tardives*, celles qui surviennent au cours du tabes confirmé, évoluent tout autrement que les paralysies précoces ; elles sont plus lentes dans leur évolution et elles n'ont pas pour habitude de rétrocéder ; elles occupent souvent les deux yeux ; elles atteignent surtout les muscles qui sont innervés par le nerf moteur oculaire commun, le releveur palpébral (ptosis), les muscles droit et petit oblique. Les muscles innervés par la 4e et par la 6e aire sont moins souvent intéressés. Les paralysies tardives musculaires des quatre muscles droits et des deux muscles obliques donnent lieu à une diplopie et à un strabisme permanents, dont les caractères sont variables suivant les muscles intéressés. Parfois, tous les muscles étant envahis, les globes oculaires sont absolument immobilisés, c'est l'ophthalmoplégie externe[1].

Les paralysies oculaires tardives diffèrent donc, par leur évolution, des paralysies précoces ; elles en diffèrent également par la lésion qui les engendre, car les paralysies précoces et transitoires ne seraient dues qu'à des névrites périphériques[2] (Kahler, Dejerine), tandis que les paralysies tar-

1. Voyez le chapitre consacré aux paralysies des muscles de l'œil.
2. Les troubles oculo-moteurs *passagers* ont été considérés par P. Bon-

dives et permanentes sont dues à des lésions des noyaux bulbo-protubérantiels. Certains tabétiques sont atteints d'hypersécrétion de la conjonctive (Trousseau), crises de larmoiement qui coïncident d'habitude avec les douleurs fulgurantes (Féré, Berger).

Les troubles *pupillaires* et *accommodatifs* sont également fort importants : les *pupilles* sont fréquemment contractées, souvent inégales, et un fait curieux, c'est que dans les cas de myosis consécutif au tabes dorsalis, les pupilles contractées peuvent encore se mouvoir sous l'influence de l'accommodation ; elles se dilatent si le malade regarde un objet rapproché, tandis qu'elles restent *insensibles* à l'action de la lumière (Argyl-Robertson).

Le signe de Robertson a une importance capitale dans le diagnostic du tabes ; il n'est cependant pas pathognomonique de cette affection ; on peut le rencontrer dans la

nier comme des phénomènes réflexes dépendant le plus généralement de lésions systématiques du nerf labyrinthique, de ses noyaux bulbo-protubérantiels et des fibres qui en sortent pour former un système homologue du système des cordons postérieurs de la moelle. L'appareil labyrinthique, en effet, tant périphérique que central, est très fréquemment lésé dans le tabes ; et l'on se demande si certains symptômes de cette maladie ne peuvent pas relever de la lésion tabétique de cet appareil, quand on se rappelle avec quelle fréquence ces mêmes symptômes apparaissent au cours d'affections auriculaires absolument indépendantes du tabes. A la surdité, au bourdonnement, au vertige, à l'agoraphobie, au nystagmus, au ptosis, à la diplopie, au myosis, à l'amblyopie, signalés au cours de maladies non tabétiques de l'oreille, Bonnier a ajouté le signe de Romberg, l'incertitude de la marche dans l'obscurité, les mouvements incohérents des globes sous les paupières closes, le retard de l'accommodation à la lumière, les paralysies de l'accommodation à distance, enfin la mydriase, observée pour la première fois au cours d'une otite chez une surveillante de mon service. Or, tous ces troubles existent dans le tabes, et c'est en s'appuyant sur les rapports anatomiques bien établis, entre les noyaux labyrinthiques et les centres de l'oculo-motricité, c'est en s'appuyant également sur les nécessités physiologiques de cette association et sur le caractère systématique de l'affection tabétique, qu'il a pu, à côté du tabes dorsal, du tabes cérébral, et dans le tabes bulbaire lui-même, proposer une forme, ou une phase labyrinthique du tabes. — Pierre Bonnier. Le tabes labyrinthique. *Presse médicale*, 10 juin 1896.

paralysie générale. Pour Babinski et Charpentier, ce signe n'existe pas seulement dans ces deux affections qu'ils considèrent comme des maladies syphilitiques du système nerveux, mais il peut encore être associé à d'autres manifestations syphilitiques du système nerveux (hémiplégie, paraplégie, etc.). Il peut même exister isolément chez des sujets syphilitiques. Il serait en un mot fonction de syphilis.

Le mode accommodateur proprement dit peut être aussi paralysé, ce qui met les sujets, dont les yeux étaient normaux ou hypermétropes, dans l'impossibilité de voir nettement de près; la vision pour les objets éloignés est seule intacte. La paralysie de l'accommodation accompagne ordinairement la paralysie des deux réflexes de l'iris (lumineux et accommodateur), et la réunion de ces symptômes sur un même œil constitue l'*ophthalmoplégie interne*.

L'*atrophie des nerfs optiques* doit maintenant nous occuper : les troubles visuels dus à l'atrophie de ces nerfs existent dans la proportion de 15 à 20 pour 100. Tantôt l'atrophie se développe rapidement et la cécité peut survenir en moins d'une année, tantôt la lésion marche lentement, mais elle est fatalement progressive. La lésion n'est pas d'emblée bilatérale; elle envahit un œil après l'autre. L'acuité visuelle faiblit (amblyopie), le champ visuel se rétrécit périphériquement sous formes d'*encoches*; le sens des couleurs est altéré dans l'ordre suivant : disparition du vert, du rouge, du jaune, du bleu, du blanc; alors la cécité est complète. Si l'on examine le fond de l'œil à l'ophthalmoscope, on constate, au début, une décoloration de la papille du nerf optique dont la teinte rosée normale tend à passer au blanc bleuâtre. Cette transformation est surtout manifeste dans la moitié externe (temporale) du disque papillaire. La papille n'a éprouvé, d'ailleurs, aucun changement ni dans sa forme, ni dans ses dimensions. Les contours sont toujours très nets. A une période plus avancée, « par suite du changement de texture qu'a subi le nerf optique, et en conséquence surtout de la disparition du cylindre de myéline, la papille a cessé d'être transparente; elle réfléchit au contraire fortement la lumière et ne laisse plus voir dans sa profondeur les vaisseaux propres. Il s'ensuit qu'elle ne présente plus la teinte rosée normale et qu'elle offre, au contraire, une coloration blanche crayeuse, comme nacrée ». (Charcot.) Ajoutons que les vaisseaux centraux deviennent plus grêles; les artères sont atteintes avant les veines.

L'atrophie optique est souvent un symptôme précoce du tabes; il y a même une forme du tabes, *tabes supérieur*, dont les symptômes se bornent à une atrophie des nerfs optiques avec quelques autres symptômes céphaliques (signes pupillaires, parésies oculaires, etc.). L'apparition tardive de l'atrophie optique est beaucoup plus rare. On a dit que l'atrophie papillaire est capable d'arrêter l'affection tabétique spinale.

Les troubles *auriculaires* sont parfois caractérisés par un affaiblissement du sens de l'ouïe avec ou sans bourdonnements d'oreilles et il y a en pareil cas une lésion du nerf auditif; mais, dans d'autres cas, les bourdonnements et sifflements d'oreilles sont accompagnés de vertiges, d'impulsion et même de chute, d'agoraphobie, sans que le sens de l'ouïe soit altéré : il est probable alors que la lésion intéresse, non pas les fibres du nerf auditif qui président à l'*audition des sons*, mais les fibres qui proviennent des canaux semi-circulaires et qui président au *sens de l'espace* (de Cyon[1]), ou plus exactement au *sens des attitudes de la tête et de la totalité du corps* (P. Bonnier).

Les troubles *laryngo-bronchiques* peuvent survenir dès la première période du tabes. Ils sont caractérisés par des accès de toux quinteuse, coqueluchoïde, avec spasmes de la glotte et sensation d'étouffement. Parfois ces accès sont violents, accompagnés de vertige, de vomissements et même, dans quelques cas, de convulsions épileptiformes[2] et de perte de connaissance avec chute du malade; c'est l'*ictus laryngé*. L'attaque est brusque ou précédée de quelques prodromes; elle dure quelques secondes, quelques minutes,

---

1. Marie et Walton. *Revue mens.*, janvier 1885.
2. Cherchevsky. *Revue de médecine*, juillet 1881.

un quart d'heure et plus encore, et elle peut se reproduire un grand nombre de fois dans les vingt-quatre heures. Ces crises laryngées sont dues à l'hyperesthésie laryngée et à des spasmes glottiques. Dans un cas, elles ont disparu après l'opération de la trachéotomie[1]. Chez quelques malades, le laryngisme tabétique se traduit par des paralysies des muscles du larynx, surtout des crico-aryténoïdiens postérieurs, muscles respirateurs.

Les *troubles génitaux*, spermatorrhée, impuissance, excitation vénérienne, etc., existent à toutes les phases de la maladie, ils peuvent même devancer les autres symptômes[4] (Fournier). On a signalé également des *crises clitoridiennes*, les malades étant prises, *sans cause*, de violentes sensations voluptueuses pouvant se répéter fréquemment, et devançant de plusieurs mois ou plusieurs années les autres symptômes de la maladie[5]. Nous verrons plus loin, en décrivant les formes *frustes* de l'ataxie locomotrice, que beaucoup d'autres symptômes peuvent devancer la phase douloureuse de la première période ; il serait même plus vrai de dire qu'il n'y a pas un seul symptôme, rare ou habituel, qui ne puisse apparaître avant la phase d'ataxie.

Deuxième période. — Les troubles de la synergie musculaire (Trousseau), l'incoordination, peuvent exister dès le début de la maladie ; néanmoins, il est d'usage que l'*ataxie* marque la seconde phase de la maladie ; elle en est le symptôme dominant, mais non exclusif, car les douleurs et les autres symptômes précédemment décrits appartiennent également à cette période. L'ataxie est caractérisée par l'*abolition progressive* de la *coordination des mouvements* ; elle se montre à des époques indéterminées, quelquefois bien des années après l'apparition des douleurs fulgurantes et des troubles céphaliques.

L'ataxie débute par les membres inférieurs ; le malade est

<hr>

1. Krishaber. *Gaz. hebd.*, 1898, n° 41.

2. Fournier. *Leçons sur la période præataxique du tabes d'origine syphilitique*, Paris, 1884.

3. Pitres. *Journal de méd. de Bordeaux*, 1884.

moins maître de ses mouvements, on constate chez lui des *troubles de la station* : si on lui demande de se tenir immobile, debout, les pieds rapprochés, les yeux fermés, il est pris d'oscillations et une chute pourrait en être la conséquence (signe de Romberg). Le tabétique se tient difficilement sur un pied, il tourne avec difficulté sur lui-même et il perd facilement l'équilibre. S'il est couché dans son lit et si on le prie de croiser une jambe sur l'autre, il lance sa jambe brusquement et sans mesure, car il ne peut plus diriger la *force*, la *direction* et l'*étendue* du mouvement. Chez l'ataxique, le mouvement dépasse le but ou ne l'atteint pas : aussi, quand il marche, le malade a-t-il continuellement les yeux fixés sur ses pieds, dont il règle la direction, ce qui explique pourquoi l'incoordination est plus accusée dans l'obscurité, ou lorsqu'on fait marcher le malade les yeux fermés.

Plus tard, la marche devient difficile et désordonnée, le sujet ne peut plus faire un pas sans le secours d'une canne ou d'un appui, il lance follement ses jambes en avant et en dehors et frappe le sol avec le talon jusqu'au jour où le mal fait de tels progrès que la marche et la station debout deviennent impossibles. Brissaud a attiré l'attention sur l'impossibilité où se trouvent ces malades de se tenir dans l'attitude de la demi-génuflexion. Le dérobement subit des jambes, que redoutent les tabétiques, et qui les surprend inopinément, les contraint à raidir les jambes dans la station et dans la marche. Avant les travaux de Duchenne, on prenait ces malades-là pour des paraplégiques, mais il n'est pas question ici de paralysie, ou du moins les symptômes paralytiques sont secondaires et tardifs[1] ; qu'on essaye de plier ou d'étendre la jambe d'un ataxique, et l'on verra quelle force de résistance il est capable d'opposer ; l'intégrité de la force musculaire est à peu près et longtemps conservée chez lui ; ce qui fait défaut, c'est la coordination de cette force musculaire.

---

1. Nous verrons au chapitre des scléroses combinées quelle est la signification des paraplégies dans le tabes.

Quant l'ataxie atteint les *membres supérieurs*, ce qui est habituellement rare et tardif, elle y produit des désordres qui sont en rapport avec les usages de la main ; s'agit-il de se raser, de faire un nœuf, de prendre entre les doigts un objet un peu fin, le tabétique est *maladroit* et son mode de préhension est assez caractéristique.

A cette période, et même plus tôt, les *sensibilités* sont altérées ; les sensations de toucher, de douleur, de chatouillement, sont diminuées, abolies ou perverties, la sensibilité au froid est seule exagérée. De plus, on observe un *retard* dans la perception de la sensibilité : ainsi, tel malade à qui l'on pique le pied ou la jambe ne perçoit la piqûre que trois, quatre, cinq secondes plus tard.

Le sens stéréognostique, c'est-à-dire la faculté de reconnaître les objets à la palpation d'après leur relief, peut être diminué ou aboli. L'anesthésie n'est pas limitée à la peau, elle atteint aussi les muqueuses, notamment celle du larynx et tout l'appareil locomoteur, muscles, tendons, articulations[1]. A l'état normal, une sensibilité, une tactilité profonde, nous rend compte de l'effort de nos muscles, moins par la sensation de la contraction (sens-musculaire de Ch. Bell, sentiment de l'activité musculaire de Gerdy), que par la mesure des résistances opposées à cet effort par les tendons, les ligaments, les surfaces articulaires et les téguments. En fait, Trousseau le premier a établi une distinction importante « entre la conscience du mouvement accompli et la conscience de la contraction musculaire qui accomplit le mouvement[2]. ». Trousseau ne nie aucunement la sensibilité que le muscle possède, comme tous les tissus vivants, mais il nie le sentiment d'activité

1. Ces appréciations de la force musculaire sont faciles a constater au dynamomètre. M. Jaccoud emploie un autre système : il suspend aux pieds d'un malade couché dans son lit des sacs dont le poids est connu, et tandis qu'un homme sain, en soulevant ces poids avec le pied, différencie parfaitement un écart de 100 à 150 grammes, l'ataxique, au contraire, méconnaît des différences de 1000 à 5000 grammes.

2. Trousseau. *Clinique médicale de l'Hôtel-Dieu.*

musculaire. Ce qui est perçu, ce qui est apprécié, ce qui, par conséquent, régit à chaque instant la dépense musculaire elle-même, c'est le mouvement proprement dit, et ce mouvement est perçu en ce qu'il fait varier les attitudes[1].

A côté de ces différentes anesthésies, on peut observer des *analgésies viscérales* : les analgésies testiculaire, épigastrique, mammaire, étudiées par Pitres, ainsi que les analgésies trachéale, linguale, signalées par Sicard.

Aux différentes périodes du tabes, peuvent apparaître des *symptômes cérébraux*, devançant même, dans le tiers des cas, dit Fournier, les symptômes douloureux et les troubles ataxiques, ce qui prouve, du reste, que les lésions de cette maladie *ne sont pas* seulement limitées à l'axe médullaire, comme l'indique à tort la dénomination primitive de *tabes dorsalis*, elles sont généralisées au *système nerveux tout en-*

---

1. P. Bonnier, dans différentes publications (*le Vertige*, Paris, 1893), a proposé de remplacer l'expression trop exclusive de *sens musculaire* par la notion plus exacte de *sens des attitudes*. Qu'il y ait ou non contraction musculaire, que l'attitude soit réalisée activement ou passivement, c'est toujours l'attitude qui est perçue et nullement l'une ou l'autre des nombreuses opérations sensorielles dont la composition nous définit cette attitude. L'auteur distingue des *attitudes segmentaires*, c'est-à-dire les positions respectives des divers segments du tronc et des membres, des attitudes céphaliques, et des attitudes de la totalité du corps. Les images d'attitudes segmentaires sont véhiculées par l'appareil des racines et des cordons postérieurs vers le cerveau et vers le cervelet; les images d'attitude céphalique et totale, d'origine labyrinthique, suivent le nerf vestibulaire et aboutissent également au cerveau et au cervelet.

Il existe donc un appareil *médullo-cérébral*, desservant l'appropriation *consciente* des mouvements partiels et l'équilibration volontaire, et un appareil *médullo-cérébelleux* consacré à l'exercice *réflexe* de ces mouvements et de l'équilibration. Dans le tabes, affection médullo-labyrintho-cérébrale, les mouvements resteraient coordonnés, mais ils sont mal appropriés (Bonnier) : ordonnez au malade de fermer les yeux et aussitôt l'absence de la vue se trahit par la perte de l'équilibre volontaire, par le désarroi de l'équilibre (signe de Romberg), par l'exagération des mouvements ataxiques, et aussi par la sensation vertigineuse. Dans la maladie de Friedreich et dans l'hérédo-ataxie cérébelleuse, qui sont des affections médullo-cérébelleuses, le sens des attitudes est atteint en tant qu'acte réflexe, mais il est conservé en tant qu'acte conscient qui supplée à l'acte réflexe; ainsi l'occlusion des paupières ne trouble guère l'équilibration et influence peu l'appropriation des mouvements.

tier. Ces symptômes cérébraux peuvent se diviser en deux variétés principales : troubles moteurs et troubles psychiques. Aux troubles moteurs appartiennent les réactions du vertige, la tribulation, les impulsions, les girations, les convulsions épileptiformes, les crises apoplectiformes[1] et certaines paralysies sur lesquelles je reviendrai dans un instant.

Aux troubles *psychiques* appartiennent l'aphasie, la torpeur intellectuelle, la perte de la mémoire, des troubles intellectuels constituant une sorte de *folie tabétique* et la plupart des symptômes de la pseudo-paralysie générale. Ces troubles sont passagers ou permanents ; tantôt ils éclatent à la période ultime du tabes, tantôt ils en sont les premiers symptômes (Fournier).

Depuis longtemps les aliénistes avaient signalé chez les paralytiques généraux un certain nombre de symptômes tels que : douleurs fulgurantes, troubles oculo-pupillaires et génito-urinaires, arthropathies, anesthésies, paralysies localisées, abolition des réflexes, etc. ; manifestations qui indiquent, toutes, la participation de la moelle ou des nerfs périphériques au processus morbide. De leur côté, les névro-pathologistes avaient noté, chez bon nombre d'ataxiques, l'apparition d'attaques apoplectiformes et épileptiformes, suivies ou non d'hémiplégie, de bredouillement, de manifestations délirantes à forme ambitieuse ou dépressive, tous signes révélateurs d'une altération anatomique des centres encéphaliques ; ajoutons-y le vertige de Ménière dû à l'apoplexie labyrinthique.

Il en était résulté que bien souvent un malade, considéré comme un paralytique général au début de sa maladie, était rangé plus tard dans la classe des ataxiques. Souvent aussi, inversement, un ataxique reçu dans un hospice allait finir ses jours dans la section des aliénés. Récemment, on a repris l'étude de ces cas complexes, envisagés par les uns comme la réunion fortuite de deux maladies distinctes développées chez le même sujet ; par d'autres, au contraire,

---

1. Giraudeau. *Accidents vertigineux et apoplectiformes dans les maladies de la moelle épinière.* Th. de Paris, 1884. — Vulpian. *Revue de méd.,* février 1882. — Lecoq. *Revue mens.,* juin 1882.

comme des localisations sur l'encéphale et sur la moelle d'une seule entité morbide[1].

Les partisans de la doctrine dualiste se basent sur l'anatomie pathologique pour étayer leur opinion : d'après eux, le tabes est une affection d'origine centrale caractérisée par une lésion progressivement *systématique* du système sensitif cérébro-spinal, tandis que la paralysie générale est caractérisée par une lésion essentiellement *diffuse* de l'axe cérébro-spinal. Il y aurait entre ces deux affections la même différence qu'entre la sclérose latérale amyotrophique et la sclérose en plaques. Ballet va même plus loin et admet que le tabes est une affection à début périvasculaire. Enfin, l'une de ces maladies aboutit à l'induration des centres nerveux, l'autre à leur ramollissement. Les dualistes reconnaissent toutefois que ces deux maladies, si elles diffèrent quant à leur essence, se développent l'une et l'autre chez des sujets qui sont identiques quant au terrain, chez des névropathes et surtout chez des névropathes héréditaires, souvent chez des syphilitiques ou chez des alcooliques.

Les partisans de la théorie uniciste, au contraire, font justement valoir cette question du terrain et surtout du terrain névropathique greffé de syphilis, pour affirmer l'identité du tabes et de la paralysie générale. Pour eux, la fréquence des manifestations cérébrales et médullaires réunies chez le même sujet est trop grande pour qu'il n'y ait là qu'une simple coïncidence. Enfin, ils s'appuient sur ce fait que, dans le tabes, la systématisation des lésions n'est pas aussi rigoureuse qu'on le prétend. Dans bon nombre de cas, disent-ils, on trouve sur les cordons latéraux, au niveau des cornes antérieures et sur les nerfs périphériques, des altérations manifestement diffuses. Quant à préciser le point de départ histologique des lésions de la paralysie générale et à s'en faire un argument pour différencier les deux maladies, les recherches histologiques ne sont point assez avancées,

---

1. Raymond, Ballet, Joffroy, Rendu, Marie, etc. *Soc. méd. des hôp.*, 1892. — Nageotte, Stojanovitch. Thèses de Paris, 1893.

disent les unicistes, pour permettre une telle démarcation.

Passons aux *troubles moteurs*. — On peut constater, à toutes les périodes de la maladie de Duchenne, des *paralysies* dont les caractères sont variables : telles sont l'hémiplégie, la monoplégie, la paraplégie, les paralysies faciale et radiale, la paralysie des muscles de l'œil. Souvent ces para lysies sont incomplètes, passagères, sujettes à récidive, et mériteraient plutôt le nom de parésie. Néanmoins, quelques-unes ont d'autres caractères : ainsi il y a des hémiplégies persistantes associées à des lésions cérébrales[1]; il y a des hémiplégies avec hémianesthésie sensitivo-sensorielle dues à l'association du tabes et de l'hystérie[2]. La paraplégie tabé-tique a parfois un début brusque, subit, et peut guérir après quelques semaines ou quelques mois. Les lésions cen-trales, les névrites périphériques, l'hystérie, jouent des rôles divers dans la genèse de ces paralysies. Dans une autre catégorie, on a signalé comme troubles moteurs des secousses involontaires, des mouvements choréiformes, de l'athétose, habituellement accompagnés de contracture et dépendant d'une lésion accessoire des cordons latéraux[3].

TROISIÈME PÉRIODE. — Après une durée en général fort longue, dix, quinze ans et davantage, la maladie peut s'arrê-ter, s'améliorer et même guérir, mais plus souvent elle aboutit à la troisième et dernière période, période *paraly-tique*, de *cachexie*, de *marasme*, souvent compliquée de cys-tite ulcéreuse, d'eschares, de tuberculose pulmonaire, de phénomènes bulbaires, de paralysie générale. C'est bien cette période qui mériterait le nom de *tabes*, le malade succombant à la cachexie s'il n'est pas enlevé par quelque maladie intercurrente.

Troubles trophiques. — A toutes les périodes de la maladie peuvent apparaître des troubles trophiques et vaso-moteurs: les douleurs fulgurantes des membres et de la face sont

1. Cayla. *L'hémiplégie chez les ataxiques*. Th. de Paris, 1902.

2. Crouzon et Drobrovici ont observé un hémispasme glossolabié chez un tabétique. *Revue neurologique*, 1902.

3. Audry. Athétose chez les atax. *Revue de médecine*, janvier 1887.

parfois accompagnées d'*éruptions cutanées* à formes multiples, d'*herpès* récidivant[1], d'*ecchymoses* cutanées et d'*œdèmes* passagers[2]. On observe la chute des *ongles*, précédée ou non d'ecchymose sous-unguéale avec douleur ou engourdissement, l'ongle tombe sans ulcération, « comme tombe une croûte d'ecthyma », et il est remplacé par un ongle friable et cassant qui tombe à son tour[3]. On a rapporté plusieurs observations de vitiligo, d'état *ichthyosique* de la peau et de *mal perforant* du pied.

Une des premières observations de ce mal perforant plantaire est due à mon oncle Paul Dieulafoy[4], professeur à l'École de médecine de Toulouse. Le mal perforant a pour origine le tabes dans la proportion de 75 pour 100. Il atteint surtout la tête du premier et du cinquième métatarsien, il est superficiel ou profond. Il peut siéger en d'autres régions, à la paume de la main (Péraire), à la face (Marie), à la bouche, aux valvules aortiques, à l'œsophage, à l'intestin, à la fesse. Nous avons observé à l'Hôtel-Dieu un mal perforant de la région sacro-coccygienne qui avait déterminé une vraie *caverne sacrée tabétique*. L'observation et les résultats de l'autopsie ont été publiés par mon élève Crouzon[5]. Autour de la caverne était une anesthésie qui rappelait l'anesthésie en selle ; l'incontinence des urines et des matières, les douleurs fulgurantes, l'abolition des réflexes achilléens permirent de porter le diagnostic de tabes inférieur. L'autopsie démontra les lésions caractéristiques de la moelle lombo-sacrée et la dégénération ascendante des cordons postérieurs.

On peut voir, dès le début de la maladie, des *arthro-*

1. Jeanselme et Sézary. *Revue de neurologie*, 1907, n° 19.
2. Strauss. Ecchym. tabét. *Arch. de neurol.*, 1880, p. 557. — Mathieu et Vicil. Œdèmes névropathiques. *Arch. de neur.*, juin et août 1885.
3. Bonieux. *Chute des ongles*. Th. de Paris, 1885.
4. Paul Dieulafoy. *Moniteur des hôpitaux*, 1856, et *Gazette des hôpitaux*, 1858.
5. Crouzon. *Clinique médicale de l'Hôtel-Dieu. Conférences du mercredi*, 1909, p. 104.

pathies dont les caractères sont nettement tranchés[1]. Ces arthropathies, qui occupent plus volontiers le genou, le pied, la hanche (Ball, Charcot), débutent parfois presque subitement; elles sont généralement indolentes et très rapidement accompagnées d'hydarthrose, d'œdème dur, de tuméfaction, ce qui donne au membre atteint un aspect éléphantiasique. Malgré cet envahissement, les mouvements restent à peu près normaux pendant quelque temps. Quand l'arthropathie tabétique est bénigne, la résolution peut se faire, mais quand elle est grave, le gonflement et l'œdème persistent, les parties intra-articulaires, la capsule, les ligaments, les cartilages, les extrémités osseuses, les cavités articulaires, se détruisent sous l'influence du trouble trophique, des luxations et des fractures intra-articulaires se produisent. Ces désordres entraînent des déformations considérables et permettent d'imprimer à la jointure malade les mouvements les plus étonnants (jambe de Polichinelle). L'arthropathie tabétique ne revêt pas toujours la forme atrophique; il y a parfois des lésions hypertrophiques : épaississement de la synoviale, saillies ostéo-cartilagineuses.

Signalons encore, comme troubles trophiques, les *fractures*[2] dues à la raréfaction du tissu osseux (ostéite raréfiante). Ces fractures atteignent surtout les os des membres; on les a cependant observées aux vertèbres; elles ont pour caractère de se faire sans douleurs; elles sont parfois multiples; elles surviennent sous l'influence des causes les plus insignifiantes, mais elles se consolident et le cal est exubérant, difforme et résistant. L'*ostéoporose* des maxillaires provoque la chute des dents[3], qui sont souvent saines, et qui tombent sans douleur « comme si on les cueillait ». J'ai eu récemment dans mon service un tabétique qui a ainsi perdu sept dents en quelques jours. Cette chute des

1. J. Michel. *Des arthropath. dans le cours de l'ax. locom.* Th. de Paris, 1877. — Blum. Th. d'agrég., 1875.

2. Talomon. Des lésions osseuses et articul. liées aux mal. du système nerveux. *Revue mens.*, juillet 1878.

3. Vallin. *Soc. méd. des hôp.*, 11 juillet 1879.

dents est parfois suivie de résorption du rebord alvéolaire, premier degré du *mal perforant* buccal[1], que j'ai étudié à propos de la perforation syphilitique de la voûte palatine. Notons encore les ulcérations du nez (Giraudeau), du voile du palais, des piliers (Bonnier) et de la face (P. Marie).

Chez les tabétiques, on observe parfois une *déformation du pied* analogue au pied plat congénital; le bord interne du pied est épaissi, la face dorsale est saillante, surtout à la région tarso-métatarsienne, et la voûte plantaire est plate et affaissée[2]. Le pied est raccourci. Ces déformations, faciles à voir sur les empreintes du pied, tiennent aux lésions trophiques des os du tarse, qui sont usés, friables, atrophiés, désagrégés; « il y a plus d'ostéopathie que d'artropathie » (Chauffard). Tel est le *pied tabétique*; il peut survenir dès le début de la maladie. Ce pied tabétique ne doit pas être confondu avec le *pied bot tabétique*, qui tient à une atrophie musculaire de certains muscles de la jambe, la déformation du pied étant constituée par une extension exagérée, avec incurvation du bord interne et déviation de la pointe du pied vers l'axe médian du corps (Joffroy[3]).

On désigne sous le nom d'*hypotonie* un état des muscles qui les rend mous et relâchés à la palpation et qui permet aux articulations une mobilité anormale. On peut alors chez certains tabétiques hypotoniques provoquer une hyperextension de la jambe sur la cuisse telle que ces deux segments forment un angle obtus ouvert en avant; on peut, le malade étant couché, écarter ses deux membres inférieurs, l'un de l'autre à tel point que leurs axes sont dans le prolongement l'un de l'autre; on peut aux mains provoquer l'hyperextension des phalanges sur le métacarpe et des phalanges les unes sur les autres.

Les *atrophies musculaires* apparaissent surtout à une période avancée. L'atrophie musculaire tabétique est habituel-

---

1. Baudet. *Mal perforant buccal.* Th. de Paris, 1898.
2. Boyer. Pied tabétique. *Revue de méd.*, juin 1884. — Palvidès. Th. de Paris, 1838.
3. *Gaz. hebd.*, 20 novembre 1885.

lement symétrique; elle débute presque toujours par les muscles des extrémités, aux mains plus souvent qu'aux pieds. Aux membres inférieurs, l'atrophie réalise le pied équin avec flexion plantaire des orteils; aux membres supérieurs, elle réalise le type Aran-Duchenne, très rarement le type scapulo-huméral ou antibrachial. Ces conclusions et les suivantes sont tirées du mémoire de M. Dejerine[1]. L'atrophie musculaire tabétique évolue sans contractions fibrillaires; la contraction idio-musculaire est diminuée ou abolie, la réaction de dégénérescence est peu commune.

On a également constaté l'atrophie des muscles de l'œil et de la paupière supérieure, et surtout l'atrophie des muscles de la langue sous forme d'hémiatrophie[2]. Les lésions de l'*aorte*, athérome, insuffisance aortique, sont assez fréquentes dans le cours du tabes; on se demande si elles sont dues à un trouble trophique, ou si elles sont le fait de la syphilis, du rhumatisme, souvent associés au tabes.

Les *troubles sécrétoires* sont la *diarrhée* qui existe d'une façon continue, ou qui revient par crises, avec ou sans coliques, ou qui persiste des mois et des années[3]; la *sialorrhée*, les *vomissements*, qui surviennent en dehors des troubles gastriques[4]. Les sueurs sont tantôt supprimées, tantôt abondantes, localisées aux pieds, aux mains, à un côté du corps ou de la tête[5].

Forme fruste. — Je n'ai décrit jusqu'ici que la forme la plus habituelle de l'ataxie locomotrice, celle qui débute par les douleurs fulgurantes des membres inférieurs, et qui arrive à l'incoordination motrice, au milieu d'un cortège de troubles *spinaux, céphaliques, viscéraux, sécrétoires* et *trophiques*. Mais, plus fréquemment qu'on ne le croit, la

1. Dejerine. Atroph. musc. des atax. *Revue des méd.*, 1889.
2. Ballet. Hémiatrophie de la langue. *Arch. de neurologie*, 1841. p. 191. — Koch et Marie. *Revue de médecine*, janvier 1888.
3. Roger. *Rev. de méd.*, juillet 1884. — Putnan. *Trouble des nerfs vaso-moteurs dans le tabes dorsalis*. Th. de Lyon, 1882.
4. Vulpian. *Leçons sur les maladies du système nerveux*.
5. Marie. *Maladies de la moelle*, 1892, p. 269.

maladie est *fruste* à son début et reste fruste pendant des mois et des années. Elle ne se trahit alors que par un symptôme isolé qui, au premier abord, semble n'avoir aucun rapport avec l'ataxie locomotrice, dont il n'est cependant que l'avant-coureur. Ainsi les exemples ne manquent pas de gens atteints d'amblyopie progressive, chez lesquels les autres manifestations de l'ataxie locomotrice ne se déclarent que des mois et des années plus tard. Même remarque pour les paralysies oculaires et pour les névralgies viscérales. — Les crises de gastralgie avec vomissements, qui simulent si bien l'ulcère de l'estomac, les accès douloureux de la vessie, de l'urèthre et du rectum, les douleurs lombaires avec rétraction testiculaire, qu'on prendrait volontiers pour des coliques néphrétiques, sont autant de manifestations qui peuvent marquer le début du *tabes* à titre de symptôme isolé. Les troubles auditifs[1], la surdité avec ou sans vertige (lésion du nerf auditif), les troubles laryngés, les spasmes de la glotte avec ou sans chute de l'individu, l'angine de poitrine, sont aussi des manifestations précoces du *tabes*. L'ataxie peut se localiser à un seul membre[2].

Les troubles *vésicaux* (dysurie, incontinence, rétention), les troubles *génitaux* (impuissance, spermatorrhée, satyriasis, crises clitoridiennes), les troubles *sécrétoires* (diarrhée, sialorrhée, sueurs, polyurie), les troubles *trophiques* (chute des ongles, chute des dents, mal perforant, état ichthyosique de la peau), peuvent *devancer* les troubles habituels et classiques du *tabes*.

Il n'est pas jusqu'à l'arthropathie généralement indolente de la première période qui ne puisse en imposer pour une affection articulaire locale, alors qu'elle se rattache aux troubles trophiques de l'ataxie. Toutes ces notions seront importantes à se rappeler, quand il s'agira de discuter le diagnostic.

Marche. — Diagnostic. — On a divisé l'ataxie locomo-

1. Sympt. aud. du tabes. Pierret. *Rev. mens.*, 1877, p. 101. — Collet. *Loco citato.*
2. Camus et Sézary. *Soc. de neurologie*, 6 décembre 1906.

trice en trois périodes (douleurs fulgurantes, ataxie et cachexie), mais ces périodes prêtent peu à une division méthodique, car elles sont extrêmement variables comme durée et comme époque d'apparition. Dans quelques cas exceptionnels, la maladie suit une marche *rapide*, et elle arrive à sa période d'état dès la première année, mais le plus souvent elle dure de six à vingt ans et même davantage. Dans quelques circonstances, les symptômes ataxiques n'apparaissent que bien des années après d'autres symptômes tabétiques. Habituellement, les troubles cérébraux sont consécutifs aux troubles médullaires, mais dans quelques cas c'est le contraire qu'on observe, et le malade atteint d'abord de symptômes cérébraux (congestions apoplectiformes, paralysies, aliénation) ne devient ataxiqne que plus tard (Fournier).

Le *pronostic* de l'ataxie locomotrice, bien que fort grave, n'est pas absolument fatal, il s'en faut, car la sclérose postérieure s'arrête quelquefois dans son évolution. Sous le nom de *tabes bénin*, Charcot a réuni des observations concernant des gens qui n'ont qu'un petit nombre de symptômes tabétiques, évoluant avec une extrême lenteur, pouvant s'*améliorer* et même *guérir*.

Le *diagnostic* est surtout délicat pour les ataxies *frustes*. Le plus souvent l'erreur est évitée si l'on a soin de s'enquérir de la nature des crises douloureuses, si l'on constate l'absence du réflexe achiléen (Babinski), si l'on a soin d'interroger minutieusement le malade sur tel phénomène qu'il a omis de signaler, et si l'on rapproche ce phénomène de tel autre symptôme passé inaperçu. Il faut demander au malade s'il n'a jamais eu de douleurs fulgurantes, s'il n'a pas été atteint de diplopie, de strabisme, d'achromatopsie, d'amblyopie, de surdité ou de quelques-uns des nombreux troubles génitaux, vésicaux, trophiques, sécrétoires, que nous avons passés en revue, il faut examiner avec soin l'état des réflexes et les diverses modalités du sens musculaire. Il est bien rare qu'avec un examen minutieux on ne puisse arriver à reconstituer le diagnostic.

Dans la majorité des cas, l'examen du liquide céphalo-rachidien devra être pratiqué. On recherchera la lymphocytose qui est la règle chez les tabétiques[1], et qui est l'exception au cours des *pseudo-tabes* par névrites périphériques. On pourra encore s'assurer de la présence à peu près constante de l'albumine dans le liquide céphalo-rachidien des tabétiques[2]. Il suffira de porter à ébullition ce liquide pour voir apparaître un trouble albumineux prononcé, alors qu'à l'état normal il ne se produit, après chauffage, qu'une teinte très légèrement opalescente.

La recherche du *cyto-diagnostic* et de la *réaction albumineuse* sera aussi poursuivie de pair avec les signes cliniques dans les cas douteux et dans les pseudo-tabes. Ces *pseudo-tabes*[3] associés à la *polynévrite* s'observent à la suite de maladies infectieuses, dans le diabète, dans les intoxications, et surtout dans l'intoxication alcoolique. Il est bon de connaître la possibilité de l'erreur afin de l'éviter. Dans le pseudo-tabes alcoolique, les troubles douloureux, parétiques et ataxiques sont précoces, rapides et dominants, ils sont associés aux symptômes de l'intoxication alcoolique (tremblement des mains, rêves professionnels, cauchemars, etc.) ; ils sont parfois suivis d'atrophie musculaire, ils ne sont presque jamais accompagnés de cette pléiade de symptômes : douleurs fulgurantes, crises viscéralgiques, paralysies oculaires, désordres des sphincters et tant d'autres, qui forment dans le vrai tabes la période *præataxique*.

On ne confondra pas l'ataxie locomotrice (maladie de Duchenne) avec la maladie de Friedreich. Cette dernière maladie a été improprement dénommée ataxie héréditaire ; elle est en effet héréditaire et surtout familiale, mais l'hérédité joue

---

1. Widal, Sicard et Ravaut. Le cyto-diagnostic du tabes. *Revue mensuelle* n° 6. 50 mars 1903.

2. Widal, Sicard et Ravaut. Les albumines du liquide céph.-rach. au cours de certains processus méningés chroniques. *Revue neurol.*, n° 8, 50 avril 1905, p. 457. — Guillain (même numéro).

5. Brissaud. *Paralysies toxiques*. Th. d'agrégat. — Leval-Piquechef. *Des pseudo-tabes*. Th. de Paris, 1885.

également un rôle considérable dans la maladie de Duchenne. L'ataxie musculaire décrite par Friedreich est une affection encore mal caractérisée anatomiquement, mais dont la description clinique est bien connue [1]. C'est une affection de l'enfance et de la puberté. Sans être l'ataxie locomotrice, ni la sclérose en plaques, ni une combinaison de ces deux maladies, elle emprunte à la première l'incoordination motrice des membres et l'absence des réflexes rotuliens, à la seconde le nystagmus et l'embarras de la parole. Mais elle diffère à la fois de l'une et de l'autre par ses autres symptômes, par l'étiologie, par son mode d'évolution et son pronostic (Charcot). » Les douleurs fulgurantes, les crises douloureuses vésicales, les anesthésies, les troubles trophiques, qu'on rencontre dans l'ataxie de Duchenne, font défaut dans l'ataxie de Friedreich. Les vertiges, les attaques épileptiformes, la névrite optique, manquent aussi dans la maladie de Friedreich.

Le diagnostic devient très difficile si d'autres affections du système nerveux se juxtaposent au tabes ; ces *associations morbides* du tabes (Raymond [2]) comprennent la paralysie générale, la syphilis des centres nerveux, l'hémiatrophie de la langue, l'atrophie musculaire progressive, l'ophthalmoplégie progressive, la maladie de Friedreich, la syringomyélie et l'hystérie. En pareille circonstance, le diagnostic peut offrir de sérieuses difficultés, car les signes similaires sont plus nombreux que les signes différentiels.

Anatomie pathologique. — On sait aujourd'hui que la lésion de l'ataxie locomotrice est une sclérose (induration et atrophie), dont le siège multiple intéresse *inégalement la moelle épinière*, le *mésocéphale*, l'*encéphale*, le *grand sympathique* et les *nerfs*. Nous allons passer en revue ces localisations en donnant à chacune d'elles l'importance qui lui convient ; nous aurons soin également d'insister sur leur mode d'évolution.

1. Soca. *Maladies de Friedreich.* Th. de Paris, 1888.
2. Raymond. *Clin. des mal. du système nerveux*, 1900, p. 306.

A. Du côté de l'*encéphale*, les altérations, bien que très fréquentes, ne sont pas absolument constantes, et la localisation de la lésion se fait sans ordre et sans système, bien différente en cela de la lésion médullaire, qui, elle, est *systématique*. On retrouve la sclérose encéphalique sur les pédoncules cérébelleux inférieurs, et sur certains nerfs crâniens, tels que l'optique, l'auditif, le moteur oculaire commun. La lésion encéphalique la plus fréquente et la mieux connue est celle des nerfs optiques ; elle débute par l'un d'eux avant d'envahir l'autre ; à l'instar des névrites périphériques, elle s'avance progressivement de la périphérie vers les bandelettes optiques et les corps genouillés ; elle aboutit à l'induration grise des nerfs, et, comme la lésion du tube nerveux paraît précéder l'envahissement du tissu conjonctif, cette névrite pourrait être nommée parenchymateuse.

Il est des cas où l'ataxie locomotrice coïncide avec la *paralysie générale des aliénés*[1], la précède ou la suit ; on retrouve alors dans ces formes spéciales les lésions de la méningo-encéphalite diffuse. Au point de vue du pronostic, ces formes ont un grand intérêt.

B. Du côté du *bulbe* et de la protubérance, on voit, dans quelques cas, que la sclérose des cordons postérieurs de la moelle se continue sous le plancher du quatrième ventricule ; elle envahit les noyaux des corps restiformes, la substance gélatineuse de Rolando, la racine ascendante du trijumeau, et détermine parfois l'atrophie des noyaux sensitifs des nerfs mixtes, glosso-pharyngien, spinal et pneumogastrique.

Dejerine a plusieurs fois observé l'atrophie du noyau de la sixième paire et des filets radiculaires correspondants[2]. Plusieurs auteurs ont signalé l'atrophie des nerfs et des noyaux labyrinthiques[3].

Avant de décrire les lésions de la moelle épinière, je

1. Baillarger. *Ann. médico-psychologiques*, janvier 1862.
2. *Société de biologie*, 5 février 1887.
3. Collet. *Loco citato*, p. 33.

donne ici le schéma d'une coupe de la moelle afin de faciliter la description de ces lésions.

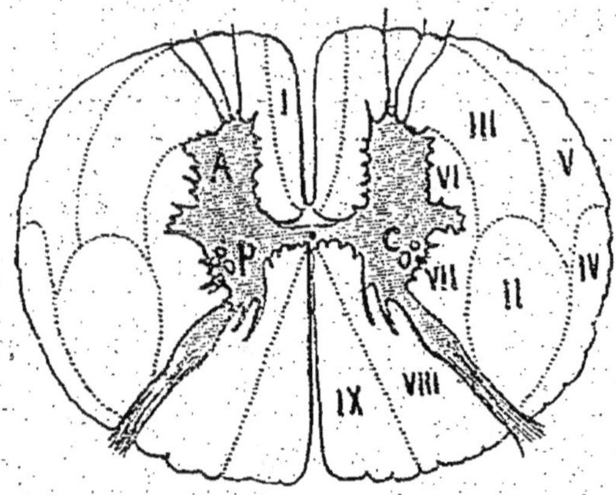

Coupe de la moelle au niveau de la région dorsale.

A. Corne antérieure. — P. Corne postérieure. — C. Colonne de Clarke. —
I. Faisceau pyramidal direct. — II. Faisceau pyramidal croisé. —
III. Faisceau radiculaire antérieur. — IV. Faisceaux cérébelleux directs
— V. Faisceau de Gowers. — VI. Partie motrice et vaso-motrice du
faisceau mixte. — VII. Partie sensitive du faisceau mixte. — VIII. Faisceau de Burdach contenant dans son tiers externe la bandelette externe
de Charcot et Pierret. — IX. Cordon de Goll.

C. Les *altérations de la moelle épinière* sont les unes inconstantes, les autres constantes ; les altérations *inconstantes*
siègent sur les cornes antérieures et sur les cordons latéraux ; nous y reviendrons plus loin.

Les altérations *constantes et caractéristiques du tabes dorsalis* envahissent le système spinal postérieur[1], c'est-à-dire,
les cordons blancs postérieurs, la partie la plus reculée de
la substance grise, les racines postérieures des nerfs et les
méninges voisines de la lésion médullaire. La sclérose des

1. Excellente dénomination opposée au système spinal antérieur et
empruntée à Jaccoud. *Les Paraplégies de l'ataxie.* Paris, 1864.

cordons postérieurs débute par la région lombaire, où elle est en général plus accusée qu'ailleurs; de là elle remonte en décroissant jusqu'aux régions cervicale et bulbaire et elle peut même parfois atteindre le plancher du quatrième ventricule.

Les cordons postérieurs, quand la sclérose est ancienne, sont indurés, grisâtres et atrophiés; ils sont soudés entre eux « par la formation de tissu conjonctif nouveau, aux dépens de la pie-mère, qui s'enfonce dans le sillon qui les sépare à l'état sain » (Cornil et Ranvier[1]). Cette méningite chronique postérieure est constante, d'après Vulpian, qui se demande même si elle ne joue pas un rôle « de cause productrice dans la pathogénie du *tabes dorsalis*[2] ». C'est encore la méningite et la méningo-myélite corticale qui expliqueraient, d'après Dejerine[3], la propagation de la lésion aux cordons latéraux, dans les cas où la sclérose latérale complique la sclérose postérieure.

C'est à la méningite postérieure et aux altérations du système lymphatique postérieur de la moelle que P. Marie et Guillain[4] attribuent le rôle principal dans le développement des lésions tabétiques.

La *substance grise* des cornes postérieures est-elle intéressée? Il semblerait au premier abord qu'elle doive être lésée à cause de ses relations intimes avec les cordons postérieurs; cependant, les cellules propres de la corne postérieure sont à peu près respectées, mais les fibres rayonnantes provenant du cordon postérieur sont intéressées (Lissauer). Dans les colonnes de Clarke, le tabes atteint uniquement le réticulum et respecte les cellules.

Les *racines postérieures* des nerfs spinaux sont amoindries; au lieu d'avoir un volume double des racines antérieures, comme à l'état normal, elles sont deux et trois fois

---

1. *Manuel d'histologie*, p. 679.
2. *Maladies du système nerveux*. Paris, 1872, p. 125.
3. *Arch. de physiol.*, nov. 1884.
4. *Rev. neurol.*, janvier 1903.

plus petites. On sait que les fibres des racines postérieures,
aussitôt entrées dans la moelle, se divisent en deux branches
terminales; — l'une descend par le faisceau de Burdach qui
contient dans son tiers externe la bandelette externe de
Charcot et Pierret, et s'arrête bientôt dans la moelle; l'autre
remonte verticalement dans le cordon postérieur pour se
terminer à différents étages dans la corne postérieure. Il
en est qui atteignent le bulbe. Ces branches terminales
émettent des *collatérales* qui pénètrent la substance grise
par de fines arborisations; les plus courtes se terminent
bientôt autour des cellules les plus proches; d'autres, les
moyennes, vont former un riche plexus autour des cellules
de la colonne de Clarke, celles-ci envoient un faisceau
direct au cervelet; certaines, passant par la commissure
grise postérieure, se perdent dans la corne postérieure du
côté opposé. Il existe enfin des collatérales longues qui
forment le faisceau collatéral réflexe de Kölliker, sensitivo-
moteur de Ramon y Cajal. Il se termine dans la corne antérieure.

Cet appareil collatéral, bien décrit par Ramon y Cajal, est
le siège de lésions constantes et précoces dans le tabes,
comme l'ont montré Lissauer et Weigert[1]. Pierret avait
signalé en 1871 la dégénérescence des fibrilles nerveuses
qui cheminent dans la substance grise des cornes postérieures. La dégénérescence des collatérales réflexes et des
collatérales de la colonne de Clarke existe dès le début du
tabes (Marinesco[2]); elle coïncide toujours avec l'altération
des cordons postérieurs.

Les racines postérieures sont le siège de lésions très évidentes dans le tabes ancien; leur intégrité n'a été observée
que dans le tabes au début. Vulpian dès 1874, et plus tard
Schultze, Leyden, Dejerine ont admis que la lésion médullaire était la conséquence d'une névrite des racines postérieures[3]. Les lésions des ganglions sont beaucoup plus

1. Lissauer et Weigert. *Des modifications de la colonne de Clarke dans
le tabes dorsal,* février 1884.

2. G. Marinesco. *Soc. méd. des hôpit.,* 6 mars 1896.

3. Dejerine. Anatomie pathol. du tabes dors. *Sem. méd.,* 1892.

vagues et plus rares. Il résulte des intéressantes recherches
de Vulpian que les racines postérieures, qu'on retrouve très
altérées entre la moelle et le ganglion qui leur est annexé,
sont parfaitement saines au delà du ganglion, ce qui semblerait prouver (Vulpian) que la lésion ne débute pas par la
périphérie des nerfs pour remonter vers la moelle, pas plus
du reste qu'elle ne commence par les racines, car il arrive
de trouver ces racines postérieures presque saines avec des
cordons postérieurs très malades[1]. Le *tabes dorsalis* débute
donc par les cordons postérieurs pour s'étendre de là aux
parties voisines, et cette sclérose, qui est *systématique* (Vulpian), c'est-à-dire qui intéresse un même système de fibres
et qui y reste longtemps confinée, fait supposer que la
myélite est d'abord prenchymateuse (Hallopeau) avant de
devenir interstitielle, l'irritation initiale s'emparant du tube
nerveux avant d'attaquer le tissu conjonctif.

La lésion primordiale et constante, avons-nous dit, est
la *sclérose systématique des cordons postérieurs de la moelle*;
c'est vrai, mais cela ne suffit pas et demande explication.
Il faut savoir (Pierret[2]) que le cordon postérieur de la moelle
est lui-même divisé en plusieurs territoires indépendants,
dont les lésions distinctes provoquent des symptômes différents. Les notions tirées de l'embryologie, de l'anatomie et
de la pathologie nous montrent que chaque cordon postérieur de la moelle se divise en deux faisceaux secondaires,
l'un médian, l'autre externe, dont le volume réciproque est
variable suivant les régions de la moelle.

Le *faisceau médian*, mince à la région lombaire, plus large
à la région dorsale, effilé à la région cervicale (cordon de
Goll), va se terminer dans les pyramides postérieures. Ce
faisceau médian existe donc dans toute la hauteur de la
moelle : il est composé de fibres longitudinales qui naissent
de la substance grise à différentes hauteurs et qui sont

1. Vulpian. *Arch. de physiol.*, 1868, p. 140.
2. Note sur la sclérose des cord. post. dans l'at. locom., in *Arch. de
physiol.*, 1872, p. 563. — Note sur un cas de sclérose primit. du faisceau
médian des cord. postér. *Arch. de physiol.*, 1873, p. 74.

sans doute en rapport avec les cellules des colonnes vésiculaires de Clarke; plus ces fibres longitudinales doivent
parcourir un long trajet, et plus elles sont superficielles;
certaines d'entre elles sont assez longues pour relier le
renflement lombaire aux pyramides postérieures.

En dehors de ce faisceau médian existe un autre faisceau,
le faisceau de Burdach, qui contient dans son tiers externe
la *bandelette externe* de Charcot et Pierret, qu'on retrouve
aussi dans toute la hauteur de la moelle. Il est formé, d'une
part, de fibres arciformes superposées, fibres commissurales établissant des relations intimes entre différents points
de la substance grise postérieure (Todd, Vulpian), et d'autre
part de fibres à direction transversale et oblique, qui proviennent des racines postérieures des nerfs (masses fibreuses
internes de Kölliker) et qui vont se jeter dans les cellules
de la corne postérieure.

En résumé, les cordons postérieurs de la moelle sont formés des cordons médians de Goll, et des faisceaux de Burdach contenant les bandelettes externes de Charcot et
Pierret. Eh bien, dans le *tabes dorsalis*, l'altération envahit-
elle le cordon postérieur tout entier, ou bien reste-t-elle
cantonnée à l'un des deux faisceaux secondaires? et dans
ce cas lequel est pris? est-ce le cordon de Goll ou le faisceau
de Burdach? Quand on fait les autopsies à une période
avancée de la maladie, on trouve la sclérose généralisée à
la totalité des faisceaux postérieurs; mais quand l'examen
anatomique est pratiqué à des périodes moins avancées, on
peut saisir la lésion à ses différents stades d'évolution (Pierret), et l'on voit qu'à côté de la lésion primordiale, caractéristique et constante, il en est d'autres qui sont secondaires
et inconstantes.

La *lésion caractéristique et constante est celle des bandelettes externes* [1] (faisceau de Burdach); et au nombre des
lésions secondaires se trouve celle des faisceaux médians
(cordon de Goll).

1. C'est à cette région des bandelettes externes que correspondent les
faisceaux radiculaires internes des racines postérieures (Kölliker).

La sclérose *isolée* du cordon de Goll à la région cervicale s'observe surtout à titre de sclérose ascendante secondaire, lorsque la moelle est lésée dans sa région dorsale (mal de Pott, tumeurs), elle n'est accompagnée ni de douleurs fulgurantes, ni d'ataxie. C'est une preuve que la sclérose isolée de ce faisceau médian ne tient pas sous sa dépendance les symptômes abétiques ; et, si on la trouve fréquemment dans les autopsies de *tabes dorsalis*, c'est simplement parce qu'elle est consécutive à la lésion dorsolombaire du tabes (Pierret) comme elle est consécutive à une tumeur ou au mal de Pott Ce n'est donc pas dans la sclérose des faisceaux médians qu'il faut rechercher la lésion du tabes[1].

La lésion constante et caractéristique du tabes est localisée à l'autre partie des cordons postérieurs, aux *bandelettes externes*, et Pierret a réuni plusieurs observations où la maladie n'était encore qu'à son début, à la période des douleurs fulgurantes, et la lésion scléreuse des bandelettes externes existait déjà, étroite et isolée, sans altération des faisceaux médians de Goll. La lésion médullaire débute donc par les bandelettes externes du faisceau de Burdach, elle envahit ensuite les racines spinales postérieures, la substance grise postérieure, et détermine secondairement la sclérose ascendante des cordons médians de Goll.

En colorant par le procédé de Weigert-Pal des coupes sériées de moelles tabétiques, Philippe[2] a pu déterminer aussi les localisations médullaires du tabes à son début et à une période avancée. Au début, *les bandelettes externes* sont atteintes les premières dans *leurs fibres radiculaires moyennes* ; si le tabes dure depuis longtemps, les lésions portent constamment sur le faisceau endogène descendant, et, à un degré moindre, sur le faisceau endogène ascendant ; l'en-

1. Cette sclérose des faisceaux médians peut être primitive ou secondaire, associée à d'autres lésions ou isolée, et l'on connait mal les symptômes qui se rattachent à cette forme de sclérose fasciculée médiane.

2. Philippe. Étude anatomo-clinique des localisations médullaires du tabes dorsalis. *Arch. de neurologie*, 1897, n° 21.

vahissement *des faisceaux endogènes* caractérise le tabes avancé. Le cordon de Goll subit à la région cervicale une dégénérescence secondaire (Pierret), mais il peut être primitivement atteint à la région lombaire. Le processus histologique est essentiellement parenchymateux : « Les lésions parenchymateuses existent, dès le début du tabes, au niveau du tube nerveux; la cellule du ganglion vertébral reste intacte; les lésions parenchymateuses sont surtout primitives. » (Philippe.)

D. Les lésions du *grand sympathique* sont encore mal connues; toutefois on a trouvé des lésions des ganglions[1], ce qui n'a pas lieu de surprendre, l'origine médullaire du grand sympathique paraissant exister dans les colonnes vésiculaires postérieures de la moelle et le tractus intermedio-lateralis de Clarke (Pierret). On a constaté des névrites dans différents plexus.

E. *Névrites périphériques.* — Dans le cours du tabes, un certain nombre de *nerfs périphériques* sont atteints de névrite[2]; ce n'est pas constant, mais c'est très fréquent. Ces altérations siègent à la *périphérie* des nerfs et sont le plus souvent périphériques d'emblée. En effet, les ganglions spinaux correspondants sont sains jusqu'à une certaine distance. Les névrites périphériques peuvent être très accusées, alors même que le tabes est à son début, et inversement les nerfs périphériques peuvent être intacts dans les cas où les cordons postérieurs de la moelle sont depuis longtemps sclérosés. Dans quelques cas on n'a constaté les névrites périphériques que d'un seul côté, tandis que la lésion de la moelle est symétrique. Tout ceci prouve bien que la névrite périphérique tabétique paraît évoluer pour son propre compte, parallèlement à la lésion de la moelle, mais sans lui être directement associée. Du reste, cette autonomie des névrites périphériques n'enlève rien à la loi de Waller, mais elle prouve que les lésions périphériques des nerfs peuvent évo-

---

1. Raymond et Arthaud. *Société de biologie*, juillet 1882.
2. Dejerine. Altérations des nerfs cutanés chez les ataxiques. *Arch. de physiol.*, juillet 1883. — *Soc. de biol.*, 18 octobre 1884.

iuer indépendamment des lésions des centres trophiques.

Ces névrites périphériques peuvent atteindre les nerfs sensitifs, mixtes ou viscéraux; elles sont très fréquentes sur les nerfs cutanés, on les a également observées sur les nerfs musculaires. Entre autres nerfs atteints de névrite périphérique, je citerai : les nerfs du releveur de la paupière supérieure (Dejerine), le récurrent et le pneumogastrique (Oppenheim), le plexus cardiaque, le plexus cœliaque et le sympathique abdominal (Grocéo et Fusari[1]). Ces névrites sont de nature parenchymateuse : fibres nerveuses atrophiées ou en voie de destruction, lésions interstitielles et périnévrite. Certaines de ces névrites périphériques sont *curables* (Pierret).

Physiologie pathologique. — L'apparition des symptômes de l'ataxie locomotrice est-elle en rapport avec la marche systématiquement envahissante de la lésion? C'est ce que nous allons étudier.

La douleur. — Au début de la maladie, à la période des douleurs fulgurantes, la lésion est confinée aux bandelettes externes sous forme d'une bande scléreuse très mince et très limitée : or, comme à cette époque les racines postérieures des nerfs spinaux ne sont pas encore atteintes, il faut admettre que les douleurs du *tabes dorsalis* sont dues à l'altération de ces racines postérieures pendant leur trajet intra-spinal. Ces lésions expliquent bien les douleurs des membres et du tronc, mais quand il s'agit des crises si douloureuses de l'estomac, de la vessie, du rectum, du rein, il est probable qu'il faut les rapporter aux *névrites périphériques* qui ont été constatées dans les *plexus* et nerfs viscéraux correspondants. Les névrites périphériques des nerfs laryngés et pneumogastrique expliquent les crises laryngées.

Les anesthésies. — La diminution, la perte, la perversion des sensibilités[2] (toucher, douleur, température, sensibilité musculaire et articulaire, sens des attitudes) sont des phé-

---

1. Pitres et Vaillard. Névrites tab. périph. *Rev. de méd.*, juillet 1886.
2. Oulmont. *Soc. de biol.*, 1 /67.

nomènes qu'on n'observe qu'à une période assez avancée de
la maladie; l'anesthésie et l'analgésie sont souvent disséminées sous formes de plaques; elles sont parfois complètes
(pied, jambe, face), et souvent il y a retard de plusieurs
secondes dans la perception des sensations. A quoi sont dus
ces phénomènes?

Cette question a été remarquablement discutée par Vulpian[1] : j'en donne ici le résumé. Les impressions recueillies
à la périphérie sont conduites par les fibres des racines
postérieures des nerfs jusqu'à la substance grise de la
moelle épinière. Il est probable que de la substance grise où
elle a été élaborée, l'impression passe dans les faisceaux
blancs postérieurs, qui la transmettent à l'encéphale; et, si
ces faisceaux sont détruits dans une certaine étendue, c'est
la substance grise qui se charge de rétablir la voie des impressions sensitives. Ce qui est certain, c'est que les impressions sensitives n'ont pas de route exclusive dans leur trajet
médullaire; la voie de transmission peut varier suivant le
besoin, et les voies de communication se suppléent si bien,
que les troubles de la sensibilité supposent une lésion médullaire déjà fort étendue. La diminution et la perte des
sensibilités sont dues par conséquent aux lésions multiples
des cordons postérieurs, de la substance grise postérieure
et des racines spinales correspondantes; et, quant au *retard*
qu'on observe dans la transmission des impressions sensitives, on peut se demander « s'il ne tient pas à l'atrophie
des faisceaux postérieurs et à la nécessité où seraient les
impressions d'abandonner la voie rapide des faisceaux blancs
pour suivre avec plus de lenteur la voie de la substance
grise » (Vulpian).

Une autre cause vient sans doute s'adjoindre aux précédentes, pour expliquer les plaques d'hyperesthésie, d'anesthésie et le retard des sensations, c'est la névrite des *nerfs
périphériques cutanés*, dont nous avons parlé au sujet de

1. Vulpian. *Diction. encyclop. des sc. méd.*, article Moelle, p. 593, et
Maladies du système nerveux. — Richet. *Soc. de biol.*, 1876.

l'anatomie pathologique. Ce qui fait admettre le rôle important des névrites périphériques, c'est que les troubles de la sensibilité, tact, retard des sensations tactiles, douleur, température, sont plus marqués aux extrémités et décroissent de bas en haut, de même que la névrite sensitive (Dejerine).

L'ataxie. — Il est exceptionnel que l'incoordination des mouvements apparaisse dès le début de la maladie; elle se montre deux, trois ans, et plus longtemps encore, après les douleurs fulgurantes et les douleurs viscérales. M. Raynaud a même remarqué que, dans certains cas où les douleurs viscérales existaient à l'exclusion des douleurs des membres, le symptôme *ataxie* était indéfiniment retardé. Quoi qu'il en soit, l'ataxie des membres inférieurs ou supérieurs se traduit toujours par les mêmes phénomènes : la force musculaire persiste comme *quantité*, du moins pendant longtemps, mais *elle manque de régulateur*, les mouvements dépassent le but voulu, ou ne l'atteignent pas; l'ataxique n'en peut graduer ni la qualité, ni l'amplitude : c'est l'incoordination des mouvements intentionnels et le « désordre de la coordination mécanique » (Jaccoud[1]). La pathogénie de cette ataxie a soulevé bien des discussions.

Suivant Charcot et Pierret, l'ataxie apparaît lorsque la sclérose des bandelettes externes s'élargit à la fois en dehors et en dedans, et ils interprètent ce fait en admettant que les fibres commissurales des bandelettes externes « servent à la coordination des mouvements des membres ». C'est une hypothèse qui n'est pas encore suffisamment justifiée.

D'autres auteurs ont avancé une théorie basée sur les *anesthésies* cutanée, musculaire et articulaire; les troubles de la sensibilité, disent-ils, détruisent, d'une part, la source des actions réflexes, et, d'autre part, privent les muscles des notions de force, de résistance, d'étendue, de durée, qui président à la synergie des contractions (sens muscu-

---

1. Jaccoud. *Traité de pathologie*, t. I, p. 109.

laire). Cette théorie, séduisante au premier abord, paraît renversée par ces deux faits, qu'il y a des hystériques privés de sensibilité et qui ne sont pas ataxiques, et que certains ataxiques ont déjà une incoordination motrice fort avancée alors que leur sensibilité est à peine émoussée (Duchenne). Toutefois, les lésions périphériques des nerfs sensitifs et l'anesthésie qui en est la conséquence pourraient bien n'être pas étrangères aux troubles d'incoordination.

Pour Jaccoud[1], la sclérose des cordons postérieurs produit l'ataxie, en provoquant la perturbation des actes réflexes et des irradiations spinales, c'est-à-dire en détruisant les fibres nerveuses qui, émanées de racines postérieures, vont se jeter dans les cornes antérieures de la substance grise (fibres réflexes motrices) ou dans le réseau nerveux de Gerlach, fibres qui paraissent avoir une action régulatrice sur la contraction synergique préétablie des groupes musculaires.

Pour Pierret, « la cause première de l'ataxie locomotrice serait une irritation des fibres sensitives des centres nerveux[2] ». L'irritation de ces fibres sensitives a pour effet de paralyser par action réflexe certains muscles ou certains groupes musculaires; et « dès qu'il est fait une tentative de mouvement dans lequel le muscle parétique est l'antagoniste d'un muscle sain, celui-ci l'emporte sur l'autre et le mouvement dépasse le but ». Ainsi s'expliquerait l'ataxie. « Je n'ai pas besoin, dit M. Grasset[3], d'insister sur les objections dont est passible cette théorie, qui a besoin de nouvelles preuves. »

Onimus[4] a présenté une autre théorie. Pour lui, l'incoordination des mouvements est due à des phénomènes de *contracture*. Il ne faut pas prendre ici le mot de contrac-

1. *Des parapl. et de l'ataxie du mouv.* Paris, 1864. Voyez aussi Jaccoud, *Pathol. int.*, t. I, p. 410.
2. Th. de Paris. *Sympt. céphal. du tabes dors.*
3. *Leçons sur les maladies du système nerveux.* Montpellier, 1886.
4. *Soc. de biol.*, séance du 27 juillet 1878.

ture dans son acception la plus ordinaire, qui suppose une complète rigidité de la fibre musculaire ; il y a des degrés moins prononcés, et l'on peut dire que la contracture existe dans un muscle dès que sa souplesse naturelle est amoindrie et dès qu'il éprouve une certaine difficulté à entrer en relâchement après la contraction volontaire. Chez les ataxiques, ces phénomènes de rigidité musculaire accompagnent la maladie dans toute son évolution, mais ils sont plus marqués à mesure que la maladie fait des progrès. Alors que se passe-t-il? Quand l'ataxique veut faire un mouvement, il éprouve une certaine résistance due à cet état de contracture, et pour vaincre cette résistance il déploie une force qui dépasse le but voulu, parce que les troubles des sensibilités musculaire et cutanée donnent de *faux renseignements à la moelle.*

Leyden[1], plus récemment, a cherché le point de départ du tabes, dans la périphérie elle-même, dans l'irritation de toute nature qui développe un processus centripète de dégénération, qui atteint les cellules ganglionnaires et les paralyse.

Brissaud[2] attribue l'incoordination à l'ignorance, où se trouve à chaque instant le malade, de l'étendue et de la résistance éprouvées ; aussi l'effort musculaire est-il toujours dépassé. Il croit que la lésion primitive du tabes est une affection du « protoneurome centripète », c'est-à-dire de cette partie de l'appareil centripète qui est constituée par les filets nerveux périphériques, sensitifs ou sensoriels, par les fibres nerveuses afférentes, par la cellule ganglionnaire et ses fibres afférentes[3].

P. Bonnier combat l'idée d'incoordination motrice au sens rigoureux du mot. Les mouvements élémentaires seraient bien coordonnés, mais mal appropriés. Un chef militaire, ignorant du terrain où il manœuvre, des forces

1. Leyden. *Nouvelles recherches sur l'anatomie pathologique et la physiologie des tabes,* 1894.
2. Brissaud. *Leçons sur les maladies nerveuses,* 1895.
3. De Massary. *Le tabes dorsalis.* Th. de Paris, 1896.

qu'il doit combattre et de l'état de ses troupes, pourra donner des ordres mal appropriés, lesquels seront néanmoins parfaitement exécutés par ses soldats. L'ataxique exécute des mouvements qui prouvent la coordination des efforts musculaires, mais ses mouvements sont mal appropriés au but, parce que l'ataxique ne connaît pas l'attitude de départ, il ignore quand il atteint l'attitude d'arrivée et il n'est pas renseigné sur la série des attitudes de passage. Ce n'est pas le sens musculaire, c'est le sens des attitudes qui se trouve atteint[1].

La diversité de ces théories prouve que la pathogénie de l'ataxie est encore livrée à des hypothèses. En reprenant la question non plus au point de vue pathologique, mais au point de vue physiologique, on voit que l'explication donnée par Duchenne sur la coordination des mouvements est vraie. Un mouvement, quel qu'il soit, même le plus simple, ne peut s'exécuter que par la coopération de plusieurs muscles; il exige la contraction des muscles qui doivent produire ce mouvement, et la contraction des muscles antagonistes qui sont destinés à limiter ce mouvement. Les muscles fléchisseurs ont les extenseurs pour antagonistes, de même que les muscles adducteurs ont les abducteurs, et ainsi de suite. La régularité d'un mouvement suppose donc l'harmonie de contraction des muscles qui produisent le mouvement, et l'harmonie de contraction des muscles antagonistes destinées à limiter ce mouvement. Que l'un de ces facteurs vienne à manquer, et le mouvement n'est plus coordonné, c'est l'*ataxie*.

Pourquoi ces deux facteurs ou l'un d'eux sont-ils compromis dans la sclérose spinale postérieure? C'est le problème qu'ont essayé de résoudre les précédentes théories.

Paralysie et atrophie. — J'ai dit qu'aux diverses périodes de l'ataxie musculaire on voit parfois survenir des paralysies, tantôt fugaces, tantôt persistantes. Suivant les cas fort disparates, ces paralysies peuvent être dues à des lésions céré-

---

1. Bonnier. Le tubes labyrinthique. *Presse méd.*, juin 1896.

orales en foyer, à l'extension de la sclérose postérieure aux cordons *latéraux* de la moelle, à l'altération *périphérique* des nerfs moteurs, à l'association de l'hystérie au tabes. Les *atrophies* musculaires sont dues dans quelques cas à l'altération des cellules des *cornes antérieures*, celles surtout du groupe externe; néanmoins, d'après un certain nombre d'observations (Dejerine), l'atrophie musculaire serait due à des névrites périphériques, les cellules motrices et la substance grise de la moelle étant intactes[1]. Dans l'hémiatrophie de la langue, le noyau bulbaire de l'hypoglosse a été trouvé altéré.

Troubles trophiques et sécrétoires. — Il paraît certain que les troubles *trophiques* et *sécrétoires* sont dus en majorité à la lésion du grand sympathique, qui a été trouvé altéré dans ses racines, dans ses ganglions et dans ses branches terminales.

Les névrites périphériques peuvent expliquer les troubles trophiques cutanés, éruptions diverses, œdèmes, mal perforant, chute des ongles. Peut-être même ces névrites périphériques ne sont-elles pas étrangères[2] aux *fractures* spontanées et aux *arthropathies*, mises par quelques auteurs sur le compte des lésions des cornes antérieures de la moelle ou des zones radiculaires. L'influence trophique du nerf trijumeau et les névrites des branches de ce nerf expliquent les troubles concernant les dents et le maxillaire[3].

Etiologie. — Traitement. — Les *causes* de l'ataxie locomotrice sont assez obscures; c'est une maladie plus fréquente chez l'homme que chez la femme, et presque toujours à l'âge moyen de la vie, de vingt à quarante ans. Suivant certains auteurs (Fournier[4], Vulpian, Erb, Marie), la *syphilis* doit être presque toujours incriminée; on sait avec quel talent

---

1. Dejerine. *Revue de méd.*, 1889.
2. Pitres et Vaillard. Névr. périph. tab. *Revu de méd.*, juillet 1886.
3. Demange. Chute des dents. *Revue de méd.*, 1882.
4. Fournier. *Ataxie locomotrice d'origine syphilitique.* Paris, 1884.

Fournier a soutenu cette opinion qui est aujourd'hui adoptée[1]; mais il s'agit de savoir si la syphilis peut, de toutes
pièces, produire l'ataxie locomotrice ou si elle n'agit qu'à
titre d'agent provocateur. D'après Sézary[2], le tabes serait
une séquelle de lésions méningées syphilitiques entraînant
la dégénérescence des racines postérieures et des cordons
postérieurs. L'hérédité est facteur important[3]. Parfois elle
est directe et il s'agit d'hérédo-syphilis[4], ailleurs elle est
indirecte. Que de tabétiques, en effet, dans la famille desquels on retrouve l'aliénation, la paralysie générale, l'épilepsie, le diabète, associés aux causes précédentes! Le
traumatisme joue un rôle important dans le développement
du tabes, et les premiers symptômes ont plusieurs fois
apparu après une chute ou une violente contusion[5]. On a
signalé des faits de tabes conjugal syphilitique[6].

Traitement. — Raymond, dans une série de remarquables leçons, a exposé avec détails et précision le traitement
du tabes[7]. Pour lui, le tabes dorsal vrai est une maladie
dont la curabilité est des plus problématiques.

Douleur. — Aux douleurs on oppose la médication suivante : injections de morphine, antipyrine, acétaniline,
phénacétine, chloral, salicylate de soude, autant de médicaments dont l'efficacité est incontestable, mais dont l'administration réitérée peut avoir de mauvais résultats; il
suffit de rappeler que les tabétiques fournissent un contingent important de morphinomanes. On a aussi conseillé
d'autres médications : faradisation, courants continus, ré-

1. Fournier vient de publier une statistique de 1000 cas de tabes, avec
une proportion pour la syphilis de 95 pour 100.

2. Sézary. Pathogénie du tabes. *La Presse médicale*, 1909, n° 88.

3. Dejerine. *L'hérédité dans les maladies du système nerveux.* Paris
Th. d'agrég., 1896.

4. Babinski. *Soc. méd. des hôp.*, 24 octobre 1902.

5. Lelou. Th. de Paris, 1898.

6. Strauss. *Arch. de physiol.*, novembre 1886. — Spillmann. *Revue de
médecine*, mars 1888.

7. Raymond. *Maladies du système nerveux. Scléroses systématiques
de la moelle.*

frigération, massage et surtout la suspension, la *pendaison*. La rachicocaïnisation ne peut être qu'un moyen d'exception.

Les moyens à employer contre l'anesthésie et les sensations de paresthésie se réduisent à la faradisation, aux bains d'eau chargée d'acide carbonique.

Les médications concernant les *troubles oculaires* sont multiples : pour essayer d'enrayer l'atrophie papillaire et l'amblyopie, on fera usage d'injections sous-cutanées de cyanure d'or, d'argent, de platine (Galezowski). Les paralysies sont justiciables de la faradisation et surtout du traitement spécifique, mercure et iodure de potassium, quand le malade a eu récemment la syphilis.

A l'*ataxie* tabétique, on oppose d'une part la suspension, d'autre part la méthode dite de *Frenkel*, basée sur la rééducation des muscles. Raymond[1] a fait connaître son opinion sur la valeur de cette méthode. Elle consiste dans l'exécution systématique de mouvements simples d'abord, de plus en plus compliqués dans la suite, et qui mettent en jeu l'adresse et non la force musculaire des malades. Son emploi est indiqué surtout dans les tabes avec ataxie précoce, lorsque d'emblée les membres inférieurs sont atteints avec une intensité qui rend impossible la station debout et la marche sans appui. Elle est contre-indiquée dans les cas où le début du tabes, au lieu d'être insidieux, comme c'est la règle, se fait avec fracas, les douleurs fulgurantes étant violentes et tenaces. Elle est également contre-indiquée chez les malades atteints de fracture spontanée, de rupture tendineuse, d'arthropathie, de cardiopathie, chez les malades obèses, intoxiqués par la morphine ou par l'alcool. La médication échoue toujours chez les tabétiques atteints d'amaurose, de parésie motrice et d'atrophie musculaire.

La *suspension* a sur le traitement de Frenkel une grande supériorité, c'est de s'adresser à la fois à l'ataxie, aux douleurs fulgurantes, aux troubles génito-urinaires. Par contre, c'est une méthode plus brutale ; elle exige de la part du

1. F. Raymond. *Clin. des maladies du système nerveux*, 1897, p. 581.

médecin une éducation spéciale ; elle expose les malades à
des dangers qui peuvent être mortels. Son emploi est formellement contre-indiqué chez les tabétiques cardio-vascu-
laires (lésions valvulaires et surtout aortiques), chez les tabétiques tuberculeux, emphysémateux, obèses, chez ceux enfin
qui ont eu des attaques apoplectiformes ou épileptiformes,
ou qui ont une tendance au vertige, aux syncopes.

Existe-t-il une médication *curative* du tabes[1] ? Raymond ne
le pense pas et je partage son opinion ; j'ai vu le tabes persister indéfiniment sans entraîner la mort, j'ai vu des tabes
légers s'immobiliser sans aggravation, j'ai vu des améliorations comparables à des guérisons apparentes, mais je
doute que le tabes vrai puisse guérir. Les bromures, les
préparations phosphorées, l'hydrothérapie, les injections de
sérum artificiel et de liquide testiculaire, sont d'excellents
adjuvants de traitement, mais ils n'aboutissent pas à la
guérison. Presque tous les tabétiques sont syphilitiques ;
ce n'est pas contestable (Fournier). Est-ce à dire que le traitement antisyphilitique ait des chances de guérir le tabes ou
d'améliorer notablement le tabétique syphilitique. Peut-être,
si le tabes syphilitique est de date très récente, mais si le
tabes est invétéré, le traitement antisyphilitique, même intense ne donne aucun résultat. Le vrai traitement est prophylactique ou *préventif* ; il consiste à traiter sérieusement
la syphilis, avec les préparations mercurielles ou avec
le médicament 606 d'Ehrlich, dès l'époque où les lésions
médullaires s'organisent à bas bruit (Sézary)[2].

1. Voir le remarquable rapport de Grasset sur le traitement du tabes.
Congrès de Moscou, 1897.
2. Sézary. *La Presse médicale*, 16 avril 1910.

§ 2. MALADIE DE FRIEDREICH ET HÉRÉDO-ATAXIE CÉRÉBELLEUSE
PARAPLÉGIE SPASMODIQUE FAMILIALE

Le tabes, que nous avons étudié dans le chapitre précédent, est une affection à localisation *médullo-cérébrale*, tandis que les maladies que nous allons étudier dans ce chapitre sont à localisation *médullo-cérébelleuse*.

La maladie qui a été décrite pour la première fois par Friedreich fut considérée d'abord par son auteur comme une variété de l'ataxie locomotrice; d'autres la regardèrent comme une variété de la sclérose en plaques, et c'est Brousse [1] qui, sous l'inspiration de Grasset, affirma son autonomie et lui donna le nom de « maladie de Friedreich ». Plus tard paraissait sur cette maladie la remarquable thèse de Soca [2].

Description. — La *maladie de Friedreich* débute dans le jeune âge. Les troubles de la marche ouvrent la scène; l'enfant marche à pas lourds, irréguliers, les jambes écartées, avec une sorte de titubation qui rappelle l'ébriété ou la démarche due aux lésions cérébelleuses. A cette démarche se joint un certain degré d'incoordination, aussi cette démarche est-elle désignée par Charcot sous le nom de *tabéto-cérébelleuse*.

Outre les troubles de la démarche, il y a les troubles de la *station*, ce que Friedreich appelle l'*ataxie statique*; l'enfant, ayant quelque peine à se tenir debout immobile, à cause des oscillations qui agitent son corps, est obligé, pour rétablir l'équilibre. de changer souvent les pieds de place. La ligne de marche, au lieu d'être rectiligne, décrit des sinuosités à droite et à gauche; elle est très nettement *festonnée* (Raymond). A ces troubles s'ajoutent des mouvements choréiformes analogues aux mouvements « arrondis » de la chorée de Sydenham (instabilité choréiforme),

1. Thèse de Montpellier, 1882.
2. Thèse de Paris, 1888.

et des tremblements intentionnels qui rappellent le tremblement de la sclérose en plaques. Dans quelques cas, le malade présente des *attitudes athétoïdes* bien intéressantes à connaître [1].

Les *troubles sensitifs*, qui jouent un si grand rôle dans la maladie de Duchenne, sont nuls ou insignifiants dans la maladie de Friedreich : les douleurs fulgurantes sont exceptionnelles, mais s'observent cependant (Brisspud) ; l'anesthésie et l'analgésie sont fort rares et peu prononcées.

Le *sens musculaire* ou mieux le *sens des attitudes* (Bonnier). dont l'abolition est caractéristique de l'ataxie locomotrice, paraît intact dans la maladie de Friedreich. On constate ici une instabilité surtout choréiforme.

Les *réflexes tendineux* sont abolis, les réflexes cutanés sont conservés. On constate le phénomène de Babinski.

Les troubles *oculaires* portent principalement sur la musculature de l'œil : le nystagmus est fréquent, la paralysie des muscles avec ou sans diplopie est extrêmement rare, la fonction visuelle est indemne, tandis qu'elle est souvent atteinte dans le tabes.

Les troubles *génito-urinaires* sont à peu près nuls. Les troubles *cérébraux* sont peu accusés ; l'intelligence reste intacte pendant toute la maladie. La *parole* est un peu traînante et comme ataxique.

L'*atrophie musculaire* s'observe parfois dans quelques muscles du tronc ou des membres.

Les *déformations* peuvent exister au tronc, sous forme de scoliose et sont habituelles aux pieds, dont la forme rappelle le pied varus équin avec extension exagérée du gros orteil, déformation connue sous le nom de « pied de la maladie de Friedreich ».

Tels sont les symptômes de la maladie de Friedreich. Après quelques années, les troubles gagnent les membres supérieurs, et le malade, absolument impotent, est condamné à rester indéfiniment au lit ou dans un fauteuil. Il meurt rarement de sa maladie.

1. Chauffard. *Semaine médicale*, 50 août 1895.

Je ne reviens pas sur le *diagnostic* de la maladie de Friedreich, il est fait aux chapitres de la *Sclérose en plaques* et du *Tabes*

Étiologie. — La maladie de Friedreich est *familiale*, c'est-à-dire qu'elle atteint plusieurs enfants d'une même famille; elle est également héréditaire : voilà pourquoi Friedreich l'avait d'abord surnommée *ataxie héréditaire*; toutefois, ces deux conditions ne sont pas absolues. La maladie débute dès l'enfance, avant quatorze ans dans les deux tiers des cas (Sottla), et dans une même famille « l'âge auquel débute la maladie est le même pour chacun des membres qui sont atteints ».

Anatomie pathologique. — Les lésions, assez mal déterminées, n'ont pas toujours été concordantes dans les rares autopsies qui ont été pratiquées. La moelle est diminuée de volume. On constate l'existence d'une sclérose médullaire dans les faisceaux de Goll, dans les faisceaux de Burdach, dans le faisceau cérébelleux direct, dans les faisceaux latéraux (sclérose combinée). La substance grise est altérée dans le réticulum des colonnes de Clarke; quelques auteurs ont signalé une altération des cornes antérieures. Les racines postérieures ne sont lésées que d'une façon irrégulière.

D'après Dejerine et Letulle. dans la maladie de Friedreich, la sclérose des cordons postérieurs serait une sclérose névroglique pure, une gliose, tandis que celle des faisceaux cérébelleux et pyramidaux croisés serait une sclérose vasculaire. Ces idées ne sont pas généralement admises (Marie).

Le *traitement* ne paraît avoir aucune action sur cette maladie.

HÉRÉDO-ATAXIE CÉRÉBELLEUSE

Après avoir décrit la maladie de Friedreich, occupons nous d'un état morbide qui a bien des rapports avec cette maladie, et qui a été dégagé et décrit par Marie sous le nom d'hérédo-ataxie cérébelleuse. Voici, du reste, en quels termes

Marie décrit et différencie cet état morbide[1] : « Comme la maladie de Friedreich typique, l'hérédo-ataxie cérébelleuse est *familiale*; plus fréquemment que la première de ces affections, elle atteint plusieurs générations, c'est-à-dire qu'elle est plus directement *héréditaire*. Son début se fait ordinairement à un âge plus avancé que celui de la maladie de Friedreich, soit après la vingtième année, parfois même passé la trentième. Le symptôme initial consiste dans les troubles de la motilité des membres inférieurs tout à fait analogues à ceux de la maladie de Friedreich : démarche titubante, station difficile et vacillante, pas ou peu de signe de Romberg; pseudo-tremblement des membres supérieurs, nystagmus. Voilà pour les analogies avec la maladie de Friedreich; quant aux divergences, les principales consistent dans l'exagération des réflexes rotuliens, dans l'existence de phénomènes spasmodiques variés, dans celle de troubles visuels consistant en dyschromatopsie, rétrécissement du champ visuel, diminution de l'acuité visuelle avec altérations de la papille, dans la perte ou la diminution du réflexe des pupilles à la lumière, enfin parfois, aussi, dans la présence de troubles objectifs de la sensibilité cutanée, ainsi que dans l'absence de troubles trophiques, tels que la scoliose, ou le pied bot spécial à la maladie de Friedreich. »

La lésion fondamentale de l'hérédo-ataxie cérébelleuse est l'*atrophie du cervelet*. L'atrophie est générale ou partielle. Le cervelet peut être réduit de moitié. Il ne s'agit pas là d'une lésion scléreuse, peut-être même, dit Londe dans sa remarquable thèse, est-ce d'après la nature de la lésion qu'on pourra établir une distinction entre l'atrophie cérébelleuse scléreuse, accidentelle, non familiale, et l'atrophie cérébelleuse familiale de l'hérédo-ataxie. On a signalé des lésions médullaires qui étaient très nettes et constituaient le seul substratum anatomique dans les cas de Vincelet et Switalski, Thomas et Roux : il s'agissait d'une sclérose combinée des cordons postérieurs, des faisceaux de Gowers, des faisceaux cérébelleux directs.

1. Marie. *La Semaine médicale*, 1893 ; *Traité de médecine*, t. VI, p. 441.

En résumé, ainsi que le dit Londe[1], l'hérédo-ataxie cérébelleuse et la maladie de Friedreich paraissent être deux
formes de l'ataxie héréditaire, maladie de développement; la
lésion de l'une commencerait par le cervelet, la lésion de
l'autre débuterait par la moelle; elles pourraient l'une et
l'autre se cantonner à l'organe primitivement atteint, mais
elles pourraient aussi se compliquer, l'une de lésions médullaires, l'autre de lésions cérébelleuses, formant ainsi des
types de transition fréquents dans les maladies familiales
(Charcot).

PARAPLÉGIE SPASMODIQUE FAMILIALE

Strümpell a constaté chez deux frères une paraplégie
spasmodique, et à l'autopsie de chacun d'eux il a constaté
la présence dans la moelle, à l'examen microscopique, des
lésions des cordons postérieurs et des cordons latéraux : il
s'agissait d'une *sclérose combinée* systématique primitive.
D'autres auteurs ont vu des paraplégies spasmodiques familiales et, dans quelques cas, se superposaient à ce syndrome d'autres symptômes donnant à la maladie un aspect
différent du type primitif: celui du tabes spasmodique ou
celui de la sclérose en plaques. Il est permis de penser
avec Lorrain[2] que cette maladie peut être considérée comme
un groupe d'affections familiales réunies les unes aux autres
par des formes de transition.

§ 5. SCLÉROSES COMBINÉES

On désigne sous le nom de scléroses combinées, non pas
une entité clinique, mais un groupement anatomo-pathologique qui est le substratum de plusieurs types cliniques et
dont la caractéristique est la combinaison d'altérations sclé-

1. Londe. *Hérédo-ataxie cérébelleuse.* Th. de Paris, 1895.
2. Lorrain. *La paraplégie spasmodique familiale.* Thèse, 1898.

reuses des cordons postérieurs et des cordons latéraux de la moelle.

Description des types cliniques. — On peut classer les types cliniques des scléroses combinées de la façon suivante :

1° *Scléroses combinées congénitales ou familiales.* — Ce sont : la maladie de Friedreich, l'hérédo-ataxie cérébelleuse de Pierre Marie et la paraplégie spasmodique familiale de Strümpell, qui ont été décrites plus haut.

2° *Scléroses combinées acquises.* — Ce sont :

A. les scléroses combinées tabétiques (à forme de tabes vulgaire, tabes combiné).

B. Les scléroses combinées de la paralysie générale.

C. Les scléroses combinées de forme spasmodique.

D. Les scléroses combinées subaiguës et celles des anémies et des intoxications.

FORME TABÉTIQUE (TABES COMBINÉ)

L'aspect clinique des malades atteints de cette forme est le suivant : il s'agit d'un ataxique présentant tous les signes classiques du tabes : signe de Robertson, signe de Bomberg, perte des réflexes tendineux, douleurs fulgurantes, troubles urinaires, etc. Rien *a priori* ne peut faire supposer qu'on soit en présence d'un tabes anormal et les sujets atteints de cette forme de tabes ont été longtemps considérés comme de vulgaires ataxiques bien que l'autopsie révélât la présence de lésions combinées des cordons postérieurs et des cordons latéraux.

Pierre Marie et Crouzon ont montré qu'on peut arriver à faire le diagnostic et reconnaître les malades qui sont atteints de scléroses combinées, grâce aux trois signes suivants qui se superposent aux signes du tabes :

1° *Démarche avec traînement des jambes.* — Le malade ne lance pas les jambes comme un ataxique, il ne talonne pas, il marche à l'aide de béquilles ou à l'aide d'un chariot. Quand il se déplace, il traîne les jambes derrière lui, le corps penché en avant, et chacune des jambes s'avance péniblement en traînant la pointe du pied, comme si elle tirait un poids lourd.

2° *Paraplégie.* — Un tabétique dont la force musculaire diminue aux membres inférieurs, ou dont l'impotence musculaire est telle qu'il reste confiné au lit, à la façon d'un paraplégique, ce tabétique n'est pas seulement atteint de lésions des cordons latéraux. Il ne faut pas toutefois prendre pour de la paraplégie l'excessive incoordination ou la faiblesse musculaire qui peut être liée à l'amyotrophie qu'on observe chez quelques malades.

3° *Phénomène des orteils (signe de Babinski).* — Babinski a signalé en 1900 le phénomène des orteils chez certains tabétiques et a émis l'hypothèse que ce signe révèle la présence des scléroses combinées. P. Marie et Crouzon ont émis une opinion analogue et l'ont vérifiée par une autopsie. Les trois signes cardinaux que je viens d'énumérer ont permis à P. Marie et Crouzon de trouver la sclérose combinée chez les tabétiques une fois sur treize ; c'est donc une forme clinique relativement fréquente.

SCLÉROSES COMBINÉES DE LA PARALYSIE GÉNÉRALE

Les lésions médullaires combinées au cours de la paralysie générale ont été signalées par Westphal, puis par Raymond (1892). Elles existaient 73 fois sur 145 autopsies de Fürstner.

Toutefois, ces lésions ne peuvent pas être facilement dépistées en clinique. Crouzon, en se plaçant uniquement au point de vue des signes cliniques des lésions des cordons postérieurs chez les paralytiques généraux (services de Féré et Séglas, à Bicêtre), ne les a constatés que dans un quart des cas, alors que les lésions médullaires existent dans les deux tiers des autopsies.

SCLÉROSES COMBINÉES SPASMODIQUES

Le caractère fondamental de cette forme est l'existence

de phénomènes spasmodiques, combinés à des symptômes
de tabes dus aux lésions des cordons postérieurs.

Ainsi, on peut avoir affaire à un tabétique qui présente
un certain nombre de signes classiques du tabes : signe de
Bomberg, signe de Robertson, incoordination, troubles urinaires, etc. On examine ses réflexes tendineux, on s'attend
à les trouver abolis et l'on constate, au contraire, la conservation ou l'exagération des réflexes rotuliens, le clonus du
pied, et le phénomène des orteils.

Tel autre malade est atteint de paraplégie spasmodique
et d'incoordination des mouvements, mais, à l'inverse du
précédent, ce malade ne présente pas les autres phénomènes
du tabes classique : ni douleurs fulgurantes, ni signe de Robertson, ni signe de Bomberg, etc. Cette forme a été décrite
par Gowers, en 1886, sous le nom d'*ataxie paraplegia*.

Enfin Strümpell, Dejerine et Sottas ont pu vérifier la présence d'une sclérose combinée à l'autopsie de malades qui
n'avaient présenté pendant la vie qu'une paraplégie spasmodique lente et progressive sans aucun signe de tabes associé.

Paraplégies ataxo-cérébello-spasmodiques des vieillards[1].
— Pierre Marie et Crouzon ont observé à Bicêtre un certain
nombre de vieillards atteints d'une paraplégie spasmodique
avec incoordination et symptômes cérébelleux. Cette maladie
s'était développée à un âge avancé de la vie et avait évolué
lentement. Crouzon dans sa thèse a décrit ce type clinique
et l'a rapproché de ceux qui ont été désignés autrefois par
Demange sous le nom de Contracture tabétique progressive.

Des autopsies récentes (Rossi)[2] ont démontré que la lésion
à laquelle correspond cette entité morbide est une atrophie
primitive parenchymateuse du cervelet à localisation corticale.

SCLÉROSES COMBINÉES SUBAIGUËS

Un certain nombre de sujets dont l'autopsie a démontré
l'existence d'une sclérose combinée de la moelle étaient

1. Crouzon et S. Wilson. Un cas de sclérose combinée sénile. *Review of
neurology and Psychiatry*, June 1904.
2. Rossi. *Iconographie de la Salpêtrière*, 1906.

atteints d'une maladie à évolution subaiguë qui avait présenté l'aspect suivant :

Le malade a d'abord des troubles de la démarche, avec légère incoordination, et paraplégie spasmodique peu intense. A une deuxième étape, la paraplégie spasmodique s'accentue, on constate de l'anesthésie des membres inférieurs et du tronc. Dans une troisième étape, la paraplégie devient complète et flasque, les réflexes tendineux sont abolis, et l'on voit apparaître l'atrophie musculaire avec incontinence des sphincters.

Dans cette maladie, on constate une anémie plus ou moins accentuée, mais non caractéristique. La mort survient en un an, deux ans ou trois ans. Cette forme a été décrite en 1900 par Risien Russell, Batten et Collier (de Londres), sous le nom de *subacute combined degeneration of the spinal cord.* On ne l'a pas encore observée en France, tandis qu'elle n'est pas rare à Londres : il en existe actuellement trois cas à l'hôpital de Queen Square, et le nombre des cas observés à cet hôpital depuis 1898 est environ d'une vingtaine, d'après les renseignements que Crouzon vient de recueillir dans son récent voyage en Angleterre.

On observe également dans l'*anémie pernicieuse* des scléroses combinées de la moelle, dont l'existence est constatée cliniquement ou peut n'être révélée qu'à l'autopsie. Quand les signes cliniques existent, ce sont le plus souvent, d'après Dejerine et Thomas, des troubles de la sensibilité subjective et objective, ainsi que des troubles moteurs qui sont un mélange d'ataxie et de paraplégie ; les réflexes sont le plus souvent abolis, parfois exagérés. L'évolution est rapide et se termine en quelques mois par la mort.

On observe enfin dans la *pellagre*, l'*ergotisme*, le *lathyrisme* et les *cachexies*, des scléroses combinées dont la traduction clinique est tantôt un pseudo-tabes, tantôt une paraplégie spasmodique.

Anatomie pathologique. — La définition de la maladie nous a déjà fait pressentir la topographie des lésions. On peut observer les combinaisons suivantes : *a*, lésions combinées des cordons postérieurs et des faisceaux pyramidaux croisés.; *b*, lésions combinées des cordons postérieurs et des faisceaux cérébelleux directs; *c*, lésions combinées des cordons postérieurs et latéraux, avec lésions des faisceaux pyramidaux du cordon antérieur.

Variétés pathogéniques. — On divise les scléroses combinées en deux grandes classes suivant qu'elles sont nettement localisées à un système de fibres ou suivant qu'elles sont, en réalité diffuses, et n'ont que l'apparence systématique.

Les *scléroses combinées systématiques* peuvent être créées par l'altération des cellules nerveuses qui produisent les dégénérations exogènes (ganglions spinaux) ou les dégénérations endogènes; on observe ce type de sclérose combinée dans la paralysie générale, dans le tabes (lésion des faisceaux cérébelleux directs consécutive aux lésions des cellules des colonnes de Clarke). Mais la sclérose combinée systématique peut être également primitive et indépendante de toute atrophie cellulaire aussi bien que de toute lésion méningée ou vasculaire (Déjerine et Sottas).

Les *scléroses combinées pseudosystématiques* n'ont que l'apparence systématique; elles sont en réalité diffuses et liées à des lésions méningées ou vasculaires. Dans les scléroses pseudosystématiques *d'origine méningée*, les lésions pénètrent la moelle de la superficie vers la profondeur sous forme de sclérose marginale. Un certain nombre de scléroses combinées tabétiques sont créées par un processus de ce genre (méningite par propagation); la valeur de la méningite postérieure, dans la théorie de Marie et Guillain relative au tabes, apporte une confirmation à cette pathogénie.

Les scléroses combinées d'*origine vasculaire* s'expliquent par la distribution des territoires vasculaires de la moelle [1]. Elles coïncident avec des altérations médullaires toxiques (anémie pernicieuse, cystome, lathyrisme, etc.).

Étiologie. — La *syphilis* joue un rôle important dans les scléroses combinées; elle est presque toujours la cause du

---

1. P. Marie. *Traité des maladies de la moelle.*

tabes et de la paralysie générale. D'après Gowers, elle est rare dans la forme dite ataxie paraplegia. La forme sénile semble relever de l'athérome et les scléroses combinées subaiguës sont liées aux anémies et aux intoxications.

Traitement. — Dans les scléroses combinées syphilitiques du tabes et de la paralysie générale, on agira comme dans le tabes et la paralysie générale par un traitement *mercuriel intensif*.

§ 4. SYRINGOMYÉLIE

Le mot de *syringomyélie* (σύριγξ, canal, μυελός, moelle) signifie moelle creuse. Cette expression, employée pour la première fois par Ollivier d'Angers en 1827, était à peu près abandonnée [1], lorsque des travaux récents dus à Mlle Baümler, et surtout à Schultze et à Kahler, la tirèrent de l'oubli. Ces auteurs firent plus : en même temps qu'ils réhabilitèrent le mot, ils voulurent l'appliquer à une entité morbide ayant sa symptomatologie et son anatomie pathologique bien définies. Leurs recherches, accueillies d'abord avec faveur (Debove [2], Bruhl [3]), ne tardèrent pas à être l'objet de vives attaques ayant trait surtout à la nature des lésions (Charcot [4], Joffroy et Achard [5]), et à l'interprétation pathogénique des accidents (Dejerine, Zambacco [6]).

Anatomie pathologique [7]. — Aussitôt retirée du canal vertébral, la moelle s'étale, s'aplatit comme un ruban ; sa consistance est diminuée, la coupe est diffluente, aussi faut-il procéder avec précaution pour ne pas rendre tout examen ultérieur impossible. Ces altérations siègent tantôt sur une

1. Ollivier d'Angers. *Traité des maladies de la moelle*, 1837.
2. Debove. *Bull. de la Société médicale des hôpitaux*, 1889, 22 février.
3. Bruhl. Thèse, 1890.
4. Charcot. *Gaz. hebd.*, 11 avril 1891.
5. Joffroy et Achard. *Société de biologie*, 1891.
6. Zambacco. *Gaz. hebd.*, mai 1891.
7. Hauser. *La syringomyélie*. Th. de Paris, 1901. Guillain. *Forme spasmodique de la syringomyélie*. Paris, 1902.

étendue très peu considérable, tantôt, et c'est le cas le plus habituel, elles mesurent 8 à 10 centimètres, la moelle peut même être altérée sur toute sa longueur. Les lésions siègent surtout au niveau des renflements médullaires et principalement au niveau du renflement cervico-brachial.

Au centre de la moelle, on trouve une cavité, un canal renfermant un liquide analogue au liquide céphalo-rachidien et de la dimension d'une aiguille à tricoter, d'une sonde et même d'un crayon. Quelquefois la cavité est double, triple ou présente plusieurs diverticules. Cette cavité a été longtemps considérée comme formée aux dépens du canal central (hydromyélie). Schultze et Kahler admettent qu'elle en est indépendante et qu'elle a pour origine un gliome débutant par les parties profondes de la moelle. Ce gliome se développe généralement aux dépens de la moitié postérieure de la moelle, écarte, refoule substance grise et substance blanche, d'abord dans la partie postérieure, puis dans la partie antérieure de la moelle.

Cette tumeur est formée d'éléments névrogliques proliférés. Il en résulte un feutrage de cellules fines à renflement central et à prolongements multiples entre-croisés, plongées au milieu d'un mince réseau fibrillaire. Au niveau du canal central on trouve une apparence de membrane limitante, mais en général il s'agit seulement de cellules névrogliques, tassées les unes contre les autres. Parfois cependant on trouve une couche incomplète de cellules cylindriques provenant du canal central de la moelle. Les artères sont souvent épaissies et leur lumière est rétrécie. Cette particularité a conduit quelques auteurs (Joffroy et Achard) à se demander si toutes les syringomyélies étaient bien constituées par des gliomes et si certaines n'étaient pas dues à une *myélite centrale cavitaire* d'origine vasculaire. Celle-ci serait à rapprocher de la *myélite périépendymaire* (Hallopeau). Charcot enfin reconnaît trois variétés de syringomyélie : 1° malformation médullaire ; 2° myélite périépendymaire ; 3° gliome médullaire.

Description. — Il résulte de ce que nous venons de dire

que les symptômes de la syringomyélie varient suivant les cas, c'est-à-dire suivant le siège des lésions et le sens de leur développement. Toutefois, comme le maximum des lésions occupe la moitié postérieure de la moelle, surtout au début, c'est d'ordinaire du côté de la sphère sensitive que se rencontrent les principales manifestations.

Ces troubles de la sensibilité, en l'absence desquels il est presque impossible de faire le diagnostic, consistent en une *anesthésie spéciale* siégeant de préférence aux membres supérieurs, frappant souvent à un degré moindre les membres inférieurs, pouvant même y être exclusivement localisée. L'anesthésie est plus fréquemment prononcée d'un côté que de l'autre, ne suivant jamais la distribution des nerfs, et cessant brusquement au niveau de certaines régions variables suivant les cas. Tantôt l'anesthésie occupe la main et se termine en *manchette*, tantôt elle remonte jusqu'au coude ou même jusqu'à l'épaule, se terminant alors en *gigot*; elle envahit les jambes, en forme de *bas*, ou elle atteint tout le membre inférieur, comme un *caleçon*. Quelquefois elle occupe tout le corps, laissant la figure intacte. Ce dernier caractère, qui pendant quelque temps avait été regardé comme caractéristique, perd sa valeur, si l'on s'en rapporte à quelques observations récemment publiées.

Cette *anesthésie spéciale* consiste en une dissociation des divers modes de la sensibilité. La sensibilité à la chaleur, au froid est abolie ou simplement diminuée; aussi les malades portent-ils souvent sur le corps ou sur les membres la trace de brûlures dont ils ne peuvent préciser l'origine. En même temps que cette *thermo-anesthésie*, la sensibilité à la douleur est également abolie; on peut piquer, pincer les malades, sans qu'ils en éprouvent aucune impression pénible. Certains d'entre eux se sont même fracturé un membre anesthésié sans en ressentir aucune douleur. L'anesthésie est donc à la fois superficielle et profonde. On a cependant observé des malades chez lesquels la thermo-anesthésie existait seule, et dans un cas la sensibilité à la chaleur était seule abolie (Dejerine). La sensibilité *au contact* est au contraire conservée ; aussi les malades sentent-ils le sol sur lequel ils marchent. Les piqûres qu'on leur fait sont perçues par eux à l'égal d'une sensation tactile (dissociation syringomyélique).

Ces troubles de sensibilité sont répartis suivant des zones dont la limite supérieure est perpendiculaire à l'axe du corps ou à l'axe des membres. Il n'y a pas concordance entre ces tranches d'anesthésie et la distribution topographique des nerfs ; l'anesthésie peut se limiter à la main en forme de gant, et les trois nerfs intéressés, cubital, radial et médian, ont une distribution périphérique tout autre. L'explication de ces anesthésies en tranches circulaires ne peut se concevoir que par la persistance de la *métamérie primitive des centres nerveux* (Brissaud[1]). J'insisterai sur la métamérie spinale, à propos de la topographie du *zona*.

Les *troubles de motilité* sont également subordonnés aux régions de la moelle, comprimées de dedans en dehors. Ils consistent en une *atrophie musculaire* qui rappelle en tous points celle de la maladie d'Aran-Duchenne ; elle se localise de préférence aux mains, aux avant-bras, elle frappe parfois les membres inférieurs seuls, et s'accompagne de tremblements fibrillaires. Lorsque les cordons antéro-latéraux sont atteints, la *contracture* ou l'imminence de contracture apparaît ; les réflexes sont alors exagérés ; parfois ce sont les troubles *ataxiques* qui prédominent. Ces derniers symptômes ont leur maximum de fréquence aux membres inférieurs.

On a souvent signalé l'existence d'une *scoliose* dorso-lombaire. On a constaté des *troubles trophiques* cutanés : bulles, bouffissure, œdème blanc ou bleu des extrémités (main succulente de Marinesco), glossyskin, eschares, *panaris à répétition*, chute des ongles, phlegmons, etc. ; des troubles trophiques osseux ; fractures avec consolidation rapide, dépression de la paroi thoracique anté-

1. Brissaud. Métamérisme des centres de la sensibilité. *Leçons sur les maladies nerveuses*, 1895.

térieure, formant le *thorax en bateau* (Marie); troubles trophiques articulaires; arthropathies rappelant celles des ataxiques, ulcération et perforation de la vessie[1].

Parfois les troubles nerveux atteignent la région cervicale supérieure et même la région bulbaire : troubles sensitifs de la langue, dyspnée, palpitations. Signalons les troubles pupillaires, inégalité des pupilles, mydriase paralytique unilatérale, myosis[2] et signe d'Argyll-Robertson[3]. Le nystagmus est assez fréquent. Les paralysies des muscles moteurs, ptosis et diplopie, sont plus rares. Quant au rétrécissement concentrique du champ visuel, il est moins imputable à la syringomyélie qu'à l'hystérie concomitante. Enfin il faut signaler les cas *frustes* : unilatéralité des lésions, perte complète de tous les modes de la sensibilité, absence d'atrophie, etc.

Guillain a isolé une *forme spasmodique* de la syringomyélie[4] caractérisée par la contracture et l'exagération des réflexes des quatre membres. Les trois derniers doigts sont contracturés en flexion, tandis que le pouce et l'index, à peu près libres, peuvent seuls être utilisés par le malade (*main en pince*).

La syringomyélie débute ordinairement dans le jeune âge, elle évolue très lentement et au bout de nombreuses années la mort arrive par épuisement, par syncope, ou du fait de quelque maladie intercurrente. La syringomyélie n'est pas héréditaire, et pour ceux qui n'admettent que l'existence du gliome central, elle est une maladie d'évolution.

Diagnostic. — Les troubles spéciaux de sensibilité ne permettent pas de confondre la syringomyélie avec l'atrophie musculaire progressive, la sclérose latérale amyotrophique et les diverses formes de myopathie progressive. Dans l'hystérie, la dissociation des troubles de sensibilité peut

1. Albarran et Guillain. *Semaine médicale*, 1901, p. 393.
2. Raymond. *Clinique des maladies du système nerveux*, 1896, p. 513.
3. Lévi et Sauvineau. *Gazette des hôpitaux*, 31 mai 1895.
4. Guillain. *Thèse de Paris*, 1902.
5. Grasset. *Diagnostic des maladies de la moelle*, Paris, 1899.

exister ainsi que la limitation de l'anesthésie au poignet, à l'épaule; le rétrécissement du champ visuel, l'atrophie même seront communs aux deux maladies. On conçoit de quelle obscurité peut être le diagnostic en l'absence d'attaque convulsive ou de toute hystérogène. Leur constatation même ne tranche pas définitivement la question, car syringomyélie et hystérie peuvent coexister sur le même sujet.

La *maladie de Morvan,* ou panaris analgésique, est considérée par la plupart des auteurs, comme une variété de syringomyélie.

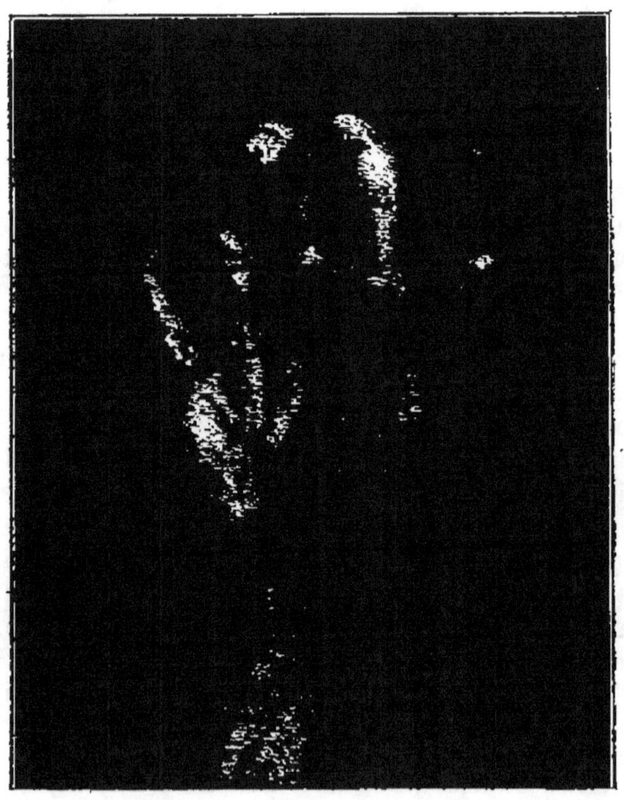

La planche ci-dessus en est un exemple ; elle représente un cas typique de maladie de Morvan due à la syringomyélie que nous avons observée dans mon service à l'Hôtel-Dieu. La main, comme on peut le voir sur la photographie, était complètement déformée. L'index et le médius avaient été mutilés par des panaris à répétition depuis une dizaine d'années; l'annulaire et l'auriculaire n'étaient point mutilés, mais ils avaient pris l'attitude de flexion qui caractérise le début de la main en pince. On constata chez cette malade la dissociation syringomyélique et l'exagération des réflexes des membres inférieurs avec signe de Babinski. Le diagnostic de syringomyélie était donc évident.

Dans cette maladie, les panaris à répétition avec perte de phalange amenant à la longue une véritable mutilation et évoluant sans douleur constituent le syndrome capital. S'il est vrai que l'anesthésie est presque toujours totale, il peut se faire que chez certains malades atteints de panaris analgésique, la dissociation des troubles de la sensibilité soit constatée. Quant à l'unilatéralité des lésions, elle ne peut être donnée comme un élément de diagnostic, car dans certains cas de syringomyélie elle peut exister; Joffroy et Achard ont, en outre, constaté deux fois, à l'autopsie de malades atteints de panaris analgésique, des altérations gliomateuses de la moelle. Dans les deux cas également, les nerfs périphériques étaient enflammés.

Se basant sur l'existence des névrites périphériques caractérisées par des nodules situés sur le trajet des nerfs et en particulier sur le nerf cubital au coude, se basant ainsi sur les troubles de la sensibilité et sur les mutilations qui les accompagnent, Zambaco confond, dans une même description, syringomyélie et maladie de Morvan et les rattache toutes deux à la *lèpre*, dont elles constitueraient une forme atténuée. Dans un cas où l'examen microscopique d'une nodosité située sur le trajet du nerf cubital a pu être pratiqué, Pitres a trouvé dans son épaisseur le bacille de la lèpre; mais cette constatation ne permet pas de conclure, ainsi qu'on l'a fait prématurément, que toutes les névrites noueuses étaient d'origine lépreuse.

Minor a observé, chez cinq malades atteints d'*hémato-*

myélie, d'origine traumatique, la plupart des symptômes de la syringomyélie : la marche seule de la maladie permettait de faire le diagnostic.

La compression de la moelle (Charcot[1]) pourrait prêter à confusion. Un malade de Charcot présentait comme signe distinctif une thermo-anesthésie localisée au territoire du brachial cutané interne, mais non terminée en manchette.

La thermo-anesthésie a été signalée au cours de l'alcoolisme et du diabète (Vergely[2]). Dans ces deux maladies, les névrites sont fréquentes, et causent des troubles de sensibilité. Le diagnostic sera facilité par les symptômes propres à ces deux maladies. La coexistence chez le même sujet du goitre exophthalmique et de la syringomyélie a été observée par Joffroy et Achard. La coexistence de la syringomyélie et de l'hémiplégie spasmodique a été constatée par Charcot et Brissaud.

Il y a des lésions aboutissant à des *cavités médullaires* dont les signes cliniques sont à peu près ceux de la syringomyélie (Dejerine et Thomas).

§ 5. ATROPHIE MUSCULAIRE PROGRESSIVE

Dans les maladies de la moelle que nous allons décrire actuellement, les atrophies musculaires jouent un rôle considérable. Ces atrophies musculaires, nous les retrouvons du reste dans un grand nombre de myélites. Elles tiennent à une lésion des cellules des cornes antérieures de la moelle. Tantôt l'atrophie musculaire est inconstante, peu appréciable, et apparaît sans ordre et sans époque déterminée, dans le cours d'une myélite (sclérose en plaques), tantôt l'atrophie musculaire prend une importance de premier ordre, tout en étant associée à d'autres symptômes ayant eux-mêmes une grande valeur (sclérose latérale amyotrophique, syringomyélie, paralysie atrophique de l'enfance) ; dans d'autres cas, enfin, l'atrophie musculaire

1. Charcot. *Sem. méd. prim.,* 1891.
2. Vergely. *Gaz. hebd.,* 12 août 1893.

évolue d'une façon systématique et progressive ; elle concentre sur elle toute l'attention, elle forme une entité morbide nettement distincte, c'est l'*atrophie musculaire progressive* de Duchenne.

Mais quelle que soit l'espèce, quelle que soit la variété de
ces atrophies musculaires, elles ont toutes une origine
médullaire, ce sont des atrophies *myélopathiques* ; tandis
qu'il y a d'autres maladies du système musculaire qui
sont également progressives, qui parcourent leur évolution avec ou sans atrophie du muscle, mais qui sont *primitives* et *indépendantes* (en apparence du moins) des lésions
de la moelle. Ces myopathies, presque toujours familiales,
seront décrites au tome IV ; il y en a deux espèces principales ; 1° la paralysie musculaire pseudo-hypertrophique
(type Duchenne) ; 2° la myopathie atrophique progressive
(type Landouzy-Dejerine).

Ces atrophies musculaires d'origine *myélopathique* et *myopathique* doivent être opposées aux atrophies musculaires
d'origine *névritique* dont le type est la paralysie alcoolique
et la paralysie saturnine.

Cependant l'existence d'une atrophie musculaire progressive à la fois *familiale et myélopathique* (Werding et
Hoffmann) semble établir un trait d'union entre le type
Aran-Duchenne et l'ensemble des myopathies primitives, et
nous ramène à la doctrine unitaire (Raymond). « Il n'y a
pas de ligne de démarcation infranchissable entre les
amyotrophies progressives familiales et l'atrophie musculaire progressive connue sous le nom de type Aran-Duchenne.
Les différents *types* d'atrophie musculaire progressive ne
sont que des variantes d'une même entité morbide ; elle a
pour substratum un même système organique, le neurone
spino-musculaire et son prolongement, le muscle. La partie
faible de ce système organique, son *locus minoris resistentiæ*
paraît être le muscle dans les premiers temps de la vie, et
la cellule tropho-motrice origine du neurone à l'âge adulte.
N'empêche qu'exceptionnellement la dystrophie qui donne
lieu à une atrophie musculaire progressive peut débuter

par les cellules tropho-motrices de la moelle, et se manifester déjà dans les premiers temps de la vie, comme elle
peut débuter par les muscles et s'y cantonner, chez un
sujet adulte. L'atrophie musculaire progressive, *telle que
l'avait conçue Duchenne*, se trouve donc reconstituée sur
une base nouvelle, qui me paraît inébranlable[1]. »

C'est l'*atrophie musculaire progressive*, type Aran-Duchenne,
que nous allons décrire actuellement.

Description. — Il est une maladie qui débute sournoisement, par l'atrophie du muscle le plus superficiel de
l'éminence thénar, le court abducteur du pouce, qui se
généralise aux muscles de la main, qui envahit symétriquement les deux mains, les membres supérieurs et le
tronc, si bien qu'en cinq, six, dix ans, le système musculaire de ces différentes parties a presque entièrement
disparu, le malade conservant l'intégrité absolue des autres
fonctions jusqu'au jour où l'atrophie s'empare des muscles
indispensables à la vie, muscles de la respiration, de la
mastication, de la déglutition.

Cette maladie a reçu d'Aran et de Duchenne le nom
d'*atrophie musculaire progressive*; le travail publié en 1850
par Aran[2] a contribué largement à le faire connaître; mais
il faut ajouter que, dès 1849, Duchenne avait présenté à
l'Institut un mémoire qui établit suffisamment la question
de priorité et lui laisse tout l'honneur de la découverte.

L'atrophie musculaire progressive débute presque toujours par les membres supérieurs; sur 159 cas recueillis
par Duchenne[3], elle n'avait débuté que 2 fois par les
muscles des membres inférieurs et 12 fois par les muscles
du tronc; elle n'atteint jamais la face. Il y a, au contraire,
une amyotrophie qui débute souvent par la face, surtout
chez l'enfant; Duchenne la considérait à tort comme une
amyotrophie progressive myélopathique et la faisait rentrer

1. Raymond. Nosologie des amyotrophies progressives. *Clin. des mal.
du système nerveux*, 1900, p. 254.
2. *Arch. génér. de méd.*, 1855.
3. *Traité de l'électrisation localisée*, 1872, p. 486.

dans le cadre de l'atrophie musculaire progressive : elle doit être placée dans la classe des myopathies primitives, et nous la retrouverons aux maladies du système musculaire sous le nom de myopathie atrophique progressive (type Landouzy-Dejerine).

Dans l'atrophie musculaire progressive, *l'atrophie* du muscle est le caractère saillant, le phénomène primitif; le muscle perd sa fonction, non pas parce qu'il est paralysé, mais parce qu'il est détruit. L'atrophie ne frappe pas en bloc tout un membre ou tout un groupe musculaire, elle atteint dans un muscle certains faisceaux, tandis que des faisceaux voisins sont intacts, mais seront atteints à leur tour. Dès que le muscle est altéré, il perd sa consistance, il devient mou, il se contracte avec moins de vigueur, mais les faisceaux de fibres musculaires intactes se contractent et conservent la contraction électro-musculaire. Quoique le muscle en voie d'atrophie ait conservé sa contractilité électrique, il faut dire que cette excitabilité électrique s'épuise plus vite qu'à l'état sain; d'après quelques auteurs, le muscle malade aurait une excitabilité électrique momentanément exagérée (réaction de dégénérescence).

D'une façon générale, quand un muscle ou quand un groupe musculaire s'atrophie, la succession des phénomènes est toujours la même. L'atrophie du muscle modifie la forme de la partie affectée, le squelette de cette partie devient saillant, et un méplat remplace le relief musculaire. De plus, comme les muscles antagonistes sont rarement atrophiés en même temps, leur action devient prédominante et il en résulte des attitudes vicieuses qui ne sont nulle part plus appréciables qu'à la main. J'analyserai donc la succession de ces phénomènes morbides dans les différentes régions atteintes par l'atrophie.

Atrophie des muscles de la main. — Le plus souvent, l'atrophie débute par l'éminence thénar de la main droite (Aran). Le muscle *court abducteur du pouce* est pris le premier; or, ce muscle, abducteur et extenseur de la dernière phalange, a pour mission d'*opposer la pulpe du pouce* à la pulpe de l'index et du médius infléchis (Duchenne). Ce muscle est donc indispensable pour tenir la plume et le crayon, pour manier le pinceau et le burin : aussi son atrophie se fait-elle rapidement sentir et la main devient aussitôt inhabile. L'atrophie s'emparant également des autres muscles de l'éminence thénar, la saillie de ce groupe musculaire est remplacée par un méplat, l'opposition du pouce est impossible, et le muscle antagoniste, le *long extenseur du pouce*, dont l'action devient prédominante, attire en arrière et en dehors le premier métacarpien. La main prend alors l'aspect de la *main de singe* (Duchenne[1]).

Lorsque les muscles *lombricaux* et *interosseux* s'atrophient, les métacarpiens paraissent décharnés, et les mouvements d'*adduction* et d'*abduction* des doigts deviennent impossibles. Mais les muscles interosseux et lombricaux ont une autre action : ils fléchissent la phalange métacarpienne et étendent les deux dernières phalanges; ils ont pour antagonistes les fléchisseurs et les extenseurs des doigts qui, eux, fléchissent les deux dernières phalanges et étendent la phalange métacarpienne : aussi l'action prédominante de ces muscles antagonistes, *les interosseux étant atrophiés*, donne à la main l'aspect d'une *griffe* (Duchenne).

A une époque plus avancée, la main est tellement décharnée, qu'elle ressemble à une *main de squelette*.

Atrophie des muscles du bras et de l'épaule. A l'avant-bras les muscles des régions antérieure et externe sont pris les premiers; au bras, le triceps est le muscle qui résiste le plus longtemps; à l'épaule, les trois faisceaux du deltoïde sont envahis et les mouvements d'élévation du bras deviennent impossibles (Duchenne).

Atrophie des muscles du tronc. Le muscle trapèze ne s'atrophie pas à sa partie supérieure, qui reçoit une innervation multiple, mais il s'atrophie à sa partie inférieure, et l'omoplate s'écarte de la colonne vertébrale. Les muscles pectoraux, les dentelés, les rhomboïdes, les muscles sacro-

1. Duchenne. *Physiologie des mouvements*, p. 228.

lombaires, s'atrophient sans règle fixe. Quand les pectoraux sont atrophiés, la saillie normale des muscles est remplacée de chaque côté du sternum par une excavation. Sous l'influence de l'atrophie des muscles extenseurs ou fléchisseurs du tronc, le centre de gravité se déplace, et, pour y remédier, des incurvations de la colonne vertébrale se produisent. La tête tombe dans tous les sens après l'atrophie de ses muscles extenseurs et fléchisseurs. Il arrive un moment où le contraste est frappant quand on considère, d'une part, le tronc et les membres supérieurs décharnés, et, d'autre part, les membres inférieurs, qui ont conservé leurs masses musculaires. Les membres inférieurs sont en effet épargnés, ou ne s'atrophient qu'à une période très avancée.

Jusque-là, les grandes fonctions de l'économie sont intactes. Les symptômes généraux se réduisent à peu de chose : ce sont des *contractions fibrillaires* dans les muscles qui sont en voie d'atrophie, parfois quelques douleurs, et une sensation de refroidissement dans les membres atrophiés, avec un abaissement réel de la température. Mais à une époque plus avancée de la maladie, et ce n'est généralement qu'après plusieurs années, l'atrophie s'empare des muscles de la région sus-hyoïdienne, abaisseurs de la mâchoire, et la *mastication* devient impossible. Quelquefois aussi les muscles de la *déglutition* sont envahis. Plus fréquemment, les muscles de la *respiration* s'atrophient, les intercostaux d'abord, et la respiration costo-supérieure est abolie, puis le *diaphragme* est atteint, et à ce moment la respiration devient si laborieuse que la moindre lésion de l'appareil respiratoire, la moindre bronchite, peut emporter le malade. La *durée* de la maladie est variable : elle est rarement moindre de deux années, elle s'étend le plus souvent au delà de dix ou douze ans.

Telle est l'atrophie musculaire progressive simple et classique, mais il est des cas où elle est compliquée d'anesthésie, de contracture, de paralysie bulbaire (paralysie glosso-labio-laryngée), ou protubérantielle (ophthalmoplégie

externe), complications qui défigurent l'aspect de la maladie, et qui seront étudiées plus loin.

Dans quelques cas l'atrophie musculaire progressive, au
lieu de débuter par les muscles de l'éminence thénar, atteint
d'abord les muscles de l'épaule et du bras; c'est le type
sacpulo-huméral de Vulpian; l'atrophie est généralement
symétrique, elle reste longtemps confinée à la racine du
membre avant d'atteindre les autres régions; elle respecte
toujours la face.

Anatomie pathologique. — Les lésions des *muscles* atrophiés ont été diversement interprétées (Virchow, Robin) :
pour les uns, l'atrophie était graisseuse; pour les autres,
elle ne l'était pas. Des recherches plus récentes (Hayem) ont
établi que cette atrophie est le plus souvent une *atrophie
simple* sans dégénérescence graisseuse. Les muscles conservent leur striation jusqu'au dernier moment, ils diminuent progressivement de volume, ils prennent une coloration feuille-morte, et des faisceaux entiers finissent ainsi
par disparaître. Dans quelques cas, les noyaux du sarcolemme prolifèrent et donnent naissance à une sclérose
(*atrophie scléreuse*); parfois des éléments graisseux s'accumulent à l'intérieur de la gaine et une vraie stéatose musculaire en est la conséquence, stéatose qui peut *masquer* la
disparition du muscle et faire croire au premier abord à
sa conservation.

En somme, ainsi que l'a montré Ranvier, les lésions fondamentales des muscles dans l'atrophie musculaire, d'origine myélopathique, sont équivalentes à celles qu'on observe
dans les muscles séparés de leurs centres trophiques : le
protoplasma non différencié de la fibre primitive s'hypertrophie, les noyaux du sarcolemme prolifèrent, leur action
phagocytique s'exerce alors et fait disparaître le tissu différencié[1].

On croyait primitivement que la lésion des muscles constitue à elle seule toute la maladie, mais Cruveilhier ne

1. Blocq. *Gaz. hebd.*, 25 janvier 1892.

tarda pas à découvrir que les lésions du *système nerveux* réclament une part prépondérante, et, dans une autopsie restée célèbre, il découvrit l'*atrophie des racines antérieures* de la moelle.

Cruveilhier alla même plus loin, et, devinant la lésion qu'il ne voyait pas, il annonça que la substance grise de la moelle devait être intéressée. C'est à Luys[1] que revient l'honneur d'avoir nettement décrit, le premier, la véritable lésion de l'atrophie musculaire progressive. Dès 1860, Luys faisait savoir que les *cornes antérieures* de la substance grise de la moelle sont en partie détruites, dans les points correspondant aux racines antérieures des nerfs atrophiés. Et, en effet, les autopsies nombreuses faites depuis cette époque (Hayem, Charcot, Vulpian, Joffroy, etc.[2]) ont démontré que la lésion primitive et constante de l'atrophie musculaire siège dans les cornes antérieures de la substance grise. Les cellules des cornes antérieures disparaissent par atrophie pigmentaire ou par atrophie scléreuse, les vaisseaux capillaires sont épaissis, et l'on trouve une prolifération conjonctive dans la névroglie de la corne antérieure. Il y a donc, on le voit, une lésion localisée *d'abord à la cellule nerveuse*, mais il est difficile de dire si la lésion est irritative ou dégénérative. Quoi qu'il en soit, cette maladie peut être donnée comme type d'une *affection médullaire parenchymateuse systématique*.

Le processus morbide né dans la cellule nerveuse des cornes antérieures (dégénérescence atrophique de la cellule avec prolifération conjonctive) s'étend de là aux racines antérieures des nerfs (atrophie des racines) et il aboutit aux muscles (atrophie simple avec ou sans transformation scléro-graisseuse). L'altération des racines antérieures des nerfs rachidiens s'aperçoit souvent à l'œil nu : les racines

---

1 Luys. *Gaz. méd. de Paris*, 1860.

2. Hayem. *Arch. de phys.*, 1869, mars, p. 265. — Charcot et Joffroy. *Arch. de physiol.*, 1869, novembre, p. 744. — Pierret et Troisier. *Arch. de physiol.*, 1875, p. 256. — Charcot et Gombault. *Arch. de physiol.*, 1875, p. 755.

ont manifestement diminué de volume, et sont grisâtres dans quelques cas. Au microscope on trouve des tubes nerveux sains à côté de tubes altérés, irrégulièrement disséminés. On a signalé des lésions du grand sympathique, mais elles sont inconstantes et du reste secondaires. Pourquoi une lésion irritative des cellules nerveuses antérieures de la moelle entraine-t-elle une atrophie musculaire? Ici commence la théorie. La moelle, par sa substance grise antérieure, exerce une action trophique sur les muscles; le fait est évident, mais on se demande comment s'exerce cette action.

Elle n'est pas transmise de la moelle aux muscles par les fibres vaso-motrices, car la section des fibres du sympathique ou l'arrachement des ganglions ne produit pas d'atrophie musculaire consécutive (Vulpian). Elle paraît transmise par les nerfs moteurs, car l'écrasement, la section d'un nerf moteur, du nerf sciatique, par exemple, déterminent des atrophies dans les muscles correspondants. Pour les uns, l'atrophie musculaire serait due à une irritation du nerf, elle serait consécutive à un excès d'action, et cet excès dans la fonction deviendrait la cause de dénutrition (Brown-Séquard, Charcot). D'après une autre théorie (Vulpian, Hayem), l'atrophie musculaire serait due, non pas à un excès d'action, mais à un défaut d'action, le nerf lésé ne transmettant plus ou transmettant mal au muscle correspondant le pouvoir trophique reçu de la moelle.

Ce qui paraît évident, c'est que la nutrition des muscles est en rapport avec les cellules des cornes antérieures de la moelle, et le siège de la lésion musculaire correspond toujours à un siège défini de la lésion médullaire. Ainsi, dans les quelques observations où l'atrophie musculaire était limitée aux muscles de la main, et d'un seul côté (Prévost[1]),

1. Prévost et David. *Arch. de physiol.*, 1874, p. 595.
Cette observation est aussi probante que remarquable. L'atrophie musculaire était limitée uniquement aux muscles de l'éminence thénar droite cette atrophie datait de l'enfance. A l'autopsie on trouva une atrophie manifeste de la racine antérieure droite de la huitième paire cervicale, et au microscope on constata une atrophie de la corne antérieure de substance grise à ce niveau, dans une longueur de 2 à 5 centimètres.

on a retrouvé à l'autopsie l'atrophie de la corne antérieure, du même côté, dans la région de la moelle qui s'étend de la septième paire cervicale à la première paire dorsale (émergence des racines des nerfs médian et cubital).

On sait ainsi qu'on est parvenu à produire expérimentalement des atrophies musculaires avec atrophie des cornes antérieures de la moelle, en injectant à des animaux des cultures de streptocoques[1].

Diagnostic. Étiologie. Traitement. — Il ne faut pas confondre l'*atrophie progressive* que je viens de décrire avec les atrophies *secondaires* qui surviennent d'une façon plus ou moins irrégulière, et à titre de complication, dans le cours d'autres affections de la moelle, soit dans la sclérose postérieure, soit dans la sclérose latérale.

Pendant longtemps on avait décrit, comme faisant partie de l'atrophie musculaire progressive, une myopathie progressive débutant souvent chez les enfants par la face; nous verrons, en étudiant les maladies du système musculaire, que cette myopathie atrophique progressive (type de Landouzy-Dejerine) n'a rien de commun avec la myopathie myélopathique que nous venons de décrire.

L'atrophie des muscles de la main, par lésion du *nerf cubital* au coude ou au poignet, offre les caractères suivants : les muscles de l'éminence hypothénar, les muscles interosseux et lombricaux, sont atrophiés, mais les muscles de l'éminence thénar, innervés par le médian, sont conservés; la *griffe* ne porte que sur les deux derniers doigts, et la raison, c'est que les muscles interosseux et les lombricaux des deux premiers espaces reçoivent une double innervation des nerfs cubital et médian.

On ne confondra pas l'atrophie musculaire progressive avec le rhumatisme atrophique du deltoïde[2] et avec les atrophies musculaires qui surviennent au voisinage des articulations frappées de rhumatisme[3]. En pareil cas, la

---

1. Roger. *Soc. de biol.*, 1892.
2. Sabourin. Du rhumat. scapul. atroph. *Arch. de méd.*, août 1874.
3. Vallat. *Des atroph. musc. consécutives aux mal. des artic.* Paris, 1877.

phase douloureuse qui marque le début de la maladie en indique suffisamment la nature. Les déformations de la main, consécutives au rhumatisme noueux ou à la rétraction de l'aponévrose palmaire[1], ne simulent que très imparfaitement la main en griffe de l'atrophie musculaire.

Les *paralysies du plexus brachial* s'accompagnent d'une atrophie des muscles deltoïde, biceps, brachial antérieur et long supinateur, sus- et sous-épineux, grand et petit ronds, rhomboïde, s'il s'agit du *type supérieur*; et d'une atrophie des autres muscles du membre supérieur si l'on a affaire au *type inférieur*. Dans ce dernier cas la sensibilité est abolie au niveau de la main, de l'avant-bras et de la partie externe du bras, conservée au contraire au niveau de la face interne du bras et un peu de sa face postérieure, parties qui sont innervées par les branches des premiers nerfs intercostaux. L'existence de troubles oculo-pupillaires (type inférieur), de troubles trophiques, de réaction de dégénérescence, sont autant de signes qui appartiennent aux lésions du plexus brachial et qu'on ne retrouve pas dans la maladie d'Aran-Duchenne.

Le *type* d'atrophie musculaire progressive, type *Charcot-Marie*[2], débute par les muscles des pieds et des jambes; l'atrophie se cantonne dans ces régions, pendant des années, avant d'envahir les membres supérieurs. Elle y atteint d'abord les muscles des éminences thénar et hypothénar et les interosseux, amenant la formation de la griffe. Les muscles du tronc, des épaules, de la face restent indemnes, et ceux des bras et des cuisses sont relativement respectés. Les régions atrophiées sont le siège de contractions fibrillaires peu intenses. A une période avancée, on constate la réaction de dégénérescence. Parfois on observe des troubles de la sensibilité sous forme d'une anesthésie dissociée qui laisse indemne la sensibilité tactile. La maladie débute dans l'enfance, plus rarement dans l'adolescence; elle est fami-

<hr>

1. Largillière. *Rétraction de l'aponévr. palmaire*. Th. de Paris, 1878.
2. Charcot et Marie. *Revue de médecine*, 1886, p. 97.

liale. Ces derniers caractères suffiront à la distinguer de l'atrophie type Aran-Duchenne.

La *syringomyélie*, décrite dans le chapitre précédent, offre avec l'atrophie musculaire progressive (type Aran-Duchenne) de nombreux points de contact. Dans les deux maladies, en effet, l'atrophie musculaire débute par les membres supérieurs, frappant de préférence les muscles des éminences thénar et hypothénar, les interosseux, puis les muscles des avant-bras et enfin ceux du bras; dans les deux cas, les déformations et les attitudes vicieuses des mains et des avant-bras sont les mêmes; dans les deux cas enfin, il existe au niveau des muscles malades des contractions fibrillaires. Mais dans la syringomyélie on constate des troubles de la sensibilité qui font toujours défaut dans l'atrophie musculaire progressive. On constate également certains troubles trophiques, état lisse de la peau, bulles, fragilité des os, gonflement des épiphyses, lésions articulaires, panaris avec perte de phalanges, augmentation de la sécrétion sudorale dans les régions anesthésiées. Au point de vue anatomo-pathologique, les recherches récentes de Kahler, de Debove et de Dejerine ont montré que dans la syringomyélie il s'agit non pas d'une lésion localisée aux cellules des cornes antérieures, mais d'un gliome développé au pourtour du canal central et comprimant les cornes de la moelle de dedans en dehors, ou bien d'une myélite centrale cavitaire (Joffroy et Achard). Si les symptômes sont plus prononcés au niveau des membres supérieurs, c'est que la lésion se localise surtout dans la région cervicale de l'axe médullaire.

L'*étiologie* de l'atrophie musculaire progressive est fort obscure : l'hérédité et les fatigues musculaires excessives ont été invoquées. Expérimentalement, Charrin et Claude[1] ont pu, par injection répétée de toxine pyocyanique, produire chez l'animal une atrophie musculaire progressive; l'autopsie fit constater une lésion à évolution lente de l'axe

1. Charrin et Claude. *Académie des sciences*, 20 décembre 1897.

gris de la moelle. Les affections médullaires antérieures, la paralysie infantile surtout, sont regardées comme favorisant le développement ultérieur de l'atrophie musculaire progressive. D'après certains auteurs, toutefois, l'apparition de la maladie d'Aran-Duchenne ne serait nullement influencée par une affection médullaire antérieure; les deux maladies se développeraient successivement par suite d'une faiblesse congénitale de l'axe médullaire (*locus minoris resistentiæ*). Rendu[1] a fait remarquer en outre que, dans ces cas, l'atrophie musculaire n'est pas essentiellement progressive, mais qu'elle frappe rapidement certains muscles ou certains groupes de muscles, à l'inverse de l'atrophie progressive qui, elle, est surtout parcellaire. Quant au saturnisme, les atrophies qu'il détermine diffèrent sensiblement de la maladie classique que je viens de décrire. Bien que fort grave, le pronostic n'est pas absolument fatal; la maladie subit parfois des temps d'arrêt de longue durée et peut même s'arrêter dans son évolution. La faradisation est le traitement le plus efficace de l'atrophie musculaire progressive.

§ 6. SCLÉROSE LATÉRALE SECONDAIRE ET PRIMITIVE
TABES DORSAL SPASMODIQUE

La *sclérose des cordons latéraux de la moelle* est unilatérale ou symétrique, primitive ou secondaire, isolée ou associée à d'autres altérations médullaires. Généralement la sclérose des cordons latéraux n'est qu'un épiphénomène, un épisode survenant dans le cours d'une maladie encéphalique ou médullaire; d'autres fois, sur cette sclérose latérale se concentre tout l'intérêt de la question. Ces différentes espèces se résument dans les formes suivantes :

a. Sclérose latérale *secondaire descendante.*

b. Sclérose latérale *symétrique, — tabes dorsal spasmodique.*

1. Rendu. *Leçons cliniques.*

Que sont donc ces cordons latéraux, qui jouent un si grand rôle dans la pathologie de la moelle et sur lesquels se concentre le principal intérêt des descriptions qui vont suivre?

Cordons latéraux. — Les cordons latéraux de la moelle contiennent des fibres nerveuses longitudinales, les unes longues, les autres courtes, qui font communiquer dans toute sa hauteur la substance grise antérieure de la moelle avec l'encéphale, et qui relient aussi entre eux les différents segments de cette substance grise. Le faisceau pyramidal croisé, dont on trouvera la description détaillée au chapitre de l'hémorrhagie cérébrale, a dans la constitution de ces cordons latéraux un rôle prépondérant. C'est par les fibres du *faisceau pyramidal*, situées à la partie postérieure des cordons latéraux, que la substance grise antérieure de la moelle reçoit de l'encéphale l'ordre de contractilité qu'elle transmet ensuite aux muscles par l'intermédiaire des nerfs moteurs (mouvement volontaire). On comprend donc que la destruction de ces faisceaux soit suivie d'une diminution (parésie) ou d'une impuissance (paralysie) du mouvement volontaire. On comprend aussi que ces lésions irritatives chroniques de ces cordons (scléroses descendantes ou scléroses primitives), en communiquant à la substance grise antérieure une excitabilité anormale, deviennent la cause d'une excitation musculaire anormale, d'un *tonus exagéré dont l'intensité ou la permanence constituent la contracture.*

Étant donnée une maladie de la moelle, les *contractures* musculaires passagères ou permanentes, les *réflexes tendineux* et les *trémulations* (trépidations épileptoïdes, épilepsie spinale et signe de Babinski), qui si souvent accompagnent les contractures, sont des phénomènes liés aux lésions irritatives des cordons latéraux. Les troubles moteurs de paralysie et de contracture peuvent exister en même temps ou se succéder à des degrés divers, et si on les trouve souvent associés, bien qu'ils soient le résultat, la paralysie d'une lésion destructive, et la contracture d'une lésion irritative, c'est que ces deux genres de lésions sont réalisés dans le processus de la sclérose.

Ces notions étant posées, étudions les différentes espèces de scléroses annoncées en tête de ce chapitre :

A. SCLÉROSE LATÉRALE-SECONDAIRE DESCENDANTE

Lorsque le faisceau pyramidal qui forme la partie postérieure du cordon latéral de la moelle est lésé sur un point quelconque de son trajet médullaire ou de son expansion cérébrale, que ce soit au niveau de l'encéphale (couronne rayonnante et deux tiers antérieurs du segment postérieur de la capsule interne), au niveau du mésocéphale (étage inférieur du pédoncule cérébral, protubérance), ou au niveau de la moelle, peu importe, la partie du cordon qui est sous-jacente à la lésion (hémorrhagie, ramollissement, tumeur, etc. peut devenir le siège d'une sclérose secondaire descendante. La sclérose latérale ainsi constituée est située du côté de la lésion provocatrice si la lésion siège à la moelle, et du côté opposé si la lésion provocatrice siège au-dessus du collet du bulbe rachidien, c'est-à-dire au-dessus de l'entre-croisement des cordons latéraux.

Cette sclérose *secondaire* est généralement unilatérale, sa forme et son étendue sont quelque peu variables, suivant que son origine est cérébrale ou médullaire, mais elle se traduit par des symptômes constants qui sont : 1° l'exaltation des *réflexes tendineux* ; 2° la *contracture*. La contracture d'abord passagère, plus tard permanente, atteint le membre supérieur et le membre inférieur, suivant l'extension de la lésion médullaire. Cette contracture est souvent accompagnée du phénomène des orteils, de *tremblements* (spontanés ou provoqués) que leur intensité variable a fait nommer *trémulation, trépidation épileptoïde, épilepsie spinale.*

Mais la lésion des cordons latéraux ne reste pas toujours cantonnée au territoire primitivement envahi ; l'irritation est quelquefois transportée aux cornes antérieures de la substance grise, avec lesquelles ces cordons sont directement en rapport (altérations des cellules motrices), auquel cas on observe des *atrophies* de quelques muscles ou de quelques groupes musculaires.

Telle est la première variété de la sclérose des cordons latéraux ; elle est *secondaire et descendante*, et si parfois elle se complique d'atrophies musculaires, celles-ci sont limitées et n'ont aucune tendance à un envahissement progressif.

B. SCLÉROSE LATÉRALE SYMÉTRIQUE
TABES DORSAL SPASMODIQUE

Description. — Cette sclérose, qui pour certains auteurs (Richter) serait une sclérose double et primitive des cordons latéraux, a été décrite sous le nom de paralysie spasmodique (Erb) et de tabes dorsal spasmodique (Charcot)[1]. Mais rien ne prouve encore l'existence de cette affection à l'état d'espèce morbide distincte, rien ne prouve encore qu'il y ait une sclérose primitive et simple des cordons latéraux, confinée systématiquement aux cordons pyramidaux, et il se pourrait bien que cette affection ne fût autre chose qu'une des variétés nombreuses de la sclérose en plaques[2]. Dans quelques observations suivies d'autopsie, la dégénérescence des cordons latéraux était secondaire et tenait à des foyers de myélite, à des lésions encéphaliques, à des lésions doubles des deux capsules, à des lésions méningées de paralysie générale[3].

D'après Little, et c'est aussi l'opinion de Marie, on peut admettre l'existence du tabes spasmodique, mais il faut le considérer comme une maladie congénitale due à l'insuffisance de développement du faisceau pyramidal dans toute sa hauteur. Cependant, dans quatre cas de syndrome de Little, Philippe et Cestan[4] ont trouvé le faisceau pyramidal absolument normal, au niveau du bulbe et de la moelle,

---

1. Betous. Th. de doctorat, Paris, 1876.
2. Pitres. Anomalies de la sclér. en plaques. *Revue mens.*, 1887, p. 983.
3. Raymond. Article *Tabes* SPASMODIQUES du *Diction. des sciences méd.*
4. Philippe et Cestan. *Soc. de biol.*, 18 décembre 1897.

et ne présentant ni sclérose, ni agénésie. Les symptômes commencent donc dès le plus jeune âge, et voici sous quel aspect clinique se présente le syndrome en question. La maladie débute toujours par les membres inférieurs et peut y rester confinée indéfiniment.

Les deux membres inférieurs, simultanément ou l'un après l'autre, sont atteints de parésie; à cette insuffisance motrice s'ajoutent l'exaltation des *réflexes tendineux*, des spasmes musculaires, puis de véritables *contractures* d'abord fugaces et plus tard permanentes. Les jambes contracturées sont placées dans l'extension et l'adduction. Ces symptômes sont souvent accompagnés d'accès de *trépidation* et d'épilepsie spinale, qui sont tantôt spontanés, tantôt provoqués par les mouvements du malade. Il est fort rare que ces symptômes envahissent les membres supérieurs. On peut observer de la raideur du cou, du strabisme et des troubles de la parole; la maladie dure indéfiniment, sans autre complication, jusqu'à ce qu'une affection intercurrente enlève le malade. Cette sclérose n'est généralement pas accompagnée d'atrophie musculaire.

Parmi les affections qui peuvent évoluer sous les dehors du tabes spasmodique, il en est qui peuvent guérir (Raymond).

§ 7. SCLÉROSE LATÉRALE AMYOTROPHIQUE

Depuis les travaux de Charcot, on désigne sous le nom de *sclérose latérale amyotrophique* la sclérose *primitive et symétrique*[1] des cordons latéraux, accompagnée, dans le segment médullaire envahi, de l'altération des cellules des cornes antérieures de la moelle. Aussi les symptômes de sclérose latérale sont-ils associés aux symptômes d'atrophie musculaire envahissante.

1. Gombault. *Sclérose latérale amiotrophique.* Th. de Paris, 1871.

Anatomie pathologique. — D'après M. Charcot, « la lésion de la sclérose amyotrophique débuterait dans la région bulbaire, au niveau des olives, où le *faisceau pyramidal* commencerait à être atteint; puis la prolifération scléreuse se propagerait suivant le trajet direct et croisé de ce faisceau, de manière à en entraîner l'atrophie totale. C'est là la période anatomique qui correspondrait à la période clinique paralytique[1] ». La sclérose médullaire ne reste pas confinée au faisceau pyramidal; elle atteint également la masse des faisceaux antéro-latéraux et les cordons de Goll. Plus tard, ou simultanément, surviennent les altérations de la substance grise de la moelle, altérations portant sur toute l'étendue des cornes antérieures avec atrophie des grandes cellules ganglionnaires de ces cornes antérieures.

A ces lésions médullaires s'ajoutent toujours, à un moment donné, des lésions *bulbaires*, telles que la sclérose des pyramides, la dégénérescence avec pigmentation ou même la disparition plus ou moins complète des cellules du noyau inférieur de l'hypoglosse et du noyau du facial. Les noyaux d'origine des nerfs mixtes et du nerf trijumeau ne sont pas toujours exempts de lésions. On a même signalé des lésions sur le trajet encéphalique du faisceau pyramidal, au niveau des pédoncules, au niveau de la capsule interne, et jusqu'aux circonvolutions motrices, qui dans quelques cas auraient, elles-mêmes, présenté des lésions atrophiques avec disparition des cellules nerveuses par dégénérescence pigmentaire. Les racines antérieures des nerfs sont généralement atrophiées, les petits nerfs intra-musculaires sont souvent sclérosés, tandis que les troncs des nerfs moteurs sont souvent sains. Les muscles atrophiés présentent le processus de l'atrophie simple.

D'après ces données, la sclérose latente amyotrophique pourrait être considérée comme une affection atteignant *primitivement le faisceau pyramidal*, se portant de préférence sur une certaine portion de ce faisceau pyramidal,

---

1. Raymond. *Anat. pathol. du système nerveux*, 1886, p. 346

mais pouvant l'atteindre *dans toute son étendue*, dépasser ses limites et frapper d'autre part les cellules motrices des différents territoires cérébral, bulbaire et médullaire[1]. La lésion *primitive* du cordon antéro-latéral n'est pas subordonnée aux altérations cellulaires; les atrophies cellulaires amènent l'atrophie simple des faisceaux blancs, mais non leur sclérose; la maladie est donc une *lésion primitive* du faisceau antéro-latéral (Philippe et Guillain[2]).

Symptômes. — Dans la sclérose latérale amyotrophique, les troubles *paralytiques spasmodiques* ouvrent la scène et ils débutent presque toujours par les membres supérieurs. Le malade éprouve un affaiblissement (parésie) dans les bras, affaiblissement souvent précédé de douleurs et accompagné de phénomènes spasmodiques. Les muscles conservant leur contractilité électrique, mais la rigidité musculaire, l'exaltation des *réflexes tendineux*[3], les spasmes, la *contracture*, sont des troubles précoces.

L'exagération des réflexes tendineux est pour ainsi dire générale, on la constate au genou, au talon, au poignet, au masséter. La contracture musculaire existe plus souvent l'état de raideur qu'à l'état de vraie contracture.

1. Florand. *Sclérose latérale amyotrophique*. Th. de Paris, 1887.
2. Philippe et Guillain. *Lésions médullaires de la sclérose lat. amyotrophique*. Congrès de Paris, 1900.
3. Sous le nom de *réflexes tendineux*, voici ce qu'il faut entendre : Quand on frappe un coup sec sur le tendon rotulien, on voit la jambe se relever et s'abaisser à plusieurs reprises sous forme d'oscillations; quand on percute les tendons situés au-dessus du poignet, on provoque des mouvements d'oscillation de la main; de même, en frappant le tendon du triceps brachial, on fait mouvoir le bras qui se porte dans l'abduction. Ce sont là des phénomènes de *réflexes tendineux*. Ces phénomènes sont le résultat d'actions réflexes; ils ont pour origine les nerfs centripètes aponévrotiques placés entre le muscle et le tendon, nerfs qui se rendent avec les racines postérieures aux cellules æsthésodiques de la moelle qui sont elles-mêmes en rapport avec les cellules motrices des cornes antérieures; l'arc réflexe est complété par des cellules motrices et par les nerfs moteurs qui en émanent. L'arc du réflexe tendineux n'est pas le même que l'arc réflexe musculo-cutané. Eh bien, à l'état normal, le phénomène des réflexes tendineux est à peine indiqué, tandis qu'il est exalté

A cette *première période* de la maladie, c'est-à-dire quelques mois après le début des accidents. les membres supérieurs présentent à la fois le tableau de l'atrophie musculaire envahissante (lésions des *cornes antérieures*) et le tableau de la contracture permanente (lésion des *cordons latéraux*). Les doigts sont fléchis dans la main, l'avant-bras est à moitié fléchi sur le bras, et le bras est fortement appliqué le long du corps. Ces symptômes de contracture sont naturellement moins accusés à mesure que l'atrophie musculaire fait des progrès. L'atrophie atteint surtout les muscles des mains et des avant-bras.

A une *seconde période*, c'est-à-dire huit, dix, douze mois après le début de la maladie, les membres inférieurs sont pris à leur tour : mais ici la parésie, l'exaltation des réflexes tendineux, la contracture et la trémulation (lésions des cordons latéraux) sont les symptômes dominants, et l'atrophie musculaire (lésion des cornes antérieures) est beaucoup moins accusée qu'aux membres supérieurs. Les membres inférieurs sont étendus, rigides, avec rotation du bord interne des pieds en dedans.

dans tous les cas de lésions irritatives des cordons latéraux. « Contracture et réflexe tendineux sont deux phénomènes connexes justiciables de la même interprétation physiologique. Le réflexe tendineux précède la contracture et lui sert de prodrome ; il persiste pendant la contracture, et, quand la contracture a disparu, il persiste encore. » (Charcot. *Gaz. des hôp.*, 1879, p. 154.)

Cependant, des faits récents tendent à ébranler la valeur pronostique et séméiologique du réflexe tendineux dans la contracture. Bastian et van Gehuchten (*Semaine médicale*, 1898, p. 507) ont observé des cas d'hémiplégie organique sans contracture, malgré une exagération considérable des réflexes tendineux. J'ai déjà indiqué que Cestan et Philippe avaient constaté l'intégrité du faisceau pyramidal dans des cas de syndrome spasmodique de Little ; Babinski, dans plusieurs cas de paraplégie spasmodique consécutive à une lésion organique, n'a pas trouvé de dégénération du système pyramidal (*Soc. méd. des hôp.*, 24 mars 1899). Enfin, Rénon a rapporté un fait inverse d'absence de contracture, chez un malade atteint d'hémiplégie organique, bien qu'il ait présenté, dès les premiers jours, de l'exagération des réflexes tendineux, et, à un degré très marqué, le phénomème du clonus du pied et de la main ; on avait présagé une contracture précoce qui ne s'est point produite (*Soc. méd. des hôp.*, 7 avril 1899

La parésie, la contracture et l'atrophie peuvent également atteindre les muscles du *cou*, et il en résulte des attitudes diverses de la tête, variables suivant les muscles qui sont le plus atteints.

Enfin, à une *troisième période* surviennent presque fatalement les phénomènes *bulbaires* ; le malade prend un aspect pleurard, la salive s'écoule de la bouche, la langue, souvent atrophiée, se meut difficilement, le voile du palais est paralysé, la mâchoire inférieure perd ses mouvements de diduction, et l'on observe, successivement ou simultanément, des troubles de la *parole*, de la *mastication*, de la *déglutition* et de la *respiration* (atrophie des noyaux de l'hypoglosse, du facial, de la branche motrice du trijumeau, du pneumogastrique). Parfois, le début est *bulbaire*; les troubles de l'articulation des mots et l'embarras de la parole sont les premiers symptômes (Raymond).

Les sphincters restent intacts; il n'y a ni troubles des sens, ni troubles trophiques, ni anesthésies. Quand le malade n'est pas enlevé par une maladie intercurrente, il meurt d'asphyxie, de syncope ou d'inanition.

Ce qui caractérise surtout cette sclérose latérale amyotrophique, c'est la *rapidité* de son évolution ; en deux ou trois ans, en un an quelquefois, elle parcourt ses périodes et aboutit sans exception aux phénomènes *bulbaires*. Quelle différence avec l'atrophie musculaire progressive et avec le tabes spasmodique, qui ont une marche lentement envahissante et qui peuvent même s'immobiliser, sans menacer de longtemps la vie du malade. Bien qu'on ait voulu fondre en une seule maladie ces deux affections, la distinction doit être absolument maintenue (Raymond et Ricklin[1]).

Étiologie. — Diagnostic[2]. — On ne sait rien sur les causes de cette maladie; elle est presque spéciale à l'âge

---

1. Raymond et Ricklin. *Relations de la sclérose lat. amyotr. avec l'atr muscul. progressive.* Congrès de Paris, 1900.
2. Grasset. *Diagnostic des maladies de la moelle.* Paris, 1899.

adulte. L'absence de tout symptôme cérébral, la présence
des symptômes bulbaires et l'évolution des atrophies musculaires la distinguent de la sclérose en plaques; le tabes
spasmodique en diffère par l'absence d'atrophies muscu·
laires et par la localisation initiale de la maladie aux
membres inférieurs. Dans l'atrophie musculaire progressive
de Duchenne, la période parétique initiale et les contractures font défaut.

§ S. SCLÉROSE EN PLAQUES

Anatomie pathologique. — Les différentes myélites que
j'ai décrites jusqu'ici sont toutes systématiques (Vulpian) et
parenchymateuses (Hallopeau). *Systématiques*, c'est-à-dire
qu'elles sont cantonnées à un système de fibres ou de cellules (cordons postérieurs, cordons latéraux, cornes antérieures); *parenchymateuses*, c'est-à-dire que le processus
irritatif semble débuter par l'élément nerveux, fibre ou cellule, avant d'atteindre la névroglie.

La *sclérose en plaques*, au contraire, est une myélite chronique, *diffuse et interstitielle*; elle est diffuse, car elle envahit sous forme d'ilots la substance blanche des centres
nerveux, les cordons de la moelle, sans tenir compte des
sillons qui la séparent; elle est interstitielle, car le processus
irritatif paraît débuter par l'élément vasculaire et par la
névroglie. La substance grise est beaucoup moins atteinte
que la substance blanche. Les *plaques* de sclérose sont
superficielles ou profondes, grisâtres, rosées, de consistance ferme, bien circonscrites et riches en vaisseaux.
La lésion scléreuse est très accusée au centre de la plaque
et disparaît à la périphérie par transition insensible.
Habituellement les méninges ne sont ni épaissies ni adhérentes.

Les *tubes nerveux* s'altèrent au milieu de ce tissu con·
jonctif en prolifération; le cylindre-axe persiste partout,
même dans le centre de la plaque, jusqu'à une période

très avancée (Charcot), ce qui n'est pas l'usage dans les scléroses fasciculées. Mais la myéline se désagrège et les leucocytes, sortis des vaisseaux par diapédèse, se chargent des gouttelettes de myéline transformées en corps granuleux qui infiltrent les gaines lymphatiques. La destruction des gaines de myéline, qu'on supposait tenir à la compression des tubes nerveux par le nouveau tissu conjonctif, paraît résulter de l'activité nutritive des cellules de la névroglie et des cellules lymphatiques[1].

La névroglie de la substance grise subit également le processus scléreux, les cellules nerveuses dégénèrent, s'atrophient, et leurs prolongements disparaissent. Les *vaisseaux* sont le siège de périartérite et d'endartérite, leur paroi s'épaissit et leur lumière se rétrécit; on se demande même si les lésions vasculaires ne seraient pas l'origine des plaques de sclérose[2]. Les plaques sont discrètes ou confluentes; on peut les rencontrer sur toute l'étendue des centres nerveux (moelle, bulbe, protubérance, cervelet, cerveau, nerfs crâniens), et leur prédominance sur telle de ces parties explique la division de cette sclérose en plusieurs variétés, *spinale*, *cérébrale* et *cérébro-spinale*. La forme cérébrale est la plus rare, la forme cérébro-spinale est la plus habituelle. Les lésions de la sclérose en plaques sont rarement suivies de dégénérations secondaires, sans doute parce que les cylindre-axes sont presque toujours conservés.

Description. — L'irrégularité et la prédominance des plaques sur les différentes parties des centres nerveux font de cette sclérose une maladie essentiellement *polymorphe*; néanmoins je baserai ma description sur le type le plus ordinaire, le *type cérébro-spinal*.

Dans quelques cas, la maladie débute brusquement par une hémiplégie avec ou sans apoplexie, par des vertiges giratoires, par des troubles visuels. Habituellement le début

1. Babinski. *Arch. de physiol.*, février. Th. de Paris, 1885.
2. Dejerine. Sclérose en plaques. *Rev. mens.*, mars 1884.

est lent et progressif, le symptôme dominant consistant en troubles de la parole, en tremblement particulier des mains, en difficulté croissante de la marche; c'est même la difficulté de la marche qui est le symptôme initial le plus habituel. Le malade éprouve dans les membres inférieurs une faiblesse, une parésie qui s'accentue progressivement, mais qui présente, c'est là un trait caractéristique, des *rémissions* dont la durée est de plusieurs mois.

A une époque précoce ou tardive, les troubles parétiques des membres inférieurs se compliquent de raideur, de contractures, d'abord passagères, plus tard permanentes. La contracture place les jambes dans l'extension et dans l'adduction; elle crée la démarche spasmodique. La raideur de la jambe ne permettant pas la flexion du genou, c'est en élevant alternativement de chaque côté le bassin et le tronc que le malade arrive à porter ses pieds en avant, et encore la pointe du pied incomplètement détachée du sol fait-elle entendre un frottement à chaque pas. Les réflexes tendineux étant exagérés, le phénomène du pied (trépidation épileptoïde) peut se produire au moment où le malade se dresse sur la plante des pieds. La démarche n'a pas seulement le caractère spasmodique, elle revêt souvent le type cérébelleux, le sujet marchant comme un homme ivre, titubant, les jambes écartées, à pas chancelants et irréguliers (*démarche cérébello-spasmodique*). Les troubles de motilité nommés par Babinski *asynergie cérébelleuse*[1] ont été vérifiés par Campbell et Crouzon sur des malades de Bicêtre atteints de sclérose en plaques. Dans quelques cas, enfin, la démarche est encore rendue plus difficile par un tremblement généralisé qui se déclare dès que le malade veut se lever et marcher.

Aux bras, la contracture est moins forte qu'aux jambes; néanmoins, on y constate une parésie spasmodique qui rend les mouvements très maladroits. Mais ce qui domine aux membres supérieurs, c'est un tremblement spécial, qui

---

1. Soc. de Neurologie, 9 novembre 1903.

revêt dans la sclérose en plaques un caractère tout particulier. Tant que le malade est au repos, assis ou couché, il ne tremble pas; le tremblement est *intentionnel*, il ne se produit qu'*à l'occasion des mouvements voulus*. Ainsi, qu'on dise au malade de prendre un verre d'eau et de le porter à sa bouche pour le boire, sa main saisit brusquement le verre et le serre fortement, le bras se met à trembler et imprime au verre des saccades, des oscillations; l'amplitude et la rapidité de ces oscillations augmentent à mesure que le malade approche le verre de sa bouche, l'eau est projetée de tous côtés, le tronc et la tête, qui se sont portés à la rencontre du verre, sont pris d'oscillations ryhmées; en approchant du but, le verre vient heurter les dents, le nez, le menton, et c'est au prix de nouveaux efforts et avec l'aide de l'autre main que le malade parvient à saisir le verre entre ses dents. Ce tremblement intentionnel peut envahir toutes les parties du corps.

Les troubles *oculaires* sont fréquents et d'habitude très accentués; leur importance est grande au point de vue du diagnostic. Notons d'abord le *nystagmus* qui se produit dans la moitié des cas, et qui consiste en oscillations rapides, involontaires, et presque toujours horizontales, des globes oculaires. Outre le nystagmus vrai, dépendant d'une lésion bulbaire ou cérébrale, Uhthoff signale des secousses nystagmiformes qui n'ont lieu que dans les positions extrêmes des yeux et qui sont le résultat d'une parésie des muscles moteurs. Les *paralysies* des muscles moteurs de l'œil sont généralement incomplètes et associées; associées, ce qui veut dire qu'elles intéressent aux deux yeux les muscles préposés aux mouvements. Elles sont fréquemment passagères et ont une prédilection pour les muscles droits externes ou internes. Ici comme dans le tabes, on constate de l'inégalité pupillaire et du *myosis*; mais, tandis que dans le tabes le myosis est accompagné du signe d'Argyll-Robertson, dans la sclérose en plaques il coïncide avec la conservation des réflexes pupillaires. L'amblyopie est fréquente, mais, contrairement à celle du tabes, elle aboutit rarement à la cécité. On constate à l'ophthalmoscope une décoloration du segment externe des papilles optiques, rarement leur atrophie. Une névrite rétro-bulbaire peut provoquer les mêmes troubles fonctionnels. Le champ visuel présente assez souvent un scotome central. La dyschromatopsie est comparable à celle du tabes : le vert et le rouge disparaissent les premiers.

L'embarras de la parole est presque constant, il est assez analogue à celui de la paralysie générale, bien que les mots soient plus scandés, plus spasmodiques, plus monotones, moins trémulants que dans cette dernière maladie.

Les troubles *sensitifs* ne font pas partie du tableau clinique de la sclérose en plaques (Charcot). Les troubles *trophiques* sont absolument exceptionnels. On a signalé la *glycosurie*, indice d'une lésion du quatrième ventricule[1].

Pendant plusieurs années, les différents symptômes que j'ai décrits se succèdent, se combinent, s'amendent ou s'aggravent, puis enfin survient une période caractérisée par l'apparition des *troubles généraux*, amaigrissement, perte de l'appétit, diarrhée fréquente, affaiblissement progressif de l'intelligence. L'embarras excessif de la parole n'est plus qu'un bredouillement inintelligible, des eschares se forment les sphincters se paralysent et le malade succombe dans une véritable cachexie.

La sclérose en plaques a une *durée* de deux à vingt ans. La marche de cette maladie est des plus irrégulières. D'abord elle peut guérir. Dans d'autres cas elle s'amende, avec de longues intermittences, ou bien les événements se précipitent rapidement. Le malade est quelquefois emporté par une complication pulmonaire, phthisie ou pneumonie, et parfois il succombe au milieu des symptômes de la paralysie glosso-labio-laryngée, ou de la paralysie générale.

L'hémiplégie, passagère ou persistante, accompagnée ou non d'apoplexie et d'aphasie, peut s'observer à toutes les périodes de la sclérose en plaques (Blanche, Edwards). Des

---

1. Richardière. *Rev. de méd.*, juillet 1886.

attaques apoplectiformes surviennent parfois au début ou dans le cours de la sclérose en plaques[1] et peuvent être suivies de mort. Elles ont pour caractère important de déterminer une élévation de température (Charcot), contrairement à l'apoplexie consécutive à l'hémorrhagie cérébrale, au début de laquelle la température est abaissée.

Diagnostic. — Outre les différentes formes que je viens de décrire, la sclérose en plaques se présente parfois sous un aspect *insolite, fruste*, dégagée de ses symptômes habituels, et accompagnée de symptômes rares[2]. Ainsi, elle a simulé dans plusieurs observations le tableau clinique du *tabès spasmodique* : à tel point que certains auteurs avaient vu dans le tabes spasmodique plutôt une variété de la sclérose en plaques qu'une espèce morbide distincte, due à la sclérose primitive et symétrique des cordons latéraux. La sclérose en plaques est quelquefois compliquée d'atrophies musculaires[3], et ces atrophies, jointes aux contractures, forment un tableau qui rappelle si bien celui de la *sclérose latérale amyotrophique*, qu'on s'était demandé un moment si cette dernière maladie mérite d'être placée comme espèce morbide dans les maladies de la moelle; toutefois, les lésions anatomiques justifient cette distinction.

On a longtemps confondu la sclérose en plaques avec la *paralysie agitante*, mais dans cette dernière maladie, entre autres signes distinctifs, et ils sont nombreux, le tremblement atteint surtout les poignets et les doigts, il est continu, tandis que dans la sclérose, il ne survient qu'à l'occasion de *mouvements voulus*. Bien que la parole soit plus scandée et moins trémulante dans la sclérose en plaques

---

1. Giraudeau. *Accident vertigineux et apoplectiformes dans les maladies de la moelle épinière.* Th. de Paris, 1884.

2. Elle peut simuler la paraplégie spasmodique à évolution rapide se terminant par la mort en peu d'années. Cette forme a été surtout observée en Angleterre (Buzzard, Bruce).

3. Zimai. *Complicat. de la lésion en plaques.* Th. de Paris, 1874. — Pitres. Anomal. de la sclérose en plaques. *Rev. mens.*, 1877, p. 895. — Dejerine. Sclérose en plaques à forme de sclérose latérale amyotrophique. *Rev. de méd.*, mars 1885. — Lejonne, Th. de Paris, 1905.

que dans la *paralysie générale*, il faut néanmoins reconnaître que les troubles de la parole sont parfois identiques; mais, dans la paralysie générale, on n'observe ni les mêmes tremblements, ni les mêmes contractures, et les troubles psychiques sont souvent précoces.

Le tremblement *mercuriel* a bien des analogies avec celui de la sclérose en plaques : il a une certaine amplitude et il peut être exagéré par les mouvements volontaires, mais il ne disparaît au repos que par interruptions, tandis que dans la sclérose en plaques, le tremblement est absolument nul tant que le repos est complet.

Dans quelques cas, les crises gastriques, les douleurs thoraciques, les troubles de l'équilibre, rappellent l'*ataxie locomotrice*. Dans plusieurs observations, on a noté une prédominance des troubles *paralytiques*, hémiplégie partielle, à début brusque, à début lent; monoplégie, paraplégie, si bien que le diagnostic avec l'*hémorrhagie cérébrale*, avec le ramollissement et les tumeurs cérébrales, présente parfois une réelle difficulté[1]. Cette difficulté est d'autant plus grande, que les attaques de paralysie (hémiplégie ou paraplégie) surviennent parfois dès le début de la maladie. L'*hystérie* peut simuler la sclérose en plaques[2]; elle peut même lui être associée.

Étiologie. — L'*étiologie* de la sclérose en plaques est fort obscure. On l'observe surtout à l'âge adulte; toutefois elle n'est pas rare chez les *enfants*[3]. Les maladies infectieuses (variole, scarlatine, fièvre typhoïde, diphtérie, dysenterie, pneumonie) paraissent jouer le rôle de cause déterminante[4]. Ainsi que le fait observer M. Jaccoud, ces maladies sont en effet susceptibles de créer l'*appareil symptomatique* de la sclérose en plaques, mais il faut attendre de nouvelles

1. Gilbert et Lyon. Sclérose en plaques à forme paralytique. *Arch. de physiol.*, juillet 1887.

2. Souques. *Syndromes hystériques simulateurs.* Th. de Paris.

3. Marie. *Rev. de méd.*, juillet 1885.

4. Landouzy. *Pathogénie des paralysies consécutives aux maladies aiguës.* Paris. Th. d'agrégat., 1880.

observations avec autopsie, pour affirmer qu'elles peuvent
produire la maladie[1].

§ 9. MYÉLITES AIGUËS EN GÉNÉRAL

Avant de décrire les différentes variétés de myélites
aiguës, je crois utile de donner quelques notions générales
sur ces affections : au point de vue de leur localisation, il
y a des myélites *diffuses*, dont les lésions disséminées un
peu partout, surtout aux renflements médullaires, atteignent à la fois la substance grise et la substance blanche ;
il y a des myélites dont les lésions se cantonnent plus volontiers à la substance grise surtout aux cornes antérieures, on les appelle *poliomyélites* (πολιός, gris) ; il y a des
myélites dont les lésions se cantonnent de préférence à la
substance blanche ; on les appelle leucomyélites (λευκός,
blanc).

Au point de vue de leur pathogénie, les myélites se divisent en deux grandes classes : les myélites qui sont dues à
des agents infectieux ou toxi-infectieux et il faudrait citer
ici toutes les infections (fièvre typhoïde, grippe, diphthérie,
choléra, coli-bacillose, streptococcie, staphylococcie, go-
norrhée, syphilis, tuberculose, etc.), et les myélites qui sont
dues à des substances toxiques (alcool, plomb, ergot, pellagre, arsenic, etc.). Nous allons voir combien ces questions de pathologie humaine ont été éclairées par l'expérimentation. Étudions successivement les myélites par infection et les myélites par intoxication.

Myélites infectieuses. — Pour résumer ce chapitre, je
n'ai qu'à m'inspirer des remarquables rapports faits par
Grasset et Vaillard[2] au Congrès de Bordeaux.

Expérimentation. — Les expérimentateurs ont reproduit
les myélites infectieuses, Charrin avec le bacille pyocya-

1. Jaccoud. *Leçons de clin.*, 1886, p. 298.
2. Grasset, Vaillard. *Congrès de méd. de Bordeaux*, 1895, p. 1 et 29.

nique; Roux et Yersin avec la toxine diphthérique; Grancher, Martin et Leroux-Rebard[1] avec la tuberculose aviaire; Gilbert et Lyon avec la tuberculose humaine; Thoinot et Masselin[2] avec le staphylocoque doré; Gilbert et Lion avec le coli-bacille[3]; Vincent[4] avec le bacille typhique; Roger[5], Bourges[6], Widal et Besançon[7] avec le streptocoque; Marinesco[8] avec la toxine tétanique.

Ces *myélites expérimentales* peuvent être obtenues soit en inoculant dans les vaisseaux des cultures vivantes, c'est-à-dire les microbes eux-mêmes, soit en inoculant les produits solubles de ces microbes, c'est-à-dire leurs toxines. Quand l'expérience est faite avec les cultures vivantes, on peut retrouver les microbes pathogènes au milieu des lésions médullaires; Thoinot et Masselin y ont ainsi retrouvé le coli-bacille et le staphylocoque; par contre, Widal et Besançon n'y ont pas retrouvé le streptocoque. La présence ou la colonisation sur place d'un microbe n'est donc pas une condition essentielle à la détermination des lésions; il est même démontré que la plupart des microbes pathogènes agissent surtout par leurs toxines, exemple les lésions médullaires provoquées par la toxine pyocyanique (Charrin), par la toxine diphthérique (Enriquez et Haillon), par la toxine streptococcique (Manfredi et Traversa). Le microbe pathogène peut avoir disparu et sa toxine pathogène persister; le microbe pathogène peut avoir été cultivé en un lieu fort éloigné de

1. *Soc. de biol.*, février 1891.

2. Thoinot et Masselin. Deux maladies expérimentales à type spinal. *Rev. de méd.*, 1894.

3. Gilbert et Lyon. *Soc. de biol.*, février 1892.

4. Vincent. Sur un cas expérimental de poliomyélite antérieure. *Arch expérim. de méd.*, 1893.

5. Roger. Atrophie musculaire progressive expérimentale. *Annales de l'Institut Pasteur*, 1892.

6. Bourges. Myélite diffuse expérimentale. *Arch. de méd. expérim.*, 1893.

7. Widal et Besançon. Myélites infectieuses expérimentales par streptocoque. *Annales de l'Institut Pasteur*, février 1895.

8. Marinesco. Lésions médullaires provoquées par la toxine tétanique *Soc. de biol.*, 4 juillet 1896

ia moelle, et sa toxine vient néanmoins adultérer l'axe bulbo-spinal (diphthérie).

Les *accidents paralytiques* chez les animaux en expérience surviennent à des époques indéterminées, ils sont précoces ou tardifs, parfois même la paralysie survient comme première manifestation apparente de l'infection, l'animal ne paraissant nullement impressionné par les agents infectieux qu'on lui avait inoculés. C'est ainsi, du reste, que les choses se passent chez l'homme; les accidents paralytiques peuvent être contemporains de la maladie infectieuse, ou ne survenir qu'à une époque éloignée de l'infection, l'infection elle-même étant passée inaperçue et prêtant à la myélite les apparences d'une maladie essentielle ou spontanée.

Les *troubles médullaires* peuvent revêtir les formes les plus variées chez les animaux en expérience. Tel animal est pris d'une paraplégie flasque; tel autre est pris d'une paraplégie spasmodique avec contracture permanente ou paroxystique; chez l'un, les lésions paralytiques restent cantonnées au train postérieur; chez l'autre elles envahissent les membres et se généralisent à la façon de la paralysie ascendante de Landry; ou bien encore elles peuvent affecter une forme hémiplégique. Tantôt les muscles sont respectés, tantôt ils sont atrophiés (amyotrophie). Ces différentes modalités ne dépendent pas uniquement de la nature de l'agent infectieux, puisque, chez les animaux en expérience, un même agent infectieux, le streptocoque par exemple, peut présenter toutes les variétés de paralysie, flasques ou spasmodiques, paraplégiques ou généralisées, amyotrophiques ou non amyotrophiques. C'est également ce qu'on observe en pathologie humaine : un même agent provocateur (fièvre typhoïde, grippe, streptococcie, coli-bacillose) peut déterminer des lésions médullaires diverses et par conséquent des symptômes divers.

Chez les animaux en expérience, la durée et l'intensité des accidents sont fort variables : troubles paralytiques fugaces et curables, accidents rapides et mortels, évolution lente et chronique du mal; ici encore, l'expérimentation est absolument d'accord avec la clinique.

Les *lésions médullaires* trouvées chez les animaux se présentent sous des formes multiples : parfois on ne constate à l'autopsie aucune lésion, ni des centres nerveux, ni des nerfs, ni des muscles; cette absence apparente de lésion, malgré l'intensité des symptômes, est consignée par Charrin et Babinski, à propos des paralysies par infection du bacille pyo-cyanique et par Gilbert et Lion à propos des paralysies par infection d'un microbe recueilli dans un cas d'endocardite. Pareille chose peut exister chez l'homme. Mais habituellement les lésions médullaires trouvées chez les animaux en expérience « se concentrent d'une manière prépondérante ou presque exclusive sur les *cellules ganglionnaires de l'axe gris* et particulièrement sur les *grandes cellules des cornes antérieures* » (Vaillard) : dégénérescence granuleuse, altération du protoplasma et du noyau, état vacuolaire de la cellule, atrophie de la cellule et de ses prolongements, telles sont les lésions, à évolution parfois très rapide, provoquées par l'expérimentation, dans la substance grise. La désagrégation des éléments chromatophiles serait la première altération de la cellule nerveuse, la *chromatolyse* pouvant être périphérique, périnucléaire, ou diffuse (Marinesco[1]); elle s'accompagnerait de lésions de la substance achromatique, avec désintégration moléculaire, aspect vitreux et colorabilité intensive de cette substance. La substance *blanche* de la moelle présente des altérations moins constantes et moins caractéristiques : néanmoins, chez les lapins infectés par le streptocoque, les cordons blancs étaient atteints, le cylindre-axe était altéré, les tubes nerveux étaient atrophiés (Widal et Besançon). Chez les lapins infectés par le coli-bacille, la substance blanche était également altérée (Thoinot et Masselin).

La *névralgie* est presque toujours respectée. Les *vaisseaux*

1. Marinesco. Path. générale de la cellule nerveuse. *Presse médicale*, 27 janvier 1897.

ne présentent aucune lésion de leurs parois, bien qu'ils soient dilatés et cause d'hémorrhagies. Les différentes altérations que je viens d'énumérer sont habituellement disséminées dans toute la hauteur de la moelle, et généralement plus accusées au niveau des renflements médullaires.

Les myélites infectieuses *expérimentales*, dont je viens de donner un rapide aperçu, ont les plus grandes analogies avec les myélites aiguës infectieuses de l'homme. Ici aussi, l'infection et la toxi-infection sont la cause avérée ou déguisée des myélites, que la myélite soit produite par un agent pathogène spécifique, ou par des agents pathogènes qui agissent à titre d'infection secondaire. Parfois le microbe est encore présent au milieu des lésions médullaires, tels sont les cas de Curschmann et Vaillard concernant le bacille typhique, et les cas de Auché et Hobbs[1], concernant l'infection streptococcique de la moelle des varioleux. Le plus souvent, il est vrai, les microbes pathogènes n'ont pas abordé la moelle, ou ils peuvent avoir disparu et ce sont leurs toxines, ici comme chez l'animal en expérience, qui ont provoqué les lésions. En clinique, comme chez l'animal en expérience, l'infection peut déterminer des myélites diffuses aiguës, à lésions disséminées (substance blanche et substance grise) ou à lésions localisées (poliomyélite). En clinique, comme chez l'animal en expérience, l'infection de la moelle peut se traduire par des formes multiples, avec ou sans amyotrophie, avec ou sans contractures, avec ou sans troubles de la sensibilité. Le tableau symptomatique peut même être fort varié, quoiqu'il s'agisse d'un même agent pathogène ; témoin les remarquables observations de Mossé, concernant trois observations de myélite et polynévrite grippale, ayant évolué différemment, suivant le terrain où l'infection s'était développée.

Nous commençons à entrevoir maintenant l'étiologie et la pathogénie de certaines myélites de cause cachée, myélites

---

1. Auché et Hobbs. Complications médullaires de la variole. *Congrès de Lyon*, 1894.

autrefois nommées essentielles, spontanées, myélites *a frigore*, non pas que le froid ne soit pas un agent important, avec lequel il faut sérieusement compter, mais il est un agent incapable, à lui seul, de provoquer une infection. Telles doivent être certaines myélites imputables au coli-bacille et survenant au cours d'infections coli-bacillaires (entérite, diarrhée, cystites, pyélites) et au cours d'infections streptococciques.

Bien que les agents infectieux connus aient peu de tendance à déterminer d'emblée des myélites chroniques, il n'en est pas moins vrai que le processus infectieux aigu peut se transformer en un processus lent qui aboutit à la chronicité.

Myélites par intoxication. — Je viens de donner une idée générale des myélites par infection, le chapitre des myélites dues à des substances toxiques est moins étendu, moins intéressant, néanmoins il comporte quelques développements de détail qu'on trouvera dans un autre volume, au sujet des intoxications (ergotisme, pellagre, etc.).

§ 10. POLIOMYÉLITE INFANTILE — PARALYSIE SPINALE ATROPHIQUE DE L'ENFANCE

Les myélites que nous allons étudier dans les deux chapitres suivants sont des *poliomyélites*, c'est-à-dire des myélites dans lesquelles la substance grise ($\pi o\lambda\iota \acute{o}\varsigma$, gris) est surtout intéressée; les unes sont plus fréquentes chez le tout jeune enfant, les autres sont plus fréquentes chez l'adulte. Commençons par la poliomyélite infantile.

Description. — La *paralysie spinale infantile* ou *poliomyélite infantile* (paralysie infantile) se développe chez les enfants, principalement à l'âge de un à trois ans; elle débute par une période *aiguë*, *fébrile* et *paralytique*, et se termine par une période *chronique*, *apyrétique* et *atrophique*[1].

1. Gombault. *Arch. de physiol.*, 1875, p. 592.

Le début est absolument insidieux : tel enfant est pris de fièvre, forte ou légère, la fièvre durant quelques heures ou quelques jours, tel autre a des convulsions, tel autre enfin a des troubles gastro-intestinaux, et l'on croit souvent à une simple indisposition, sans que d'autres symptômes puissent à ce moment mettre sur la voie du diagnostic. Dans quelques cas, on observe, comme symptôme initial, des douleurs au rachis, au tronc, aux membres, de l'hyperesthésie ou de l'anesthésie[1] ; l'enfant se plaint, mais comme il ne sait pas préciser nettement le siège et la nature de ses douleurs, le médecin reste dans l'indécision et prononce vaguement le mot de rhumatisme. Parfois on constate dès le début des symptômes de rigidité musculaire, des *contractures*, qui atteignent surtout les muscles qui seront paralysés.

Peu de jours après ce début obscur et insidieux, et même dès le lendemain, se déclare une *paralysie* qui n'affecte nullement la forme progressive, mais qui d'*emblée*, ou du moins très rapidement, frappe toutes les parties qui doivent être atteintes. Cette paralysie est rarement généralisée aux quatre membres, parfois elle se localise à une jambe, à un bras, le plus souvent elle revêt la forme de paraplégie. Elle affecte une topographie radiculaire[2].

Le médecin qui, la veille encore, considérait l'enfant comme atteint d'une simple indisposition, de simples douleurs rhumatismales, d'un simple refroidissement, le médecin trouve le lendemain une famille affolée. « L'enfant, vous dit-on, est paralysé ; il ne peut plus se tenir debout, il peut à peine remuer les jambes ; il se dresse difficilement sur son lit à cause de la paralysie des bras », et, en effet, la paralysie est flagrante aux jambes, bientôt elle touche quelques muscles des bras ; les muscles du tronc et du cou peuvent être atteints et la tête de l'enfant s'incline alors en tous sens et en différentes directions. Dans un cas que j'ai

---

1. Laborde. Th. de Paris, 1864. — Roger et Damaschino. *Gaz. de méd.*, 1876. — Laurent. Th. de Paris, 1887.

2. Camuz et Sézary. *Rev. de neurologie*, 11 avril 1907

observé avec Joffroy, ces symptômes furent même accompagnés pendant quelques jours de troubles de la respiration,
avec accès de suffocation, dyspnée continue et paroxystique
qui nous donna les plus vives inquiétudes. Évidemment,
les noyaux *bulbaires* étaient en cause. Parfois, l'affection,
s'étendant aux noyaux bulbo-protubérantiels, détermine et
laisse après elle une double paralysie des muscles moteurs
oculaires externes[1].

Les réflexes tendineux sont diminués, les sphincters sont
intacts. L'exploration électrique pratiquée dès le début fait
connaître les résultats suivants : augmentation de l'excitabilité galvanique et signes de réaction de dégénérescence
dans les muscles qui doivent rester paralysés; disparition
rapide de l'excitabilité galvanique dans ces mêmes muscles
La persistance de la contractilité faradique après une quinzaine de jours de maladie est un bon signe pronostique.

A la période de paralysie fait suite une sorte de rémission
lente. Deux à six mois après le début de la maladie, la
paralysie abandonne successivement un certain nombre de
muscles, *et se localise définitivement*, et de préférence, à
l'extenseur des orteils, aux péroniers latéraux et au jambier
antérieur. On l'observe également sur le triceps crural, sur
le grand dentelé, le sous-épineux, le rhomboïde, etc. Quand
la paralysie se fixe aux membres supérieurs, ce qui est
beaucoup plus rare, c'est surtout le deltoïde qui est atteint.

Alors commence la période d'*atrophie*. — L'atrophie, qui
peut apparaître dès le premier mois, s'empare des muscles
choisis par la paralysie et les anéantit. Les troubles trophiques frappent aussi le *système osseux*; certains os, fémur
ou tibia, sont arrêtés dans leur développement et restent
plus grêles et plus courts que ceux du côté sain, ce qui
devient une cause de *claudication*. Entre l'altération des os
et l'altération des muscles, il n'y a *aucun rapport*; l'os peut
être altéré dans le segment d'un membre, sans que le sys-

1. Sauvineau. Paralysies oculaires chez les enfants du premier âge
Recueil d'ophthalmologie, 1895, p. 528.

tême musculaire soit lésé, et réciproquement, comme si les os et les muscles avaient des centres trophiques différents. Dans le membre paralysé et atrophié, on a signalé un refroidissement notable (Charcot) et une diminution du calibre des vaisseaux. Ces atrophies partielles sont suivies de la *déformation* des membres. La prédominance des muscles antagonistes restés sains détermine des attitudes vicieuses, telles que le *pied bot*, surtout le varus équin, qui force le malade à marcher sur le bord externe du pied. Quand la lésion atrophique a été plus étendue, les jambes sont grêles et déformées, les malheureux ont recours pour marcher à différents artifices et se traînent sur les ischions (*cul-de-jatte*). Aux membres supérieurs on a observé la main bote et au tronc la scoliose. L'arrêt du développement des os d'un côté détermine la *claudication*. Le *pronostic* de cette maladie n'est pas redoutable, en ce sens que la vie du malade n'est pas directement compromise, mais des infirmités incurables en sont la conséquence.

Diagnostic[1]. — Le très jeune âge des enfants explique les difficultés du diagnostic, au début de l'affection[2]. Plusieurs maladies peuvent en effet simuler la paralysie spinale infantile. Il y a une *hémiplégie cérébrale infantile* avec paralysie et atrophie des deux membres du même côté, mais la paralysie, qui est flasque au cas de paralysie spinale, est accompagnée de contracture au cas de paralysie cérébrale. Il y a une pseudo-paralysie infantile d'origine *syphilitique* qui peut atteindre, comme la paralysie spinale, un ou plusieurs membres, mais cette pseudo-paralysie syphilitique est due à la disjonction de la diaphyse et de l'épiphyse des os (Parrot, Troisier); on la reconnaît aux vives douleurs qu'on provoque par les mouvements et à la tuméfaction des jointures accompagnée ou non de crépitation. Quant aux *paralysies radiculaires obstétricales*, qui sont dues à l'application du forceps, elles affectent une localisation spéciale (Duchenne). elles respectent une partie des muscles de l'avant-bras, et

---

1. Grasset. *Diagnostic des malad. de la moelle*, Paris, 1863.
2. Le cyto-diagnostic a donné des résultats variables.

elles se localisent à un groupe de muscles : deltoïde, sous-épineux, biceps, brachial antérieur, long supinateur et coraco-brachial. Il est bien rare que les très jeunes enfants soient atteints d'*hystérie avec atrophie*; néanmoins on fera le diagnostic en se rappelant que, dans l'hystérie, les réflexes tendineux sont normaux et les réactions électriques conservées.

Étiologie. — L'*étiologie* de la paralysie infantile est des plus obscures, et les différentes causes invoquées, le froid, la dentition, etc., ne sont rien moins que démontrées. Habituellement la maladie apparaît chez les enfants entre l'âge de un à trois ans; dans quelques cas, elle a éclaté à la suite d'états infectieux (rougeole, scarlatine, etc.). Tout fait supposer que la poliomyélite infantile est le résultat d'une infection ; comme les maladies infectieuses, elle a un début fébrile accompagné de symptômes généraux et elle éclate parfois à l'état épidémique (Marie). En effet, on a publié la relation de plusieurs épidémies. En 1885, Cordier a vu en quelques mois, à Sainte-Foy-l'Argentière, 15 cas de paralysie infantile sur une population de 1500 habitants[1]. En 1888, Medin a constaté en six mois 44 cas de paralysie infantile dans une même contrée. En 1890, Leegard a relaté 8 cas de paralysie infantile survenus dans une petite ville de Norvège où la maladie était inconnue jusqu'alors. Enfin, Pasteur[2] a vu la paralysie infantile frapper en trois semaines les sept enfants d'une même famille. La méningite cérébro-spinale a été incriminée[3].

Anatomie pathologique. — Les lésions de la paralysie spinale de l'enfance ressemblent beaucoup aux lésions de l'atrophie musculaire progressive, à cela près que les unes sont aiguës et les autres chroniques. L'atrophie des muscles est le plus souvent une atrophie simple avec ou sans surcharge graisseuse.

Les *foyers de myélite* sont souvent multiples : ils ont un

1. Cordier. *Lyon médical*, 1888.
2. Pasteur. Épidémie familiale de paralysie infantile. *Soc. lin. de Londres*, 1897.
3. Courtellemont. Thèse de Paris, 1904.

ou plusieurs centimètres, et même jusqu'à 8 et 10 centimètres de hauteur. Naturellement l'aspect du foyer est bien différent, si l'autopsie est faite en pleine période aiguë, ou vingt ans plus tard, le sujet ayant succombé à toute autre maladie. A l'état aigu, les foyers de poliomyélite sont des foyers de ramollissement inflammatoire. C'est une *myélite antérieure systématique* qui paraît cantonnée, ou à peu près, aux cornes antérieures de la substance grise, sans qu'il soit facile d'expliquer pourquoi une lésion en apparence identique produit tantôt l'atrophie musculaire isolée (atrophie musculaire progressive), tantôt l'atrophie musculaire précédée de paralysie et accompagnée d'atrophie osseuse (paralysie spinale de l'enfance).

La lésion des grandes cellules motrices des cornes antérieures consiste en une atrophie de ces cellules avec prolifération du tissu conjonctif ; ici les cellules sont envahies *en bloc*, elles ne sont pas égrenées une à une comme dans l'atrophie musculaire progressive. Les fibres nerveuses qui sillonnent la substance grise des cornes antérieures sont atteintes. Les vaisseaux sanguins sont épaissis et dilatés ; Marie pense même que c'est par l'intermédiaire des artérioles que se produisent les foyers de poliomyélite : « Il semble que ce soit l'artère centrale de la corne antérieure qui frappe le plus souvent, sinon exclusivement, le processus[1] ». Dans quelques cas, les foyers siègent dans la moelle, dans le bulbe et même dans le cerveau ; mais alors, suivant la localisation des lésions et suivant l'aspect symptomatique, l'affection aboutit à l'hémiplégie cérébrale infantile, à l'idiotie, à l'épilepsie.

Les racines antérieures des nerfs sont altérées, plus altérées même que dans l'atrophie musculaire progressive. Quand on fait l'examen de la moelle, non plus au moment des lésions aiguës, mais un grand nombre d'années après la survie, le foyer de ramollissement est remplacé par une *atrophie* médullaire correspondante, atrophie qui ne s'arrête

1. Marie. *Leçons sur les maladies de la moelle*, 1882.

pas à la corne antérieure, mais qui atteint le cordon antéro-latéral, le cordon postérieur, et même la corne grise postérieure. Le foyer inflammatoire de l'état aigu est remplacé par un tissu fibrillaire de nature névrologique.

Cette paralysie atrophique de l'enfance a les plus grandes affinités avec l'atrophie musculaire progressive, avec la paralysie spinale aiguë de l'adulte et avec la paralysie générale spinale antérieure *Ce qui prouve l'affinité de ces différentes affections d'origine médullaire*, c'est que des malades qui avaient eu dans leur enfance une paralysie atrophique, ont eu plus tard, étant adultes, l'un une paralysie spinale, l'autre un atrophie musculaire progressive[2], un troisième les trois maladies, un quatrième une paralysie générale spinale antérieure[5]. J'ai dans mon service un homme, qui, autrefois atteint de paralysie infantile, eut plus tard neuf reprises de paraplégie passagère[5].

Traitement. — Dès que la période de régression commence, mais pas avant, il est nécessaire de faire usage des courants à intermittences éloignées ; c'est le *traitement* le plus rationnel et le plus utile. Ce traitement doit être fait avec douceur, avec méthode, il doit être continué très longtemps, avec patience, avec persévérance, associé au massage, aux bains salés, à la cure de Salies, et l'on en obtient parfois de très bons résultats.

§ 11. POLIOMYÉLITES DE L'ADULTE — PARALYSIES SPINALES AIGUES DE L'ADULTE

Les poliomyélites aiguës de l'adulte, c'est-à-dire les myélites qui ont une tendance à se cantonner à la région des cornes grises antérieures (πολιός gris), ne forment pas une entité morbide aussi bien définie que la poliomyélite infantiles. Certains auteurs ne les admettent presque

1. Raymond. *Soc. de biol*, 1875.
2. Landouzy et Dejerine. *Rev. de méd.*, août 1882. — Ballet et Dutil *Rev. de méd.*, janvier 1884.
5. Crouzon. *Soc. de neurologie*, 1907

qu'à regret et se demandent si bon nombre d'observations publiées sous la rubrique de paralysies spinales de l'adulte ne sont pas autre chose que des polynévrites. Je pense, en effet, que la polynévrite doit réclamer sa part dans quelques cas considérés autrefois comme des cas de paralysies spinales ; je pense également qu'il est parfois difficile de classer ces paralysies spinales de l'adulte, la maladie étant souvent curable et les autopsies faisant alors défaut ; mais il n'en est pas moins vrai que les paralysies spinales de l'adulte, les poliomyélites, reposent sur un ensemble de faits anatomo-pathologiques et cliniques qui assurent leur autonomie.

Cette autonomie est réclamée avec raison par Grasset[1], qui cite en sa faveur, outre les travaux déjà anciens, des travaux beaucoup plus récents, ceux de Franz Muller en 1880, les recherches de Blocq et de Marinesco[2] et les publications de Blocq rapportant deux autopsies inattaquables, celles de Schultze et de Rissler. Blocq est du reste absolument affirmatif dans ses conclusions : « Il est permis, dit-il, à l'exemple tout récent de Raymond et de Marie, selon l'enseignement de Charcot, en se fondant au surplus sur des observations démonstratives, d'admettre l'existence d'une paralysie spinale aiguë de l'adulte, semblable cliniquement et anatomiquement à la paralysie infantile[3]. »

Je vais donc décrire la poliomyélite aiguë de l'adulte avec ses variétés.

A. PARALYSIE SPINALE AIGUË DE L'ADULTE

La poliomyélite infantile décrite au chapitre précédent peut, à quelques particularités près, se développer chez l'adulte ; on lui donne alors le nom de *paralysie spinale aiguë de l'adulte*.

C'est Duchenne qui, le premier, l'a décrite : « J'ai cru longtemps, dit-il, que la symptomatologie de la paralysie

1. Grasset. *Leçons de clin. méd.*, 1896, p. 551.
2. Blocq et Marinesco. *Iconographie de la Salpêtrière*, 1890.
3. Blocq. *Manuel de médecine.*

atrophique de l'enfance ne se rencontrait pas chez l'adulte ; mais, ayant observé quelquefois chez celui-ci cette même symptomatologie, j'en ai conclu naturellement que la paralysie devait être produite par la même lésion anatomique. Cette considération m'a donc engagé à la désigner sous le nom de : paralysie spinale antérieure aiguë de l'adulte, ou par atrophie des cellules antérieures. »

La maladie débute par quelques symptômes généraux, fièvre, douleurs diffuses aux extrémités, rigidité ou contractures musculaires, troubles gastro-intestinaux, puis apparaît une paralysie rapide et plus ou moins étendue. Après quelques jours, l'atrophie s'empare de quelques muscles et s'y localise pendant que la paralysie disparaît. Les sphincters de la vessie et du rectum sont intacts. Les réflexes tendineux sont diminués ou abolis. Les troubles de sensibilité sont ici plus appréciables que dans la paralysie infantile ; ils sont dus à des lésions des cornes grises postérieures et des commissures accompagnant la lésion essentielle des cornes grises antérieures.

Les réactions électriques, perte de réaction faradique des muscles, s'observent ici comme chez l'enfant. Une seule chose distingue la maladie de l'adulte de celle de l'enfant, c'est que les *déformations* sont moins fréquentes et moins marquées chez l'adulte, la croissance étant achevée chez lui quand il est envahi par la maladie.

Le *diagnostic* avec la maladie de Landry (paralysie ascendante aiguë) est d'autant plus délicat que cette affection porte surtout d'ordinaire sur les cornes antérieures ; mais la paralysie spinale aiguë a une marche beaucoup plus lente, et l'atrophie suit de près la paralysie, en se limitant à quelques muscles.

B. PARALYSIE GÉNÉRALE SPINALE ANTÉRIEURE

Sous cette dénomination de *paralysie générale spinale antérieure*, Duchenne a décrit une espèce morbide distincte qui se présente avec les caractères suivants : un individu, sans cause appréciable, est pris de *paralysie* qui débute par les membres inférieurs et se généralise à tous les muscles du corps, ceux de la face exceptés ; la paralysie est flasque, sans contracture, les sphincters fonctionnent normalement, la sensibilité est intacte, les réflexes tendineux sont abolis et l'application de courants faradiques reste à peu près sans effet. Les *atrophies musculaires* apparaissent dans le cours de la paralysie ; elles sont très accentuées et s'emparent également de tous les muscles paralysés sans distinction ; si bien que le malade, absolument impotent, est confiné au lit et incapable de faire aucun mouvement. Puis, après quelques semaines, les mouvements reparaissent graduellement et, à son tour, l'atrophie diminue. Cette maladie est habituellement *lente* dans son évolution, voilà pourquoi Duchenne l'avait nommée subaiguë. La caractéristique de cette affection, c'est qu'elle se termine par la *guérison*, la paralysie et les atrophies disparaissent complètement sans laisser trace de leur passage.

La *lésion anatomique* siège dans les cellules motrices de toute la hauteur de la moelle ; elle y reste confinée, mais cette myélopathie est d'une nature spéciale, elle n'aboutit pas à des lésions irrémédiables comme les myélopathies de la paralysie atrophique de l'enfance et de la paralysie spinale de l'adulte ; elle guérit ainsi que les atrophies musculaires et les paralysies qu'elle engendre. Landouzy et Dejerine, dans une remarquable publication[1], ont rapporté plusieurs observations concernant ces paralysies spinales ; l'une de ces observations a été suivie d'autopsie, le malade ayant succombé à une tuberculose miliaire. Voici le résumé de ces observations.

Observation I. — Un homme de 55 ans est pris d'une paralysie et atrophie extrêmement prononcées et généralisées à tous les muscles du corps, ceux de la face exceptés. Voici les principaux traits de cette observation : Évolution

1. Landouzy et Dejerine. *Rev. de méd.*, août et décembre 1882.

rapide de la paralysie et des atrophies musculaires. Déformation ancienne de la jambe gauche, reliquat de paralysie infantile. Abolition des réflexes tendineux dans tous les muscles malades. Réaction dégénérative des muscles. Exagération marquée de la contractilité idio-musculaire. Intégrité de la sensibilité générale et spéciale. Intégrité des sphincters, guérison complète de la maladie, des paralysies et des atrophies musculaires après une durée de dix mois. Le malade succombe à une tuberculose miliaire. A l'autopsie, la moelle présente les lésions suivantes : ancien foyer de paralysie infantile dans le renflement lombaire du côté gauche. Altérations légères et de date probablement récente de la *substance grise antérieure* dans le reste de la moelle. Intégrité des racines antérieures et postérieures; intégrité des nerfs périphériques intra-musculaires.

Observation II. — Une femme de 30 ans est prise de *paralysie* et *d'atrophie* de tous les muscles du corps, la maladie ayant débuté par une paralysie temporaire du facial gauche. Abolition du réflexe patellaire, altération de la contractilité faradique. Intégrité de la sensibilité, intégrité des sphincters et de la nutrition de la peau. Les paralysies et l'atrophie, à évolution rapide, aboutissent à la guérison après sept mois de maladie. Guérison complète et définitive depuis quatre ans.

Discussion. — **Diagnostic.** — Il est donc bien avéré qu'on peut voir se développer, chez l'adulte, des paralysies spinales à marche aiguë ou subaiguë, déterminant des paralysies musculaires avec atrophies plus ou moins généralisées, n'entraînant pas la mort du sujet, guérissant complètement dans quelques cas, et laissant parfois des stigmates indélébiles d'atrophie musculaire. Ces myélites ont une tendance à se cantonner au territoire gris antérieur de la moelle, ce sont des poliomyélites. Bien que leur origine infectieuse ne soit pas nettement démontrée, on peut presque l'affirmer et la systématisation des lésions médullaires tient certainement à l'*action élective* de la toxi-infection sur la substance grise antérieure (Marie).

Le *diagnostic* entre la paralysie spinale aiguë et la polynévrite présente de très réelles difficultés. La confusion entre la polynévrite et la poliomyélite aiguë a été souvent commise; je dirai même que dans bien des cas elle est presque inévitable, au début du moins, car les deux maladies, polynévrite et poliomyélite aiguë, peuvent ne différer dans leur expression que par des nuances. En thèse générale, il n'en est pas ainsi. Un observateur familiarisé avec la neuropathologie trouvera des éléments suffisants pour faire, avec des chances de quasi-certitude, le diagnostic différentiel de la polynévrite et de la poliomyélite antérieure, et je ne peux mieux faire que de prendre pour guide dans cette étude les remarquables leçons faites par mon collègue Raymond, à la Salpêtrière [1].

Le mode de début et l'évolution de la maladie offrent quelques caractères distinctifs : dans la poliomyélite antérieure aiguë, la paralysie motrice débute par la racine des membres; elle est loin d'être toujours symétrique, elle peut se limiter à un seul membre (monoplégie) ou à un segment unique; de plus, elle atteint son apogée en très peu de temps, en quelques jours. Dès lors, elle cesse de gagner en étendue; elle ne peut plus que rétrocéder. A cette première phase, les muscles atteints sont simplement frappés de paralysie: ils ne sont pas encore atrophiés; toutefois dès cette phase paralytique, l'exploration électrique permet de prévoir quels sont, parmi les muscles paralysés, ceux qui s'atrophieront plus tard. Seront envahis ultérieurement par l'atrophie les muscles qui, dès les premiers jours, ont perdu leur excitabilité faradique, ceux qui ne répondent plus aux excitations pratiquées avec le courant induit. En outre, la diminution de l'excitabilité faradique est proportionnelle au degré de la paralysie.

Au cas de polynévrite, le début est beaucoup moins brusque; l'évolution des accidents est elle-même plus lente.

1. F. Raymond. *Polynévrite tuberculeuse et polynévrite alcoolique.* Leçon faite à la Salpêtrière. 1er semestre 1896. *Polynévrite alcoolique. modalités cliniques (ibid.).*

La paralysie marche de la *périphérie vers le centre*, c'est-à-dire des extrémités des membres vers leurs racines; elle présente habituellement son maximum d'intensité aux extrémités (pieds, mains); aussi les mains et les pieds sont-ils ballants. La polynévrite est annoncée par des phénomènes de paresthésie, engourdissements et fourmillements, qui ont pour siège habituel les orteils et les doigts; souvent aussi elle est annoncée par des tiraillements douloureux qui peuvent atteindre dans les membres une extrême violence. A cette première phase, la polynévrite peut s'étendre au domaine d'innervation des nerfs crâniens; elle peut ainsi donner lieu à des manifestations inquiétantes · paralysie du nerf phrénique (accès d'étouffement, mort par arrêt du diaphragme), paralysie du nerf vague (tachycardie, mort par paralysie cardiaque). Dans une seconde phase de ces deux maladies, le symptôme dominant est représenté par l'*atrophie musculaire*, atrophie qui se comporte différemment suivant qu'elle dépend d'une poliomyélite antérieure ou d'une polynévrite.

Dans la poliomyélite antérieure aiguë, l'atrophie frappe en masse les muscles qui avaient perdu leur excitabilité faradique, et elle respecte les muscles voisins, paralysés ou non. Là où elle sévit, elle est proportionnelle au degré de la paralysie. Elle est irrémédiable, et elle entraîne une sorte de momification des parties atrophiées. A une période avancée, les segments de membres atrophiés présentent une teinte cyanotique, livide, et un abaissement de la température locale.

Dans la polynévrite, l'atrophie accompagne presque toujours la paralysie motrice; mais elle est habituellement plus tardive. Jamais elle ne frappe en masse un groupe de muscles à l'exclusion des muscles voisins. Toujours elle affecte un caractère de diffusion qui tranche avec le mode de distribution de l'atrophie au cas de poliomyélite. Elle envahit des muscles qui avaient conservé leur excitabilité faradique au début de la première phase Enfin elle est curable et radicalement curable à l'instar de la paralysie.

D'autres caractères différentiels sont à relever. Ainsi, dans la poliomyélite, l'abolition des réflexes tendineux est constante aux membres paralysés et atrophiés ; il n'y a jamais exagération des réflexes cutanés. Dans les cas de polynévrite, les réflexes tendineux peuvent être conservés et les réflexes cutanés peuvent être exagérés.

Dans la poliomyélite, les troubles de sensibilité jouent un rôle très effacé. Dans la polynévrite, indépendamment des phénomènes de paresthésie du début, on note des douleurs diffuses, souvent de la myosalgie ; la compression des troncs nerveux et des muscles est toujours douloureuse. Ce dernier signe a une grande valeur diagnostique. On en peut dire autant de l'hyperesthésie cutanée, de l'anesthésie, du ralentissement de la transmission sensitive, qui sont loin d'être constants. On peut constater également de l'abaissement de la température locale dans les parties paralysées ; des éruptions vésiculeuses (zona), bulleuses, eczémateuses ; la chute des poils, ou leur hypertrophie ; la déformation ou la chute des ongles, mais surtout de l'œdème sous-cutané, périarticulaire, qui, associé aux douleurs, peut faire croire à une poussée de rhumatisme articulaire.

Dans la poliomyélite antérieure, les troubles de l'innervation encéphalique (paralysies des nerfs crâniens) sont tout à fait exceptionnels ; l'absence de troubles psychiques est de règle. Dans la polynévrite, les paralysies des nerfs crâniens sont relativement fréquentes ; on en peut dire autant des troubles intellectuels qui, dans quelques circonstances, revêtent le triple caractère de l'amnésie, de l'affaiblissement intellectuel, des manifestations délirantes (psychose polynévritique de Korsakoff).

Enfin la poliomyélite aiguë n'est pas sujette à rechute, mais elle laisse toujours des traces irréparables. La polynévrite, affection radicalement curable, est sujette aux récidives.

Tels sont les caractères distinctifs de la poliomyélite aiguë et de la polynévrite, bien analysés par Raymond. Je viens d'en vérifier la valeur et l'exactitude, chez un malade atteint de polynévrite que nous avons vu avec Raymond. Voici l'observation de ce malade.

M. X..., officier de cavalerie, est un homme vigoureux, dans le passé duquel on ne relève en fait d'antécédents morbides qu'une arthrite traumatique du genou droit, avec atrophie musculaire du quadriceps fémoral ; arthrite et atrophie ont d'ailleurs guéri entièrement. Au mois de mars de cette année, aux manœuvres militaires, M. X... a été pris de frissons violents, de fièvre et de courbature. Le médecin a constaté une sorte d'état grippal infectieux avec fièvre élevée (40°). Quatre jours après, le malade s'est aperçu d'une faiblesse des membres inférieurs ; vingt-quatre heures plus tard, cette faiblesse envahissait les membres supérieurs. En même temps ont apparu des douleurs à la région lombaire. Rien d'anormal du côté des sphincters.

Peu à peu l'état fébrile s'est dissipé, l'appétit est revenu et le malade, quoique presque complètement paralysé, a été ramené à Paris. Lors de notre première visite, l'état général du malade était bon ; nous avons constaté une paralysie totale des quatre membres ; aucun mouvement n'était possible ; c'est à peine si le bras droit, par une sorte de mouvement de reptation, pouvait être écarté du tronc. La paralysie était limitée aux membres. A cette période, l'atrophie musculaire était à peine ébauchée. Par contre, la pression au niveau des points d'émergence des nerfs déterminait des douleurs. Pas de souffrances spontanées ; pas d'hyperesthésie, pas d'anesthésie de la peau. En étendant et en relevant fortement les jambes, on provoquait de vives douleurs le long des sciatiques. On constatait la réaction de dégénérescence de la plupart des muscles. Les réflexes étaient complètement abolis. Les fonctions des sphincters étaient normales.

Malgré un traitement approprié, le malade a été pendant plusieurs mois dans l'impossibilité d'exécuter le moindre mouvement ; l'atrophie musculaire était extrêmement prononcée. Peu à peu, l'amélioration est survenue ; moins de douleurs, moins de réaction de dégénérescence. Un traite-

ment tonique et stimulant (strychnine, phosphate de chaux,
arsenic, etc...) a été associé *avec prudence* à l'électrisation
et au massage. Aujourd'hui, après six mois de maladie, la
guérison peut être affirmée, mais elle surviendra lentement.

La discussion que je viens d'entreprendre prouve que,
dans bien des circonstances, on peut arriver à préciser le
diagnostic entre la poliomyélite aiguë et la polynévrite ;
mais il ne faudrait pas établir une scission trop absolue
entre ces différentes localisations nerveuses des maladies
infectieuses. Que, dans certains cas, la localisation toxi-
infectieuse se fasse exclusivement sur les nerfs ou sur la
moelle, fort bien ; mais il faut compter avec les cas où le
processus infectieux frappe successivement ou simultanément la moelle et le système nerveux périphérique ; alors
la poliomyélite est associée à la polynévrite et leurs symptômes se confondent. Cette association de la polynévrite et
de la poliomyélite a été signalée dans un certain nombre
d'observations, par Grasset[1], par Lépine[2], par Mossé et
Dastarac[3] ; par Mossé[4] dans une intéressante étude sur les
paralysies grippales.

§ 12. MYÉLITES DIFFUSES AIGUËS

Les myélites que j'ai étudiées jusqu'ici ont, sauf la sclérose en plaques, une tendance à se cantonner à un système
de fibres ou de cellules (cordons postérieurs, cornes antérieures), et leurs symptômes respectifs (ataxie locomotrice,
atrophie musculaire progressive, paralysie atrophique de
l'enfance, paralysie spinale aiguë de l'adulte) se prêtent à
des types cliniques à peu près constants. Il n'en est pas

1. Grasset. Rapport sur les myélites infectieuses. *Congrès de Bordeaux*,
1895, p. 1.
2. Lépine *in* thèse de Bonnet. Lyon, 1895. Observation IX.
3. Mossé et Dastarac. Contribution à l'étude du Béribéri. *Revue de méd.*,
10 décembre 1895.
4. Mossé. Myélite et polynévrite grippale. *Congrès de Bordeaux*, 1895.

ainsi des myélites *diffuses* : celles-ci frappent indistinctement les différentes parties d'un segment médullaire, substance grise ou cordons blancs, avec participation constante des méninges ; elles envahissent la moelle dans ses diverses régions et offrent, par conséquent, une symptomatologie fort mobile.

Anatomie pathologique[1]. — La myélite aiguë, diffuse et interstitielle forme des *foyers* de dimension variable (*myélite en foyer*) ; elle s'étend parfois à toute une région de la moelle ; quand elle est superficielle, la participation des méninges est constante (méningo-encéphalite) ; dans quelques cas elle se localise à la substance grise de la moelle (*myélite centrale*). A l'autopsie, on trouve des altérations variables suivant l'*ancienneté* et l'*acuité* du processus morbide ; habituellement la moelle est ramollie ; dans quelques cas, elle est fluctuante et réduite en une bouillie de consistance et de couleur variables. Mais il arrive souvent que la lésion est beaucoup moins avancée, et même *si peu apparente*, qu'elle ne peut être reconnue qu'à l'examen histologique.

A sa première période, la myélite est caractérisée par la congestion, par le gonflement de la partie envahie, et par l'exsudation séro-fibrineuse de la trame interstitielle. Les vaisseaux sont dilatés et remplis de sang, les gaines lymphatiques sont encombrées d'hématies et de leucocytes sortis par diapédèse ; le cylindre-axe du tube nerveux est très tuméfié ; la cellule nerveuse est augmentée de volume[2], et le tissu conjonctif est en voie de prolifération.

A une seconde période, on trouve d'abondants éléments embryonnaires formés par la névroglie, et, dès le deuxième ou troisième jour, la partie enflammée se ramollit. C'est d'abord un *ramollissement rouge* qui, plus tard, deviendra *jaune* ou *blanc* par les transformations des matières colorantes du sang et par l'addition d'éléments nouveaux. Dans

---

1. Hayem. Deux cas de myél. aig., centr. et diffuse. *Arch. de phys.*, 1874.
2. Charcot. Tuméfaction des cellules et des cylindres dans certains cas de myélite. *Arch. physiol.*, 1873.

ce foyer de ramollissement se forment des corps granulo-graisseux. Ces corps granulo-graisseux, dont se chargent les leucocytes, proviennent en partie de la myéline des tubes nerveux. Les *hémorrhagies* (*hématomyélite*) ne sont pas rares dans ces foyers de ramollissement, ce sont des hémorrhagies secondaires, car les hémorrhagies primitives de la moelle sont tout à fait exceptionnelles [1].

A une troisième période correspondent le ramollissement jaune, le ramollissement *blanc* et les différentes terminaisons du processus anatomique, le passage de la myélite à l'état chronique, la cicatrisation du foyer ou l'extension progressive de la lésion.

Symptômes. — La myélite aiguë est caractérisée par des troubles de *motilité*, de *sensibilité* et de *nutrition* diversement répartis. Choisissons, comme type de cette description, le cas le plus fréquent, la myélite de la région dorso-lombaire. Des frissons et la fièvre ouvrent la scène, le malade se plaint de douleurs, de fourmillements, de crampes dans les jambes; il accuse des douleurs en ceinture, et l'exploration du rachis, faite avec la main ou avec une éponge imbibée d'eau chaude, est souvent douloureuse à la région dorso-lombaire. La faiblesse des membres inférieurs, accompagnée ou non de contractures, apparaît aussitôt, et elle augmente au point que la marche devient difficile et bientôt impossible (*paraplégie*). Dans quelques cas, la perte des mouvements aux membres inférieurs est absolue. Les *mouvements réflexes* sont accrus dès la période initiale, et disparaissent plus tard; la contractilité électro-musculaire suit les mêmes alternatives que les mouvements réflexes. La *sensibilité* est compromise ou perdue dans toutes les parties sous-jacentes à la lésion, et cette anesthésie est parfois douloureuse.

L'*incontinence d'urine* (paralysie du sphincter de la vessie) est généralement précédée de rétention (paralysie du corps

---

1. Hayem, *Des hémorrhag. intra-rachid.* Paris, 1872. Th. d'agrégation.

de la vessie) ; l'urine devient rapidement ammoniacale, sanguinolente, purulente. On observe aussi la rétention et l'incontinence des matières fécales

Les *troubles trophiques* et *vaso-moteurs* sont nombreux et précoces ; des eschares apparaissent aux bourses, aux malléoles, à la région sacrée ; cette eschare de la région sacrée (*decubitus acutus*) gagne vite en profondeur et en étendue. A la même période appartiennent l'*œdème* des membres inférieurs, l'accroissement passager de la température, et plus tard un abaissement parfois considérable de la température dans les mêmes régions. On a signalé des sueurs abondantes des parties supérieures du corps (Mannkoff).

La myélite dorso-lombaire peut tuer en quelques jours (*myélite apoplectiforme*) ; la mort survient assez souvent de la deuxième à la quatrième semaine. Quand l'issue doit être fatale, les troubles respiratoires apparaissent, et le malade, plongé dans le marasme et dans le coma, est généralement enlevé par l'asphyxie. La myélite aiguë guérit rarement ; j'ai cependant constaté dans mon service un cas de guérison complète chez un malade atteint d'une myélite aiguë non syphilitique. Elle passe quelquefois à l'état chronique.

Variétés. — La myélite aiguë de la région dorso-lombaire, celle que je viens de décrire, est la plus commune, mais la myélite peut siéger en d'autres points de la moelle. Quand elle occupe la région *cilio-spinale*, qui s'étend de la 5ᵉ vertèbre cervicale à la 6ᵉ dorsale, on observe aux membres *supérieurs* des troubles de sensibilité et de motilité analogues à ceux des membres inférieurs, et le sujet éprouve souvent des douleurs gastriques et des vomissements qui rappellent les crises gastriques de l'ataxie. Parfois les pupilles sont dilatées et les globes oculaires sont saillants, mais ces symptômes d'excitation sont passagers, et le rétrécissement de la pupille succède à sa dilatation.

La myélite de la région *cervicale* se traduit par des symptômes spéciaux : douleurs à la nuque, contractures dans les muscles du cou, trismus, paralysie des quatre membres ou des bras seulement[1], douleurs et œdème des membres supérieurs, dysphagie, ralentissement et accélération du pouls, accidents syncopaux et apoplectiformes, hoquet, troubles dyspnéiques, accès de suffocation.

La *névrite optique* se voit dans le cours des myélites aiguës. Elle est habituellement bilatérale et elle précède ou accompagne le début de la myélite. Elle peut affecter le type rétro-bulbaire, c'est-à-dire qu'elle donne lieu à un scotome central avec peu ou pas de signes ophthalmoscopiques. La guérison en est possible.

La myélite aiguë ne reste pas toujours confinée à la région primitivement envahie, elle peut débuter par la région dorso-lombaire, devenir *envahissante* et remonter jusqu'à la région cervicale. Ce qu'on nommait *paralysie ascendante aiguë* (Landry) n'est probablement qu'une *myélite ascendante*; je dis probablement, car à côté de cas où les lésions étaient indiscutables, il en est d'autres où l'examen histologique n'a permis de rien découvrir (Vulpian[2]), il y a même des cas qui ne sont que des *polynévrites*[3]. Widal et Le Sourd[4] ont signalé un cas de paralysie ascendante aiguë, caractérisée, au point de vue histologique, par une radiculite localisée exclusivement aux racines antérieures, sans altération méningée, et sans lymphocytose du liquide céphalo-rachidien. La maladie de Landry peut être très rapide, ou lente, elle est apyrétique et elle présente, comme superposés, de la région lombaire à la région cervicale, les symptômes que nous venons d'étudier dans les myélites des diverses régions.

1. Pour expliquer la paralysie des membres supérieurs avant celle des membres inférieurs, Brown-Séquard admet que les tractus moteurs des membres supérieurs sont placés plus superficiellement que les tractus moteurs des membres inférieurs. Mais pourquoi ne pas admettre, dit Hallopeau, que la lésion détruit d'abord les noyaux gris des membres supérieurs, avant d'atteindre les cordons latéraux qui contiennent les tractus moteurs des membres inférieurs?

2. Vulpian. *Malad. du syst. nerv.*, p. 158.

3. Mme Dejerine-Klumpke. *Polynévrites, paralysies et atrophies saturnines*. Th de Paris, 1899.

4. *Soc. méd des hôp.*, 5 déc 1902.

Étiologie. — Durée. — La myélite aiguë est *primitive* ou *secondaire*. Le froid, autrefois incriminé, est une cause très rare de la myélite[1]. La myélite secondaire n'est parfois que la propagation d'une lésion voisine, telle que le mal de Pott (tuberculose osseuse, méningite, tumeur) : elle peut aussi survenir, à titre de poussée ou de terminaison, dans le cours d'une myélite chronique. Quelquefois elle est consécutive à une irritation des nerfs périphériques (*névrite ascendante*). Ce processus morbide a été réalisé expérimentalement (Hayem[2]), mais cliniquement on ne retrouve pas toujours la lésion intermédiaire entre la myélite et l'organe supposé provocateur. Dans la très grande majorité des cas, la myélite aiguë *est due à des agents toxi-infectieux*. La myélite aiguë rentre dans le cadre des maladies infectieuses. Cette question étiologique et pathogénique a été longuement discutée à l'un des chapitres précédents concernant les myélites aiguës en général; je n'y reviens pas.

La *marche* et la *durée* des myélites aiguës ne sont soumises à aucune règle fixe. Certaines myélites, dites *apoplectiformes*, tuent rapidement en cinq jours (Hayem), en quatre jours[3], et la brusquerie des accidents est due à des causes diverses : ainsi on retrouve à l'autopsie un foyer hémorrhagique, ou une lésion inflammatoire qui a frappé d'*emblée* une grande partie de la moelle; parfois, au contraire, des lésions ont suivi une marche *ascendante* et sont à peine accusées, comme si elles n'avaient pas eu le temps d'évoluer. Il y a des cas où la myélite se fait en plusieurs poussées (types à rechutes[4]), d'autres fois elle prend une marche subaiguë, ou chronique, et dans quelques cas exceptionnels, elle peut guérir, témoin le cas de Rénon[5].

Paraplégie épidémique. On a décrit, il y a une vingtaine

<hr>

1. Articles de Hallopeau et Bernheim dans le *Nouveau Dictionnaire*.

2. Altérations de la moelle conséc. à l'arrach. du sciatique. *Arch. de physiol.* 1875.

3. Grasset. *Mal. du syst. nerv.*

4. Pierret. *Arch. de physiol.*, 1876.

5. Rénon et Monier-Vinard. *Soc. des hôp.*, juillet 1909.

d'années, en Espagne[1], une sorte de *paraplégie épidémique*
qu'on pourrait comparer jusqu'à un certain point à la méningite cérébro-spinale épidémique. Cette maladie, aiguë ou
chronique, est caractérisée par une paraplégie incomplète,
très douloureuse, avec incontinence d'urine et conservation
de la contractilité électro-musculaire. Quelques cas analogues ont été signalés en France[2].

§ 15. MYÉLITES DIFFUSES CHRONIQUES

Anatomie pathologique. — L'histoire des *myélites diffuses chroniques* se confond en partie avec l'histoire des myélites diffuses aiguës[3].

L'anatomie pathologique de la lésion se résume en deux
mots : *sclérose* ou *ramollissement*. Le ramollissement n'est,
le plus souvent, que la phase ultime d'une myélite aiguë,
et la sclérose réalise l'altération la plus commune de la myélite chronique. Sous l'influence de la prolifération de la névroglie, le travail de sclérose poursuit son évolution ; le
réticulum conjonctif et la paroi des vaisseaux s'épaississent,
les tubes nerveux diminuent de volume, la myéline se seg-
mente et se désagrège, les cellules nerveuses perdent leurs
prolongements et s'atrophient. La moelle, sclérosée, s'indure,
prend une teinte grisâtre, et se colore facilement par le carmin.

Cette sclérose (induration du tissu conjonctif et atrophie
consécutive des éléments nerveux) n'est pas toujours irré-
gulièrement diffuse; elle occupe parfois un segment bien
limité de la moelle, une rondelle qu'elle frappe dans sa totalité (*myélite transverse*), elle peut n'occuper qu'une moitié de
la moelle (*myélite hémilatérale*, Brown-Séquard), elle prend
la forme d'un anneau avec participation des méninges et

---

1. Schwartz. *Rev. des sciences méd.*, t. VIII, p. 185.
2. Dumolard. *Rev. de méd.*, juillet 1884.
3. Lisez à ce sujet l'excellent mémoire de M. Hallopeau : Des myélites
chroniques diffuses. *Arch. de méd.* Paris, 1871.

intégrité de la substance grise (*sclérose annulaire*, Vulpian), elle englobe le canal épendymaire, qu'elle rétrécit ou qu'elle dilate (sclérose *péri-épendymaire*, Hallopeau), elle envahit successivement différentes régions (myélite envahissante, *ascendante* ou *descendante*, Hallopeau), mais toutes ces variétés sont autant d'exceptions, et dans sa forme la plus vulgaire, la phlegmasie prédomine sur les parties antéro-latérales de la moelle au niveau du renflement dorso-lombaire, et donne naissance à la *paraplégie chronique*. La myélite chronique provoque souvent des *scléroses secondaires* ascendantes ou descendantes qui viennent, à la longue, compliquer le tableau initial de la maladie. Les *causes sont celles de la myélite aiguë*, auxquelles on peut joindre l'*hérédité*.

Description. — A part les cas où des symptômes d'excitation (phase aiguë) ouvrent la scène (douleurs, fourmillements, secousses dans les jambes), la maladie débute par des troubles de locomotion.

Le sujet se fatigue facilement, ses jambes lui paraissent lourdes, la marche devient pénible et d'autant plus difficile qu'il s'y joint souvent de l'anesthésie plantaire (sensation du duvet). Plus tard, le malade ne marche plus qu'au moyen d'une canne ou d'un appui, ses pieds quittent à peine le sol, il glisse plutôt qu'il ne marche, aussi la locomotion finit par devenir impossible, la *paraplégie* est complète. Les mouvements réflexes, d'abord exaltés, persistent tant que la substance grise de la moelle n'est pas détruite.

Les fonctions génésiques sont généralement abolies. Les troubles de la vessie et du rectum (rétention et incontinence) ne sont précoces que si le renflement génito-crural est envahi[1]. La rétention d'urine précède l'incontinence, parce que la paralysie du corps de la vessie précède la paralysie du sphincter, mais « la fonction des sphincters reste quelquefois intacte, malgré l'existence de lésions cervico-dorsales, pourvu que celles-ci soient superficielles, d'où l'on

---

1. Jaccoud. *Traité de pathol.*, t. I, p. 401.

peut inférer que le cordon cérébro-vésical occupe dans le système antérieur de la moelle une position plus profonde que les cordons des membres inférieurs » (Rollett).

En résumé, la *paraplégie* accompagnée de *paralysie des sphincters* forme le tableau habituel de la myélite chronique dorso-lombaire. Mais il n'est pas rare que ce tableau soit modifié par l'apparition ou par la prédominance de quelque symptôme nouveau, tel que les *douleurs* (lésion des cordons postérieurs), les *anesthésies* (lésions de la substance grise et blanche postérieures), les *contractures* (lésions primitives ou descendantes des cordons latéraux), les *atrophies musculaires* (lésions des cornes antérieures), symptômes que j'ai étudiés en détail dans les chapitres précédents. La *durée* moyenne de la myélite chronique est de six ans; la mort est due, soit à l'extension de la paralysie, soit à des complications, telles que cystite, phthisie, pneumonie.

Variétés. — J'ai déjà indiqué, au sujet de la myélite aiguë, la *diversité* des symptômes qu'offre la maladie suivant qu'elle siège aux régions lombaire, dorsale ou cervicale; je vais m'occuper actuellement de quelques variétés rares où la myélite est hémi-latérale, centrale ou corticale.

a. *Myélite hémi-latérale.* Lorsque la moelle est lésée dans une de ses moitiés, droite ou gauche, que la lésion provienne d'un *traumatisme*, d'une *compression*, d'une *tumeur* ou d'une *sclérose*, on observe des symptômes spéciaux bien étudiés par M. Brown-Séquard. Sans insister sur les détails, les caractères saillants sont les suivants : 1° Paralysie du mouvement du côté du corps correspondant à la lésion de la moelle (*hémi-paraplégie*); 2° anesthésie du côté du corps opposé à la lésion (*hémianesthésie croisée*). La dissociation de ces deux symptômes, dont l'un est direct et l'autre croisé, serait due à ce fait (Brown-Séquard) que les conducteurs de la motilité sont déjà entre-croisés au niveau du bulbe. Plus la lésion siège vers les parties supérieures de la moelle, et plus ces symptômes sont étendus.

b. *Myélite centrale.* Dans cette variété de myélite *périépen-*

dymaire, la substance grise est surtout atteinte au-devant du canal central de la moelle ; les symptômes consistent principalement en des paralysies suivies d'atrophie musculaire et d'affaiblissements de la contractilité électrique. Cette variété de myélite se confond avec la *syringomyélie*.

Les révulsifs, les cautères, les cautérisations et l'électrisation résument la majeure partie du *traitement* de la myélite chronique. L'iodure de potassium à haute dose et les préparations mercurielles doivent toujours être tentés dans le cas où la syphilis est avérée ou soupçonnée.

§ 14. MYÉLITE SYPHILITIQUE

Étiologie. — La syphilis de la moelle, j'entends la syphilis médullaire, *indépendante* de toute autre lésion des centres nerveux, n'est pas très fréquente : ainsi, sur 1085 cas de lésions syphilitiques des centres nerveux, on trouve 416 cas de syphilis cérébro-spinale et 77 cas seulement de syphilis médullaire pure (Fournier, Boulloche[1]). L'époque de l'infection syphilitique a une grande importance : la moelle peut être atteinte dès le début de la syphilis[2] ; sur 58 observations de syphilis médullaire précoce (Moinet), la myélite a été observée rarement avant le troisième mois, assez souvent du troisième au dixième mois, fréquemment dans le sixième mois. Dans les deux tiers des cas (Fournier), c'est de la troisième à la dixième année de l'infection syphilitique qu'on observe la myélite. Très rare chez la femme, elle est fréquente chez l'homme entre 20 et 40 ans. Comme causes occasionnelles, citons l'alcoolisme, les excès vénériens, les traumatismes, le surmenage[3].

La syphilis non traitée prédispose-t-elle à la myélite? Oui,

1. Boulloche. Contribution à l'étude des paralysies syphilitiques. *Annales de dermatol.*, 1891.

2. Gilbert et G. Lion. De la syphilis médullaire précoce. *Arch. de méd.*, 1889. — Moinet. *Études sur la myélite syphilitique précoce.* Th. de Lyon, 1890.

3. Marie. De la syphilis médullaire. *Sem. méd.*, 1893.

pour Fournier, et non, pour Mauriac[1]. La syphilis grave s'accompagne souvent de myélite aiguë et précoce.

Anatomie pathologique. — Les lésions de la syphilis médullaire sont différentes suivant qu'il s'agit de myélite syphilitique aiguë ou de lésions médullaires syphilitiques chroniques. La myélite syphilitique *aiguë* présente les mêmes lésions que la myélite aiguë banale; on trouve, à la moelle, un ou plusieurs *foyers* de ramollissement, de préférence aux régions moyennes de la moelle. Les lésions sont diffuses, elles atteignent la substance blanche et la substance grise; les méninges participent fréquemment au processus qui réalise la méningo-myélite embryonnaire diffuse de Gilbert et Lion[2]. Dans ces myélites aiguës, à début brusque, les lésions vasculaires prédominent, les phlébites et les artérites représentent l'élément initial du processus phlegmasique. Il existe une véritable artérite syphilitique, analogue à l'artérite cérébrale, suivie, comme elle, d'oblitération vasculaire avec ramollissement d'un territoire plus ou moins étendu de la moelle.

Quand la syphilis médullaire est subaiguë ou *chronique*, on trouve également des lésions de méningite, infiltration embryonnaire des méninges et de leurs prolongements, gommes, hyperhémie et dilatation des vaisseaux[3]. Le parenchyme dégénéré aboutit parfois à la sclérose, et la maladie devient incurable[4]. La myélite s'accompagne parfois d'altérations encéphaliques, surtout de méningite de la base, de méningite de la région interpédonculaire et du chiasma. La syphilis médullaire occupe dans quelques cas toute la hauteur de la moelle, plus souvent elle se localise à la région dorso-lombaire.

Symptômes. — La myélite syphilitique se présente sous

1. Mauriac. *Syphilis tertiaire et syphilis héréditaire.* Paris, 1890.
2. Gilbert et G. Lion. Sur la pluralité des lésions de la syphilis médullaire. *Soc. de biol.*, 22 avril 1895.
3. H. Lamy. *De la méningo-myélite syphilitique.* Th. de Paris, 1895.
4. Sottas. Sur la nature des lésions médullaires dans la paralysie syphilitique. *Soc. de biol.*, 15 avril 1895, et thèse de doctorat, 1894. — Dejerine. *Discussion de la Soc. de biol.*, 22 avril 1895.

des aspects cliniques si différents, sa description est si indécise, qu'il faut nécessairement la diviser en plusieurs variétés. Étudions successivement les formes aiguë, chronique,
et une forme rare. J'ai eu l'occasion d'observer récemment
ces différentes variétés.

Myélite syphilitique aiguë. — La *forme aiguë* de là syphilis médullaire est presque toujours un accident syphilitique
précoce. Cette myélite débute en général très brusquement
Chez un malade de mon service, âgé de 27 ans, la myélite
s'était annoncée neuf mois après le chancre par des fourmillements dans les deux jambes avec faiblesse inaccoutu-
mée : dès le lendemain, le malade ne pouvait plus ni marcher, ni même se tenir debout, ses jambes s'effondraient
sous lui. Il était pris en même temps de rétention d'urine
absolue et complète, d'abolition des réflexes rotuliens,
d'anesthésie totale des membres inférieurs, et d'une légère
douleur à la région lombaire. Tous ces symptômes étaient
apparus en trente-six heures avec une brusquerie qui semble
être, je le répète, le caractère principal de cette forme *aiguë*
et *précoce*. Dix jours après, l'incontinence d'urine succédait
à la rétention, et au bout de quinze jours apparaissait l'incontinence des matières fécales. Ce malade fut soumis à un
traitement très intense (frictions avec 6 grammes d'onguent
mercuriel et 16 grammes d'iodure par jour). Trois semaines
après, le mouvement reparaissait dans les jambes. En dix
semaines, le malade marchait seul et il quittait l'hôpital
complètement guéri, n'ayant jamais eu ni troubles trophiques ni contractures.

La terminaison de la myélite syphilitique aiguë est loin
d'être toujours aussi favorable que dans le cas précédent :
j'ai vu, avec Hammonic, un homme de 55 ans, qui a été pris,
un an après son infection syphilitique, d'une myélite syphilitique si intense et si rapide, que la mort est survenue en
six semaines.

Dans sa forme aiguë et précoce, la myélite syphilitique
présente le tableau clinique des méningo-myélites trans-
verses de causes multiples : début par des troubles de

sensibilité, fourmillements, engourdissement des membres inférieurs, douleurs en ceinture; puis viennent les troubles moteurs, faiblesse des jambes, parésie, paraplégie avec ou sans contractures; puis altération des sphincters, rétention, incontinence d'urine et des matières fécales; troubles trophiques, eschares, symptômes généraux.

Syphilis médullaire chronique. — La syphilis médullaire chronique procède tout autrement; elle peut être chronique d'emblée, ou elle peut succéder à une myélite aiguë et subaiguë. Dans la *forme chronique d'emblée*, le début est tout autre que dans la myélite subaiguë; il est beaucoup plus lent, et l'impotence fonctionnelle n'arrive que progressivement. Chez un de mes malades, âgé de 22 ans, la myélite se déclara trois ans après l'apparition du chancre. Elle s'annonça par de l'incontinence d'urine, par des fourmillements dans une jambe, et par des secousses musculaires qui survenaient quand le pied touchait terre. Au bout de peu de temps, les jambes devinrent raides, douloureuses, et en trois mois la marche fut impossible. La contracture s'accompagnait d'exagération des réflexes rotuliens et du phénomène de trépidation spinale; la sensibilité était intacte. Après un traitement énergique (6 grammes d'onguent mercuriel en frictions et 16 grammes d'iodure par jour), l'amélioration fut progressive. Une eschare sacrée, qui était apparue quelques jours après l'entrée du malade à l'hôpital et qui m'avait inspiré des craintes sur l'issue funeste de la myélite, se cicatrisa rapidement. Les douleurs disparurent, la marche fut possible au bout de trois mois, mais la jambe resta encore un peu raide, la contracture n'ayant pas complètement cessé.

Je viens de décrire les symptômes habituels des myélites syphilitiques, mais dans des formes beaucoup *plus rares*[1], la syphilis médullaire revêt l'allure de la sclérose des cordons antéro-latéraux, de l'atrophie musculaire progressive,

---

1. Kasimir. *Contribution à l'étude des myélites syphilitiques.* Th. de Paris, 1893.

de la sclérose en plaques, de la paralysie de Brown-Séquard
(paralysie d'un membre, anesthésie de l'autre).

Sous le nom de *paralysie spinale syphilitique*, Erb a
décrit une variété de syphilis médullaire chronique, dont
la caractéristique est une *paraplégie spasmodique* incomplète, évoluant d'une façon progressive[1]. La maladie débute par des douleurs aux jambes, avec faiblesse et raideur musculaire; elle met des mois et des années à aboutir à une parésie spasmodique des membres inférieurs, qui
n'arrive presque jamais à la paraplégie complète; les malades continuent à marcher, mais ils ont une démarche
spasmodique, caractéristique, avec exagération des réflexes
tendineux et clonus des pieds. Les troubles de *sensibilité*
consistent en engourdissement, fourmillements et anesthésie. Les troubles *vésicaux* consistent en rétention ou
incontinence d'urine avec envies impérieuses d'uriner. Les
fonctions *génitales* sont amoindries.

Les troubles trophiques sont nuls: pas d'amyotrophie,
pas d'eschare. Cette paralysie spinale syphilitique peut rester
indéfiniment stationnaire, sans extension, sans aggravation;
le traitement antisyphilitique, fait en temps opportun, peut
amener de bons résultats. Malgré ses allures relativement
bénignes, cette variété de myélite chronique peut être
compliquée de lésions multiples de la moelle ou de l'encéphale qui aggravent le pronostic. Cette forme de paralysie
spinale syphilitique est fréquente; elle n'apparaît pas habituellement à une époque aussi précoce que les myélites
syphilitiques aiguës, elle survient néanmoins dans les premières années de l'infection syphilitique. L'absence d'autopsies ne permet pas d'en retracer l'anatomie pathologique; ce qui est certain, c'est qu'il y a myélite transverse
de la région dorso-lombaire.

Les myélites syphilitiques précoces ou tardives sont parfois
accompagnées de manifestations syphilitiques en d'autres

1. Marie. Syphilis médullaire. *Sem. méd.*, 1893, p. 54, et *Soc. méd. des
hôpitaux*, 20 février 1902.

régions (syphilis cérébro-spinale et syphilis bulbo-spinale[1]).

J'ai observé avec Fournier[2] un remarquable exemple de myélite syphilitique simulant le tabes aigu. Un homme, syphilitique depuis une dizaine d'années, fut pris de lourdeurs dans les jambes et de difficulté de la marche avec les symptômes suivants : ptosis de l'œil gauche, plaques d'anesthésie à la fesse, diminution des réflexes rotuliens, parésie vésicale, impuissance, signe de Bomberg. Tous ces symptômes disparurent en deux mois et demi, grâce à un traitement spécifique énergique.

Diagnostic. — Le diagnostic de la myélite syphilitique doit être précoce, ce qui permet d'instituer le traitement sans retard. Chez un homme pris subitement de paraplégie, de contracture des membres inférieurs, avec incontinence ou rétention d'urine, il faut songer à la syphilis. Un examen minutieux fera parfois reconnaître des cicatrices caractéristiques, une éruption spécifique, des lésions gommeuses cutanées, des ganglions engorgés, des céphalées violentes, etc. Il n'y aura plus alors aucun doute sur la nature syphilitique de l'affection. C'est la vraie manière d'arriver au diagnostic, car différencier autrement la myélite syphilitique des maladies qui lui ressemblent le plus (sclérose en plaques, tabes, myélite transverse vulgaire) est chose souvent fort difficile.

Le cyto-diagnostic du liquide céphalo-rachidien donne des résultats intéressants au cours des méningo-myélites syphilitiques : il est nettement positif avec lymphocytose accusée (Sicard et Monod), tandis qu'il est le plus souvent négatif au cas de mal de Pott tuberculeux avec pachyméningite lentement chronique (Widal et Le Sourd).

Le *pronostic* des myélites syphilitiques non traitées est grave. Dans les formes aiguës, sur 58 cas on a observé 18 fois la mort par suite des progrès de la myélite, 7 fois des améliorations légères, 17 fois des améliorations sérieuses

1. Bardury. Th. de Paris, 1896.
2. Dieulafoy et Fournier. Accidents syphilitiques cérébro-spinaux de forme tabétique. *Soc. de dermatol.*, 1890.

et 16 fois seulement la guérison. Dans les formes chroniques les cas de mort sont moins fréquents, mais les guérisons sont rares, car le traitement est souvent tardif; trop souvent la syphilis passe inaperçue, et la médication la plus énergique ne peut faire rétrocéder les lésions de sclérose.

Syphilis médullaire héréditaire. — La syphilis hérédiaire de la moelle épinière avait été jusqu'ici peu étudiée. Cette lacune vient d'être comblée par Gilles de la Tourette dans un excellent travail dont je cite textuellement les conclusions[1].

La syphilis héréditaire peut frapper la moelle épinière pendant les premières années de la vie (hérédo-syphilis); pendant la vie intra-utérine (hérédo-syphilis congénitale précoce); pendant l'adolescence et l'âge mûr (hérédo-syphilis tardive).

Lorsque la syphilis frappe l'enfant avant sa naissance, l'accouchement a souvent lieu avant terme; l'enfant est mort-né ou il naît vivant. Dans le cas où il est mort-né, ou s'il a succombé rapidement, on ne peut avec certitude attribuer la mort à la seule localisation médullaire, car presque toujours, sinon toujours, on note, en dehors des altérations du système nerveux, des manifestations viscérales qui ne permettent guère la survie. Les signes cliniques font donc complètement défaut. En pareil cas, les lésions de la moelle consistent en une *méningo-myélite diffuse embryonnaire*, analogue à l'hépatite interstitielle diffuse syphilitique congénitale; la congestion avec stade leucocytaire ne manque jamais, et peut atteindre un degré extrême, allant jusqu'à la rupture des vaisseaux (Gasne[2]).

Si l'enfant survit à ses lésions congénitales, des symptômes apparaissent, mais ils se confondent en partie avec des symptômes de sclérose cérébrale. Anatomiquement, la lésion aboutit à la sclérose. Les symptômes se traduisent,

1. Gilles de la Tourette. La syphilis héréditaire de la moelle épinière, *Nouvelle iconographie de la Salpêtrière*, 1896.

2. Gasne. *Localisations spinales de la syphilis héréditaire*. Th. de Paris, 1897.

en ce qui concerne la moelle, par une paralysie spasmodique.

Lorsque la syphilis héréditaire atteint la moelle à un
âge plus avancé, dans l'enfance ou dans l'adolescence, le
cerveau peut encore participer au processus (syphilis cérébro-spinale); mais la lésion médullaire est surtout associée
à des lésions du mésocéphale. Dans ces cas de syphilis
héréditaire précoce ou tardive, les types cliniques sont plus
variés que dans la syphilis médullaire congénitale. A mesure,
en effet, que le sujet avance en âge, les tissus se différencient de plus en plus; ils prennent une individualité fonctionnelle plus marquée; la moelle, les méninges, les vaisseaux, semblent être frappés davantage chacun pour son
compte. L'infiltration embryonnaire, base du processus, se
collecte elle aussi volontiers davantage, pour aboutir au
dépôt gommeux interstitiel, péri-vasculaire ou méningé. Le
champ clinique s'élargit, et à part sa grande tendance à
rester *encéphalo-médullaire*, indice de la généralisation initiale du processus, la syphilis héréditaire précoce ou tardive
ne diffère pas sensiblement des expressions si variées de la
syphilis spinale ou cérébro-spinale acquise. Elle crée parfois
des monoplégies brachiales avec paralysie flasque et atrophie musculaire consécutive, réalisant une *forme amyotro-*
phique (Raymond[1]).

Traitement. — La syphilis médullaire exige un traitement très intense. On pratique tous les jours une injection
de biiodure d'hydrargyre, à la dose de un, deux, trois centigrammes suivant le cas. On suspend le traitement après
une douzaine d'injections, quitte à la reprendre plusieurs
fois, avec des intervalles dont la durée est limitée par les
circonstances. Grâce à cette médication, j'ai pu guérir à
l'hôpital trois de mes malades, et grâce aussi aux précautions prises (lavages incessants de la bouche et des dents
au chlorate de potasse, chlorate de potasse à l'intérieur),

---

1. Un cas de syphilis héréditaire de la moelle (forme amyotrophique).
Clin. des mal. du syst. nerv., 1897, p. 473.

je n'ai vu survenir aucun accident. Ce traitement énergique me paraît incontestable, car deux de mes trois malades avaient déjà pris du mercure et de l'iodure pendant des mois, mais à doses trop faibles et le traitement insuffisant n'avait arrêté en rien la marche des accidents.

§ 15. AFFECTIONS DE LA QUEUE DE CHEVAL ET DU CONE TERMINAL

La moelle se termine par une partie renflée, le renflement lombaire, auquel fait suite une extrémité conique, le cône terminal. La partie inférieure du cône, le *filum terminale*, effilée et grêle, descend jusqu'au sommet du coccyx. Du renflement lombaire naissent des nerfs, nerfs lombaires et sacrés, qui suivent un long trajet dans le canal rachidien avant de traverser les trous de conjugaison. Ces nerfs, réunis en paquet, et disposés en éventail, les nerfs lombaires excentriquement aux nerfs sacrés, forment la queue de cheval, entourant le cône terminal et le *filum terminale*. Les lésions de ces régions, étudiées en France par Raymond[1] et Dufour[2] donnent lieu à des symptômes très curieux.

Physiologie pathologique. — Si l'on admet l'émergence de la troisième paire sacrée comme limite supérieure du cône terminal et de la queue de cheval (Raymond), les lésions de cette région provoquent les symptômes suivants: paralysie de la vessie avec intégrité du sphincter à fibres lisses, syndrome de l'*ischurie paradoxale*, constitué par la rétention d'urine suivie d'incontinence par regorgement; paralysie du sphincter anal; anesthésie de l'urèthre,

---

1. Raymond. *Nouvelle iconographie de la Salpêtrière*, 1895, et *Clin. des mal. du syst. nerv.*, 1900.

2. Dufour. *Carte à l'étude des lésions des nerfs de la queue de cheval et du cône terminal*. Th. de Paris 1896.

du périnée, de l'anus, des régions interne des fesses et postéro-supérieure de la cuisse, hypoesthésie du pénis, du scrotum ou des grandes lèvres; paralysie incomplète du grand fessier, des muscles plantaires et de la face postérieure de la jambe; conservation de l'érection, mais diminution de la sensation voluptueuse par anesthésie de l'urèthre; lenteur de l'éjaculation.

Si la lésion siège plus haut, dans le renflement lombaire ou dans les racines de la queue de cheval, on observe la suppression totale de l'érection, la paralysie complète du sphincter vésical avec incontinence, la paralysie des muscles moyen et petit fessier (Dufour). Si la lésion siège à la partie la plus inférieure, dans le *filum terminale*, il y a paralysie de la vessie et du rectum, ou d'un seul de ces viscères (Lachmann).

Étiologie. — Le traumatisme est la cause la plus fréquente de ces affections : traumatisme direct; écrasement, tamponnement, coup de feu dans la région lombaire; et traumatisme indirect : chute sur les pieds, les fesses, la poitrine, les hanches. Il y a souvent fracture et luxation de la colonne lombo-sacrée. Comme cause, je signale également les kystes hydatiques, extra ou intra-rachidiens, les tumeurs (épithélioma, sarcome, névrome, gomme), la méningite rachidienne syphilitique ou tuberculeuse. Les traumatismes se rencontrent surtout chez l'homme, et les kystes hydatiques chez la femme.

Anatomie pathologique. — Les lésions ressortissent à l'hémorrhagie médullaire et à la compression. Le cône terminal est déformé, aplati; les cordons blancs et l'axe gris peuvent disparaître complètement. Histologiquement, on constate l'atrophie des cellules des cornes grises, la présence de corps granuleux, la disparition de la myéline des tubes nerveux, la périvascularite avec épaississement des gaines et des vaisseaux. Les racines présentent des lésions identiques. Au-dessus et au-dessous du point atteint, la dégénérescence wallérienne s'installe avec toutes ses conséquences.

Symptômes. — La *sensibilité* est toujours atteinte. Les *douleurs* ne font jamais défaut, elles occupent de préférence la région lombaire ou sacro-coccygienne avec irradiations possibles dans les membres inférieurs, aux aines, aux fesses, aux genoux et aux chevilles ; elles correspondent souvent à la distribution des sciatiques. Ces douleurs sont spontanées ou provoquées : percussion de la région lombo-sacrée, marche, flexion de la cuisse sur la jambe. Le sacrum, le coccyx, les membres inférieurs, les pieds présentent souvent des zones d'*hyperesthésie*. L'*anesthésie* est la règle ; elle varie depuis la plus légère hypoesthésie jusqu'à la disparition complète de la sensibilité ; sa distribution comporte les quatre catégories suivantes, importantes pour le diagnostic (Dufour) :

1° Anesthésie des muqueuses ano-rectales et vésico-uréthrales. Anesthésie du périnée, du scrotum, du pénis, de la moitié inférieure et interne des fesses, et de la partie postérieure des cuisses (l'anesthésie affecte une forme triangulaire, à pointe dirigée en bas). 2° Anesthésie de toutes les surfaces cutanées innervées par le nerf sciatique, avec participation ou non des branches périnéo-scrotales et viscérales. La persistance de la sensibilité sur le bord interne du pied et la racine du gros orteil a une grande valeur diagnostique. 3° Anesthésie des régions antérieures et internes de la cuisse et de la jambe. 4° Anesthésie de tout le membre inférieur, de la vessie et du rectum. Fait important, les testicules sont *toujours* sensibles à la pression.

Les *troubles de motilité*, les paralysies avec atrophies musculaires atteignent la région fessière, les muscles fléchisseurs de la jambe sur la cuisse, les muscles des jambes, les muscles du périnée, rarement le quadriceps et les adducteurs de la cuisse. J'ai insisté plus haut sur l'importance des muscles atteints relativement à la localisation des lésions. Les paralysies sont toujours flasques : elles expliquent les troubles de l'équilibre, de la marche et des mouvements. Les *réflexes* sont diminués ou abolis.

De tous les *troubles trophiques*, les plus fréquents sont les eschares, fessières, sacrées et trochantériennes. Le syndrome de l'*ischurie paradoxale* (rétention d'urine avec incontinence), dont j'ai déjà parlé, une constipation opiniâtre, avec ou sans selles involontaires, tels sont les troubles vésicaux et rectaux. Les *fonctions génitales* sont supprimées; le plus souvent les désirs et les sensations sont affaiblis; les érections subsistent, mais l'éjaculation n'est pas perçue, et la projection du sperme est entravée par la paralysie des muscles du périnée.

Le début et l'évolution de la maladie dépendent essentiellement de la cause qui la produit. Au cas de traumatismes, douleurs et paralysie s'installent brusquement; l'amélioration et la guérison sont possibles. Les seules complications viennent de l'infection de la vessie et des eschares. Au cas de tumeur, la marche est progressive, et, que la tumeur soit maligne ou bénigne, elle aboutit, faute d'intervention, à une terminaison fatale.

Diagnostic. — Les névrites toxiques (plomb, alcool, oxyde de carbone, etc.) se distinguent des affections de la queue de cheval et du cône terminal par la prédominance de la paralysie aux muscles antéro-externes de la jambe, et par leurs symptômes. La sciatique double peut prêter à confusion; mais l'examen complet du malade, la recherche de la glycosurie, la présence d'un néoplasme du petit bassin ou d'une carcinose prostato-pelvienne (Guyon) permettent d'élucider le diagnostic. J'en dirai autant de l'arthrite rhumatismale dorso-lombaire, du lumbago musculaire, de l'amyotrophie (type Charcot-Marie) et de toutes les affections médullaires qui ont quelque analogie avec celles du cône terminal. Quant au diagnostic du siège de la lésion en hauteur, on utilisera les notions de physiologie pathologique précédemment étudiées.

Traitement. — Contre les douleurs, on emploiera les analgésiants, antipyrine, pyramidon. Si la syphilis est soupçonnée, on aura immédiatement recours aux injections de biiodure d'hydrargyre. Dans les cas de tumeurs et de traumatismes, l'intervention chirurgicale est indiquée; plusieurs succès la justifient pleinement (Thorburn, Renn, Schaw et Busch).

§ 16. HÉMATOMYÉLIES

Créé en 1827 par Ollivier (d'Angers), le terme *hématomyélie* désigne l'hémorrhagie de la moelle. A l'heure actuelle, les épanchements sanguins médullaires comprennent diverses espèces; on ne décrit plus une hématomyélie, mais des hématomyélies. Jean Lépine vient de leur consacrer une thèse remarquable [1].

Étiologie. — Selon que le raptus hémorrhagique se produit en tissu sain ou en tissu déjà malade, les hématomyélies sont primitives ou secondaires. Les hématomyélies secondaires se rencontrent dans les myélites aiguës, dans les méningo-myélites consécutives au mal de Pott (Raymond), dans les abcès de la moelle, dans le ramollissement par thrombose ou embolie; notons également la part de la syphilis (Siemerling), de la syringomyélie, des gliomes, des myxomes et des sarcomes.

Les hématomyélies primitives peuvent succéder au traumatisme : fracture, luxation, mouvement violent de la colonne vertébrale, flexion exagérée de la tête en arrière (Thorburn), élongation de la moelle par application du forceps ou manœuvre de Mauriceau dans la dystocie [2]. La commotion est une cause incontestable d'hématomyélie légère (Schmaus). Dans la genèse des hématomyélies dites spontanées, on retrouve toujours l'effort : quintes de coqueluche, intoxications strychniques et tétaniques, arrêt du flux menstruel, le froid (Hochhaus), les altérations vasculaires de la syphilis et de l'alcoolisme.

Je dois insister sur une cause plus singulière et intéressante, la décompression atmosphérique brusque, consécutive à l'emploi de cloches à plongeurs, de caissons, de

1. Jean Lépine. *Étude sur les hématomyélies*, Lyon et Paris, 1900.
2. Couvelaire, Soc. de biologie, 28 mars 1902.

scaphandres, appareils où l'homme est soumis à une forte pression ; les scaphandres et les caissons, en usage pour le fonçage des piles des ponts, sont certainement les plus dangereux de ces appareils. Les accidents surviennent toujours au moment de la décompression, quand les ouvriers vont quitter le travail : « On ne paye qu'en sortant » (Pol et Watelle[1]). Dans les décompressions brusques, les lésions médullaires sont dues au dégagement de l'azote qui, pendant la compression, s'est accumulé en excès dans le sang, et qui repasse à l'état libre (Paul Bert). La décompression est inoffensive, si on a soin de la faire durer quelques minutes par atmosphère, avec des compressions de 3 à 4 atmosphères. Généralement, plusieurs causes s'unissent pour produire l'hématomyélie, et pour l'expliquer, il semble que le système vasculaire de la moelle doive avoir une « fragilité relative » (Jean Lépine).

Pathogénie. — Jean Lépine a reproduit expérimentalement l'hématomyélie par divers procédés. L'*injection de sang* dans les cordons postérieurs, au voisinage du centre de la moelle, diffuse l'hémorrhagie en hauteur dans la substance grise et dans le canal central ; le tissu nerveux se ramollit partiellement. Les *piqûres* de la moelle s'accompagnent de myélite avec dilatations vasculaires et extravasations capillaires dans la substance grise. La commotion médullaire par *choc* est suivie d'une congestion intense de la région traumatisée allant jusqu'à l'hémorrhagie ; plus tardivement, elle peut provoquer la myélite. Chose curieuse, il est possible d'accoutumer les animaux à la commotion médullaire expérimentale (Jean Lépine[2]). En mettant des lapins et des cobayes dans un grand autoclave à une pression de 10 atmosphères, et en *décomprimant en quelques secondes*, Jean Lépine a pu trouver dans la moelle de l'animal des embolies gazeuses, origines d'infarctus hémorrhagique, et des hémorrhagies primitives dues à des ruptures

---

1. Pol et Watelle. Effets de la compression de l'air appliquée au creusement des puits à houille. *Annales d'hygiène publique*, 1854.

2. Jean Lépine. *Soc. de biol.*, 28 avril 1900

vasculaires. La distension vasculaire est due au dégagement *in situ* des gaz du sang, et à l'afflux considérable du sang de l'abdomen chassé par la distension gazeuse de l'intestin.

Anatomie pathologique. — La substance grise est le lieu de prédilection des hémorrhagies médullaires, fait très explicable, puisqu'elle est beaucoup plus vascularisée que la substance blanche. Les capillaires des rameaux de l'artère spinale antérieure irriguent la corne antérieure, la colonne de Clarke et la partie la plus antérieure de la corne postérieure; le reste de cette corne est irrigué par des capillaires moins ramifiés venus des artères radiculaires postérieures, qui envoient en avant des prolongements jusqu'à la colonne de Clarke. Cette colonne reçoit encore du sang d'un troisième système, celui des rameaux de l'artère du sillon médian postérieur. J'ai tenu à insister sur cette vascularisation intensive, qui est une des causes de la localisation de l'hémorrhagie. Je dois encore signaler une autre particularité, c'est l'existence de séparations qui cloisonnent les épanchements sanguins en hauteur, les limitant à des régions précises de la substance grise (Goldscheider et Flatan).

Les hémorrhagies médullaires sont capillaires ou en foyer. Les premières sont punctiformes, de la dimension d'une tête d'épingle et voisines des vaisseaux de la substance grise. Les secondes sont constituées par un caillot fragmenté en plusieurs caillots secondaires séparés par du tissu nerveux plus ou moins dilacéré. La substance grise est détruite au niveau de la colonne de Clarke, de la commissure grise postérieure et d'une partie de la corne postérieure; les cornes antérieures peuvent être indemnes. Les hémorrhagies centrales se développent surtout en hauteur; ce sont des hématomyélies *tubaires* ou *tubulaires* (Levier). Quand les lésions ont le temps d'évoluer, le ramollissement fait suite à l'hémorrhagie, puis s'élimine à son tour, créant l'état lacunaire, et parfois des dégénérescences ascendantes. A un stade encore plus avancé, l'hématomyélie peut-elle donner naissance à la syringomyélie ou à des fausses syringomyélies? Minor, Raymond, Brissaud semblent se rallier à cette opinion; certaines hématomyélies donnent des symptômes syringomyéliques.

Symptômes.—Le début de l'hématomyélie traumatique est instantané; la paraplégie est complète et brusque, associée à une anesthésie correspondante. Dans l'hématomyélie spontanée, le début est plus ou moins soudain, la maladie s'établit en quelques heures, sans douleur, sans fièvre. La sensibilité est complètement perdue aux membres inférieurs et au tronc; la paraplégie est totale, elle s'accompagne souvent de paralysie des muscles abdominaux; les réservoirs sont toujours atteints. L'incontinence de l'urine et des matières fécales est souvent précédée de rétention. Les réflexes sont abolis. On note parfois une légère tendance au collapsus avec abaissement de la température centrale. Après quelques heures, quelques jours, les phénomènes rétrocèdent en partie; la sensibilité reparaît, la motilité de la musculature abdominale et les sensibilités réflexes se réveillent. On a l'espoir d'une guérison; mais cette guérison n'est que relative; l'amélioration s'arrête après quelques semaines. « L'affection se fixe » (Jean Lépine), laisse après elle un état paréto-spasmodique des membres inférieurs avec atrophies et troubles de la sensibilité. Aux sphincters, l'incontinence légère est presque la règle. Toutefois, la guérison est possible. Des troubles typhiques graves (decubitus acutus), la myélite consécutive, l'infection urinaire peuvent amener la mort. La terminaison fatale précoce dépend de l'abondance de l'hémorrhagie et de sa localisation à la moelle cervicale près de la région bulbaire.

L'*hématomyélie centrale* (Minor) se traduit par des symptômes moteurs peu accusés, et par des signes sensitifs importants et durables; la dissociation syringomyélique de la sensibilité est constante; elle persiste après le retour, plus ou moins complet, des fonctions motrices.

Les *hématomyélies avec syndrome de Brown-Séquard* ne s'accompagnent souvent pas de zones d'hyperesthésie; presque toujours le syndrome n'est qu'ébauché. Les *hématomyé-*

lies cervicales, suivant leur localisation, provoquent soit la diplégie des membres supérieurs, avec atrophie musculaire, pseudo-hypertrophie, troubles vaso-moteurs, et arrêt de développement (Raymond), soit la paralysie du diaphragme, soit la paralysie complète du plexus brachial. La survie est exceptionnelle; la mort survient en peu d'heures ou en peu de jours.

Les *hématomyélies du cône terminal* présentent le tableau clinique spécial à ces lésions : intégrité de la mobilité aux membres inférieurs, anesthésie de la région fessière inférieure et de la partie moyenne de la face postérieure de la cuisse, anesthésie et paralysie vésico-rectale, troubles des fonctions génitales.

Diagnostic. Traitement. — Le *diagnostic* doit être fait avec les affections apoplectiformes : hématorachis, consécutif aux plaies par armes à feu, mal de Pott par coudure brusque; syringomyélie à début rapide; myélite aiguë apoplectiforme; hystérie traumatique. Les difficultés sont souvent très grandes, et il faut toujours tenir compte des notions étiologiques.

Le *traitement* sera essentiellement causal : dans les cas de fractures, de luxations, de mal de Pott, la chirurgie peut intervenir avec succès. Il faut se garder de faire usage des révulsifs ou des dérivatifs ; leur contre-indication est formelle ; ils peuvent être le point de départ d'une eschare profonde, incurable et même mortelle (Brissaud).

§ 17. COMPRESSION MÉDULLAIRE — SECTION MÉDULLAIRE

Il semblait que depuis les leçons de Charcot tout ait été dit sur les *localisations spinales* et leurs conséquences. Et pourtant ce chapitre s'est enrichi de données nouvelles plus précises, topographiques, pathogéniques et anatomopathologiques, qui permettront, le cas échéant, de guider avec précision la main du chirurgien, et de présumer, avec moins d'incertitude, de l'état d'intégrité ou d'altération de la moelle comprimée. C'est là une étude médico-chirurgicale. Et voici comment, actuellement, au lit du malade, cette question des compressions médullaires doit se poser :

Y a-t-il compression médullaire ? Si oui, quelle est la nature de la compression ? La moelle est-elle lésée, profondément, superficiellement, ou simplement comprimée, inhibée ? Où est le siège de la compression ; doit-on intervenir chirurgicalement ?

Le diagnostic positif de compression médullaire repose sur un ensemble de symptômes dont les principaux sont : douleurs en ceinture, douleurs dans les membres inférieurs, paraplégie le plus souvent spasmodique, troubles des réservoirs, perturbation des sensibilités, phénomènes trophiques, déformation vertébrale, radiographie de la région vertébrale suspectée.

Toute méningo-myélite toxique, infectieuse, grippale, syphilitique, etc., par cela même qu'elle a une localisation méningée souvent prédominante, peut exercer un certain degré de compression sur le parenchyme médullaire, mais ce n'est pas là, à proprement parler, de la compression médullaire, surtout au point de vue médico-chirurgical. Les causes de compression les plus fréquentes sont les fractures ou les luxations du rachis, dont le siège de prédilection est au niveau de la 12ᵉ vertèbre dorsale et de la 1ʳᵉ lombaire. Puis, ce sont les tumeurs méningées et extra-méningées (sarcomes, fibromes, myxomes, kystes hydatiques, tubercules, etc.), les tumeurs vertébrales, le mal de Pott tuberculeux, ce facteur par excellence de la compression médullaire, avec ou sans gibbosité.

Le diagnostic de compression médullaire étant porté, il faut alors savoir dans quelle mesure la moelle est intéressée. Est-elle adultérée et les faisceaux pyramidaux sont-ils dégénérés ? C'est là le problème intéressant. Je me hâte de dire qu'il est souvent délicat à résoudre. Tout d'abord, il faut scinder la discussion : tantôt il s'agit d'une compression brusque, tantôt d'une compression lente.

Compression brusque. — C'est à la suite d'une chute, d'un traumatisme, d'une balle de revolver, que la paraplégie a brutalement éclaté. Si, dès le lendemain, ou les jours immédiatement suivants, avec la paraplégie totale, surviennent des phénomènes trophiques (troubles vaso-moteurs, phlyctènes, eschares), ou des troubles importants de la sensibilité, de la rétention d'urine, de la fièvre, on peut dire que la moelle est atteinte et gravement atteinte. Lorsque, dans ces conditions, après début brusque, la paraplégie reste *flasque* et indéfiniment flasque avec perte complète des réflexes et anesthésie *totale* superficielle et profonde à tous les modes, on doit diagnostiquer une section complète de la moelle. La moelle ne peut se régénérer, et la lésion est irrémédiable. Le malade ne tarde pas alors à succomber à l'étendue des eschares et à l'infection urinaire. Toute intervention dans ce cas est inutile, on le comprend aisément. Elle ne ferait qu'abréger plus vite encore, par un nouveau choc traumatique, la vie du malade.

Si, au contraire, après l'accident, persistent seuls des troubles parétiques plus ou moins accusés, avec exagération des réflexes tendineux et altération légère de la sensibilité et de la trophicité, on supposera avec raison que la moelle est plus comprimée que détruite. Il est temps d'intervenir. On pourra guérir le malade[1].

Compression lente. — Au cas de compression lente, le degré d'intensité des troubles parétiques et surtout sensitifs objectifs, les phénomènes trophiques, les mouvements réflexes de défense, plus encore que la spasmodicité et l'exagération des réflexes, renseigneront sur la gravité de la lésion médullaire.

A la longue, une compression même lente, pourvu qu'elle soit *progressive*, peut amener une *section complète* de la moelle. Dans ce cas, les symptômes cliniques vont-ils varier? Les auteurs ne sont pas d'accord sur ce point, et la discus-

---

1. Raymond et Sicard. Compression médullaire par fracture du rachis — Paraplégie spasmodique. — Laminectomie. — Guérison. *Revue neurologique*, n° 4, 28 fév. 1905.

sion tout entière (Congrès de Limoges, 1901[1]) porte sur
l'état des réflexes tendineux. La théorie ancienne et classique, celle de Charcot, veut que dans la section médullaire
même complète il y ait toujours exagération des réflexes au-
dessous de la lésion. La théorie nouvelle de Bastian se refuse
à admettre une telle opinion. Pour Bastian, Bruns, Borolby,
il y a bien contracture et exagération de la réflectivité
lorsque la lésion de la moelle n'est pas complète, mais dès
que cette section s'est affirmée totale, la paralysie devient
flasque et les réflexes s'abolissent. On comprend l'importance
de cette discussion au point de vue chirurgical.

Quand l'*intervention opératoire* a été jugée nécessaire, on
va à la recherche des points de repère qui vont servir à
délimiter le siège de la compression, et son étendue en largeur et en hauteur. On devra tenir compte du retentissement douloureux à la percussion de telle ou telle vertèbre;
de la saillie, de la déformation de certaines apophyses épineuses, de la radiographie dans quelques cas. Mais rien ne
peut remplacer l'étude de la zone de limite supérieure de
l'anesthésie : elle seule doit décider en dernier ressort. On
sait, par exemple, qu'une bande anesthésique passant par
l'ombilic correspond à peu près à la onzième racine dorsale,
il suffira de se rappeler que cette racine prend naissance
au niveau de la huitième vertèbre dorsale pour topographier
aussitôt « apophysairement » la lésion.

Voici au sujet des rapports qui existent entre les apophyses épineuses, les corps vertébraux et les racines rachidiennes, ce que dit Chipault : « A la région cervicale, il
faut ajouter *un* au numéro d'une apophyse déterminée par
le palper pour avoir le numéro des racines qui naissent à
son niveau; à la région dorsale supérieure, il faut ajouter
deux ; à la région dorsale inférieure, *trois*; la partie inférieure de la onzième vertèbre dorsale et l'espace intercépi-

<hr>

1. Brissaud. Action de la moelle par compression. Paraplégie spasmodique. *Cong. de neurol. de Limoges*, 30 août 1901.

2. Raymond et Cestan. Destruction d'un segment médullaire par tumeur.
Paraplégie spasmodique. *Cong. de neurol. de Limoges*, 20 août 1901.

neux sous-jacent répondent aux trois dernières paires lombaires; la douzième apophyse dorsale et l'espace interépi-
neux sous-jacent repondent aux racines sacrées ». La lésion
ainsi *topographiée*, la laminectomie pourra être pratiquée.

§ 18. MÉNINGITES RACHIDIENNES.

La *méningite rachidienne* est aiguë ou chronique. Au nombre de ses causes je citerai les lésions du voisinage: carie
vertébrale, tumeur, abcès, eschares du sacrum. La méningite spinale tuberculeuse est liée à la méningite cérébrale
de même nature; j'en dirai autant de la méningite spinale
pneumonique. Pour compléter ce chapitre il est nécessaire
de lire le chapitre des méningites *cérébro-spinales*. On y
verra comment se fait l'infection des méninges et quels
sont les agents de cette infection. Du reste, ce chapitre
« d'ensemble » sur les méningites rachidiennes est un
chapitre qui laisse à désirer. Il y sera question de quelques
généralités, mais quant à la description des différentes
variétés de méningites, je renvoie aux chapitres respectifs
où elles sont décrites.

Anatomie pathologique. — La phlegmasie frappe toutes
les méninges et principalement la pie-mère. Cette séreuse
est épaissie, infiltrée de dépôts fibrino-purulents, et l'espace
sous-arachnoïdien est envahi par un liquide séro-fibrineux,
floconneux ou purulent. Quand la méningite est chronique,
il y a de plus des adhérences entre les méninges et la
moelle, et il existe parfois une véritable sclérose méningo-
médullaire, la moelle est sclérosée à sa périphérie, principalement au niveau de ses cordons postérieurs (Vulpian).

Description. — a. *Méningite aiguë.* Les phénomènes de
douleur et de *contracture*, qui résument en partie le tableau
de la méningite, peuvent être attribués à l'excitation des
racines nerveuses émergeant de la moelle (Jaccoud[1]) et à

1. *Pathol. int.*, t. I, p. 573.

l'excitation des nerfs des méninges, la pie-mère étant richement innervée (Vulpian [1]). Au milieu de symptômes fébriles peu intenses, les phénomènes douloureux apparaissent : douleur rachidienne et en ceinture, douleurs des membres, hyperesthésie cutanée, crampes douloureuses dont le siège est en rapport avec la localisation de la méningite.

La méningite de la région cervicale est parfois accompagnée d'*opisthotonos*, et la méningite de la région dorsolombaire peut déterminer à sa première période une *rétention* d'urine et de matières fécales due à la *contracture des sphincters* de la vessie et du rectum. Les mouvements réflexes et la contractilité musculaire sont normaux.

Depuis quelques années l'étude des méningites s'est enrichie de signes nouveaux : *signe de Kernig, ponction lombaire et cyto-diagnostic*. Ces signes seront étudiés au chapitre concernant les méningites cérébro-spinales, je me contente de les rappeler ici. Voici en quoi consiste le signe de Kernig. Tant que le malade est dans le décubitus dorsal, on peut étendre ses jambes et les maintenir étendues sans rencontrer la moindre résistance musculaire. Mais si l'on fait asseoir le malade (ce qui est parfois pénible à cause de la raideur des muscles de la nuque et du dos), on voit aussitôt les jambes se fléchir sur les cuisses et les cuisses se fléchir sur le tronc, autrement dit, pendant qu'on l'assied, le malade ramène à lui les jambes et les cuisses. La ponction lombaire consiste à pratiquer une ponction de l'espace sous-arachnoïdien entre les lames de la troisième et de la quatrième vertèbre lombaire. Le cyto-diagnostic donne la valeur cellulaire du liquide céphalo-rachidien.

Aux phénomènes d'excitation du début, qui ne durent guère plus de trente-six ou quarante-huit heures, succèdent des phénomènes de dépression, diminution des douleurs, symptômes parétiques. Le *pronostic* est fort grave, la méningite peut guérir ou passer à l'état chronique ; si elle atteint la région cervicale de la moelle, le malade succombe à l'asphyxie.

---

1. Vulpian. *Leç. sur les mal. du syst. nerv.*, p. 119.

Périméningite spinale aiguë. — On a rapporté quelques observations où, à la suite d'un traumatisme, il s'est développé non pas une méningite, mais une *périméningite spinale*[1]. L'inflammation se localise primitivement au tissu cellulaire périméningé, sans que la dure-mère y participe, et un phlegmon se déclare. Les symptômes ne sont pas ceux de la méningite; on observe plutôt des symptômes de myélite dus à la compression et au ramollissement de la moelle.

b. La *méningite chronique* est habituellement primitive; elle présente, elle aussi, une phase d'excitation et une phase de paralysie. Les phénomènes d'excitation sont de l'hyperesthésie, des crampes douloureuses, des douleurs sur le trajet des membres et tout le long du rachis, douleurs moins vives que celles de la méningite aiguë, et simulant plutôt des douleurs rhumatismales. Les phénomènes de paralysie sont symétriques et s'accusent lentement. Le plus souvent il y a formation d'une myélite chronique corticale et les troubles de myélite apparaissent.

La méningite chronique a une prédilection pour la région cervicale (*pachyméningite cervicale*[2]). L'altération primitive porte sur la dure-mère, dont le tissu devient dense et fibreux; elle envahit consécutivement la moelle cervicale, et il en résulte une méningo-myélite chronique, la moelle subissant dans toute son épaisseur les altérations de la myélite transverse diffuse. La maladie débute par une période douloureuse et se termine par une période paralytique. A la période douloureuse appartiennent les douleurs du cou, de la tête et des membres supérieurs, avec raideur et contracture simulant le mal de Pott cervical. A la période paralytique appartiennent la paralysie croissante des membres supérieurs, ainsi que leur atrophie musculaire (lésion des cornes antérieures). La contracture des membres inférieurs (sclérose descendante des cordons latéraux) est

1. Lemoine et Lannois. Périméningite spinale aiguë. *Rev. de méd.*, juin 1882.
2. Joffroy. *De la pachyméning. cervic. hypertr.* Th. de Paris, 1873.

un symptôme tardif. Bien que fort grave, cette maladie peut rétrograder et guérir.

La myélite et la méningite rachidienne ont bien des signes communs, et la première complique souvent la seconde; néanmoins, à la myélite appartiennent les troubles paralytiques précoces l'anesthésie et les troubles trophiques que nous ne trouvons pas dans la méningite[1].

Le *traitement* de la méningite consiste en émissions sanguines locales, révulsifs sur la région atteinte, administration de calomel, injections sous-cutanées de morphine, etc.

CHAPITRE II

POLIOENCÉPHALITES
MALADIES DE LA PROTUBÉRANCE ANNULAIRE
ET DU BULBE RACHIDIEN

Anatomie. — Avant de décrire les polioencéphalites (πολιός, gris), il me paraît utile de rappeler, en quelques mots, la distribution des noyaux gris du bulbe et de la protubérance, noyaux d'origine des nerfs bulbo-protubérantiels.

Au moment d'aborder le bulbe rachidien, la moelle épinière subit des transformations; elle s'entr'ouvre en arrière, et son canal central, devenu superficiel, s'étale et continue à former le plancher du quatrième ventricule[2]. De cet épa-

1. Je n'ai pas en vue dans cet article la méningite cérébro-spinale épidémique.

2. Voyez l'article de M. Farabeuf, dans le *Dict. encyclop. des sc. méd.*, t. VIII, IIe partie, p. 508. — Mathias Duval. *Journ. de l'anat. et de la physiol.*, 1876 à 1879.

nouissement de la moelle il résulte que les parties qui étaient postérieures dans la moelle deviennent externes dans le bulbe. Ainsi, la colonne des noyaux d'origine des nerfs moteurs bulbaires qui, en somme, continue la colonne des nerfs moteurs spinaux, est située le long de la ligne médiane, sous le plancher du quatrième ventricule, et l'origine des nerfs mixtes bulbaires est située un peu plus en dehors. La colonne des nerfs moteurs bulbaires comprend les noyaux étagés de l'hypoglosse en bas et, plus haut, les

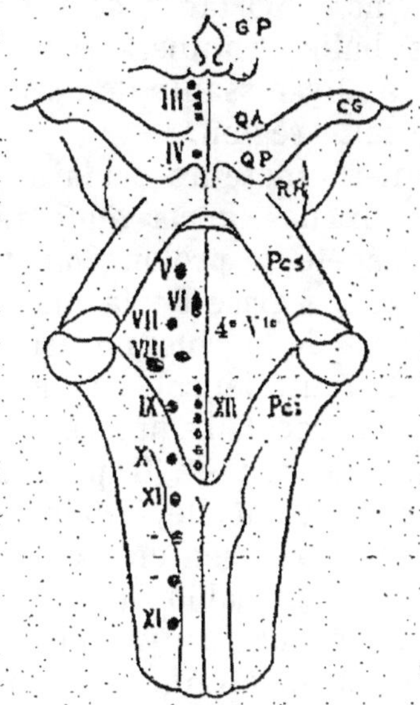

Quatrième ventricule et noyaux d'origine des nerfs bulbo-protubérantiels
GP. Glande pinéale. — QA. Tubercule quadrijumeau antérieur. — QP. Tubercule quadrijumeau postérieur. — CG. Corps genouillé externe. — RR. Ruban de Reil. — Pcs. Pédoncule cérébelleux supérieur. — Pci. Pédoncule cérébelleux inférieur. — III. Noyaux superposés de l'oculo-moteur commun. — IV. Noyau du pathétique. — V. Noyau du trijumeau. — VI. Noyau de l'oculo-moteur externe. — VII. Noyau du facial. — VIII. Noyaux de l'acoustique. — IX. Noyau du glosso-pharyngien. — X. Noyau du pneumo-gastrique. — XI. Noyaux superposés du spinal. — XII. Noyau de l'hypoglosse. — 4° V¹⁰. Quatrième ventricule.

noyaux du facial et du moteur oculaire externe. Plus haut encore, dans la protubérance, sont le noyau de la quatrième paire (nerf pathétique) et les noyaux superposés de la troisième paire (moteur oculaire commun). La colonne mixte comprend les noyaux du spinal, du pneumogastrique, du glosso-pharyngien et la portion motrice du trijumeau. Ajoutons le noyau de l'acoustique. En somme, tous ces noyaux sont groupés, les uns autour du canal central de la moelle, au moment où celle-ci devient bulbe, les autres dans le plancher ventriculaire, au voisinage du nœud vital de Flourens. L'accumulation de ces noyaux *dans un espace aussi restreint*, et l'extrême importance des organes auxquels se rendent les nerfs bulbo-protubérantiels, expliquent suffisamment la marche envahissante des symptômes et la gravité des lésions de cette région.

Les noyaux des nerfs moteurs oculaires dans la protubérance, et les noyaux des nerfs moteurs dans le bulbe, représentent, je le répète, le prolongement des cornes antérieures de la substance grise de la moelle. Or la dégénérescence systématique de la colonne grise antérieure de la moelle (poliomyélite antérieure) amène, dans sa forme chronique, l'atrophie musculaire progressive (type Duchenne-Aran). Si la lésion, au lieu de frapper primitivement les cornes antérieures de la moelle, atteint dans le bulbe les noyaux gris qui les y représentent, on voit apparaître les symptômes de la paralysie labio-glosso-laryngée. De même, si la lésion, au lieu de frapper primitivement la colonne grise spinale ou bulbaire, atteint d'abord la colonne grise protubérantielle, on voit se développer les symptômes de l'ophthalmoplégie.

L'ophthalmoplégie progressive chronique est donc, pour la protubérance, l'équivalent de la paralysie labio-glosso-laryngée pour le bulbe, l'équivalent de l'atrophie musculaire progressive pour la moelle, c'est-à-dire l'expression d'une altération systématique, limitée aux cellules de la substance grise motrice de l'une de ces trois régions. Or, de même que la colonne grise motrice peut être affectée sur toute sa hauteur, dans la moelle, dans le bulbe et dans la protubérance (polio-encéphalomyélite), provoquant à la fois l'atro-

phie musculaire progressive, la paralysie labio-glosso-laryngée, et l'ophthalmoplégie extérieure progressive, de même
l'un de ces trois segments peut être touché séparément, et
uniquement. Aussi, par analogie avec la *poliomyélite*, lésion
intéressant les cornes antérieures de la moelle, Wernicke
a-t-il proposé d'appeler *polioencéphalite* l'affection correspondante des noyaux bulbo-protubérantiels (πολιός, gris).
Il en distingue deux variétés : la polioencéphalite supérieure, qui comprend la lésion des noyaux protubérantiels
(noyaux des nerfs moteurs oculaires), et qui cause l'ophthalmoplégie ; et la polioencéphalite inférieure, qui correspond à la lésion des noyaux bulbaires et qui a pour expression symptomatique la paralysie labio-glosso-laryngée[1].

La polioencéphalite, comme la poliomyélite, peut avoir
une évolution aiguë, subaiguë ou chronique. Nous décrirons
d'abord la polioencéphalite chronique avec ses deux localisations principales : localisation aux noyaux bulbaires, c'est
la polioencéphalite inférieure avec le syndrome de la paralysie glosso-labio-laryngée, et localisation aux noyaux protubérantiels, c'est la polioencéphalite supérieure, avec le
syndrome de l'ophthalmoplégie nucléaire progressive. Commençons par la paralysie glosso-labio-laryngée.

§ 1. PARALYSIE GLOSSO-LABIO-LARYNGÉE
POLIOENCÉPHALITE INFÉRIEURE CHRONIQUE

La *paralysie glosso-labio laryngée*, décrite en 1864 par
Duchenne avec une exactitude qu'on retrouve dans toutes
les descriptions de ce grand observateur[2], est une maladie
qui débute sournoisement, sans fièvre et sans douleur, qui
envahit progressivement la langue, les lèvres, le voile du
palais, le pharynx, le larynx, et qui, après avoir anéanti les

1. Ces considérations générales sont fort bien développées dans la
thèse de Sauvineau. Paris, 1892.
2. Duchenne. *De l'électrisation localisée*, p. 564. — Hallopeau. *Des paralysies bulbaires*. Th. d'agrégation, Paris, 1873.

fonctions de la déglutition et de la phonation, se termine presque fatalement par asphyxie ou par syncope.

J'ai actuellement dans mon service un homme âgé de 75 ans qui présente un cas type de cette maladie. Il a conservé toute sa lucidité, et sa mimique est d'autant plus expressive qu'il est incapable de prononcer un seul mot. Sa parole se réduit à une sorte de grognement composé de sons inarticulés. La déglutition est presque impossible, les lèvres sont sans cesse entr'ouvertes et la salive s'écoule en bavant. Le voile du palais est flasque, et la langue aplatie contre le plancher de la bouche ne peut exécuter aucun mouvement. La musculature extrinsèque du larynx est paralysée. Il s'agit bien là d'un syndrome bulbaire et non d'un syndrome pseudo-bulbaire. Contre l'hypothèse d'une paralysie pseudo-bulbaire nous avons l'évolution progressive de la maladie sans ictus et l'absence de paralysie des membres. L'absence de tout autre trouble nerveux nous fait rejeter l'hypothèse d'une affection antérieure du système nerveux, telle que le tabes, la syringomyélie, la sclérose latérale amyotrophique. Il s'agit donc bien chez notre malade d'une localisation bulbaire primitive, réalisant le tableau typique du syndrome découvert par Duchenne et magistralement décrit par mon maître Trousseau.

Cette affection a marché assez vite ; au dire du malade qui correspond avec nous en écrivant sur une ardoise, les troubles auraient débuté il y a huit mois environ par une certaine difficulté à mastiquer les aliments et à avaler. Le traitement étant impuissant, et le pauvre homme, qui ne peut presque plus avaler, étant peut-être condamné à mourir de faim, je lui ai fait ouvrir l'estomac et placer une sonde à demeure, et d'autre part, on a mis à la nuque un séton à titre de dérivatif. Grâce à la gastrostomie, on alimente fortement le malade et, chose remarquable, la déglutition, qui était extrêmement compromise se fait un peu mieux depuis l'alimentation artificielle par la sonde stomacale ; le pauvre homme ne subit plus le supplice de Tantale, il ne maigrit pas.

Description. — Entreprenons maintenant la description

de la paralysie glosso-labio-laryngée et analysons les localisations successives de la maladie.

1° *Paralysie de la langue*. — La *paralysie glosso-labio-laryngée* débute en général par la langue, et le muscle lingual supérieur est pris le premier, de même que, dans l'atrophie musculaire progressive, c'est le muscle court abducteur du pouce qui est le premier frappé. Les muscles de la langue étant paralysés (innervation du grand hypoglosse et du facial), il en résulte des troubles de prononciation et de déglutition Ainsi le malade articule mal les dentales *d* et *t* et les prononce comme *ch*, à cause de la paralysie du muscle lingual supérieur, qui normalement relève et applique la pointe de la langue contre l'arcade dentaire supérieure. La langue ayant perdu ses mouvements de latéralité et ne pouvant plus s'appliquer contre le palais, le premier temps de la *déglutition* est fort gêné, la salive est difficilement avalée; elle s'accumule dans la bouche et s'écoule au dehors[1]. A une époque plus avancée, la langue, dont les mouvements sont complètement abolis, paraît fixée au plancher de la bouche; de plus, elle est ridée et plissée, quand l'atrophie est assez considérable.

2° La *paralysie du voile du palais* exagère encore les troubles de prononciation et de déglutition. Le *b* et le *p* sont articulés comme *m*, pour les raisons que voici : à l'état normal, les lettres *b* et *p* sont formées par la colonne d'air expiré, qui écarte brusquement les lèvres et les met en vibration; mais quand le voile du palais est paralysé, la colonne d'air expiré perd sa force en se séparant en deux parties : l'une qui écarte mollement les lèvres et n'arrive qu'à produire *m*, et l'autre qui passe dans les fosses nasales, où elle retentit sous forme de *voix nasonnée*. Le malade peut remédier à cet inconvénient en se pinçant le nez. La déglutition, déjà compromise par la paralysie de la langue,

---

1. Outre l'écoulement incessant de la salive, peut-être y a-t-il aussi une exagération de la sécrétion salivaire, par lésion du plancher du quatrième ventricule.

devient encore plus difficile. En effet, le temps de la déglutition, où le bol alimentaire chemine, pressé d'avant en
arrière, entre la langue et le palais, ce temps de la déglutition ne peut s'effectuer efficacement que si le voile du
palais est tendu par les muscles péristaphylins externes
(5ᵉ paire), s'il est attiré en bas par les muscles glosso-
staphylins (nerf facial), et si enfin le plancher charnu de la
bouche est tendu par les muscles mylo-hyoïdiens (nerf
mylo-hyoïdien du dentaire inférieur), muscles qui, agissant
à la façon d'une sangle, appliquent avec énergie la base de
la langue contre le voile du palais. Or, la plupart de ces
conditions sont abolies dans la paralysie glosso-labio-laryngée; aussi la dysphagie est-elle excessive, et malgré tous
les subterfuges employés par le sujet, le plus léger repas
devient un travail pénible et laborieux, et la déglutition est
souvent accompagnée du passage des aliments dans les fosses nasales ou dans le larynx, ce qui provoque des accès de
suffocation et de l'asphyxie. La paralysie du voile du palais
se traduit encore par d'autres symptômes, tels que l'im
possibilité de sucer, de se gargariser, etc.

3° *Paralysies des lèvres.* — Quand les lèvres sont paralysées, le malade ne peut ni siffler, ni souffler, ni prononcer les voyelles *o* et *u*. La paralysie de l'orbiculaire laisse
aux muscles moteurs des commissures une action prédominante; la bouche est béante et élargie dans son diamètre
transversal, la physionomie prend l'air pleurard, les aliments sont difficilement retenus, la salive s'écoule sans
cesse.

4° *Paralysies des muscles ptérygoïdiens.* — Ces muscles
(innervés par le trijumeau) président aux mouvements de
diduction de la mâchoire (mouvements pour broyer les aliments); la paralysie de ces muscles est généralement un
signe précurseur de graves accidents (Duchenne).

En résumé, tous les symptômes que je viens d'énumérer, paralysies de la langue, du voile du palais, des
lèvres, des muscles ptérygoïdiens, se groupent, se succèdent et se complètent, de façon à anéantir deux fonc-

tions : 1° la *phonation*; 2° la *déglutition*. Il arrive un
moment où la déglutition devient extrêmement difficile,
et la parole n'est plus qu'une sorte de grognement inintelligible, à timbre nasonné. Ces différentes paralysies sont
symétriques, elles n'entraînent par conséquent aucune déviation de la bouche, de la langue ou de la luette. Les autres
muscles de la face (facial supérieur) ne sont pas intéressés,
et l'intelligence reste intacte, mais des troubles d'une autre
nature se joignent bientôt à ceux que nous avons décrits.

5° *Troubles laryngés.* — L'anesthésie et la perte de l'excitabilité réflexe des muqueuses du pharynx, du larynx et de
la trachée peuvent exister dès le début de la maladie
(Krishaber). Les muscles du larynx sont parfois atteints de
paralysie incomplète; la voix est affaiblie, mais non abolie.

6° *Troubles respiratoires.* — A une période avancée de la
maladie, la respiration est compromise; le moindre effort,
un mouvement trop précipité, amènent l'essoufflement du
malade; l'expiration est incomplète, la toux est difficile,
les mucosités accumulées dans les bronches sont péniblement rejetées; aussi la moindre bronchite peut-elle devenir
la cause des plus graves accidents. A cette insuffisance
respiratoire, que Duchenne attribue à la paralysie des
muscles bronchiques, se joignent de véritables *accès de
dyspnée* qui deviennent plus fréquents avec les progrès de
la maladie.

7° *Troubles cardiaques.* — Les accidents cardiaques surviennent, eux aussi, à une époque avancée de la maladie; le
sujet se plaint d'un sentiment de défaillance avec angoisse,
palpitations, lipothymie, et une syncope mortelle termine
souvent la scène.

Marche. — Pronostic. — La paralysie glosso-labio-
laryngée débute insidieusement et sans fièvre; elle atteint
successivement la langue, le voile du palais, l'orbiculaire
des lèvres, les muscles ptérygoïdiens, le larynx, la respiration et le cœur, et, après une durée qui varie de quelques
mois à trois ans, le malade est emporté rapidement ou lentement par des accidents divers. La mort rapide survient

par syncope ou par asphyxie; elle est encore provoquée par l'introduction d'aliments dans la trachée, ou par une maladie intercurrente telle que bronchite ou pneumonie; la mort lente est due au marasme et au dépérissement dans lesquels sont tombés les malades, qui mourraient littéralement de faim si l'on ne prenait soin de les nourrir à la sonde œsophagienne. Les accidents respiratoires et cardiaques marquent la seconde phase de la maladie; ils sont généralement précédés de la paralysie des muscles ptérygoïdiens, ce qui semble indiquer que la lésion *bulbaire*, dans sa marche envahissante, passe du noyau de la portion motrice du trijumeau au noyau du pneumogastrique.

Diagnostic et variétés. — Il ne faut pas confondre avec la paralysie glosso-labio-laryngée les cas où la langue, les lèvres et le voile du palais sont frappés isolément de paralysie. La paralysie simultanée *des deux nerfs faciaux* a quelques symptômes communs avec la paralysie glosso-labio-laryngée, mais elle en diffère par la paralysie des muscles de la partie supérieure de la face. La paralysie *diphthérique* du voile du palais se distingue par l'existence antérieure de lésions diphthériques, croup ou angine, par la brusquerie des accidents et par l'intégrité des mouvements de la langue et des lèvres. La *paralysie générale* présente, au nombre de ses symptômes, une hésitation de la parole et un tremblement particulier des lèvres, qui n'ont rien de commun avec les troubles phonateurs initiaux de la paralysie glosso-labio-laryngée.

Je n'ai décrit jusqu'ici que la forme *primitive* de la paralysie glosso-labio-laryngée, mais la maladie est souvent *secondaire*; elle s'observe à titre de complication dans l'atrophie musculaire progressive, dans la sclérose en plaques, dans la sclérose amyotrophique. On peut même dire que dans bien des cas elle fait si bien partie intégrante de ces maladies, que la forme idiopathique et isolée de la paralysie glosso-labio-laryngée est mise en doute par quelques auteurs. Associée aux différentes affections que je viens d'énumérer, elle s'adjoint les symptômes qui sont propres à chacun de ces états morbides : c'est la forme *bulbo-spinale* (Hallopeau).

Il existe quelques observations où le syndrome de la paralysie glosso-labio-laryngée *est survenu brusquement* à la suite d'une hémorrhagie ou d'un ramollissement du bulbe. Dans ce cas, l'apparition de la paralysie glosso-labio-laryngée a coïncidé tantôt avec une mort rapide (embolie de l'artère vertébrale, Hayem)[1], tantôt avec une hémiplégie et la survie de l'individu[2].

Le syndrome de la paralysie glosso-labio-laryngée peut encore avoir pour cause, non plus une lésion bulbaire, mais une lésion *cérébrale*; c'est ce qu'on a décrit sous le nom de paralysie *pseudo-bulbaire* d'origine cérébrale. Les observations de M. Lépine et celles qui furent publiées plus tard démontrent qu'il existe, en effet, une paralysie glosso-labio-laryngée d'origine cérébrale. Mais Oppenheim ayant trouvé dans plusieurs autopsies quelques légères lésions bulbaires associées aux lésions cérébrales, il a proposé une forme mixte qu'il a nommée paralysie d'origine cérébro-bulbaire. Quoi qu'il en soit des observations d'Oppenheim, la forme pseudo-bulbaire à localisation cérébrale existe réellement. Mais alors, dans quelle région localiser la lésion cérébrale? *A priori*, il semble que la lésion doive être bilatérale, symétrique, il semble qu'elle doive intéresser le centre du mouvement des lèvres (nerf facial inférieur) qui est situé à la partie inférieure de la circonvolution frontale ascendante; le centre du mouvement de la langue (nerf hypoglosse) et le centre des muscles masticateurs (branche motrice du trijumeau) qui en sont tout voisins; il semble que la lésion doive également intéresser le centre des mouvements de déglutition qui avoisine le pied de la circonvolution frontale ascendante et le centre cortical qui réside vraisemblablement à la jonction du pied de la frontale ascendante avec le pied de la troisième circonvolution frontale. Et en effet,

1. *Arch. de physiol.*, mars 1868.
2. Déchery. *Quelques formes d'atrophie et de paralysie glosso-laryn-gée d'origine bulbaire.* Th. de Paris, 1870.

dans plusieurs observations de paralysie pseudo-bulbaire, les lésions corticales ou sous-corticales siégeaient dans la région cérébrale dont je viens de fixer les limites. Une lésion bilatérale de la masse opto-striée, une lésion corticale de l'hémisphère droit avec une lésion opto-striée de l'hémisphère gauche ou inversement, donnent aussi le même syndrome (Halipré [1]).

Mais l'interprétation des paralysies pseudo-bulbaires est plus difficile quand la lésion cérébrale qui a produit la paralysie siège sur le segment externe du noyau lenticulaire [2]. Parfois même il n'y a pas symétrie des lésions : dans tel cas, par exemple, il y a un foyer de ramollissement dans la tête du noyau côté droit et un autre foyer dans la substance blanche du lobe moyen de l'hémisphère gauche [3]. Ces faits, difficiles à interpréter, ont été très judicieusement expliqués par Halipré et Brissaud [4]. Quoi qu'il en soit, la paralysie glosso-labio-laryngée d'origine cérébrale se distingue de la forme bulbaire par l'absence d'atrophie des muscles paralysés, et par la conservation des mouvements réflexes [5], ce qui soustrait le malade aux troubles de la respiration et de la circulation, danger toujours imminent des paralysies bulbaires véritables.

La *paralysie bulbaire asthénique* (syndrome d'Erb) offre une grande ressemblance avec la paralysie glosso-labio-laryngée de Duchenne ; mais les traits distinctifs ne manquent pas. La constance du ptosis, de la parésie des muscles masticateurs et des muscles de la nuque, l'alternance des périodes de rémission et d'aggravation, la réaction électrique myasthénique (Jolly) forment les principaux caractères du syndrome d'Erb et donnent les éléments du diagnostic.

Anatomie pathologique. — On avait supposé d'abord

1. Halipré. *Paralysie pseudo-bulbaire d'origine cérébrale.* Th. de Paris, 1894. — Comte. *Paralysies pseudo-bulbaires.* Th. de Paris, 1900.
2. Laresche. *Paralysie glosso-labiée d'origine cérébrale.* Th. de Paris, 1890. — Lépine. *Arch. de méd. expérim.*, 1er mars 1891.
3. Boulay. Pseudo-paralysies bulbaires. *Gaz. des hôpit.*, 25 juillet 1891.
4. Brissaud. *Leçons sur les maladies nerveuses*, 1899, p. 550.
5. Lépine. *Rev. mens.*, 1872, p. 469.

que la paralysie glosso-labio-laryngée n'est pas accompagnée
d'atrophie musculaire; on avait mal vu : la paralysie domine,
c'est vrai, mais il y a aussi une atrophie des muscles,
quelquefois appréciable à la vue et toujours au microscope.
Cette atrophie, souvent très nette à la langue, est de même
nature que celle qui a été décrite au sujet de *l'atrophie
musculaire progressive*.

On constate l'atrophie de quelques-uns des *nerfs bulbaires*,
mais la lésion initiale de la maladie siège dans les *noyaux
bulbaires* de ces nerfs (Charcot) [1], de même que la lésion
initiale de l'atrophie musculaire progressive siège dans les
cornes antérieures de la moelle. Les organes de phonation,
de déglutition, de respiration, de circulation, progressivement envahis par la maladie, sont innervés par les nerfs
grand hypoglosse, facial, trijumeau, spinal et pneumogastrique; c'est donc au niveau des noyaux originaires de ces
nerfs qu'il faut rechercher la lésion initiale de la maladie;
c'est ce qui m'a engagé à rappeler, au début de cette étude
sur les polioencéphalites, l'anatomie des noyaux bulbo-protubérantiels.

La lésion des noyaux bulbaires consiste en une atrophie
des cellules nerveuses, avec ou sans dégénérescence pigmentaire; elle est analogue à la lésion des cornes antérieures
de la moelle, dans l'atrophie musculaire progressive. Les
noyaux bulbaires sont inégalement atteints par l'atrophie;
le noyau du nerf hypoglosse est le plus altéré (Joffroy); et
sur une coupe du bulbe, à la place des grandes cellules de
ce noyau, on ne trouve plus que quelques cellules déformées.

§ 2. OPHTHALMOPLÉGIE NUCLÉAIRE PROGRESSIVE
POLIOENCÉPHALITE SUPÉRIEURE CHRONIQUE

L'ophthalmoplégie [2], suivant qu'elle occupe les muscles

1. Des amyotroph. spinales. *Leçons sur les mal. du syst. nerv.*
2. Sauvineau. *Pathogénie et diagnostic des ophthalmoplégies.* Th. de
Paris, 1892.

moteurs des globes oculaires, ou la musculature intérieure de l'œil (iris, muscle accommodateur), est dite ophthalmoplégie externe ou ophthalmoplégie interne. Mais il ne faut pas ranger sous cette rubrique toutes les paralysies oculaires, eussent-elles même une origine nucléaire. Il convient de distinguer de l'ophthalmoplégie, et de ranger à part : 1° les paralysies classiques de chacun des nerfs de l'œil (paralysie de la 3°, de la 4°, de la 6° paire); 2° les paralysies associées (Parinaud) qui frappent dans les deux yeux les muscles servant à un même mouvement (paralysie des élévateurs, paralysie de la convergence).

L'ophthalmoplégie extérieure, externe ou extrinsèque, est un type clinique spécial, dû à la paralysie de tous les muscles moteurs de l'œil, et caractérisé, dans les cas types, par l'immobilité absolue des yeux. « Toutefois, lorsqu'une paralysie de la 3° paire coexiste avec une paralysie de la 6° paire, et que le grand oblique seul (4° paire) est intact, le léger mouvement qui persiste, en bas et en dehors, ne change guère l'aspect clinique. Lorsque, d'autre part, ce sont les 3° et 4° paires qui sont paralysées, il est bien rare que la 6° paire soit absolument intacte. Pour ces raisons, on peut appliquer aussi le terme d'ophthalmoplégie extérieure aux cas où sont paralysés des muscles innervés, dans le même œil, par deux nerfs différents, l'un des deux étant constamment le moteur oculaire commun. » (Sauvineau [1].)

L'ophthalmoplégie intérieure ou intrinsèque est la paralysie de *toute* la musculature intérieure de l'œil.

Ces deux formes réunies sur le même œil constituent l'ophthalmoplégie mixte ou totale. Chacune de ces trois formes peut être unilatérale ou bilatérale.

On peut diviser les ophthalmoplégies d'après le siège occupé par la lésion qui leur donne naissance, depuis l'écorce cérébrale jusqu'aux rameaux orbitaires des nerfs moteurs de l'œil. Ces diverses variétés seront étudiées plus loin dans le chapitre consacré aux paralysies des muscles

---

1. Sauvineau. *Recueil d'ophthalmologie*, avril 1892, p. 193-209.

moteurs de l'œil; nous ne nous occuperons ici que des ophthalmoplégies d'*origine nucléaire*, c'est-à-dire ayant pour origine l'altération progressive des noyaux des nerfs moteurs de l'œil. Un exposé sommaire de ces noyaux fera mieux comprendre ce qui va suivre.

Anatomie. — Le moteur oculaire commun prend naissance dans une colonne grise située sous le plancher de l'aqueduc de Sylvius. Cette colonne forme, non pas un noyau unique, mais une série de noyaux distincts les uns des autres (Hensen et Valkers, Kahler et Pick, Westphal). Chacun de ces petits noyaux constitue un centre moteur, correspondant à l'un des rameaux terminaux du nerf oculomoteur commun, et correspondant par conséquent à l'un des muscles de l'œil innervés par la 3e paire. Cette colonne grise située sous l'aqueduc de Sylvius forme la partie principale du noyau de l'oculo-moteur. Elle comprend cinq centres, cinq petits noyaux échelonnés, qui commandent aux quatre muscles oculaires extrinsèques, innervés par la 3e paire, et au muscle releveur de la paupière.

En avant de cette portion principale du noyau de la 3e paire, il en existe une autre, moins considérable, formée de cellules nerveuses plus petites. Elle n'est plus sous l'aqueduc de Sylvius, mais bien sous le plancher du 3e ventricule, et un peu plus écartée de la ligne médiane. Elle comprend deux noyaux destinés aux deux muscles qui constituent la musculature intérieure de l'œil (sphincter de l'iris, muscle ciliaire ou accommodateur).

Quant à la disposition respective de ces noyaux, et à leur ordre d'échelonnement, on admet ordinairement le schéma proposé par Kahler et Pick, qui est le suivant :

	1. Muscle accommodateur.		
Côté médian	2. Sphincter irien.		Côté latéral ou externe.
	3. Droit interne.	5. Releveur de la paupière.	
		6. Droit supérieur.	
	4. Droit inférieur.	7. Oblique inférieur.	

Et immédiatement au-dessous le pathétique (4e paire).

Plus bas encore, se trouvent les noyaux du moteur oculaire externe.

Symptômes. — Le début de l'ophthalmoplégie est insidieux, les muscles sont pris l'un après l'autre, sans ordre régulier.

Une fois l'ophthalmoplégie complétée, la physionomie du malade présente un caractère particulier, bien décrit par Hutchinson, d'où le nom de *facies d'Hutchinson*. Les paupières sont demi-tombantes, et donnent au malade un aspect endormi; elles recouvrent en partie la cornée. Le malade cherchant à remédier à cette blépharoptose par la contraction du muscle frontal, le front est plissé et les sourcils sont arqués. Si l'on soulève les paupières supérieures, les globes oculaires apparaissent, immobiles, « semblant figés dans de la cire » (Benedickt). Quand la paralysie atteint tous les muscles extérieurs, les yeux sont dirigés directement en avant; cependant le regard est un peu vague, parce que les axes optiques ne sont pas absolument parallèles.

Alors, si l'on fait immobiliser par un aide la tête du malade, de façon qu'il ne puisse suppléer aux mouvements abolis des yeux en recourant aux mouvements du cou, et si on le prie de fixer un objet et de suivre cet objet en haut, en bas, en dehors, en dedans, on constate que l'œil ne peut accomplir aucun mouvement, *il reste absolument immobile*. Mais l'ophthalmoplégie n'est pas toujours aussi complète, et quelques mouvements plus ou moins limités peuvent s'accomplir dans le sens d'action d'un ou de plusieurs muscles oculaires. On peut alors, pour plus d'exactitude, recourir à l'examen du *champ de fixation*.

Habituellement, il n'y a pas de diplopie, même en la cherchant au verre rouge. La diplopie ne se montre guère que s'il y a une différence considérable dans la paralysie des divers muscles moteurs.

Le plus souvent, l'affection nucléaire restant cantonnée aux noyaux des muscles extrinsèques, la musculature intérieure n'est pas touchée : sphincter irien et muscle accommodateur continuent à se contracter sous l'influence de la lumière et par l'accommodation.

Enfin, notons l'absence de vertiges, l'absence de céphalalgie et de toute réaction cérébrale. Tel est, à grands traits, l'aspect que présente un malade atteint d'*ophthalmoplégie extérieure*.

Quant à l'*ophthalmoplégie intérieure*, voici en quoi elle consiste : la pupille est moyennement dilatée, elle ne réagit ni à la lumière, ni à l'accommodation, ni à la convergence. Le muscle ciliaire est également paralysé : le malade ne peut plus accommoder, le punctum proximum est reporté en avant et se confond avec le remotum. L'ophthalmoplégie intérieure peut être primitive, et exister seule, accompagnée ou non, dans la suite, d'ophthalmoplégie extérieure. Elle peut être secondaire à cette dernière et venir la compliquer. Enfin, elle peut apparaître d'emblée en même temps que l'ophthalmoplégie extérieure.

Marche. — Pronostic. — L'évolution de l'ophthalmoplégie nucléaire, dans sa forme chronique, est variable. Tantôt elle reste stationnaire pendant des années; tantôt, au contraire, elle suit une marche progressive. Cette évolution est différente, suivant que la lésion a pour point de départ telle ou telle partie de la région nucléaire, suivant qu'elle reste cantonnée à ces noyaux, ou suivant qu'elle s'étend plus loin.

Dans le premier cas, l'ophthalmoplégie d'abord purement extérieure, se complique d'ophthalmoplégie intérieure. L'ophthalmoplégie devient *totale*, externe et interne à la fois. La marche inverse but par la paralysie des muscles intrinsèques de l'œil) est beaucoup plus rare. Au lieu de rester cantonnée aux noyaux des nerfs moteurs oculaires, l'affection peut devenir envahissante. Elle peut alors atteindre les autres noyaux protubérantiels (trijumeau, noyau moteur et sensitif); ses centres vaso-moteurs (glycosurie, albuminurie, polyurie); les noyaux bulbaires (paralysie labio-glosso-laryngée), et même les cornes antérieures spinales (atrophie musculaire progressive[1]).

1. Guinon et Parmentier. De l'ophthalmoplégie externe combinée à la paralysie labio-glosso-laryngée et à l'atrophie musculaire progressive. *Nouv. iconographie de la Salpêtrière*, 1891.

Dans d'autres cas, on voit inversement l'ophthalmoplégie venir compliquer une affection spinale ou cérébro-spinale. On conçoit que le pronostic varie suivant ces différents cas.

Diagnostic. — Le facies d'Hutchinson est caractéristique, et ne peut être confondu avec le facies bulbaire ou avec le facies myopathique. La difficulté consiste à établir nettement l'origine nucléaire de l'ophthalmoplégie, et à la distinguer des autres variétés d'ophthalmoplégies, sus-nucléaires et corticales, basilaires, orbitaires et périphériques. *Abolition lente et graduelle des mouvements des yeux, atteignant successivement, sans ordre déterminé, les divers muscles moteurs des globes oculaires ; parésie particulière moins prononcée (du moins au début) après le repos de la nuit ; ptosis incomplet ; absence de phénomènes réactionnels cérébraux ; intégrité des réflexes pupillaire ; et de l'accommodation* : tels sont les caractères classiques de l'ophthalmoplégie extérieure nucléaire, et même, faisait-on volontiers, il y a peu de temps encore, de toute ophthalmoplégie nucléaire le synonyme d'ophthalmoplégie extérieure (Blanc).

Cependant l'existence d'une ophthalmoplégie intérieure accompagnant une ophthalmoplégie externe ne doit, en aucune façon, faire rejeter le diagnostic de lésion nucléaire. Tout au contraire, une *ophthalmoplégie intérieure* ne peut guère, dans l'état actuel de nos connaissances, et abstraction faite d'une lésion orbitaire (branche du petit oblique) ou d'une cause périphérique (paralysie réflexe), être attribuée à autre chose qu'à une lésion nucléaire des noyaux sous-jacents au troisième ventricule (Sauvineau).

Les caractères précédents permettent de distinguer facilement l'ophthalmoplégie des autres paralysies d'origine également nucléaire, mais dues à d'autres causes, telles que traumatisme, hémorrhagie, tumeur, polioencéphalite aiguë[1]. Quant aux ophthalmoplégies qui sont indépendantes

---

1. Voir le chapitre suivant concernant la polioencéphalite aiguë.

d'une lésion des noyaux, elles présentent des caractères particuliers, qui permettent, ordinairement, de les distinguer des ophthalmoplégies nucléaires ; elles seront étudiées dans le chapitre qui est consacré aux paralysies des nerfs moteurs de l'axe.

L'ophthalmoplégie extérieure a été observée avec l'atrophie musculaire et avec la polynévrite. La notion de la cause même de l'affection, l'intoxication, l'évolution heureuse des accidents sont en faveur de la polynévrite. On a signalé aussi l'ophthalmoplégie dans certaines formes de lèpre. Enfin on a rencontré l'opthalmoplégie externe dans le goitre exophthalmique (G. Ballet) et dans l'hystérie (Raymond). Dans les cas d'ophthalmoplégie externe dus à une névrose, la paralysie n'atteint que les mouvements volontaires, et respecte les mouvements automatiques et réflexes.

La *lésion* des noyaux protubérantiels (nerfs des 5e, 4e et 6e paires) dans l'ophthalmoplégie, consiste en une atrophie des cellules motrices. A l'examen microscopique, on trouve les cellules petites, arrondies, dépourvues de prolongements.

§ 5. POLIOENCÉPHALITE SYPHILITIQUE BULBO-PROTUBÉRANTIELLE

Fait clinique. — J'écris ce chapitre en mettant à profit mes leçons cliniques de l'Hôtel-Dieu[1].

Le 10 novembre 1907, je recevais dans mon service un jeune homme de vingt-neuf ans. D'emblée, on était frappé de la physionomie et de l'attitude de cet homme. Même à travers les vêtements, l'épaule droite manquait de relief, elle paraissait aplatie. Les paupières supérieures étaient tombantes et cachaient en partie le globe de l'œil (paralysie

---

1. Dieulafoy. *Clinique médicale de l'Hôtel-Dieu*, 6e volume, 1909, quatrième et cinquième leçons.

de la 3ᵉ paire). Par moments, le malade cherchait à remédier à cette blépharoptose en contractant son muscle frontal; le front se plissait, les sourcils s'élevaient en forme d'arc, mais les paupières restaient abaissées et à peu près inertes. Instinctivement, surtout quand il marchait, cet homme tenait la tête renversée en arrière, afin de permettre aux rayons lumineux de pénétrer par en bas dans la partie de l'œil restée découverte.

Quand on soulevait les paupières paralysées, on constatait que les globes oculaires étaient immobiles et comme figés dans la position du strabisme externe. Tous les muscles oculo-moteurs étaient paralysés, sauf le muscle droit externe qui était à peu près indemne; c'est lui qui attirait et qui maintenait en strabisme externe le globe oculaire dont les mouvements étaient complètement abolis.

Bref, cet homme présentait le syndrome auquel Brunner a donné le nom d'*ophtalmoplégie*. Mais outre cette ophtalmoplégie qui est nommée extérieure parce qu'elle concerne les muscles moteurs du globe oculaire, notre malade était atteint de la variété d'ophtalmoplégie à laquelle Hutchinson a donné le nom d'ophtalmoplégie intérieure. Cette variété est due à la paralysie des deux muscles à fibres lisses qui composent la musculature intérieure de l'œil, à savoir : le sphincter de l'iris qui préside aux mouvements de la pupille et le muscle ciliaire qui préside à l'accommodation. Or, chez notre malade, les pupilles ne réagissaient ni à la lumière ni à l'accommodation. En somme, l'ophtalmoplégie était totale et bilatérale; musculature intérieure et musculature extérieure (sauf le droit externe); tout était paralysé.

Cette ophtalmoplégie avait évolué progressivement; la paralysie s'était d'abord localisée au releveur de la paupière gauche; trois semaines plus tard, elle avait atteint le releveur de la paupière droite et, finalement, elle avait envahi la musculature extérieure et la musculature intérieure des deux yeux. L'examen à l'ophtalmoscope ne décelait rien d'anormal, la vision était parfaite.

Une double question était à résoudre : quelle était la cause

de cette ophtalmoplégie, et en quelle région pouvait-on
localiser la lésion qui lui avait donné naissance? S'agissait-il
ici d'une ophtalmoplégie *tabétique*? On sait combien sont
fréquentes les paralysies oculaires associées au tabes; elles
peuvent apparaître à toutes les phases de la maladie, à la
période préataxique (Fournier) et à la période confirmée. Or,
pour le moment, notre malade n'est certainement pas tabétique. Voilà huit mois que son ophtalmoplégie s'est déclarée,
et l'on ne trouve chez lui aucun stigmate de tabes : ni
douleurs fulgurantes, ni crises viscérales, ni signe de Romberg, ni signe de Robertson. On ne constate aucun trouble
de sensibilité, aucune modification dans la démarche; enfin,
chose essentielle, tous les réflexes : réflexes rotuliens,
achilléens, crémastériens, sont intégralement conservés.

Cette ophtalmoplégie était-elle d'origine *diabétique*? Les
paralysies oculaires des diabétiques, que j'ai étudiées il y a
quelques années[1], peuvent survenir, que le diabète soit
intense ou modéré; parfois même la paralysie d'un nerf
oculo-moteur apparaît tout à coup, alors qu'aucun symptôme ne pouvait faire soupçonner l'existence du diabète;
elle apparaît à titre de signe révélateur. Aussi, règle générale : quand on recherche les causes d'une paralysie oculaire,
il faut toujours penser au diabète sucré. En additionnant les
observations de paralysies des nerfs oculo-moteurs chez les
diabétiques, je suis arrivé à un total de 74 cas qui se répartissent de la façon suivante : 45 cas de paralysie de la
6e paire, qui est de beaucoup la plus fréquente; 17 cas de
paralysie de la 5e paire; 6 cas de paralysie de la 4e paire;
5 cas d'ophtalmoplégie extérieure et un cas d'ophtalmoplégie
progressive avec symptômes bulbaires mortels. On voit donc
qu'en fait de paralysies oculaires le diabète a une importance réelle. Faute d'y penser on commet de graves erreurs
de diagnostic et de pronostic. On attribue à la syphilis ou au
tabes une paralysie de la 6e ou de la 5e paire qui est simple-

---

1. Dieulafoy. *Clinique médicale de l'Hôtel-Dieu*, 1906, 5e volume, huitième leçon.

ment satellite du diabète sucré. Or, en ce qui concerne notre malade, il n'y avait pas lieu d'incriminer le diabète.

Au nombre des causes qui donnent naissance aux paralysies oculaires, la *syphilis* tient le premier rang. Elle a une prédilection pour le moteur oculaire commun. De plus, outre les paralysies parcellaires ou isolées des nerfs de la 5e, de la 4e et de la 6e paire, la syphilis peut, par des mécanismes divers, provoquer des paralysies oculaires associées, qui rentrent, jusqu'à un certain point, dans le cadre de l'ophtalmoplégie. Or, justement, notre homme est syphilitique, cela ne fait aucun doute. Il a eu, il y a six ans, un chancre syphilitique suivi d'accidents secondaires, et, peu de temps avant son ophtalmoplégie, il a été atteint d'une ulcération tertiaire du voile du palais qui a été soignée par M. Lermoyez.

Logiquement, on peut donc supposer que l'ophtalmoplégie de cet homme a une origine syphilitique, mais en quelle région peut-on localiser la lésion qui lui a donné naissance? C'est ce que nous allons examiner.

On a cité des cas d'ophtalmoplégie consécutifs à une ostéo-périostite de la fente sphénoïdale. À travers cette fente passent les trois nerfs moteurs du globe oculaire, et l'on comprend que la lésion de ces nerfs par un ostéosyphilome de l'orbite puisse créer l'ophtalmoplégie. Mais en pareil cas l'ophtalmoplégie est unilatérale. De plus, à travers la fente sphénoïdale passe également un nerf sensitif, la branche ophtalmique du trijumeau, qui, elle aussi, peut être atteinte par l'ostéo-syphilome de la région sphénoïdale[1]. En pareille circonstance, à l'ophtalmoplégie s'associent des troubles sensitifs, tels que l'anesthésie des régions frontale et nasale. Tel n'est pas le cas de notre homme ; il ne présente aucun trouble de sensibilité dans la sphère de la branche ophtalmique, et de plus, son ophtalmoplégie est bilatérale, ce qui est tout différent.

Ne peut-on pas, du moins, mettre cette ophtalmoplégie sur le compte d'une lésion syphilitique de la base de l'encé-

1. Rochon-Duvigneaud. *Archives d'Ophtalmologie*, 1896, p. 746.

phale? La syphilis aime la région basilaire ; elle y engendre
des lésions diverses telles que pachyméningite, anévrysmes
des artères de l'hexagone de Wilis, foyers de ramollissement,
plaques gommeuses et tumeurs gommeuses, variables comme
nombre et comme dimension. J'ai étudié cette question au
chapitre de la méningite syphilitique basilaire. Si le syphilome se développe à la partie postérieure de l'espace interpédonculaire, ou dans les parages de la protubérance et du
bulbe rachidien, et surtout si les foyers gommeux sont multiples, plusieurs nerfs oculo-moteurs peuvent être atteints,
d'un côté ou des deux côtés, et il en résulte des paralysies
oculaires associées qui rentrent jusqu'à un certain point
dans le cadre de l'ophtalmoplégie.

Est-ce le cas de notre malade? Avons-nous des raisons
pour localiser à la base de l'encéphale les lésions qui ont
engendré son ophtalmoplégie? Et, du reste, les ophtalmoplégies assez incomplètes qui ont pour origine des lésions
syphilitiques basilaires sont-elles comparables à l'ophtalmoplégie de cet homme? Non. En analysant les observations
relatives aux lésions syphilitiques de la base de l'encéphale [1]
(lésions constatées à l'autopsie), on voit que les paralysies
oculaires affectent bien rarement le groupement qui mérite
le nom d'ophtalmoplégie. De plus, elles sont presque toujours associées à autre chose : ainsi les membres sont atteints
de paralysie, d'hémiplégie, de contracture, etc., ce qui prouve
que la lésion basilaire qui a engendré les paralysies oculaires
était située de telle sorte qu'elle a également compromis
le faisceau pyramidal dans son trajet à travers le pédoncule,
la protubérance ou le bulbe.

Tout autre est le cas de notre malade. D'abord, il s'agit
chez lui d'une ophtalmoplégie extérieure, intérieure et bilatérale, telle qu'on n'en trouverait pas d'exemple à l'actif des
lésions syphilitiques basilaires. De plus, quand nous avons
examiné cet homme pour la première fois, l'ophtalmoplégie

1. Lamy. Syphilis bulbo-protubérantielle. *Tribune médicale*, 1905,
t. II, p. 575.

persistait depuis neuf mois sans trace d'hémiplégie, sans contracture, sans signe de Babinski, sans le moindre indice qui eût pu faire supposer une lésion du faisceau pyramidal.

Pour ces raisons, j'éliminai l'hypothèse d'une lésion de la base de l'encéphale et j'attribuai l'ophtalmoplégie de notre homme à une lésion des noyaux gris de la protubérance, où se trouve, on le sait, l'origine réelle des nerfs oculo-moteurs. Bref, je portai le diagnostic de *polioencéphalite*. Alors, il nous était facile de suivre l'évolution de l'ophtalmoplégie chez ce jeune homme. L'ophtalmoplégie n'a pas été complète d'emblée ; les amas nucléaires de la 3ᵉ paire qui animent les releveurs des paupières ont été atteints l'un après l'autre, à quelques semaines de distance. Puis les amas nucléaires qui animent la musculature extérieure de l'œil ont été pris à leur tour (3ᵉ et 4ᵉ paires). Quant aux noyaux de la 6ᵉ paire, ils n'ont pas été atteints ; aussi les globes oculaires ont-ils été immobilisés en strabisme externe.

Jusqu'ici, je n'ai étudié que le syndrome ophtalmoplégique. Mais ce n'est là qu'un des côtés de la question, car chez notre homme la polioencéphalite ne s'est pas uniquement cantonnée aux noyaux gris de la protubérance, elle a également envahi plusieurs noyaux du bulbe rachidien ; elle a été *bulbaire* et *protubérantielle*, et il en est résulté un état morbide que nous allons étudier. Avant l'entrée en scène des paralysies oculaires, était apparue une polyurie et une polydipsie fort intenses, ce qui permet de supposer que le noyau bulbaire qui préside à l'urination avait été atteint avant les noyaux protubérantiels qui président aux mouvements des yeux. C'était une polyurie simple, sans glycosurie, ni phosphaturie, ni azoturie.

Vers la même époque était survenue une dysphagie si pénible, que le patient ne se nourrissait que de soupes et de lait. M. Lermoyez découvrit sur le pilier droit du voile du palais une gomme syphilitique ulcérée ; on pratiqua tous les huit jours une injection d'huile grise, les douleurs cédèrent et l'ulcération fut guérie. En même temps survint une céphalée des plus pénibles avec insomnie, anorexie et amaigrissement.

La situation s'aggravait, et le patient, en proie à de cruelles douleurs de tête, fut reçu, au mois de mai 1907, dans le service de M. Caussade. C'est à ce moment qu'apparaît l'*épisode oculaire*. On prescrivit des injections de benzoate d'hydrargyre. Vers la fin du mois de juin, survint un épisode *palato-pharyngé* qui témoignait de l'envahissement des noyaux bulbaires du facial et du glosso-pharyngien. A ce moment, le voile du palais se paralyse, la voix devient nasillarde, et, au moment de la déglutition, des liquides et des parcelles alimentaires remontent dans le nez. De plus, le bol alimentaire chemine mal; il s'arrête en partie dans le pharynx à cause de la paralysie des muscles constricteurs, et y détermine une sensation de strangulation des plus pénibles. Bientôt la dysphagie est telle qu'on est obligé de recourir à la sonde œsophagienne pour alimenter le malade.

Cet état se complique de tendance à la syncope, de vertiges, de vomissements, autant de symptômes qui peuvent faire supposer que le noyau de Deiters est compromis. Le malade ne quitte plus le lit; il est si affaibli qu'il peut à peine redresser la tête; l'alimentation se fait à la sonde, la parésie des sphincters détermine l'incontinence de l'urine et des matières; l'amaigrissement est considérable, le pronostic devient des plus graves. On pratique toutes les semaines une injection de calomel.

Dans le courant du mois d'août, se sentant mieux, le malade quitte l'hôpital. Le 10 novembre, M. Caussade nous l'envoie à l'Hôtel-Dieu, et nous constatons l'ophtalmoplégie; la soif est toujours très vive, les urines atteignent 6 à 7 litres par vingt-quatre heures; la paralysie palato-pharyngée est loin d'avoir disparu, le bol alimentaire traverse péniblement le pharynx, et, par moments, liquides et aliments reviennent par le nez.

En poursuivant l'examen du malade, je constate les signes d'une paralysie glosso-labiée. La langue, tirée hors de la bouche, se dévie très fortement à droite, et sa moitié droite est notablement atrophiée (lésion du noyau de l'hypoglosse). La commissure labiale est déviée à gauche, surtout quand cet homme sourit ou montre les dents; il ne peut souffler une bougie, ni siffler (lésion d'un noyau du facial.)

Enfin, nous constatons une forte atrophie du faisceau supérieur du muscle trapèze droit (lésion du noyau du spinal). L'épaule droite a perdu son relief et sa consistance, elle est aplatie. L'exploration des muscles, faite par M. Lacaille, révèle une diminution des contractions dues aux excitations galvaniques (sans variation de la formule ni secousse torpide). Tel était l'état du malade à son entrée dans notre service; ce n'était pas brillant, et nous n'étions pas autrement rassurés sur l'évolution ultérieure du mal. Pour toutes les raisons que j'ai développées au cours de cette étude, je m'étais arrêté, je le répète, au diagnostic de polioencéphalite bulbo-protubérantielle. Mais il fallait aussi faire un *pronostic*, car la polioencéphalite n'est pas, il s'en faut, exempte de dangers et de complications. Notre malade allait-il, comme tant d'autres, évoluer vers le tabes; était-il sous le coup de nouvelles amyotrophies ou d'atrophie musculaire progressive; n'avait-il pas à redouter un retour offensif et terrible de paralysie glosso-labio-laryngée[1]? Autant de questions que j'ai longuement discutées dans mes leçons cliniques de l'Hôtel-Dieu.

Étiologie. — Traitement. — La polioencéphalite de notre malade est-elle de nature *syphilitique*? Que cet homme soit syphilitique, c'est certain. Il a eu, il y a six ans, un chancre infectant suivi d'accidents secondaires, et plus tard, à l'époque où allait apparaître son ophtalmoplégie, il a eu, au voile du palais, une ulcération syphilitique tertiaire traitée avec succès par M. Lermoyez. De plus, en considérant les résultats vraiment remarquables qui ont été obtenus par la

1. Guinon et Parmentier. De l'ophtalmoplégie externe combinée à la paralysie labio-glosso-laryngée et à l'atrophie musculaire progressive. *Nouvelle Iconographie de la Salpêtrière*, 1890 et 1891. — Sauvineau. Pathogénie et diagnostic des ophtalmoplégies. *Thèse de Paris*, 1892.

médication antisyphilitique, on arrive à la conviction qu'il s'agissait bien ici d'une lésion syphilitique.

En effet, pour qui veut bien se rappeler la marche habituelle et pour ainsi dire fatale de la banale paralysie glosso-labio-laryngée, telle qu'on la décrit dans les ouvrages classiques, il y a lieu d'être un peu surpris qu'à un moment donné la lésion bulbo-protubérantielle de notre homme se soit arrêtée et ait rétrocédé d'une façon aussi saisissante, et il paraît logique de mettre ce beau résultat sur le compte du traitement.

Il est vrai, qu'au début, le traitement mercuriel n'eut aucun succès. On pratiqua à diverses reprises des injections d'huile grise, des injections de calomel et de benzoate de mercure, et, malgré cette médication, le mal continua son évolution progressive. Néanmoins, la médication mercurielle fut continuée par M. Caussade. On pratiqua de nouvelles injections de calomel, et, vers la fin de juillet, on put constater l'amélioration de quelques symptômes : la céphalée diminuait, la dysphagie était moindre, les vomissements étaient moins fréquents et les forces revenaient peu à peu. Bientôt le malade put abandonner son lit, et, le 25 août, il demanda à quitter l'hôpital. Pendant les mois de septembre et octobre, on fit vingt frictions mercurielles; le poids monta de 42 kilogrammes à 56 kilogrammes; mais l'amélioration du syndrome bulbo-protubérantiel ne suivit pas, il s'en faut, la même progression.

Quand le malade nous arriva à l'Hôtel-Dieu, en novembre 1907, la situation était médiocre et la plupart des symptômes subsistaient encore ou étaient peu atténués. La blépharoptose et l'ophtalmoplégie persistaient sans aucune modification, la soif était toujours très vive et les urines atteignaient 5 à 6 litres par vingt-quatre heures; la céphalée reparaissait par instants, la paralysie palatopharyngée était loin d'avoir disparu, les boissons revenaient fréquemment par le nez, les aliments ne pouvaient être avalés qu'au prix de grandes précautions; ils cheminaient mal dans le pharynx et ils provoquaient une sensation de constriction des plus pénibles. La langue était atrophiée et fortement déviée à droite, la commissure labiale gauche était attirée en dehors, le faisceau supérieur du muscle trapèze était atrophié ; bref, rien ne permettait encore d'espérer la guérison de la polioencéphalite et rien ne nous autorisait à n'avoir pas la crainte d'un retour offensif.

Convaincu de la nature syphilitique de la lésion, je fis pratiquer, avec de courtes interruptions, quarante-sept injections de 1 centigramme et demi à 2 centigrammes de biiodure d'hydrargyre. Bientôt, nous eûmes la satisfaction de constater une amélioration réelle. Dans les premiers jours de décembre, l'ophtalmoplégie, jusque-là si tenace, commença à céder, et les yeux, qui depuis dix mois étaient comme figés dans l'orbite, ébauchaient maintenant quelques mouvements. Les paupières commençaient à se relever. La céphalée avait disparu. La déglutition devenait plus facile. La soif était moins vive et la quantité des urines était descendue à 4 litres par vingt-quatre heures.

Dans le courant de janvier 1908, quand je présentai le malade à l'amphithéâtre, lors de mes leçons sur ce cas de polioencéphalite, l'amélioration était étonnante, et ceux de nos auditeurs qui n'avaient pas revu cet homme depuis quelques semaines éprouvaient l'agréable surprise que nous réserve parfois le traitement mercuriel. La paralysie du voile du palais et du pharynx avait disparu, la voix n'était plus nasonnée, la déglutition était normale, le malade pouvait souffler et siffler facilement, car les lèvres n'étaient plus paralysées, la langue n'était plus déviée ; les paupières se relevaient presque complètement et l'ophtalmoplégie avait diminué dans de fortes proportions.

A la date du 11 novembre 1908, nous revoyons le malade et l'on peut dire que sa polioencéphalite syphilitique est guérie, ou peu s'en faut. Chose tout à fait remarquable, *les atrophies musculaires ont complètement disparu.* Il n'y a plus ni hémiatrophie linguale, ni atrophie de la portion supérieure du trapèze. La partie de l'épaule droite, qui était aplatie et comme décharnée, a trouvé sa forme et son

relief ; la contractilité musculaire est égale des deux
côtés. La disparition des atrophies musculaires a été pour
moi un agréable sujet d'étonnement.

Notre cas de polioencéphalite syphilitique guérie par le
traitement spécifique n'est pas unique. M. Achard a publié
l'observation d'une femme qui avait une syphilis viscérale
(foie et reins) et une ophtalmoplégie externe, partielle, bilatérale et symétrique[1]. La paralysie avait atteint des deux
côtés le releveur de la paupière supérieure, le droit interne
et, à des degrés moindres, les droits supérieur et inférieur,
les petit et grand obliques. M. Achard fit le diagnostic de
polioencéphalite protubérantielle syphilitique et il institua le traitement mercuriel sous forme d'injections intra-
veineuses de cyanure de mercure à la dose de 1 centi
gramme.

Voici quels furent les résultats du traitement : « L'amélioration s'est promptement dessinée, le ptosis a diminué et les
mouvements des globes oculaires ont gagné en étendue. Cet
effet rapide du traitement ne peut laisser subsister aucun
doute sur l'origine syphilitique des accidents. Après une
interruption de quinze jours, on a pratiqué onze nouvelles
piqûres, et l'iodure a été donné à la dose quotidienne de
2 grammes. Le ptosis a disparu complètement, les globes
oculaires ont retrouvé leurs mouvements et, quand la malade
a quitté l'hôpital, il ne restait plus qu'un peu de paresse de
l'adduction. »

La conclusion de tout ceci, *c'est qu'il y a une polioencéphalite syphilitique*. Cette polioencéphalite peut se traduire
par de l'ophtalmoplégie et par des symptômes bulbaires.
Les symptômes bulbaires et l'ophtalmoplégie peuvent être
associés ou isolés, mais du moment qu'on a de bonnes
raisons pour supposer que la polioencéphalite a une origine
syphilitique, il faut instituer le traitement spécifique, et si
elle est vraiment de nature syphilitique, on peut espérer
un succès thérapeutique à la condition que le traitement soit

1. Achard. Le *Bulletin médical*, 11 avril 1909.

appliqué à temps et soit suffisamment intense et prolongé.

Nous ne savons pas encore ce que nous réserve le traitement de la syphilis par le médicament 606 préconisé par
Ehrlich; on en retrouvera la description au *memento thérapeutique* annexé au 4ᵉ volume de ce manuel, mais pour le
moment nous possédons une médication puissante, c'est la
médication mercurielle.

J'ai la conviction que sans le traitement mercuriel la
polioencéphalite de notre homme se fut terminée par la
mort. Peut-être la pathogénie de certaines polioencéphalites est-elle sujette à revision, la syphilis acquise et héréditaire n'étant pas toujours facile à dépister. Peut-être la
paralysie glosso-labio-laryngée, maladie progressive ou mortelle, est-elle parfois de nature syphilitique et accessible,
elle aussi, au traitement spécifique.

§ 4. POLIOENCÉPHALITES AIGUËS ET SUBAIGUËS

L'étude que je viens de faire dans les chapitres précédents, au sujet de la paralysie glosso-labio-laryngée et de
l'ophthalmoplégie nucléaire, s'adresse à la forme *chronique*
des polioencéphalites. Mais il y a également des polioencéphalites à marche *aiguë*, habituellement mortelles en
quelques jours, et des polioencéphalites subaiguës plus
souvent curables. Ce sont ces formes aiguës et subaiguës
que nous allons étudier dans ce chapitre.

La forme *aiguë* de la polioencéphalite éclate généralement sans cause bien déterminée; la forme subaiguë est
tributaire d'agents toxi-infectieux (diphtérie, fièvre typhoïde, scarlatine, grippe, rougeole, pneumonie) ou de
substances toxiques (alcool, nicotine, plomb, oxyde de car-

bonc, aliments avariés). Dans ces cas, la lésion des noyaux est associée à la lésion des nerfs (névrites) et l'importance relative de ces deux facteurs est encore mal déterminée.

En décrivant la paralysie glosso-labio-laryngée, j'ai déjà décrit les formes *aiguës*, foudroyantes, de cette polioencéphalite inférieure, bulbaire, je n'ai donc pas à y revenir ici. Reste à décrire la forme aiguë de la polioencéphalite supérieure, protubérantielle.

Cette polioencéphalite supérieure aiguë rentre en partie dans la catégorie des lésions hémorrhagiques; hémorrhagies des parois de l'aqueduc de Sylvius et du troisième ventricule; aussi Wernike, qui en 1883 en avait observé trois cas, a-t-il dénommé cette lésion polioencéphalite supérieure hémorrhagique. Depuis cette époque, bien d'autres observations ont été publiées (Thomsen, Kahler, Kojewnikoff). Les symptômes de cette affection se traduisent par l'ophthalmoplégie aiguë, bien autrement grave que la forme chronique. La paralysie frappe rapidement les muscles extérieurs de l'œil, avec ou sans participation de la musculature intrinsèque. Souvent elle est accompagnée de paralysies bulbaires, terribles complications qui, en peu de temps, emportent le malade. Souvent aussi, surviennent des phénomènes cérébraux graves, vertiges, céphalalgie intense, vomissements, avec tendance invincible au sommeil. Cet état n'a d'ailleurs rien de commun avec le coma. Il rappelle cette étrange maladie qu'on a décrite sous le nom de *maladie du sommeil*. Le malade est apathique, indifférent à toute excitation et cloué sur son lit par une faiblesse extrême, mais sans paralysie des membres. La mort ne se fait guère attendre. Les malades sont plongés dans le collapsus et succombent en six à vingt jours.

Quelles sont les lésions de cette forme aiguë? s'agit-il d'un processus, différent par son mode d'évolution, mais analogue par sa distribution systématiquement nucléaire, au processus de la forme chronique? C'est la théorie qu'ont adoptée Wernike, Thomsen, Kojewnikoff, et avec eux l'école

de Charcot. L'ophthalmoplégie *aiguë* serait la reproduction
de la paralysie bulbaire aiguë et de la paralysie spinale intérieure aiguë. Mais il n'est pas démontré que cette opinion
soit exacte. Il résulte, en effet, des autopsies publiées par
Thomsen, par Kojewnikoff, par Wernike, lui-même, que la
lésion ne siégeait pas dans les noyaux protubérantiels, ou
ne les occupait qu'accessoirement. La lésion, sous forme
d'hémorrhagies microscopiques, portait uniquement sur la
substance grise, cavitaire, sous-épendymaire, qui forme les
parois du troisième ventricule de l'aqueduc de Sylvius et du
quatrième ventricule et amputait les noyaux. L'ophthalmoplégie aiguë, dans sa forme grave, décrite par Wernike,
sous le nom de poliencéphalite hémorrhagique, n'aurait
donc pas une origine nucléaire; elle appartiendrait au
groupe, encore mal connu, des ophthalmoplégies sus-nucléaires. Elle paraît être parfois associée à l'alcoolisme.

§ 5. LÉSIONS DIVERSES DE LA PROTUBÉRANCE ANNULAIRE SYNDROME DE WEBER — SYNDROME DE BONNIER

Bon nombre de lésions de la protubérance prennent naissance en dehors d'elle (exostose de la base du crâne, anévrysme de l'artère basilaire [1]) ou se développent dans son
propre tissu (tubercules, gommes syphilitiques, hémorrhagie, ramollissement). Les tubercules acquièrent la dimension d'un pois ou d'une noisette, ce qui s'explique par
l'agglomération de tubercules primitifs. Les hémorrhagies
se développent dans les mêmes conditions que les hémorrhagies cérébrales [2]. La sclérose est généralement liée à la
sclérose en plaques ou à une sclérose fasciculée descendante.

Description. — Suivant que la lésion est soudaine (hé

1. Gouguenheim. *Des tum. anévrysm. de la base du cerv.* Th. de Paris,
1866.
2. Larcher. *Pathologie de la protubérance annulaire.* Paris, 1868.

morrhagie[1], embolie) ou lente dans son évolution (tumeurs), les symptômes sont brusques ou graduellement croissants. Certains de ces symptômes, céphalalgie, apoplexie, convulsions, sont communs aux lésions protubérantielles et aux lésions cérébrales proprement dites, mais il en est d'autres qui sont plus particulièrement spéciaux aux lésions de la protubérance, et qui offrent les caractères suivants :

1° *Paralysies souvent alternes.* 2° *Troubles de sensibilité fréquents.*

On appelle paralysie alterne ou croisée[2] celle qui frappe d'un côté les membres et de l'autre la face. Ainsi, pour prendre un exemple, le bras et la jambe sont paralysés du côté gauche, tandis que la paralysie atteint, du côté droit, la face (hémiplégie faciale), le muscle moteur oculaire externe (strabisme convergent) ou la portion sensitive du nerf trijumeau (hémianesthésie faciale).

Syndrome de Weber. — Une paralysie alterne des plus remarquables est celle qui porte le nom de *syndrome de Weber.* Ce syndrome, dû à une lésion de la partie inférieure et interne du pédoncule cérébral, est constitué par une paralysie de l'oculo-moteur commun d'un côté (côté de la lésion) et par une paralysie des membres, du facial, et de l'hypoglosse du côté opposé (paralysie croisée côté opposé à la lésion). Cliniquement, l'hémorrhagie pédonculaire se comporte comme une hémorrhagie cérébrale. Quant à la paralysie du moteur oculaire commun, elle est partielle ou totale : partielle, elle respecte la musculature intérieure de l'œil. Les différentes variétés des paralysies partielles de l'œil tiennent à la disposition en éventail des fibres radiculaires du nerf à l'intérieur des pédoncules. La paralysie n'est totale que lorsque la lésion est très étendue, ou lorsqu'elle atteint le tronc du moteur oculaire commun, près de son émergence du pédoncule, alors qu'il a déjà reçu les filets nerveux destinés à la musculature intérieure de l'œil.

Dans ces paralysies *alternes*, la paralysie des membres est

1. Joffroy. Hémorrhagies de la protub. *Arch. de physiol.*, avril 1886.
2. Gubler. Paralysies alternes. *Gaz hebdom.*, 1856 et 1859.

opposée à la lésion, tandis que les paralysies de la face sont directes, c'est-à-dire du même côté que la lésion. Ce fait est facile à interpréter : toute lésion qui siège au-dessus du collet du bulbe rachidien donne lieu à une hémiplégie croisée, puisque les faisceaux conducteurs de la motricité pour les membres s'entre-croisent dans la région bulbaire, tandis que la lésion des nerfs émanés de la protubérance ou du bulbe donne lieu à une paralysie directe.

Pour qu'il y ait paralysie alterne, il faut donc que la lésion intéresse à la fois les tractus moteurs des membres (ils sont situés à la partie antérieure de la protubérance) et les noyaux des nerfs facial (noyaux supérieurs), moteur oculaire externe et auditif (situés à sa partie postérieure). Et pour peu que la tumeur de la protubérance empiète en arrière sur la région du bulbe, elle y rencontre les noyaux qui ont été décrits à la paralysie glosso-labio-laryngée, et elle provoque les symptômes dus à la lésion de ces nerfs. Une plaque de sclérose unissant les centres bulbaire et pédonculaire pourrait déterminer une variété de paralysie alterne avec syndrome de Weber (paralysie de l'oculo-moteur droit, et hémiplégie gauche) auquel se superposerait une kératite neuroparalytique droite avec anesthésie droite du trijumeau[1].

Les *troubles de sensibilité* sont assez fréquents dans les lésions de la protubérance. On peut observer une *hémianesthésie* à forme spéciale due à la lésion du faisceau postérieur de la protubérance, faisceau qui est destiné à la transmission des impressions sensibles, l'hémianesthésie des membres est *croisée* comme l'hémiplégie; l'hémianesthésie de la face, du goût et de l'ouïe est directe; la conservation de la vue et de l'odorat permet de différencier l'hémianesthésie protubérantielle de l'hémianesthésie d'origine cérébrale. Dans un cas d'*hémianesthésie alterne* d'origine embolique chez une cardiaque, Raymond[2] a pu localiser exactement la lésion : le foyer siégeait dans la protubérance au point où le ruban

1. Marie et Crouzon. *Soc. de neurologie*, avril 1903.
2. Raymond. *Clin. des mal. du syst. nerv.*, 1897, p. 639.

de Reil avoisine les fibres irradiantes du trijumeau sensitif.

Syndrome de Bonnier. — P. Bonnier a décrit récemment un nouveau syndrome bulbo-protubérantiel qui est la réaction propre du *noyau de Deiters*[1], avec symptômes satellites dus à des irradiations intermédiaires. Ce noyau, assez vaste et profondément engagé dans toute la hauteur du bulbe, est un des centres les plus importants de la racine vestibulaire du nerf labyrinthique ; outre sa situation dans l'intimité des fibres et des noyaux qui s'étagent de la protubérance à la moelle, il est directement en rapport anatomique et fonctionnel avec les systèmes nucléaires des centres auditifs, du trijumeau, des centres oculomoteurs, du glosso-pharyngien, du pneumogastrique, et des centres généraux vasomoteurs et respiratoires voisins ; également, il est en rapport immédiat avec le cervelet et avec la circonvolution pariétale ascendante. Le symptôme cardinal est le *vertige*, l'étourdissement, avec *dérobement* partiel ou total, de l'appareil de sustentation (perte du tonus labyrinthal, cérébelleux). Les symptômes satellites sont : 1° *troubles oculomoteurs* variables, comme intensité et comme durée, myosis, mydriase, nystagmus, troubles de l'accommodation, diplopie, triplopie binoculaire et uni-oculaire, etc. ; 2° *phénomènes douloureux* dans le domaine du trijumeau supérieur, névralgie orbitaire, temporale, tympanique, ou au vertex, etc. ; 3° *troubles auditifs*, surdité, bourdonnements paroxystiques ; 4° phénomènes *nauséeux*, soif, faim ou anorexie paroxystiques ; 5° troubles *pneumogastriques*, anxiété, oppression, tachycardie ou bradycardie, ou au contraire sensation d'alacrité respiratoire ; 6° troubles *sécrétoires, circulatoires, thermiques*.

Certains troubles restent unilatéraux, mais les phénomènes oculomoteurs peuvent être croisés. Le syndrome de Bonnier peut être le premier indice d'une affection bulbo-protubérantielle ; il peut coexister avec l'albuminurie, la glycosurie, la migraine, le tabes.

1. P. Bonnier. *Soc. de biologie*, 27 déc. 1902 et 14 mars 1903, et *Presse médicale*, 18 fév. et 2 sept. 1903.

J'ai eu dans mon service une femme qui était atteinte de glycosurie, de diplopie passagère et de la presque totalité du syndrome que je viens de décrire. J'émis l'opinion que cette femme devait avoir une lésion du noyau de Deiters.

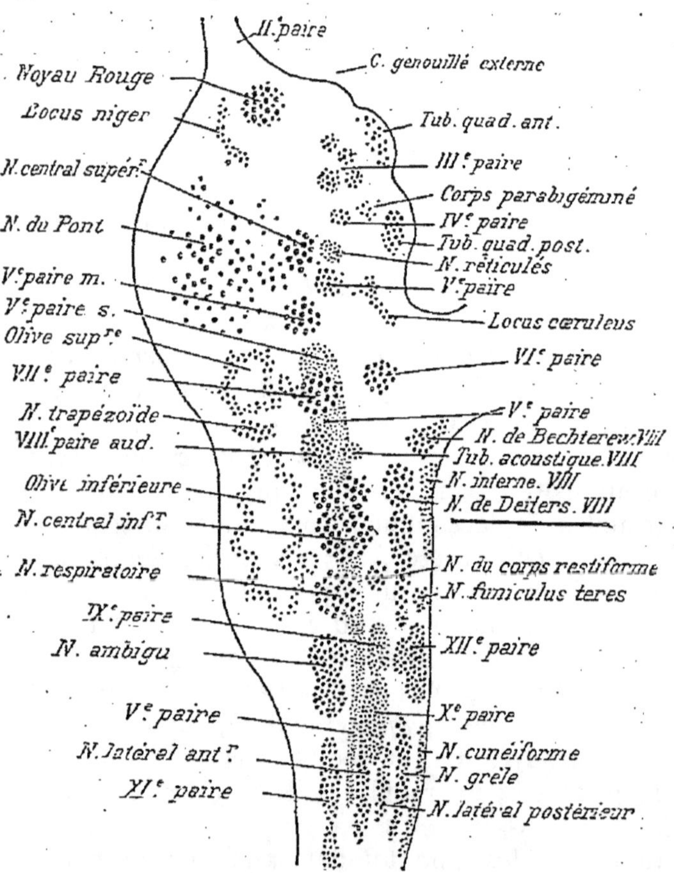

Elle succomba subitement, et à l'autopsie nous trouvâmes en effet des foyers de ramollissement du noyau de Deiters et de l'endartérite oblitérante.

La planche ci-dessus, due à Bonnier, représente les centres bulbo-protubérantiels; elle fait comprendre les rapports du noyau de Deiters et le syndrome décrit par Bonnier.

CHAPITRE III

MALADIES DU CERVELET

§ 1. ABCÈS DU CERVELET — TUMEURS DU CERVELET SYPHILIS DU CERVELET

Je vais surtout étudier dans ce chapitre les abcès du cervelet et, à ce sujet, je mettrai à profit la communication que j'ai faite à l'Académie de médecine[1]. Les autres lésions du cervelet, tumeurs, hémorrhagie, syphilis, trouveront leur place lors de la discussion du diagnostic[2]. L'observation suivante résume la question.

Fait clinique. — Le 7 mai, entrait dans mon service un homme atteint de céphalée violente et de vertiges. A ce moment se place un épisode important à signaler. Pendant que cet homme montait l'escalier qui conduit dans nos salles, il est pris d'un vertige avec ictus subit, comparable à l'ictus épileptique ou à l'ictus laryngé tabétique ; il tombe, le corps violemment projeté à gauche, et, dans sa chute, c'est le côté gauche de la tête qui reçoit le choc, Aussi, dès le lendemain, une vaste ecchymose entourait l'œil gauche, envahissait les paupières, la région sus-orbitaire, et gagnait l'œil droit. Les parties ecchymosées étaient bleuâtres, tuméfiées, et le globe oculaire gauche disparaissait sous la paupière boursouflée. Le malade était fort déprimé, non pas du fait de sa chute, mais du fait de son état antérieur. Bien que ses réponses fussent lentes et pénibles, il put néanmoins nous donner quelques détails précis concernant sa maladie. Il vient à l'hôpital, nous dit-il, parce qu'il a

1. Dieulafoy. *Les abcès du cervelet.* Communication à l'Académie de médecine, séance du 19 juin 1900.

2. Touche. Ramollissement et hémorrhagie du **cervelet** de la protubérance et du prédoncule cérébral. *Arch. de médecine*, juillet 1900.

depuis une douzaine de jours de violentes *douleurs* à la région occipitale, au cou, au front, au sommet du crâne. L'accalmie n'est jamais complète, la souffrance dure jour et nuit; en outre, à l'occasion de mouvements, ou même sans cause appréciable, surviennent des douleurs à crier, comparables à des coups de couteau. Par la pression et par la percussion, on constate que la région occipitale est le siège dominant de la douleur. Cette douleur n'est point superficielle à la façon d'une névralgie, elle n'a pas les caractères d'une ostéo-périostite syphilitique : c'est une céphalée profonde avec irradiations et paroxysmes.

Peu de temps après la céphalée, était survenu un autre symptôme, *le vertige*. La sensation vertigineuse se produisait plusieurs fois par jour. Tantôt les objets paraissaient tourner en divers sens, tantôt le malade semblait entraîné dans des mouvements oscillatoires à droite et à gauche. Ces vertiges étaient exagérés par la station debout ou par la marche; ils diminuaient dans la position assise et disparaissaient au lit dans l'immobilité. En même temps que les vertiges, était survenue une *titubation*, une perte d'équilibre, qui donnait à la marche, non pas les apparences de l'incoordination tabétique, mais l'aspect de la démarche ébrieuse. Cet homme allait titubant, « dodelinant », comme dit Rabelais, frôlant et coudoyant les murs, si bien qu'en le voyant passer, on ne manquait pas de l'apostropher comme un homme ivre. Il avait soin de marcher les jambes écartées, s'arrêtant par instants pour prendre un point d'appui.

Un ictus subit survint le 3 mai, le malade fut projeté à droite; un nouvel ictus subit avec chute à gauche se produisit lors de l'entrée à l'Hôtel-Dieu, ainsi que je l'ai dit il y a un instant. Depuis trois jours ont apparu des *vomissements* faciles, spontanés, sans effort, se faisant par simple régurgitation. Les causes les plus banales, un changement de position, se lever, s'asseoir, rappellent les vomissements, qui sont, suivant le cas, alimentaires ou liquides. Rien à noter du côté des membres; les mouvements sont libres, quoique ralentis; on dirait de l'asthénie musculaire; pas de paralysie, pas de contracture, pas de tremblements, pas d'accès épileptiformes, pas d'anesthésie. La face et les organes des sens ne sont pas atteints pour le moment. L'ouïe et l'odorat sont normaux; on ne constate ni paralysie faciale ni paralysie oculaire; pas de nystagmus. La pupille réagit bien à la lumière et à l'accommodation; il n'y a ni myosis ni mydriase.

La parole est normale, quoique lente; elle n'est ni bégayante ni scandée. La respiration et la déglutition ne sont en rien altérées. L'intelligence est intacte; toutefois il faut insister pour obtenir quelques réponses; le malade est somnolent et immobile dans le décubitus dorsal. La fonction urinaire est normale, les urines ne contiennent ni albumine ni sucre. Le pouls, qui était ralenti à l'entrée du malade, est monté en quelques jours de 56 pulsations à 108. La température, qui était de 37°,6, ne s'est pas élevée au-dessus de 58°.

En résumé, cet homme, malade depuis une douzaine de jours, avait été pris d'abord de céphalée violente à prédominance occipitale, bientôt suivie de grands vertiges, de perte d'équilibre, de titubation à forme ébrieuse, de chutes avec ictus subit et de vomissements répétés. C'était presque au complet le *syndrome cérébelleux*. Aussi je n'hésitai pas à porter le diagnostic de lésion du cervelet. Le vertige de Ménière, le syndrome auriculaire ou labyrinthique, les méningites, les tumeurs du cerveau et du mésocéphale furent successivement éliminés pour des raisons que nous discuterons plus loin. Il n'y avait pas lieu de s'arrêter à l'idée d'une méningite cérébro-spinale : le signe de Kernig était absent et la ponction lombaire resta muette. Il était donc logique d'admettre l'existence d'une lésion du cervelet; restait à savoir quelle était cette lésion. En pareille circonstance, il faut songer avant tout aux abcès du cervelet, abcès qui ne sont pas rares à la suite d'otites aiguës et chroniques. Nous avons interrogé notre homme à ce sujet, nous lui avons demandé *avec insistance*, et à plusieurs reprises, s'il n'avait eu antérieurement ni douleurs d'oreille ni écoulement purulent; il a formellement nié l'otite. Du reste, dans notre examen, nous avons constaté que l'ouïe était normale; la pression des régions mastoïdiennes ne déterminait aucune douleur; nos investigations du côté de l'oreille étaient infructueuses et le malade était sans fièvre. Il fallait donc songer à autre chose.

Ici nous entrions dans le domaine des hypothèses et la nature de la lésion cérébelleuse était fort difficile à préciser. Était-ce une hémorrhagie du cervelet? Non, car les symptômes cérébelleux n'avaient été ni subits ni simultanés; ils avaient été successifs, progressifs, et avaient mis une douzaine de jours à atteindre leur maximum. Était-ce une tuberculose (gros tubercule des centres nerveux) ayant évolué jusque-là à l'état latent? Ce n'était pas impossible, bien que le malade ne fût pas tuberculeux. Était-ce une tumeur parasitaire? Pourquoi pas. Était-ce un gliome, un gliosarcome? Ce n'était pas probable, l'évolution de ces tumeurs étant beaucoup plus lente et l'apparition des symptômes beaucoup plus espacée. Était-ce une lésion syphilitique du cervelet, lésion gommeuse ou artérite oblitérante? Ce malade niait la syphilis et n'en portait d'ailleurs aucun stigmate. Toutefois, comme, en fait de syphilis, tout est possible, je fis pratiquer tous les jours une injection de 6 milligrammes de biiodure d'hydrargyre.

Les jours suivants, 8, 9 et 10 mai, la situation va en s'aggravant; la torpeur s'accentue; le malade est couché sur le dos, dans une immobilité absolue; les nuits sont agitées, et légèrement délirantes; chose importante, la commissure labiale gauche est légèrement paralysée. Le traitement médical étant impuissant, le traitement spécifique ne donnant aucune lueur d'amélioration, je pensai au traitement chirurgical, et je fis prévenir Marion, chef de clinique de Duplay.

Toutefois, le vendredi matin 11 mai, étant donné ce cas difficile, je prie mon collègue Brissaud de me donner son opinion. Brissaud n'hésite pas un instant à admettre le diagnostic de lésion du cervelet. Outre le syndrome cérébelleux dont j'ai parlé plus haut, nous constatons des symptômes oculaires qui n'existaient pas à l'entrée du malade, du nystagmus et une parésie du nerf moteur oculaire externe gauche. La parésie de la commissure labiale gauche qui date de l'avant-veille s'est accentuée. L'examen des yeux, pratiqué par Péchin, dénote à droite des hémorrhagies rétiniennes, et à gauche une névrite optique. Les réflexes rotuliens sont abolis. Le malade, plongé dans le coma vigil, ne répond que très péniblement; tout fait présager une issue funeste, aussi, sommes-nous d'avis, Brissaud et moi, que l'intervention chirurgicale est la seule chance de salut.

L'opération est donc décidée pour le lendemain matin samedi. Mais, alors, Marion nous pose une question qui pour lui, opérateur, est de première importance. De quel côté du cervelet s'est développée la lésion; est-ce à droite ou à gauche? A cette question il faut répondre. Mais sur quoi baser ce diagnostic de localisation? La céphalée, les vertiges, la titubation, la démarche ébrieuse, les vomissements, le nystagmus, sont des symptômes *communs* aux lésions cérébelleuses des deux lobes et du vermis; ils ne peuvent donc pas servir à localiser la lésion à droite ou à gauche; l'état des yeux (névrite et hémorrhagies rétiniennes) ne nous est ici d'aucun secours, puisque les deux yeux sont atteints; l'ictus et la chute du malade du côté gauche est sans valeur, puisque, quelques jours avant, un ictus analogue l'avait précipité du côté droit. Deux signes, bien légers en apparence, vont nous aider à ce diagnostic de localisation; c'est la parésie du nerf moteur oculaire externe gauche et du nerf facial gauche. Outre la parésie de la commissure labiale gauche qui date de trois jours, Brissaud est frappé de la flaccidité de la joue gauche. C'est donc dans le lobe gauche du cervelet que doit être la lésion, c'est à gauche que doit porter l'intervention chirurgicale.

Le malade est anesthésié par l'éther. Marion porte trois couronnes de trépan sur la fosse cérébelleuse gauche, deux en bas, une en haut, représentant les angles d'un triangle isocèle. A ce moment, la respiration s'arrête; le cœur bat

encore, mais bientôt les battements faiblissent et s'arrêtent
à leur tour. Pendant dix minutes, tous les moyens sont mis
en usage pour rappeler la respiration ; les tractions ryth-
mées de la langue (Laborde), restent ici sans résultat. Plusieurs personnes, croyant le malade mort, quittent la salle
d'opération. Marion, dans l'espoir d'obtenir une décompression intra-crânienne, fait sauter la table osseuse, incise
la dure-mère et met à nu le cervelet. Les battements du
pouls sont par moments perceptibles; le malade n'est donc
pas complètement mort, mais sa respiration est nulle; voilà
bien vingt minutes que cet homme ne respire plus.

A l'ouverture du crâne, on ne voit de lésion nulle part,
les méninges sont normales, le cervelet paraît sain. Marion
l'explore en tous sens et, pendant cette exploration, son
doigt heurte la face postérieure du bulbe rachidien. Aussitôt, à la surprise des assistants, le malade pousse une
inspiration longue et bruyante. Le doigt étant retiré, la
respiration s'arrête instantanément. De nouveau, le doigt
étant replacé à la face postérieure du bulbe, les inspirations
reparaissent et se succèdent; elles cessent d'une façon
absolue dès que la compression bulbaire est suspendue. La
même expérience est renouvelée plusieurs fois de suite,
avec la même netteté, en fin de compte la respiration se
rétablit définitivement, c'est une résurrection.

On fait le pansement et on transporte cet homme dans
son lit. Dans la journée, sa situation est à peu près ce
qu'elle était avant l'opération; il répond péniblement; la
respiration est normale, le pouls est à 120. Le lendemain
de l'opération, dimanche, sa femme vient le voir; on la fait
causer, et elle raconte que son mari, un mois avant de
tomber malade, s'était plaint de douleurs à l'oreille gauche,
douleurs suivies d'un écoulement qui avait taché le linge
pendant deux ou trois jours. Notre homme avait donc eu
une otite. C'est en vain que nous l'avions interrogé à plusieurs reprises, et avec insistance, sur l'existence d'une otite
(l'otite étant la cause habituelle des abcès du cervelet), ses
réponses avaient toujours été négatives et ce précieux ren-

seignement nous avait fait défaut. Cette otite n'avait été ni
forte ni tenace, puisque le malade en avait perdu le souvenir et la niait formellement; néanmoins les indications
données par sa femme étaient précieuses et, dès lors, il
devenait évident que la lésion cérébelleuse gauche, mise
en évidence par le syndrome cérébelleux, n'était autre qu'un
abcès consécutif à une otite survenue quelques semaines
auparavant. Aussi, quoique la situation du malade eût
empiré, on pratiqua plusieurs ponctions du cervelet avec
l'espoir de rencontrer la collection purulente. Il n'en fut
rien et le malade succomba dans la journée.

Ce résultat final me laissait inquiet; je me demandais si
le diagnostic n'avait pas été entaché d'erreur; la lésion
cérébelleuse était-elle bien du côté gauche et avions-nous
bien renseigné le chirurgien en désignant à son action le
lobe gauche du cervelet? L'autopsie vint lever ces scrupules;
elle démontra que le diagnostic topographique, tel que nous
l'avions formulé avec Brissaud, ne laissait rien à désirer.

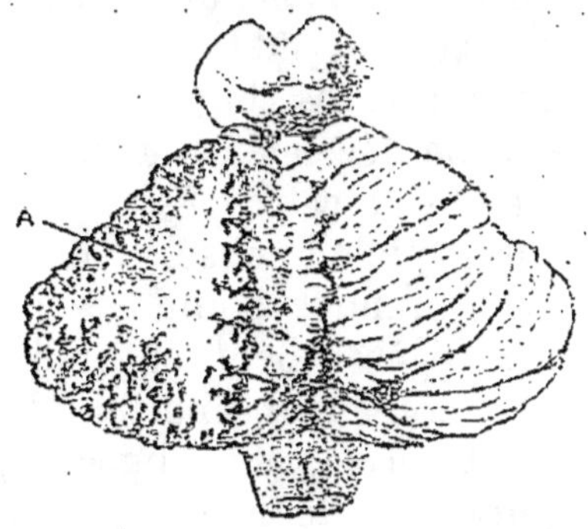

a, abcès antéro-externe du lobe gauche du cervelet situé dans le segment
antérieur, à la partie supérieure et externe de la substance blanche.

Il s'agissait, en effet, d'une lésion du lobe gauche du cervelet, et cette lésion était un abcès. L'abcès, un peu
allongé, avait la dimension d'une grosse noisette; il siégeait
à la région antérieure du lobe (ce qui est le lieu le plus
habituel), il s'était développé dans la substance blanche,

non pas au centre, mais entre le noyau denté et la substance grise corticale; un peu en haut et en dehors; il rentrait dans le groupe des abcès cérébelleux antéro-externes, ainsi qu'on peut le voir sur la planche ci-dessus. Les ponctions étaient passées tout près de l'abcès sans l'atteindre.

Cet abcès, de formation récente, non enkysté, contenait 2 grammes de pus crémeux et verdâtre. Le pneumocoque en était le seul agent pathogène; encore même, ce pneumocoque, très peu abondant, avait-il perdu sa virulence; car l'ensemencement resta stérile, et l'inoculation à la souris ne provoqua pas la mort.

A part l'abcès cérébelleux, on ne constatait nulle part ailleurs la moindre lésion. Le reste du cervelet, l'encéphale, le mésocéphale étaient sains; il n'y avait pas trace de méningite; les sinus étaient indemnes; le rocher était normal. L'abcès cérébelleux ne pouvait donc pas être expliqué par la continuité ou la contiguité des lésions, il s'agissait, au vrai sens du mot, « d'un abcès à distance » comparable aux abcès à distance de l'appendicite et sans connexion apparente avec le foyer originel. L'otite, cause première des accidents, avait guéri; les coupes de l'oreille moyenne et de l'oreille interne ne décelaient aucune lésion.

Telle est l'observation de cet abcès du cervelet; peut-être pourrons-nous en tirer quelque enseignement.

Pathogénie. — Un premier point est à préciser : c'est qu'une *otite*, même légère, peut engendrer en quelques semaines un abcès cérébelleux mortel, de même qu'une appendicite, même légère, peut engendrer en quelques semaines les suppurations du foie et de la plèvre, le foie appendiculaire[1] et la pleurésie appendiculaire[2]. Chez notre malade l'otite n'avait duré que quelques jours; si peu intense, qu'au milieu des souffrances du syndrome cérébelleux, elle n'avait pas laissé de souvenir et cependant elle n'en avait pas moins lancé à distance l'abcès cérébelleux.

1. Dieulafoy. *Clinique médicale de l'Hôtel-Dieu*, t. II, p. 167.
2. Dieulafoy. Communication à l'Académie de médecine, 10 avril 1900.

Les otites sont considérées, à juste titre, comme la cause la plus habituelle des abcès cérébelleux. Quelle que soit la cause de l'otite (angines, coryza, rougeole, grippe, pneumonie, etc.), quel qu'en soit l'agent pathogène[1] (pneumocoque, streptocoque, staphylocoque, etc.), quelles qu'en soient la durée et l'évolution, que l'otite soit aiguë, chronique, à répétition, peu importe; du moment que la caisse est infectée, toutes les complications intra-crâniennes, l'abcès du cervelet comme l'abcès du cerveau deviennent possibles. Dans quelques cas, comme chez notre malade, il s'agit d'otite récente et, quelques semaines plus tard, l'abcès cérébelleux est constitué. Dans d'autres circonstances, l'infection cérébelleuse survient chez des gens qui étaient atteints d'otite chronique depuis un grand nombre d'années. Chez un malade de Chatelier[2], atteint d'abcès cérébelleux à l'âge de vingt-six ans, la suppuration otitique remontait à l'enfance. Chez un malade de Netter et Delpeuch[3], atteint d'abcès cérébelleux à l'âge de seize ans, l'otite chronique existait depuis l'âge de trois ans. Chez un malade de Heurteaux[4], l'otite chronique durait depuis sept ans, quand éclata l'abcès du cervelet. Chez la fillette qui fut opérée et guérie d'un abcès cérébelleux par Gaudier[5], l'otite moyenne suppurée durait depuis un an. Le malade de Mac Ewen, qui fut trépané et qui guérit d'un abcès du cervelet, souffrait depuis douze ans d'un écoulement purulent de l'oreille gauche[6]. Le malade de Hansberg, qui fut opéré et qui guérit d'un abcès du cervelet, avait depuis dix mois une otite suppurée. Chez la malade de Schwartz, âgée de quarante-huit ans, l'otite morbilleuse avait éclaté à l'âge de trois ans

<hr>

1. Netter. Otites moyennes aiguës. *Annales des maladies de l'oreille et du larynx*, 1888.

2. Chatelier. *Bull. de la Soc. anat.*, 1897, p. 450.

3. Netter et Delpeuch. *Bull. de la Soc. méd.*, 1898.

4. Logereau. *Abcès du cervelet consécutifs aux otites.* Th. de Paris, 1896, p. 18.

5. *Société de chirurgie*, séance du 50 novembre 1898; rapport de M. Picqué.

6. Th. de Logereau, p. 54.

et l'otorrhée persistait depuis quarante-trois ans, quand survint l'abcès cérébelleux[1].

Ces citations, que je pourrais multiplier[2], suffisent à prouver que toute otite est capable d'engendrer l'abcès cérébelleux; que l'otite date de quelques semaines, de quelques mois, de quelques années, de trente et quarante ans; que les douleurs d'oreille soient vives ou modérées, que l'écoulement soit abondant, nul ou intermittent, que l'ouïe soit plus ou moins compromise, peu importe; du moment qu'il y a otite, du moment que la caisse est infectée et reste infectée, les complications intra-craniennes, l'abcès cérébelleux et l'abcès cérébral sont à redouter : c'est une question d'exaltation de virulence en cavité close, pathogénie que j'ai assimilée à la pathogénie de l'appendicite lors de ma première communication à l'Académie sur l'appendicite.

Voici, en quelques mots, comment se produisent les accidents : c'est par la trompe d'Eustache que s'infecte l'oreille moyenne; si le canal de la trompe d'Eustache s'oblitère, ce qui est facile, surtout au niveau de l'amygdale de ce conduit, la cavité close est constituée, et, par une loi de pathologie générale, l'exaltation de virulence en est générale-

---

1. Plancke. *Complications des affections auriculaires.* Thèse de Paris, 1896, p. 52.

2. De nombreux documents sont réunis dans le travail de Robin : *Des affections cérébrales consécutives aux lésions non traumatiques du rocher et de l'appareil auditif.* Th. d'agrégation. Paris, 1885.

Légende de la figure ci-contre.

Coupe schématique des cavités de l'oreille et du cervelet.

E, trompe d'Eustache. — *at*, amygdale tubaire, — CT, caisse du tympan (ou oreille moyenne) avec ses osselets, marteau, enclume et étrier. — T, membrane du tympan. — A, antre et cellules mastoïdiennes. — L, labyrinthe (ou oreille interne). — N, VIII, nerf de la huitième paire (ou labyrinthique) avec ses deux branches. — *na*, nerf auditif ou cochléaire, et *nv*, branche vestibulaire. — V, épanouissement du nerf vestibulaire dans le cervelet. — C, cervelet. — P, protubérance. — Connexions de quelques fibres du nerf vestibulaire avec F, noyau du facial, et O E, noyau du nerf moteur oculaire externe.

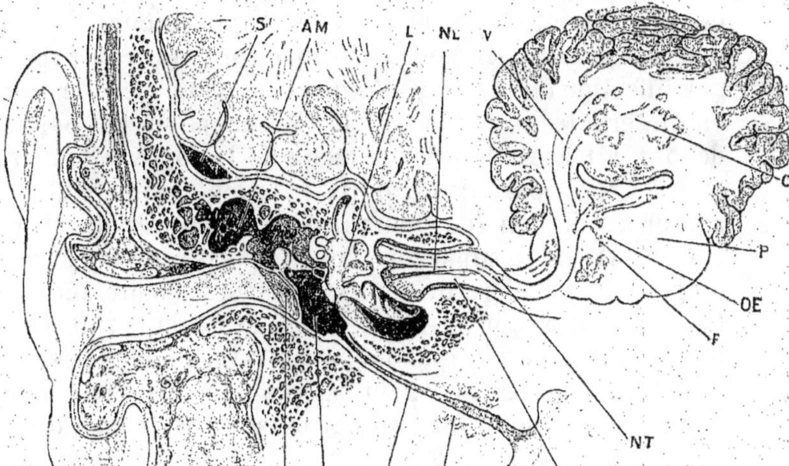

COUPE SCHÉMATIQUE DES CAVITÉS DE L'OREILLE ET DU CERVELET.
S
AM
L
NL
V
C
P
OE
F
NT
NA
T
CT
E
A

ment la conséquence. La perforation de la membrane du tympan ou la désobstruction de la trompe peuvent supprimer la cavité close et les accidents sont conjurés, du moins pour le moment. Mais les cavités de l'oreille, y compris l'antre et les cellules mastoïdiennes, se prêtent admirablement au processus des cavités closes secondaires, à échéance plus ou moins éloignée. Dès lors, à la faveur des migrations microbiennes, avec ou sans lésions osseuses du rocher, peuvent éclater une série de complications, phlébite et thrombose des sinus (surtout du sinus latéral), méningites diffuses ou localisées, pachyméningite, méningite cérébro-spinale, abcès du cerveau et du cervelet. Ici comme dans l'appendicite, les lésions peuvent se faire par continuité, par contiguïté ou à distance.

L'infection otique élaborée en cavité close peut se propager en différentes directions[1]. La propagation en bas et en dehors, à travers la table externe de l'apophyse et à travers la paroi inférieure des cellules mastoïdiennes, peut aboutir aux abcès du cou (de Quervain). La propagation en haut, à travers la paroi supérieure de la caisse, et en arrière, le long de la gouttière du sinus transverse, peut aboutir aux lésions multiples intra-craniennes. Les agents infectieux qui se propagent par la partie supérieure de la caisse provoquent surtout les abcès du cerveau, tandis que les agents infectieux qui se propagent par la face postérieure du rocher et de l'apophyse mastoïde, provoquent surtout les abcès du cervelet. Sur la planche ci-contre, qui représente une coupe schématique des cavités de l'oreille et du cervelet, il est facile de suivre les étapes de ce processus infectieux.

Toutefois, ces voies de migration ne sont réalisées qu'au cas où les suppurations se font par *continuité*, et suivant la judicieuse remarque de Picqué et Mauclaire[2], les germes peuvent prendre n'importe quelle direction, quel que soit le point de départ initial.

1. De Quervain. Des abcès du cou consécutifs à l'otite moyenne. *La Semaine médicale*, 1897, p. 133.

2. Picqué et Mauclaire. Suppurations otitiques de la loge cérébelleuse. *XII° Congrès français de chirurgie*, 1898.

De tous les méfaits de l'otite n'en retenons qu'un pour le moment : je veux parler de l'abcès cérébelleux qui est le but principal de cette étude. Le plus souvent l'abcès cérébelleux n'existe pas à l'état de lésion isolée, il est associé à d'autres lésions intra-crâniennes qui le précèdent ou qui le suivent. Au nombre de ces lésions je citerai surtout les lésions osseuses (carie et nécrose); la pachyméningite avec purulence et fongosités ; la phlébite des sinus (thrombose et sphacèle), surtout du sinus latéral qui est atteint dans la moitié des cas (Picqué et Mauclaire) [1].

Souvent, l'abcès du cervelet provoque à son tour des lésions de voisinage, et l'intervention chirurgicale a d'autant moins de chance de réussir que ces lésions secondaires sont plus accentuées. La statistique suivante [2], de Paul Koch, qui porte sur soixante-cinq cas d'abcès du cervelet vérifiés à l'autopsie, montre que quarante-quatre fois l'abcès cérébelleux avait engendré des lésions de voisinage.

Méningite purulente par perforation de l'abcès dans les méninges arachnoïdiennes	7 fois.
Méningite purulente par infiltration	5 —
Méningite séro-fibrineuse sans continuité avec l'abcès	5 —
Hyperémie méningée	5 —
Ouverture de l'abcès dans le 4ᵉ ventricule	5 —
Ouverture libre de l'abcès	4 —
Encéphalite diffuse	2 —
Zone de ramollissement autour de l'abcès	7 —
Abcès ayant perforé la dure-mère	9 —
Tissus paraissant sains autour de l'abcès	21 —

Telles sont les lésions multiples qui peuvent accompagner l'abcès cérébelleux. Ce qui fait l'intérêt de notre cas, c'est qu'ici, l'abcès cérébelleux était unique, peu volumineux, nettement localisé à la substance blanche du cervelet gauche, et n'était accompagné d'aucune autre lésion. Cerveau, mésocéphale, méninges, sinus, os et nerfs, tout était sain. Nous pouvons donc être bien certains que, parmi les

1. Picqué et Mauclaire. Suppurations otitiques de la loge cérébelleuse *XIIᵉ Congrès français de chirurgie*, 1898.
2. Statistique citée dans le mémoire de Picqué et Mauclaire.

symptômes consignés par nous chez notre malade, ne se trouvait aucun symptôme d'emprunt, aucun symptôme de voisinage ; c'était bien le syndrome cérébelleux *à l'état de pureté*. C'est là un cas exceptionnellement favorable pour étudier cliniquement ce syndrome cérébelleux. En effet, quand une lésion du cervelet tend à s'extérioriser, ce qui est assez l'usage lorsqu'il s'agit de tumeurs (gliome, gliosarcome, tuberculome, tumeur parasitaire), les symptômes propres à la lésion du cervelet sont souvent dénaturés par d'autres symptômes (paralysie croisée, paralysie alterne, spasmes, etc.), dus aux lésions ou à l'irritation d'organes voisins, il en résulte que le syndrome cérébelleux est faussé, il est à l'état *d'impureté*. Même remarque si l'abcès cérébelleux est associé à d'autres lésions voisines (abcès du cerveau, pachyméningite, abcès de la dure-mère, phlébite et thrombose du sinus latéral) ; en pareil cas, le syndrome cérébelleux est encore faussé, il est à l'état d'impureté.

Chez notre malade, au contraire, le syndrome cérébelleux, je le répète, est resté *à l'état de pureté* ; il confirme quelques notions hésitantes[1]. Il a suffi d'un petit abcès développé dans la substance blanche d'un lobe du cervelet pour provoquer : céphalée, perte d'équilibre, titubation, démarche ébrieuse, vomissements, vertiges, ictus subit, nystagmus, névrite optique bilatérale, parésie homologue du nerf moteur oculaire externe et du nerf facial gauches, somnolence, torpeur, coma vigil. Tous ces symptômes peuvent exister, quelle que soit la localisation de l'abcès, lobe droit, lobe gauche ou vermis. Seules, les parésies des nerfs de la sixième et de la septième paire *indiquent le côté de la lésion*.

Diagnostic. — Pareilles notions feraient supposer que le diagnostic de l'abcès cérébelleux est chose assez facile. Erreur, on est parfois aux prises avec de grandes diffi-

---

1. Thomas. *Le cervelet ; étude anatomique, clinique et physiologique*. Paris, 1897.

cultés. Aussi, discutons ce diagnostic. Voici, je suppose, un
homme atteint d'otite récente ou ancienne. A un moment
donné, il éprouve au complet le syndrome cérébelleux, rien
n'y manque : céphalée, vertiges, perte d'équilibre, démarche
ébrieuse, vomissements, nystagmus. On pense aussitôt à un
abcès cérébelleux consécutif à l'otite, et l'intervention chirurgicale se présente tout d'abord à l'esprit. Et cependant
cet homme n'a pas d'abcès cérébelleux, le cervelet n'est nullement en cause, c'est de l'oreille et non du cervelet que
part le syndrome ; *ce syndrome est d'origine labyrinthique,*
il n'est pas d'origine cérébelleuse. Je m'explique.

Il est des lésions de l'oreille qui déterminent certains symptômes (troubles auditifs, bourdonnements, vertiges, ictus)
qu'on a englobés sous la dénomination de vertige de Ménière ; à ces symptômes peuvent s'en ajouter d'autres (céphalée, vomissements, nystagmus), et la lésion auriculaire
reproduit alors dans son ensemble le syndrome cérébelleux.
Un cas de ce genre est publié dans les *Leçons cliniques* de
Raymond[1]. En voici le résumé : Un homme qui s'était couché bien portant et n'avait fait la veille aucun excès, se
réveille, la nuit, en proie à un malaise inexprimable avec
vomissements, vertiges, bourdonnements d'oreille, sueurs
froides. Il se lève mais il éprouve de tels vertiges qu'il
tombe et peut à peine regagner son lit. Il est pris de maux
de tête qui durent deux jours. C'est seulement sept jours
plus tard que le vertige diminue d'intensité. Le malade titubant comme un homme ivre vient à la consultation de la
Salpêtrière où l'on constate sa démarche ébrieuse, du nystagmus, du tremblement des paupières et de la mydriase.
L'examen des oreilles fait par Gellé fait constater une « rétraction scléreuse du tympan, une obstruction incomplète
de la trompe d'Eustache, une mobilité extrême de l'étrier,
tout cela déterminant une surdité relative, et une compression du labyrinthe ». Raymond discute le diagnostic pathogénique, rejette l'hypothèse de lésion du cervelet et admet

1. Raymond. *Clinique des maladies du système nerveux*, 1898, p. 184.

que la lésion labyrinthique est la cause prochaine de tous les symptômes[1].

J'ai vu, il y a quelques semaines, un malade du même genre. C'est, du reste, un fait admis aujourd'hui que le syndrome cérébelleux a son analogue dans le syndrome auriculaire ou labyrinthique, ce qui est assez naturel, car une partie du cervelet peut être considérée comme un centre du nerf labyrinthique. Ces notions sont de date récente, elles sont dues pour une large part aux remarquables travaux de P. Bonnier, qui a élucidé cette question dans de nombreuses publications[2]. Dans les deux syndromes c'est donc toujours le nerf labyrinthique qui est impressionné, tantôt dans ses expansions terminales (branche vestibulaire de la huitième paire), tantôt dans ses origines cérébelleuses. La planche schématique reproduite plus haut rend bien compte du syndrome labyrinthique. Sur cette planche, on voit les deux branches du nerf labyrinthique ou de la huitième paire : la branche auditive, qui n'a rien à voir avec le syndrome qui nous occupe, et la branche vestibulaire en connexion dans la protubérance avec les noyaux d'origine de l'oculo-moteur externe et du facial. C'est ce nerf vestibulaire labyrinthique qui résume toute la question.

Cependant, pour si analogues que soient le *syndrome cérébelleux* (témoin d'une lésion du cervelet) et le *syndrome labyrinthique* (témoin d'une lésion, d'une compression, d'une irritation du labyrinthe), il est possible de les distinguer, ce qui permet de ne pas conseiller indûment une opération pour un abcès cérébelleux qui n'existe pas. En voici les signes distinctifs : la céphalée d'origine labyrinthique n'a ni l'intensité, ni la persistance, ni la localisation de la céphalée

1. Le malade ayant succombé plus tard à une rupture du cœur, le diagnostic a été confirmé.
2. Pierre Bonnier. Le nerf labyrinthique. *Nouvelle iconographie de la Salpêtrière*, 1894, novembre. — Sur le signe de Romberg, *Soc. de biol.*, 1895, 2 novembre. — Rapports entre l'appareil ampullaire de l'oreille interne et les centres oculo-moteurs. *Soc. de biol.*, 1895, 11 mai. — Le tabes labyrinthique. *Nouvelle iconographie de la Salpêtrière*, 1899. — Le vertige. *Collection Charcot-Debove*, 1895, novembre.

d'origine cérébelleuse; de plus, au cas d'abcès du cervelet, la fièvre est fréquente; les symptômes, une fois qu'ils ont paru, ne s'atténuent pas; la somnolence, la torpeur s'accentuent tous les jours et ne rétrocèdent pas; rien de comparable avec le syndrome labyrinthique.

Un autre diagnostic ne manque pas de difficulté, c'est le diagnostic de l'abcès du cervelet avec l'*abcès du cerveau* (lobe temporo-sphénoïdal et lobe occipital). Or ces abcès du cerveau consécutifs à l'otite sont aussi fréquents que les abcès du cervelet. Comment arriver au diagnostic, chose essentielle pour l'intervention chirurgicale? Un malade atteint d'otite se plaint à un moment donné de céphalée, de vomissements, de vertiges, de troubles moteurs, de troubles paralytiques avec ou sans contractures et mouvements convulsifs. On constate en un mot des symptômes d'origine cérébrale, et on a toute raison de croire que chez cet homme atteint d'otite se fait un abcès encéphalique[1]. Mais la question est de savoir où siège cet abcès; est-ce au cervelet ou au cerveau, lobe temporo-sphénoïdal et lobe occipital? Essayons d'établir ce diagnostic parfois fort difficile.

Dans le cas d'abcès cérébral, on peut retrouver quelques-uns des symptômes de l'abcès cérébelleux, mais ils ont moins de netteté; le vertige est moins accusé, la démarche est moins ébrieuse, la céphalée a son maximum dans les parages de la région temporale et non à la région occipitale; les troubles moteurs sont croisés, ils sont du côté opposé à la lésion cérébrale, par conséquent du côté opposé à l'otite; ces troubles moteurs n'arrivent pas à la paralysie complète, c'est une parésie hémiplégique, avec ou sans spasmes, avec ou sans contractures; enfin, deux signes ont une grande valeur, c'est l'aphasie sensorielle, la cécité verbale[2] et l'hémianopsie, comme dans le cas de Vauthey[3]. L'aphasie sensorielle et l'hémianopsie croisée sont considérées, par Lau-

<hr>

1. Luc. *Leçons sur les suppurations de l'oreille moyenne*, 1900, p. 412.
2. Broca et Maubrac. *Traité de chirurgie pratique*. Paris, 1896.
3. Vauthey. Abcès de l'encéphale. *Province méd.*, 1895, p. 551.

nois et Jaboulay[1], comme des signes excellents de l'abcès cérébral.

Il faut encore faire le diagnostic de l'abcès cérébelleux avec les *tumeurs du cervelet* : gliome, gliosarcome, tuberculome, tumeurs parasitaires, qui peuvent, elles aussi, provoquer le syndrome cérébelleux. Mais l'évolution des tumeurs du cervelet est beaucoup plus lente que l'évolution de l'abcès, les symptômes en sont plus espacés ; de plus, les tumeurs ont quelque tendance à s'extérioriser, elles compriment, elles irritent les organes et les nerfs du voisinage, il en résulte des symptômes d'emprunt qui n'ont rien à voir avec une lésion qui serait limitée au cervelet. Tel est le cas du gliosarcome qui a fait le sujet d'une leçon de Brissaud[2]. Tel est encore le cas du gliome télangiectasique rapporté par Trénel[3]. Enfin, l'existence de l'otite est un apport considérable au diagnostic de la lésion cérébelleuse, l'otite plaide en faveur de l'abcès.

Bien que la *syphilis du cervelet* soit une étude encore à l'état d'ébauche, il ne faut pas oublier qu'il existe des artérites cérébelleuses syphilitiques, identiques aux artérites cérébrales syphilitiques. Ces artérites sont suivies de ramollissement cérébelleux avec syndrome cérébelleux. Zuber[4] a rapporté une observation dont voici le résumé : un homme ayant eu autrefois la syphilis est pris seize ans et vingt ans plus tard de crises apoplectiformes débutant par un ictus subit et accompagnées de céphalée, de troubles de la parole, d'amnésie. Plus tard surviennent des symptômes cérébelleux, vertiges, titubation, démarche ébrieuse. Le malade, couché ou debout, est dans un état de continuel vertige ; il marche comme un homme ivre, il écarte ses jambes pour élargir sa base de sustentation ; il a un peu de paralysie faciale gauche. Après amélioration passagère produite par le traitement antisyphilitique, la situation s'aggrave, on

1. Launois et Jaboulay. *Gaz. méd. de Paris*, 1896, 12 septembre.
2. Brissaud. *Leçons sur les maladies nerveuses*. Paris, 1895, p. 564.
3. Trénel. Tumeur du cervelet. *Soc. anatom.*, 1898, mai, p. 588.
4. Zuber. Ramollissement du cervelet par artérite syphilitique. *Soc. anatomique*, 1895, février, p. 199.

constate une hémiplégie droite suivie de contraction et d'épilepsie partielle, et le malade succombe dans le coma. A l'autopsie, on trouve un ancien foyer de ramollissement jaune ayant détruit la partie inférieure de l'hémisphère droit du cervelet. Ce foyer répond au territoire vasculaire de l'artère cérébelleuse inférieure atteinte d'artérite oblitérante. Dans l'hémisphère cérébelleux gauche existent des lésions analogues et symétriques ; foyer de ramollissement et artérite oblitérante de la cérébelleuse inférieure. Dans ce cas, le syndrome cérébelleux n'avait pas été à l'état de pureté, car d'autres lésions existaient dans le cerveau ; foyers de ramollissements corticaux et centraux. Au cas de lésions syphilitiques du cervelet, la lésion est justiciable du traitement spécifique, et n'a rien à voir avec la chirurgie ; il faut donc ne pas la confondre avec les autres lésions du cervelet.

Le *traitement* des tumeurs et des abcès cérébelleux est purement *chirurgical* ; il s'agit d'opérer en temps voulu, avant que des lésions secondaires aient eu le temps de se produire. Quant au procédé opératoire, savoir s'il faut attaquer l'abcès par la loge cérébelleuse ou par la région temporo-mastoïdienne, ce sont là des considérations qui ne sont pas de ma compétence et que je laisse à la décision du chirurgien. Le traitement prophylactique consiste à traiter et à guérir les otites. Tout individu qui garde une otite doit savoir à quoi il s'expose.

CHAPITRE IV

MALADIES DE L'ENCÉPHALE

§ 1. CONGESTION CÉRÉBRALE

Étiologie. — La *congestion cérébrale* est active ou passive. La congestion *active* (*fluxion*) peut accompagner le frisson des fièvres intermittentes et le rhumatisme aigu ; elle est provoquée par l'insolation, par la suppression brusque d'un flux habituel (hémorrhoïdes, menstruation), par un refroidissement prolongé, par les boissons alcooliques, par la présence de tumeurs et de lésions encéphaliques. La congestion *passive* provient de toute cause qui gêne directement ou à distance la circulation veineuse céphalique, compression des sinus cérébraux et des veines du cou, tumeurs du cou et du médiastin, efforts prolongés, lésions valvulaires du cœur.

Description. — Avec Jaccoud[1], nous admettons trois formes de congestion cérébrale. La forme *légère* est caractérisée par des douleurs de tête, avec battements des artères carotide et temporale, injection de la face et des yeux. A la forme *grave* se joignent en plus des troubles psychiques, avec insomnie, agitation et délire. Les vieillards sont sujets à une variété de congestion cérébrale qui se traduit par des idées délirantes suivies de coma (Durand-Fardel); chez l'enfant, les convulsions remplacent le délire. La forme *apoplectique* de la congestion cérébrale dit assez quels sont les symptômes qui l'accompagnent; elle dure un ou plusieurs jours et peut disparaître sans laisser de traces;

1. Jaccoud. *Pathol. int.*, t. I, p. 125.

elle est parfois suivie d'une hémiplégie passagère ou n'est
que le prélude de la forme délirante. La congestion cérébrale
apoplectiforme, quelquefois associée à des convulsions *épileptiformes*, n'est pas rare dans certaines maladies des centres nerveux, telles que la sclérose en plaques, la paralysie
générale et les scléroses descendantes du mésocéphale.

Le *diagnostic* de la congestion cérébrale doit être fait pour
ses différentes formes. La forme légère ne doit pas être confondue avec le *vertige stomacal*, et la congestion apoplectiforme doit être différenciée du *vertigo ab aure læsa*, de l'hémorrhagie cérébrale et de l'épilepsie. Mon maître Trousseau [1]
a fait sur ce sujet une de ses plus belles leçons. Du reste, la
congestion cérébrale, qu'on regardait autrefois comme fréquente, est beaucoup plus rare depuis qu'on sait mieux la
différencier des maladies avec lesquelles on la confondait.
Le *pronostic* peut être grave : ainsi la congestion apoplectiforme, suite d'insolation ou de refroidissement, est souvent accompagnée de congestion pulmonaire ; la forme
délirante peut entraîner une mort rapide (Andral). Le *traitement* consiste en saignées générales ou locales, révulsifs,
purgatifs et applications froides sur la tête.

§ 2. ANÉMIE CÉRÉBRALE

L'*anémie cérébrale* est tantôt localisée à l'encéphale, tantôt
associée à une anémie généralisée, et le cerveau, plus que
tous les autres organes, en éprouve le contre-coup. L'anémie
cérébrale est due à une altération dans la quantité ou la
qualité du sang. Les altérations *quantitatives* reconnaissent
pour cause les hémorrhagies de toute nature, l'évacuation
rapide ou excessive d'un liquide abdominal (ascite, kyste),
les modifications de la circulation encéphalique sous l'in-

1. Trousseau. *Clinique de l'Hôtel-Dieu*, t. II, page 52. — Marie. La
congestion cérébrale devant l'Académie de Médecine, en 1861. *Presse médicale*, 3 février 1900.

fluence directe ou réflexe des nerfs vaso-moteurs (émotion, névroses). Les altérations *qualitatives* sont dues aux maladies longues et graves, à l'inanition, aux cachexies, etc.

Les *symptômes* de l'anémie cérébrale varient suivant la cause qui leur a donné naissance. Quand la quantité de sang soustraite à l'économie est considérable ou rapide, le sujet a du vertige, des éblouissements, des bruissements d'oreille, il se refroidit et perd connaissance, sa pâleur est extrême, le pouls devient petit et inégal, les mouvements respiratoires se ralentissent, et l'on voit parfois des convulsions générales ou une syncope mortelle. Quand l'anémie cérébrale est lente à se produire et moins accusée que précédemment, les vertiges, les palpitations, l'insomnie et un abattement général, joints à une impressionnabilité exagérée des sens (*faiblesse excitable*), en sont les principaux symptômes. L'anémie totale et persistante d'un département vasculaire, due à l'oblitération d'un vaisseau (thrombose ou embolie), sera étudiée plus loin avec le ramollissement cérébral.

Quand l'anémie cérébrale se produit brusquement (perte de sang), on aura soin de coucher aussitôt le sujet, afin que sa tête soit dans une position déclive. Le traitement des autres formes se confond avec le traitement de l'anémie généralisée.

§ 5. HÉMORRHAGIE CÉRÉBRALE

La description de l'*hémorrhagie cérébrale* mérite un certain développement, d'abord à cause de son importance, et aussi parce que plusieurs de ses symptômes *primitifs* (apoplexie, hémiplégie), et plusieurs de ses symptômes *secondaires* (contractures, tremblement, etc.), sont communs à d'autres maladies cérébrales et demandent, pour être compris, une connaissance approfondie de l'anatomie du cerveau et de la circulation de ses différents territoires.

Anatomie pathologique. — Le sang extravasé dans la

pulpe cérébrale se collecte en foyer et ne se rétracte pas; en se coagulant il prend l'aspect gelée de groseille des caillots du cœur. Suivant que le foyer hémorrhagique est récent ou ancien, ces caractères sont différents. Si l'hémorrhagie est récente et si elle a été abondante, les parois du foyer sont déchiquetées, anfractueuses et formées de lambeaux de substance cérébrale: on y trouve des vaisseaux et parfois des anévrysmes miliaires. Quand le foyer est ancien, c'est-à-dire quand l'hémorrhagie date de plusieurs mois, le caillot et les parois du foyer se modifient; le sang se dépouille de sa partie séreuse, les éléments solides, globules et fibrine, se transforment, la dégénérescence granulo-graisseuse facilite leur résorption; mais la substance colorante, l'hématoïdine, persiste indéfiniment, et l'on voit de vieux foyers et d'anciennes cicatrices qui, malgré dix et quinze ans d'existence, ont encore conservé une coloration jaunâtre ou ocreuse. A la longue, les parois du foyer se transforment en un tissu de sclérose; si ces parois ne s'accolent pas, il en résulte un *kyste*; dans le cas contraire, il se forme une *cicatrice*.

Les foyers hémorrhagiques ont les dimensions les plus variables, ils sont souvent symétriques, ils peuvent faire irruption dans les *ventricules* et vers les méninges. A côté d'un foyer gros comme une amande ou un œuf, on rencontre parfois des foyers d'hémorrhagie capillaire (apoplexie capillaire de Cruveilhier) plus petits qu'une tête d'épingle. La substance cérébrale est parsemée de points rouges, qui présentent, chacun à son centre, un vaisseau capillaire dont la gaine lymphatique est distendue par le sang, et déchirée en un point qu'on ne peut pas toujours découvrir. Ces hémorrhagies capillaires sont souvent le premier degré d'une hémorrhagie en foyer.

Topographie de l'hémorrhagie. — Les hémorrhagies ne se font pas indistinctement dans tous les points, elles choisissent la substance grise plus souvent que la substance blanche, et les parties périphériques du cerveau, les circonvolutions, sont rarement atteintes, eu égard aux parties centrales ganglionnaires, corps striés et couches optiques. Mais veut-on avoir une idée exacte de la *topographie* du foyer, de l'inondation possible des *ventricules* latéraux, de l'envahissement de la *capsule interne*, des lésions du *faisceau pyramidal*, des *dégénérescences scléreuses secondaires* qui peuvent être le résultat de l'hémorrhagie, des *atrophies musculaires* qui compliquent parfois ces dégénérescences? il est nécessaire au préalable de connaître la conformation anatomique de cette région centrale, que je vais rappeler en quelques mots.

Quand on écarte les deux lèvres de la scissure de Sylvius, on aperçoit un groupe de quatre ou cinq circonvolutions courtes et recouvertes par les branches de l'artère sylvienne: c'est l'*insula de Reil*. Le cerveau étant préparé et suffisamment durci, si l'on enlève avec précaution, par le raclage, ces circonvolutions de l'insula de Reil, on rencontre une lame de substance blanche ayant 2 millimètres d'épaisseur, nommée *capsule externe*, et englobant dans sa substance blanche un tractus de substance grise appelé l'*avant-mur*. Détachons la capsule externe, et nous arrivons sur un gros amas de substance grise; c'est le *noyau extra-ventriculaire* du corps strié, encore nommé *noyau lenticulaire*, et divisé lui-même en plusieurs segments. Poursuivons dans la même direction, enlevons ce noyau, et nous rencontrons un épais tractus de substance blanche, la *capsule interne*, dont l'importance est de premier ordre. La capsule interne étant détachée, nous trouvons le noyau gris *intra-ventriculaire* du corps strié, ou *noyau caudé*, et enfin une masse de substance grise, la *couche optique*, faisant saillie dans le ventricule latéral. Il est à remarquer, d'après cette disposition, que les trois amas de substance grise, la couche optique et les noyaux du corps strié sont, suivant une heureuse expression, appendus à la capsule interne à la manière de cotylédons (Foville).

Capsule interne. — La *capsule interne* (Burdach) joue dans cette région un rôle si important que je ne crains pas d'insister sur sa conformation. Pour bien étudier la capsule interne, il faut pratiquer une coupe horizontale du cerveau, en sectionnant le cerveau soit de dehors en dedans, un peu au-dessus de la scissure de Sylvius (Flechsig), soit de dedans en dehors en dirigeant le couteau un peu en bas et en arrière (Brissaud[1]). La capsule interne présente alors : 1° un segment antérieur (lenticulo-strié) qui se dirige en dedans et en arrière, et qui est limité en dedans par le noyau caudé et en dehors par le noyau lenticulaire; 2° un coude, ou *genou de la capsule*, situé entre la couche optique et le corps strié; 3° un segment postérieur (lenticulo-optique) qui se dirige en dehors et en arrière, et qui est limité en dehors par le noyau lenticulaire et en dedans par la couche optique. Après avoir dépassé la région comprise entre les noyaux centraux, les fibres de la capsule interne pénètrent dans le centre ovale, forment des irradiations décrites sous le nom de *couronne rayonnante de Reil*, et se dispersent dans toutes les directions vers les parties périphériques du cerveau. La capsule interne contient des fibres nerveuses, centrifuges et centripètes, de provenances diverses; les unes, venues des parties périphériques du cerveau, s'arrêtent dans le noyau lenticulaire, dans le noyau caudé, dans la couche optique; les autres ne s'arrêtent pas dans les masses centrales, forment de véritables commissures entre le cerveau d'une part, le mésocéphale et la moelle d'autre part, et constituent le *faisceau pyramidal*, le *faisceau géniculé* et le *faisceau sensitif*.

Le *faisceau pyramidal*, ainsi nommé à cause de l'importance qu'il a dans les pyramides antérieures du bulbe, pourrait encore être nommé *faisceau volontaire* (Ferrier), car il représente la commissure qui transmet la volonté des régions motrices du cerveau aux différents étages de la moelle épinière. Voici comment il est constitué : Les fibres nerveuses nées dans les grandes cellules des circonvolutions motrices (circonvolutions frontale ascendante, pariétale as-

1. Brissaud. *Recherches sur la contracture permanente des hémiplégiques.* Th. de Paris, 1880.

PLANCHE I

SCHÉMA DES VOIES MOTRICES ET DES VOIES SENSITIVES CÉRÉBRO-SPINALES

1, région des hémisphères cérébraux ; — 2, région de la capsule interne et des corps opto-striés ; — 5, région des pédoncules cérébraux ; — 4, coupe des pédoncules ; — 5, région de la protubérance ; — 6, région du bulbe ; — 7, coupe de la moelle dorsale ; — 8, fin de la moelle lombaire ; — P, zones frontales psychiques ; — A, pied de la troisième circonvolution frontale, *circonvolution de Broca* ; — F, pied de la circonvolution frontale ascendante ; — M, zones motrices, formées des circonvolutions centrales, la frontale ascendante en avant, la pariétale ascendante en arrière ; — S, zones sensitives, circonvolutions occipitales ; — O, couche optique ; — V, noyau caudé ou intra-ventriculaire du corps strié ; — L, noyau lenticulaire ou extra-ventriculaire et ses trois segments ; — D, faisceau pyramidal direct ; — C, faisceau pyramidal croisé ; — B, faisceau de Burdach avec la bandelette externe de Charcot et Pierret ; — G, faisceau de Goll.

i. Faisceau *psychique* (blanc) montant des pédoncules vers les zones frontales par la partie antérieure de la capsule interne.

ii. Faisceau de l'*aphasie* (jaune à gauche) descendant de la circonvolution de Broca vers les noyaux bulbo-protubérantiels du langage articulé par la partie antérieure de la capsule interne.

iii. Faisceau *géniculé* (vert) descendant du pied de la frontale ascendante, traversant la capsule interne au niveau du genou, pour aller s'entre-croiser au niveau de la protubérance, et se terminer plus bas dans les noyaux du facial et de l'hypoglosse.

iv. Faisceau pyramidal *moteur* (rouge) descendant des circonvolutions centrales, traversant la capsule interne derrière le genou, pour aller s'entre-croiser avec son congénère du côté opposé, au niveau des pyramides bulbaires (vii), après avoir émis un faisceau direct, qui reste dans la moitié correspondante de la moelle. On retrouve le faisceau croisé en C (fig. 7) et le faisceau direct en D (fig. 7).

v. Faisceau *sensitif* (bleu) provenant des cordons postérieurs de la moelle, remontant vers le bulbe (vi), où il s'entre-croise, formant la partie postérieure des pédoncules, traversant la capsule interne à sa partie postérieure et aboutissant aux circonvolutions occipitales.

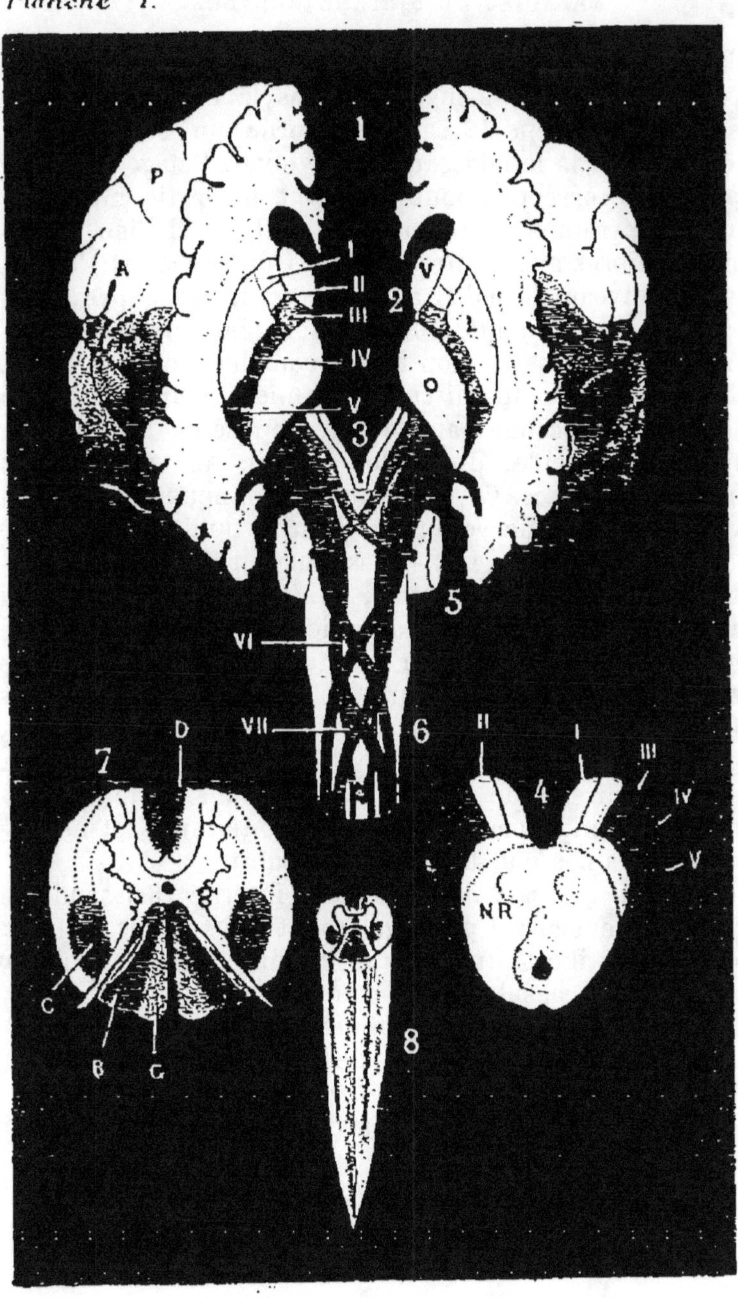
1
P
A
I
II
III
IV
V
2
3
V
L
O
5
VI
VII
D
6
7
II
I
III
4
IV
V
C
NR
B
G
8

cendante et lobule paracentral), ces fibres descendent à travers le centre ovale, s'engagent dans la capsule interne, mais n'occupent dans la capsule interne que son segment postérieur [1] ; de là le faisceau se dirige vers l'étage inférieur du pédoncule cérébral, dont il occupe la partie moyenne, il forme la pyramide antérieure du bulbe rachidien, abandonne des fibres aux centres moteurs du bulbe, et s'entrecroise au niveau du collet avec l'autre faisceau pyramidal pour passer du côté opposé de la moelle épinière. La décussation des fibres est plus ou moins complète, mais la partie la plus importante du faisceau pyramidal, celle qui a subi la décussation, occupe dans le côté opposé de la moelle la partie la plus reculée du cordon latéral, au voisinage des racines postérieures. Ce faisceau, volumineux à la région cervicale, diminue de volume à mesure qu'il se rapproche de la région lombaire. Les fibres nerveuses qui le composent entrent en relation directe, aux différents étages de la moelle, avec les cellules motrices des cornes antérieures de la moelle ; celles-ci entrent à leur tour en relation avec les muscles par les prolongements qu'elles envoient dans les nerfs périphériques. L'autre partie du faisceau pyramidal, celle dont les fibres ne sont pas entre-croisées (faisceaux pyramidaux directs de Turck), occupe dans la moelle épinière la portion interne des cordons antérieurs, et ne descend pas plus bas que la région lombaire.

Le *faisceau géniculé* de la capsule interne (Brissaud) est de faible dimension ; il part également des régions motrices du cerveau, et il est situé dans la capsule interne au niveau du *genou* de la capsule. Il est composé des fibres motrices qui se rendent aux noyaux du bulbe, et il préside aux mouvements de toutes les parties de la tête et du visage qui sont animées par la volonté.

Le *faisceau sensitif* [2] venu des cordons postérieurs de la

1. P. Marie. *Semaine médicale*, 25 juin 1902.
2. Ballet. *Recherches anatom. et clin. sur le faisceau sensitif*. Th. de Paris, 1881.

moelle épinière, s'entre-croise au collet du bulbe, traverse la pyramide antérieure, la protubérance, le faisceau postérieur du pédoncule cérébral, et arrive à la capsule interne. Il occupe le *tiers postérieur du segment postérieur* de la capsule interne, et il se rend de là à l'écorce grise des circonvolutions cérébrales.

Vaisseaux. — Le *territoire cérébral* que je viens de décrire, et qui est si souvent le siège d'hémorrhagies, est desservi par des vaisseaux qui viennent presque exclusivement de l'artère cérébrale moyenne ou artère de Sylvius, et dont la description exacte date des travaux de M. Duret[1].

L'artère cérébrale moyenne, ou artère sylvienne, engagée

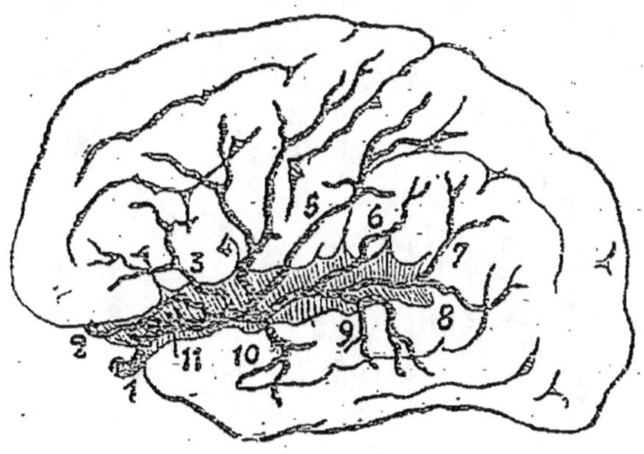

Distribution de l'artère sylvienne.

1. Artère sylvienne. — 2. Artère orbitaire. — 5. Artère frontale inférieure. — 4. Artère frontale ascendante. — 5. Artère pariétale ascendante. — 6. Artère pariétale inférieure. — 7. Artère du pli courbe. — 8, 9, 10. Artères temporales. — 11. Près de l'origine de la sylvienne se voient les artères perforantes.

dans la scissure de Sylvius, donne des branches qui divergent entre les circonvolutions de l'insula. Ces branches

1. La circulation de l'encéphale a été étudiée en France par M. Duret. *Arch. de méd.*, 1875, et en Allemagne par M. Heubner dont les travaux sont postérieurs à ceux de M. Duret.

sont de deux ordres : les unes, *corticales*, destinées .aux parties périphériques du cerveau, seront étudiées dans le chapitre suivant à propos du ramollissement cérébral; les autres, *centrales*, naissent de la sylvienne avant les corticales, plongent dans les trous de l'espace perforé antérieur et prennent le nom *d'artères striées*. Ces artères striées sont internes et externes; les striées internes, moins importantes, donnent des rameaux aux deux premiers segments du noyau extra-ventriculaire et à la partie correspondante de la capsule interne; les artères striées externes, beaucoup plus importantes, s'étalent à la surface du noyau extra-ventriculaire, et se divisent en deux groupes : un groupe antérieur, ou artères *lenticulo-striées*, et un groupe postérieur, ou artères *lenticulo-optiques*. L'artère lenticulo-striée

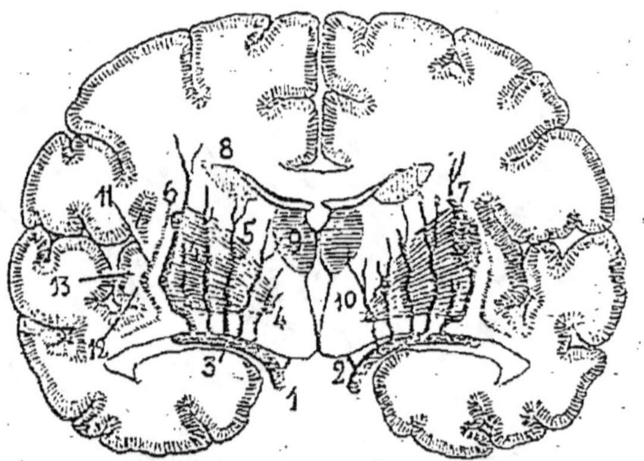

Coupe transversale du cerveau. — Artères striées.

1. Carotide interne. — 2. Cérébrale antérieure. — 3. Artère sylvienne engagée dans la scissure de Sylvius. — 4. Artères striées internes. — 5. Artères striées externes. — 6. Artère de l'hémorrhagie cérébrale avec un anévrysme miliaire. — 7. Hémorrhagie cérébrale. — 8. Noyau caudé. — 9. Couche optique. — 10. Capsule interne. — 11. Avant-mur. — 12. Capsule externe. — 13. Lobule de l'insula. — 14. Noyau lenticulaire, ou noyau extra-ventriculaire du corps strié.

(groupe antérieur) plonge dans le troisième segment du noyau extra-ventriculaire, traverse la capsule interne et se termine dans le noyau intra-ventriculaire du corps strié;

elle est si souvent l'origine de l'hémorrhagie qu'on pourrait la nommer l'*artère de l'hémorrhagie cérébrale* (Charcot); l'artère lenticulo-optique (groupe postérieur) traverse la partie la plus reculée de la capsule interne et se jette dans la couche optique; elle dessert la portion de la capsule interne dont la lésion produit l'*hémianesthésie*[1].

Telle est la distribution des artères striées. On comprend toute leur importance, puisque la région ganglionnaire centrale du cerveau est sous leur dépendance; mais pas d'une façon absolue, toutefois, car l'artère cérébrale antérieure envoie un rameau inconstant au noyau caudé du corps strié, et l'artère cérébrale postérieure donne une branche (optique postérieure interne) à la partie interne de la couche optique.

Ces notions anatomiques, concernant les rapports et la circulation des noyaux gris, étant posées, il sera plus facile de spécifier la *topographie* de l'hémorrhagie dans les régions centrales du cerveau.

1° Le plus ordinairement l'hémorrhagie se fait dans le domaine de l'artère lenticulo-striée, et dans le point où ce vaisseau rampe à la face externe du noyau extra-ventriculaire, de sorte que le foyer initial prend naissance non pas dans l'épaisseur même de la substance grise, mais à sa surface, entre le noyau et la capsule externe, comme l'avait parfaitement indiqué Gendrin[2]. L'hémiplégie qui en résulte est curable, car les lésions de la capsule externe ne sont, pas plus que les lésions des noyaux gris, suivies de sclérose. Mais, si le foyer hémorrhagique est considérable, il repousse en dehors la capsule externe avec les circonvolutions de l'insula, il refoule en dedans le noyau extra-ventriculaire du corps strié, la capsule interne et les autres masses centrales, et il peut, par la compression qu'il exerce sur ces différentes parties, diminuer ou anéantir leur fonctionnement.

2° L'hémorrhagie se fait à l'intérieur des noyaux gris,

dans ceux du corps strié (domaine de l'artère lenticulo-striée), ou dans la couche optique (domaine de l'artère lenticulo-optique); en pareil cas, le foyer, s'il est de petite dimension, reste localisé au noyau gris, et ne provoque qu'une hémiplégie peu redoutable; mais, s'il est de forte dimension, il envahit par effraction les parties voisines, ou du moins il les refoule en masse et détermine des phénomènes graves.

3° L'hémorrhagie se fait dans le noyau intra-ventriculaire (*noyau caudé*) du corps strié (domaine de l'artère lenticulo-striée, et parfois de l'artère cérébrale antérieure), cas redoutable en ce sens que le foyer s'ouvre assez fréquemment dans le ventricule latéral.

4° L'hémorrhagie se fait à la partie interne de la couche optique (domaine de l'artère optique postérieure interne, branche de la cérébrale postérieure), hémorrhagie fort grave, car elle est souvent suivie d'inondation ventriculaire.

Dégénérescences scléreuses secondaires. — Les lésions du territoire cérébral que je viens de décrire, hémorrhagie, ramollissement, encéphalite, parfois même les tumeurs, peuvent provoquer des altérations secondaires, des *scléroses descendantes* qu'on suit à travers le cerveau, le mésocéphale et la moelle épinière[1]. Les scléroses descendantes ne se produisent pas si la lésion cérébrale est limitée à la substance grise des corps striés et des couches optiques ou à la substance grise des circonvolutions motrices; mais, si la lésion atteint le *faisceau pyramidal* en un point quelconque de son trajet, que ce soit à son origine dans les circonvolutions motrices ou dans son trajet à travers le centre ovale, la capsule interne, le pédoncule, la protubérance, peu importe, la partie du faisceau qui est située au-dessous de la lésion peut devenir le siège d'une sclérose descendante.

Le *tractus sclérosé* peut être suivi à l'œil nu et au microscope; il présente la topographie exacte du faisceau pyramidal; sa consistance est ferme et sa teinte est parfois grisâtre.

---

1. Bouchard. *Arch. de méd.*, 1886. — Marie et Guillain. Faisceau pyramidal direct et faisceau en croissant. *Sem. médic.*, 21 janvier 1905.

Il occupe les deux tiers antérieurs du segment postérieur de la capsule interne, la partie médiane de l'étage inférieur du pédoncule cérébral, la pyramide antérieure du bulbe rachidien ; il s'entre-croise au niveau du collet du bulbe et descend dans la moelle épinière en diminuant progressivement de volume. Sur des coupes transversales de la moelle on voit qu'il occupe la partie la plus reculée du cordon latéral.

Au microscope, les tubes nerveux sont en partie atrophiés ou disparus, le tissu conjonctif est abondant et fibrillaire. La lésion cérébrale destructive détermine une altération comparable aux dégénérescences wallériennes ; le tube nerveux dégénère et la prolifération conjonctive se fait secondairement.

Dans quelques cas, la dégénération secondaire ne s'arrête pas aux fibres de la moelle, elle est transportée par ces fibres jusqu'aux *cornes antérieures de la moelle* avec lesquelles elles sont en connexion ; la corne antérieure diminue de volume, surtout dans son groupe antérieur ; les cellules nerveuses sont granuleuses, ratatinées, privées de noyaux et de prolongement. Des *atrophies musculaires* en sont la conséquence.

Étiologie. — Pathogénie. — Bien des gens frappés d'hémorrhagie cérébrale ont ce qu'on appelle la constitution apoplectique, le cou court, la face congestionnée. Comme dans la plupart des maladies, l'*étiologie* de l'hémorrhagie cérébrale est multiple ; mais à côté de causes secondaires ou rares, telles que les altérations du sang, purpura, ictère grave, leucocythémie[1], etc., il existe une cause qui domine la pathogénie de l'hémorrhagie cérébrale : je veux parler de l'altération des vaisseaux. L'artère malade se rompt, voilà le fait initial, et l'hémorrhagie n'est que le fait consécutif : mais quelle est cette altération du vaisseau? est-ce une dégénérescence graisseuse des parois, une endartérite avec athérome, ou une périartérite ?

Certains auteurs (Paget) avaient supposé que l'hémorrhagie est consécutive à la dégénérescence graisseuse des

1. Ranvier. *Arch. de phys.*, 1870, p. 102.

petites artères, mais cette soi-disant dégénérescence n'est qu'une accumulation de granulations graisseuses dans la gaine lymphatique du vaisseau, accumulation consécutive à la nécrobiose de la substance cérébrale par ramollissement, hémorrhagie, etc. (Billroth). Tout l'intérêt de la question se concentre sur les lésions vasculaires de l'endartérite et de la périartérite : mais quelle part revient à chacune de ces lésions dans la détermination de l'hémorrhagie? l'endartérite et l'athérome sont-ils suffisants pour provoquer la rupture du vaisseau (Bouillaud, Rokitansky), ou bien sont-ils seulement concomitants de la périartérite, qui, elle, serait la véritable cause des anévrysmes miliaires dont la rupture provoque l'hémorrhagie? Tel est le point à débattre.

On sait aujourd'hui que le système vasculaire cérébral peut être atteint d'une lésion, dite *périartérite diffuse* ou *endo-périartérite diffuse*, à marche lente, dont la conséquence est l'altération des parois vasculaires. Les artérioles sont envahies par un tissu de nature scléreuse qui débute par la tunique externe avec lésions de la tunique interne (endartérite), tandis que les éléments musculaires contractiles de la tunique moyenne s'atrophient consécutivement et disparaissent sans substitution graisseuse. Ces raréfactions partielles diminuent la résistance des vaisseaux et deviennent mécaniquement cause d'ectasies et d'*anévrysmes miliaires*.

Ces petits anévrysmes, qui ont en moyenne un demi-millimètre de diamètre et dont la plupart sont visibles à l'œil nu, finissent par se rompre, et l'hémorrhagie se produit. Ces anévrysmes miliaires avaient été entrevus par Cruveilhier (*apoplexie capillaire*), Meynert, Heschel, par Charcot; mais nul, jusqu'à Bouchard[1], n'avait saisi les rapports qui existent entre l'anévrysme miliaire et l'hémorrhagie cérébrale. Nous savons maintenant comment se for-

1. Voir, pour plus de détails : Bouchard. *Recherches sur la pathogénie des hémorrhagies cérébrales*, p. 68. Paris, 1866. — Charcot et Bouchard. *Arch. de phys.*, 1868.

ment les anévrysmes miliaires et comment ils se rompent; on a saisi sur le fait toutes les phases de la lésion, depuis la périartérite initiale jusqu'à l'hémorrhagie terminale.

Ces altérations et processus ne ressemblent pas aux lésions athéromateuses de l'endartérite, lésions qui sont localisées dans les couches profondes de la tunique interne, et, tandis que l'athérome cérébral est surtout lié à l'histoire des thromboses et des ramollissements, la périartérite scléreuse prépare et provoque l'hémorrhagie. Est-ce à dire que l'athérome doive être banni de la pathogénie de l'hémorrhagie cérébrale? Non, puisque dans un grand nombre d'autopsies *on rencontre à la fois* les lésions de l'endartérite et celles de la périartérite. Les *lacunes de désintégration cérébrale*, fréquentes chez les vieillards, peuvent être l'origine d'hémorrhagie[1]. N'oublions pas le *traumatisme*[2].

Les altérations vasculaires qui conduisent aux anévrysmes miliaires sont souvent associés à certains états morbides, tels que la *maladie de Bright* (artério-sclérose), l'alcoolisme, la goutte, le diabète. Ajoutons que toute cause de congestion cérébrale agit pour produire l'hémorrhagie chez un individu prédisposé (excès de tension vasculaire, hypertrophie cardiaque, action brusque du froid).

Le rôle pathogénique de la *syphilis* est nettement déterminé. Les lésions de l'artérite syphilitique, qui ont pour les artères cérébrales une vraie prédilection, déterminent soit l'oblitération du vaisseau, thrombose et ramollissement consécutif; soit l'anévrysme, la rupture du vaisseau et l'*hémorrhagie*. Nous reprendrons cette question au chapitre de la syphilis cérébrale.

Bien que l'hémorrhagie cérébrale soit l'apanage d'un âge avancé, elle se montre aussi aux diverses périodes de la vie. Elle est essentiellement *héréditaire*[3], ainsi que je l'ai

1. P. Marie. *Revue de médecine*, mai 1901. — Ferrand. *L'hémiplégie des vieillards*. Th. de Paris, 1902.

2. Marie et Crouzon. *Revue de médecine*, 1905.

3. Dieulafoy. Communication à l'Académie de médecine. Voir *Gazette hebdomadaire*, 1876.

établi dans un précédent mémoire, plus héréditaire même que la phthisie et le cancer, elle détermine dans une même famille l'apoplexie et l'hémiplégie, et la gravité des accidents, la curabilité, la mort rapide ou la survie ne sont subordonnées qu'à la localisation de la lésion cérébrale. Elle frappe plusieurs membres d'une famille, et il n'est pas rare que, dans une même lignée, une génération plus jeune soit atteinte avant une génération plus âgée.

Description. — L'hémorrhagie cérébrale se traduit : 1° par des symptômes *primitifs* qui surviennent au moment de l'hémorrhagie ou peu de temps après ; 2° par des symptômes *secondaires* qui n'apparaissent que des semaines et des mois plus tard. Dans quelques cas, l'hémorrhagie cérébrale est précédée de prodromes (céphalalgie, bouffées de chaleur, congestion céphalique passagère) qui peuvent durer plusieurs semaines ou plusieurs mois ; mais plus habituellement les prodromes font défaut, et celui qui est frappé d'hémorrhagie cérébrale passe sans transition de l'état de santé à l'*apoplexie* ou à l'*hémiplégie*.

a. **Symptômes primitifs.** — L'*apoplexie* n'est pas un symptôme fréquent de l'hémorrhagie cérébrale, on pourrait presque dire qu'elle est rare. L'*apoplexie* est la perte totale du mouvement et du sentiment, suivant l'antique définition de Galien, définition malheureusement altérée par Rochoux et détournée par lui de son vrai sens. Rochoux était si persuadé que l'apoplexie est toujours le résultat d'une hémorrhagie cérébrale, qu'il avait fini par en faire un synonyme, et dès lors le mot *apoplexie*, indistinctement employé, servit, par une étrange confusion, à désigner tantôt la lésion, c'est-à-dire l'hémorrhagie, tantôt le symptôme, c'est-à-dire la perte de mouvement et de sentiment. L'habitude prise, on écrivit « apoplexie capillaire » (Cruveilhier) pour hémorrhagie capillaire, « apoplexie du poumon » pour hémorrhagie du poumon, termes vicieux qu'on doit abandonner. Communément, ce mot « apoplexie » éveille l'idée de soudaineté et de brusquerie ; il faut s'entendre : l'apoplexie dite foudroyante est fort rare (hémorrhagie bulbaire, inondation ventriculaire ou méningée); le plus souvent, l'apoplexie survient lentement, graduellement; elle met dix minutes, une demi-heure et plus encore à se développer (Trousseau[1]).

Le malade frappé d'apoplexie est dans la résolution complète; il a la face congestionnée et les traits déviés vers le côté sain, tandis que les lèvres et la joue du côté paralysé sont flasques et soulevées à chaque expiration par l'air expiré (le *malade fume la pipe*). Le plus souvent la tête est tournée vers le côté non paralysé et les yeux sont déviés du même côté (Vulpian et Prévost[2]); cette *déviation conjuguée de la tête et des yeux* cesse généralement quand l'apoplexie disparaît.

Pendant la période apoplectique ou après la résolution, surviennent parfois des *convulsions* et des *contractures*, dites *précoces*, pour les distinguer des contractures *tardives*, et qui devraient être considérées, dit M. Straus[3], dont je partage l'opinion, « plutôt comme des convulsions toniques que comme des contractures vraies ». Localisées au côté paralysé ou envahissant les deux côtés et la face, ces convulsions et ces contractures sont des phénomènes d'excitation qui indiquent en général que l'hémorrhagie intéresse les ventricules, les méninges ou le mésocéphale[4]; on ne les observe presque jamais lorsque l'apoplexie résulte d'un ramollissement cérébral. Chez l'apoplectique, la plupart des

1. Trousseau. *Clinique de l'Hôtel-Dieu*, t. II, p. 40.

2. Prévost. Th. de Paris, 1868. *Déviation conjuguée des yeux et rotation de la tête.* — Landouzy. Déviation conjuguée des yeux et rotation de la tête. *Progrès méd.*, 1879. — Grasset. *Loc. cit.*

3. Straus. *Des contractures.* Th. d'agrégat., Paris, 1875.

4. Durand-Fardel, sur 26 cas d'hémorrhagie cérébrale avec inondation des ventricules ou des méninges, a noté dans 23 cas des contractures et des convulsions, et 3 fois seulement les membres paralysés étaient flasques, sans contracture. *Arch. de méd.*, 1843, p. 500.

Charcot, sur 14 cas d'hémorrhagie cérébrale avec inondation ventriculaire ou méningée, a trouvé 11 fois la contracture, et 2 fois des convulsions épileptiformes (Brouardel, article du *Dictionn. des sciences méd.*, t. XIV).

Voir Gossy. *Étude expér. et clin. sur les ventr. latér.*, Paris, 1879.

mouvements réflexes sont abolis, la miction et la défécation sont troublées (*incontinence* ou *rétention*); la respiration est bruyante, entrecoupée, ralentie, puis accélérée; la température s'abaisse dans la période initiale [1], et monte plus tard jusqu'à 42 degrés. Le malade frappé d'apoplexie peut guérir, mais l'accélération graduelle de la respiration et du pouls, l'élévation constante de la température, l'apparition des convulsions généralisées, sont des signes funestes.

La ponction lombaire donne issue à un liquide de coloration variable, limpide ou jaunâtre, ou franchement hémorrhagique (Sicard). Il est probable que la teinte rouge n'existe que dans les cas où il y a diffusion du sang par inondation ventriculaire, ou bien hémorrhagie piemérienne spinale postérieure consécutive à l'hémorrhagie cérébrale (Crouzon).

La *pathogénie* de l'apoplexie dans l'hémorrhagie cérébrale est diversement interprétée. L'irruption sanguine à l'intérieur des ventricules ou à la surface du cerveau réalise les conditions les plus favorables à la production de l'apoplexie, souvent accompagnée, en pareil cas, de *convulsions* et de *contracture* : mais comment expliquer l'apoplexie produite par une hémorrhagie limitée aux corps opto-striés? On a successivement invoqué la congestion de l'encéphale, la pression produite par le foyer et l'anémie cérébrale (Niemayer). A ces hypothèses je préfère l'interprétation plus rationnelle de l'*ictus réflexe* (Jaccoud) [2].

L'hémiplégie. — *L'hémiplégie est la paralysie d'un côté du corps*, elle est croisée par rapport à la lésion cérébrale : hémorrhagie gauche, hémiplégie droite, et réciproquement. L'hémiplégie est totale ou partielle : totale, elle frappe la jambe, le bras et un côté de la face; partielle, elle respecte l'une ou l'autre de ces parties. Parfois l'hémiplégie fait suite à l'attaque d'apoplexie; plus souvent elle apparaît

1. Hutin. Th. de Paris. *De la température dans l'hémorrhagie cérébrale et le ramollissement.*

2. Jaccoud. *Traité de pathol. int.*, t I, p. 180, 5ᵉ édit., Paris, 1887. Cette question de la pathogénie de l'apoplexie est longuement discutée par M. Jaccoud.

d'emblée, sans apoplexie, sans la moindre perte de connaissance. Tel malade se réveille hémiplégié, ayant été frappé
d'hémorrhagie cérébrale pendant son sommeil; tel autre assiste à son hémiplégie; il éprouve quelques fourmillements
dans la main, il traîne la jambe, sa bouche se dévie, il bre-
douille, et l'hémiplégie met un quart d'heure, une demi-
heure, quelques heures même, à se compléter, sans aucune
défaillance intellectuelle.

A la *face*, la paralysie n'atteint pas ou atteint peu l'orbiculaire des paupières, contrairement aux paralysies périphériques du nerf facial. L'hémiplégie faciale se trahit par une
déviation de la bouche, les muscles sains attirent les
muscles paralysés, et la commissure des lèvres est portée
en haut et en dehors du côté sain. Quand la langue est déviée, sa pointe est dirigée vers le côté de la face paralysé
(action du muscle génio-glosse).

Aux *membres*, l'hémiplégie est plus accentuée au bras
qu'à la jambe. On observe toutes les nuances, depuis la
perte absolue du mouvement jusqu'à la simple parésie. La
température est généralement plus élevée du côté paralysé,
la contractilité musculaire est conservée.

Certains muscles échappent à la paralysie, ce sont les
muscles symétriques, dont les mouvements sont associés
aux muscles du côté opposé; ceux du thorax, de l'abdomen,
les muscles moteurs des yeux.

Dans quelques cas, la paralysie est *croisée*, l'hémiplégie
est *alterne* (Gubler), les membres étant, je suppose, paralysés à gauche, et la face à droite. Ces paralysies résultant
d'une lésion de la protubérance ou du bulbe ont été étudiées à l'un des chapitres précédents.

La *durée* de l'hémiplégie est variable; après quelques
jours ou quelques semaines, le mouvement reparaît dans la
jambe, puis dans le bras. On voit des gens qui ont deux et
trois attaques, et qui guérissent; certains restent hémiplégiques et leurs membres paralysés sont *flasques*; cette hémiplégie *flasque* est extrêmement rare; d'autres enfin, et ils
sont nombreux, ont une *contracture* progressive, perma-

nente, localisée aux membres paralysés, contracture que j'étudierai plus loin avec les symptômes secondaires.

De l'hémianesthésie. — L'hémianesthésie est la perte de la sensibilité dans une moitié du corps: quand elle est générale, elle intéresse la peau, les muqueuses et les organes des sens (sensitivo-sensorielle). Elle est rare dans l'hémorrhagie et plus fréquente dans le *ramollissement*; elle apparaît lorsque la capsule interne est altérée dans le tiers postérieur de son segment postérieur, c'est-à-dire dans la région que traverse le *faisceau sensitif.*

Ce faisceau serait le conducteur général sensitif, et sa lésion dans son trajet cérébral provoquerait l'hémianesthésie complète, l'hémianesthésie *sensitivo-sensorielle*[1], tandis que sa lésion au niveau du mésocéphale provoquerait une hémianesthésie incomplète (la vue et l'odorat restant indemnes). Il y a des cas cependant où une lésion du noyau lenticulaire peut n'atteindre qu'une partie des fibres sensitives du faisceau, au niveau de la capsule interne; dans ce cas la sensibilité générale est seule abolie, et la sensibilité sensorielle est respectée, parce que les fibres des sensibilités spéciales occupent la partie la plus interne du faisceau sensitif (Ballet[2]). Le territoire qui forme le *carrefour sensitif* est desservi par l'artère lenticulo-optique, de sorte qu'une hémorrhagie, une embolie, un ramollissement de ce territoire et même une tumeur[3] provoquent l'*hémianesthésie.* Toutefois, pareille localisation ne paraît pas absolue[4].

Troubles vasculaires et trophiques. — Des troubles vasculaires et trophiques appartiennent à la période initiale de

1. Comme symptômes, l'hémianesthésie de cause cérébrale est identique à l'hémianesthésie qu'on observe dans l'hystérie, dans l'hémiplégie saturnine (Vulpian), dans la fièvre typhoïde (Calmettes), etc.

2. Ballet. *Recherches anatomiques et cliniques sur le faisceau sensitif.* Th. de Paris, 1882.

3. Lannois. Tubercule occupant la partie supérieure de la capsule interne, hémianesthésie sensitivo-sensorielle. *Revue de méd.,* décembre 1882. — Veyssière. *De l'hémianesthésie de cause cérébrale.* Th. de Paris, 1874.

4. P. Marie et Guillain. *Sem. méd.,* juin 1902.

l'hémorrhagie cérébrale. L'individu frappé d'apoplexie est sous le coup de graves complications, telles que pneumonie bâtarde, congestion pulmonaire avec emphysème et hémorrhagie, lésions rappelant les altérations broncho-pulmonaires qui suivent la section expérimentale des nerfs pneumogatriques (Charcot). Signalons encore la polyurie, l'albuminurie (Ollivier), les ecchymoses de la plèvre, de l'endocarde, du péricrâne, de l'estomac, des reins. Les *arthropathies* appartiennent en général à la période secondaire, mais l'*eschare fessière* apparaît à la période initiale. Cette eschare se développe au centre de la région fessière du côté paralysé, tandis que l'eschare de la myélite aiguë se développe au milieu de la région sacrée. L'eschare s'annonce par une rougeur diffuse qui apparaît dès le lendemain ou le surlendemain de l'attaque, puis une phlyctène se forme, se rompt, et l'ulcération est constituée. Cette eschare fessière est du plus mauvais pronostic (Charcot[1]).

b. **Symptômes secondaires.** — J'ai étudié jusqu'ici les symptômes *primitifs* de l'hémorrhagie cérébrale : l'*apoplexie*, accompagnée ou non de convulsions et de contractures ; l'*hémiplégie* et ses variétés ; l'*hémianesthésie*, fort rare ; les congestions viscérales et les troubles *trophiques* : étudions actuellement les symptômes *secondaires*, ceux qui surviennent à une époque éloignée, quelques semaines ou quelques mois après l'hémorrhagie.

Contracture secondaire. — Chez quelques hémiplégiques, un à trois mois après l'hémorrhagie cérébrale, on voit survenir dans les membres paralysés, une *contracture* plus ou moins accusée, parfois *permanente* et *incurable*[2]. Cette contracture des hémiplégiques est due à la sclérose descendante du faisceau pyramidal contenu dans le cordon latéral de la moelle épinière, sclérose consécutive elle-même à une lésion destructive de l'expansion cérébrale du faisceau pyramidal.

En effet, l'anatomie pathologique a démontré que lors-

1. Charcot. *Leçons sur les maladies du syst. nerv.*, 1872, p. 84.
2. Bouchard. Des dégénérations secondaires de la moelle épinière. *Arch. de méd.*, Paris, 1866.

qu'une lésion cérébrale, hémorrhagie ou ramollissement, reste confinée à l'un des noyaux gris du corps strié, dans la couche optique ou dans l'avant-mur, il ne survient pas de sclérose descendante et le malade peut guérir de son hémiplégie ; mais, lorsque la lésion, qu'elle qu'en soit du reste la nature, tumeur, hémorrhagie ou ramollissement, a compromis le faisceau pyramidal en un de ses points, que ce soit au niveau de la couronne rayonnante, au niveau de la capsule interne, peu importe, il survient une sclérose secondaire que l'on peut suivre à l'œil nu et au microscope sur l'étage inférieur du pédoncule cérébral, sur la protubérance, sur le bulbe et sur le cordon latéral opposé de la moelle, et cette sclérose est accompagnée de contracture.

La sclérose descendante et la contracture ne sont pas provoquées par les lésions corticales quand la lésion n'intéresse que la substance grise des circonvolutions ; mais, lorsque la substance blanche sous-jacente est atteinte, et elle est toujours atteinte dans les embolies des différentes branches de l'artère sylvienne qui se rendent aux territoires moteurs de l'écorce, on observe la sclérose descendante et la contracture[1]. J'ajouterai qu'en dehors des territoires moteurs, la substance blanche corticale des autres régions peut être lésée sans donner naissance à des scléroses secondaires.

La lésion irritative des fibres des cordons latéraux, en communiquant à la substance grise antérieure de la moelle (cornes motrices) une excitabilité anormale, devient la cause d'un *tonus exagéré* dont l'*intensité* ou la *permanence* constitue la contracture avec exagération des réflexes[2].

1. Pitres. *Progrès méd.*, 1887, n° 7.

2. Quand il existe quelque doute sur l'exagération du réflexe rotulien du côté hémiplégique, on peut être fixé par la recherche du *réflexe contralatéral des adducteurs* (Pierre Marie). Le malade étant assis, les jambes à demi étendues comme pour la recherche du réflexe rotulien, on percute le tendon rotulien du côté sain, on voit se produire en même temps que le réflexe du genou de ce côté une adduction de la cuisse du côté opposé, (côté hémiplégique). Si l'on percute le tendon rotulien du membre hémiplégique, il ne se produit du côté sain qu'une adduction légère ou nulle. Ce procédé permet dans certains cas de mettre en évidence une contracture naissante.

La *contracture secondaire* des hémiplégiques s'annonce par
une sensation de raideur et par une *exagération des réflexes
tendineux*[2]. Quand un hémiplégique, deux ou trois semaines
après son attaque, présente les réflexes tendineux exagérés,
du côté paralysé, *on peut prédire la contracture*. La contracture est généralement douloureuse et se localise d'abord au
membre supérieur, aux muscles fléchisseurs plus souvent
qu'aux extenseurs ; les doigts, le poignet et l'avant-bras sont
dans la flexion forcée, et le bras est fortement appliqué
contre le tronc. La contracture n'atteint que le membre supérieur si la sclérose des cordons latéraux ne dépasse pas les
régions supérieures de la moelle, mais elle gagne le membre
inférieur si la sclérose atteint la région lombaire. Elle est
moins accusée au membre inférieur, et c'est le type d'extension qui y domine, la jambe est dans l'extension forcée, mais
les orteils sont fléchis, et le chloroforme ne peut vaincre la
contracture des hémiplégiques comme la contracture des
hystériques. On constate à cette période le signe de Babinski
et le phénomène de Strumpell [1]. Les muscles hémiplégiés de
la face sont quelquefois contracturés ; la déviation des traits
change alors de côté, et simule une paralysie alterne.

La contracture des hémiplégiques est variable ; parfois
elle est si peu accusée qu'on dirait au premier abord une
hémiplégie flasque ; dans d'autres cas elle prend de telles
proportions qu'elle constitue une difformité incurable. Chez
certains hémiplégiques la contracture finit à la longue par
disparaître, mais habituellement ce n'est là qu'une guérison
incomplète[2] ; le malade peut, il est vrai, remuer les membres qui avaient été paralysés et contracturés, mais veut-il
appliquer son attention et faire usage de sa main pour
un but déterminé, la raideur musculaire reparaît aussitôt. Chez d'autres hémiplégiques, une contracture de
vieille date disparaît d'une manière assez rapide, mais cette
disparition coïncide avec l'*atrophie musculaire* des muscles
primitivement contracturés. L'atrophie débute par l'émi-

1. Marie et Crouzon. Soc. de neurologie, juillet 1905.
2. Brissaud. *Contracture permanente des hémiplégies*. Th. de Paris, 1880.

nence thénar ou par l'épaule et se généralise ; en même temps les réflexes tendineux diminuent ou disparaissent. Cette atrophie musculaire est due à l'altération des cornes antérieures de la moelle, altération qui leur est pour ainsi dire transportée par les fibres nerveuses dégénérées du faisceau pyramidal avec lesquelles elles sont en connexion. Le membre atteint d'atrophie est un membre perdu ; l'infirmité est incurable. Les gens atteints d'hémiplégie avec contracture présentent le phénomène connu sous le nom de *syncinésie* (Vulpian), ou mouvements associés : ainsi, quand on dit au sujet de fermer la main du côté sain, il arrive que le même mouvement s'ébauche du côté malade.

Tremblement. Hémichorée. Athétose. — Les anciens hémiplégiques frappés de *contracture secondaire* sont souvent atteints d'un tremblement qui ne survient qu'à l'occasion d'un mouvement voulu. Dès que le malade essaye de soulever la main contracturée à la hauteur de sa tête, le bras tout entier, et la main principalement, sont pris d'un tremblement à oscillations rapides, verticales et bien cadencées ; ce tremblement disparaît complètement quand le bras est au repos, et il recommence aussitôt que les muscles entrent en contraction. Quand on redresse brusquement le pied, dans le cas de paralysie avec contracture du membre inférieur, le même phénomène se produit. Cette trémulation ne doit pas être confondue avec les autres troubles moteurs, tels que les convulsions *épileptiformes*[1], qu'on observe parfois chez les hémiplégiques et qui sont sans doute consécutives à la sclérose descendante et à l'irritation secondaire du bulbe.

D'autres hémiplégiques ont des mouvements *choréiformes* dans les membres qui ont été paralysés ; cette *hémichorée* symptomatique a tous les caractères de la véritable chorée,

---

1. Les attaques épileptiformes précèdent souvent des attaques apoplectiformes ou alternent avec elles. On les observe chez les malades dont les lésions cérébrales, hémorrhagie, tumeur, ramollissement, sclérose en plaques, méningo-encéphalite diffuse, ont déterminé les scléroses descendantes (Charcot. *Maladies du syst. nerv.*, p. 222).

elle présente la même incohérence, le même désordre dans les mouvements volontaires et involontaires, que les membres soient au repos ou qu'il y ait mouvement voulu[1].

Généralement l'*hémichorée* se déclare chez les malades dont l'hémiplégie est accompagnée d'hémianesthésie; elle apparaît progressivement, après plusieurs semaines ou plusieurs mois, au moment où l'hémiplégie tend à s'amender, et bien qu'il y ait un certain degré de contracture dans les membres hémiplégiés. Cette hémichorée, qu'on nomme post-paralytique parce qu'elle ne survient qu'après l'hémiplégie, peut persister indéfiniment. Il y a des cas où l'hémichorée se déclare non plus après, mais avant l'hémiplégie; elle est dite pré-paralytique (Grasset[2]), désignation préalable à celle de pré-hémorrhagique. Cette hémichorée pré-paralytique peut se développer au moment d'une attaque d'apoplexie, avant même la phase d'hémiplégie confirmée, et en dehors de tout autre symptôme d'hémianesthésie et de contracture. Elle est passagère et ne dure que quelques jours, même quand le malade survit à l'apoplexie; les mouvements choréiformes sont alors remplacés par l'hémiplégie.

L'hémichorée, comme les autres troubles moteurs, contracture et tremblement, peut être provoquée par les lésions cérébrales les plus diverses, hémorrhagie, ramollissement, tumeur, atrophie cérébrale congénitale. Ce n'est donc pas la *nature*, c'est le *siège* de la lésion qu'il faut interroger, pour remonter à la cause du symptôme. L'hémichorée est le plus souvent associée à l'hémianesthésie; le siège de leurs lésions doit être bien voisin, mais il n'est pas unique, car les deux symptômes peuvent se montrer isolés. Raymond localise ce siège à la partie postérieure de la capsule in-

1. Raymond. *De l'hémichorée, de l'hémianesthésie*, etc. Th. de Paris, 1870.

2. Grasset. *Mal. du syst. nerv.* Montpellier, 1880.
Quand l'hémichorée survient comme symptôme initial chez un malade frappé d'apoplexie, on ne peut pas dire que l'hémichorée ait devancé l'hémorrhagie, elle n'a tout au moins devancé que les symptômes paralytiques : elle n'est donc pas pré-hémorrhagique, elle est pré-paralytique.

terne; les faisceaux qui seraient plus spécialement en rapport avec l'hémichorée sont ceux qui recouvrent l'extrémité postérieure de la couche optique; ils sont situés en dehors et en avant des faisceaux dont la lésion produit l'hémianesthésie. Suivant la juste remarque de Grasset, ces deux régions ont une circulation à peu près indépendante; l'artère lenticulo-optique, née de la sylvienne, vascularise la région dont la lésion produit l'hémianesthésie, et l'artère optique postérieure, née de la cérébrale postérieure, vascularise le territoire dont la lésion produit l'hémichorée.

Suivant quelques auteurs, l'hémichorée pourrait survenir, la lésion provocatrice siégeant sur un point quelconque du faisceau pyramidal, et la déséquilibration du système musculaire tiendrait soit à la contracture (Brissaud), soit à la paralysie [1]. Suivant d'autres auteurs, la lésion provocatrice devrait siéger dans le faisceau pyramidal, mais au voisinage de la couche optique, « les couches optiques renfermant des centres réflexes importants pour l'innervation des mouvements coordonnés du corps [2] ».

L'*athétose* (Hammond) est un trouble moteur caractérisé par les mouvements incessants des doigts et des orteils. Ces mouvements se font lentement, ils ne sont pas toujours limités aux doigts et aux orteils, et envahissent parfois la main et le pied. On avait voulu faire de l'athétose une affection spéciale du système nerveux, mais, certains malades ayant présenté en même temps quelques mouvements choréiformes, il est probable que l'athétose qui survient chez les anciens hémiplégiques n'est qu'une variété de la chorée post-hémiplégique [3].

Troubles trophiques secondaires. — Les *arthropathies* des hémiplégiques peuvent survenir quinze jours, un mois ou beaucoup plus longtemps après l'attaque; elles siègent sur-

1. Bidon. Hémichorée symptomat. *Rev. de méd.*, août et octobre 1886.

2. Stéphan. Tremblements præ et post-hémiplégiques. *Rev. de méd.* mars 1887.

3. Hammond. De l'athéthose. *Arch. gén. de méd.*, 1871, t. II, p. 529 Trad. de Labadie-Lagrave — Oulmont. *Étude clin. sur l'athétose.* Th. de Paris, 1878.

tout au membre supérieur; elles sont accompagnées de synovite végétante et exsudative de tuméfaction et de douleur. Les *atrophies musculaires* ne sont pas rares, mais elles n'ont ni la régularité ni la marche de l'atrophie musculaire progressive; elles sont, au contraire, disséminées sans ordre et localisées à un muscle ou à un groupe musculaire; elles finissent par créer une infirmité incurable. Ces atrophies sont quelquefois masquées par l'*adipose* du tissu conjonctif sous-cutané; cette adipose, rare dans l'atrophie musculaire primitive, est fréquente dans les atrophies secondaires[1]. N'oublions pas l'hémi-œdème (Loeper et Crouzon).

Marche. Durée. Pronostic. — En résumé, les symptômes de l'hémorrhagie cérébrale débutent quelquefois par l'apoplexie, beaucoup plus souvent par l'hémiplégie; l'*aphasie*, assez fréquente dans le ramollissement, est ici excessivement rare, et les différences dans le siège et dans l'extension du foyer hémorrhagique entraînent consécutivement, dans le tableau clinique de la maladie, des aspects divers dont nous allons esquisser les traits principaux :

A. Si l'hémorrhagie a pris naissance dans l'un des noyaux ou à sa surface, et si elle y reste limitée sans faire irruption dans les cavités ventriculaires, sans léser la capsule interne, on observe une hémiplégie le plus souvent curable, sans contracture consécutive.

B. Si l'hémorrhagie se fait jour dans les ventricules latéraux ou à la surface du cerveau, elle est presque toujours mortelle et, en général, accompagnée d'apoplexie, de convulsions épileptiformes, de contractures précoces, de coma, et d'une élévation de température qui se continue jusqu'à la mort[2].

C. Si l'hémorrhagie intéresse le *faisceau pyramidal* au

1. Landouzy. De l'adipose, etc. *Rev. mens.*, 1878, p. 11.
2. L'élévation, et surtout l'élévation progressive de la température ont une signification pronostique fatale, au cours de l'hémorrhagie cérébrale. Si, dans les premières heures qui suivent l'ictus apoplectique, la température avoisine 40°, et si elle s'accroît encore dans l'heure qui suit, la mort arrive rapidement; on peut observer les hautes températures de 41°, 42°, et même 43°,2 (Gilles de la Tourette).

niveau de la capsule interne ou si ce tractus est quelque part lésé, comprimé par un foyer voisin, il en résulte une irritation de ce tractus blanc, une sclérose descendante, qu'on peut suivre à travers le pédoncule correspondant, à travers la protubérance, le bulbe et la moelle épinière, sclérose secondaire qui devient le point de départ de contracture tardive, de tremblement, et même d'atrophie musculaire, si le processus irritatif et destructif se propage aux cornes antérieures de la moelle épinière. C'est l'une des formes de l'hémiplégie *incurable*.

D. Une autre forme, incurable elle aussi, mais beaucoup plus rare, c'est l'hémiplégie qui persiste indéfiniment à l'état *flasque* (Bouchard), sans contracture secondaire des membres paralysés. Il est probable que cette hémiplégie flasque est due à une lésion des tractus moteurs qui n'a pas été suivie de sclérose descendante.

E. Si l'hémorrhagie détruit directement ou anéantit indirectement, par extension de son foyer initial ou par compression, le faisceau qui occupe la partie la plus reculée du segment postérieur de la capsule interne, celui qui sert à la transmission des impressions sensitives, un nouveau symptôme, l'*hémianesthésie*, s'ajoute à l'hémiplégie. C'est en pareil cas qu'on peut encore voir survenir un autre symptôme, l'*hémichorée* et l'*athétose*. Ces symptômes d'hémianesthésie et d'hémichorée sont exceptionnels, parce que l'hémorrhagie atteint rarement cette partie de la capsule.

F. Quant à savoir, l'hémorrhagie restant limitée à l'un des noyaux gris striés ou optiques, quel est le noyau intéressé et quelle est la valeur de cette localisation au point de vue de la marche et du pronostic de la maladie, c'est là une distinction que la clinique n'a pas encore faite.

G. Les hémorrhagies de la substance *corticale* du cerveau sont fort rares, et leurs symptômes seront mieux placés aux chapitres suivants (ramollissement et localisation cérébrales).

Diagnostic. — L'hémorrhagie méningée, l'hydrocéphalie aiguë, la congestion cérébrale, les néoplasmes intra-crâniens (tumeurs de diverses natures, gommes syphilitiques, etc.), les traumatismes du crâne, le mal épileptique, sont souvent accompagnés d'apoplexie ; j'en dirai autant de l'urémie et du saturnisme (encéphalopathie urémique et saturnine), du diabète (coma diabétique), des intoxications (opium, belladone, jusquiame). Outre la déviation conjuguée de la tête et des yeux qui, si elle existe, est un signe diagnostique de premier ordre, la recherche de l'élévation de la température permet déjà d'écarter un coma toxique. Puis, dans ces différents cas, les *symptômes de résolution* et l'état apoplectique sont plus rarement accompagnés des *symptômes d'hémiplégie* qu'on retrouve dans l'hémorrhagie cérébrale. L'apoplexie due à une *embolie cérébrale* est à peu près identique à l'apoplexie due à l'hémorrhagie.

Le *chromo-diagnostic* basé sur la coloration du liquide céphalo-rachidien permet de faire le diagnostic d'hémorrhagie quand la teinte de ce liquide est sanguinolente ou même jaunâtre (Sicard)[1].

L'*hémiplégie* due à l'hémorrhagie cérébrale diffère de l'hémiplégie des autres lésions du cerveau par la marche des accidents. Dans les tumeurs cérébrales, l'hémiplégie est incomplète et plus lente que brusque, et presque toujours annoncée par des phénomènes précurseurs, tels que céphalalgie, vomissements, convulsions épileptiformes, troubles oculaires, et paralysies, atteignant, suivant le siège de la tumeur, tel nerf crânien moteur ou sensitif.

Quand l'hémiplégie est due à l'athérome, à la thrombose des artères cérébrales, on retrouve chez le sujet les causes habituelles de l'artérite et de l'athérome (vieillesse, goutte, syphilis, alcoolisme) ; dans quelques cas, les artères périphériques sont transformées en cordons durs et flexueux, l'hémiplégie est variable[1], lente et progressive, elle est moins souvent brusque et complète du premier coup.

L'*hystérie* peut déterminer une apoplexie, une hémiplé-

---

1. Sicard. *Soc. de Biol.*, 30 nov. 1901. — *Revue médic.*, 25 janv. 1902.

2. L'hémiplégie *variable* est celle dont la marche alternativement progressive et rétrograde est l'indice d'une lésion qui n'anéantit pas du premier coup les fonctions du territoire cérébral envahi.

gie avec ou sans contracture, mais l'hémiplégie hystérique présente ce double caractère d'atteindre rarement la face ou de s'accompagner d'une *contracture* des muscles de la face du côté opposé à l'hémiplégie, et d'être presque toujours accompagnée d'hémianesthésie : de plus, les troubles moteurs de l'hystérie, paralysies et contractures, sont en général liés aux autres manifestations convulsives ou non convulsives de cette névrose, hyperesthésie ovarienne, boule hystérique, tympanisme abdominal, anorexie, troubles oculaires, zones hystérogènes, etc.

Parfois cependant le diagnostic est vraiment difficile, car les associations hystéro-organiques ne sont pas rares (Babinski). La fièvre, l'incontinence des matières fécales, les eschares à évolution rapide sont en faveur de l'hémiplégie organique. Le diagnostic de l'hémiplégie organique est encore basé sur les signes suivants : signe du peaucier; flexion exagérée de l'avant-bras; flexion combinée de la cuisse et du tronc (Babinski[1]). Voici en quoi consiste le signe du peaucier : quand on fait bâiller, souffler ou siffler le malade atteint d'hémiplégie organique, le muscle peaucier se contracte mieux du côté sain que du côté malade. L'avant-bras étant placé en supination, si on le fléchit sur le bras, on constate que la flexion du côté paralysé va plus loin que du côté sain. Enfin le malade étant étendu sur un plan horizontal résistant, si on lui demande de se redresser en position assise, on voit que la cuisse du côté paralysé se fléchit sur le bassin; ce mouvement de flexion est beaucoup moindre du côté sain. Tout ceci témoigne du relâchement des muscles dans l'hémiplégie de cause organique. On doit encore s'enquérir du *réflexe cutané plantaire* ou *phénomène des orteils* (Babinski[2]); si l'on excite la plante du pied en la piquant, on observe du côté sain une flexion des orteils, et du côté hémiplégié une extension des orteils,

1. Babinski. Relâchement des muscles dans l'hémiplégie organique. *Soc. de biol.*, 9 mai 1876. — Diagnostic différentiel de l'hémiplégie organique et de l'hémiplégie hystérique. *Gaz. des hôpit.*, 5 et 8 mai 1900.
2. Babinski. *Soc. de biol.*, 22 février 1896, et *Sem. méd.*, 1898, p. 521.

surtout du gros orteil ; cette extension n'existe jamais dans l'hémiplégie hystérique, où la flexion est la règle. Le phénomène des orteils a donc une valeur diagnostique réelle confirmée par plusieurs observateurs (Lételienne, Cestan et Le Sourd). Tels sont les principaux éléments de diagnostic entre l'hémiplégie hystérique et l'hémiplégie organique.

L'hémiplégie d'origine *syphilitique* (gommes, méningite scléro-gommeuse, artérite oblitérante, rupture d'anévrysme) est souvent précédée de signes précurseurs (céphalée, parésie des nerfs de la 5ᵉ et de la 7ᵉ paire, etc.) ; néanmoins *elle peut ressembler de tous points* à l'hémiplégie de l'hémorrhagie cérébrale. Bien qu'elle soit plus fréquente à la période tertiaire de la syphilis, l'hémiplégie syphilitique, avec ou sans apoplexie, apparaît quelquefois prématurément, au cours de la période secondaire. Il faut s'enquérir avec soin des antécédents du malade et rechercher s'il existe sur la peau ou ailleurs, des traces ou des vestiges de syphilis, afin d'instituer sans retard un traitement s'il y a lieu. (Voir plus loin le chapitre consacré à la syphilis cérébrale.)

Traitement. — Contre l'apoplexie on fera usage des émissions sanguines, sangsues derrière les oreilles, saignée générale, lavements, purgatifs, révulsifs aux extrémités inférieures. On améliorera l'hémiplégie au moyen des *courants continus*. La mobilisation précoce des articulations rend de grands services ; en mobilisant l'articulation de l'épaule, puis les doigts, le poignet, le coude, etc., en massant légèrement les muscles, on obtient des résultats vraiment remarquables (Gilles de la Tourette[1]). On enverra le malade aux bains de mer, aux eaux chlorurées sodiques, et la station de Balaruc paraît jouir d'une réputation bien méritée (Grasset). La cure de la Malou rend également de réels services. On aura toujours *l'attention éveillée* sur la possibilité d'une erreur de diagnostic pathogénique et sur l'existence d'*accidents syphilitiques*, afin de recourir aux préparations mercurielles et à l'iodure de potassium à *haute dose*.

---

1. Gilles de la Tourette. *Sem. méd.*, 1898, p. 572.

§ 4. RAMOLLISSEMENT CÉRÉBRAL — EMBOLIE — ATHÉROME

Ce mot de *ramollissement cérébral* ne répond pas à une entité morbide; le ramollissement du cerveau ne constitue pas une maladie, il est le résultat de divers états pathologiques, tels que l'encéphalite, l'athérome, l'artérite, la thrombose et l'embolie des vaisseaux cérébraux. L'encéphalite sera décrite à part, et je réunis ici, dans une même étude, le ramollissement cérébral par lésions vasculaires (athérome, artérite et embolie), sources les plus habituelles du ramollissement.

Rostan, le premier (1820), fixa l'histoire clinique du ramollissement[1], et, en observateur sagace, il eut bien soin de lui assigner des causes diverses, ayant remarqué que dans quelques cas le ramollissement cérébral est le produit d'une inflammation, et que dans d'autres circonstances il est tributaire d'altérations vasculaires dues à la sénilité ou à d'autres causes. Mais les auteurs qui, après Rostan, continuèrent l'étude du ramollissement (Lallemand, Bouillaud, Durand-Fardel), étaient si pénétrés des doctrines de Broussais, et l'idée de l'inflammation était alors si dominante, qu'on fit du ramollissement cérébral le synonyme d'encéphalite, et on considéra le ramollissement aigu comme une encéphalite aiguë, et le ramollissement chronique comme une encéphalite chronique. En 1847 Virchow fit paraître son premier mémoire sur l'embolie et la thrombose, et, bien que d'autres avant lui[2] aient indiqué ou entrevu les troubles consécutifs aux lésions vasculaires du cerveau, il est juste de reconnaître que c'est de Virchow que datent les études anatomique et expérimentale (Prévost et Costard[3]) qui ont

1. Rostan. *Recherches sur le ramollissement du cerveau.* Paris, 1820. — Lancereaux. *De la thrombose et de l'embolie cérébrales.* Th. de Paris, 1862. — Proust. *Des différentes formes de ramollissement du cerveau.* Paris. Th. d'agrégat., 1866.

2. Voyez Vergely. *Étude critique sur l'embolie.* Bordeaux, 1869.

3. Prévost et Cotard. Recherches physiol. et pathol. sur le ramollissement cérébral. *Gaz. méd. de Paris*, 1866.

mis en lumière l'histoire pathogénique du ramollissement cérébral.

Anatomie pathologique. — Quand la circulation est supprimée dans un territoire du cerveau, que cette suppression se fasse par oblitération des artères, des veines ou des capillaires, qu'elle reconnaisse pour cause un corps oblitérant né sur place (*thrombus* et *thrombose*, θρομβός, grumeaux), ou un corps oblitérant migrateur (*embolus* et *embolie*, ἐμβάλλειν, pousser dans), peu importe, si la circulation collatérale ne vient pas au secours du territoire privé de sang, ce territoire dépérit, il tombe en dégénérescence (*nécrobiose*) et il se ramollit. Tel est, en quelques mots, le principe du ramollissement par lésions vasculaires, mais ces lésions ne produisent pas toutes au même titre le ramollissement cérébral.

Ainsi, l'oblitération des *vaisseaux capillaires*, les embolies capillaires simples ou spécifiques, l'embolie pigmentaire, qui serait un des résultats de la mélanémie (Frerichs), l'embolie calcaire (Virchow), les embolies putrides (Panum), peuvent engendrer de petits foyers de ramollissement, mais leur histoire n'est pas suffisamment connue pour que j'y insiste plus longuement.

La thrombose des *sinus veineux* est une cause rare de ramollissement, et dans ce cas le ramollissement est superficiel et généralement lié à d'autres lésions encéphaliques : œdème, hydrocéphalie, altération des méninges.

La thrombose et l'embolie des vaisseaux artériels, telles sont les sources les plus fréquentes et les mieux connues du ramollissement cérébral, et si la circulation collatérale est souvent impuissante à rétablir le cours du sang interrompu dans un vaisseau, c'est que cette circulation collatérale est peu développée dans le cerveau. Les artères centrales et corticales du cerveau sont des artères *terminales*

---

1. Comme nous le verrons plus loin, au chapitre des *localisations cérébrales*, l'autonomie vasculaire des territoires du cerveau a été trop exagérée, et les circulations collatérales sont plus développées que ne le faisaient supposer les premiers travaux.

(Cohnheim), c'est-à-dire des artères qui de leur origine à leur terminaison ne fournissent ou ne reçoivent presque aucun vaisseau anastomotique[1] : aussi l'oblitération de ces vaisseaux est-elle facilement suivie de la nécrobiose du territoire desservi par eux, et il en résulte un foyer de ramollissement qui passe par les phases que je vais décrire.

Quand on fait l'autopsie d'un individu mort à la première période d'un ramollissement aigu du cerveau ou quand on provoque cette altération chez les animaux au moyen d'embolies artificielles (Prévost et Cotard), le territoire embolisé forme un foyer plus coloré à la périphérie qu'au centre, et souvent pointillé de rouge : c'est le *ramollissement rouge*. Les embolies des petits vaisseaux provoquent mieux que les embolies volumineuses l'infarctus du territoire embolisé. Ce mot *infarctus* veut dire *farcissement* du parenchyme par le sang extravasé (Hirtz et Straus[1]). Voici comment se fait l'infarctus de la partie embolisée : quand l'oblitération atteint une artériole, le territoire embolisé est ischémié au centre et hyperhémié à sa circonférence; l'ischémie du centre s'explique par l'arrêt de la circulation dans le vaisseau, et l'hyperhémie périphérique vient sans doute de la fluxion collatérale des artérioles nées au voisinage de l'obstacle. Cette fluxion collatérale élève la tension dans les capillaires, elle provoque une congestion violente, un œdème, une issue des globules blancs et rouges par diapédèse, et même de véritables hémorrhagies dans la gaine lymphatique du vaisseau. Dès ce moment le tissu nerveux est altéré, ses éléments privés de nutrition se dissocient, la myéline se fragmente : c'est le *ramollissement rouge*. Plus tard, la myéline segmentée subit la dégénérescence granulo-graisseuse, les granulations graisseuses se réunissent ou infiltrent les leucocytes et la gaine des vaisseaux, la substance colorante du sang se modifie et le ramollissement prend une teinte jaunâtre (*ramollissement jaune*). Enfin, à une dernière période, la bouillie cérébrale prend les caractères d'un liquide lai-

1. *Dictionn. de méd. et de chir.*, t. I, p. 630.

teux : c'est le *ramollissement blanc*. Ces phases successives réalisées par l'expérimentation n'existent pas toujours chez le malade, et, dans certains foyers volumineux, la période initiale fluxionnaire fait défaut, c'est d'emblée le ramollissement blanc.

Les foyers de ramollissement ont toutes les dimensions, depuis le volume de la tête d'épingle (Parrot[1]) jusqu'à celui d'une orange; ils sont souvent irréguliers, anfractueux, et ils atteignent surtout les parties *périphériques* du cerveau, les *circonvolutions cérébrales*, contrairement aux hémorrhagies qui siègent plutôt aux parties centrales. Quand le ramollissement est très étendu, les circonvolutions cérébrales qui forment la coque du foyer sont affaissées, et avant même d'ouvrir le cerveau on peut juger d'après sa conformation extérieure du point où siège le foyer de ramollissement. Dans les anciens ramollissements il se fait un travail d'encéphalite chronique, et la névroglie sclérosée transforme les parois du foyer : si ces parois ne s'accolent pas, il en résulte un *kyste*; dans le cas contraire, il y a formation de *cicatrice*. Ces cicatrices, dont la teinte est moins ocreuse que celle des foyers hémorrhagiques, ont pourtant une coloration *jaunâtre* (Durand-Fardel), elles sont indurées et formées de tissu conjonctif, d'éléments graisseux et d'hématoïdine : à leur niveau, les circonvolutions sont déformées et atrophiées.

Les *dégénérescences secondaires* se produisent ici, dans les mêmes conditions que pour les hémorrhagies, je renvoie donc au chapitre précédent pour tout ce qui concerne l'étude des *scléroses descendantes*.

Outre les lésions cérébrales que je viens d'étudier, on trouve à l'autopsie des *lésions vasculaires* qui sont la cause du ramollissement : l'*embolie artérielle*, l'*athérome artériel*, l'*artérite oblitérante*.

Pathogénie. — Ces caractères généraux étant posés,

---

1. Parrot. Article RAMOLLISS. *Dictionn. des sciences méd.* — Étude sur le ramolliss. cérébr. chez le nouveau-né. *Arch. de physiol.*, 1875.

abordons la *pathogénie* : A. du *Ramollissement par embolie* B. du *Ramollissement par thrombose*.

A. *Ramollissement par embolie*. — Étant donné un *ramollissement cérébral par embolie*, nous avons à étudier l'origine, le trajet et la terminaison de l'embolie.

Les maladies chroniques du cœur gauche, notamment le rétrécissement mitral (Duroziez)[1], l'endocardite aiguë, surtout les formes emboligène et infectieuse, les coagulations fibrineuses de l'auricule chez le vieillard (Vulpian), les lésions de l'aorte, sont les sources les plus ordinaires de l'embolie cérébrale. L'embolie (fragment de valvule, de pilier, végétation ou coagulum fibrineux) s'engage rarement dans le tronc brachio-céphalique, qui s'ouvre obliquement dans l'aorte ; elle suit presque toujours la carotide gauche, qui prolonge plus directement la direction du tronc aortique. L'embolie passe ensuite dans la carotide interne, s'engage très rarement dans l'artère cérébrale antérieure, et pénètre, presque toujours, dans l'artère cérébrale moyenne (artère sylvienne). Arrivée là, elle oblitère, suivant son volume, le tronc de la sylvienne avant ou après la naissance des perforantes, elle s'engage même dans une artériole secondaire, et elle provoque des symptômes et des paralysies qui sont en rapport avec le siège du territoire embolisé. Du reste, l'histoire de ces symptômes et de ces paralysies étant inséparable de la connaissance de la circulation cérébrale, et notamment de la distribution de l'artère sylvienne, je crois utile de rappeler en quelques mots ces notions anatomiques.

L'artère cérébrale moyenne, engagée dans la scissure de Sylvius, émet des branches qui divergent entre les circonvolutions de l'insula. Ces branches sont de deux ordres, les unes centrales, les autres corticales. Les branches centrales ou perforantes, étudiées en détail au sujet de l'hémorrhagie cérébrale, sont destinées aux parties centrales du cerveau, au corps strié, à la couche optique, à la capsule interne, à la couronne rayonnante de Reil, et l'une d'elles acquiert une grande importance par la branche lenticulo-optique qu'elle

1. Du rétrécissement mitral. *Arch. génér. de méd.*, 1877.

fournit à cette portion de la capsule interne dont la lésion provoque l'hémianesthésie.

Les branches *corticales* de l'artère sylvienne, qui naissent du tronc de cette artère après les branches centrales, sont les suivantes : l'artère de la troisième circonvolution frontale, qui est en rapport avec le territoire dont la lésion produit l'aphasie; les artères des *centres moteurs*, c'est-à-dire l'artère de la circonvolution frontale ascendante, qui envoie une branche à la deuxième circonvolution frontale, et l'artère de la circonvolution pariétale ascendante; puis viennent l'artère pariéto-sphénoïdale et l'artère sphénoïdale.

Ainsi, une embolie qui oblitère la sylvienne, *avant* la naissance des artères perforantes, détermine un ramollissement qui s'étend à la fois au territoire des perforantes (parties centrales du cerveau) et aux territoires corticaux que je viens d'énumérer; une pareille embolie est donc suivie d'hémiplé-

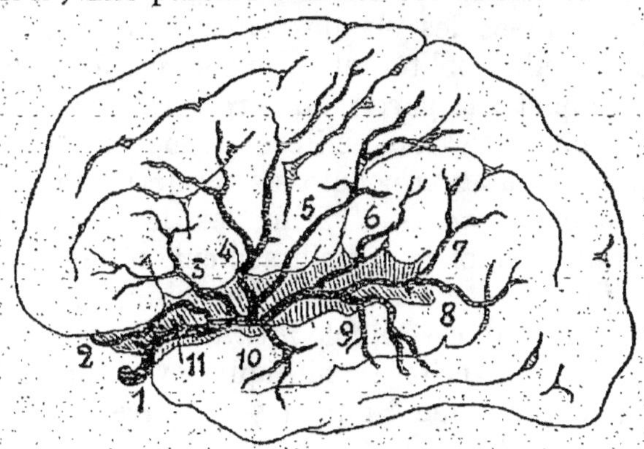

Distribution de l'artère sylvienne.

1. Artère sylvienne. — 2. Artère orbitaire. — 3. Artère frontale inférieure. — 4. Artère frontale ascendante. — 5. Artère pariétale ascendante. — 6. Artère pariétale inférieure. — 7. Artère du pli courbe. — 8, 9, 10. Artères temporales. — 11. Près de l'origine de la sylvienne se voient les artères perforantes.

gie, d'hémianesthésie et d'aphasie. Si l'embolie s'arrête dans l'artère sylvienne, *après* l'origine des artères perforantes, on constate l'hémiplégie et l'aphasie sans hémianesthésie,

puisque celle des branches perforantes qui se rend au territoire dont la lésion provoque l'hémianesthésie est respectée.
Plusieurs fois, le ramollissement isolé de la troisième circonvolution gauche a provoqué l'aphasie sans paralysie, de sorte
que l'aphasie et la paralysie du bras, de la jambe et de la
face peuvent être, suivant le cas, isolées ou réunies. La localisation du ramollissement dépend donc du siège de l'embolie, qui abolit la circulation dans un territoire délimité, ainsi
qu'on le verra à l'article : *Localisations cérébrales*.

B. *Ramollissement par thrombose*. — L'*athérome* des
artères du cerveau participe à l'étiologie et au processus
de l'athérome en général ; la vieillesse, l'alcoolisme, la
goutte, le diabète, les maladies infectieuses sont les causes
les plus puissantes des artérites oblitérantes et de l'athérome. L'artérite chronique et l'athérome diminuent le
calibre du vaisseau ; au contact des bourgeons de l'endartérite et au contact des plaques athéromateuses, la fibrine
se dépose, le caillot oblitérant se forme, et, quand la thrombose est complète, la partie du territoire cérébral qui est
desservie par le vaisseau oblitéré tombe en nécrobiose, à
moins que la circulation collatérale n'intervienne.

Artérite syphilitique. — Parmi les lésions vasculaires
capables de provoquer le ramollissement cérébral, il en est
une dont l'importance est de premier ordre, c'est l'*artérite
syphilitique*, qui a une véritable *prédilection* pour les artères
cérébrales. Cette artérite syphilitique, avec toutes ses conséquences, sera étudiée à l'un des chapitres suivants avec
la *syphilis cérébrale*.

Symptômes. — Suivant le cas, le début du ramollissement cérébral est *brusque* ou *graduel*. Étudions successivement ces deux modalités :

A. RAMOLLISSEMENT A DÉBUT BRUSQUE

L'apparition *brusque* et soudaine des symptômes (apoplexie,
hémiplégie, aphasie) est surtout le fait de l'embolie, parce
que l'embolie oblitère en un instant le vaisseau qui était

perméable, tandis que l'apparition lente et graduelle des symptômes est plutôt réservée à la thrombose qui oblitère peu à peu le vaisseau. Toutefois *il n'en est pas toujours ainsi*, et quoique le thrombus ne détermine que lentement et progressivement l'oblitération complète de l'artère, il est des cas, et ils sont assez nombreux, notamment dans les lésions *syphilitiques* (artérite, *lésions scléro-gommeuses*, tumeur), où les accidents *éclatent presque aussi brusquement* que dans l'oblitération vasculaire par embolie.

Le ramollissement à début brusque et l'hémorrhagie cérébrale ont bien des symptômes communs ; toutefois le ramollissement, plus souvent que l'hémorrhagie, est précédé de *prodromes* (céphalalgie), surtout quand il est sous la dépendance de lésions syphilitiques. Dans les deux cas, l'*apoplexie* peut ouvrir la scène, et elle se présente ici avec *tous ses caractères*, avec ses congestions viscérales (congestion pulmonaire) et ses troubles trophiques (eschare fessière).

L'apoplexie fait souvent défaut, et le ramollissement débute par l'hémiplégie. Cette hémiplégie a *tous les caractères* que je lui ai décrits au sujet de l'hémorrhagie cérébrale ; néanmoins, elle présente cette particularité qu'elle frappe souvent le *côté droit*, et que dans ce cas elle est fréquemment associée à l'*aphasie*. Cette association de l'hémiplégie droite et de l'aphasie est due à la prédilection des lésions pour l'artère sylvienne *gauche* : prédilection marquée surtout par l'embolie.

L'apoplexie et l'hémiplégie ayant été longuement décrites au sujet de l'hémorrhagie cérébrale, je n'y reviens pas. Au nombre des troubles produits par le ramollissement cérébral, quelle que soit la cause du ramollissement, un des plus importants est l'*aphasie* (perte de la parole), qui peut exister seule ou être associée à l'hémiplégie droite et à l'hémianesthésie. Je renvoie pour la description de l'aphasie au chapitre suivant.

On peut encore observer l'hémianopsie latérale homonyme (perte de la moitié du champ visuel) dans les ramollissements du cuneus du lobe occipital ou du gyrus supermarginalis.

B. Ramollissement a début lent et graduel

Nous venons d'étudier le début *brusque* du ramollissement cérébral caractérisé par une hémiplégie, accompagnée suivant le cas d'apoplexie ou d'aphasie; dans d'autres circonstances, et il ne s'agit pas alors d'embolie, les symptômes du début sont lents et progressifs, le malade se plaint d'étourdissements, de céphalalgie, de vertige, de fourmillements dans les doigts, d'engourdissement dans le pied, la main devient inhabile, la parole s'embarrasse, la bouche se dévie. C'est une des manières de procéder de l'artérite oblitérante syphilitique. Parfois, et notamment dans le cas d'athérome, les troubles peuvent être dissociés et si peu accusés, que le malade, surtout si c'est un vieillard, en a à peine conscience; ils augmentent ou s'atténuent sous l'influence de causes diverses (troubles digestifs), et l'hémiplégie, rarement complète, est sujette à des alternatives qui la font nommer *hémiplégie variable*.

Dans quelques cas, une phase aiguë fait suite à ce début graduel, et les symptômes, d'abord peu accusés, acquièrent rapidement leur maximum d'intensité. Plus souvent, à la phase lente du début succède une phase chronique : c'est le *ramollissement chronique* par excellence.

Quelquefois les *troubles intellectuels* précèdent ou dominent les troubles paralytiques; le malade perd la mémoire, surtout le souvenir des faits récents; ses idées sont incohérentes, sa parole embarrassée; il pleure et rit sans motif, et il est sujet à une sorte de divagation qui se transforme facilement en délire. Ces accidents, lents et progressifs, peuvent durer des mois et des années; ils sont quelquefois interrompus par des attaques apoplectiformes ou épileptiformes, par des phases d'excitation (agitation, délire, colère, manie) et par des périodes de dépression (somnolence, état comateux). A ces troubles moteurs et psychiques, qui se succèdent et se combinent, s'ajoutent des symptômes plus rares, tels que vomissements opiniâtres, contractures qui peuvent prendre une importance dominante, et l'on voit, d'après cette rapide énumération, combien sont variables les aspects sous lesquels se présente le ramollissement chronique.

Symptômes secondaires. — Le ramollissement, comme l'hémorrhagie cérébrale, peut être suivi de symptômes secondaires, *contracture progressive et permanente, tremblement, hémichorée post-hémiplégique, atrophies musculaires*, ce qui prouve que la *sclérose descendante du faisceau pyramidal* qui provoque ces accidents secondaires, et qui a été étudiée au chapitre précédent, est en rapport avec la *topographie* du territoire envahi, et nullement avec la nature de la lésion.

En décrivant le ramollissement cérébral, je me suis occupé des variétés les plus communes, celles qui correspondent anatomiquement à une lésion assez étendue; mais il y a des cas où le ramollissement est *limité* à un territoire restreint du cerveau, avec ou sans association des *méninges*; il n'occupe qu'une circonvolution cérébrale ou une partie de la circonvolution, tantôt la substance grise, tantôt la substance blanche sous-jacente; on observe alors des symptômes *isolés* en rapport avec la *localisation* de la lésion. Ces symptômes sont : la paralysie du bras, la paralysie de la jambe, avec ou sans contracture, avec ou sans mouvements épileptiformes; ces différents symptômes seront étudiés en détail au chapitre des localisations cérébrales et au chapitre de la syphilis cérébrale.

Diagnostic. — Pronostic. — Le ramollissement cérébral à *début brusque* a bien des symptômes communs avec l'hémorrhagie cérébrale (apoplexie, hémiplégie), néanmoins certains signes plaident en faveur du ramollissement. Si le malade est atteint d'hémiplégie *droite* et s'il est en même temps *aphasique*, on peut diagnostiquer un ramollissement, car il existe bien peu de cas d'aphasie par hémorrhagie[1]. Si le malade a une affection cardiaque,

1. Legroux, *De l'aphasie.* Thèse d'agrég., Paris, p. 52.

mitrale ou aortique, on peut supposer que le ramollissement a pour origine une embolie ; s'il a des artères athéromateuses, le ramollissement par thrombose se présente
naturellement à l'esprit, et si le malade est *syphilitique*,
il est probable que le ramollissement a pour origine la
compression d'une artère par un syphilome, ou mieux
encore, une *artérite oblitérante*.

Le ramollissement est quelquefois difficile à distinguer du
syndrome clinique créé par les *lacunes du cerveau*. Le *lacunaire* est un malade qui a été atteint d'un ictus brusque,
mais léger, sans perte de connaissance, puis d'hémiplégie
partielle et incomplète ; il ne subsiste que quelques troubles de la marche désignés sous le nom de « marche à
petits pas » ; on constate également des troubles de prononciation, de déglutition, ainsi que le rire ou le pleurer spasmodiques.

Le ramollissement à *début lent*, et dû à l'athérome cérébral, est d'un diagnostic assez difficile, parce que ses manifestations sont souvent incomplètes et insidieuses. Il faut
savoir que les gens âgés sont sujets à des accidents apoplectiformes ou épileptiformes et à des troubles intellectuels
liés à l'athérome cérébral : aussi, quand un pareil malade
présente en même temps les signes d'une athéromasie généralisée, il est probable que ses troubles cérébraux sont dus
à un ramollissement cérébral d'origine athéromateuse[1].

On comprend toute la gravité du *pronostic* : le ramollissement par embolie est grave à cause de l'étendue de la
lésion ; le ramollissement par thrombose est redoutable
parce qu'il est souvent lié à l'artério-sclérose, généralisée.

Le *traitement* est habituellement impuissant, à moins
qu'il ne s'agisse d'accidents *syphilitiques*. Dans le cas de
syphilis avérée ou même soupçonnée, il faut sans retard
appliquer *dans toute sa vigueur* le traitement spécifique,
surtout les injections mercurielles et l'iodure de potassium
à la dose de 2 à 15 grammes par jour.

1. Peter. *Clinique médicale*. Paris, 1877, p. 532.

§ 5. DE L'APHASIE. — ANCIENNE ET NOUVELLE DOCTRINE

Description. — Dans le chapitre précédent, en étudiant le ramollissement cérébral, je viens de dire que l'oblitération de l'artère sylvienne gauche, par embolie ou par thrombose, peut être suivie d'hémiplégie droite et d'aphasie.

Qu'est-ce donc que l'*aphasie*? C'est la perte de la parole; c'est plus encore : l'aphasie, quand elle est complète, n'est pas seulement la perte de la parole, c'est la perte de l'écriture, des gestes, de la mimique, c'est, en un mot, la perte du *langage*, ce mot langage étant pris ici dans son acception la plus large. Cette question du langage a été fort bien exposée par Gratiolet; il existe un langage naturel par lequel se trahit l'état intérieur de l'individu, à son insu et en dehors de sa volonté, et il existe un langage artificiel par lequel la pensée revêtue d'une certaine forme est exprimée sous cette forme qui est, suivant le cas, la parole, l'écriture ou le geste. Eh bien, l'aphasique conserve le langage naturel; car, s'il éprouve un sentiment de joie, de tristesse et de colère, ce sentiment se trahit à son insu dans toute sa personne, mais le langage artificiel lui fait défaut, et, si vous lui demandez de simuler ce même sentiment au moyen de la parole, de l'écriture, et de la mimique, il en est tout aussi incapable que de vous dire le nom d'un objet dont il connaît parfaitement l'usage, et il a conscience de cette incapacité, qui se traduit par des gestes d'impatience.

Au moment où l'aphasie se déclare, le malade éprouve habituellement quelques troubles intellectuels (perte de la mémoire, hébétude); ces troubles sont généralement passagers, l'aphasique conserve la volonté et l'entendement, il peut concevoir et associer des idées, mais il a perdu le moyen de les communiquer à ses semblables, et, quand il veut transformer ses idées en signes extérieurs, leur adapter les mots propres, ou les reproduire par l'écriture, il en est incapable.

L'aphasique n'a que quelques monosyllabes ou un mot à son service, et ce mot, souvent sans signification, il l'arti-

cule parfaitement et il le répète invariablement à propos
de tout; l'un ne sait dire que le mot *oui*, un autre le mot
tan; un malade de Trousseau ne savait dire que *cousisi*.
Montrez à l'aphasique un couteau, un crayon, il connaît
très bien cet objet dont il sait l'usage, mais il ne peut revêtir
du mot propre l'idée qu'il s'en fait; qu'on lui dise le nom
de l'objet, et il manifeste aussitôt par ses gestes la satisfaction qu'il éprouve à retrouver ce nom; mais qu'on lui
demande de répéter le mot *couteau* ou *crayon*, il en est
souvent incapable, ou bien, après quelques efforts, il lance
un mot quelconque, le mot *cousisi*, ou, comme un autre
malade de Trousseau, le mot de Cambronne. L'appareil pho-
nateur est intact, mais l'appareil qui transforme l'idée conçue
en signe extérieur fait défaut. A la longue le malade retrouve
le fonctionnement de cet appareil, mais, quand la lésion a
été profonde, l'aphasique ne guérit pas complètement, il reste
boiteux du cerveau (Trousseau). On conçoit donc qu'on ait
soulevé la question de *capacité testamentaire* des aphasiques.

Dans quelques cas, avons-nous dit, le trouble du langage,
lié à un défaut de transmission, se traduit par l'*agraphie*;
le malade ne sait plus écrire. La paralysie du bras droit,
souvent associée aux troubles aphasiques, ne permet pas
toujours de bien constater ce symptôme, mais même si la
paralysie est très peu prononcée ou nulle, le malade atteint
d'agraphie ne peut pas plus écrire (de la main droite ou de la
main gauche) que l'aphasique ne peut parler. L'agraphie peut
exister seule ou coïncider avec l'aphasie proprement dite[1].

A côté de l'aphasie que je viens de décrire, et qui peut
servir de *type* parce qu'elle représente le *cas le plus habituel*, il y a des variétés : chez certains sujets les facultés
intellectuelles sont compromises, ce qui s'explique par l'étendue de la lésion cérébrale[2]; chez d'autres, l'aphasie est
incomplète, et le malade *substitue*, au milieu d'un mot ou
d'une phrase, des lettres ou des syllabes qui rendent le mot

---

1. Pitres. Considér. sur l'agraphie. *Revue de méd.*, 1884.
2. De Finance. *État mental des aphas.* Thèse de Paris, 1878, n° 442. —
Sazie. *Troubles intellectuels dans l'aphasie.* Thèse de Paris, 1879, n° 243.

ou la phrase inintelligibles, c'est de la *paraphasie*. Cette substitution, il la fait également quand il écrit. Parfois les
modes divers du langage sont isolément atteints [1]. Lassègue
parle d'un musicien aphasique qui ne pouvait ni lire ni
écrire, mais qui notait une phrase de musique qu'il entendait chanter. La mimique n'est pas toujours perdue chez
l'aphasique; elle est parfois exagérée. L'aphasie que je viens
de décrire, qui est la plus anciennement connue et la plus fréquente, a reçu le nom d'aphasie *motrice*, ce qui la distingue
des aphasies *sensorielles* que nous allons maintenant étudier.

Certains individus ne sont pas à proprement parler aphasiques, car ils peuvent parler et écrire, mais ils sont atteints,
suivant l'expression de Kussmaul [2], de cécité verbale ou de
surdité verbale. Chez le malade atteint de *surdité verbale* [3],
l'ouïe a conservé sa finesse, puisque le tic tac d'une montre
est facilement perçu, l'intelligence est intacte et le sujet
répond nettement à haute voix aux questions qu'on lui
adresse par écrit; mais si l'on vient à lui parler, il ne comprend plus rien, il entend une succession de bruits, mais
ces bruits ne revêtent pas pour lui la forme de mots, ils
sont sans signification pour son intelligence.

Dans la *cécité verbale*, le malade est capable de parler et
d'écrire, mais il est incapable de se lire, de même qu'il est
incapable de lire quoi que ce soit; les lettres ne représentent plus à son esprit qu'une succession de traits sans
signification, de même que dans le cas de surdité verbale
les mots ne représentent plus qu'une succession de bruits.
En pareil cas, l'association est rompue entre le signe conven-
tionnel (mot parlé ou mot écrit) et l'idée. Dans l'aphasie
proprement dite, aphasie motrice, celle que nous avons
étudiée en premier lieu, le malade est incapable de transformer son idée en signes extérieurs, mais ces signes extérieurs (parole, écriture), il les perçoit parfaitement, tandis

1. Proust. De l'aphasie. *Arch. gén. de méd.*, 1872. — Grasset. L'écriture
chez l'aphasique. *Montpellier médical*, 1873, n° 2.
2. Kussmaul. *Les troubles de la parole*. Traduit par Rueff. Paris, 1884.
3. Giraudeau. *Revue de méd.*, 1882.

que dans les aphasies sensorielles, dans la cécité et dans la surdité verbales, l'appareil de réception qui dans le cerveau doit recevoir ces signes et leur donner leur valeur, cet appareil de réception et d'élaboration est supprimé. Dans le premier cas, il y a trouble dans l'appareil qui élabore en transmettant ; dans le second cas, il y a trouble dans l'appareil qui élabore en recevant.

Pathogénie. — On a tracé des *schémas* destinés à faciliter l'explication des différents modes de l'aphasie et l'explication de leurs différents modes de production. Voyons comment on peut interpréter la pathogénie des aphasies [1]. Le langage parlé, qu'il s'agisse de langue française, allemande ou chinoise, peu importe, le langage parlé est constitué par une série de *sons* conventionnels qui forment la *parole*, de même que le langage écrit est constitué par une série de *signes* conventionnels qui forment l'*écriture*. Ces sons conventionnels qui forment la parole, et ces signes conventionnels qui forment l'écriture, sont appris et sont retenus grâce à la mémoire. C'est la mémoire qui joue le rôle principal dans ce premier acte du langage. L'ouïe perçoit des sons, l'agencement de ces sons produit le mot, et l'empreinte des mots avec l'idée qui s'y rattache va s'emmagasiner dans un certain territoire cérébral qui correspond peut-être à la première circonvolution temporale gauche. C'est ce qu'on appelle la *mémoire auditive*, c'est-à-dire la mémoire des sons conventionnels perçus par l'ouïe et destinés à former le langage parlé.

Supposons, ce qui s'est du reste souvent réalisé, supposons la destruction, le ramollissement du territoire cérébral qui correspond à la première circonvolution temporale gauche, centre de la mémoire auditive. Quelle sera la situation du malade ? Le malade sera dans la situation d'un homme qui a conservé toutes ses facultés, qui peut parler, qui peut écrire, qui peut lire, qui comprend ce qu'il lit,

<hr>

1. Ballet. *Les diverses formes de l'aphasie*. Thèse d'agrég. Paris, 1886. Grasset. *Maladies du système nerveux*, 1886, p. 164.

mais qui ne comprend plus rien de ce qu'on lui dit ; il ne comprend pas plus que si on lui parlait hébreu, lui qui ne sait que le français. Les mots ne représentent pour lui que des sons ; en perdant la circonvolution temporale, il a perdu la mémoire de la valeur et de l'agencement de ces sons qui forment le langage parlé ; il est atteint de *surdité verbale*. C'est là une *aphasie sensorielle*.

La même remarque s'applique au langage écrit. L'écriture, avons-nous dit, n'est que la réunion conventionnelle d'un certain nombre de signes ; l'œil perçoit ces signes comme l'ouïe perçoit les sons, puis la valeur et l'agencement de ces signes vient impressionner un territoire cérébral qui siège au niveau du lobule pariétal inférieur, ou lobule du pli courbe, du côté gauche. C'est là que la mémoire visuelle emmagasine l'empreinte des signes conventionnels que forme l'écriture.

Eh bien, supposons, le cas s'est plusieurs fois présenté, supposons la destruction de ce lobule pariétal inférieur, centre de la mémoire visuelle. Quelle sera la situation du malade? Le malade sera dans la situation d'un homme qui a conservé toutes ses facultés, qui peut parler, qui peut écrire, qui comprend ce qu'on lui dit, mais qui ne comprend plus rien à ce qui est écrit : placé en face d'une écriture, la sienne ou celle d'autrui, il ne comprend pas plus, que si l'on mettait sous ses yeux un texte hébreu, lui qui ne lit que le français. L'écriture ne représente pour lui qu'une série de signes sans valeur. En perdant son lobule pariétal inférieur gauche, il a perdu la mémoire de la valeur des signes écrits, il est atteint de *cécité verbale*. C'est encore une aphasie sensorielle.

Les territoires cérébraux que nous venons d'étudier, dans lesquels s'emmagasinent les mémoires auditive et verbale, forment l'appareil de réception du langage. C'est par ce premier acte cérébral que commence l'éducation du langage chez le petit enfant dont le cerveau est en voie d'évolution, ou chez l'individu qui apprend une langue nouvelle. Voilà donc cet enfant, ou cet individu, munis de l'appareil nécessaire pour comprendre le langage des autres[1], mais pour qu'ils communiquent avec leurs semblables, pour qu'ils parlent et pour qu'ils écrivent, il faut qu'ils revêtent leurs idées des signes extérieurs conventionnels qui constituent la parole et l'écriture. C'est ici qu'intervient l'éducation d'un nouveau territoire cérébral, la circonvolution de Broca, ou troisième circonvolution frontale gauche. Il ne s'était agi jusqu'ici que des centres d'élaboration sensorielle, maintenant il va être question d'un centre d'élaboration motrice. C'est lentement, après un long apprentissage, que l'enfant va façonner ce centre moteur de coordination, pour arriver à parler ou à écrire : ce territoire de coordination motrice se développe parallèlement aux territoires d'élaboration sensorielle. La circonvolution de Broca conserve l'empreinte, la mémoire de la coordination des mouvements nécessaires à la parole et à l'écriture; l'ordre d'exécuter ces mouvements, tout coordonnés, est transmis aux cellules cérébrales des territoires voisins (zone motrice), et alors entrent en action les nerfs, les muscles, les organes, qui transmettent le langage parlé, le langage écrit et le langage mimé.

Eh bien, supposons, ce qui s'est si souvent présenté, supposons la destruction, le ramollissement de la circonvolution de Broca. Quelle sera la situation du malade? Le malade sera dans la situation d'un homme qui a conservé ses facultés intellectuelles, qui comprend ce qu'on dit, qui comprend ce qu'il lit, mais qui ne peut plus traduire sa pensée ni par la parole ni par l'écriture, il a perdu le territoire cérébral dans lequel la pensée revêt les signes extérieurs par lesquels l'homme communique avec ses semblables; il est atteint d'aphasie motrice et d'agraphie.

On a voulu dissocier l'aphasie et l'agraphie, on a voulu localiser l'agraphie aux lésions de la circonvolution frontale moyenne gauche. Mais il est peu probable qu'il y ait une localisation spéciale pour l'agraphie; l'aphasie et l'agraphie font partie du même complexus[2]. A mesure, dit Dejerine,

1. Marie. *Revue de méd.*, août 1885.
2. Dejerine. *Clinique des maladies nerv.*, hospice de Bicêtre, 1891.

que nous avançons dans l'étude de l'agraphie, nous voyons que Trousseau avait raison, lorsque parlant, dans ses célèbres cliniques sur l'aphasie, des troubles de l'écriture chez les aphasiques, il disait, n'ayant en vue certainement que les aphasiques moteurs corticaux, les seuls que l'on reconnût à son époque : « Ordinairement l'aphasique n'est pas plus apte à exprimer ses pensées par la parole que par l'écriture ; et bien qu'il ait conservé les mouvements de ses mains, bien qu'il s'en serve avec autant d'intelligence qu'auparavant, il est impuissant à composer un mot avec la plume comme il l'est à le composer avec la parole. »

Les exemples que j'ai choisis, pour l'explication des aphasies sensorielles et de l'aphasie motrice, sont des cas types, tels, du reste, qu'on les rencontre en clinique. Mais dans bien des circonstances, ces types ne se présentent pas dans toute leur pureté ; en voici quelques modalités :

L'aphasie motrice et les aphasies sensorielles peuvent exister sur le même sujet ou être absolument distinctes.

L'aphasie peut exister avec la conservation complète des facultés mentales, ou être accompagnée de troubles intellectuels ; c'est une affaire de localisation.

La cécité verbale et la surdité verbale sont parfois accompagnées de *paraphasie* très prononcée[1].

La cécité verbale peut se traduire par deux formes cliniques distinctes : dans l'une, l'agraphie accompagne la cécité verbale, dans l'autre l'écriture est conservée[2].

Localisations. — Ainsi que je viens de le dire, au cours de cet article, l'aphasie motrice serait due aux lésions cérébrales qui atteignent le tiers postérieur de la troisième circonvolution frontale *gauche* (Dax, Broca[3]). Elle serait égale-

---

1. Dejerine. *Soc. de biol.*, 14 mars 1891.
2. Dejerine. *Soc. de biol.*, 27 février 1892.
3. Dès 1825, M. Bouillaud localisait la faculté du langage dans les lobes antérieurs du cerveau, sans distinction du côté (*Arch. génér. de méd.*, 1re série, t. VIII, p. 25). En 1863, Dax fils invoquait comme siège de l'aphasie la lésion de l'hémisphère gauche du cerveau et M. Broca localisait le siège du langage dans la troisième circonvolution frontale gauche. Voyez pour

ment produite par les lésions des fibres blanches qui partent de ce centre cortical, et que M. Pitres, dans la sémiologie du centre ovale[1], a décrites sous le nom de faisceaux pédiculo-frontaux inférieurs[2].

Les lésions qui atteignent le segment antérieur de la capsule interne et le faisceau interne du pied du pédoncule doivent provoquer l'aphasie, car les fibres qui les constituent dégénèrent quand la troisième circonvolution est intéressée (Charcot et Féré).

L'artère frontale externe et inférieure, qui naît de l'artère

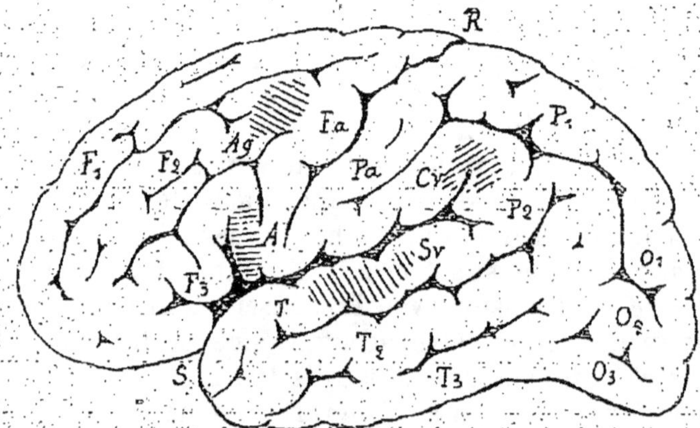

Hémisphère cérébral.

F₁, F₂, F₃. 1ʳᵉ, 2ᵉ et 3ᵉ circonvolutions frontales. — Fa. Frontale ascendante. — Pa. Pariétale ascendante. — P₁, P₂. 1ʳᵉ et 2ᵉ pariétales — T₁, T₂, T₃. 1ʳᵉ, 2ᵉ et 3ᵉ temporales. — O₁, O₂, O₃. 1ʳᵉ, 2ᵉ et 3ᵉ occipitales. — R. Scissure de Rolando. — S. Scissure de Sylvius. — A. Centre de l'aphasie motrice. — Ag. Centre de l'agraphie. — Cv. Centre de la cécité verbale. — Sv. Centre de la surdité verbale.

sylvienne, peut être considérée comme l'*artère de l'aphasie* ou de la circonvolution de Broca[3]; M. Charcot a même

cet historique : Grasset. *Des localisations dans les maladies cérébrales*, Montpellier, 1878 et 1880.

1. Pitres. *Recherches sur les lésions du centre ovale*. Paris, 1877. — Blocq. *Gaz. hebd.*, 16 mai 1891.

2. Grasset a réuni 13 observations de ce genre. *Localisation dans les maladies cérébrales*, 3ᵉ édition, p. 23.

3. Grasset. *Mal. du syst. nerv.*, 1886, p. 176.

observé un cas de ramollissement dû à l'oblitération de cette artériole, qui avait provoqué l'aphasie sans hémiplégie. La *surdité verbale* coïncide avec les lésions de la première circonvolution temporale gauche, surtout à son extrémité postéro-supérieure, et la *cécité verbale* est due à des lésions du lobule pariétal inférieur gauche, au voisinage du pli courbe.

Les lésions cérébrales qui produisent les troubles aphasiques sont presque toujours situées du côté gauche : sans être absolue, cette loi constitue presque la règle. Pourquoi l'aphasie est-elle liée aux lésions du côté *gauche*? Parce qu'il est probable que nous prenons l'habitude de parler avec notre cerveau gauche, de même que nous prenons l'habitude de nous servir plus spécialement de notre main droite. L'aphasie est rarement produite par une hémorrhagie; dans la grande majorité des cas, elle est due à un ramollissement et par conséquent aux différentes causes, embolie, thrombose, artérite oblitérante ou tumeur, qui par des mécanismes divers (syphilis, tuberculose) peuvent produire le ramollissement. J'ai déjà dit que l'aphasie est ordinairement associée à une hémiplégie droite : la paralysie est d'habitude peu développée à la face, et plus la paralysie du membre inférieur est accusée, plus l'aphasie est légère. Souvent aussi l'aphasie est associée à une hémi-anesthésie droite (Grasset[1]), ce qui s'explique encore par le siège de la lésion, car la partie lenticulo-optique de la capsule interne est fort rapprochée des circonvolutions de l'insula.

Doctrine nouvelle de l'aphasie. — L'aphasie a été récemment le sujet de travaux qui modifiaient la conception classique de son mécanisme et de ses localisations cérébrales. En effet, P. Marie[2], sur une cinquantaine d'autopsies, a rencontré un grand nombre de cas d'aphasie de Broca *sans aucune lésion de la troisième circonvolution frontale* et, d'autre part, il a constaté des lésions de la troisième fron-

---

1. *Étude clin.*, Montpellier, 1878.
2. Pierre Marie. Revision de la question de l'aphasie : *Semaine médicale*, 25 mai 1906, 17 octobre et 28 novembre 1906; *Société médicale des hôpitaux, passim,* 1906 et 1907.

tale gauche qui n'avaient donné lieu à aucun trouble du langage. En face de ces faits nouveaux, P. Marie[1] pense que les lésions qui produisent l'aphasie occupent, non pas la circonvolution de Broca, mais *une zone dite lenticulaire*, limitée en avant par une ligne transversale partant du sillon antérieur de l'insula jusqu'au point correspondant du ventricule latéral et en arrière par une autre ligne allant du sillon postérieur de l'insula au point correspondant du ventricule latéral. Cette région, en forme de quadrilatère, contient le noyau lenticulaire et le noyau caudé, la capsule externe et la capsule interne. La région dont les lésions contribuent à produire l'aphasie contient également la *zone de Wernicke* constituée, *grosso modo*, par le gyrus supramarginalis, le pli courbe et le pied des deux premières circonvolutions temporales. A chacune de ces deux localisations, lésion de la zone lenticulaire et lésion de la zone de Wernicke, correspondent des troubles particuliers. Si la lésion n'intéresse que la *zone lenticulaire*, on observe les troubles de l'ancienne aphasie motrice, troubles du langage articulé, encore nommé langage *extérieur*, troubles que P. Marie désigne sous le nom d'*anarthrie*, ou aphasie motrice pure des auteurs classiques.

Si la lésion cérébrale n'intéresse que la *zone de Wernicke*, on observe les troubles du langage *intérieur*; c'est-à-dire l'aphasie de Wernicke. Le malade peut parler, parfois même il parle trop, mais les paroles qu'il profère, tout en étant bien articulées, sont souvent incompréhensibles (jargonaphasie) ou tout au moins déformées (paraphasie); la lecture et l'écriture sont abolies ou plus ou moins incomplètes (cécité verbale des classiques); le malade comprend mal ou ne comprend pas le langage parlé (surdité verbale des classiques). L'ensemble de ces symptômes constitue l'aphasie sensorielle, mais Pierre Marie n'admet pas l'existence de centres spéciaux pour les images auditives verbales et pour les images visuelles du langage, il considère ces troubles

1. *Semaine médicale*, 28 novembre 1906.

comme des troubles du « langage intérieur », il les oppose aux troubles du langage « articulé » et il pense que la zone de Wernicke est le centre d'élaboration intellectuelle du langage, comme la zone lenticulaire est le centre de l'articulation des mots.

Cette nouvelle doctrine est contestée ou inacceptée par bon nombre de neurologistes (Dejerine, Ladame, von Monakow, Mahaim, Mingazzini, Mills et Spiller, Lloyd, etc.). Dans la discussion d'une question si complexe, il faut, comme l'a montré Dejerine, n'interpréter que des cerveaux coupés en série. Ainsi se trouvent révélées des lésions sous-corticales, interrompant les fibres émanées de la circonvolution de Broca et agissant d'une façon aussi efficace que les altérations de cette circonvolution ; ainsi s'expliquent également un certain nombre de cas étiquetés : aphasie motrice sans lésion du centre de Broca. D'autre part, l'aphasie peut guérir et un ancien aphasique peut ne présenter à sa mort aucun trouble du langage. En ce cas, la lésion du centre de Broca, trouvée à l'autopsie, pourra être faussement considérée comme n'ayant entraîné aucune aphasie. Un remarquable exemple de ce genre a été fourni par Letulle.

Du reste, de nouvelles pièces ont montré des lésions limitées à la circonvolution classique du langage (Dejerine, Ladame et von Monakow). Dans certaines observations chirurgicales, la destruction traumatique de cette région s'est révélée également par de l'aphasie (Vincent et Dumollard, Vouters et Chevallier). Ces faits incontestables viennent à l'encontre de la théorie de P. Marie. Bien plus, Mahaim, Mills et Spiller, van Gehuchten ont montré que les lésions du noyau lenticulaire ne déterminaient pas d'aphasie.

La doctrine dite nouvelle de l'aphasie faiblit donc fortement sur bien des points. Du reste, bien des questions relatives à l'aphasie sont encore obscures. Nous verrons dans un autre chapitre, au sujet de quelques erreurs sur les localisations des zones motrices, qu'en fin de compte, les localisations cérébrales sont en train de perdre une partie de la précision que quelques auteurs leur avaient jadis attribuée.

Aphasie transitoire. — Outre l'aphasie dont je viens de m'occuper, et qui est provoquée par des lésions cérébrales apparentes, il existe, chez les rhumatisants, chez les goutteux[1], chez quelques syphilitiques, chez les typhiques, chez les hystériques, dans la migraine ophthalmique, etc., une aphasie plus ou moins *transitoire* qui n'est pas accompagnée de paralysie et qui disparaît sans laisser de trace. Cette aphasie transitoire n'est pas rare chez les *diabétiques*; c'est une aphasie isolée, sans trace d'hémiplégie; elle ne survient pas seulement chez les malades qui ont une glycosurie abondante, on la constate chez des gens qui n'ont que quelques grammes de sucre. J'ai plusieurs fois observé cette variété d'aphasie; elle peut ne durer que quelques jours, mais, quoique passagère, elle est peut-être totale.

Comment expliquer les aphasies *transitoires*, et que se passe-t-il en pareil cas du côté du territoire cérébral qui préside au langage? Il s'y passe probablement une modification de circulation, un trouble passager d'hypérémie ou d'anémie; un trouble dynamique des cellules nerveuses. Ce qui est certain, et ceci est important comme pronostic, c'est qu'il y a une variété d'aphasie qui peut exister sans lésion matérielle durable, de même que l'hémianesthésie des hystériques n'est accompagnée d'aucune lésion du faisceau cérébral sensitif, de même que les contractures permanentes de l'hystérie existent sans sclérose des cordons latéraux de la moelle, de même enfin que la chorée vulgaire et l'hémichorée post-hémiplégique, bien qu'ayant les plus grandes analogies, reconnaissent pour cause, l'une un trouble fonctionnel passager, l'autre une lésion d'un territoire cérébral déterminé. Des symptômes nerveux identiques peuvent donc être occasionnés, tantôt par des lésions profondes et persistantes, tantôt par des altérations passagères et de nature inconnue.

Traitement. — Le traitement de l'aphasie est un traitement essentiellement causal; il faut toujours songer à la syphilis, surtout chez un homme jeune. La *rééducation* peut

1. Trousseau. *Clin. de l'Hôtel-Dieu*, t. II, p. 639.

donner d'excellents résultats chez les aphasiques; elle sera facilitée par les procédés perfectionnés qui ont cours dans l'éducation des sourds-muets (Feré).

§ 6. ENCÉPHALITE — ABCÈS DU CERVEAU

L'encéphalite est l'inflammation du cerveau. C'est une maladie qu'on regardait autrefois comme fréquente, à une époque où on la confondait avec les ramollissements par embolie et par thrombose. On sait aujourd'hui que l'encéphalite est rare, contraste frappant avec la myélite, qui est relativement fréquente.

Pathogénie. — Abstraction faite du traumatisme et des lésions chirurgicales qui ne rentrent pas dans le cadre de cette étude, l'encéphalite et les abcès du cerveau sont toujours consécutifs à des agents toxi-infectieux. Presque toutes les maladies infectieuses, endocardites ulcéreuses, pyohémie, septicémie, pneumonies suppurées, tuberculose aiguë, bronchectasie fétide, appendicite, etc., peuvent engendrer l'encéphalite aiguë et les abcès du cerveau. Le staphylocoque, le pneumocoque, le coli-bacille, le bacille de Koch, et surtout le streptocoque, en sont les agents les plus habituels. Au nombre des causes que je viens d'énumérer, certaines doivent nous arrêter un instant.

Le *bacille tuberculeux* est capable, à lui seul, de déterminer des abcès cérébraux. Fraenkel, Rendu et Boulloche[1] en ont rapporté des observations. Il est question dans ces cas-là de malades atteints de granulie, et le bacille tuberculeux, sans le secours d'aucun autre microbe, peut coloniser en pleine substance cérébrale, grise ou blanche, et déterminer des abcès franchement phlegmoneux.

La *bronchite chronique fétide* est une cause assez fréquente d'abcès cérébraux (Biermer), j'en dirai autant des suppurations et des gangrènes pulmonaires. Mais il semble que dans

____

1. Rendu et Boulloche. *Soc. méd., des hôp.*, 31 juillet 1891.

ces différents cas il est nécessaire que l'expectoration soit fétide ; la *putridité* paraît être une condition essentielle.

Les *lésions du rocher*, des sinus frontaux, de l'orbite, sont des causes prépondérantes d'encéphalite suppurée ; la *suppuration otique* tient de beaucoup le premier rang ; à l'autopsie de gens qui ont succombé à des affections du rocher, il n'est même pas rare de trouver des abcès cérébraux qui avaient évolué à l'état latent. Les affections de l'oreille qui engendrent les abcès cérébraux sont les affections chroniques, bien plus que les affections aiguës : un individu a depuis plusieurs années, depuis dix ans, vingt ans, une lésion auriculaire, une *otite* suppurée, une otorrhée, et cet individu qui ne se préoccupe nullement de cette lésion indolente et presque insignifiante, pourra être pris à un moment donné de symptômes terribles et mortels, d'une méningo-encéphalite aiguë ou d'abcès cérébraux. J'ai été témoin d'un fait de ce genre chez un officier d'artillerie, qui ayant depuis bien des années une otite chronique qu'il traitait par le mépris, fut pris un jour, brusquement, après des manœuvres fatigantes, d'une méningo-encéphalite qui l'emporta en trois jours.

La méningo-encéphalite suppurée et les abcès cérébraux consécutifs à des lésions otitiques peuvent être favorisés par une fissure, par un pertuis osseux, à évolution lente et insidieuse [1]; mais, dans bien des cas, il n'existe aucune communication directe entre la cavité crânienne et l'appareil auditif ; on voit même, ici comme dans l'appendicite, des abcès à distance, se faisant dans l'hémisphère cérébral du côté opposé à la lésion. Le mécanisme que j'ai invoqué pour expliquer les abcès à distance de l'appendicite *(cavité close)* peut expliquer la pathogénie des abcès à distance du cerveau, « la distension de la muqueuse auditive s'opposant à toute élimination de liquide vers l'extérieur » (Brissaud). Pour compléter cette question, je prie le lecteur de se reporter au chapitre concernant les abcès du *cervelet*.

1. Picqué et Février. *Annales des maladies de l'oreille*, 1892, n° 12.

Anatomie pathologique. — Le pus de l'encéphalite aiguë est infiltré ou collecté sous forme d'*abcès*. A l'ouverture de la boîte crânienne on trouve parfois la pie-mère adhérente, et les circonvolutions sous-jacentes affaissées et effacées. Le nombre, le siège et la dimension des abcès sont variables. On peut ne trouver qu'un seul et grand abcès ou une série de petits abcès. L'abcès temporo-sphénoïdal est habituellement consécutif aux lésions de l'oreille moyenne et de l'oreille interne ; l'abcès du lobe frontal est en rapport avec la carie de l'ethmoïde ; l'abcès du lobe occipital ou du lobe temporal s'observe surtout à la suite de carie du rocher. Le pus enkysté est tantôt crémeux et jaunâtre, tantôt verdâtre et sanieux, d'odeur fétide. Les abcès s'enkystent grâce à une membrane formée de tissu névroglique sclérosé qui commence à se former vers le douzième jour. La substance cérébrale qui avoisine l'abcès est atteinte de ramollissement jaune.

Description. — Il est d'usage de décrire trois périodes à l'encéphalite aiguë. La première période, ou phase d'*excitation*, n'est pas sans analogie avec la méningite : fièvre, céphalalgie, vertiges, incertitude de la marche, troubles visuels, parfois même délire, contractures, convulsions, vomissements, constipation. La céphalalgie est le symptôme dominant, elle dure autant que cette première phase, de quatre à huit jours ; elle affecte parfois une localisation précise, elle se limite à une moitié du crâne. Si l'encéphalite est due à une lésion de l'oreille, le catarrhe disparaît habituellement dès l'invasion cérébrale.

La deuxième période, ou phase de rémission, est caractérisée par une amélioration factice, avec indifférence du malade, état somnolent, torpeur ; elle peut durer plusieurs semaines ou faire place à la phase paralytique, hémiplégique, apoplectique, comateuse. Cette dernière phase peut même éclater brusquement et déterminer la mort en deux ou trois jours, sans avoir été précédée par les phases initiales d'excitation et de dépression. Parfois l'encéphalite aiguë passe à l'état chronique et le pronostic n'en est pas moins fatal. La *fièvre* est le principal symptôme sur lequel on doive s'appuyer pour distinguer l'encéphalite des ramollissements qui pourraient la simuler, il ne faut jamais négliger de faire l'examen de l'oreille ; cet examen suffit souvent pour mettre sur la voie du diagnostic.

Deux symptômes sont à noter dans les abcès du cerveau, ce sont l'*aphasie* et l'*hémianopsie*. L'aphasie est très rarement l'aphasie motrice vraie ; il s'agit surtout d'aphasie sensorielle, d'aphasies partielles. Chez certains malades, l'examen de l'œil démontre l'existence d'une hémianopsie ; chez un malade dont Lannois et Jaboulay ont rapporté l'observation[1], il y avait de l'aphasie sensorielle et une hémianopsie homonyme latérale droite avec conservation du réflexe de Wernick.

Encéphalite chronique. — La sclérose de l'encéphale coïncide souvent avec les lésions scléreuses de la moelle (scléroses en plaques et rubanées) ; la sclérose limitée à l'encéphale (syphilis) est fort rare ; dans la paralysie générale des aliénés, l'encéphalite interstitielle diffuse est associée à une myélite chronique de même nature.

§ 7. ENCÉPHALITE CHRONIQUE DE L'ENFANCE
HÉMORRHAGIE — RAMOLLISSEMENT — PORENCÉPHALIE
SCLÉROSE LOBAIRE — MALADIE DE LITTLE

Conditions générales. — Les *encéphalites chroniques infantiles*, depuis la naissance jusqu'à la deuxième dentition sont souvent étudiées sous des noms différents, suivant qu'on les désigne par leur lésion anatomique (hémorrhagie, ramollissement, porencéphalie, sclérose lobaire) ou par leur syndrome clinique majeur (athétose, hémiplégie, paraplégie, diplégie spasmodique ou maladie de Little). Elles méritent d'être étudiées dans leur ensemble, car si elles présentent comme chez l'adulte des variations symptoma-

1. Lannois et Jaboulay. *Gaz. méd. de Paris*, 12 septembre 1896.

tiques suivant la localisation des lésions, elles évoluent en général, et c'est là leur trait caractéristique, sur un fond clinique qui leur est commun. Paralysies avec contracture, troubles intellectuels parfois légers, mais pouvant aller jusqu'à l'idiotie, tels sont les éléments du syndrome commun à presque toutes les encéphalites chroniques infantiles. Le fait que le cerveau de l'enfant est incomplètement développé, au moment où débute la lésion, nous rend compte de ce processus clinique si spécial. Ajoutons que le contre-coup de certaine sclérose infantile peut se faire sentir dans l'adolescence en provoquant l'épilepsie. Les travaux de Bourneville, de Strümpell ont contribué à l'édification de ces encéphalites infantiles dont l'histoire naturelle vient d'être classée avec une lucidité remarquable par Brissaud[1].

Étiologie. — Il est deux raisons étiologiques spéciales aux encéphalopathies infantiles, l'une c'est l'accouchement prématuré, la dystocie surtout, qui explique comment la maladie peut être constituée dès la naissance et avant la naissance; l'autre cause, invoquée par plusieurs auteurs (Marie, Strümpell), c'est l'infection (rougeole, scarlatine, coqueluche, etc.) qui pourrait engendrer la polioencéphalite au même titre que la poliomyélite, qui pourrait même engendrer ces deux affections à la fois.

Anatomie pathologique. — Les encéphalopathies infantiles peuvent être caractérisées par des lésions multiples, hémorrhagie, ramollissement, méningo-encéphalites, sclérose cérébrale, excavations poreuses (porencéphalie); mais de toutes ces lésions, deux sont spéciales à l'enfance et doivent nous arrêter : la porencéphalie et la sclérose lobaire.

Porencéphalie. — La *porencéphalie* (Heiche) est un mot qui ne s'adresse pas à une lésion particulière, il désigne le résultat ultime d'une série de lésions caractérisées par la présence de cavités (*porus*), s'ouvrant comme des cratères

1. Brissaud. *Traité de méd.*, t. IV, p. 200. *Leçons sur les mal. nerv.* Paris, 1895, p. 108.

à la surface des hémisphères ; c'est, si l'on veut, le degré superlatif de la rétraction cicatricielle (Brissaud).

Il y a lieu de considérer avec Bourneville et Sollier deux formes de porencéphalie : la porencéphalie vraie et la pseudo-porencéphalie. Voici du reste les conclusions de l'étude de ces auteurs : « La porencéphalie vraie est le résultat d'un arrêt de développement et est par conséqnent congénitale. Dans la porencéphalie vraie, il y a communication de la dépression avec le ventricule latéral. Dans la pseudo-poren-céphalie, cette communication n'existe pas. Toutefois, cette absence de communication n'a pas une valeur absolue, car on peut très bien supposer que le processus nécrobiotique puisse détruire complètement la substance cérébrale jus-qu'au ventricule latéral et établir ainsi une large commu-nication avec lui. La disposition des circonvolutions a, au contraire, une plus grande importance. Dans la porencé-phalie vraie, celles-ci sont disposées en rayonnant autour du porus dans lequel elles plongent. Dans la pseudo-poren-céphalie au contraire, les circonvolutions sont coupées irré-gulièrement. »

« La forme de la dépression est bien différente dans les deux cas : dans la porencéphalie vraie, on voit une sorte d'infundibulum, quelquefois une simple fente ou un orifice presque circulaire. Dans la pseudo-porencéphalie on voit une vaste excavation béante dont les parois, au lieu d'être formées par les circonvolutions, sont constituées par la substance blanche recouverte par la membrane d'un pseudo-kyste qui lui adhère intimement. Malgré l'étendue relative-ment beaucoup plus considérable de la pseudo-porencéphalie, les phénomènes psychiques peuvent être moins marqués que dans la porencéphalie vraie qui s'accompagne presque toujours d'idiotie complète. »

La lésion porencéphalique, qu'elle soit congénitale ou acquise, est toujours le résultat d'une lésion artérielle. Dans la porencéphalie vraie, une artère a manqué congénitale-ment et le territoire qu'elle devait nourrir ne s'est jamais développé ; dans la porencéphalie acquise, la lésion artérielle aboutit au porus par l'intermédiaire d'un foyer d'hémorrhagie ou de ramollissement. Le vide est comblé par du tissu gliomateux.

Sclérose lobaire primitive. — C'est une lésion de la première enfance ou de la vie intra-utérine. Elle peut occuper les deux hémisphères ou se localiser à l'un d'eux, ou se restreindre même à un seul lobe, lobe occipital ou lobe frontal, d'où le nom de sclérose lobaire. Parfois même, la sclérose se cantonne à un groupe de circonvolutions telles que les circonvolutions rolandiques. Au cas de sclérose bilatérale, les lésions sont toujours symétriques (Richardière); peut-être sont-elles commandées par des troubles circulatoires (Marie).

La substance cérébrale est indurée, les circonvolutions semblent rétractées; la topographie générale reste reconnaissable, malgré l'atrophie marquée de la partie malade. Cette atrophie peut porter sur toutes les parties constituantes de l'encéphale : circonvolutions, pédoncules, corps opto-striés, etc.

Les lésions histologiques fondamentales consistent en une prolifération diffuse de la névroglie et en altérations vasculaires et périvasculaires. La névroglie est remplie de cellules araignées à noyaux denses et opaques; et les parties malades sont sillonnées par de gros faisceaux conjonctifs ondulés visibles à un faible grossissement. Les altérations vasculaires portent sur les capillaires dont les parois sont épaissies. Les gaines lymphatiques périvasculaires sont augmentées de volume et remplies de leucocytes et de corps granuleux. La lésion de la névroglie débute au contact des capillaires. Les cellules de l'écorce s'atrophient, perdent leur forme pyramidale, deviennent fusiformes et peuvent même disparaître complètement sur certains lobes. La lésion est lentement envahissante et il est des points sur lesquels elle est plus avancée. Cette marche progressive explique l'apparition de certains symptômes tardifs. (Brissaud.)

Lésions secondaires. — Chez le nouveau-né et chez l'enfant, les lésions secondaires sont toujours beaucoup plus marquées que chez l'adulte, elles ne consistent pas seulement en dégénérations secondaires, mais en *arrêt de développement du névraxe*. Dans le cerveau, l'atrophie et la dégénération gagnent la capsule, la protubérance, le bulbe. Les corps opto-striés sont également frappés secondairement, le lobe cérébelleux du côté opposé (Vulpian, Charcot, Cottard) est en général très atrophié et sclérosé; ce sont là des lésions secondaires tout à fait spéciales aux encéphalites infantiles.

La moelle du côté opposé à la lésion ne présente pas seulement des lésions de sclérose descendante, mais également une atrophie toute particulière, qui s'étend même aux os, aux cartilages, aux ligaments, aux tendons, aux muscles du même côté. Le même *retard de développement* s'observe sur le crâne, la face, le globe oculaire du côté paralysé, d'où la formation du crâne en carène et du front olympien. Si la lésion est bilatérale, la dégénération secondaire est bilatérale, et cliniquement on observe une diplégie, au lieu d'une hémiplégie.

Symptômes. — Cliniquement, les encéphalites chroniques de l'enfance peuvent présenter les modalités les plus diverses. Elles aboutissent presque toujours à la paralysie sous forme d'hémiplégie spasmodique, d'hémiathétose, d'hémiplégie choréique, d'athétose double, de chorée spasmodique et elles peuvent se compliquer d'idiotie.

Quelle que soit la forme anatomo-pathologique de l'encéphalopathie, dit Brissaud, l'évolution générale des symptômes est toujours à peu près la même : apparition d'accidents aigus tels qu'agitation, fièvre, vomissements, convulsions dès la naissance ou au cours de la première enfance. Une phase de guérison apparente succède pendant quelques jours ou quelques semaines à cette phase aiguë, puis survient une paralysie, tantôt limitée, tantôt généralisée à tout un côté ou à toute la musculature du corps. La période aiguë fébrile peut manquer surtout chez le nouveau-né, et souvent la paralysie, qui existe à l'état latent depuis la naissance, ne se révèle que lorsque l'enfant essaye ses premiers pas. Tous les types paralytiques que nous avons énumérés tendent à se confondre les uns avec les autres par une sorte de dégradation insensible. Nous suivrons la description méthodique donnée par Brissaud et nous esquisserons les types suivants :

Hémiplégie spasmodique de l'enfance. — Elle évolue en trois phases successives : une phase de mouvements épileptiformes, localisés au côté qui sera hémiplégié, avec prédilection pour les extrémités; une phase d'hémiplégie, qui succède immédiatement aux mouvements épileptiformes. Cette hémiplégie est en général flasque et totale, intéressant membres et face; elle dure en général une quinzaine de jours. Au bout de ce temps, la maladie entre dans sa troisième période et l'hémiplégie devient spasmodique, incurable et à peu près semblable à celle de l'adulte. Elle n'en diffère parfois que par quelques attitudes assez spéciales. La main est fléchie sur l'avant-bras en pronation exagérée, « les doigts sont fléchis sur la paume, ou fortement étendus dans des attitudes qui rappellent absolument celles des mains des danseuses javanaises ». Ce qui est surtout tout à fait caractéristique, c'est une atrophie du côté hémiplégié généralisée aux membres et à la face.

Hémiathétose. — Elle peut exister à l'état de pureté en dehors de toute paralysie ou de toute contracture. Le plus souvent, elle n'est qu'un symptôme surajouté à l'hémiplégie. La contracture est beaucoup moins prononcée que dans l'hémiplégie spasmodique, sans quoi les mouvements athétosiques ne pourraient se produire. La symptomatologie et le processus de ces mouvements athétosiques sont semblables chez l'enfant et chez l'adulte, la localisation des lésions qui les produisent est identique. L'hémichorée a été signalée exceptionnellement.

Athétose double. — Tous les muscles sont animés de mouvements lents, incessants et raides, la face grimace continuellement. Cette athétose double est occasionnée par une lésion symétrique, intéressant le voisinage du faisceau pyramidal. La chorée chronique double, dont l'identité d'origine avec l'athétose double est aujourd'hui admise par la plupart des auteurs qui se sont occupés de la question (Richardière, Audry), est produite par une lésion analogue et à localisation différente.

Diplégies spasmodiques. — Les paralysies bilatérales, avec contracture, apparaissant à la naissance ou dans les premiers temps de la vie, ont été très étudiées en ces dernières années. Elles sont constituées par une lésion bilatérale de la zone rolandique ou du lobule paracentral. Little, dès 1862, en a nettement indiqué l'étiologie, travail difficile, accouchement prématuré, asphyxie des nouveau-nés, hémorrhagies méningées superficielles, et les diverses formes cliniques. Little avait montré que la contracture peut être généralisée ou se montrer sous forme paraplégique.

Contractures généralisées. — Les quatre membres sont en état de contracture, le clonus du pied est très marqué et les réflexes sont exagérés. Les membres sont moins paralysés qu'ils ne paraissent et c'est là un des points les plus intéressants de cette forme de la maladie. La rigidité diminue avec l'âge, et lorsque l'enfant est en âge de marcher, on voit qu'il ne s'y décide pas en partie par paresse cérébrale, comme l'avait bien remarqué Little. Il est en retard pour la parole et pour la compréhension comme pour la marche. La maladie s'améliore avec le temps, mais n'arrive jamais à guérison complète ; les jambes conservent toujours un certain degré de contracture.

Contracture paraplégique. — La contracture localisée aux membres inférieurs offre e tableau du tabes dorsal spasmodique. Les enfants ne commencent à marcher que vers 4 ou 5 ans ; « leur démarche est spasmodique avec double pied bot, adduction, flexion et rotation en dedans des cuisses ; les réflexes tendineux, bien entendu, sont très exagérés ; et, dans la position assise, les jambes tendent à se relever spontanément au-dessus du sol » (Brissaud). Les petits malades ont l'air dénués d'intelligence, mais souvent ils ne le sont pas ; ainsi que l'a fait remarquer Marie, c'est l'état spasmodique des muscles de la face qui, paralysant l'expression, leur donne parfois l'aspect stupide. La contracture des membres inférieurs est toujours moins curable que celle des membres supérieurs. L'encéphalopathie spasmodique, surtout la forme congénitale, est souvent appelée dans son ensemble maladie de Little. Pour la commodité d'une description didactique, nous avons, à l'exemple de Brissaud, présenté des types que la clinique montre fréquemment isolés, mais souvent ces types se combinent, passent de l'un à l'autre et forment bien dans leur ensemble une maladie unique.

Troubles intellectuels. Idiotie. — On conçoit que le développement intellectuel soit arrêté, si la lésion porte sur le lobe frontal; il est surtout entravé, au cas de lésion bilatérale.

Quel que soit le côté du cerveau atteint par les lésions, les individus qui sont hémiplégiques depuis l'enfance ne présentent *jamais d'aphasie*, remarque déjà faite par Cottard. Sans doute, comme l'a formulé cet auteur, la suppléance fonctionnelle s'établit au moyen des zones épargnées, sur ces cerveaux qui sont encore incomplétement développés.

L'encéphalopathie infantile est une des causes les plus fréquentes de l'idiotie (Bourneville). La porencéphalie, les scléroses cérébrales, peuvent, comme l'hydrocéphalie, la microcéphalie, les méningites chroniques, les tumeurs de l'encéphale, la cachexie pachydermique, déterminer l'imbécillité et la débilité mentale. L'idiot congénital a la face asymétrique, les bosses frontales inégales, le maxillaire supérieur saillant, les dents striées et inégalement plantées; il présente en général les stigmates les plus marqués de dégénérescence. Dans l'idiotie acquise, le crâne est régulier, l'expression moins hébétée, mais la maladie est en général plus irrémédiable. La faiblesse, le défaut d'équilibre, la perversion des facultés peuvent s'observer à tous les degrés chez l'idiot, et cet état de débilité psychique peut se reconnaître déjà avant l'âge de deux ans. L'enfant ne dort pas, ne cesse de crier, la vision est retardée, le goût et l'odorat sont à peine développés, l'ouïe est de tous les sens le moins rudimentaire. La sensibilité cutanée est obtuse, les mouvements volontaires sont retardés; le langage présente les troubles les plus variés, il peut être réduit à de simples grognements inintelligibles; souvent l'idiot ne commence à prononcer les premiers mots qu'entre l'âge de trois et huit ans. Les qualités affectives sont peu ou pas développées.

Épilepsie. — Beaucoup d'individus frappés d'hémiplégie spasmodique pendant l'enfance deviennent épileptiques aux environs de l'adolescence. « Beaucoup d'épilepsies dites essentielles ne sont pas autre chose que la manifestation tardive d'une encéphalopathie infantile parvenue à son stade anatomique définitif. » (Brissaud.) L'épilepsie consécutive à l'hémiplégie spasmodique infantile guérirait en général vers l'âge de trente ans (Bourneville et Wuillaumier.) Les encéphalopathies infantiles sont toujours graves. Quelle que soit leur évolution, elles font du malade un infirme.

Diagnostic. — Lorsque la lésion est congénitale, le diagnostic s'impose, en général; mais lorsque les phénomènes paralytiques ou spasmodiques surviennent pendant la première enfance, le diagnostic est souvent plus délicat.

Le début aigu peut simuler la méningite, mais les doutes sont dissipés par l'évolution ultérieure de la maladie; le début aigu peut simuler encore la paralysie spinale atrophique de l'enfance, mais dans cette myélopathie, l'hémiplégie est rare et les paralysies sont toujours flasques avec abolition des réflexes tendineux.

La crépitation des surfaces articulaires et les éruptions cutanées suffisent en général à éclairer le diagnostic des pseudo-paralysies syphilitiques de Parrot et Troisier.

Les paralysies obstétricales relèvent de la compression d'un nerf moteur occasionnée par les manœuvres de l'accouchement artificiel; elles restent limitées à des groupes musculaires circonscrits.

Le tabes dorsal spasmodique, les diverses paraplégies spasmodiques, celles du mal de Pott par exemple, se distinguent par leur mode d'apparition, par les troubles de la sensibilité et des réservoirs qu'elles occasionnent.

Traitement. — Empêcher en certains cas les troubles

circulatoires graves de se produire chez l'enfant en hâtant le plus possible le travail de l'accouchement, par la symphyséotomie, telle est, pour Pinard, la meilleure mesure prophylactique.

Quand la maladie est constituée, l'avenir de l'enfant relève du chirurgien, qui pourra dans une certaine mesure corriger les difformités atrophiques par les procédés orthopédiques, il relève encore de l'éducateur qui, par des moyens pédagogiques préconisés par Bourneville, pourra parfois améliorer l'état psychique.

§ 3. TUMEURS CÉRÉBRALES

Anatomie pathologique. — On rencontre dans l'encéphale des tumeurs de toute nature et de diverses provenances; elles se développent aux dépens des méninges [1], des vaisseaux et de la substance cérébrale; certaines naissent à l'extérieur et pénètrent dans le crâne (tumeurs orbitaires), d'autres naissent dans le crâne et se font jour à l'extérieur.

Le *cancer* prend naissance dans le cerveau ou dans les parties voisines (os, méninges, cavité orbitaire); sa forme encéphaloïde, qui est la plus fréquente, peut atteindre le volume du poing, perforer les parois crâniennes et apparaître à l'extérieur, sous forme de tumeur érectile et bosselée. Le *sarcome mou* est plus rare que le cancer, sa marche est beaucoup plus lente, moins envahissante; il se développe surtout chez les jeunes sujets; il est formé de tissu embryonnaire pur, ou de tissu embryonnaire en voie de transformation. Dans le *gliome*, qui est une variété de sarcome, il se produit parfois des hémorrhagies.

Le *tubercule* a pour siège de prédilection le cervelet, le mésocéphale et la surface des hémisphères cérébraux; il forme quelquefois des tumeurs volumineuses qui sont dues à une agglomération de granulations; le centre de la tumeur passe à l'état caséeux, souvent il y a crétification.

1. Sabatié. *Tum. des méning. encéph.* Th. de Paris, 1875.

La *syphilis* engendre des tumeurs gommeuses, osseuses et périostiques, qui seront étudiées aux chapitres suivants.

Les *parasites* sont rares dans le cerveau, on y rencontre surtout l'échinocoque (Daniel Cranwell) et le cysticerque[1]. Les *anévrysmes* occupent les artères de la base, et notamment le tronc basilaire[2]. Chez un malade de mon service, nous avons trouvé à l'autopsie un anévrysme du volume d'une noix à l'artère cérébrale antérieure gauche[3].

Les tumeurs du cerveau, en comprimant les veines et les artères du voisinage, déterminent des *lésions secondaires*, telles que thromboses des sinus, œdème, hydrocéphalie, ramollissement cérébral, etc.; il en résulte des variétés nombreuses dans l'exposé des symptômes.

Description. — Disons d'abord qu'il y a des tumeurs cérébrales qui restent longtemps silencieuses, à la condition qu'elles se développent lentement dans des régions dites *tolérantes* (Jaccoud), telles que la masse blanche hémisphérique des lobes postérieurs et les corps opto-striés. Mais cette tolérance est loin d'être constante, et, du reste, telle région qui est tolérante quand elle est lentement envahie par une tumeur ne l'est plus quand la lésion hémorrhagique ou ramollissement survient brusquement.

Il est d'usage, dans les traités de pathologie, de consacrer un chapitre à la description des *tumeurs cérébrales*; j'avoue que cette description *livrée à une vue d'ensemble* me paraît impossible : le *siège* de la tumeur modifie à tel point la description des symptômes, et, d'autre part, la physiologie de certaines opérations cérébrales est encore si mal connue, qu'une étude méthodique de cette question ne peut être tentée pour le moment; ce qu'on peut faire, c'est grouper les symptômes et les diviser en deux classes : les uns, sous le nom de symptômes *diffus*, qui ne sont pas exclusivement subordonnés au siège de la lésion, et qui résultent d'une

1. Viry. *Cysticerques du cerveau.* Th. de Strasbourg, 1867. — Guéneau. *Kystes hydatiques du cerveau.* Th. de Paris, 1893.
2. Gouguenheim. *Anévr. de la base du cerv.* Th. de Paris, 1866.
3 Crouzon et Ficaï. *Soc. anatomique*, avril 1906.

excitation directe ou réflexe; les autres, symptômes de *foyer*, qui sont en rapport avec la localisation de la lésion[1] et qui aident au *diagnostic topographique* de cette lésion.

A. *Symptômes diffus.* — Les symptômes diffus apparaissent généralement les premiers, et ils peuvent n'avoir aucun rapport constant avec le siège de la tumeur; les plus importants sont la *céphalalgie*, le *vertige*, les *vomissements*, les *fourmillements* des extrémités, les troubles intellectuels. La *céphalalgie* s'observe dans la moitié des cas (Ball et Krishaber), elle est générale ou partielle, parfois intermittente et paroxystique; elle peut durer des semaines et acquérir une extrême intensité; la violence de ces exacerbations *nocturnes* est souvent un indice de syphilis. Les *vomissements* d'origine cérébrale ont pour caractère de se faire sans effort, sans nausées, sans douleurs gastriques; ils sont alimentaires ou simplement liquides[2].

Les *vertiges* et les étourdissements se présentent sous diverses formes : le sujet se plaint de *vague cérébrale*, d'un état vertigineux continu, ou de vertiges qui surviennent par accès plusieurs fois par jour. Ces différents symptômes, céphalalgie occipitale, vomissements, vertiges, sont très fréquents dans les tumeurs *cérébelleuses*.

D. *Symptômes de foyer.* — Les *paralysies* sont des symptômes de foyer; leur apparition est tantôt lente et graduelle, tantôt rapide; leurs caractères sont subordonnés au siège et à l'étendue de la tumeur, et les aspects multiples qu'elles présentent peuvent se grouper dans les catégories suivantes :

1e *Hémiplégie.* a. L'hémiplégie *totale* des membres et de la face, analogue à l'hémiplégie de l'hémorrhagie cérébrale, est ici une variété fort rare; l'hémiplégie des tumeurs cérébrales est moins complète, « moins pure, moins méthodiquement circonscrite, moins systématique que les hémiplégies vulgaires » (Fournier).

b. L'hémiplégie *partielle* localisée à la jambe, à un bras

<hr>

1. Cette division a été proposée par Jaccoud, dans son remarquable article sur les Tumeurs de l'encéphale. *Pathologie*, t. I, p. 521.

2. H. Mollière. *Du vomiss. dans les malad. du cerv.* Lyon, 1874.

(monoplégie) ou à un bras et à la face, est assez fréquente ; elle résulte presque toujours d'une lésion qui siège en un point déterminé de la zone corticale motrice[1]. Ces monoplégies sont presque toujours associées à des contractures ou à des accès d'épilepsie jacksonienne. Je me contente de les indiquer ; cette question sera longuement étudiée au chapitre concernant l'épilepsie jacksonnienne.

c. L'hémiplégie *croisée* ou *alterne*, celle qui porte d'un côté sur les membres, et du côté opposé sur un ou sur plusieurs nerfs crâniens, résulte d'une tumeur du *mésocéphale*, ou de plusieurs tumeurs, diversement situées, ou d'une tumeur qui serait assez volumineuse pour comprimer à la fois l'hémisphère cérébral et l'un des nerfs crâniens.

d. L'hémiplégie accompagnée d'*hémianesthésie* ou d'*hémichorée* indique que la tumeur atteint la partie la plus reculée du segment postérieur de la capsule interne. La contracture permanente faisant suite à la paralysie prouve que la tumeur a lésé le *faisceau pyramidal* en un point de son trajet ou à son passage dans les deux tiers antérieurs du segment postérieur de la capsule interne.

Les différentes variétés d'hémiplégie que je viens d'énumérer[2] ont rarement le début soudain des hémiplégies de l'hémorrhagie et de l'embolie cérébrales ; elles sont habituellement précédées de céphalalgie, d'*ébauches de paralysie*, de fourmillements du pied ou de la main, d'engourdissement, de faiblesse. Au nombre des tumeurs qui leur donnent naissance, il faut placer en première ligne les gommes syphilitiques méningées ou cérébrales ; l'hémiplégie syphilitique est, on le sait, un accident fréquent de la période tertiaire, mais elle n'est pas rare, il s'en faut, dès la première et la seconde année de l'infection syphilitique[3]. La syphilis peut déterminer l'hémiplégie, avec ou sans apoplexie, avec

1. Bravais. Th. de Paris, 1827. — Charcot. Épileps. part. syphilit. *Mal. du syst. nerv.*, t. II, p. 342.

2. Conçaix. *De l'hémipl. syphil.* Th. de Paris, 1877. — Fournier. *Syphil. cérébr.*, p. 412. — Bernheim. *Syphil. du cerv.* Th. de Paris, 1882.

3. Lannois. *Revue de méd.*, décembre 1882.

ru sans aphasie, par différents processus ; qu'il s'agisse de
gomme, de méningite scléro-gommeuse, de compression
vasculaire, d'artérite oblitérante et de ramollissement cérébral consécutif.

2° *Paralysie des nerfs crâniens*. Il y a diverses modalités :
la paralysie peut atteindre un seul nerf, plusieurs nerfs à la
fois, ou se limiter à l'une des branches d'un nerf crânien
(*paralysie dissociée*). Pour expliquer une paralysie limitée à
une partie du nerf, il y a deux hypothèses : dans l'une la
lésion atteint l'une des branches nées du tronc commun,
c'est une paralysie *périphérique*; dans l'autre la lésion
atteint la branche nerveuse à son origine, avant qu'elle soit
réunie au faisceau commun, c'est une paralysie *centrale*;
ainsi l'hémiplégie faciale incomplète peut être due à une
tumeur corticale [1] des circonvolutions motrices : la paralysie du nerf moteur oculaire commun, qui ne se traduit
parfois que par un de ses symptômes, la chute de la paupière supérieure, peut être l'indice d'une tumeur siégeant
à la partie postérieure du lobe pariétal du côté opposé [2], la
ptose d'origine cérébrale étant croisée.

La *syphilis* cérébrale est une cause fréquente de paralysie
des nerfs crâniens; les nerfs le plus souvent envahis sont,
par ordre de fréquence : le moteur oculaire commun [3]
le moteur oculaire externe, le pathétique, le facial, etc. Ces
paralysies syphilitiques ont généralement un développement
rapide, « elles se confirment dans l'espace de quelques
heures, d'un jour à l'autre [4] ».

3° Les *troubles de la vue* sont fréquents et précoces [5].
Leur importance m'engage à les décrire en détail. Je citerai
en première ligne l'amblyopie et l'amaurose dues aux lésions

1. Landouzy. *Convulsions et paralysies liées aux méningo-encéphalites
fronto-pariétales*. Th. de Paris, p. 74.
2. Landouzy. Blépharoptose céréb. *Arch. de méd.*, août 1877.
3. Godard. *Paral. syphil. du mot. ocul. comm.* Th. de Strasbourg, 1865.
4. Fournier. *Syphilis céréb.*, p. 374.
5. Abadie. Névrite optique symptomatique de tumeurs cérébrales.
Union médicale. 24 nov. 1874. — Th. d'agrég., 1880.

des nerfs optiques. Ces lésions sont habituellement bilatérales et rapides dans leur évolution. A l'ophthalmoscope, on constate les symptômes d'une *névrite optique* (papille étranglée, œdème papillaire). La papille optique est hyperhémiée, rouge, les veines centrales sont volumineuses et flexueuses, les artères au contraire sont diminuées de volume, et en partie recouvertes par des exsudats.

La papille a perdu la netteté de ses contours, elle est agrandie et saillante; plus tard elle est tuméfiée, entourée de petites hémorrhagies dont la forme allongée fait ressortir la disposition radiée des fibres nerveuses. Le processus peut même dépasser la papille et s'étendre à la rétine (*névrorétinite*). A cette phase, la névrite optique peut guérir; mais, si la lésion progresse, elle aboutit à l'*atrophie* papillaire; la papille s'aplatit et la teinte rouge fait place à une teinte blanc grisâtre; les artères s'atrophient. Plusieurs théories ont essayé d'expliquer la pathogénie de cette névrite optique d'origine intra-crânienne. On l'a attribuée à une stase vasculaire (de Græfe); à une infection (Leber); à un excès de tension intra-crânienne avec refoulement du liquide céphalo-rachidien dans l'espace intervaginal du nerf optique (Schmidt); à un œdème lymphatique analogue à l'œdème de la substance cérébrale dont le nerf optique est le prolongement (Parinaud). L'anneau scléral que traverse le nerf optique favoriserait l'étranglement et l'œdème, au même titre qu'une ligature placée sur les membres; d'où le nom de névrite œdémateuse (Parinaud).

La névrite optique, surtout si elle est associée à d'autres symptômes, a une grande valeur diagnostique au point de vue de l'existence d'une tumeur intra-crânienne. Mais elle ne donne aucune indication au point de vue *du siège* de la tumeur. Il en est autrement de l'*atrophie primitive* des nerfs optiques, beaucoup plus rare d'ailleurs au cas de tumeurs cérébrales. Cette atrophie, ordinairement partielle, donne lieu à diverses variétés d'hémianopsie.

L'*hémianopsie homonyme* est la perte de la moitié gauche ou de la moitié droite du champ visuel, dans les deux yeux à la fois. Elle est en rapport avec la destruction d'un des centres visuels corticaux, ou de l'un des tubercules quadrijumeaux, ou d'une bandelette optique. La tumeur cérébrale provocatrice siège du côté opposé à la partie du champ visuel obscurci. L'*hémianopsie temporale* est la perte de la moitié externe du champ visuel de chaque œil; elle correspond à une lésion de l'angle antérieur ou postérieur du chiasma, c'est-à-dire à une lésion intéressant à la fois les deux faisceaux croisés des nerfs optiques (tumeurs de la région pituitaire). L'*hémianopsie nasale* est la perte des deux moitiés internes du champ visuel, elle est l'indice d'une lésion des deux faisceaux directs intéressant à la fois les deux angles latéraux du chiasma.

L'hémianopsie homonyme, habituellement due à une lésion centrale, a des symptômes bien tranchés : évolution brusque ou rapide, perte des deux moitiés correspondantes du champ visuel sans rétrécissement périphérique, conservation de l'acuité visuelle centrale par suite de l'intégrité du faisceau maculaire, tandis que les autres variétés d'hémianopsie, temporale ou nasale, se présentent avec des caractères variables. Étant donné le siège des lésions qui produisent les hémianopsies, on comprend que ces troubles oculaires soient souvent associés à des troubles résultant des lésions des nerfs crâniens du voisinage, anosmie (lésion des lobes olfactifs) ; diplopie (lésion des nerfs moteurs de l'œil).

Les *paralysies oculaires*, qu'on peut observer au cours des tumeurs cérébrales, se présentent avec leurs symptômes constants : strabisme paralytique, diplopie, etc. Ces symptômes présentent eux-mêmes des caractères variables, suivant que la lésion siège plus ou moins haut sur le trajet des fibres nerveuses, dans les troncs nerveux, sur leurs racines, au niveau des noyaux d'origine, ou plus haut encore, jusqu'à l'écorce cérébrale[1].

4° Les *convulsions épileptiformes* accompagnent fréquemment les tumeurs cérébrales, elles revêtent deux formes

1. Voir le chapitre concernant *Paralysies des nerfs moteurs de l'œil.*

distinctes : dans l'une les convulsions ont tous les caractères d'une véritable *attaque d'épilepsie* ; dans l'autre les convulsions sont dissociées et partielles, elles se localisent à
un membre, à un côté du corps, c'est l'épilepsie bien décrite
dès 1827 par Bravais[1] et plus tard par Jakson (épilepsie
jacksonienne). Dans cette forme d'épilepsie *partielle*, le
malade *ne perd pas* connaissance, les convulsions commencent par le bras, et s'étendent de là à la tête et à la
jambe, ou bien elles commencent par la face et s'étendent
au bras et à la jambe ; plus rarement elles débutent par
la jambe et gagnent ensuite le bras et la face. Certains
mouvements brusques, tels que la flexion forcée du poignet ou du pied, peuvent rappeler l'attaque convulsive, et
la même manœuvre exercée au début des convulsions peut
quelquefois les arrêter. L'épilepsie généralisée, variété de
l'épilepsie symptomatique, est sans valeur au point de vue
du siège de la tumeur, tandis que l'épilepsie partielle, le
monospasme, *localisé* au bras, à la jambe, est toujours l'indice d'une tumeur siégeant en un point déterminé de la
zone corticale motrice. Cette question sera étudiée, au sujet
des *localisations cérébrales* et au chapitre, concernant l'épilepsie jacksonienne.

Les gros tubercules du cerveau, les exostoses de la voûte
crânienne, les gommes syphilitiques de la dure-mère et des
régions corticales, sont les causes les plus habituelles des
convulsions épileptiformes ; cette épilepsie syphilitique sera
étudiée plus loin.

Je viens d'énumérer les symptômes les plus communs
des tumeurs cérébrales ; il en est d'autres qui, pour être
plus rares, n'en ont pas moins une grande importance : ce
sont l'aphasie, le ralentissement exagéré du pouls, la syncope, les attaques apoplectiformes, le coma, la manie.

L'aphasie est transitoire ou permanente, elle apparaît
seule, ou est associée à des troubles hémiplégiques ; elle

1. Bravais. Thèse de Paris, 1827. — Charcot. Épileps. part. syphilit.
Mal. du syst. nerv., t. II, p. 342.

peut même se montrer comme un phénomène isolé au début d'une syphilis cérébrale[1]. L'aphasie des tumeurs cérébrales est généralement due à la compression de l'artère nourricière de la troisième circonvolution frontale.

Le *coma* est une des manifestations les plus curieuses des tumeurs cérébrales, et je ne parle pas seulement du coma qui suit les attaques épileptiformes et apoplectiformes, ni du coma qui est associé aux troubles graduels et croissants de l'œdème cérébral et de l'hydrocéphalie; mais je fais allusion à ce *coma précoce* qui survient parfois brusquement, notamment dans les lésions cérébrales syphilitiques, et qui en est comme une manifestation isolée[2], bien faite, quand on n'en est pas prévenu, pour dérouter le diagnostic.

Diagnostic. Pronostic. Traitement. — Après ce qui vient d'être dit sur l'évolution des tumeurs cérébrales et sur la multiplicité des accidents qu'elles produisent, on voit qu'elles sont généralement annoncées par des symptômes *précurseurs*, tels que vertiges, céphalalgie, vomissements, et confirmées par des troubles paralytiques et convulsifs : hémiplégie incomplète, monoplégie, épilepsie jacksonienne; amaurose, rétinite, paralysie des nerfs crâniens. Mais il est des cas où l'explosion des accidents (aphasie, coma) défie toute espèce de prévision, et le diagnostic présente alors de sérieuses difficultés.

Les conditions habituelles du développement des tumeurs ne sont réalisées ni dans l'hémorrhagie ni dans l'embolie cérébrales; elles ont plus de similitude avec les symptômes du ramollissement cérébral par artérite oblitérante et par athérome. Il y a néanmoins cette différence que les symptômes de la période prodromique sont moins fréquents, moins accusés, tandis que les troubles intellectuels sont

1. Bourceret et Cossy. *Bull. de la Soc. anat.*, 9 mai 1873. — Tarnowsky. *De l'aphasie syphilit.*, Paris, 1870.

2. Mercier. *Syphilis céréb. avec accid. comateux.* Th. de Paris, 1875. — Fournier. *Syph. cérébr.*, p. 157.

plus marqués dans le ramollissement athéromateux que dans les tumeurs encéphaliques; de plus, l'athérome cérébral est parfois associé à un athérome généralisé (aorte, artères radiale, fémorale, etc.), ce qui n'est pas sans valeur pour le diagnostic. Dans tous les cas, on aura soin d'interroger avec soin les antécédents des malades, afin d'être édifié, s'il y a lieu, sur la nature *syphilitique* ou *tuberculeuse* de la tumeur.

Il est des cas où par ses symptômes une tumeur cérébrale peut simuler une méningite; en pareille circonstance, la ponction lombaire peut donner des renseignements utiles. Toutefois, n'oublions pas qu'au cas de tumeur cérébrale, le liquide céphalo-rachidien peut contenir des éléments cellulaires comme dans les méningites. Nous en avons observé à l'Hôtel-Dieu un cas qui a été publié par nos chefs de clinique Loeper et Crouzon[1]. Voici ce cas : Un homme nous arrive avec somnolence, torpeur intellectuelle et céphalée intense qui dure depuis quatre jours. Le lendemain survient une crise de vertige avec vomissements. L'obnubilation intellectuelle s'accentue et l'on constate des paralysies oculaires : paralysie incomplète des deux releveurs et du moteur oculaire commun de l'œil droit. Deux jours plus tard éclatent des crises d'épilepsie jacksonienne à un quart d'heure d'intervalle, la température s'élève et le malade succombe dans le coma.

La ponction lombaire pratiquée dès l'entrée du malade avait démontré dans le liquide céphalo-rachidien la présence d'éléments cellulaires ayant l'aspect de lymphocytes, mais de volume variable. Ce cyto-diagnostic rapproché des signes cliniques orienta le diagnostic vers la méningite tuberculeuse ou syphilitique. L'autopsie démontra, au contraire, la présence d'une tumeur énucléable de la région occipitale. C'était un sarcome d'origine piemérienne. Or, en comparant les cellules du liquide céphalo-rachidien retiré par ponction lombaire et les cellules sarcomateuses de la tumeur, on vit

[1]. Loeper et Crouzon. *Clinique médicale de l'Hôtel-Dieu. Conférences du mercredi*, 1906, p. 316.

que ces éléments étaient presque identiques ; il y avait donc sarcomatose du liquide céphalo-rachidien. On admet généralement que le cyto-diagnostic est négatif quand il s'agit de tumeurs cérébrales, il faut connaître néanmoins les cas exceptionnels tels que le nôtre et plusieurs autres (Lereboullet, Achard et Laubry, Dufour) et savoir que le cyto-diagnostic peut révéler des éléments cellulaires analogues à des lymphocytes qui font penser à tort à une méningite alors qu'il s'agit d'une tumeur.

Le *pronostic* des tumeurs cérébrales est d'une excessive gravité ; la plus redoutable est le cancer, la moins mauvaise est la tumeur syphilitique, parce qu'elle cède assez souvent au traitement approprié, *traitement qui doit être énergique*, ainsi que nous allons le voir au chapitre suivant. Je n'ai pas à m'occuper ici du traitement *chirurgical*, qui a fait, depuis quelques années, des progrès considérables[1]. C'est souvent dans l'opération faite en temps opportun que réside le salut.

§ 9. SYPHILIS CÉRÉBRALE — ARTÉRITES SYPHILITIQUES
GOMMES ET LÉSIONS SCLÉRO-GOMMEUSES
PSEUDO-PARALYSIE GÉNÉRALE SYPHILITIQUE

Il me semble que pour simplifier cette grande question de la syphilis cérébrale, si magistralement étudiée par Fournier[2], on peut la diviser en trois parties. C'est la division que j'avais adoptée dans les leçons que j'ai consacrées à cette étude, à mon cours de la Faculté en 1892. Dans une première partie, j'étudierai l'*artérite cérébrale syphilitique*, qui me paraît être une des formes les plus fréquentes de la syphilis cérébro-méningée. Dans une deuxième partie, je m'occuperai des lésions *scléro-gommeuses* du cerveau et des méninges. Dans une troisième partie seront décrites les formes *mentales* de la syphilis, pseudo-paralysie générale, paralysie générale para-syphilitique.

1. Auvray. Les tumeurs cérébrales. *Clinique et chirurgie*. Th. de doct. Paris, 1896.

2. *Syphilis cérébrale*. Paris, 1879.

ARTÉRITES SYPHILITIQUES CÉRÉBRO-MÉNINGÉES

ARTÉRITES OBLITÉRANTES ET ARTÉRITES SUIVIES D'ANÉVRYSMES

Anatomie pathologique. — La syphilis a une prédilection
bien marquée pour les *artères de l'encéphale*, et elle choisit
surtout celles qui forment l'hexagone de Willis ou qui en
émanent. Anatomiquement parlant, ces artériopathies syphilitiques n'offrent pas de lésions qui leur soient absolument
propres; néanmoins elles ont un air de famille qui permet
quelquefois de les reconnaître soit à l'œil nu, soit au microscope. Elles sont assez souvent symétriques et segmentaires,
localisées à un segment du vaisseau.

L'artérite syphilitique, avait dit Heubner dans son travail
de 1864, débute par la tunique interne et par un bourgeon
latéral; c'est une endartérite oblitérante, qui aboutit à
l'oblitération du vaisseau, par bourgeonnement et par
thrombose[1]. Pour Lancereaux, l'artérite syphilitique est
primitivement une périartérite. Pour d'autres auteurs, elle
consiste en une altération scléro-gommeuse des parois de
l'artère; la lésion débute par la tunique externe, qu'elle
enveloppe parfois comme un manchon[2], et se propage aux
tuniques moyenne et interne. La prolifération cellulaire
peut être telle que la lumière du vaisseau en est obstruée.
Dans ces différents cas, l'oblitération du vaisseau se complète par l'adjonction d'un caillot qui forme thrombose, et
le ramollissement cérébral en est la conséquence. Il y a du
vrai dans ces manières diverses d'envisager la question,
mais l'opinion de Heubner mérite d'être conservée; je n'en
veux pour preuve que les lésions décrites par Joffroy au
sujet d'une observation d'artérite cérébrale syphilitique[3].

Cornil a démontré que l'artérite syphilitique peut aboutir
à l'athérome; l'athérome n'est même pas rare. L'artériopathie

1. Cornil. Artér. syphilit. *Journal des connaiss. méd. pratiques,* 1886.
2. Balzer. Gommes de la peau. *Revue de méd.,* août 1884.
3. *Arch. de méd. expér.,* 1891.

syphilitique a donc bien des points communs avec les artériopathies d'origine diverse, et comme elles, elle peut aboutir
tantôt à l'*oblitération* du vaisseau, tantôt à son *ectasie*, à
l'*anévrysme* et à sa *rupture*. Sur deux malades de mon service, il a été fait des constatations microbiologiques fort
intéressantes. Chez une femme couverte de syphilides papulo-
ulcéreuses et atteinte d'hémiplégie avec coma, Sézary et
Paillard[1] ont trouvé un tréponème dans le liquide céphalo-
rachidien. Chez un homme atteint de syphilides psoriasi-
formes et d'hémiplégie droite, à laquelle il succomba, Sézary[2]
a trouvé des *tréponèmes* dans les parois des artères cérébrales.

Les artériopathies syphilitiques, *oblitérantes* et *ectasiantes*,
qui ont été constatées sur des artères *superficielles*, des
membres et de la face, ont permis de se rendre compte *de
visu* de ce qui doit se passer dans le cerveau. Prière de se
reporter au chapitre général des *artérites syphilitiques*.

Étudions successivement l'artérite cérébrale syphilitique
avec anévrysme, et l'artérite syphilitique oblitérante avec
thrombose et oblitération du vaisseau.

A. *Anévrysmes syphilitiques*. — À ce *premier groupe* appartiennent les artérites syphilitiques qui aboutissent à l'*anévrysme*, à sa rupture et à l'hémorrhagie *méningée*. En voici
quelques exemples :

(Spillmann[3]). — Un jeune garçon, atteint de syphilis, est
pris, onze mois après l'infection, d'accidents cérébraux :
céphalée, somnolence, étourdissements, vertiges, vomissements. Bientôt une attaque d'apoplexie se déclare et le malade meurt en quelques heures. A l'autopsie, on trouve une
hémorrhagie sous-arachnoïdienne abondante, provenant de
la rupture d'un anévrysme de l'artère basilaire. En différents
points, les artères de la base du cerveau étaient le siège de
lésions syphilitiques. Le sujet n'était pas alcoolique[4]. Dans
une autre observation de Spillmann, il s'agit d'une jeune

1. Sézary et Paillard. *Société de biologie*, 19 février 1910.
2. Sézary. *Société de biologie*, 11 juin 1910.
3. *Journal de connaiss. méd. chir.*, 1886.
4. *Annales de syphiligraphie*, 1886.

femme syphilitique, qui fut prise, dix mois après l'infection, d'accidents cérébraux : céphalée, somnolence, torpeur. Bientôt après, apparaissent des mouvements convulsifs et un état apoplectiforme se déclare. La malade succombe quelques heures plus tard. A l'autopsie, on trouve un vaste épanchement hémorrhagique sous-arachnoïdien, causé par la rupture d'un anévrysme situé au confluent des artères carotide interne gauche et sylvienne. L'artère carotide droite, en un point symétrique, est atteinte d'artérite syphilitique.

(Lancereaux[1]). — Une femme syphilitique est prise, six ans après l'infection, de symptômes cérébraux : céphalée, étourdissements, vertiges, hémiplégie droite sans apoplexie. Après amélioration passagère, les symptômes cérébraux reparaissent et la malade meurt d'apoplexie. A l'autopsie, on constate une hémorrhagie sous-arachnoïdienne due à la rupture d'un anévrysme de l'artère sylvienne droite avant la naissance des perforantes. Plusieurs artères nées de la sylvienne droite sont le siège d'endartérite à tendance oblitérante.

(Brault[2]). — Une jeune femme est prise, quelques mois après la syphilis, de symptômes cérébraux, précoces : céphalée, amnésie, aphasie. La malade prend rapidement l'aspect cachectique, et elle meurt subitement, frappée d'apoplexie, au dixième mois de sa syphilis. A l'autopsie, on trouve une hémorrhagie méningée considérable, causée par la rupture d'un anévrysme siégeant sur la carotide interne gauche à son entrée dans le crâne. La carotide interne droite est atteinte d'artérite en un point symétrique. A l'examen histologique, les trois tuniques du segment malade ont perdu leur structure propre et leurs caractères différentiels. Elles sont uniformément composées de tissu embryonnaire. La lame élastique interne persiste seule. En un autre point voisin de l'anévrysme, la lumière de l'ar-

1. *Syphilis cérébrale*, 1882.
2. *Soc. anatom.*, 1878.

tère est presque oblitérée par l'épaississement de ses parois et par un volumineux bourgeon de l'endartère. Remarquons à cette occasion que toutes les modalités de l'artériopathie syphilitique sont ici réunies, ce qui est du reste assez fréquent.

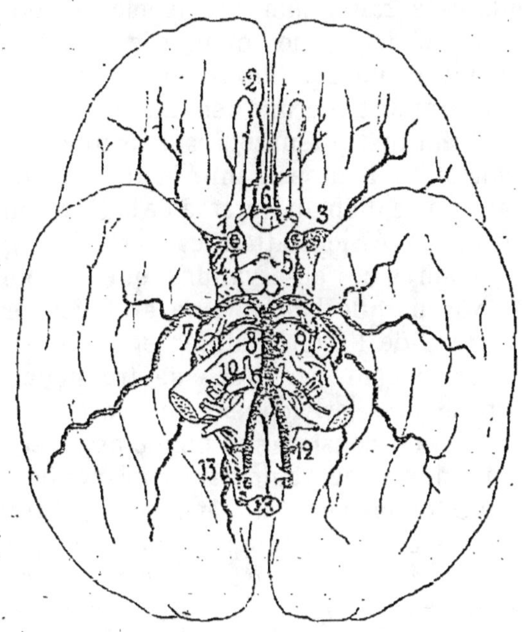

Anévrysmes syphilitiques des artères de la base du cerveau.

1. Carotide interne. — 2. Artère cérébrale antérieure. — 3. Sylvienne avec anévrysme. — 4. Choroïdienne. — 5. Communicante postérieure avec anévrysme. — 6. Communicante antérieure. — 7. Cérébrale postérieure. — 8. Tronc basilaire avec anévrysme. — 9. Cérébelleuse supérieure. — 10. Cérébelleuse inférieure. — 12. Artère vertébrale. — 13. Cérébelleuse postérieure.

(Muller[1]). — Une femme syphilitique meurt brusquement d'apoplexie. A l'autopsie, on constate une hémorrhagie méningée due à la rupture d'un anévrysme de l'artère sylvienne gauche. Blachez a publié l'ob-

1. *Soc. anatom.*, 1862.

servation d'un syphilitique atteint d'accidents cérébraux, terminés par la mort. A l'autopsie, on trouva une artérite syphilitique du tronc basilaire et la rupture de l'anévrysme qui avait causé l'hémorrhagie mortelle. Dans une observation de Lancereaux, un syphilitique, après avoir présenté des accidents cérébraux, meurt d'apoplexie; on trouve à l'autopsie une hémorrhagie méningée consécutive à la rupture d'un anévrysme syphilitique du tronc basilaire. J'ai eu à l'hôpital Saint-Antoine une femme atteinte d'accidents syphilitiques cérébraux, qui succomba dans une attaque d'apoplexie; je constatai à l'autopsie une hémorrhagie méningée causée par la rupture d'un anévrysme de la sylvienne gauche; les deux sylviennes étaient atteintes d'artérite syphilitique.

En *résumé*, d'après ces observations, que je pourrais multiplier, nous voyons que l'anévrysme syphilitique n'est pas une modalité rare de l'artériopathie cérébrale syphilitique. Ces anévrysmes siègent par ordre de fréquence au tronc basilaire, aux artères sylviennes, aux carotides internes. Dans bien des cas on constate sur un même sujet des lésions multiples : un anévrysme rompu, un anévrysme en voie de formation, une endartérite à tendance oblitérante, des artères avec transformation complète de leurs parois. Il est à remarquer que ces lésions artérielles ne concernent pas seulement les époques éloignées dites tertiaires de la syphilis, on les a rencontrées à des époques parfois très rapprochées de l'infection : au 11e mois (Spillmann), au 10e mois (Brault), au 8e mois (Spillmann).

B. *Endartérite syphilitique oblitérante.* — Après avoir étudié les artérites syphilitiques qui aboutissent à l'anévrysme, plaçons dans un *deuxième groupe* les artérites cérébrales syphilitiques qui aboutissent à l'*oblitération* du vaisseau, et qui peuvent entraîner la mort, sans ramollissement ou avec ramollissement cérébral, ce qui dépend de l'intensité et de la durée du processus oblitérant.

(Geffrier[1]). — Un malade atteint de syphilis entre à l'hôpital

1. *Soc. clin.* 1883, p. 51.

pour une céphalée atroce qui persiste malgré de fortes doses
d'iodure de potassium. Quelques mois plus tard, les douleurs, qui s'étaient un instant amendées, reparaissent
encore plus vives, avec étourdissements, vertiges, obnubilation intellectuelle. Le malade ne peut marcher sans perdre
l'équilibre. Il est bientôt pris de délire, d'état comateux, de
râle trachéal et il meurt au sixième mois de son infection.
A l'autopsie, on constate des lésions syphilitiques du tronc
basilaire, des deux artères sylviennes, des cérébrales antérieures et des communicantes postérieures. Le tronc basilaire est comblé par un caillot fort adhérent, qui commence
dans les artères vertébrales. La substance cérébrale ne présente en aucun point ni ramollissement, ni hémorrhagie.
L'examen histologique démontre qu'en certains endroits les
éléments normaux des tuniques artérielles ont presque
disparu et sont remplacés par des éléments embryonnaires.
On assiste même en certains points à la formation de poches
anévrysmales. Sur les artères sylviennes on constate par
places des bourgeons faisant saillie dans la lumière du
vaisseau. Ailleurs, l'endartère présente les caractères de
l'athérome le plus franc. Remarque importante, ce malade
n'était nullement alcoolique. Dans ce cas-là, la mort, survenue dans le coma, avait été provoquée par l'oblitération
complète du tronc basilaire sans que le ramollissement
cérébral consécutif ait eu le temps de se faire.

(Mauriac[1]). — Un malade n'étant encore qu'au sixième
mois de sa syphilis est pris de troubles cérébraux violents :
céphalée atroce, affaiblissement de la mémoire, embarras
de la parole, maladresse des mains, incertitude dans la
marche. Quelques jours plus tard le malade perd connais
sance, une hémiplégie gauche complète se déclare et, après
quelques alternatives d'amélioration, le malade succombe
dans le coma, au huitième mois de son infection. A
l'autopsie on trouve des lésions disséminées sur les artères
de la base de l'encéphale. Les carotides sont blanchâtres et

____

1. *Arch. de méd.*, juin 1889.

épaissies. La sylvienne droite est atteinte d'artérite, et les branches principales qui naissent de cette artère sont elles-mêmes malades et complètement oblitérées par des caillots. Un caillot oblitérant existe également dans la cérébrale antérieure droite. Des coupes méthodiques du cerveau et du mésocéphale ne permettent de constater aucun foyer de ramollissement. Ici encore le processus oblitérant artériel a été si rapide que la mort est survenue avant que la nécrobiose ait eu le temps de se faire.

Voici maintenant quelques observations d'artérite syphilitique oblitérante où la mort a été précédée de *ramollissement cérébral*.

(Joffroy[1]). — Un homme, arrivé à la septième année de sa syphilis, est pris de symptômes cérébraux, maux de tête, embarras de la parole, aphasie transitoire, engourdissement du bras droit. Un mois plus tard, hémiplégie faciale droite et paralysie passagère du bras droit. Les mois suivants, inaptitude au travail, étourdissements, vomissements. Quelque temps après, perte de connaissance, coma, râle trachéal et mort. A l'autopsie, le tronc basilaire est épaissi, induré, et contient un caillot adhérent, de 1 centimètre 1/2 de longueur. L'artère sylvienne gauche et les deux artères cérébrales postérieures sont le siège d'artérite. A l'examen histologique on constate des lésions d'endartérite, avec les bourgeons saillants décrits par Heubner; les lésions de périartérite sont moins avancées. Au cerveau sont trois foyers de ramollissement du côté gauche : sur la circonvolution frontale interne, en avant du lobule paracentral, et sur le pied de la troisième circonvolution frontale.

Dans une observation de Heubner (citée par Mauriac), un jeune garçon, à la huitième année de sa syphilis, est pris de symptômes cérébraux et d'une paralysie du bras droit. Il s'améliore sous l'influence du traitement, mais, quatre ans après, une hémiplégie droite se déclare, suivie elle-même de contracture secondaire du bras droit, d'albuminurie, d'amaigrisse-

<hr>

1. *Arch. de méd. expérim.*, mai 1891.

ment et de cachexie qui se termine par la mort. A l'autopsie, on constate une artérite des artères de la base, avec ramollissement du corps strié gauche et dégénérescence secondaire du faisceau pyramidal.

(Bacaloglu[1]). — Un malade, ayant eu la syphilis il y a quelques années, est frappé d'abord d'hémiplégie gauche passagère, puis d'une attaque apoplectique avec hémiplégie droite et aphasie; cette fois l'hémiplégie se dissipe aux membres mais persiste à la région du facial inférieur avec troubles de la parole. Le malade est pris d'excitation violente et de trismus; la température s'élève, la dyspnée s'accentue, le pouls s'accélère et le malade succombe dans le coma. Voici les résultats de l'autopsie : artérite oblitérante de la cérébrale moyenne droite et foyer de ramollissement à l'insula; oblitération de la sylvienne gauche et foyer de ramollissement au noyau lenticulaire ; artérite oblitérante du tronc basilaire sans nécrobiose du bulbe.

Voilà donc un certain nombre d'observations qui permettent de suivre pas à pas le processus de l'artérite syphilitique oblitérante terminée par la mort, avec ou sans ramollissement cérébral consécutif, le ramollissement, je le répète, dépendant de l'intensité, de l'étendue, de la durée du processus oblitérant.

C. *Hémorrhagie cérébrale syphilitique.* — Dans un troisième groupe je place les cas, beaucoup plus rares, il est vrai, où l'artériopathie syphilitique s'attaque non pas aux artères volumineuses de la base de l'encéphale ou aux branches qui en émanent directement, mais à des artérioles de plus petit calibre, superficielles ou profondes. Elle peut ainsi provoquer, dans les parties corticales ou centrales du cerveau, de très petits foyers de ramollissement, consécutifs à des oblitérations d'artérioles, ou des anévrysmes miliaires provoquant une hémorrhagie cérébrale, de tout point comparable à l'hémorrhagie cérébrale vulgaire. L'observation de Schwostek (mémoire de Mauriac) en est un remarquable exemple. Il

1. Bacaloglu. *La Presse méd.*, 1" mars 1899

s'agit d'un garçon de vingt-quatre ans atteint de syphilis, chez lequel les accidents secondaires eurent peu d'intensité, mais trois ans après éclatèrent des symptômes cérébraux fort graves : douleur vive au front, à la nuque, vertiges, incertitude de la marche. Ces symptômes furent bientôt suivis d'hémiplégie gauche, de coma et d'état apoplectiforme. La mort en fut la conséquence. À l'autopsie, on constata des lésions d'artérite syphilitique sur les artères de la base de l'encéphale, et à l'examen du cerveau on trouva une *hémorrhagie* ayant envahi en partie le noyau lenticulaire du corps strié, la capsule externe, l'avant-mur avec inondation ventriculaire.

Le *cervelet* peut être le siège d'hémorrhagie ou de ramollissement consécutifs à l'artériopathie syphilitique des artères cérébelleuses[1]. En pareil cas, le malade est sous le coup des accidents que j'ai décrits au chapitre concernant les maladies du cervelet.

Pour la facilité de la description, j'ai divisé en plusieurs catégories les lésions artérielles de la syphilis cérébrale. Il y a des cas en effet où ces lésions sont indépendantes et affectent les types que je viens de retracer; mais, dans d'autres circonstances, ces lésions sont associées, et le type clinique qui en dépend est moins schématisé. Toutefois, connaissant maintenant les différentes formes du processus pathologique des artériopathies cérébrales syphilitiques, il nous sera plus facile d'en retracer l'étude clinique.

Symptômes. — *Apoplexie.* — L'attaque d'apoplexie peut être la conséquence de l'artérite cérébrale syphilitique. Qu'on veuille bien se reporter aux précédentes observations, et l'on verra que l'*apoplexie* et la mort ont été causées tantôt par la rupture d'un anévrysme, tantôt par l'oblitération plus ou moins étendue d'un gros vaisseau artériel. Dans le premier cas, l'apoplexie est due à une hémorrhagie méningée; aussi est-elle foudroyante. Dans

---

1. Huber. Ramollissement du cervelet par artérite syphilitique. *Société anatomique*, 1896, février, p. 129.

le deuxième cas, elle est due à une ischémie cérébrale plus ou moins étendue, aussi est-elle un peu moins rapide. L'apoplexie peut même être due à une hémorrhagie cérébrale proprement dite. L'apoplexie syphilitique diffère peu, en tant que symptômes immédiats, de l'attaque d'apoplexie vulgaire, mais elle s'en différencie largement par ses signes précurseurs.

L'attaque d'apoplexie vulgaire, en effet, surprend habituellement l'individu qui en est atteint, dans le cours d'une santé en apparence excellente; il est frappé pendant son sommeil, ou au milieu de ses occupations, sans avertissements, sans prodromes et sans que rien ait pu faire présager un accident aussi soudain. Il n'en est pas de même de l'apoplexie syphilitique. Celle-ci est, en général, l'aboutissant de symptômes cérébraux plus ou moins intenses, variés, et qui remontent à une époque plus ou moins éloignée. La céphalée ne manque pour ainsi dire jamais; les vertiges, les éblouissements, les étourdissements, les troubles passagers de la vue, l'obnubilation, les troubles fugaces de la parole et de l'intelligence, les absences, les troubles parétiques à forme monoplégique ou hémiplégique sont autant de signes parfaitement bien étudiés par Fournier, et qui par leur réunion, par leur caractère propre, sont l'indice du travail cérébral qui s'accomplit et qui trop souvent annonce des accidents multiples dont le plus terrible est l'attaque d'apoplexie.

Hémiplégie. — L'hémiplégie syphilitique est un des accidents les plus fréquents, non seulement de l'artérite syphilitique oblitérante, mais encore de la syphilis cérébrale en général. Nous ne nous occupons pour le moment que de l'hémiplégie consécutive à l'artérite oblitérante. L'artérite syphilitique, ayant pour siège de prédilection l'artère sylvienne, les symptômes hémiplégiques observés à la suite de cette artérite seront variables suivant le degré d'oblitération du vaisseau, et suivant l'étendue de cette oblitération. Mais, comme l'oblitération de l'artère se fait le plus souvent d'une façon progressive, il est tout à fait exceptionnel que les troubles hémiplégiques qui en sont la conséquence frappent le malade avec la rapidité que nous observons d'habitude dans l'hémiplégie consécutive à l'hémorrhagie cérébrale vulgaire.

Pour donner une idée de cette hémiplégie syphilitique, je ne saurais mieux faire que d'esquisser l'observation d'un malade de mon service. Cet homme, syphilitique depuis une douzaine d'années, éprouvait depuis quelque temps une forte céphalée à forme vespérale. Sur ces entrefaites, il fut pris d'une hémiplégie lente et progressive dans les conditions suivantes : Le vendredi matin 27 novembre 1891, il éprouve une légère parésie à la jambe droite, parésie qui lui permet néanmoins de vaquer ce jour-là à ses occupations. Le lendemain, la parésie de la jambe s'accentue et est suivie d'une parésie du bras droit. Dans l'après-midi du même jour la parole est moins nette; et le lendemain matin l'hémiplégie faciale est constituée. Les jours suivants, ces troubles vont en s'accentuant, et l'hémiplégie est définitivement constituée le jour où le malade se présente à l'hôpital Necker, c'est-à-dire le 1er décembre. Le 2 décembre je constate une hémiplégie totale du côté droit, avec déviation de la langue, troubles de la parole, aphasie incomplète. Les jours suivants, les symptômes persistent en s'aggravant. Le 5 décembre l'hémiplégie et l'aphasie sont totales. Il n'y a ni hémianesthésie, ni convulsions épileptiformes. On pouvait donc affirmer que ce malade était atteint d'endartérite de l'artère sylvienne gauche, le processus oblitérant ayant envahi l'artère, après la naissance des perforantes, et s'étant fait assez lentement pour que l'hémiplégie et l'aphasie aient pu apparaître progressivement et n'aient été complètes qu'au bout du neuvième jour.

Ces symptômes permettaient d'affirmer que les artères qui naissent du tronc de la sylvienne, et qui se rendent au pied de la troisième circonvolution et aux circonvolutions frontales et pariétales ascendantes, ne donnaient plus la

quantité de sang nécessaire à irriguer leurs territoires
respectifs. Toute la question au point de vue du pronostic
était donc de savoir si ces différents territoires étaient ou
n'étaient pas encore en état de nécrobiose. En tout cas, un
traitement intense avait été institué dès l'arrivée du malade.

Mais, pendant que l'hémiplégie droite commence à s'améliorer, nous assistons au début d'une hémiplégie gauche.
Cette hémiplégie gauche suit, elle aussi, une marche lentement progressive; elle débute par le bras gauche, et envahit
la jambe gauche. La paralysie faciale étant double, le malade éprouve de tels troubles de mastication et de déglutition que l'alimentation devient fort difficile; je me demande
même un moment s'il ne faudra pas faire usage de la
sonde œsophagienne. Cette hémiplégie gauche, qui s'établit
ainsi sous nos yeux, nous prouve que l'artère sylvienne du
côté droit est, comme sa congénère du côté gauche, et sur
un point symétrique, atteinte d'endartérite oblitérante. La
symétrie des lésions est du reste fréquente dans l'histoire
des artériopathies cérébrales syphilitiques. Grâce à l'intensité du traitement mis en usage, et ayant eu la chance
d'arriver avant que l'ischémie des territoires cérébraux ait
abouti à leur nécrobiose, nous avons eu la satisfaction
d'assister à l'amélioration progressive de cette double hémiplégie. L'écriture, absolument impossible lors de l'entrée du
malade dans le service, non pas à cause de troubles intellectuels, mais en vertu d'une agraphie réellement motrice,
l'écriture reparaît progressivement; les troubles de déglutition s'améliorent également; l'aphasie, qui avait été absolue
pendant vingt-quatre heures, disparaît peu à peu. Au bout
de quelques semaines, les mouvements reparaissent dans les
deux mains, le malade commence à marcher, et après deux
mois, une amélioration très notable de cette double artérite
syphilitique était obtenue.

L'exemple que je viens de citer pourrait servir de type,
mais tous les cas sont loin de se ressembler. Suivant la
localisation de l'artérite oblitérante, les symptômes peuvent
varier, et se traduire, tantôt par une hémiplégie complète

avec ou sans aphasie, tantôt par une hémiplégie incomplète, tantôt par une monoplégie, tantôt enfin par une aphasie, quelquefois isolée, quelquefois associée à des troubles paralytiques. Chacune de ces modalités existe. Je pourrais citer bon nombre d'observations où on les retrouverait avec tous leurs détails. Dans telle observation, on verrait que l'hémiplégie est restée incomplète et presque à l'état d'ébauche, ce qui prouve que l'oblitération du vaisseau n'a pas été absolue. Dans telle autre observation, on trouverait une hémiplégie totale, inaccessible au traitement et même suivie de contractures secondaires; ce qui prouve que l'oblitération artérielle a été complète, et d'une durée telle, qu'elle a permis la nécrobiose du territoire correspondant, avec lésions secondaires de dégénérescence.

Aphasie. — Au nombre des symptômes dont je viens de parler, il en est un sur lequel je désire revenir, c'est l'aphasie, dont l'histoire complète est faite à l'un des chapitres précédents. L'*aphasie* syphilitique, si bien étudiée par Fournier, ouvre souvent la scène des accidents cérébraux; elle est ou non, associée à une hémiplégie droite; elle peut apparaître comme un symptôme isolé, initial, précurseur, transitoire; elle peut survenir, comme un accès, comme une attaque qui dure quelques minutes ou quelques heures; elle peut être sujette à répétitions. Comme type d'aphasie syphilitique sans hémiplégie, je rappelle l'observation de Tarnowski, résumée dans l'admirable traité de Fournier sur la syphilis cérébrale. On trouve dans le même ouvrage d'autres observations concernant les différents types d'aphasie syphilitique. Charcot a publié, sur l'aphasie syphilitique, une observation des plus intéressantes[1]. Le malade fut atteint d'hémiplégie droite progressive, d'aphasie motrice et de cécité verbale. Puis l'aphasie motrice disparut, mais la cécité verbale persista. La lésion cérébrale consécutive à l'artérite syphilitique de la sylvienne gauche fut localisée par Charcot au territoire psychomoteur, à la circonvolution de Broca et au lobule du pli courbe.

1. *Bull. méd.*, 1891.

Diagnostic. — Pronostic. — Je dois actuellement aborder la question du diagnostic différentiel de l'hémiplégie et de l'aphasie consécutives à l'oblitération syphilitique des artères sylviennes. A part quelques cas exceptionnels, cette hémiplégie n'est jamais brusque et complète d'emblée, elle a été précédée, à échéance parfois éloignée, de céphalées plus ou moins tenaces et plus ou moins violentes, de vertiges, d'obnubilation, d'éblouissements, d'amnésie, d'aphasie transitoire, de fourmillements, de pesanteur dans un pied, dans une main, symptômes qui peuvent s'associer, se succéder, s'amender et reparaître suivant des modalités variables à l'infini. Pareille chose n'existe pas dans l'hémorrhagie cérébrale vulgaire, ou dans l'oblitération des artères cérébrales par embolie. Le processus syphilitique ressemblerait plutôt, mais avec des nuances fort accentuées toutefois, aux lésions athéromateuses cérébrales des alcooliques, des goutteux, des vieillards. En face d'un malade qui est atteint d'hémiplégie ayant mis deux ou trois jours à se compléter et qui, depuis quelques semaines, ou même quelques mois, se plaignait de céphalée souvent violente et à prédominance nocturne, d'embarras de la parole, d'aphasie transitoire, de vertiges, d'éblouissements, etc., il faut immédiatement penser à l'hémiplégie syphilitique. Si cette hémiplégie générale ou dissociée a été précédée ou est accompagnée d'épilepsie jaksonienne, plus ou moins limitée, ou de contractures partielles, il est fort probable que l'hémiplégie syphilitique a pour cause une lésion corticale des centres moteurs, une lésion scléro-gommeuse, cérébro-méningée. Mais si ces symptômes hémiplégiques ou aphasiques ne sont ni précédés ni accompagnés de contractures localisées, ou d'épilepsie jacksonienne, et, à plus forte raison, si l'hémiplégie envahit, quoique inégalement, les deux côtés du corps, on peut affirmer presque certainement que c'est l'artérite syphilitique oblitérante qui en est cause.

Parfois cependant le diagnostic reste hésitant. C'est alors que la ponction lombaire, en révélant une lymphocytose marquée (douze fois sur treize observations, Widal et Le-

m:erre), doit faire pencher la balance en faveur de la nature
syphilitique de l'hémiplégie et engager à instituer une thérapeutique active[1] (Widal et Lemierre). Chez d'autres malades, la présence du signe d'Argyll Robertson lèvera tous les
doutes. Il permettra d'affirmer, lui aussi, la nature spécifique de la maladie (Babinski). Du reste, même chez les
malades non hémiplégiques, porteurs du seul signe d'Argyll-
Robertson, le liquide céphalo-rachidien est riche en éléments
lymphocytaires, comme les recherches de Babinski, de Widal
et Lemierre[2] l'ont montré.

L'existence de cette lymphocytose au cas d'hémiplégie
syphilitique montre une fois de plus l'importance de l'irritation méningée au cours des manifestations nerveuses de la
vérole[5].

Le *pronostic* de l'artérite syphilitique cérébrale est fort
grave. On a plus facilement raison d'une lésion scléro-gommeuse cérébro-méningée que d'une artérite. D'abord la
gomme, ou la lésion scléro-gommeuse, est plus nettement
localisée, elle n'envahit qu'un territoire relativement restreint, son tissu se modifie facilement sous l'influence du
mercure et de l'iodure de potassium ; l'artérite, au contraire,
est de sa nature plus diffuse, elle envahit plusieurs artères
ou plusieurs segments d'artères, ces lésions sont tenaces,
persistantes, et moins accessibles au traitement. La récidive
de l'artérite est fréquente, et tel malade, qu'on avait eu la
chance d'améliorer ou en apparence de guérir, est repris,
quelques mois plus tard, de nouveaux accidents cérébraux.
Parfois même, alors que le malade paraît suffisamment
amélioré pour que l'on puisse espérer la guérison, l'amélioration s'arrête et des troubles persistants apparaissent (con-

1. Widal et Lemierre. Lymphocytose méningée dans l'hémiplégie
syphilique. *Bull. soc. méd. des hôp.*, 15 mai 1903, n° 48.
2. Widal et Lemierre. Le signe d'Argyll-Robertson, et la lymphocytose
du liquide céphalo-rachidien. *Bull. soc. méd. des hôpit.*, 25 juillet 1902,
p. 825.
5. Ravaut. Le liquide céphalo-rachidien des syphilitiques. *Annales de
dermatologie et de syphiligraphie*, juillet 1903, p. 557.

fractures secondaires, embarras de la parole, affaibisse-
ment des facultés intellectuelles).

Disons enfin que l'artérite cérébrale syphilitique n'existe
pas toujours à l'état de pureté et d'isolement et que, dans
des cas trop fréquents, elle est accompagnée ou suivie
d'accidents qui sont dus, les uns à la rupture d'un anévrysme, les autres à des lésions scléro-gommeuses, d'autres
enfin à des symptômes de pseudo-paralysie générale.

Ce serait une erreur de considérer l'artérite cérébrale
syphilitique comme étant l'apanage des époques avancées
de la syphilis. Il suffit de se reporter aux observations
citées plus haut, pour voir que, dans un assez grand
nombre de cas, l'artérite syphilitique avec toutes ses conséquences est *précoce*; elle apparaît dès les premières années
de la syphilis, assez souvent dès la deuxième année, dans
quelques cas enfin *dès les premiers mois* de l'infection.

Traitement. — Quelle que soit l'époque à laquelle apparaît l'artérite cérébrale syphilitique, le traitement antisyphilitique s'impose immédiatement. Les préparations mercurielles et l'iodure de potassium doivent être administrés
avec intensité et sans retard. Je dis sans retard, car une
attente de quelques jours peut permettre aux lésions
nécrobiotiques du cerveau de devenir irrémédiables. Il
faut agir, dès que cela est possible, dès les premiers symptômes effectifs, et même dès les premiers symptômes précurseurs. En fait de traitement mercuriel, les injections
sous-cutanées de biiodure et les frictions à l'onguent mercuriel me paraissent le moyen le plus certain. On pratique
tous les jours une friction avec 5 ou 6 grammes d'onguent
mercuriel, et l'on a soin en même temps de donner le
chlorate de potasse, à la dose de 3 à 4 grammes par jour. Le
malade doit entretenir la propreté de la cavité buccale
par les soins les plus minutieux; il faut en effet éviter, ou
retarder le plus possible, l'apparition de la gingivite, ou de
la stomatite mercurielle, afin de prolonger longtemps le
traitement mercuriel.

L'efficacité et la supériorité incontestables des injections biiodurées m'engagent à recommander, de préférence à tous les autres, ce moyen thérapeutique, applicable du reste à tous les cas de syphilis, cérébrale, médullaire, laryngée, pulmonaire, naso-buccale, cutanée, etc. On pratique tous les jours, pendant quinze jours consécutifs, une injection de solution aqueuse de biiodure d'hydrargyre, de façon à injecter, un, deux, trois centigrammes de substance active. (Le lecteur trouvera cette médication étudiée en détail au *Mémento thérapeutique* annexé au tome IV.) Avec quelques intervalles on répète cette médication plusieurs fois.

En même temps que la médication mercurielle, on administre l'iodure de potassium, à doses rapidement croissantes, de 2 grammes à 10 grammes par jour. L'intensité du traitement est une condition indispensable de succès. Il vaut mieux donner de fortes doses, quitte à les suspendre de temps en temps, que de donner de petites doses. Au lieu de donner en même temps le mercure et l'iodure, on peut les alterner, quinze jours l'un, quinze jours l'autre. Mais *le mercure est bien supérieur à l'iodure.* Tel est le traitement à indiquer au cas d'artérite cérébrale syphilitique, et en général dans la syphilis cérébrale. Parfois le succès, et j'ajouterai un succès éclatant, vient couronner la médication, mais il ne faut pas se hâter de porter un pronostic trop favorable, car on s'exposerait à des mécomptes. Les lésions artérielles de la syphilis, je l'ai déjà dit et je le répète, sont de celles qui résistent parfois au traitement spécifique le mieux conduit, et alors même qu'elles paraissent guéries ou voisines de la guérison, les reprises, les rechutes, les récidives du mal sont à redouter.

GOMMES CÉRÉBRALES — SYPHILIS SCLÉRO-GOMMEUSE
DU CERVEAU ET DES MÉNINGES

Après avoir étudié l'artérite syphilitique cérébro-méningée, abordons l'étude de la syphilis gommeuse cérébro-méningée, si bien retracée par Fournier.

Anatomie pathologique. — Examinons séparément les lésions des méninges et les lésions du cerveau. Aux *méninges*, comme ailleurs, le tissu gommeux syphilitique se présente sous forme de gommes circonscrites ou sous forme de tissu gommeux, diffus, scléreux. Les gommes ont la dimension d'un grain de mil, d'un noyau de cerise, d'une noisette, et au delà. Elles ont pour siège de prédilection la base du cerveau, la convexité des hémisphères, surtout les régions motrices. La *méningite scléro-gommeuse* est très commune. Les plaques de méningite scléro-gommeuse ont l'aspect de traînées jaunâtres, fibro-caséeusest recouvrant une ou deux circonvolutions ; parfois elles son, assez épaisses pour former *tumeur*, elles soudent les méninges entre elles (symphyse méningée), et elles soudent les méninges au cerveau (symphyse cérébro-méningée). L'adhérence est telle que la substance cérébrale se déchire si l'on veut décortiquer le cerveau. Ces lésions scléro-gommeuses ont les mêmes sièges de prédilection que les gommes.

Au *cerveau* le tissu gommeux syphilitique se présente également sous forme d'infiltration diffuse ou de gomme circonscrite. L'encéphalite gommeuse diffuse pénètre la substance nerveuse sous forme d'infiltration interstitielle. Les gommes cérébrales, j'entends les vraies gommes circonscrites, ne sont pas fréquentes ; elles varient comme nombre et comme volume ; elles occupent les parties centrales et ganglionnaires du cerveau, plus souvent les parties périphériques et la base de l'encéphale, aux environs de la selle turcique. Il est intéressant de savoir que les gommes cérébrales sont beaucoup plus fréquentes au lobe frontal qu'à la zone rolandique. Ainsi, dans la statistique de Herber [1], on trouve dix observations de gomme syphilitique au lobe frontal, tandis qu'on n'en trouve que deux aux circonvolutions motrices (zone rolandique et lobule paracentral), d'où l'on peut conclure, *a priori*, que l'épilepsie jackso-

---

1. Herber. *Évolution clinique de la gomme cérébrale circonscrite.* Th. de Paris, 1900.

nienne consécutive aux lésions de la zone rolandique est due au tuberculome, au gliome, etc., bien plus souvent qu'au syphilome.

Au point de vue anatomique et histologique, il semble que la confusion ne soit guère possible entre la gomme syphilitique et d'autres tumeurs, telles que le gliome, le tuberculome ou un kyste en dégénérescence, et cependant il est des cas où cette confusion a été faite, comme dans l'observation suivante de la thèse de Herber. Un homme est pris de céphalée violente, surtout la nuit; il a des nausées, du strabisme, de la diplopie. Il entre dans le service de Chauffard. On constate une paralysie du muscle droit externe de l'œil droit. A l'ophtalmoscope on trouve une double hémorétinite ayant tous les caractères de la syphilis. Bien que le malade niât la syphilis, on prescrit avec raison un traitement antisyphilitique, mercure et iodure de potassium, et une amélioration notable en est la conséquence. Cet homme quitte l'hôpital, mais il revient quinze jours plus tard, la céphalée étant plus intense que jamais. On institue de nouveau le traitement. Peu après surviennent des étourdissements, puis un délire violent et bruyant. Bientôt éclatent deux attaques d'épilepsie et le malade est emporté par une troisième attaque plus intense que la première.

Le diagnostic de syphilis cérébrale paraissant acquis (et tout portait à y croire), voici quels furent les résultats de l'autopsie : 1° On trouve une gomme ramollie en pleine substance blanche au pied de la première circonvolution frontale; son contenu est caséeux et jaunâtre dans sa partie la plus élevée; elle est d'aspect kystique dans sa partie inférieure; la zone périphérique est transparente et vitreuse. 2° A l'union du tiers antérieur et du tiers moyen de la première circonvolution frontale, sous la substance grise, on trouve une petite tumeur, molle, transparente, ayant l'aspect de la dégénérescence vitreuse, entourée d'une zone de substance blanche indurée. Ces deux tumeurs ressemblaient à deux gommes.

L'examen histologique démontra que le diagnostic porté pendant la vie et à l'autopsie était erroné; il s'agissait non de syphilome, mais de gliome. « Les caractères histologiques, dit Philippe, ne laissent aucun doute sur la nature de ces tumeurs; il s'agit de gliome du type mixte, dans lequel les fibrilles et les cellules ont végété en proportions sensiblement égales. Dans toutes les coupes que nous avons étudiées, ce gliome a envahi à la fois l'écorce et la substance blanche, bien que nettement prédominant dans cette dernière. »

Chez un de nos malades de l'Hôtel-Dieu, qui a succombé à une gomme syphilitique du lobe frontal, voici le résultat de l'examen histologique fait par un de nos chefs de laboratoire, Jolly. Les coupes de la tumeur démontrent que le tissu cérébral est presque complètement remplacé par du tissu conjonctif de nouvelle formation, assez homogène et ne contenant qu'un petit nombre d'éléments cellulaires. Par places on trouve des amas de cellules arrondies à gros noyau. Ces amas entourent le plus souvent les vaisseaux, ils sont allongés ou ramifiés et divisent le tissu néo-formé en sorte de lobules. Sur les coupes verticales des méninges on reconnaît d'abord la dure-mère peu modifiée; au-dessous, une épaisse couche conjonctive, adhérente, très vascularisée, qui correspond à la pie-mère épaissie. De nombreux vaisseaux ectasiés sont entourés d'amas de cellules arrondies à noyau fortement coloré. Ces vaisseaux, entourés de tissu hyalin lymphatique, pénètrent perpendiculairement de la surface en plein tissu pathologique. En certains points, le tissu de la tumeur est homogène, sans cellules, nécrosé; il ne se colore plus; ces points correspondent aux îlots caséeux visibles à l'œil nu. Il ne s'agit donc ni d'un gliome, ni d'un épithéliome, ni d'un sarcome à petites cellules, ni d'un tuberculome qui est plus limité et caséeux. Il s'agit d'une tumeur gommeuse cérébro-méningée.

Sous l'influence des lésions gommeuses cérébro-méningées, se forment des lésions secondaires, lésion de sclérose méningée avec obstruction des petits vaisseaux de l'écorce, lésions de ramollissement cérébral plus ou moins étendu, par compression, par thrombose de vaisseaux de calibres divers. Il est même probable que le processus débute par lésion des artérioles (artéro-sclérose syphilitique) et s'étend de là aux éléments conjonctifs et au tissu de l'organe.

Symptômes. — Nous venons de voir que les lésions scléro-gommeuses cérébro-méningées ont plusieurs sièges de prédilection que nous allons passer en revue.

Je dirai d'abord qu'il est certaines régions du cerveau où une gomme peut évoluer pendant longtemps sans trahir sa présence par aucun symptôme. J'ai cité dans mes leçons cliniques[1] le cas d'un malade qui, pendant la longue évolution d'une gomme du lobe frontal, n'avait rien ressenti, ni céphalée, ni vertiges, ni obnubilation, ni perte de mémoire, ni trouble intellectuel. Soudain la lésion s'est démasquée par l'épilepsie jacksonienne, et, à ce moment, la lésion était tellement avancée qu'elle a été mortelle en quelques jours, en dépit de toute médication. Comment expliquer qu'une lésion cérébrale puisse rester si longtemps silencieuse? Cela dépend des régions où siège la lésion. Il y a, dans le cerveau, des régions plus tolérantes les unes que les autres. Cette tolérance n'est pas enviable, car le sujet, n'étant pas prévenu du danger, il vit dans une fausse sécurité sans faire aucun traitement.

Rien n'est plus fréquent que les *paralysies* du nerf moteur oculaire commun et du moteur oculaire externe, parce que ces nerfs, avant de pénétrer dans l'orbite, décrivent à la base du crâne un long trajet dans lequel ils sont en contact avec les méninges. Cette région est justement un centre de prédilection des lésions scléro-gommeuses cérébro-méningées (Fournier). Je ne dis pas, bien entendu, que toutes les paralysies syphilitiques affectant les nerfs moteurs oculaires et le nerf facial soient dues à une lésion localisée à la base de l'encéphale; dans quelques cas,

____

1. Clinique médicale de l'Hôtel-Dieu, 1903. Septième leçon.

ces paralysies, surtout quand elles sont dissociées, *parcellaires*, peuvent être dues à une lésion de l'écorce, mais, à mesure qu'on étudie mieux la question, on voit que bon nombre de ces paralysies sont dues à des *névrites périphériques* et n'ont rien à voir avec les lésions centrales.

Ces paralysies syphilitiques, d'origine périphérique, probablement de nature toxique, doivent être bien connues; elles surviennent rapidement, elles sont habituellement assez fugaces et parfois dissociées, elles peuvent être très précoces et survenir dès la deuxième ou dès la première année de l'infection. Donc, en face d'un syphilitique atteint de déviation de la bouche, d'hémiplégie faciale, de ptosis, de strabisme, de diplopie, il ne faut pas se hâter de porter le diagnostic assez grave d'une localisation syphilitique cérébro-méningée de la base de l'encéphale, les paralysies pouvant être dues à des névrites périphériques; mais si le nerf moteur oculaire commun est paralysé dans sa totalité, à plus forte raison si d'autres nerfs moteurs de l'œil sont également compromis, si ces symptômes se sont accentués graduellement, progressivement, au milieu de symptômes cérébraux tels que vertige et céphalalgie, avec ou sans symptômes hémiplégiques directs ou croisés, alors en pareil cas, on peut incriminer une lésion scléro-gommeuse de la base de l'encéphale.

Les néoplasies syphilitiques occupent volontiers l'espace interpédonculaire d'où émerge la troisième paire; aussi n'est-il pas rare d'observer une paralysie double des nerfs moteurs oculaires communs. On peut encore affirmer une lésion scléro-gommeuse de la *base* de l'encéphale, si le syphilitique présente des *troubles de la vision*, diminution ou perte de la vue, *névrite optique* avec céphalée nocturne, avec ou sans vomissements et accès épileptiformes.

Ici, comme dans toutes les tumeurs cérébrales, on peut observer les différentes variétés de l'*hémianopsie*, décrite au chapitre des polioencéphalites. Souvent enfin, l'examen ophthalmoscopique révèle une chorio-rétinite, qui sans être en rapport direct avec la lésion syphilitique, n'en a pas moins une grande valeur sémiologique au point de vue du diagnostic de la syphilis. J'en dirai autant de l'examen du fond de l'œil, l'état de l'artère ophthalmique pouvant donner une idée de l'état des artères cérébrales dont elle émane.

Nous avons dit que les lésions scléro-gommeuses ont pour siège de prédilection la *zone corticale motrice*; les paralysies hémiplégiques et l'épilepsie partielle sont les deux grands symptômes qui accompagnent ces localisations cérébro-méningées. Les *paralysies* se présentent sous forme d'hémiplégie ou sous forme de monoplégie du côté opposé à la lésion. La face, le bras et la jambe peuvent être paralysés comme dans l'hémiplégie vulgaire; plus souvent le bras seul est atteint, ou le bras et la face, ou la jambe seule. Ces paralysies sont rarement complètes; le mouvement n'est pas absolument perdu; dans bien des cas il y a parésie plutôt que paralysie. L'hémiplégie ne se fait presque jamais d'emblée; la paralysie s'installe lentement, progressivement; elle a été précédée, pendant une période plus ou moins longue, de faiblesse, d'engourdissement de la main, de fourmillements, de pesanteur du pied, de la jambe; depuis quelque temps le malade se plaignait de ne pouvoir plus serrer les objets, d'être maladroit, il avait remarqué que sa jambe fléchissait, il buttait contre les marches en montant un escalier, ou bien encore il s'était aperçu de quelque hésitation dans la parole, sa langue « fourchait » par moments. Tels sont les *avertissements*, les prodromes qui annoncent la paralysie. Qu'on ajoute à ces prodromes une céphalée souvent violente et nocturne, et l'on conviendra que les troubles hémiplégiques résultant d'une lésion syphilitique de la zone corticale motrice ne ressemblent guère à l'hémiplégie qui accompagne l'hémorrhagie cérébrale; elle est même plus lente, plus dissociée, plus incomplète, que l'hémiplégie consécutive à l'oblitération de l'artère sylvienne par endartérite syphilitique; enfin, comme nous allons le voir, cette hémiplégie, en raison de la lésion corticale, est souvent associée à de l'épilepsie partielle.

L'*épilepsie syphilitique partielle*, *jacksonienne*, constitue
un des symptômes les plus fréquents des localisations scléro-
gommeuses de la zone corticale motrice. Cette épilepsie partielle siège du côté opposé à la lésion et elle revêt plusieurs
types :

1° Dans le type *facial* les convulsions se limitent au visage et au cou, elles atteignent la commissure des lèvres,
l'orbiculaire des paupières, les muscles moteurs de l'œil, de
la langue, le sterno-mastoïdien ; aux convulsions du visage
et du cou s'ajoutent parfois quelques secousses du bras ;
2° dans le type *brachial*, qui est plus fréquent, l'*aura* débute
par un des doigts, les convulsions atteignent la main, le
bras, l'épaule, et atteignent parfois la face et le cou ;
3° dans le type *crural*, qui est le plus rare, l'*aura* part du
pied et les convulsions s'arrêtent à la hanche.

La topographie de la lésion cérébro-méningée peut être
diagnostiquée par le type de l'épilepsie partielle : type
facial ; lésion de l'extrémité inférieure de l'écorce des
deux circonvolutions ascendantes. — Type *brachial* ; lésion
de la région moyenne, de la frontale ascendante. — Type
crural ; lésion de la région supérieure des circonvolutions
ascendantes et du lobule paracentral. — Type *lingual* ; lésion de la région inférieure de la frontale ascendante au
voisinage du pied de la troisième frontale.

Dans l'épilepsie jacksonienne, la perte de connaissance
peut manquer, elle peut être incomplète, elle peut ne survenir que lorsque l'attaque convulsive est commencée.
Après l'attaque convulsive le malade est parfois atteint de
diplopie, de dysphasie, d'amnésie, de vertiges. Dans quelques circonstances on peut arrêter l'attaque d'épilepsie partielle au moyen d'une ligature placée au-dessus du siège de
l'*aura*.

L'épilepsie partielle est souvent précédée ou suivie de *paralysie passagère*[1] (hémiplégie, monoplégie) ; dans quelques
cas l'accès convulsif atteint des membres qui sont presque

1. Pitres. *Rev. de méd.*, août 1896.

complètement paralysés. Les accès d'épilepsie jacksonienne
peuvent être isolés, successifs, subintrants, se répéter tous
les jours, plusieurs fois par jour, plusieurs fois par heure.
J'ai observé un malade atteint de syphilis depuis plusieurs
années, et entré dans mon service à l'hôpital Necker pour une
hémiplégie droite, sans aphasie. L'hémiplégie occupait les
membres droits, la partie inférieure de la face et la langue;
elle était survenue progressivement et avait été accompagnée
de céphalée violente et de torpeur intellectuelle. Dès son entrée à l'hôpital ce malade est pris d'accès d'épilepsie partielle.
Ces accès étaient composés d'une phase de contracture (convulsions toniques) durant quelques secondes, et d'une
phase de convulsions cloniques durant une demi-minute.
L'accès entier, on le voit, ne durait pas une minute; il survenait brusquement, sans cri initial, sans pâleur de la face,
sans aura; il commençait par la main droite, se généralisait à la face, au cou et parfois à la jambe du même côté,
et il se terminait, le malade n'ayant jamais, pendant son
accès, ni respiration stertoreuse, ni salive sanguinolente, ni
morsure de la langue. En quelques jours, le nombre des
accès devint si considérable, qu'on en pouvait compter jusqu'à 100, 200, et près de 400 en vingt-quatre heures. Ils
étaient souvent subintrants, comme dans l'*état de mal épileptique*, mais ils n'étaient jamais accompagnés d'élévation
de température. Parfois l'accès survenait pendant que le
malade avait la bouche pleine d'aliments, la mastication
s'arrêtait pour quelques instants, et l'accès une fois passé
le malade continuait à manger. Pour plus de détails, je prie
le lecteur de lire le chapitre consacré à l'*épilepsie jacksonienne*.

Dans quelques circonstances, les lésions scléro-gommeuses
ne déterminent pas l'épilepsie partielle, mais elles provoquent des contractures passagères ou permanentes parfois
fort douloureuses. Les lésions corticales de la syphilis qui
produisent les troubles que nous venons d'étudier peuvent
être l'origine de dégénérescence secondaire avec contracture
tardive, hémichorée et athétose.

Dans quelques cas, les lésions scléro-gommeuses corticales, par leur localisation à la circonvolution de Broca, déterminent la paraphasie ou l'*aphasie*. L'aphasie est isolée ou associée à des paralysies droites monoplégiques ou hémiplégiques.

Il y a enfin quelques observations, où les lésions scléro-gommeuses, par leur localisation, ont réalisé le syndrome décrit sous le nom de *pseudo-paralysie glosso-labio-laryngée*. Écoulement incessant de la salive par les lèvres entr'ouvertes, difficulté de la mastication, difficulté de la déglutition, paralysie de la langue, embarras croissant de la parole concernant l'articulation des mots, tels sont les symptômes présentés par les malades. Pour plus de détails sur la topographie des lésions, je renvoie au chapitre concernant la paralysie glosso-labio-laryngée.

En *résumé*, les lésions scléro-gommeuses cérébro-méningées peuvent provoquer la paralysie des nerfs crâniens y compris les troubles de l'ouïe et de la vue (amblyopie, amaurose); elles ont pour symptômes les plus habituels des paralysies à allures spéciales, hémiplégie, monoplégie, accès de contractures, accès épileptiformes. C'est même l'accès épileptiforme qui aide le mieux au diagnostic topographique cortical de la lésion, et qui permet d'éloigner l'hypothèse d'une hémiplégie ou d'une monoplégie consécutive à une endartérite oblitérante de la sylvienne.

A ces symptômes, qui ne dépendent uniquement que *du siège de la lésion*, se joignent d'autres symptômes, qui sont communs à toutes les formes de syphilis cérébrale, tels que céphalalgie à prédominance nocturne, vertiges, torpeur intellectuelle, obnubilation, etc.

Le *pronostic* des lésions scléro-gommeuses cérébro-méningées est *moins* grave que le pronostic des autres formes de syphilis cérébrale; les lésions sont *superficielles, corticales*, elles ne déterminent pas, comme les endartérites des gros troncs, de vastes foyers de ramollissement, et, d'autre part, elles sont plus accessibles au traitement que les lésions interstitielles et diffuses qui conduisent aux formes mentales de la syphilis cérébrale. La forme épileptique ou épilepto-paralytique n'est donc pas d'un trop grave pronostic; c'est, dit Fournier, « une des formes qui obéissent le mieux au traitement, qui guérissent le plus facilement, du moins alors qu'elle est attaquée à temps par la médication spécifique[1] ».

Traitement. - Le traitement de la syphilis cérébrale scléro-gommeuse est identique au traitement que j'étudiais un peu plus haut, au sujet de l'artérite cérébrale syphilitique.

TROUBLES INTELLECTUELS

PSEUDO-PARALYSIE GÉNÉRALE SYPHILITIQUE

Nous arrivons maintenant à l'une des questions les plus délicates et les plus controversées. La syphilis cérébrale est-elle capable, oui ou non, de créer la paralysie générale? Avant de répondre à cette question, procédons avec méthode.

Il est un fait avéré et accepté par tout le monde, c'est que la syphilis cérébrale est souvent la cause et l'origine de troubles intellectuels les plus variés. Ces troubles intellectuels peuvent survenir du fait de lésions profondes, foyers de ramollissement consécutifs à des artérites oblitérantes, atteignent le territoire des circonvolutions frontales qui président aux facultés mentales; ils peuvent survenir également du fait de lésions corticales aboutissant à la méningo-encéphalite scléro-gommeuse; ils peuvent provenir enfin de lésions d'encéphalite scléreuse interstitielle diffuse.

A l'exemple de Fournier, je divise en deux groupes les troubles intellectuels de la syphilis cérébrale qu'on pourrait appeler troubles ou symptômes vulgaires : dans un premier groupe prennent place les phénomènes d'exaltation, d'excitation cérébrale, avec états relativement aigus de délire, de manie. Les malades de cette catégorie sont « des excités, des exagérés, des exaltés »; ils sont loquaces, agités, ils

1. *Syphilis du cerveau*, p. 581.

dorment mais ils ont des hallucinations, ils entrent en
colère et en fureur; certains se livrent à des violences, à
des paroles qui témoignent d'un trouble mental, mais ils en
ont conscience, car ils ne sont pas incohérents comme le
paralytique général.

Les malades du second groupe, au lieu d'être excités, sont
déprimés, ils sont moroses, taciturnes, leur intelligence est
affaiblie, ils perdent la mémoire, ils ont moins d'aptitude
au travail, c'est une fatigue cérébrale, « une asthénie intellectuelle » qui peut n'être accompagnée ni d'incohérence,
ni de délire. Ils ont bien quelque notion de leur état, ils
constatent leur défaillance intellectuelle, mais ils ne s'en
émeuvent pas outre mesure, et la tranquille apathie avec
laquelle ils acceptent leur état prouve assez leur déchéance
mentale. Chez quelques malades ces symptômes acquièrent
une plus grande intensité, la dépression intellectuelle s'associe à l'incohérence, la maladie aboutit à l'hébétude et à la
démence.

Dans quelques circonstances, les symptômes ne sont pas
seulement cérébraux, ils sont *cérébro-spinaux*. En quelques
jours, en quelques semaines, un individu ayant eu autrefois
la syphilis, est pris de céphalée, de vertiges, d'embarras de
la parole, de chute de la paupière supérieure, d'engourdissement et de pesanteur dans les jambes, de plaques anesthésiques à la fesse ou à la cuisse, de difficulté d'uriner.
Bientôt la marche devient pénible, on constate la perte des
réflexes rotuliens, la perte des facultés génitales, le malade
a des phénomènes d'excitation cérébrale ou de dépression;
bref, la syphilis est *cérébro-spinale*, elle réalise en partie, à
l'état aigu ou subaigu, le tableau de l'envahissement lent et
progressif du tabes dorsalis. Ce sont ces cas qui ont permis
à Fournier de faire à la syphilis une très large part étiologique dans la pathogénie du *tabes dorsal* et du *tabes cérébral*.

Les symptômes cérébraux que je viens de décrire, isolés
ou combinés, cérébraux ou cérébro-spinaux, ne créent aucun type bien distinct. Il n'en est pas de même d'un autre
type qui, par la nature et par l'évolution de ses symptômes,

rappelle le tableau de la paralysie générale. C'est à cette forme de syphilis cérébrale que M. Fournier a donné le nom de *pseudo-paralysie générale syphilitique*.

Je n'ai pas à reproduire ici les symptômes de cette forme, on les trouvera décrits à l'article *Paralysie générale*. Il est certain que la syphilis cérébrale crée une affection qui simule la péri-encéphalite chonique progressive idiopathique ; elle la simule dans ses manifestations cliniques, et sa lésion anatomique consiste en un syphilome en nappe de l'écorce cérébrale et des méninges. A la forme dépressive de cette pseudo-paralysie générale Fournier a donné l'excellente dénomination de *tabes cérébral*.

Mais voici maintenant une autre question[1]. On se demande si la syphilis n'est pas capable de produire, non plus seulement une pseudo-paralysie générale plus ou moins fruste, plus ou moins défigurée, mais la vraie paralysie générale ; elle aurait dès lors une part importante dans l'étiologie du tabes dorsal, du tabes cérébral et du tabes cérébro-spinal.

Cette opinion, que Fournier était presque seul à défendre et qui a été pendant longtemps contestée, cette opinion tend à prévaloir aujourd'hui, en Allemagne aussi bien qu'en France, et il paraît certain que la syphilis est un des facteurs les plus importants dans la genèse de la paralysie générale et des pseudo-paralysies générales. Cela ne veut pas dire, bien entendu, que la syphilis ne puisse pas être fortement aidée par d'autres facteurs : ainsi l'*hérédité*, les excès génitaux, les excès alcooliques, les grandes préoccupations, les chagrins violents, le surmenage cérébral sont à juste titre incriminés ; il se peut que le facteur syphilitique, livré à lui-même, fût resté à l'état latent, néanmoins sa part étiologique est considérable, elle est *prédominante*, nous allons le voir au chapitre suivant.

Quoi qu'il en soit, un fait reste acquis au point de vue du *pronostic*, c'est que de toutes les formes de la syphilis céré-

1. Morel-Lavallée. *Rev. de méd.*, 10 février 1893.

brale, c'est la forme *mentale* qui est la plus tenace, *la plus grave*, la plus difficile à guérir.

SYPHILIS CÉRÉBRALE HÉRÉDITAIRE

La syphilis héréditaire, précoce ou tardive, crée dans le système nerveux les états pathologiques les plus variés. « Nombre d'états cérébraux de l'enfance ou de l'adolescence, vaguement rapportés à des méningites ou encéphalites d'ordre commun, ressortissent en réalité à la syphilis comme origine, et ne sont rien autre chose que des manifestations plus ou moins tardives d'une influence syphilitique héréditaire[1]. » Au nombre de ces manifestations prennent place l'état de torpeur intellectuelle, parfois voisin de l'hébétude; les céphalées violentes, tenaces, répétées, qu'on prend à tort pour des migraines ou pour des céphalées de croissance; les vertiges, les étourdissements, les changements de caractère, que l'on regarde à tort comme des symptômes hystériques; et enfin et surtout les différentes formes de l'épilepsie, formes larvées, incontinence nocturne d'urine, vomissements nocturnes, petit mal et grande attaque. On ne saurait trop penser à cette syphilis héréditaire, précoce ou tardive, se manifestant dès l'enfance ou chez l'adolescent, *cause de tant de maux*, et si souvent accessible au traitement spécifique! J'ai rapporté, dans ma leçon d'ouverture, un des plus beaux cas que je connaisse de cette épilepsie suite de syphilis héréditaire tardive.

Résumé. — Pour la facilité de la description, j'ai divisé en trois parties l'étude de la syphilis cérébrale. Dans quelques cas, assez nombreux, cette division un peu artificielle se réalise en clinique; on voit des malades, par exemple, qui n'ont que des accidents d'artérite oblitérante, d'autres qui n'ont que des accidents paralytiques ou convulsifs d'origine scléro-gommeuse cérébro-méningée, d'autres enfin qui sont en proie à la forme mentale, aux troubles intellec-

1. Fournier. *Syphilis héréditaire tardive*, p. 442.

tuels aux formes plus ou moins complètes de la paralysie générale. Mais dans d'autres circonstances ces différentes manifestations de la syphilis cérébrale sont associées, elles se suivent, elles se combinent, elles peuvent même se généraliser à la moelle, elles sont alors *cérébro-spinales*.

De ces différentes formes, celle qui est le plus facilement curable, le plus accessible au traitement, c'est la forme épileptique ou épilepto-paralytique; celle qui est le plus rebelle au traitement, c'est la forme mentale.

En face d'une syphilis cérébrale, le traitement mixte doit être institué sans retard, et ce traitement (mercure et iodure de potassium) doit être intense. Je conseille avant tout les injections de biiodure d'hydrargyre. Tous les moyens doivent être employés pour favoriser la tolérance de ces médicaments; c'est par des soins minutieux de la bouche qu'on évitera ou qu'on retardera l'apparition de la gingivite mercurielle; c'est par le traitement intensif qu'on arrivera souvent à enrayer les progrès du mal.

Toutefois, même en cas de succès, il ne faut pas trop se hâter de se réjouir, il faut se méfier, ainsi que le dit Fournier, des recrudescences et des récidives. Les recrudescences surviennent quelquefois en plein traitement, en pleine amélioration, alors que la guérison s'annonçait; les récidives s'observent trop souvent alors que la guérison paraissait définitivement obtenue. Malgré ces déboires, il ne faut pas se décourager, et tant que le processus syphilitique est dans une phase active il faut lutter avec énergie.

§ 10. PARALYSIE GÉNÉRALE
MÉNINGO-ENCÉPHALITE INTERSTITIELLE CHRONIQUE DIFFUSE

La *paralysie générale* a longtemps été regardée comme une simple complication survenant dans le cours de la folie; telle était l'opinion d'Esquirol, de Calmeil et de Parchappe; et c'est ce qui explique la dénomination de paralysie générale des aliénés donnée à cette maladie. Bayle, dès 1826, avait essayé de réagir contre cette idée, mais c'est Baillarger[1] qui a définitivement donné à la paralysie générale le rang qu'elle occupe aujourd'hui, en montrant qu'elle est une entité morbide nettement définie, dans laquelle les troubles moteurs jouent un rôle au moins aussi considérable que les troubles psychiques.

Anatomie pathologique. — Les lésions de la paralysie générale, qu'on avait crues d'abord localisées aux méninges, puis aux méninges et à l'encéphale, occupent en réalité le plus souvent toute l'étendue des centres nerveux. En ouvrant le crâne, on trouve les méninges épaissies notamment au niveau des lobes frontaux (méningite chronique); la dure-mère adhère au crâne et la pie-mère adhère au cerveau. La substance cérébrale, mise à nu par l'ablation des méninges, est raboteuse, saignante et ulcérée (Calmeil); les circonvolutions sont atrophiées, le cerveau est diminué de volume, et la cavité des ventricules est agrandie. En grattant la couche corticale avec le manche d'un scalpel, on détache des lamelles indurées, des crêtes de substance blanche (Baillarger). La surface du quatrième ventricule (Joiré) et des ventricules latéraux est hérissée de granulations (tissu de sclérose), et ces différentes altérations (crêtes, lamelles, granulations) ne sont en somme que le résultat d'une encéphalite chronique diffuse prédominant au niveau des lobes frontaux.

Au microscope on constate que les cellules nerveuses sont atrophiées, réduites à une masse vitreuse dans laquelle on ne distingue plus ni noyau ni nucléole; ou bien elles sont granuleuses, pigmentées, prenant mal la substance colorante; les prolongements cellulaires sont rompus et les tubes nerveux n'existent plus qu'en petit nombre; à leur place on trouve de nombreux corps granuleux.

Les parois des artères sont épaissies et les éléments névrogliques proliférés semblent dans certains cas étouffer les

____

1. Baillarger. Des div. esp. de paral. génér. *Annales méd.-psych.*, 1854.

cellules nerveuses proprement dites. Le point de départ des lésions est sujet à controverse : la théorie de la *sclérose cérébrale* à début *périvasculaire*, soutenue encore récemment par Ballet[1], pourrait bien ne pas être vraie dans tous les cas si l'on s'en rapporte aux travaux de Pierret, Friedman, Klippel, Joffroy[2]. D'après eux, la théorie de l'*encéphalite primitivement parenchymateuse* serait beaucoup plus vraisemblable.

L'encéphalite interstitielle, l'épendymite et la périencéphalite sont représentées par des lésions analogues dans la moelle; la *moelle épinière*, en effet, présente une myélite diffuse périépendymaire et périphérique, ainsi que les altérations d'une méningite chronique. Dans d'autres cas, on trouve non plus des lésions diffuses de la moelle, mais des scléroses combinées, des scléroses systématisées (Raymond[3]), principalement sur le trajet des cordons postérieurs, lésions qui sont identiques à celles du tabes. Cette question des rapports du tabes et de la paralysie générale est d'ailleurs développée au chapitre concernant l'*ataxie locomotrice*.

Les nerfs eux-mêmes peuvent être atteints de névrite chronique, alors que, pendant la vie, on avait constaté dans les régions qu'ils innervaient, soit des plaques d'anesthésie, soit des atrophies musculaires localisées à un groupe de muscles, soit enfin une des lésions trophiques tributaires habituelles des néphrites périphériques.

Les autres viscères présentent des lésions variées qui ont été étudiées dans ces dernières années par Klippel[4], mais aucune d'elles ne semble en relation indiscutable avec les altérations anatomiques du cerveau et des méninges.

Symptômes. — Pour la facilité de la description, il est d'usage de diviser la *paralysie générale* en trois périodes, dont la durée est indéterminée : la première est dite prodomique, la seconde est la période d'état, et la troisième est la période terminale, paralytique et cachectique.

1. Ballet. *Soc. méd. des hôp.*, 1892.
2. Joffroy. *Arch. de méd. expér.*, 1892.
3. Raymond. *Soc. méd. des hôp.*, 1892.
4. Klippel. *Arch. de méd. expér.*, 1892.

Au début[1], il y a prédominance de troubles psychiques, ou de troubles moteurs. L'*amnésie* est un des symptômes les plus fréquents. « L'affaiblissement de la mémoire est, avec le délire, un des symptômes les plus caractéristiques de la paralysie générale » (Luys[2]). « La mémoire est la première des facultés, la seule quelquefois, au début, qui soit atteinte » (Ball[3]). Le malade perd la faculté d'autocritique et de contrôle personnel (Dupré[4]).

Suivant le cas, le malade devient triste et mélancolique, ou bien irascible et violent au point de frapper sans raison les personnes qui l'entourent; l'un est pris d'une activité dévorante, il marche des journées entières sans s'arrêter, et conçoit mille projets, le plus souvent irréalisables; l'autre se livre à des dépenses exagérées et achète sans raison plusieurs douzaines de montres ou une quantité de vêtements. Chez certains sujets on constate une perversion des facultés morales : celui-ci refuse avec obstination de payer un objet qu'il vient d'acheter, ou vole sans motif; celui-là se livre à des actes de libertinage public, bien que ses aptitudes génitales soient amoindries. Tous ces faits acquièrent au point de vue *médico-légal* une importance de premier ordre, car le malade est quelquefois conduit devant les tribunaux, et c'est au médecin de juger si son client est ou n'est pas *responsable*.

Chez certains malades, et le cas est fréquent, ce sont les *troubles moteurs* qui ouvrent la scène. Que de fois on constate un tremblement spécial de la *parole*, une inhabileté de la *main*, une modification de l'écriture, une inégalité des *pupilles* chez des gens qui n'ont encore aucune trace de troubles intellectuels, qui vivent au milieu de leur famille et de leurs amis, et chez lesquels on peut prédire, six mois, un an à l'avance, l'explosion des autres accidents!

Parfois, le début de la maladie se fait par poussées congestives (Baillarger); le sujet est atteint d'accès apoplecti-

---

1. Mébèche. *Période prodr. de la paralysie gén.* Th. de Paris, 1864, 1874.
2. Luys. *Traité des maladies mentales*, p. 579.
3. Ball. *Leçons sur les maladies mentales.* p. 714.
4. Dupré. *Article Par. gén.* du *traité de pathologie mentale.*

formes ou épileptiformes, de perte de connaissance, d'aphasie transitoire, d'hémiplégie passagère, et les troubles psychiques éclatent après une ou plusieurs attaques congestives. Les attaques sont parfois annoncées par des accès de *migraine ophthalmique*[1].

Les troubles des organes des sens précèdent parfois tous les autres symptômes : on a noté l'amblyopie, la diplopie. Voisin a beaucoup insisté sur la diminution ou l'abolition de *l'odorat*, qui souvent devance les symptômes vulgaires.

Déclarée, la maladie revêt plusieurs formes. Sa forme la plus habituelle est caractérisée par le *délire ambitieux*, par le *délire des grandeurs*. Le malade est dans un état de satisfaction continuelle; il se croit empereur, pape ou dieu ; il possède des milliards, et il veut les distribuer à tous ceux qui l'entourent; il a des palais fabriqués de pierres précieuses; rien n'égale sa force, sa beauté, sa puissance; mais ses idées ne sont pas, comme celles du monomaniaque ambitieux, suivies et bien coordonnées, elles sont, au contraire, mobiles, contradictoires (Falret), et, pendant que le paralytique général vous parle de ses splendeurs, demandez-lui sa profession, il vous répond simplement : « Je suis cordonnier ». (Magnan.)

Chez certains paralytiques, le *délire hypochondriaque* domine la scène; autant le malade du type précédent était optimiste, autant celui-ci est triste et malheureux; il se croit mort, il se croit persécuté (*délire des persécutions*), il refuse toute nourriture par crainte du poison, il a des hallucinations et des idées de suicide.

Au milieu de ces symptômes (forme ambitieuse et forme hypochondriaque), certains malades sont pris de véritables accès de *manie aiguë*; leur fureur nécessite la camisole de force, puis l'accès s'amende, disparaît, et la paralysie générale continue sa marche progressive (Baillarger)[2].

1. Charcot. *Leçons sur les mal. du syst. nerv.*, Paris, 1883, p. 75.
2. *Des rémissions dans la forme maniaque de la paral. gén. Ann. méd. psych.*, mai 1876.

Les *troubles de la parole* se montrent souvent dès le début de la maladie; ils sont même dans certains cas *l'unique symptôme du début*[1]. L'altération de la parole est si caractéristique qu'elle suffirait seule à établir le diagnostic; au moment où le paralytique va parler, il se fait une sorte de trémulation dans les muscles qui convergent vers les lèvres, la parole est *traînante, hésitante, tremblotante,* elle participe du tremblement qui agite les lèvres et la langue.

Les troubles de *motilité* ne sont pas des troubles de paralysie complète, ils tiennent à la fois de l'incoordination et de l'affaiblissement des mouvements; c'est une sorte d'ataxie mélangée de parésie; les malades sont moins habiles aux travaux manuels et la marche devient chancelante et fatigante. Il y a même des cas où les troubles d'incoordination sont prédominants, et la maladie revêt pour un temps les symptômes de l'ataxie locomotrice (voir le chapitre du Tabes).

Avec les progrès de la maladie, les troubles intellectuels et paralytiques s'accusent davantage, ils sont parfois compliqués d'attaques épileptiformes ou apoplectiformes, avec élévation de la température et hémiplégie passagère; on observe aussi, sous forme d'attaques spéciales (Magnan), des contractures et des paralysies.

Le système nerveux *sensitif* est assez peu touché dans la paralysie générale, l'anesthésie est plus fréquente que l'hyperesthésie; on a signalé (Teissier) des douleurs viscérales analogues à celles de l'ataxie locomotrice.

L'inégalité des *pupilles* (Baillarger) est un symptôme fréquent et qu'on observe souvent dès la première période, il disparaît parfois au moment des rémissions pour reparaître ensuite. Les réflexes pupillaires sont souvent paresseux ou abolis pour la lumière ou pour l'accommodation; ils répondent parfois au signe d'Argyll-Robertson. Au début de la maladie,

---

1. Voisin. Des troubles de la parole dans la paralysie gén. *Arch. gén. méd.*, 1876. — *Traité de la paral. génér. des aliénés.* Paris, 1886.

la paralysie pupillaire est souvent associée à la paralysie du muscle accommodateur (Parinaud, Ballet); l'ophthalmoplégie interne en est le résultat. Le nerf optique est très rarement atrophié; les nerfs moteurs de l'œil sont rarement atteints.

L'hématome de l'*oreille* est un symptôme fréquent de la paralysie générale. L'*othématome* est une tumeur sanguine, située entre le cartilage et le périchondre, et attribuée par certains auteurs au traumatisme, par d'autres à un trouble vasculaire[1].

Chez la femme, le développement de la paralysie générale entraîne le plus souvent l'irrégularité ou la suppression de la menstruation, fonction qui peut se rétablir pendant les rémissions de la maladie[2].

La *période terminale* de la paralysie générale est caractérisée par la déchéance intellectuelle et physique de l'individu. « Les malades, constamment souillés par leurs urines et par leurs selles, gâtent sans cesse et plongent leurs mains dans les ordures dont ils recouvrent tout. Ils sont presque entièrement isolés du monde extérieur, auquel ils ne semblent plus tenir que par la vie purement végétative. » (Magnan.) Quelques-uns arrivent au terme de leur existence ayant conscience de leur décadence; leur intelligence est affaiblie, mais *ils n'ont pas d'aliénation.*

Marche. — Durée. — La paralysie générale débute tantôt par des troubles moteurs, tantôt par des troubles psychiques, suivant que la lésion prédomine, au niveau des circonvolutions motrices ou au niveau des circonvolutions psychiques. Mais, dans d'autres cas, la lésion s'annonce par des symptômes *spinaux* (incoordination des mouvements, douleurs, parésie, troubles trophiques) qui précèdent de plusieurs mois, de plusieurs années les troubles de l'intelligence : c'est dire que les lésions du système nerveux dans la paralysie générale sont tantôt ascendantes, tantôt descendantes, et souvent généralisées d'emblée à la majeure

1. Robin. Thèse d'agrég., p. 195.

2. Petit. *Paral. génér. des troubles de la menstruation.* Thèse de Paris 1886.

partie des centres nerveux. Parfois, la lésion se limite pour
un temps aux nerfs optiques (amaurose) et aux nerfs moteurs de l'œil[1] (ptosis, strabisme, diplopie).

La *marche* de la maladie est lente et progressive, elle est
entrecoupée par des accidents aigus et par des rémissions
qui varient de quelques mois à deux et trois ans. Tantôt ces
rémissions paraissent spontanées, tantôt elles sont dues à
une maladie intercurrente, à un traumatisme, à une affection chirurgicale, à d'abondantes suppurations[2]. Dans sa
forme *rapide* la maladie peut évoluer en moins d'une année;
la durée habituelle varie de un à six ans : il est des cas
exceptionnels où les rémissions prolongent indéfiniment
l'existence[3].

Étiologie[4]. — Diagnostic. — La paralysie générale sévit
à l'âge adulte (de trente à quarante-cinq ans), toutefois elle
peut apparaître dès l'âge de vingt, de dix-huit, et même de
quatorze ans[5], sous forme de paralysie générale *juvénile*
(Charcot). Elle frappe surtout les hommes et l'hérédité joue
dans son développement un rôle considérable. L'alcoolisme,
les excès de travail, les chagrins prolongés, en un mot tous
les états congestifs de l'encéphale, favorisent la méningo-
encéphalite chronique. On avait admis l'existence d'une
pseudo-paralysie générale alcoolique[6], saturnine, etc. ; mais
actuellement ces pseudo-paralysies tendent à disparaître ou
plutôt à rentrer dans le cadre de la paralysie générale vraie.
Suivant le facteur étiologique, suivant le terrain sur lequel la
maladie évolue, on observe certaines différences dans la
symptomatologie et dans l'évolution; mais l'essence même
de la maladie paraît être identique. Les éléments nerveux
peuvent être lésés par des produits toxiques d'origines variées,

1. Magnan. Sclérose du nerf optique et des nerfs moteurs de l'œil dans
la paralysie générale. *Arch. de physiol.*, p. 840.

2. Larroque. *Rémissions dans la paralysie gén.* Th. de Paris, 1886.

3. Lemaitre. *Paralysie gén. de longue durée.* Th. de Paris, 1873.

4. Luys. Du développ. de la paral. gén. *Soc. méd. des hôp.*, 12 avril 1878.

5. Vrain. *Paral. gén. à début précoce.* Th. de Paris, 1887. — Charcot et
Dutil. *Arch. de neurol.*, mars 1892.

6. Congrès de méd. mentale. Lyon, 1892.

mais leur façon de réagir serait la même quel que soit
l'agent en cause. En outre, en ce qui concerne la syphilis,
qui, ainsi que nous allons le voir, est le grand facteur,
il semble que certains virus syphilitiques soient plus aptes
que d'autres à produire des lésions cérébrales : ainsi s'expliqueraient les cas rapportés par Morel-Lavallée[2], dans lesquels
cinq hommes ayant contracté la syphilis à la même source
périrent tous de paralysie générale syphilitique.

La *syphilis* est intimement liée à l'histoire de la paralysie
générale. Récemment les relations étiologiques de ces deux
maladies ont été discutées à l'Académie de médecine[1]. Pour
Fournier, ces deux affections sont étroitement unies par des
relations de cause à effet et il en donne les raisons suivantes : 1° les statistiques indiquent une très grande fréquence de la syphilis chez les paralytiques généraux; la
proportion d'après certains auteurs est même de 90 pour 100;
2° un grand nombre de syphilitiques deviennent paralytiques
généraux sans qu'on puisse invoquer chez eux d'autres
raisons que la syphilis; — 3° la paralysie générale est plus
rare chez la femme, sauf dans les milieux où sévit la syphilis; — 4° la paralysie générale est rare à la campagne;
on sait que la syphilis y est également rare; — 5° la syphilis est plus fréquente chez les paralytiques généraux que
chez les autres variétés d'aliénés; — 6° le tabes dont l'origine syphilitique est incontestable dans un grand nombre de
cas est souvent associé à la paralysie générale; — 7° dans
la paralysie générale comme dans le tabes on constate la
lymphocytose du liquide céphalo-rachidien et le signe d'Argyll-Robertson qui est, d'après Babinski, un signe de syphilis.

Malgré ces arguments, Joffroy ne voit pas dans la syphilis
l'origine de la paralysie générale; il insiste sur ce fait que la
syphilis est fréquente chez les Africains et que la paralysie

1. Morel-Lavallée. *Revue de médecine*, 1893, n° 2.
2. Académie de médecine. Février, mars, avril 1905. Communications
de MM. Fournier, Raymond, Joffroy, Pinard, Hallopeau, Lancereaux, Cornil,
Motet.

générale y est très rare. Lancereaux et Cornil opposent à
Fournier des arguments anatomo-pathologiques; ils dénient
aux lésions de la paralysie générale les caractères de l'évolution des lésions syphilitiques des centres nerveux. Raymond répond à cet argument par un ensemble de faits qui
démontrent la coexistence fréquente des deux variétés de
lésions chez le même individu.

Je vais essayer de résumer cette question de pathogénie.
En principe, il est un fait certain, c'est que la paralysie
générale, comme le tabes, n'apparaît pour ainsi dire que
chez des gens qui ont eu la syphilis. Inversement, ne
pas trouver la syphilis chez des gens atteints de paralysie
générale ou de tabes, constitue une exception des plus
rares. Peu importe le pourquoi et le comment, peu im-
portent les théories et les hypothèses, l'idée à laquelle je me
rattache c'est qu'on n'est exposé ni à la paralysie générale
ni au tabes si l'on n'est pas syphilitique. Je sais bien que la
paralysie générale a une évolution pour ainsi dire fatalement
progressive, ce qui ne cadre pas avec l'évolution habituelle des
lésions syphilitiques. Je sais aussi que le traitement antisyphilitique n'a aucune prise sur le tabes ou sur la paralysie
générale confirmés, et malgré tout je propose l'aphorisme
suivant : tout individu qui n'est pas syphilitique, acquis ou
héréditaire, ne sera ni paralytique général ni tabétique.

Dans sa communication à l'Académie, Fournier a précisé
l'époque d'apparition de la paralysie générale; c'est habituellement entre la 6e et la 12e année de l'infection syphilitique avec un fort maximum pour la 10e année. Aussi con-
seille-t-il d'instituer chez les syphilitiques des cures à termes
tardifs, des cures de renforcement, avec traitement mercuriel intense, à partir de la 5e année de l'infection, et pendant
plusieurs années.

A propos du *diagnostic* de la paralysie générale, les mono-
manies ambitieuses et mélancoliques se distinguent de la
paralysie générale en ce qu'elles n'ont pas comme elles des
idées mobiles et contradictoires. On devra faire le diagnostic
de la paralysie générale, avec la démence sénile, la sclérose

en plaques, l'alcoolisme, le ramollissement cérébral.

De même que, chez les tabétiques, la lymphocytose du liquide céphalo-rachidien est la règle chez les paralytiques généraux (Widal, Sicard et Ravaut). Parfois même, au moment de certaines poussées aiguës, la lymphocytose peut faire place à la polynucléose (Widal et Lemierre).

Traitement. — Pendant la période prodromique de la paralysie générale, le malade doit éviter les fatigues, les travaux. les préoccupations, les excitations de tout genre : vie calme à la campagne, promenade au grand air ; privation absolue d'alcools et de vin pur ; régime lacté associé à l'alimentation ordinaire : laxatifs fréquents, révulsifs à la nuque, séton. La médication mercurielle ne donne aucun résultat et la médication d'Ehrlich est contre-indiquée. Les périodes d'excitation sont combattues par la douche, par la valériane, par les bromures.

A une période plus avancée, l'internement dans un asile est habituellement nécessaire « soit que l'*excitation maniaque* arrive à un degré excessif, auquel cas le malade devient dangereux pour. les autres, soit que la *mélancolie* s'accompagne de refus d'alimentation et d'impulsion au suicide ». (G. Ballet et P. Blocq).

§11. SYPHILIS NÉCROSANTE ET PERFORANTE
DE LA VOUTE CRANIENNE
DIAGNOSTIC AVEC LA TUBERCULOSE ET LE CANCER

J'ai consacré à la *syphilis nécrosante et perforante de la voûte crânienne* deux leçons cliniques[1] qui vont me servir à édifier ce chapitre de pathologie.

Fait clinique. — Une jeune femme m'est envoyée à l'Hôtel-Dieu par mon collègue et ami Letulle. Elle a son os pariétal

---

1. Dieulafoy. Syphilis nécrosante et perforante de la voûte crânienne. *Clinique médicale de l'Hôtel-Dieu*, 1906. 1ᵉ et 2ᵉ leçons.

droit perforé de part en part. La perforation a l'apparence
d'un trou ovalaire de la dimension d'une pièce de cinquante
centimes; les bords sont taillés à pic et l'orifice extérieur
est limité par le cuir chevelu qui n'est ni ulcéré, ni décollé.
Au fond du trou on aperçoit la dure-mère et l'on voit nettement les pulsations du cerveau. Afin de protéger le cerveau
et aussi pour s'opposer à toute cause extérieure d'infection,
un pansement approprié recouvre nuit et jour la région
cranienne perforée.

Ci-joint la photographie qui reproduit la perforation de
l'os pariétal, la région ayant été rasée.

Il y a dix-huit mois environ, cette femme constata « une
petite bosse » à la région pariétale droite. Cette petite bosse
ne provoquait à ce moment aucune douleur et la santé était
bonne. Six mois plus tard, la tumeur ayant acquis la dimension d'une noisette, les douleurs de tête devinrent si
intenses qu'une opération fut pratiquée par le Dr Delaunay.
La tumeur avait alors les apparences d'un kyste. Au cours

de l'opération, qui donna issue à un liquide purulent, le chirurgien s'aperçut que l'os sous-jacent était atteint d'ostéite; il eut l'impression d'un abcès par congestion consécutif à une ostéite tuberculeuse et le grattage de l'os fut pratiqué. On fit des pansements à l'eau bouillie oxygénée. La malade ne fut nullement soulagée par l'opération, la plaie suppura abondamment et d'autres tumeurs se formèrent.

Alors commença une phase extrêmement pénible. La malade en proie à une céphalée violente ne mangeait pas, ne dormait pas et s'affaiblissait tous les jours. Les médications employées n'ayant aucun succès, on décida une nouvelle opération. L'opérateur mit à découvert la région osseuse intéressée; il constata la présence d'un séquestre assez volumineux qui fut enlevé, et les bords de l'os trouvés friables furent sectionnés à la pince. On pratiqua même le grattage de la dure-mère, qui était hérissée de granulations. Malgré cette nouvelle opération, la plaie continua à suppurer et les douleurs de tête persistèrent, surtout la nuit, avec une très grande intensité. La malade ne pouvait rester dans son lit tant elle souffrait; elle ne digérait rien, et elle vomissait fréquemment.

Durant cette phase se place un épisode important. Une contracture permanente s'installe et maintient les doigts de la main gauche en demi-flexion. En même temps, une contracture de la face dévie la bouche du côté gauche, et par moments « surviennent des saccades qui augmentent la déviation »; c'était une ébauche d'épilepsie jacksonienne.

Avec ces renseignements, il nous était facile de superposer le symptôme et la lésion, l'excitation des circonvolutions rolandiques du côté droit avait déterminé une contracture permanente des doigts de la main gauche, et une ébauche d'épilepsie jacksonienne de la partie inférieure gauche du visage. Ce syndrome, y compris les vomissements, n'était pas dû à un séquestre de l'os pariétal puisque ce séquestre avait été enlevé un mois avant l'apparition dss accidents, il était le résultat d'une méningo-encéphalite des circonvolutions rolandiques.

La situation de cette pauvre femme devenait menaçante, les forces déclinaient tous les jours, la cachexie s'installait, lorsque M. Letulle, à qui elle fut conduite, fit le diagnostic de lésion syphilitique du crâne, et institua immédiatement un traitement mercuriel par injections journalières de 1 centigramme de bi-iodure d'hydrargyre. Alors un changement à vue s'accomplit : dès la quatrième injection la jeune femme éprouva un bien-être qu'elle ne connaissait plus depuis longtemps, et après dix à douze injections mercurielles, les symptômes avaient cédé : douleurs de tête, vomissements, contracture des doigts, ébauche de convulsions faciales, tout avait disparu ; l'appétit reparaissait, le sommeil revenait, la plaie s'améliorait, le diagnostic avait porté juste et la médication était souveraine. Depuis cette époque, les injections de bi-iodure d'hydrargyre ont été alternativement suspendues et reprises ; le délabrement de la voûte cranienne a été heureusement modifié, mais la perte de substance n'est pas encore comblée.

Telle est l'histoire de notre malade. Étudions maintenant dans son ensemble l'importante question de la syphilis nécrosante et perforante de la voûte cranienne. Et il ne s'agit pas là de raretés ; en 1897, Wallet[1], dans sa thèse, en avait réuni 46 cas et il m'a été possible d'en trouver à peu près autant (observations cliniques et pièces anatomiques), ce qui fait un total de 80 cas environ que nous allons utiliser pour cette étude.

Anatomie pathologique. — Les os de la voûte du crâne atteints par la syphilis sont, par ordre de fréquence : le frontal, le pariétal, le temporal et l'occipital. Cela est vrai en tant que lésions initiales, mais il est bien rare que la syphilis cranienne non traitée reste limitée à un seul os, et si j'en juge d'après les observations que j'ai consultées et d'après les crânes que j'ai étudiés, je remarque que la voûte cranienne tout entière, ou du moins une bonne partie de la voûte, finit par être envahie par la syphilis quand un traitement efficace n'intervient pas. Au début, les lésions

1. Wallet. *Nécrose syphilitique du crâne.* Thèse de Paris, 1897.

se cantonnent d'abord à un seul os, de préférence au frontal ou au pariétal, mais durant des années, la syphilis
cranienne livrée à elle-même peut étendre ses ravages et
atteindre les deux faces de la voûte en différentes régions.
C'est là un remarquable exemple de syphilis régionale et
invétérée. Une fois que la voûte cranienne est devenue sa
proie, la syphilis s'y cantonne, elle s'y installe et généralement elle ne lâche pas prise, à moins qu'un traitement utile intervienne. Et quand on voit les ravages faits pendant des années par la syphilis sur ces voûtes craniennes, on se demande
comment la vie a pu être compatible avec pareilles lésions !

Au point de vue anatomo-pathologique, nous sommes fort
riches ; nous avons eu en notre possession une trentaine de
crânes nécrosés et perforés par la syphilis ; les uns proviennent du musée Dupuytren, d'autres viennent de la collection du professeur Fournier, d'autres enfin nous ont été
confiés, par le professeur Delorme et font partie de la riche
collection du Val-de-Grâce ; le musée de l'hôpital Saint-
Louis a également fourni sa contribution.

Qu'on examine ces crânes sur leurs deux faces. On voit
la voûte cranienne labourée, perforée par la syphilis ; à côté
de points où l'os est aminci et détruit, il en est d'autres où
il est épaissi et hérissé d'exostoses. On voit des crânes
éburnés ressemblant à de vieilles plaques d'ivoires sculptées
en relief ; des crânes vermoulus qui rappellent d'anciennes
boiseries rongées aux vers ; des crânes ajourés comparables
à un élégant réseau de dentelles ; des crânes dont les os
sont creusés de galeries et de tunnels ; des crânes criblés de
trous comme une écumoire ; des crânes qui rappellent le
moule à macarons (Fournier) ; des crânes où l'on surprend
la formation de séquestres de toute forme et de toute
dimension ; des crânes avec des perforations à bords circulaires, polycycliques ; des crânes avec des îlots en carte de
géographie ; des crânes avec des pertes de substance d'une
étendue invraisemblable.

J'ai fait reproduire par la photographie quelques-uns de
ces crânes. Voici l'explication des planches.

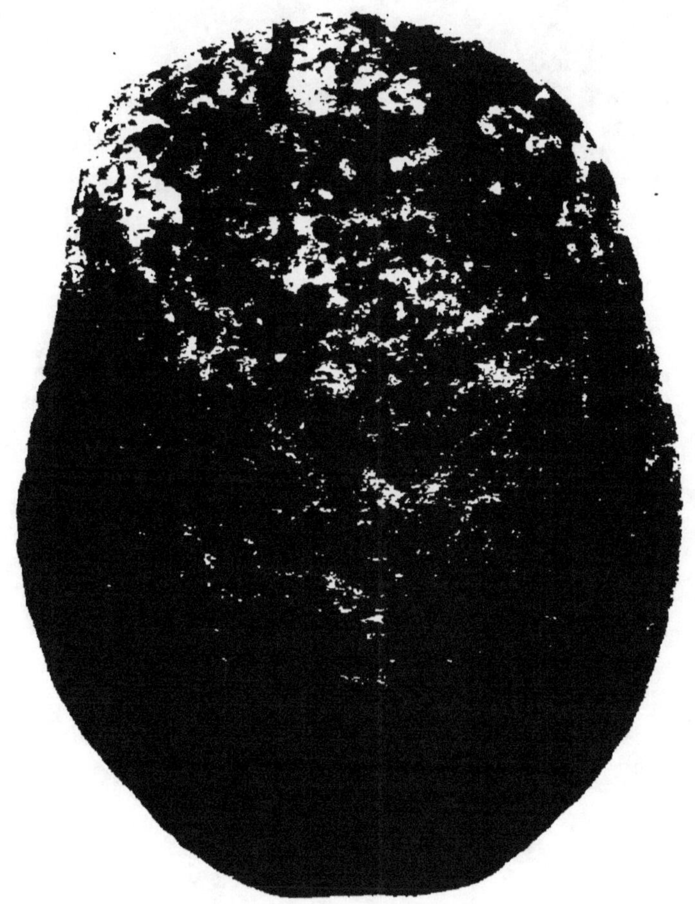

PLANCHE I. — Toute la calotte cranienne ressemble à un vieil ivoire sculpté en relief. Certaines parties du crâne sont comme usées, tandis que d'autres parties saillantes forment des rognons, des ponts, des tunnels, des arabesques et des ramifications en forme de branches de corail.

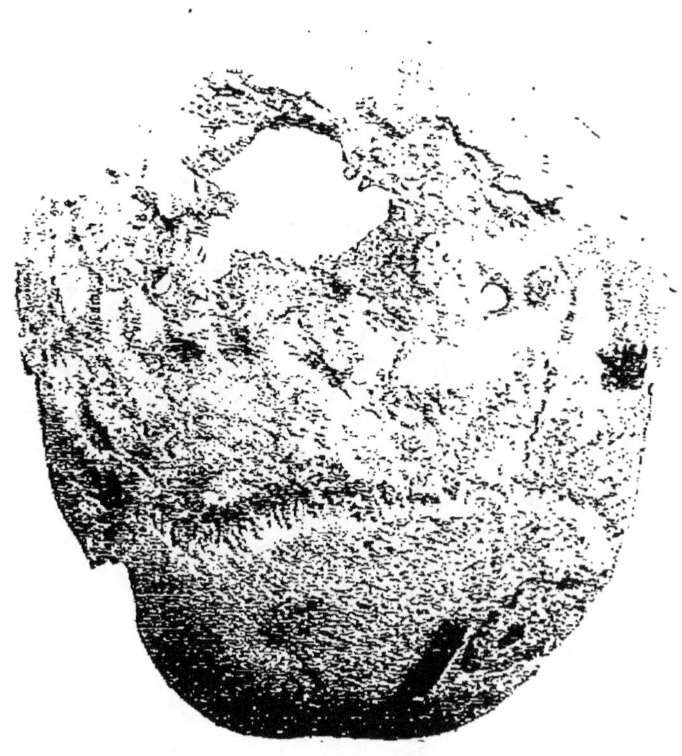

CRANE SYPHILITIQUE DU MUSÉE DUPUYTREN

(N° 839, A)

PLANCHE II. — Toute la calotte cranienne est atteinte. En
avant est une grande perte de substance. Ailleurs, on voit de
petites perforations circulaires. La table externe est détruite
sur de larges surfaces. En certains endroits s'élèvent des
saillies osseuses éburnées.

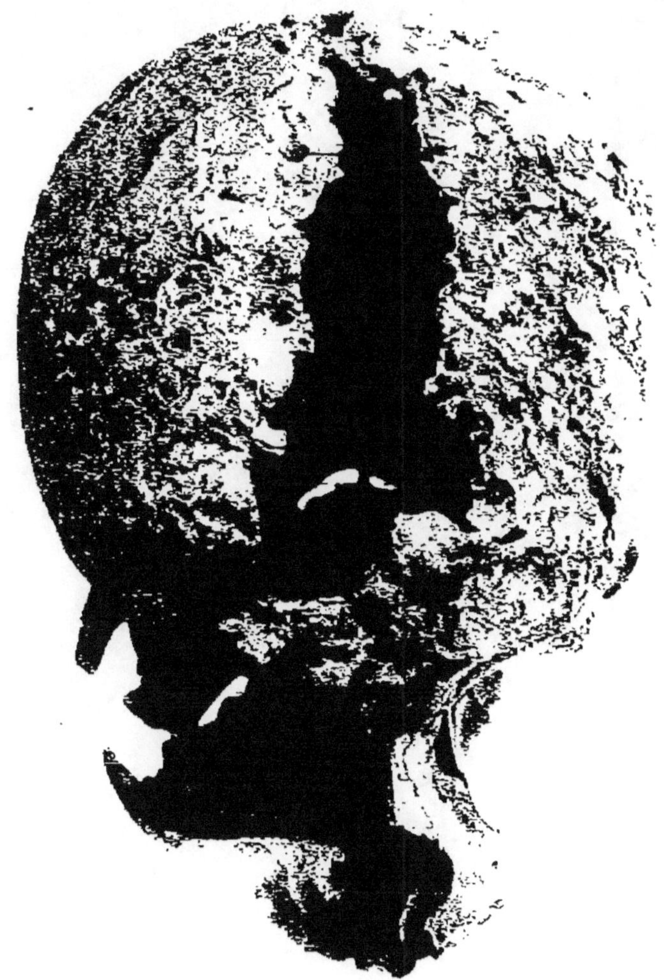

CRANE SYPHILITIQUE DU MUSÉE DU VAL-DE-GRACE

(DAU. N° 3)

PLANCHE III. — Une perte de substance de très grande étendue occupe la partie antérieure et moyenne du crâne jusqu'à l'occipital. Partout ailleurs les os sont usés, amincis et surmontés, çà et là, de rognons osseux éburnés.

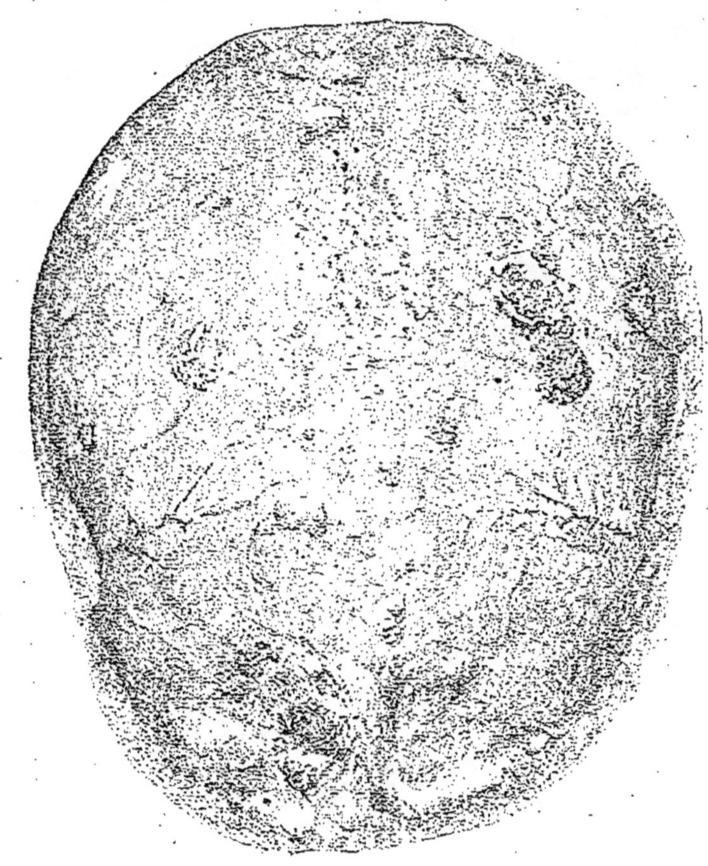

CRANE SYPHILITIQUE DE LA COLLECTION DU PROFESSEUR FOURNIER

PLANCHE IV. — Ici les lésions occupent la concavité de la voûte crânienne. Les foyers d'ostéite y prennent des formes circinées et polycycliques que nous étudierons plus loin.

Nous voilà bien édifiés sur les différentes modalités anatomo-pathologiques de la syphilis nécrosante et perforante de la voûte cranienne. Comment se produisent ces lésions? Je rappelle d'abord que les os du crâne sont des os plats formés de deux lames de tissu compact nommées table externe et table interne entre lesquelles est du tissu spongieux nommé diploë. Extérieurement, la face convexe de la voûte cranienne est recouverte par le périoste, membrane qui sert à la formation et à la nutrition de l'os; intérieurement la face concave est tapissée par la dure-mère, qui est considérée comme un périoste interne, moins actif toutefois que le périoste externe.

En quel point de l'os débute le syphilome gommeux? Il débute dans la partie du périoste externe qui avoisine la table externe de l'os ou dans la partie de la dure-mère qui avoisine la table interne de l'os; il débute rarement par le diploë. Par leur accumulation, les cellules embryonnaires spécifiques constituent le syphilome à ses débuts. Ce syphilome est formé par des nodules et par des bourgeons. Les bourgeons ont fréquemment la dimension de têtes d'épingle; ils sont dus à une agglomération de nodules.

La gomme osseuse, dit Cornil[1], présente l'aspect d'une végétation mollasse, rosée, peu vasculaire, demi-transparente, de volume variable, qui pénètre dans la table de l'os, s'y creuse une cavité et s'y loge aux dépens de l'os lui-même, qui sur ce point se résorbe par le processus de l'ostéite raréfiante. Au contact du syphilome gommeux, se développe un foyer d'ostéite; l'os paraît fondre sous l'atteinte de la lésion spécifique.

Il y a dans l'ouvrage de Ziegler[2] une planche caractéristique qui est reproduite ci-dessous. Il s'agit d'un foyer d'ostéite gommeuse du pariétal. On y voit que le foyer gommeux a débuté dans la couche profonde du périoste; d'une part, il fait saillie vers l'extérieur; d'autre part il a envahi

1. Cornil. *Journal des connaissances médicales*, 1891, p. 213.
2. Ziegler *Traité d'anatomie pathologique*, t. II, p. 218.

la table externe de l'os qui s'est résorbée et il commence à s'emparer du diploë.

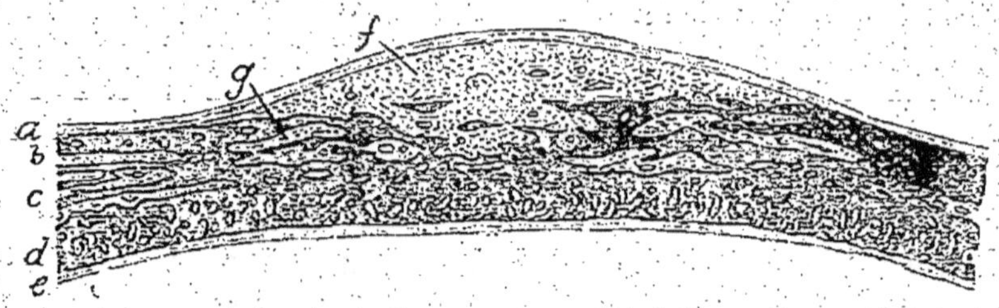

a, périoste externe; b, table externe; c, diploë; d, table interne; e, dure-mère; f, foyer d'infection syphilitique ; g, trabécules osseuses cariées.

Parfois il y a deux foyers d'ostéite gommeuse; l'un vient du périoste; l'autre vient de la dure-mère; les deux foyers vont à la rencontre l'un de l'autre sous forme d'un cône qui peut aboutir à la perforation de l'os (Lancereaux[1]).

Dans son évolution, le syphilome gommeux provoque pour ainsi dire toujours, sans qu'on sache pourquoi, des lésions inverses d'ostéite exubérante et d'ostéite raréfiante. Tandis qu'une partie de l'os atteint d'ostéite gommeuse se raréfie et disparaît, d'autres parties voisines s'épaississent et se condensent, de sorte qu'on trouve côte à côte du tissu osseux qui est en voie de disparition et du tissu osseux hypertrophié et éburné. Sur une coupe « on est frappé du contraste qu'offre l'association de la condensation et de la raréfaction; un grand nombre de petits trous, gros comme une tête d'épingle, sont entourés par une zone d'ostéite condensante aussi dure que l'ivoire[2] ». Que la lésion osseuse soit minime ou étendue, nous allons retrouver à chaque instant ces deux processus inverses, la raréfaction de l'os et les exostoses éburnées.

On a dit que l'ostéite syphilitique peut décrire une sorte de spirale : « Le bourgeon gommeux parti du périoste s'en-

1. Lancereaux, *Traité de la syphilis*, p. 195.
2. Poulet. *Bulletin de la Société de chirurgie*, 1884, p. 621.

fonce directement dans l'os à travers une partie étroite dont les dimensions n'excèdent pas le volume d'une tête d'épingle ; il décrit ensuite dans le tissu spongieux une véritable hélice » (Poulet).

Nous venons de voir comment les os de la voûte cranienne sont labourés, usés, hypertrophiés par l'ostéite gommeuse, qui est simultanément condensante et raréfiante ; nous avons à voir maintenant comment cette ostéite aboutit à la perforation de l'os. Elle y aboutit par des processus divers que je vais énumérer. Il y a des foyers d'ostéite gommeuse (bourgeons gommeux) qui creusent un puits à travers l'os et le perforent de part en part grâce à un travail de nécrose moléculaire, « par fonte et résorption progressive » (Ziegler). Dans d'autres cas, deux foyers d'ostéite gommeuse, l'un superficiel (périoste), l'autre profond (dure-mère), vont à la rencontre l'un de l'autre et établissent la perforation (Cornil, Lancereaux, Ziegler).

Je pense que le plus souvent la perforation de l'os est la conséquence de la chute de séquestres petits ou grands. Des foyers d'ostéite isolent peu à peu une portion d'os qui se nécrose, le séquestre finit par se détacher en bloc ou en parcelles, ou bien il est enlevé par le chirurgien, et la perforation de l'os en est la conséquence. Il se fait ainsi des séquestres et des perforations dont la forme et les dimensions sont extrêmement variables. On a vu sur les photographies précédentes, des crânes syphilitiques avec des pertes de substance incroyables. Lagneau[1] rapporte l'observation d'un homme qui fut atteint d'une nécrose de la presque totalité du crâne. On fit une incision cruciale étendue d'une part, de la bosse coronale à l'angle supérieur de l'occipital, et, d'autre part, d'une des bosses pariétales à la bosse du côté opposé. L'opérateur mit vingt jours à extraire les deux pariétaux, la plus grande partie de l'angle supérieur de l'occipital et les deux tiers supérieurs du coronal. Le malade put vivre ainsi pendant quelques mois.

---

1. Lagneau. *Maladies syphilitiques du système nerveux*, 1860.

Il est un mode de perforation sur lequel je veux insister. Il y a des foyers d'ostéite gommeuse qui sont *circinés* et *polycycliques*, tout à fait comparables par leur forme à certaines syphilides de la peau. Le rôle pathogénique de ces ostéites circinées avait été entrevu par Follin. En étudiant l'un des crânes de la collection Fournier, j'ai pour ainsi dire surpris cette ostéite circinée en flagrant délit de séquestration et de perforation osseuse. Pour bien apprécier la pièce anatomique dans toute sa beauté, il faut soulever le crâne à la hauteur des yeux et contempler sa face interne, tandis que sa face externe est exposée à la grande lumière; alors les rayons lumineux qui passent à travers les tout petits pertuis des foyers gommeux perforés ou en voie de perforation mettent en valeur les détails du processus nécrosant et perforant.

Ainsi en plusieurs points de ce crâne, j'ai constaté des foyers d'ostéite de forme annulaire ou circinée. La partie centrale du foyer est un peu opaque : c'est la portion d'os nécrosé qui est en train d'être isolée pour devenir séquestre, et autour du séquestre, en forme d'anneau, brillent une quantité de tout petits trous, pas plus gros que des pointes d'aiguilles, qui laissent passer des rayons lumineux. On dirait un chaton opaque serti par un cercle de petits diamants; le séquestre central n'est plus retenu en place que par quelques filaments osseux. Le spectacle est encore plus complet si l'on regarde le foyer osseux circiné avec une forte loupe (le crâne étant placé dans la même situation par rapport à la lumière); alors les moindres détails se précisent et nous avons passé, avec mes élèves, de nombreux moments à admirer ce délicat et artistique processus syphilitique dont malheureusement le but est de conduire la victime à la perforation du crâne.

En un autre point de ce même crâne on voit une perte de substance consécutive à une ostéite gommeuse dont les bords polycycliques rappellent par leur forme les syphilides polycycliques de la peau. Au centre de la perte de substance est un séquestre raréfié et dentelé qui a été isolé par des foyers

d'ostéite périphérique et qui, à la façon d'une presqu'île,
ne tient plus au rivage osseux que par un mince pédicule.
Sur d'autres régions du même crâne l'ostéite gommeuse a
pris une forme semi-lunaire et le séquestre est en partie isolé
dans la perte de substance. Enfin, ailleurs, le séquestre a
disparu et il ne reste plus qu'une perforation ovalaire ou
irrégulière à bords dentelés.

Toutes ces modalités sont indiquées sur la photographie ci-
dessous, mais, pour si belle que soit la photographie, elle
n'arrive pas à la reproduction délicate de la pièce anatomique.

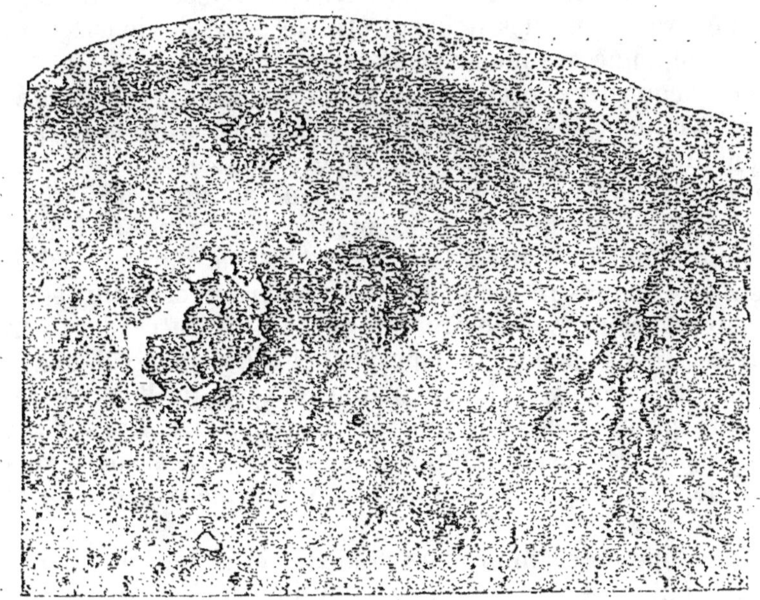

Dans les différentes modalités que je viens d'étudier, je
n'ai eu en vue que le syphilome cranien qui débute par le
tissu osseux et son périoste ; mais il est des cas, dit Mauriac,
où la lésion syphilitique commence par la peau du crâne :
« des tubercules cutanés et des gommes sous-dermiques se
ramollissent, s'ulcèrent et gagnent le périoste de l'os ; puis
l'affection se propage en suivant le processus perforant ou
serpigineux de certaines syphilides ».

Une observation de ce genre a été publiée par Hobbs et Broustet[1]. Il s'agit d'une femme atteinte de gommes ulcérées du cuir chevelu, chez laquelle le processus syphilitique suivit une marche rapidement extensive et perforante à la manière d'un processus *phagédénique*; les gommes se propagèrent de la peau aux os, des os aux méninges et la malade succomba. En un court espace de temps, la syphilis, ainsi que le démontra l'autopsie, avait tout envahi, déchiquetant la table externe et perforant le crâne dans toute son épaisseur. Ceci prouve que les gommes du cuir chevelu et de la peau du front doivent être surveillées et traitées avec énergie, car elles peuvent être le point de départ d'un ostéosyphilome des plus redoutables.

Les séquestres crâniens présentent des particularités intéressantes : souvent la table externe seule disparait par exfoliation, et la table interne oppose une forte résistance. Autour de certains séquestres se forme un sillon d'élimination qui finit par libérer le fragment d'os nécrosé. Ce travail d'élimination dure des mois, il peut même durer indéfiniment si le séquestre est embarré ou enchâssé dans un cercle osseux hypertrophié, comme un verre de montre dans son boîtier; aussi pour l'extirper le chirurgien est-il obligé d'user de la gouge et du maillet. Exposé à l'air, le séquestre prend une couleur d'un vert noirâtre. La surface des séquestres syphilitiques a souvent l'apparence vermoulue, tandis que les séquestres tuberculeux sont plutôt lisses et polis.

Le syphilome crânien peut s'infecter et suppurer : tantôt l'abcès fait saillie sous le cuir chevelu, tantôt il fuse entre le crâne et la dure-mère, et la communication de ces deux nappes purulentes forme l'abcès en bouton de chemise. Les séquestres entretiennent une suppuration abondante et fétide.

Les méninges et le cerveau peuvent participer au pro-

---

1. Hobbs et Broustet. Ostéite syphilitique du crâne. Perforation. Pachyméningite spécifique. *Journal de médecine de Bordeaux*, 1896, p. 558.

cessus syphilitique; parfois la dure-mère est le siège d'une infiltration gommeuse. La *pachyméningite* granuleuse et végétante est souvent signalée; tel était le cas de notre malade; on pratiqua le grattage de la dure-mère qui était couverte de granulations. Dans l'observation de Hobbs et Broustet, la dure-mère considérablement épaissie était transformée en tissu fibreux composé de grosses fibres parallèles au milieu desquelles étaient des nodules gommeux syphilitiques.

Des abcès cérébraux, des foyers d'encéphalite avec symphyse cérébro-méningée sont signalés dans plusieurs observations.

Sur une des pièces du musée Saint-Louis, on voit à la surface de la dure-mère mise à nu par la chute d'un séquestre, une éruption en forme de syphilide circinée. Mauriac cite des cas analogues[1]. C'est vraiment remarquable de voir la syphilis cranienne ne pas abdiquer ses droits à la forme circinée, qu'il s'agisse de la peau, de l'os ou de la dure-mère.

La cicatrisation des lésions osseuses se fait de la façon suivante : si la nécrose n'a détruit que la table externe de l'os, en respectant la table interne, la réparation laisse une simple dépression. Mais si une nécrose assez étendue a détruit l'os dans toute son épaisseur, la cicatrice, souvent incomplète, se fait par l'union intime de toutes les couches superposées : peau, parties molles, os et dure-mère (Virchow).

Disons quelques mots des lésions craniennes de la syphilis héréditaire. Les unes sont la conséquence des déformations qui commencent à évoluer peu de temps après la naissance et qui aboutissent au crâne natiforme, au front à bosselure latérale, au front en carène, au front olympien (Fournier). Les autres surviennent comme première manifestation de la syphilis, à un âge plus ou moins avancé de la vie, et elles se traduisent par des lésions d'ostéite gommeuse avec raréfactions et hyperostoses osseuses analogues

---

1. Mauriac. *Syphilis tertiaire*. Paris, 1890, p. 594.

aux lésions que je vous ai signalées dans le cours de cette étude.

Telles sont les lésions de la syphilis cranienne; nous pouvons résumer en quelques lignes ses traits principaux : à moins qu'un traitement bien dirigé l'arrête à temps, la syphilis de la voûte du crâne a une tendance à ronger et à perforer une partie de cette voûte : c'est un type de syphilis régionale et invétérée. Les lésions prédominent tantôt à l'extérieur, tantôt à l'intérieur du crâne; mais que ces lésions soient petites ou grandes, on trouve presque toujours, côte à côte, un double processus qui aboutit d'une part à la résorption et à la destruction de l'os, et d'autre part à l'hyperostose et à l'éburnation de parties osseuses voisines. Le début du syphilome cranien se fait par des bourgeons gommeux qui prennent naissance dans la couche du périoste qui avoisine la table externe de l'os ou dans la couche de la dure-mère qui avoisine sa table interne. Parfois aussi le syphilome commence par la peau et se propage ensuite à l'os. Quant aux perforations, elles se font par différents mécanismes : tantôt les bourgeons gommeux perforent l'os de part en part; tantôt deux foyers gommeux partis, l'un de la table interne, l'autre de la table externe, se rencontrent et établissent la perforation. Dans bien des cas, que le foyer d'ostéite soit circiné ou non, un certain nombre de bourgeons gommeux isolent un fragment osseux; cet os isolé forme un séquestre ou plusieurs séquestres, et il en résulte une perte de substance plus ou moins considérable. Les méninges et le cerveau peuvent participer au processus syphilitique.

Symptômes. — Afin de mettre un peu d'ordre dans notre description, séparons les cas où le syphilome gommeux prend naissance dans la table externe de l'os, faisant ainsi une saillie visible à l'extérieur, et les cas où le syphilome prend naissance dans la table interne de l'os, échappant ainsi à tout contrôle. A la première phase du syphilome *externe* (comme chez notre malade), la douleur et la tuméfaction sont les seuls indices de la lésion, encore même la douleur n'est-elle pas un symptôme constant. Le manque de douleur ne suffit pas pour exclure le diagnostic d'ostéosyphilome gommeux. En face d'une tumeur cranienne indurée ou ramollie, on aurait tort d'éliminer l'hypothèse de la syphilis sous prétexte que si la lésion était syphilitique elle devrait être douloureuse. Néanmoins, il faut dire que l'absence de souffrance est l'exception. Le syphilome péricranien est douloureux, parfois même extrêmement douloureux, surtout la nuit, et il n'est pas rare que la céphalalgie s'étende à toutes les régions du crâne.

A mesure qu'il fait saillie à l'extérieur, ce syphilome forme une tumeur qui a pour caractère de n'être pas mobile puisqu'elle a l'os pour point de départ. Cette tumeur est d'abord dure, assez étalée; plus tard, elle se ramollit à son centre, et elle peut même se transformer en abcès. Tout cela dure des mois. Toutefois, pris à temps et bien traité, l'ostéosyphilome, même ramolli, même fluctuant, peut guérir sans aboutir ni à l'ulcération ni à l'abcès; je pourrais citer une observation de Fournier[1] concernant une jeune femme ayant une céphalée terrible et portant au front un ostéosyphilome dont le centre était presque fluctuant. Malgré cette lésion avancée, il n'y eut pas d'ulcération et, sous l'influence du traitement mixte, la guérison fut obtenue.

Assez souvent, devenu adhérent à la peau, qui s'amincit, le syphilome ramolli finit par s'ouvrir, et, à travers l'ouverture, s'écoule une matière mal liée ou un liquide purulent. Alors se produit une ulcération ovalaire ou circulaire, à bords taillés à pic, à fond sanieux, à sécrétion purulente. Les bords sont parfois limités par des productions osseuses indurées. Le fond de l'ulcération est comblé par l'os qui est atteint d'ostéite ou de nécrose, et qu'on peut facilement explorer au stylet.

Certaines ulcérations sont plus petites qu'une pièce de 50 centimes ou plus grandes qu'une pièce de 5 francs. Il n'est pas rare de voir plusieurs ostéosyphilomes ulcérés.

---

1. Thèse de M. Galtier-Boissière, Paris, 1885, p. 59.

Ainsi dans la thèse de Galtier-Boissière est rapportée l'observation d'un malade qui eut à la partie gauche du front un ostéosyphilome ulcéré de la dimension d'un œuf de pigeon. Deux ans après (la première ulcération n'étant pas encore guérie), apparut à la partie droite du front un ostéosyphilome qui s'ulcéra. Le tout accompagné d'une céphalalgie terrible. Plus tard, un autre ostéosyphilome se déclara à la partie médiane du front. Enfin, au-dessus de l'orbite droit et de l'orbite gauche (toutes les autres plaies étant en pleine suppuration) survinrent deux ostéosyphilomes ulcérés et perforés au fond desquels on voyait battre le cerveau. Sous l'influence d'un traitement mixte toutes ces lésions furent successivement modifiées.

Dans son processus de destruction, la nécrose se limite parfois à la table externe de l'os qui s'élimine par exfoliation, la table interne formant un rempart, ou bien l'os est nécrosé dans toute son épaisseur, et il en résulte un séquestre tantôt mobile, tantôt enclavé dans un tissu osseux périphérique exubérant. Quand le séquestre s'élimine spontanément, ou quand il est extrait par l'opérateur, il laisse à nu la dure-mère atteinte de pachyméningite, et l'on voit battre le cerveau au fond de la plaie, ainsi que nous l'avons constaté chez notre malade.

Je viens de dire, il y a un instant, que l'ostéosyphilome gommeux péricranien débute habituellement par une petite tumeur douloureuse. C'est vrai, mais il ne faudrait pas confondre cette redoutable lésion tertiaire avec les tumeurs douloureuses de périostose secondaire qui, elles, sont sans gravité. Certains syphilitiques sont atteints, à titre d'accidents précoces et secondaires, de périostites au crâne, au tibia, à la clavicule, etc. Le crâne est une de leurs régions de prédilection ; ces périostites ont pour caractère d'être circonscrites et très douloureuses ; parfois une simple pression, un simple attouchement suffit pour arracher au patient un cri de douleur. Tantôt les plaques de périostite sont peu saillantes, tantôt elles forment des nodosités très dures de la dimension d'une pièce de 50 centimes ou de 1 franc (périostoses). Ces nodosités sont facilement résolutives, elles cèdent en une ou deux semaines à un traitement approprié[1]. Elles diffèrent donc à bien des points de vue de l'ostéosyphilome tertiaire gommeux.

Je ne me suis occupé jusqu'ici que de l'ostéosyphilome à localisation extérieure, péricranienne, celui qui se révèle à nous par deux signes cardinaux, la douleur et la tumeur. Mais l'un de ces signes fait défaut quand le syphilome est intérieur, endocranien, c'est-à-dire quand il prend naissance dans la profondeur de l'os ; ici il n'y a pas de tumeur extérieure, ou, si elle se produit, c'est à la longue, lorsque la lésion a progressé de la profondeur à la surface du crâne. Donc, au cas de syphilome endocranien, pas de saillie, pas de bosse qui puisse orienter le diagnostic, on n'est renseigné que par un seul symptôme, la douleur.

Un malade vient vous demander conseil, il se plaint depuis plusieurs semaines d'une céphalalgie qui va en augmentant ; toute la tête est endolorie ; néanmoins la douleur domine à certains endroits, au front ou ailleurs. La percussion du crâne méthodiquement pratiquée met en évidence la région la plus douloureuse, mais l'examen le plus minutieux ne permet de découvrir aucune tuméfaction. Détail important : les douleurs sont beaucoup plus vives la nuit ; elles empêchent tout sommeil malgré les médicaments qui ont été prescrits ; aspirine, véronal, antipyrine, pyramidon, injections de morphine ont été administrés en pure perte. Votre enquête vous permet d'affirmer qu'il ne s'agit pas là de céphalée brightique. A vos questions, le malade répond qu'il a eu autrefois la syphilis ; il lui en reste encore quelques stigmates ; vous examinez la cavité buccale, et vous trouvez à la face interne des joues une plaque de leucoplasie. Vous voilà renseigné. L'exacerbation nocturne des douleurs et l'échec des médications non spécifiques complétent votre diagnostic, et vous déclarez que le malade est

----

1. Fournier. *Leçons sur la syphilis*, 1873, p. 681. — Mauriac. *Syphilis tertiaire*, 1890, p. 364.

atteint d'une lésion syphilitique cranienne. Toutefois, aucun témoin de lésion cérébrale ou méningée n'ayant encore fait son apparition, il se peut bien que la lésion soit encore cantonnée à la substance osseuse. Quoi qu'il en soit, vous pratiquez tous les jours une injection de un centigramme ou même deux centigrammes de bi-iodure d'hydrargyre. Dès la sixième ou huitième injection, quelquefois plus vite, une détente se produit, puis la céphalalgie disparaît, le patient retrouve le sommeil, le succès de la médication témoigne de la justesse du diagnostic et vous engage à persévérer dans le traitement. J'ai la conviction que bon nombre de céphalées syphilitiques tertiaires viennent d'un ostéosyphilome endocranien qui ne se traduit pour le moment que par la douleur et qui ne s'est encore démasqué ni par des symptômes cérébraux, ni par une saillie péricranienne. Il faut savoir dépister ce syphilome endocranien ; il faut du moins y penser, car la médication mercurielle doit être établie sans retard, avant que le malade soit exposé aux graves dangers.

Cependant il ne faudrait pas mettre sur le compte d'un ostéosyphilome endocranien toutes les douleurs de tête que peut avoir un syphilitique aux époques précoces ou tardives de l'infection. Je ne reviens pas sur les périostites douloureuses de la période secondaire dont je parlais il y a un instant. Je ne cite qu'en passant la céphalée précoce qui accompagne la fièvre et les syphilides secondaires. Mais je dois insister sur certaines lésions intracraniennes dont la céphalalgie est si souvent le signe avant-coureur.

C'est ainsi que les artérites cérébrales syphilitiques qui surviennent aux époques initiales ou reculées de l'infection s'annoncent souvent par de cruelles douleurs de tête. Il ne manque pas d'observations concernant des syphilitiques atteints de céphalalgie violente, sans autres signes, et qui brusquement succombent à la rupture d'un anévrisme syphilitique de l'hexagone de Wilis. Il ne manque pas d'observations concernant des syphilitiques atteints de céphalalgie terrible, sans autres signes, et qui sont pris un jour d'hémiplégie consécutive à une artérite oblitérante de la sylvienne. Bref, les artérites syphilitiques intracraniennes sont parfois la cause de céphalalgie extrêmement vive et cette céphalalgie peut être le signe précurseur de la catastrophe qui se prépare. Dans les lésions gommeuses et sclérogommeuses des méninges et du cerveau la céphalée peut également apparaître comme signe prédominant et son importance est de premier ordre.

En somme, la céphalée, surtout la céphalée avec paroxysmes et exacerbation nocturne, est un signe qui doit toujours préoccuper le syphilitique et son médecin. Souvent elle est accompagnée de signes de grande valeur, tels que : vertiges, vomissements, fourmillements des doigts, ébauche de paralysie, ébauche de contracture, etc., mais parfois aussi la céphalée occupe pendant quelque temps une situation dominante qui fait pâlir les autres signes. Eh bien, les ostéites gommeuses qui se développent à la face profonde de la voûte cranienne sont capables, elles aussi, de susciter une céphalée tantôt légère, tantôt terrible. Je conviens qu'il est souvent difficile de savoir si cette céphalée est occasionnée par une lésion osseuse ou par des lésions d'artérite, ou de méningite scléro-gommeuse, mais les indications thérapeutiques sont les mèmes, et, sans tarder, il faut pratiquer des injections mercurielles.

Jusqu'ici notre description n'a visé que l'ostéosyphilome gommeux du tissu osseux sans empiétement sur les méninges ou sur les circonvolutions cérébrales. Mais les méninges et le cerveau peuvent être atteints par l'ostéosyphilome cranien; tantôt ces organes sont effleurés, comprimés par une exostose, par un séquestre ou par un abcès, tantôt ils prennent part eux-mèmes au processus syphilitique sous forme de pachyméningite ou d'encéphalite. Pour simplifier la description, prenons les cas où la lésion se cantonne à l'un des lobes du cerveau.

Commençons par le lobe frontal qui est, du reste, le plus fréquemment atteint. Rationnellement on devrait admettre que les lésions du lobe frontal suscitent des troubles qui sont en rapport avec les fonctions de ce lobe, tels que affaiblissement de la mémoire, déchéance des facultés intellectuelles, etc. Or, la lecture des observations indique qu'il n'en est pas toujours ainsi.

Voici, par exemple, une observation de Fournier[1] concernant un ostéosyphilome avec « méningo-encéphalite de toute la portion frontale droite » : Une ancienne syphilitique est prise de céphalée et de tuméfaction de l'os frontal gauche. La tumeur devient douloureuse, saillante et acquiert un diamètre de 8 centimètres. La malade est peu déprimée intellectuellement, la mémoire et la parole sont intactes. Sous l'influence du traitement mercuriel et ioduré, une amélioration très notable se manifeste, et l'on pouvait espérer la guérison, quand une variole hémorrhagique enlève la malade. A l'autopsie, on trouve la fosse latérale antérieure du frontal criblée d'excavations; la surface osseuse est vermoulue; la dure-mère est excessivement épaisse et présente deux plaques d'infiltration gommeuse, la substance cérébrale adhère fortement aux méninges. Cette « méningo-encéphalite de toute la portion frontale droite » s'est-elle traduite par des troubles intellectuels ou spéciaux? Nullement.

Parfois, avec des lésions des lobes frontaux, les troubles de l'intelligence et de la mémoire font défaut et ce sont des troubles de motilité qui apparaissent. Ainsi la première observation de Wallet concerne un homme qui, six ans après un chancre syphilitique, fut pris d'une violente céphalée frontale avec exacerbation nocturne. Ce fut pendant une année l'unique symptôme. Alors éclatèrent à quelques semaines de distance trois attaques d'épilepsie suivies d'une paralysie incomplète du côté gauche. Plus tard, apparut une grosse tumeur frontale qui s'ouvrit et donna issue à une quantité de pus. M. Mauclaire opéra le malade et enleva quelques séquestres. L'orifice osseux avait les dimensions d'une pièce de 5 francs et au fond de la plaie on voyait battre le cerveau. On prescrivit des frictions mercurielles

---

1. Fournier. *Société médicale des hôpitaux*, séance du 28 mars 1880.

et l'iodure de potassium. Tous les accidents cessèrent et l'orifice commença à se combler. Voilà donc encore une observation où le lobe frontal a été le siège de la lésion syphilitique sans que les troubles intellectuels aient été signalés, il n'est question que d'épilepsie et de paralysie.

L'observation de Verchère mérite également d'être citée[1] : une femme qui avait eu déjà des ostéites gommeuses en différentes régions du corps est prise d'un ostéosyphilome à droite de la ligne médiane du front; un séquestre se forme, et la malade enlève elle-même ce séquestre. Un an plus tard un autre ostéosyphilome apparaît à la région frontale. Quand M. Verchère voit la malade, il constate deux orifices gommeux profonds, dont les bords taillés à pic se confondent avec les os épaissis. L'un de ces orifices est situé vers le sourcil, l'autre confine à la naissance des cheveux. Le fond des orifices est formé par la dure-mère et l'on perçoit nettement les battements du cerveau. Entre la dure-mère et l'os frontal très épaissi et induré se montre l'extrémité d'un séquestre noir et *embarré*, baignant dans du pus d'odeur repoussante. Une nuit, la malade est prise d'hémiparésie, avec impossibilité de détacher le talon du lit; le bras pend presque inerte. La craniectomie est décidée et pratiquée par Verchère. Avec la gouge et le maillet on fait sauter des ponts osseux très durs, ce qui permet de libérer et de retirer un séquestre noir et fétide de la dimension d'une pièce de 5 francs. Dès le lendemain la céphalalgie et la paralysie avaient disparu et la malade énergiquement traitée s'achemina vers la guérison.

Dans ce cas, comme dans le précédent, c'est le lobe frontal qui a été intéressé, et cependant l'observation ne signale aucun trouble intellectuel, aucun trouble de la mémoire, elle ne signale que des troubles de motilité. L'hémiplégie et l'épilepsie, y compris l'épilepsie jacksonienne, peuvent donc être provoquées par des lésions des lobes

---

1. Nécrose syphilitique du frontal. *Annales de dermatologie et de syphiligraphie*, juin 1895.

frontaux. J'en ai du reste fourni des preuves dans une communication à l'Académie de médecine[1] et dans mes leçons cliniques.

Étudions maintenant les symptômes qui apparaissent lorsque c'est le lobe pariétal qui est en cause. La participation des circonvolutions rolandiques au processus syphilitique détermine, suivant le cas, des contractures, des paralysies et des attaques d'épilepsie jacksonienne du côté opposé à la lésion. Nous rentrons là dans les données classiques. Notre malade en est un exemple; je rappelle que chez elle sont survenues des contractures à la main gauche et une ébauche d'épilepsie partielle au visage. D'autres observations vont nous fournir des symptômes analogues.

Un cas de Troisier[2] concerne un malade qui avait eu au cuir chevelu des nodosités syphilitiques précoces que le traitement mercuriel fit disparaître rapidement. Plus tard, des accès d'épilepsie jacksonienne éclatèrent au bras droit et au côté droit de la face; la céphalalgie était violente au côté gauche du crâne. Un jour le malade eut une hémiplégie droite sans perte de connaissance; l'hémiplégie ne dura que vingt minutes et fut accompagnée de quelques troubles de la parole. La céphalalgie gauche était continuelle avec redoublement dans la soirée. Les accès d'hémiplégie se répétèrent plusieurs jours de suite. Le malade fut mis au traitement mercuriel et les accidents cérébraux s'amendèrent et finirent par disparaître. M. Troisier émit l'opinion (qui est également la mienne) que ces accidents cérébraux étaient dus à des exostoses syphilitiques intracraniennes comprimant le lobe pariétal.

M. Lancereaux a publié l'observation suivante[4] : une femme est atteinte à l'os frontal droit d'un ostéosyphilome qui s'ulcère et laisse à nu un séquestre. Bientôt surviennent

<hr>

1. Académie de médecine, séance du 22 octobre 1901.
2. *Clinique médicale de l'Hôtel-Dieu*, t. VII, 7ᵉ leçon.
3. Thèse de M. Galtier-Boissière. *Manifestation de la syphilis sur la voûte du crâne*, p. 56.
4. *Annales de dermatologie et de syphiligraphie*, 1886, p. 269.

des attaques convulsives suivies d'hémiplégie gauche. Le front présente trois larges pertes de substance qui laissent échapper un pus épais et fétide. Les attaques convulsives se répètent et la malade meurt. A l'autopsie, on trouve un séquestre dont le diamètre est de 8 centimètres sur 10. Au-dessous, la dure-mère est ulcérée et perforée. Un foyer de suppuration et de gangrène a détruit les circonvolutions frontale et pariétale ascendantes.

En résumé, les contractures, l'hémiplégie, l'épilepsie jacksonienne sont les symptômes habituels, lorsque des lésions de la région rolandique sont associées à l'ostéosyphilome de l'os pariétal.

Bon nombre de cas échappent à une description méthodique : ces cas concernent les ostéosyphilomes à point de départ externe ou interne qui se disséminent un peu partout, nécrosant la voûte sans la perforer ou ne faisant qu'effleurer les lobes cérébraux : la céphalée, les vertiges, les étourdissements, l'affaiblissement intellectuel, les troubles de la parole, l'amnésie, les vomissements, les contractures, les paralysies, les convulsions épileptiformes se succèdent ou se combinent, conduisant progressivement le malade à la déchéance et à la cachexie.

Évolution. — A quelle époque de l'infection apparaît l'ostéosyphilome? L'ostéosyphilome gommeux du crâne rentre dans le cadre des lésions dites tertiaires. D'une façon générale le tertiarisme éveille l'idée de lésions syphilitiques tardives apparaissant bien des années après l'infection syphilitique. Cela est vrai dans la grande majorité des cas, l'accident tertiaire est un accident qui survient cinq ans, dix ans, vingt ans, trente ans, et plus même, après le chancre. Mais cette règle est loin d'être absolue, elle comporte de très nombreuses exceptions. Bon nombre de lésions qualifiées de tertiaires peuvent apparaître dès la première année de l'infection syphilitique; c'est une des formes de la syphilis dite maligne qui peut engendrer prématurément des gommes et des lésions phagédéniques; telles sont encore les artérites cérébrales qui, dès la pre

mière année, peuvent aboutir soit à un anévrisme mortel,
soit à l'oblitération d'une artère avec toutes ses conséquences.

La syphilis nécrosante et perforante du crâne, qui fait
l'objet de ce chapitre, est, elle aussi, une manifestation
essentiellement tertiaire et à longue échéance; elle peut
cependant se produire d'une façon précoce, dès la première
ou dès la seconde année de l'infection. L'observation suivante qui m'a été donnée par MM. Critzman et Nattan-
Larrier en est la preuve : un homme de quarante-cinq ans
est atteint en janvier 1901 d'un chancre syphilitique de la
langue, suivi de roséole typique. En février survient une
iritis syphilitique. En avril, des syphilides papulo-végétantes
se déclarent au scrotum et bientôt après on constate une
épididymite. Les injections de benzoate de mercure ont
raison de ces accidents. En mai, la face et le cou sont envahis par une éruption confluente de syphilides papulo-
squameuses. Bien que le traitement ait été continué, le
malade s'aperçoit, en avril 1902, c'est-à-dire quatorze mois
après le chancre, d'une tuméfaction à la région pariétale
droite. Il part pour le Portugal et cesse tout traitement. La
tumeur se ramollit, s'ulcère, et il en sort une substance
comparable à du mastic. Au retour à Paris, on constate une
ulcération profonde et suppurante. L'exploration au stylet
permet de s'assurer que l'os est dénudé et une lamelle
osseuse se détache. Malgré un traitement par l'huile grise,
la nécrose continue et l'on enlève plusieurs petits séquestres.
En janvier 1903, la table interne de l'os se nécrose à son
tour et un gros séquestre se forme. Le malade est terrorisé
et réclame une intervention chirurgicale. Le 26 février
M. Legueu enlève à la gouge un séquestre de la dimension
d'une pièce de 2 francs. Après l'opération, la perte de
substance a le diamètre d'une pièce de 5 francs. Sous l'influence d'injections journalières de 4 centigrammes de
bi-iodure d'hydrargyre, le processus nécrosant s'arrête et
une cicatrice se forme au-dessus de la dure-mère. En résumé, il s'agit ici de syphilis maligne, la lésion nécrosante

et perforante de la voûte cranienne ayant débuté quatorze mois après le chancre.

Dans un cas de Vedrennes[1], l'apparition de l'ostéosyphilome est encore beaucoup plus précoce, puisqu'elle se fait un mois et demi après le chancre. Sur le front, apparaît un abcès symptomatique d'une nécrose du frontal; la céphalalgie est violente, une ulcération se creuse et, sept mois après, on extrait des séquestres venus de la table externe de l'os. L'année suivante, douze mois après le début des accidents, il y a un commencement d'aphasie, avec parésie des membres du côté droit, délire et convulsions. Le malade est sans connaissance, la respiration est saccadée, le pouls est à 140, les membres sont dans la résolution, on n'a plus d'espoir que dans la trépanation. On applique le trépan au centre de la nécrose, qui occupe le milieu du front en empiétant sur la gauche. A peine le disque osseux est-il enlevé que le patient revient à lui et répond aux questions qu'on lui adresse. C'est une vraie résurrection. Les jours suivants, on dut extraire plusieurs séquestres. Le malade eut la vie sauve, son intelligence resta en apparence intacte, car il pouvait jouer aux échecs, mais il resta aphasique et paralysé du côté droit.

Diagnostic de l'ostéosyphilome cranien. — Deux cas peuvent se présenter. Dans le premier cas, l'ostéosyphilome se développe à la *profondeur* de la voûte cranienne et il échappe alors à tout contrôle puisqu'il ne se traduit extérieurement par aucune saillie. En pareille circonstance, la céphalalgie progressive, les paroxysmes douloureux de la nuit, la localisation d'une douleur plus vive provoquée par la percussion en un point du crâne, sont autant de signes qui ont une grande valeur quand ils existent chez un ancien syphilitique ou chez un syphilitique actuellement en proie à d'autres manifestations de la vérole; ils permettent presque d'affirmer l'existence de l'ostéosyphilome profond, ils permettent du moins de le soupçonner, et c'est une

---

1. Vedrennes. *Archives générales de médecine*, 1853, p. 268.

raison suffisante pour administrer sans retard les injections mercurielles.

Passons au diagnostic différentiel de l'ostéosyphilome gommeux alors qu'il fait saillie à la surface du crâne. Les kystes sébacés et les lipomes ont si peu de caractères communs avec l'ostéosyphilome de la voûte cranienne que je ne crois pas utile d'insister sur ce diagnostic différentiel. Mais nous devons porter notre attention sur le diagnostic de l'ostéosyphilome avec l'ostéotuberculome du crâne.

L'*ostéotuberculome* du crâne s'annonce par une douleur plus ou moins vive en un point de la surface cranienne ; la fièvre est nulle, la céphalalgie est parfois très violente et peut augmenter la nuit sous forme de paroxysmes. Après quelques semaines apparaît une tuméfaction qui acquiert rapidement la dimension d'une noisette, d'une noix ou d'un œuf. Cette tumeur se ramollit à son centre, elle devient de plus en plus fluctuante et un abcès se forme. L'abcès s'ouvre spontanément ou bien il est ouvert par le chirurgien ; le pus qui en sort est mal lié, grumeleux et parfois fétide. Les fongosités ne sont pas rares. L'exploration au stylet démontre que l'os sous-jacent est dénudé et atteint d'ostéite ou de nécrose. Un séquestre se forme grâce à un sillon d'élimination qui s'établit entre le mort et le vif. La chute du séquestre ou son ablation chirurgicale met à nu la dure-mère, qui est épaissie et couverte de fongosités tuberculeuses (pachyméningite tuberculeuse). Dans un cas cité par Poulet on voyait un gros tubercule au cerveau. Le séquestre tuberculeux est lisse, et il comprend habituellement toute l'épaisseur de l'os ; « sa structure est celle des séquestres tuberculeux, il est raréfié et les alvéoles agrandis sont remplis de matière caséeuse ».

Au point de vue anatomo-pathologique, un crâne tuberculeux diffère beaucup d'un crâne syphilitique. Il est facile de s'en convaincre en comparant les crânes syphilitiques représentés plus haut et les deux crânes tuberculeux dont la reproduction est à la page suivante. Ces deux crânes que j'ai fait photographier font partie de la belle collection du

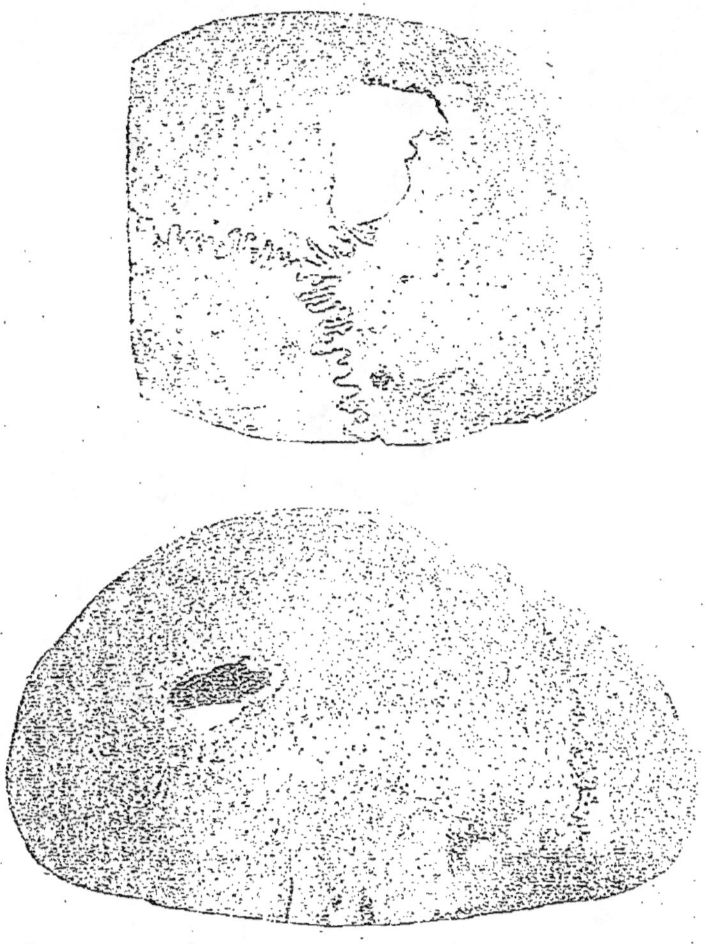

CRANES TUBERCULEUX. — MUSÉE DU VAL-DE-GRACE.

Ces deux crânes, photographiés par leur face externe, représentent des perforations tuberculeuses avec large perte de substance. Autour des perforations, et partout ailleurs sur la boîte cranienne, les os restent aussi lisses que sur un crâne normal. On n'y voit ni les rugosités, ni les saillies, ni les bourrelets éburnés des crânes syphilitiques.

Val-de-Grâce; ils ont été déjà reproduits dans le travail de Poulet[1]. Le crâne syphilitique est plus ou moins rocailleux, le crâne tuberculeux est lisse et uni. Les perforations des crânes tuberculeux présentent souvent cette particularité que la perte de substance est plus accentuée à la table interne qu'à la table externe, aussi le bord est-il taillé en biseau. Autour de la perforation tuberculeuse l'os reste lisse, on ne voit ni ostéite raréfiante, ni bourrelets éburnés, ni ostéophytes comme dans les crânes syphilitiques[2].

Les considérations que je viens de développer servent au diagnostic anatomique quand on a la pièce en mains. Mais comment arriver au diagnostic clinique quand on est en face d'un malade qui porte au crâne une tumeur ulcérée et purulente avec ostéite, nécrose et séquestre? La lésion est-elle syphylitique ou est-elle tuberculeuse?

La céphalée avec exacerbation nocturne se voit dans les deux cas, elle n'est donc pas un signe distinctif. Une malade opérée par M. Segond d'un ostéotuberculome de la voûte cranienne éprouvait surtout la nuit des douleurs atroces qui empêchaient tout sommeil[3]. La tuberculose pulmonaire est un indice en faveur de l'ostéosyphilome, mais cette tuberculose pulmonaire fait défaut dans la plupart des observations. On inclinera vers l'ostéosyphilome, si le sujet, syphilitique avéré, a présenté récemment d'autres manifestations syphilitiques. Le pus grumeleux et les fongosités plaident en faveur de la lésion tuberculeuse. Mais, en réalité, dans les cas douteux et difficiles c'est aux recherches de laboratoire qu'on doit s'adresser; il faut rechercher le bacille de Koch et pratiquer des inoculations au cobaye. D'autre part, les injections de bi-iodure d'hydrargyre jugeront assez vite le diagnostic, car si la lésion est syphilitique il est presque certain qu'une réelle amélioration ne se fera pas attendre.

1. Poulet. Note sur les ostéites tuberculeuses et syphilitiques de la voûte cranienne. *Bulletin de la Société de chirurgie*, 1884, p. 620

2. Gangolphe. *Lyon médical*, 1887.

3. Soulé. *Tuberculose des os de la voûte cranienne*. Thèse de Paris 1901. Observation I.

L'ostéosyphilome cranien ne sera pas confondu avec l'ostéomyélite des os de la voûte du crâne. L'ostéomyélite atteint
surtout les jeunes sujets ; elle est accompagnée d'une forte
fièvre avec température à 39 et 40 degrés ; sa marche est très
rapide ; en quelques jours la peau rougit et s'ulcère, la plaie
suppure et l'os est vite atteint de nécrose. Ce processus
fébrile qui peut conduire rapidement au délire et au coma
diffère totalement de l'évolution de l'ostéosyphilome.

Il est une maladie qui n'est pas sans analogie avec l'ostéosyphilome cranien, c'est le *kyste hydatique* des os du
crâne. Keate rapporte l'observation[1] d'une jeune fille de dix-
huit ans, qui portait au front une tumeur du volume d'une
petite orange ; l'opération fut pratiquée et permit de découvrir une hydatide ; la cavité osseuse vidée présentait une
surface raboteuse ; la jeune fille finit par guérir.

Les cas de ce genre, rares chez nous, sont plus fréquents
en d'autres pays, notamment dans la République Argentine.
L'hydatide se développe soit dans le sinus frontal, soit entre
la dure-mère et les os temporal et pariétal, ou en d'autres
points de la voûte du crâne. Dans son développement, le
kyste hydatique retentit sur les os du crâne et sur le cerveau. L'os qui est en rapport avec le kyste est rugueux,
aminci, privé de sa table interne, réduit à un feuillet rappelant le parchemin ; Vegas et Cranwell y ont même constaté
de petites perforations[2]. On a également signalé des proémi-
nences osseuses. Dans le cas d'Antonin[3], le pariétal droit, à
l'insertion de la tumeur kystique, présentait une forte crête
de forme circulaire ; à l'intérieur de la circonférence, il y
avait des saillies osseuses comme des petites stalactites, et,
entre ces saillies, l'os était réduit à la table externe. L'hémisphère cérébral droit était tassé, déformé, et présentait,

1. Observation rapportée dans le travail de M. Dévé. *Des récidives hydatiques post-opératoires*, Rouen, 1906.

2. Vegas y Cranwell. *Los quistos hidáticos en la República Argentina.*
Buénos-Ayres, 1901.

3. Antonin. Les kystes hydatiques des os du crâne. *La Presse médicale*, 28 juin 1951.

au niveau de la scissure de Rolando, une dépression produite par la compression de la tumeur ; les circonvolutions cérébrales étaient élargies et aplaties, mais la substance cérébrale n'était ramollie en aucun point.

Quels sont les symptômes de ces kystes hydatiques craniens et comment peut-on les différencier de l'ostéosyphilome ? Après une période latente, parfois assez longue, la maladie s'annonce par quelques symptômes peu caractéristiques, tels que céphalée, inappétence, amaigrissement ; puis surviennent une déformation cranienne et des symptômes cérébraux. La saillie qui se fait à la région frontale, ou pariétale, ou ailleurs, indique qu'une lésion cranienne est en voie d'évolution, mais elle ne nous renseigne pas sur la nature de la tumeur. Les symptômes d'origine cérébrale, tels que contracture, paralysie, convulsions épileptiformes, prouvent que le cerveau est en cause, mais ils ne renseignent pas davantage sur la nature de la lésion. Muni de ces renseignements insuffisants, le diagnostic de kyste hydatique cranien est très difficile, car les mêmes symptômes peuvent exister également au cas d'ostéosyphilome. Je ne vois donc que deux moyens d'arriver au diagnostic : le premier, c'est de pratiquer des injections de bi-iodure d'hydrargyre, qui, au cas de syphilis, vont déterminer une rapide amélioration qui révélera la nature du mal ; le second moyen, c'est l'exploration chirurgicale, qui, pratiquée à temps, au cas d'hydatide, peut donner un résultat favorable.

Je n'en ai pas encore fini avec le diagnostic différentiel de l'ostéosyphilome cranien. Il y a une autre maladie qui, à l'instar de l'ostéosyphilome, peut se traduire par une tumeur et par une perforation du crâne, je veux parler du fongus de la dure-mère. Quelle que soit la dénomination qu'on adopte, fongus ou néoplasme perforant des os du crâne (Pousson), il s'agit en somme de *cancer*, au sens clinique du mot. Le cancer prend naissance le plus souvent dans la dure-mère ; l'os correspondant à la tumeur se résorbe lentement, s'amincit au point d'être réduit à une simple lame et finit par se perforer.

Lorsque l'os est perforé, « le fongus soulève la peau sous forme d'une tumeur arrondie ou bosselée, d'abord assez dure, et qui se ramollit plus tard » (Delagenière). Dans la suite, la paroi cutanée s'ulcère et se perfore à son tour, et la tumeur s'étale au dehors comme un champignon. A ce moment, le diagnostic n'offre aucune difficulté, mais à une phase moins avancée, alors que la tumeur est recouverte par les téguments, le diagnostic est plus délicat et l'on pourrait penser à la rigueur à un ostéosyphilome, d'autant plus que des symptômes analogues, tels que céphalalgie, vertiges, vomissements, etc., peuvent exister de part et d'autre. Au cas d'hésitation, le traitement mercuriel lèverait les doutes.

Traitement. — Le traitement de l'ostéosyphilome cranien est essentiellement médical, cependant l'intervention chirurgicale est parfois nécessaire. Règle générale, que la lésion osseuse soit petite ou grande, avec ou sans complication méningée et cérébrale, ce qui s'impose, c'est le traitement mercuriel. Depuis des années, je ne donne pour ainsi dire plus l'iodure de potassium, et si je l'ai à peu près délaissé, c'est que le mercure m'a paru être le médicament suffisant et souverain.

En fait de préparations mercurielles, je donne sans hésitation la préférence aux injections de bi-iodure d'hydrargyre en solution aqueuse. Il n'est pas nécessaire que l'injection soit intra-musculaire ; il suffit qu'elle soit profonde ; pour cela, on fait un pli à la peau, et l'on introduit l'aiguille perpendiculairement et profondément ; on choisit de préférence les régions lombaire et fessière. On prescrit des ampoules contenant chacune la dose voulue, on tâte la susceptibilité du malade, un jour ou deux, avec une injection de 5 milligrammes, puis on injecte tous les jours 1 centigramme ou 1 centigr. 1 centigr. et demi pendant une douzaine de jours. La dose journalière de 1 à 2 centigrammes est souvent suffisante, il est rare qu'il faille dépasser la dose de 3 centigrammes. On a soin de surveiller les gencives.

Après une douzaine d'injections on arrête le traitement pendant huit ou dix jours, puis on recommence une nouvelle série, et ainsi de suite, en espaçant de plus en plus les périodes de repos! Si l'ostéosyphilome est à une période encore peu avancée de son évolution, si l'os n'est pas nécrosé dans toute son épaisseur, si la lésion ne consiste qu'en une ulcération gommeuse avec ostéite superficielle, la suppuration se tarit, l'ulcération se comble et la guérison survient sans autres incidents, sans avoir recours à la chirurgie.

Mais si la lésion osseuse est déjà profonde, si un fragment d'os est nécrosé, si un séquestre est formé ou en voie de formation, si le séquestre déjà formé tarde à s'éliminer spontanément, si la suppuration fait nappe entre le crâne et la dure-mère, il est essentiel de faire appel à l'intervention chirurgicale.

Peut-être dira-t-on qu'avant de recourir à une opération on peut encore attendre et tenter la guérison par le seul traitement médical. Tel n'est pas mon avis. A mon sens, il est des cas, ou traitement médical et traitement chirurgical doivent marcher de pair et voici pourquoi. Nous savons que dans quelques circonstances le séquestre osseux est immobilisé par des ostéophytes et par des ponts osseux si résistants, que lorsque le chirurgien veut dégager le séquestre qui est enclavé dans ces ostéophytes. il doit parfois faire usage de la gouge et du maillet. Eh bien! pareil séquestre embarré pourrait rester indéfiniment en place malgré le traitement médical; attendre pour recourir à l'intervention chirurgicale serait perdre un temps précieux.

Je pense donc que dans tous les cas d'ostéosyphilome crânien ulcéré le médecin doit faire appel au chirurgien pour vérifier l'état exact de l'os sous-jacent et pour se renseigner sur la présence possible d'un séquestre. Le séquestre entretient la suppuration, il s'oppose au travail de cicatrisation, il favorise les complications intracrâniennes : il faut donc l'enlever sans attendre; le traitement mercuriel agira d'autant mieux.

1. L'avenir nous dira quelle est la valeur du médicament 606 dû à la découverte d'Ehrlich. Pour le moment nous manquons de documents précis.

Dans quelques observations, la dure-mère a été trouvée épaisse et granuleuse, parfois même végétante. Plusieurs fois le chirurgien a pratiqué le grattage de la méninge. Bien que cette petite opération soit assez anodine, elle n'est pas nécessaire, car la pachyméningite s'amendera, elle aussi, sous l'action du traitement mercuriel; elle a rapidement cédé chez notre malade après les injections de bi-iodure, tandis que le grattage pratiqué un mois avant ne l'avait nullement enrayée.

Le traitement médical et le traitement chirurgical bien combinés donnent des résultats remarquables même dans des circonstances extrêmement graves. Aux cas de Mauclaire, Verchère, Legueu, que j'ai cités chemin faisant, je joins cette autre observation[1] : Une tumeur de la région frontale droite apparaît chez une ancienne syphilitique; quelques mois plus tard la tumeur s'ulcère, et ce n'est qu'un an après que la malade entre dans le service de Besnier. On constate au côté droit du front une vaste ulcération de 5 centimètres de diamètre; le centre est occupé par un séquestre noirâtre; la suppuration est très abondante et fétide. Un sillon d'élimination s'accentue. L'exploration au stylet démontre la présence d'un autre séquestre. L'opération est pratiquée par M. Richelot, les séquestres sont enlevés, on décolle les adhérences. La plaie mesure 10 centimètres de long sur 8 centimètres de large. La dure-mère mise à nu est couverte de bourgeons. Les suites de l'opération furent excellentes, et le traitement antisyphilitique fit le reste.

A propos du traitement il est un dernier point sur lequel je désire insister. J'ai dit qu'il est essentiel de commencer le traitement mercuriel le plus vite possible, mais il est également essentiel de continuer ce traitement, avec intervalles voulus, même quand la guérison de la lésion crânienne paraît avoir été obtenue. N'oublions pas, en effet, qu'outre la lésion syphilitique qui est visible et tangible, le

---

1. Siredey. *Société anatomique*, séance du 18 novembre 1881.

crâne syphilitique est assez fréquemment le siège de lésions profondes qui échappent à tout contrôle et qui peuvent évoluer à bas bruit. En un mot, méfions-nous, car la syphilis cranienne ne demande qu'à étendre ses ravages sur la région qu'elle a choisie.

§ 12. DES LOCALISATIONS CÉRÉBRALES

La question des *localisations cérébrales* a pris une place si importante dans la pathologie de l'encéphale, qu'il me paraît utile de lui réserver ici un chapitre spécial, afin de compléter par une vue d'ensemble ce qui en a été dit à différentes reprises.

Cette étude des localisations cérébrales a reçu pendant quelques années une vive impulsion. La physiologie a ouvert la voie, la pathologie l'a suivie. Des expériences ont été entreprises sur les animaux; des cerveaux de chiens et de singes ont été soumis à des courants galvaniques et faradiques (Hitzig, Ferrier, Carville et Duret[1]), et la plupart des expérimentateurs, après quelques résultats dissemblables, sont néanmoins tombés d'accord sur ces deux points : 1° que la substance grise des circonvolutions cérébrales est expérimentalement excitable; 2° que l'excitation, limitée à une circonvolution ou à une partie plus restreinte encore, détermine des mouvements toujours localisés à telle partie du corps de l'animal (Ferrier).

Il faut dire cependant que les expérimentateurs n'arrivaient pas tous au même résultat sur la localisation exacte

1. Fritsch et Hitzig. *Reichert und Du Bois Reymond's Archiv.*, 1870, p. 300.

Ferrier. Mémoire publié en 1873 dans *West Riding Lunatic Asylum Reports*, traduit en 1874, dans *le Prog. méd.*, par H. Duret.

Du même. *The Fonctions of the Brain*, Londres, 1875.

Carville et Duret. Fonctions des hémisph. cérébr. *Arch. de physiol.*, mai-juillet, 1875.

Dieulafoy. *Des progr. réalis. par la phys. expérim. dans la connaiss. des malad. du syst. nerv.* Th. d'agrégat., Paris, 1875.

des mouvements *voulus*, ou *centres moteurs*[1]. Mais on interrogea l'anatomie pathologique; elle répondit par des faits qui cadraient bien avec les expériences physiologiques; plusieurs fois le diagnostic *topographique* porté pendant la vie fut trouvé exact à l'autopsie, et dès lors, peu à peu, les centres moteurs corticaux furent créés[2].

Armée de notions positives, la pathologie cérébrale allait acquérir une précision jusqu'alors inconnue. Un malade était-il atteint de paralysie, de contracture ou de convulsion, *limitées* à telle partie du corps, au bras, à la jambe, à la face, il devenait possible, l'origine cérébrale de la lésion étant admise, de porter le diagnostic *topographique* exact de cette lésion; on pouvait préciser la circonvolution cérébrale sur laquelle siégeaient la lésion, la tumeur, le ramollissement; la chirurgie y trouvait son profit, et l'application du trépan n'était plus confiée au hasard. On verra toutefois au chapitre suivant que ces notions n'ont pas toute la précision que l'usage leur avait attribué.

A la question des localisations cérébrales se rattache non seulement la localisation des tumeurs (syphilome, gliome, tubercule), mais encore la localisation des *lésions vasculaires* qui peuvent produire un ramollissement céré-

---

1. Frank et Pitres. Rech. expérim. sur l'excitabilité des hém. cérébraux. *Arch. de phys.*, janvier et février 1885.

2. Charcot. Leçons sur les localis. cérébr. *Progr. méd.*, 1875.

Charcot et Pitres. Contrib. à l'étude des localis. dans l'écorce des hémisph. cérébr. *Rev. mens.*, 1877.

Lépine. *De la localis. dans les malad. cérébr.* Montpellier, 1880.

Rendu et Gombault. Des localis. cérébr. *Rev. des sc. méd.*, 1876, t. VII, p. 326.

Landouzy. *Convulsions et paralysies liées aux méningo-encéphalites fronto-pariétales.* Th de Paris, 1876.

Grasset. *Des localis. dans les malad. cérébr.* Montpellier, 1880.

Pitres. *Recherches sur les lésions du centre ovale, au point de vue des localisations cérébrales.* Paris, 1877.

Rendu. *Rev. des sc. méd.*, 15 janvier 1879. — Decaisne. *Paralys. cortic. du membre supérieur.* Th. de Paris, 1879, n° 527.

De Boyer. *Études topogr. sur les lésions corticales du cerveau.* Th. de Paris, 1879, n° 115.

Hallopeau et Giraudeau. *Encéphalite*, 1883.

bral par thrombose ou par embolie. Étant donnée une oblitération artérielle, peut-on diagnostiquer le siège de l'embolie ou de la thrombose et préciser la topographie du ramollissement consécutif? On pouvait s'y croire d'autant mieux autorisé, que les études minutieuses faites sur la circulation cérébrale en France (Duret) et à l'étranger (Cohnheim, Heubner) avaient permis de poser les conclusions suivantes :

1° Les artères de l'encéphale ne sont pas anastomotiques; il n'y a d'anastomoses ni entre artères périphériques et centrales, ni entre branches périphériques, ni entre branches centrales; autrement dit, ces artères sont *terminales* (Cohnheim);

2° Il y a dans le cerveau des régions et des territoires qui ne sont desservis que par une seule artère, et quand cette artère vient à s'oblitérer, c'est la mort du territoire desservi par elle, puisqu'elle ne s'anastomose pas.

D'après ces données, la localisation morbide ne pouvait donc pas manquer d'être précise; mais la question, remise à l'étude, a reçu quelques démentis. D'abord, les artères cérébrales ne sont pas à ce point privées d'anastomoses (Cadiat); et il n'est pas rare de voir s'aboucher des artérioles qui ont plus d'un quart de millimètre (Lucas[1]). Ces anastomoses sont suffisantes et peuvent rétablir, dans certains cas, une circulation collatérale sans laquelle le territoire privé de sang eût péri. En second lieu, de nouvelles recherches ont démontré que tel territoire que l'on supposait ne posséder qu'une artère, reçoit son sang de provenances diverses. Contrairement à l'opinion de Duret, Hallopeau[2] a trouvé que la sylvienne n'est pas la seule artère qui desserve le corps strié; il a trouvé, de plus, soit un vaisseau de la cérébrale antérieure qui aborde le noyau lenticulaire après avoir traversé l'espace perforé, soit un

---

1. Lucas. *Essai hist., crit. et expérim. sur la circ. artér. du cerv.* Th. de Paris, 1879, n° 25.

2. Hallopeau. *Soc. de biol.,* 1879, 25 juillet.

rameau de la choroïdienne antérieure; ce qui explique pourquoi le segment interne du corps strié est généralement épargné dans les lésions dépendant de l'artère sylvienne.

Les « territoires artériels » perdent donc quelque importance, mais la question des localisations n'en a pas moins acquis une certaine précision (Grasset[1], Charcot, Pitres[2]), et l'on peut dire que, dans bien des cas, le *diagnostic topographique* porté pendant la vie, est reconnu vrai à l'autopsie ou à l'opération. Je donne donc dans les lignes suivantes le résumé de nos connaissances actuelles sur cette question. Les exceptions seront étudiées au chapitre suivant.

A. LOCALISATIONS DES RÉGIONS CORTICALES

Aphasie. — Jusqu'aux travaux récents de Pierre Marie, on croyait que la lésion qui produit *l'aphasie vulgaire* peut être localisée au tiers postérieur de la troisième circonvolution frontale gauche (circonvolution de Broca) ou aux fibres blanches (faisceaux pédiculo-frontaux inférieurs) qui partent de ce centre cortical.

L'*agraphie* paraissait due aux lésions qui atteignent le lobe de la deuxième circonvolution frontale gauche.

La *surdité verbale* paraissait coïncider avec les lésions de la première circonvolution temporale gauche, surtout à son extrémité postéro-supérieure, et la *cécité verbale* paraissait due aux lésions du lobule pariétal inférieur gauche, au voisinage du pli courbe.

Toute cette question de localisations concernant l'aphasie motrice et l'aphasie sensorielle vient d'être démolie et je renvoie pour cette étude au chapitre de l'aphasie.

Paralysies. — J'emprunte, en grande partie, au Mémoire de Charcot et Pitres[3] et aux publications de Grasset, les

1. Grasset. *Localis. cérébr.*, 3ᵉ édition. 1880, et *Mal. du syst. nerv.*, 1886.
2. Charcot et Pitres. *Rev. mens.*, 1883.
3. Charcot et Pitres. *Rev. mens.*, 1883, p. 874.

considérations suivantes, concernant la localisation des paralysies :

1° Toutes les lésions corticales des hémisphères cérébraux, chez l'homme, ne donnent pas lieu à des troubles de la motilité volontaire. A ce point de vue spécial l'écorce du cerveau peut être divisée en deux parties distinctes, la *zone non motrice*, dont les lésions destructives ne provoquent jamais de paralysie permanente, et la *zone motrice*, dont les lésions destructives provoquent toujours des paralysies permanentes du côté opposé du corps.

2° La zone non motrice comprend :

a. Toute la région préfrontale du cerveau (lobe orbitaire, première, deuxième et troisième circonvolutions frontales);

b. Toute la région occipito-pariétale (lobe occipital, lobules pariétaux supérieur et inférieur);

c. Tout le lobe temporo-sphénoïdal.

3° La zone motrice comprend seulement les circonvolutions frontale et pariétale ascendantes, et le lobule paracentral ; peut-être aussi le pied des circonvolutions frontales.

4° Les paralysies provoquées par les lésions destructives de l'écorce affectent des formes cliniques différentes selon le siège et l'étendue des lésions provocatrices. Les hémiplégies totales d'origine corticale sont produites par des lésions étendues des circonvolutions ascendantes. Les paralysies *partielles* sont produites par des lésions *limitées* des mêmes circonvolutions.

Parmi ces paralysies partielles ou monoplégies, on peut distinguer :

a. Les monoplégies brachio-faciales, qui coïncident avec les lésions de la moitié inférieure des circonvolutions ascendantes;

b. Les monoplégies brachio-crurales, qui coïncident avec des lésions de la moitié supérieure des circonvolutions ascendantes;

c. Les monoplégies faciales et linguales, qui dépendent des lésions très limitées de l'extrémité inférieure de la zone motrice, et particulièrement de la frontale ascendante;

d. Les monoplégies brachiales, qui dépendent de lésions très limitées de la partie moyenne de la zone motrice, et particulièrement du tiers moyen de la frontale ascendante;

e. Les monoplégies crurales, qui dépendent de lésions du lobule paracentral;

f. La paralysie de l'élévateur de la paupière supérieure, qui paraît dépendre d'une lésion limitée au lobule du pli courbe (Grasset, Landouzy[1]).

5° Qu'elles soient totales ou partielles, les paralysies provoquées par des lésions destructives de l'écorce sont des paralysies permanentes qui s'accompagnent, lorsqu'elles ont duré un certain temps, de contracture secondaire des muscles paralysés et de dégénérations descendantes du faisceau pyramidal.

Contractures. — Je n'ai pas à insister sur les contractures, sur les spasmes limités au bras, à la jambe; ils reconnaissent les mêmes localisations que les paralysies; seulement, dans un cas il s'agit de lésions irritatives (contractures); dans l'autre, il s'agit de lésions destructives (paralysie).

Convulsions. — Les lésions corticales qui produisent des convulsions ne peuvent pas se localiser aussi nettement que les lésions qui produisent les paralysies. Voici à ce sujet l'opinion de Charcot et Pitres :

Les lésions irritatives de l'écorce peuvent donner lieu à des convulsions épileptiformes (épilepsie partielle, jacksonienne ou corticale). Ces convulsions se distinguent d'ordinaire très nettement des convulsions de l'épilepsie vraie. Elles débutent par une aura motrice et peuvent se généraliser ou rester limitées à une moitié du corps (hémispasme) ou à un seul groupe (monospasme).

Les lésions susceptibles de provoquer des lésions épileptiformes siègent sur la zone motrice elle-même ou même dans son voisinage, et il n'y a pas toujours, entre la forme de l'épilepsie partielle et la topographie de sa lésion corticale provocatrice, de rapport constant, comme il en existe

---

1. *Blépharoptose cérébrale.* — Lemoine. *Rev. de méd.*, juillet 1887.

entre les paralysies d'origine corticale et le siège des lésions destructives qui leur donnent naissance.

Cependant un certain nombre d'observations permettent d'affirmer que dans bien des cas l'épilepsie partielle revêt les types suivants en rapport avec des lésions nettement localisées : 1° dans le type *facial* les convulsions se limitent au visage et au cou, elles atteignent la commissure des lèvres, l'orbiculaire des paupières, les muscles moteurs de l'œil, de la langue, le sterno-mastoïdien ; aux convulsions du visage et du cou s'ajoutent parfois quelques secousses du bras ; 2° dans le type *brachial*, qui est plus fréquent, l'*aura* débute par un des doigts, les convulsions atteignent la main, le bras, l'épaule, et atteignent parfois la face et le cou ; 3° dans le type *crural*, qui est le plus rare, l'*aura* part du pied et les convulsions s'arrêtent à la hanche.

La topographie de la lésion cérébro-méningée peut être diagnostiquée par le type de l'épilepsie partielle : type *facial* ; extrémité inférieure de l'écorce des deux circonvolutions ascendantes — type *brachial* ; région moyenne de la frontale ascendante — type *crural* ; région supérieure des circonvolutions ascendantes et du lobule paracentral — type *lingual* ; région inférieure de la frontale ascendante au voisinage du pied de la troisième frontale.

Pour plus de détails concernant l'épilepsie jacksonienne, son diagnostic topographique et son diagnostic pathogénique, je renvoie au chapitre concernant l'*épilepsie jacksonienne*.

B. LOCALISATIONS DES LÉSIONS CENTRALES

Les localisations concernant certaines parties centrales du cerveau sont extrêmement précises : ainsi les lésions qui produisent l'hémianesthésie, accompagnée ou non d'hémiplégie, d'hémichorée, etc., ces lésions peuvent être localisées avec certitude à la partie postérieure du segment postérieur de la capsule interne. Ces localisations ont été étudiées dans un chapitre précédent, au sujet de l'hémorrhagie cérébrale.

§ 15. DISCUSSION SUR LES ERREURS MÉDICO-CHIRURGICALES RELATIVES AUX LOCALISATIONS CÉRÉBRALES

Au chapitre précédent, j'ai dit que la doctrine courante des localisations cérébrales avait engagé médecins et chirurgiens à localiser à la région rolandique les lésions (syphilome, tuberculome, gliome, etc.) qui provoquent certains types d'épilepsie partielle, avec ou sans paralysie des parties convulsées. Confiants dans cette doctrine courante, médecins et chirurgiens ont pu décider l'intervention chirurgicale sur la région du crâne correspondante à la région rolandique, et les observations concernant ce diagnostic topographique sont devenues si banales que beaucoup d'entre elles ne sont même pas publiées.

Et cependant on aurait tort de trop se fier à ces localisations, car un certain nombre d'erreurs ont été commises et le trépan a été appliqué sur la région où l'on n'a pas trouvé la lésion qu'on avait annoncée[1]. Ce sont ces erreurs que je désire mettre en relief dans ce chapitre, ainsi que je l'ai déjà fait à l'Académie[2]. Voici les faits.

Le 10 janvier, on nous envoie à l'Hôtel-Dieu un homme qui est incapable de nous donner des renseignements. Il a été vu par le D⟨r⟩ Maynau dans la nuit du 5 au 6 janvier vers 1 heure du matin; le malade à ce moment répondait fort mal. La veille, il avait travaillé et mangé de bon appétit, il

1. Ces erreurs constituent une atteinte à la doctrine courante des localisations cérébrales; toutefois, cette doctrine courante, ainsi que l'a fait remarquer Pitres, n'est pas conforme aux règles établies, et ainsi que je l'ai fait remarquer au chapitre précédent, les phénomènes convulsifs ne prêtent pas à une localisation aussi précise que les phénomènes paralytiques. Bref, les localisations cérébrales perdent une partie de la précision qu'on avait pris, peu à peu, l'habitude de leur attribuer.

2. Séance du 22 octobre 1901 et suivantes. Ma communication suivie d'une discussion à laquelle ont pris part Laborde, Pitres, Lucas-Championnière et Raymond.

s'était couché et depuis lors il ignorait ce qui s'était passé.
Sa femme raconte que vers minuit elle a été réveillée par
un ronflement ; elle secoue son mari, qui est sans connaissance : impossible de le tirer de sa torpeur. Affolée, elle
court chercher un médecin et lui raconte la scène. Notre
confrère constate que le malade s'est mordu la langue et
qu'il a, à son insu uriné dans son lit ; il pense aussitôt à la
possibilité d'une attaque épileptique, peut-être syphilitique,
et il prescrit le sirop de Gibert et l'iodure de potassium.

Le lendemain matin 6 janvier, le frère de cet homme
confirme l'hypothèse de la syphilis contractée dix ans
avant. Le malade est abattu, les mots viennent péniblement ; néanmoins, il témoigne par une mimique expressive
qu'il comprend ce qui se dit autour de lui.

Dans la nuit du 6 au 7 janvier, on va de nouveau chercher
notre confrère ; le malade venait d'avoir « une attaque qui
n'en finissait pas ». Il est dans un état comateux, la respiration est stertoreuse, la température rectale atteint 40 degrés. Tout à coup survient une inspiration bruyante, la tête et
les yeux se dévient fortement à droite, et, aussitôt, *le bras droit
d'abord*, puis la jambe droite, sont agités de secousses rapides
et violentes. C'est un accès d'épilepsie jacksonienne. Une dizaine d'accès semblables se répètent coup sur coup, et l'état
comateux persiste de 1 heure à 5 heures du matin.

Le mercredi 9 le malade a repris en partie connaissance,
mais il ne veut pas se soumettre à la médication prescrite
et on nous l'envoie à l'Hôtel-Dieu, dans un état demi-coma-
teux, sa température atteignant 39 degrés.

Quand je vois cet homme le vendredi matin, cinquième
jour de la maladie, on ne peut obtenir de lui des réponses
précises ; toutefois, il fait des efforts pour comprendre et il
répond par gestes ou par monosyllabes. La langue présente
des traces de morsures ; les membres du côté droit, le bras
surtout, sont flasques mais non complètement paralysés ; la
sensibilité paraît diminuée du côté droit du corps. Depuis la
veille au soir, on a constaté 9 crises convulsives ; et justement, pendant que nous l'examinons, cet homme est pris

d'une crise d'épilepsie partielle que nous avons pu observer
en détail. Soudain il pousse un grognement étouffé, la face
et les lèvres se dévient à droite, la main droite se contracte,
les doigts se recourbent en forme de griffe et en quelques
instants apparaissent au membre supérieur droit des secousses convulsives. L'accès convulsif ne reste pas localisé
au bras droit, les convulsions envahissent bientôt après et
presque en même temps la jambe droite (type brachio-crural). C'est à peine si l'on constate au côté gauche quelques
mouvements communiqués. Pendant la crise le malade ne
semble pas avoir perdu complètement connaissance. En quarante secondes, tout cesse, la crise convulsive est terminée,
le malade reste cyanosé, la respiration est gênée.

Il s'agissait de faire un double diagnostic : topographique
et pathogénique. Le diagnostic topographique semblait s'imposer; la limitation de l'attaque épileptique au côté droit
du corps, avec prédominance marquée au bras droit, indiquait une lésion de la région corticale motrice du côté
gauche. Cette localisation était *d'autant plus vraisemblable*
que des troubles *paralytiques* coexistaient avec les phénomènes convulsifs. Suivant les notions courantes, la lésion
devait atteindre les circonvolutions frontale et pariétale
ascendante, et comme la jambe n'était prise qu'après le
bras, il était probable que la lésion était localisée au territoire moyen de ces circonvolutions, leur territoire supérieur
et le lobule paracentral étant indemnes.

De sorte que si j'avais dû recourir à l'intervention chirurgicale, ce sont les circonvolutions motrices gauches que
j'aurais indiquées à l'action du chirurgien; c'est sur la région crânienne correspondante qu'on aurait porté le trépan.
Mais il n'était pas question d'opération; le malade étant un
ancien syphilitique, tout faisait supposer que la lésion des
circonvolutions rolandiques était gommeuse ou scléro-gommeuse. En conséquence, j'instituai aussitôt la médication
souveraine (quand elle arrive à temps). On pratiqua des
injections de biiodure d'hydrargyre. Mais, en dépit du traitement, les crises jacksoniennes (toujours les mêmes) conti-

nuèrent jour et nuit, si bien qu'en vingt-quatre heures, il
y eut quarante ou cinquante crises.

Le samedi 12, la température est à 59°,2. Les crises se
succèdent et le malade succombe dans la nuit du dimanche.
Arrivons à l'autopsie. On ouvre la cavité crânienne et les
regards se portent aussitôt sur la région rolandique gauche.
Rien d'appréciable à ce niveau: pas de tumeur, pas de dépression, pas d'adhérences. Mais, quand on veut enlever le
cerveau, on s'aperçoit que la dure-mère est adhérente à la
pie-mère au niveau de la partie antérieure du *lobe frontal*
de l'hémisphère gauche; on découpe la pie-mère et l'on enlève cerveau, cervelet et bulbe.

L'examen du cerveau donne les renseignements suivants :
les circonvolutions rolandiques sont *saines*; même intégrité
des lobes pariétal, occipital et temporal. La seule lésion
apparente est cantonnée au lobe *frontal* gauche. En ce point,
existe un tissu pathologique de consistance plus molle que
la substance grise des circonvolutions. C'est une gomme
syphilitique dont l'examen histologique a été fait par un de
mes chefs de laboratoire, Jolly.

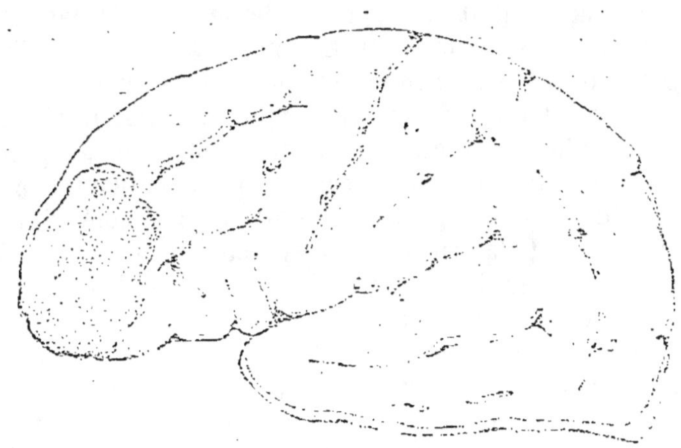

Les limites de cette gomme sont indiquées sur la planche
ci-dessus : vue sur la face externe du lobe frontal, elle

occupe toute la pointe du lobe frontal, c'est-à-dire le tiers antérieur des 1re, 2e et 5e circonvolutions frontales.

Vue par la face inférieure du cerveau, la lésion occupe la partie extérieure des circonvolutions olfactives sur une étendue de 5 centimètres.

Sur la coupe horizontale médiane du cerveau (coupe de Flœhsig), on se rend compte de la profondeur de la lésion qui s'avance jusqu'à un centimètre et demi du prolongement antérieur du ventricule latéral. Ses limites sont nettes; la substance cérébrale qui confine à la tumeur n'est nullement altérée. Dans son ensemble, cette tumeur a la dimension d'un petit œuf. Voici quel est à la coupe l'aspect de son tissu : la dure-mère adhérente à la pie-mère a une épaisseur de 1 à 2 millimètres et demi. Le tissu néoformé sous-jacent a envahi et remplacé la substance blanche et la substance grise. C'est un tissu jaune-brun, de consistance et d'aspect inégaux, assez mou et friable, comme gélatineux ou gommeux, rappelant un peu le tissu conjonctif œdématié. Il est parcouru de stries filamenteuses plus blanches, plus résistantes, et en plusieurs points existent de petits îlots de consistance et d'aspects caséeux.

Il s'agit maintenant de nous expliquer sur le cas inattendu de notre malade. Cet homme était atteint d'une gomme cérébrale syphilitique, et en cela le diagnostic pathogénique était vrai, mais nous avions localisé la lésion à la zone rolandique, et en cela le diagnostic topographique était faux puisque la lésion occupait le lobe frontal. Alors je me suis demandé si notre cas était un cas isolé; j'ai fait des recherches et j'ai vu que non seulement notre cas n'est pas isolé, mais qu'il en existe un certain nombre qui sont identiques. Je vais les citer, vu l'importance du sujet.

Lépine[1] a publié une observation intitulée : « Épilepsie jacksonienne terminée par la mort; autopsie; ancien abcès du lobe *antérieur* du cerveau ». Une femme âgée entre dans son service pour une épilepsie jacksonienne des membres

---

1. Lépine. Gommes des lobes frontaux. *Revue de médecine*, 10 juin 1895.

gauches, la face restant indemne. Outre les grandes crises qui se compliquent à un certain moment de perte de connaissance, on note de petites secousses des doigts et de l'avant-bras avec raideur du bras et sans perte de connaissance. Voilà bien, n'est-ce pas, des crises convulsives partielles, nettement limitées, et permettant de localiser la lésion cérébrale à la partie moyenne des circonvolutions motrices droites? La malade tombe en état de mal et succombe. A l'autopsie, on constate l'intégrité absolue de la zone rolandique; la lésion siège à la première circonvolution *frontale* droite; c'était un ancien abcès enkysté. Ainsi que le fait remarquer Lépine, si la trépanation avait été pratiquée, elle n'eût pas mis à nu la lésion, « car, en se guidant sur les symptômes de la crise, on eût été conduit à ouvrir le crâne fort en arrière, dans une région intermédiaire au centre du membre supérieur et à celui du membre inférieur ». Nous arrivons, Lépine et moi, dans nos cas respectifs, aux mêmes conclusions un peu décevantes.

Dans un autre cas de Lépine, il est question d'un malade, ancien syphilitique, atteint de symptômes cérébraux, idées ambitieuses, amnésie avec bizarreries de caractère et attaques d'épilepsie jacksonienne limitée aux deux bras. Pareille limitation des accès convulsifs devait engager à localiser la lésion cérébrale en un point symétrique des circonvolutions rolandiques. Le malade meurt, et, à l'autopsie, on trouve deux gommes symétriquement placées, non pas aux circonvolutions rolandiques, mais à la première circonvolution des deux lobes *frontaux*.

Faguet et Lowitz[1] ont rapporté l'observation suivante: une femme ayant eu la syphilis est prise d'attaques d'épilepsie jacksonienne limitée au côté gauche du corps. L'attaque se fait dans les conditions que voici: les convulsions débutent par la main, gagnent tout le membre supérieur, puis atteignent la bouche, la paupière supérieure, et finissent par le membre inférieur, toujours du côté gauche.

---

1. Cette observation est consignée dans la thèse de M. Herber.

Les phénomènes convulsifs disparaissent dans l'ordre suivant : ils cessent tout d'abord à la face, puis au bras, à la jambe et enfin à la main. Pendant la durée des crises, la malade ne perd pas connaissance ; interrogée aussitôt après, elle répond très nettement. La mémoire, l'intelligence, la parole sont intactes. La percussion du crâne au niveau de la zone psycho-motrice droite provoque une douleur assez vive.

Le traitement antisyphilitique n'ayant donné aucun résultat, et les symptômes indiquant la localisation de la lésion aux circonvolutions motrices droites, Lannelongue applique une couronne de trépan au niveau de la partie inférieure du sillon de Rolando. La dure-mère est mise à nu, mais on ne trouve pas la lésion à laquelle on s'attendait. Les accès convulsifs continuent et la malade succombe. A l'autopsie, on constate l'intégrité complète de la zone motrice. La lésion, qui est une gomme de la dimension d'une noix, siège sur le tiers postérieur de la deuxième circonvolution *frontale* droite en avant du pli de passage, qui a conservé ses caractères.

L'observation suivante est due à Chipault[1]. Un homme ayant eu déjà quelques symptômes cérébraux est pris d'épilepsie jacksonienne localisée au bras et à la jambe gauches. Les symptômes convulsifs sont suivis de symptômes paralytiques. Néanmoins, presque tous les matins, au moment du lever, il se produit une extension involontaire du bras paralysé, qui soulève la couverture du lit ; l'avant-bras et la main se redressent, les doigts s'étendent et s'écartent ; cela dure un instant. Quand le malade est impressionné, ou pour une cause quelconque, la main paralysée est prise d'un tremblement rapide qu'on peut modérer et arrêter en soutenant la main. Ces symptômes indiquant une lésion de la région rolandique droite, on applique le trépan, et l'on met largement à découvert cette région. Après incision de la dure-mère, on ne constate aucune lésion à la surface de la zone

1. Chipault. *Revue de neurologie*, 1893, p. 115.

motrice. Une ponction à la seringue de Pravaz faite sur la circonvolution frontale, puis sur la pariétale ascendante, ne donne aucun résultat, pas plus qu'une incision de 1 centimètre de longueur sur 2 centimètres de profondeur, faite de haut en bas sur la circonvolution frontale ascendante. Trois semaines après, le malade succombe. A l'autopsie, on trouve un gliome du volume d'une cerise, non pas aux circonvolutions rolandiques, qui sont saines, mais à la deuxième circonvolution *frontale* droite.

Crouzon a rapporté l'observation suivante : on amène à l'hôpital un cocher qui a perdu connaissance et qui est tombé de son siège. La tête et les yeux sont déviés à droite ; on ne constate aux membres, ni paralysie, ni contracture. Le lendemain apparaissent quelques secousses convulsives à la face, au bras et à la jambe du côté gauche. Aucune anomalie des réflexes cutanés et tendineux. Signe de Robertson. Le surlendemain, l'épilepsie jacksonienne est typique à la face et au bras gauche (type facio-brachial). Le malade est dans le coma. La ponction lombaire donne issue à un liquide clair, riche en lymphocytes.

« Suivant les indications fournies par la clinique, on diagnostique une lésion de la *région rolandique droite* et l'opération est pratiquée. » Après incision des méninges, qui sont saines, on explore la région rolandique et son voisinage, mais, contre toute attente, on ne constate aucune altération. Le malade succombe, et à l'autopsie on constate que la région rolandique est normale et l'on voit que c'est à la pointe du lobe temporal droit qu'est la lésion qui avait occasionné l'épilepsie jacksonienne. Cette lésion, sous forme de plaque adhérente et de consistance fibreuse, était probablement tuberculeuse. Tout le reste du cerveau était sain[1].

Lucas-Championnière a présenté à la Société de chirurgie[2] une tumeur du lobe *frontal* droit, tumeur du volume

1. Crouzon. Épilepsie jacksonienne du type facio-brachial ; pas de lésions de la zone rolandique ; plaque de méningite chronique de la pointe du lobe temporal. *Bull. de la Soc. anat.*, février 1902.
2. *Soc. de chir.*, 1er avril 1903.

d'une mandarine qu'il avait enlevée chez un malade atteint d'épilepsie jacksonienne localisée au bras gauche (type brachial). Pareille localisation de l'épilepsie partielle faisait admettre que le siège de la lésion était au niveau des circonvolutions frontale et pariétale ascendantes (région rolandique). Or, il n'en était rien : ces circonvolutions étaient absolument saines et c'est aux circonvolutions *frontales* que siégeait la lésion.

Voilà donc bon nombre d'observations qui portent avec elles un grand enseignement. A voir notre malade atteint d'épilepsie jacksonienne (type brachio-crural), nous avions fait le diagnostic topographique courant de lésion cérébrale siégeant à la région rolandique. Au cas d'opération, c'est là que le chirurgien aurait porté le trépan : il n'y aurait rien trouvé, car l'autopsie a démontré l'intégrité de cette région ; la lésion siégeait au lobe frontal. Même remarque pour les autres observations que je viens de citer. L'épilepsie jacksonienne du malade de Lépine fait porter le diagnostic d'une lésion de la zone rolandique, et, à l'autopsie, on constate que c'est à la première circonvolution frontale que siège la lésion. L'épilepsie jacksonienne du malade de Faguet et Lowitz fait admettre que la lésion siège à la zone rolandique ; on y porte le trépan sans rien trouver, et, à l'autopsie, on constate que la lésion est localisée à la deuxième circonvolution frontale. L'épilepsie jacksonienne du malade de Chipault fait croire que la lésion occupe la zone rolandique, on trépane largement sans y rien trouver, et plus tard, à l'autopsie, on constate que c'est à la deuxième circonvolution frontale qu'est localisée la lésion.

L'épilepsie jacksonienne du malade de Crouzon (type faciobrachial) fait porter le diagnostic d'une lésion de la région rolandique ; on pratique l'opération, on constate que cette région est absolument saine, et à l'autopsie on voit que la légion siège à la pointe du lobe temporal. L'épilepsie jacksonienne du malade de Lucas-Championnière (type brachial) fait porter le diagnostic d'une lésion de la région rolandique, mais on constate à l'opération que cette région est indemne et l'autopsie démontre que la lésion siège au lobe temporal.

En sorte qu'une lésion, gliome, syphilome, tuberculome, ou autre, localisée aux circonvolutions du lobe *frontal*, loin de la zone rolandique, peut reproduire le tableau de l'épilepsie jacksonienne, tel que nous sommes habitués à le voir quand les lésions sont localisées aux circonvolutions rolandiques. Médecins et chirurgiens s'y sont trompés. Il faut convenir que des faits de ce genre, relativement nombreux, laissent quelque incertitude sur la précision du diagnostic topographique des lésions cérébrales et jettent un trouble bien légitime quand il s'agit de préciser la zone du cerveau sur laquelle doit porter l'intervention chirurgicale. Berger vient encore de me citer un nouveau cas dont il a été témoin : le trépan porté au niveau de la région rolandique a démontré l'absence de toute lésion.

N'y aurait-il pas cependant quelque signe, capable de différencier ces deux localisations cérébrales? N'existe-t-il pas quelque symptôme qui permette de dire : telle épilepsie jacksonienne provient d'une lésion de la zone rolandique; telle autre épilepsie jacksonienne provient d'une lésion du lobe frontal? Il semblerait, *a priori*, qu'une lésion du lobe frontal dût provoquer des troubles intellectuels, *psychiques*, qui ne sont pas le fait des localisations rolandiques. Mais cette hypothèse, en soi rationnelle, ne répond pas toujours, il s'en faut, à la réalité des faits. Ainsi notre malade, avec sa lésion du lobe frontal, n'avait eu ni troubles psychiques, ni troubles intellectuels quand il a été frappé de ses premières crises jacksoniennes; la veille encore il était en bonne santé et il exerçait son métier d'ouvrier typographe sans la moindre défaillance de ses facultés mentales. Dans l'observation de Faguet et Lowitz, il est dit que le malade atteint d'épilepsie jacksonienne par lésion du lobe frontal « n'avait aucun trouble de l'intelligence; la mémoire était intacte, et la parole était normale ». Dans l'observation de Chipault, on note que le malade atteint d'épilepsie jacksonienne par lésion du lobe frontal « n'avait pas de troubles intellectuels ». L'absence de troubles psychiques et intellectuels ne peut donc pas servir, on le voit, à différencier l'épilepsie jacksonienne par lésion rolandique de l'épilepsie jacksonienne par lésion frontale.

Les symptômes *paralytiques* pourraient-ils nous éclairer et nous guider dans ce diagnostic délicat? On sait en effet que les lésions des circonvolutions rolandiques ne suscitent pas seulement des troubles convulsifs, elles déterminent également des troubles *paralytiques* à types spéciaux; la paralysie ou la parésie du bras et de la jambe peuvent précéder les crises d'épilepsie jacksonienne, ou coexister avec elles, ou leur survivre. Bien des malades atteints d'épilepsie jacksonienne du membre supérieur ou du membre inférieur éprouvent après leur attaque convulsive, ou dans l'intervalle des attaques, une paralysie plus ou moins durable des membres qui ont été convulsés. Si l'adjonction de troubles paralytiques était spéciale à l'épilepsie jacksonienne d'origine rolandique, et si elle était étrangère à l'épilepsie jacksonienne d'origine frontale, nous aurions là un élément précieux de diagnostic topographique.

Mais cet élément de diagnostic nous fait défaut, car des paralysies peuvent coexister avec l'épilepsie jacksonienne d'origine frontale comme avec l'épilepsie jacksonienne d'origine rolandique. Ainsi notre malade avait en partie perdu le mouvement du bras et de la jambe et nous avions noté chez lui la coexistence de symptômes parétiques et de crises convulsives; la crise convulsive terminée, les symptômes paralytiques reprenaient le dessus. Chez l'un des malades de Lépine, le bras et la jambe gauche étaient paralysés après les crises convulsives et la paralysie persista jusqu'à la mort. Le malade de Faguet et Lowitz avait une hémiplégie flasque dans l'intervalle de ses attaques convulsives, et la paralysie persista d'une façon absolue. Le malade de Chipault avait une parésie des membres atteints d'épilepsie jacksonienne et le bras resta paralysé.

La présense de troubles paralytiques, pas plus que l'absence de troubles psychiques, ne peuvent donc pas nous servir à différencier avec certitude l'épilepsie jacksonienne par lésion rolandique de l'épilepsie jacksonienne par lésion frontale.

Il faut donc admettre qu'il y a une épilepsie jacksonienne rolandique et une épilepsie jacksonienne frontale et même une épilepsie jacksonienne temporale absolument semblables. L'épilepsie jacksonienne par lésion rolandique est beaucoup plus fréquente, il est vrai, que l'épilepsie jacksonienne par lésion frontale ; néanmoins, cette dernière existe encore assez souvent, ainsi que le prouvent les observations que je viens de citer.

Quoi qu'il en soit, nous ne connaissons, pour le moment, aucun signe, aucun symptôme qui nous permette de différencier l'épilepsie jacksonienne rolandique de l'épilepsie jacksonienne frontale. Aussi serions-nous fort embarrassés si nous étions appelés à donner notre avis et à préciser la région crânienne sur laquelle doit porter le trépan. Nous serions exposés à donner une fausse indication, témoin notre observation, témoins les faits de Faguet et Lowitz, de Lépine, de Chipault, de Crouzon, de Lucas-Championnière. Au cas échéant, nous n'oserions pas nous prononcer.

Je dois faire une remarque, ne serait-ce qu'à titre de simple réflexion : au nombre des types d'épilepsie jacksonienne par lésion rolandique, il en est un que je n'ai pas vu reproduit par l'épilepsie jacksonienne d'origine frontale : c'est le type crural, l'accès convulsif débutant par la jambe.

En pareil cas, je le rappelle, la lésion cérébrale qui produit l'épilepsie jacksonienne crurale est localisée au lobule paracentral ou à la partie la plus élevée des circonvolutions motrices qui concourent à former ce lobule paracentral. Ce type d'épilepsie jacksonienne crurale échappe-t-il à la similitude que nous venons de signaler pour les autres types, et ne peut-il pas être reproduit par une lésion frontale ? Je l'ignore, je me garde d'hypothèses, et, pour le moment, je me contente de poser la question. Il serait intéressant de la résoudre.

§ 11. MÉNINGITE TUBERCULEUSE

La désignation de *méningite* englobe l'inflammation de l'arachnoïde, du tissu cellulaire sous-arachnoïdien et de la pie-mère, mais elle ne s'adresse pas à l'inflammation de la dure-mère, qui sera décrite plus loin dans un chapitre spécial.

Pour la facilité de la description, on peut diviser en deux grandes classes l'étude des méningites aiguës : *a* les méningites non tuberculeuse, *b* la méningite tuberculeuse. Nous allons les décrire successivement, en commençant par la *méningite tuberculeuse.*

Étiologie. — La désignation de *méningite tuberculeuse* ne comprend pas indistinctement tous les cas de tuberculose méningée; il y a des tubercules qui s'agglomèrent sous forme de tumeur volumineuse, et qui provoquent les symptômes des tumeurs cérébrales sans susciter de phénomènes méningitiques. La méningite tuberculeuse, de son côté, se présente sous des aspects variés : tantôt elle fait partie, à titre d'épiphénomène, de l'envahissement général de l'économie par tuberculisation aiguë, et dans ce cas elle n'a qu'une importance secondaire; tantôt elle domine la situation et paraît être la maladie tout entière; c'est cette dernière qu'on a l'habitude de décrire sous le nom de *méningite tuberculeuse.*

La méningite tuberculeuse est presque toujours accompagnée de tuberculose pulmonaire ou abdominale. On l'observe à tous les âges, mais elle est surtout fréquente chez l'enfant de deux à sept ans. Elle est héréditaire comme toutes les manifestations de la tuberculose, et il n'est pas rare que dans une famille plusieurs enfants soient emportés à peu près au même âge par la méningite. Le *traumatisme* céphalique, les chocs reçus sur la tête, ont une influence incontestable sur le développement de la tuberculose méningée, de même que le traumatisme a une influence incontestable sur le développment de la tuberculose pulmonaire.

Martin [1], Vaudremer et Martin [2], Sicard [3], ont reproduit expérimentalement la méningite tuberculeuse en injectant des bacilles par la voie sanguine, ou dans le liquide céphalo-rachidien. Les toxines sécrétées par le bacille jouent un rôle important dans l'évolution du processus méningé. Armand Delille a pu avec les poisons caséifiant et sclérosant d'Auclair reproduire expérimentalement les lésions de la méningite tuberculeuse [4]. Le système lymphatique ne semble servir de voie d'apport dans cette infection expérimentale que lorsque les leucocytes émigrent de cavités très contiguës (cavités nasale [5], oculaire, auriculaire). La méningite tuberculeuse peut être consécutive à l'infection tuberculeuse plus ou moins latente de la cavité naso-pharyngée, lésions adénoïdes et tuberculeuses que j'ai décrites au tome II dans un chapitre consacré à la « tuberculose larvée des trois amygdales ». Une fois dans la place, le bacille de Koch et ses toxines paraissent avoir le liquide céphalo-rachidien pour principal vecteur.

Anatomie pathologique. — La méningite tuberculeuse aiguë est généralement plus accusée à la base qu'à la convexité du cerveau : elle affectionne la scissure de Sylvius. L'exsudat est plus ou moins abondant, grisâtre, purulent, et parfois comme lardacé. La méningite est habituellement diffuse et, dans quelques cas, localisée (Voir le chapitre consacré à l'épilepsie jaksonienne). Les granulations tuberculeuses, grises, demi-transparentes, siègent de préférence sur la gaine lymphatique des vaisseaux de la pie-mère; on en trouve un peu partout; elles sont plus confluentes à

1. Louis Martin. Méningite tuberculeuse expérimentale. *Soc. de biol.*, 5 mars 1898.

2. Louis Martin et Vaudremer. Études sur la pathogénie et la méningite tuberculeuse. *Soc. de biol.*, 19 novembre 1898.

3. Sicard. Méningite tuberculeuse expérimentale. *Presse méd.*, 7 février 1900.

4. Armand-Delille. *Thèse de Paris*, 1900.

5. Jacobson. *Origine naso-pharyngienne de la méningite.* Th. de Paris, 1900.

la base de l'encéphale et, si l'on enlève avec précaution
l'artère sylvienne munie de ses artérioles, qu'on a soin de
faire flotter dans l'eau, il est facile, même à l'œil nu, de
saisir la disposition des granulations tuberculeuses. Sous
l'influence des granulations et de l'artérite oblitérante qui
les accompagne, le sang se coagule à l'intérieur des vaisseaux, et il se fait des thromboses artérielles qui produisent
à leur tour des foyers de *ramollissement* cérébral superficiel
ou profond (Rendu).

On trouve des *bacilles* dans les granulations tuberculeuses,
autour des vaisseaux, dans leurs parois et dans leur contenu. Aux bacilles de la tuberculose s'associent parfois d'autres agents pathogènes, streptocoques, pneumocoques, etc.

Les méninges sont souvent adhérentes à la substance
corticale, qui présente en ce point une véritable *encéphalite*
superficielle (Hayem). La pie-mère est épaissie, et ses petits
vaisseaux, veinules et artérioles, sont souvent oblitérés par
des coagulations fibrineuses. Les parties centrales du cerveau, commissures et parois des ventricules, sont ramollies,
et les cavités ventriculaires contiennent un épanchement
souvent si abondant, que la maladie avait autrefois reçu le
nom d'*hydrocéphalie aiguë*.

Les plexus choroïdes sont assez souvent le siège de granulations tuberculeuses; il est même des cas où la lésion
choroïdienne est la seule ou à peu près la seule localisation
tuberculeuse de l'encéphale, ce qui a permis à Lœper[1] de
décrire une forme choroïdienne de la méningite tuberculeuse.

La *choroïde* est presque toujours le siège de tubercules;
on retrouve aussi, suivant le cas, des lésions tuberculeuses
plus ou moins généralisées, surtout dans les organes thoraciques abdominaux. Des altérations analogues à celles de
l'encéphale peuvent exister à la *moelle épinière*. (Voir le
chapitre des Méningites cérébro-spinales.)

1. Lœper. *Clinique de l'Hôtel-Dieu, Conférences du mercredi*, 1906,
p. 55. Tuberculose des plexus choroïdes et forme comateuse de la méningite tuberculeuse.

Description. — La *méningite tuberculeuse* étant beaucoup plus fréquente chez le *jeune enfant* que chez l'adulte, c'est surtout la méningite de l'enfant que j'aurai en vue dans cette description. La maladie débute généralement par une période prodromique dont la durée varie de quelques jours à trois mois. Cette *période prodromique* est caractérisée par des phénomènes divers : il y a des symptômes généraux, tels que tristesse, changement de caractère, amaigrissement, accès de fièvre, qui doivent être mis en partie sur le compte d'une tuberculisation pulmonaire ou abdominale qui précède ou accompagne la méningite tuberculeuse, et il y a des symptômes locaux, tels que troubles visuels, diplopie, céphalalgie, vomissements, qui sont en rapport avec l'envahissement de l'encéphale par la tuberculose.

Période d'excitation. — Une fois déclarée, la méningite s'annonce par une *période d'excitation*. Trois grands symptômes ouvrent la scène : la *céphalalgie*, dont l'intensité peut être terrible, les *vomissements*, qui sont verdâtres, bilieux, porracés, et la *constipation*. La fièvre a un caractère rémittent avec exaspération vespérale et oscillations diurnes fréquentes; la température dépasse rarement 59 degrés. Le petit malade a quelquefois une hyperesthésie généralisée; il a des secousses convulsives, des contractures dans les muscles de la nuque, du strabisme, du rétrécissement des pupilles. Les malades plus âgés ont parfois du délire. Dès cette période apparaît le *cri hydrencéphalique* (Coindet[1]), cri bref et plaintif, qui se répète à intervalles plus ou moins rapprochés.

Période de dépression. — A la période d'excitation, qui dure de quelques jours à deux semaines, fait suite une *période de dépression* : la céphalalgie et les vomissements se calment ou disparaissent, la somnolence succède à l'insomnie, et l'enfant paraît goûter un repos calme et trompeur qui pourrait faire supposer à tort une amélioration qui est factice. Le petit malade, indifférent à toute chose, et plongé dans une sorte de torpeur, répond péniblement

1. *Mémoire sur l'hydrocéphalie*, Genève, 1817.

aux questions qu'on lui adresse; l'anesthésie remplace l'hyperesthésie, et les cris hydrencéphaliques sont plus rares. La température, quoique moins élevée que précédemment, reste néanmoins au-dessus de la normale, le pouls est irrégulier et tombe à 60 pulsations par minute; c'est une fièvre *dissociée* (Jaccoud[1]). Le ventre est rétracté, *creusé en bateau*, la face rougit et pâlit tour à tour, la *tache cérébrale* est fort accusée (Trousseau[2]). La *respiration* est irrégulière : ainsi le malade, après quelques inspirations amples et précipitées, s'arrête tout à coup quelques instants, comme s'il oubliait de respirer. A cette période apparaissent des convulsions généralisées ou *limitées* à une jambe, à un bras, à la face; des *contractures* passagères, qui s'emparent des mains, des muscles du cou et des mâchoires (trismus), des muscles de l'œil (strabisme).

Cette période de dépression, souvent *entremêlée de phénomènes passagers d'excitation*, dure quelques jours et fait place à la période *paralytique*. Les paralysies qui surviennent dans le cours de la méningite tuberculeuse ont des caractères spéciaux : elles font suite habituellement à un accès convulsif, elles affectent souvent la forme hémiplégique, elles frappent un bras, puis une jambe, elles sont successives plutôt que simultanées, rarement elles atteignent la face (Rendu[3]).

A la dernière période, la fièvre reparaît, le pouls atteint 130 à 150 pulsations par minute, le ventre se ballonne, la respiration s'embarrasse, et le petit malade, privé de connaissance, meurt dans le coma, parfois au milieu d'accidents convulsifs ou est emporté par les progrès croissants de l'asphyxie.

Les *troubles oculaires* qui peuvent survenir dans le cours de la méningite tuberculeuse sont de divers ordres. Au

1. Jaccoud. *Traité de pathol. int.*, t. I, p. 288.
2. Trousseau. *Clin. méd.*, t. II, p. 281.
3. Rendu. *Recherches clin. et anat. sur les paralys. liées à la méning. tuberb.* Th. de Paris, 1875.

début de la maladie, la pupille et les nerfs moteurs de l'œil
sont le siège de phénomènes irritatifs : myosis, nystagmus,
strabisme par contracture. Plus tard, au contraire, ce sont
les phénomènes paralytiques qui dominent : mydriase,
ptosis, strabisme paralytique. Ces phénomènes inverses déterminent dans les pupilles des états différents qu'on appelle
vulgairement inégalité pupillaires.

A l'ophthalmoscope on découvre au fond de l'œil des lésions
multiples. Les *tubercules de la choroïde* occupent habituellement les deux yeux, au voisinage du nerf optique et de
la macula; ils forment des saillies arrondies, grisâtres, en
nombre variable; ils émanent directement du processus
tuberculeux méningé en suivant la gaine du nerf optique
ou les vaisseaux de l'œil. Quand les tubercules de la choroïde existent, ils sont un gros appoint pour le diagnostic
de la méningite tuberculeuse, mais ils font souvent défaut.
On constate assez souvent de l'œdème de la papille optique,
conséquence de l'hydrocéphalie et de l'œdème cérébral
(Parinaud). Cette *névrite œdémateuse*, qui est parfois accompagnée d'hémorrhagies rétiniennes, aboutit souvent à une
atrophie plus ou moins complète du nerf optique.

Les *convulsions*, les *contractures* et les *paralysies* qu'on
observe dans le cours de la méningite tuberculeuse sont des
symptômes dont la pathogénie mérite d'être discutée. Les
paralysies paraissent dues à des foyers de ramollissement
qui intéressent les corps striés, les pédoncules cérébraux
(Rendu) et les zones motrices des circonvolutions fronto-
pariétales; ces foyers de ramollissement proviennent des
oblitérations artérielles, des thromboses, qui sont elles-
mêmes provoquées par des granulations tuberculeuses des
vaisseaux. Suivant que les convulsions et les contractures
sont générales ou partielles; on peut en interpréter différemment la *pathogénie* : quand elles sont généralisées, on
peut invoquer une action réflexe, une excitation cérébrale
à distance; quand elles sont partielles, localisées à un
membre, à une partie du corps, elles résultent de l'excitation directe des zones motrices fronto-pariétales (Lan-

douzy[1]), question qui a été étudiée au chapitre des *Locali-sations cérébrales*.

Méningite tuberculeuse de l'adulte. — La méningite de l'adulte n'a pas toujours les allures de la méningite de l'enfant; ses formes anormales, assez fréquentes, ont été bien étudiées par M. Chantemesse[2]. Dans quelques cas, la méningite, après avoir évolué silencieusement pendant quelque temps, éclate brusquement par une attaque *apoplectiforme*, par des convulsions *épileptiformes* ou par un accès de *délire aigu*. Ces différentes formes aboutissent rapidement au coma et à la mort, et la forme délirante présente cette particularité que l'évolution de la maladie peut se faire sans que la température s'élève au-dessus de l'état normal[1].

Il existe une forme *comateuse* un peu spéciale de la méningite tuberculeuse. Le symptôme primordial et parfois unique est une torpeur invincible, une sorte d'état d'abrutissement dont on ne peut tirer le malade et une tendance vraiment remarquable au sommeil. Nous en avons eu un bel exemple à l'Hôtel-Dieu. Il concerne un homme encore jeune qui, sans autre symptôme, sans vomissements, sans céphalée, sans délire, tomba rapidement dans le coma. La ponction lombaire fut positive et montra de nombreux lymphocytes. A l'autopsie les méninges ne contenaient aucun tubercule; les ventricules étaient distendus par une quantité considérable de liquide; les parois ventriculaires avaient un aspect lavé caractéristique, les plexus choroïdes, granuleux, tuméfiés, étaient remplis de granulations tuberculeuses, les unes à leur début, les autres en voie de caséification.

Ce que l'on sait des troubles consécutifs à la distension exagérée des ventricules permet de considérer la forme comateuse de la méningite tuberculeuse, comme relevant

---

1. Landouzy. *Convulsions et paralysies liées aux méningo-encéphalites fronto-pariétales*. Th. de Paris, 1876.

2. Chantemesse. *Formes anormales de la méningite tuberculeuse de l'adulte*. Paris, 1884.

souvent d'une localisation choroïdo-ventriculaire avec hydro-pisie considérable des ventricules (Lœper).

Dans d'autres cas, les symptômes *spinaux* ouvrent la scène, la maladie simule une méningo-myélite, et bientôt des symptômes de méningite cérébrale se déclarent. La méningite tuberculeuse *cérébro-spinale* sera étudiée à l'un des chapitres suivants.

Chez quelques malades la méningite cérébrale concentre son action sur la région des circonvolutions motrices du cerveau; on retrouve, au niveau des circonvolutions frontale ascendante, pariétale ascendante et sur le lobule paracentral, des plaques de méningo-encéphalite tuberculeuse. Ces plaques de méningite s'annoncent par une contracture, par une paralysie *limitée* au bras ou à la jambe; la paralysie dissociée de la troisième paire (*ptosis*) a été observée dans des cas de méningite siégeant au niveau du pli courbe.

Les autres symptômes de la méningite, la céphalalgie, les vomissements, font défaut, mais bientôt l'agitation, le délire, le somnolence, le coma, enlèvent le malade, quand celui-ci ne succombe pas aux progrès rapides de la tuberculose pulmonaire.

Diagnostic. — Le *diagnostic* des méningites avec la fièvre typhoïde sera fait au sujet de cette dernière affection, diagnostic singulièrement simplifié par le séro-diagnostic (Widal). A propos du diagnostic, il ne faut pas oublier la méningite *apoplectiforme* de l'adulte[2] simulant l'attaque d'apoplexie consécutive à une hémorrhagie cérébrale.

La méningite tuberculeuse ne détermine pas le *signe de Kernig* tant que les méninges rachidiennes ne sont pas en cause. L'examen bactériologique du liquide fourni par la *ponction lombaire* donne des renseignements précieux. J'y insisterai longuement au chapitre concernant les méningites cérébro-spinales, et nous verrons comment on peut arriver à faire le diagnostic des méningites tuberculeuses par les procédés de laboratoire (Widal, Griffon). Je rappelle à ce

1. Jaccoud. *Clin. méd.*, 1885 et 1887.
2. Vivant. *Méningite apoplectiforme de l'adulte.* Th. de Paris, 1886.

sujet le procédé de Nattan-Larrier qui consiste à injecter un centimètre cube de liquide céphalo-rachidien dans la mamelle d'une femelle de cobaye en lactation; peu de jours après le lait contient des bacilles de Koch.

Le *pronostic* est toujours grave, et la mort est la terminaison presque fatale de la méningite tuberculeuse. Il n'existerait qu'un fait indéniable de guérison, celui de Freyhan. Le *traitement* est fort limité; il consiste en application de glace sur la tête et sangsues derrière les oreilles. On a préconisé les frictions et les injections intra-veineuses de collargol. Le traitement palliatif a pour but de surveiller l'allaitement de l'enfant, et de prévenir autant que possible toute cause d'excitation cérébrale. En fait de traitement, il faut penser à la possibilité d'accidents méningitiques dus à la *syphilis héréditaire* ou acquise et appliquer aussitôt le traitement spécifique s'il y a lieu.

§ 15. MÉNINGITES NON TUBERCULEUSES

Pathogénie. — Il y a quelques années, la pathogénie des méningites *non* tuberculeuses était à peu près inconnue. Un individu succombait à une méningite, on en faisait l'autopsie, on constatait des lésions plus ou moins étendues, un exsudat plus ou moins purulent, on recherchait la tuberculose qu'on ne trouvait pas, et la méningite était classée dans le groupe des méningites dites primitives ou idiopathiques. L'étude des méningites non tuberculeuses est une de celles qui ont été créées par la bactériologie. Nous savons maintenant que la plupart des microbes qui engendrent les pleurésies, les péritonites, les péricardites, etc., sont également susceptibles d'engendrer les méningites. Il y a des méningites à pneumocoques, à streptocoques, à staphylocoques; il y a des méningites dues au bacille d'Eberth, au *bacillus septicus putridus* (Roger), au coli-bacille; il y a des méningites dues aux associations de ces différents agents.

Dans quelques circonstances la porte d'entrée de ces agents

reste inconnue, on dit alors qu'il y a auto-infection. Dans le plus grand nombre de cas, ces agents pénètrent dans l'économie ou arrivent aux méninges à la faveur de causes traumatiques ou de maladies infectieuses. Le traumatisme, l'insolation, les lésions osseuses, les otites, les rhinites, les amygdalites, la grippe, la pneumonie, l'érysipèle, la pyohémie, la fièvre typhoïde, les fièvres éruptives, le rhumatisme, la syphilis, sont les causes les plus habituelles des méningites non tuberculeuses. Passons en revue les variétés les plus fréquentes et les mieux connues.

Méningite suite d'otites. — La méningite suppurée apparaît assez fréquemment dans le cours d'otites de l'oreille moyenne, otites suppurées aiguës ou chroniques; elle peut résulter également de lésions de l'oreille interne et de lésions de l'oreille externe, polypes, furoncles, abcès (Duplay). Netter a constaté que les jeunes enfants ont l'oreille moyenne presque toujours altérée[1]; les autopsies ont été pratiquées entre l'âge de 9 mois et de 2 ans, et, dans un grand nombre de cas, l'oreille moyenne était en état d'infection, tapissée du muco-pus avec streptocoques, staphylocoques, pneumocoques; il est probable que la pénétration de ces agents se fait par la trompe d'Eustache. La propagation des lésions de l'oreille aux méninges est facile, que cette propagation se fasse par contiguïté ou par les vaisseaux. En effet, les veines de la caisse se jettent dans la veine méningée moyenne, et des anastomoses existent entre les veines de la caisse et le sinus pétreux supérieur (Troeltsch). Les maladies infectieuses qui sont accompagnées d'otite, la syphilis, la pneumonie, la rougeole, la scarlatine, la grippe, peuvent déterminer des méningites, précédées d'otite, ou des méningites sans otite préalable.

La diversité des agents pathogènes qui provoquent les méningites consécutives aux otites explique l'égale diversité des symptômes. Ces méningites peuvent être foudroyantes, rapides, aiguës, subaiguës ou chroniques (Jaccoud[2]) La

1. *Soc. de biol.*, 1889.
2. *Clin. méd.*, 1886, p. 255.

forme foudroyante tue en vingt-quatre heures, avec convulsions, céphalée atroce, coma. Il y a une forme qui simule
la fièvre typhoïde, moins la période du début, qui s'annonce
brusquement avec vomissements et céphalée. On a également décrit une forme qui présente les symptômes de la
pyohémie, accès fébriles, frissons, sueurs. Enfin, il y a la
forme presque banale de la méningite classique.

Méningite pneumococcique. — La méningite à pneumocoques est la plus fréquente des méningites non tuberculeuses. Elle survient au déclin ou dans le cours de la pneumonie, elle peut en être indépendante. Souvent la méningite
pneumonique est associée à l'endocardite pneumonique et
dans bien des cas elle se généralise aux méninges spinales,
de sorte qu'il y a méningite *cérébro-spinale* pneumococcique. Le fœtus n'est pas à l'abri de cette méningite.
Netter a constaté que la femme enceinte, atteinte de pneumonie, peut transmettre au fœtus la pneumonie et la méningite pneumonique.

Dans la méningite pneumococcique[1], les lésions prédominent à la convexité du cerveau. L'exsudat est incorporé à la
pie-mère, et on peut le détacher sans entamer l'écorce
cérébrale. L'exsudat a une consistance molle, il diffère aussi
bien de l'exsudat lardacé, grisâtre de la méningite tuberculeuse, que du pus crémeux, se laissant aisément détacher,
qu'on observe dans la méningite, suite de carie du rocher
(Netter). Les méninges spinales sont fréquemment atteintes.
Parfois les lésions sont moins étendues ; elles sont localisées
en différentes régions de l'axe cérébro-spinal, sous forme
de traînées lactescentes, ou sous forme d'ilots de dimension
variable. Aux méninges rachidiennes, le pus est plus abondant au niveau des renflements cervical et lombaire. Les
caractères du pus pneumonique sont moins nets lorsque au
pneumocoque s'associent d'autres microbes.

Les méningites à pneumocoques présentent quelques
symptômes qui leur donnent parfois une allure un peu

1. Netter. De la méningite due au pneumocoque. *Arch. de méd.*, mars,
avril, juillet 1887.

spéciale. Parfois, chez un pneumonique en pleine défervescence, une ascension brusque et considérable de la température est le seul symptôme qui puisse révéler la méningite (Jaccoud). Un symptôme saillant et presque constant,
c'est la raideur de la nuque, raideur qui atteint souvent les
muscles de la face et qui descend même, sous forme de
contracture douloureuse, dans les muscles de la région
dorsale et de la région sacro-lombaire[1].

Ce que nous savons de la généralisation fréquente du
pneumocoque aux méninges cérébro-spinales nous explique
ces raideurs et ces contractures douloureuses plus ou moins
généralisées. Chez les jeunes enfants, l'abondance de l'épanchement purulent provoque parfois une pression intra-
crânienne (Vaudremer) et un soulèvement de la fontanelle
antérieure. Les méningites pneumococciques ont une marche très variable. Parfois la méningite est foudroyante et
tue en vingt-quatre heures; dans quelques circonstances,
le début est apoplectiforme (Netter). Cette étude sera complétée au chapitre suivant à propos des méningites cérébro-
spinales.

Méningite par coli-bacille. — Le *bacterium coli commune*
est-il capable de produire des méningites suppurées? C'est
un fait qui paraît définitivement acquis (Netter, Chantemesse et Widal). « Le coli-bacille peut aussi bien produire
des méningites suppurées que des fièvres pseudo-puerpé-
rales, que des fausses dothiénentéries, suivant qu'il pénètre
à travers l'organisme par altération des organes qui le
contiennent normalement. La plupart des observations de
méningite suppurée publiées ces dernières années, et dans
lesquelles on a incriminé un bacille pseudo-typhique, sont
des cas de méningite par coli-bacille[2]. » Tels sont les cas
rapportés par Adenot[3], Vaillard et Vincent[4]. Dans d'autres

---

1. Hutinel. *Sem. méd.*, 22 juin 1892. — Thibierge. *Mercredi méd.*,
25 mars 1892.
2. Chantemesse, Widal et Legry. *Soc. méd. des hôpit.*, 11 déc. 1891.
3. Th. de Lyon, 1889.
4. *Soc. méd. des hôpit.*, 14 mars 1890.

observations, Sevestre, Touchard et Marie[1], le streptocoque était associé au coli-bacille.

Conclusions. — Je viens de passer en revue les principales formes de méningites *non* tuberculeuses ; cette question est encore à l'étude. Dans bien des cas, ces méningites non tuberculeuses évoluent avec tous les symptômes décrits au chapitre précédent au sujet de la méningite tuberculeuse. Alors sur quoi baser le diagnostic ? Les méningites non tuberculeuses diffèrent généralement de la méningite tuberculeuse par l'absence d'une période prodromique, qu'on trouve surtout chez l'enfant. De plus, chez les petits enfants atteints de méningite tuberculeuse, ou atteints de tuberculose latente, il est bien rare de ne pas constater aux ganglions inguinaux, axillaires, cervicaux, sous-maxillaires, des tuméfactions de ces ganglions, des nodosités qui sont isolées ou réunies sous forme de pléiades et qui sont la signature scrofulo-tuberculose de la lésion (Lesage). Le diagnostic de la nature de la méningite, c'est-à-dire le diagnostic de ses agents pathogènes, est simplifié par la *ponction lombaire* qui permet l'examen bactériologique du liquide. Ce procédé sera décrit au chapitre suivant concernant les méningites cérébro-spinales. N'oublions pas que la *syphilis héréditaire précoce* peut se traduire par des symptômes méningitiques fort accessibles au traitement spécifique.

§ 16. LES MÉNINGITES CÉRÉBRO-SPINALES
FORME ÉPIDÉMIQUE — FORME PRIMITIVE — FORME SECONDAIRE
SIGNE DE KERNIG — PONCTION LOMBAIRE
LE MÉNINGOCOQUE

Historique. — Cette étude est un sujet d'actualité, car ces dernières années la méningite cérébro-spinale s'est réveillée sous forme d'épidémie, à Bayonne[2], à Paris, à La Rochelle.

1. Vaudremer. *Méningites suppurées non tuberc.* Th. de Paris, 1893.
2. Camiade. *Épidémies récentes de Bayonne.* Th. de Paris, 1898.

J'ai consacré aux méningites cérébro-spinales deux leçons cliniques[1] qui vont me servir à écrire ce chapitre de pathologie.

Quelques mots d'abord sur l'historique de la question,
sans toutefois remonter au delà de l'année 1857. A cette
époque, éclata une grande épidémie de méningite cérébro-
spinale à Bayonne et dans le département des Landes. Deux
régiments, le 18e léger et le 48e de ligne, payèrent à l'épidémie un lourd tribut. On éloigna ces régiments de leur
foyer initial, mais, dans leurs pérégrinations, ils transpor-
tèrent le mal avec eux et le semèrent pour ainsi dire sur
leur passage. Alors éclatèrent successivement les épidémies
de Périgueux, Auch, Rochefort, Versailles, Metz, Strasbourg, etc., si bien que, pendant quatre années, bon nombre de nos garnisons furent sous le coup du fléau. Bien
plus, le 26e embarqué à Port-Vendres transporta la méningite à Constantine. De cette époque datent les remarquables
travaux de nos médecins militaires, Lalanne, Forget, Tour-
des, etc., auxquels s'adjoignirent les publications de l'étranger, car la méningite cérébro-spinale fit son apparition dans
plusieurs pays en Europe et hors du continent.

Dès lors, l'histoire clinique et anatomo-pathologique de la
méningite cérébro-spinale sembla constituée. Il faut voir, en
effet, avec quelle scrupuleuse exactitude nos devanciers ont
décrit la méningite cérébro-spinale sous ses différents
aspects : formes foudroyantes qui tuent en douze heures,
formes plus lentes qui durent quatre ou cinq jours, formes
traînantes, avec ou sans rémission, qui se prolongent des
semaines, formes légères et atténuées. Ils nous ont laissé
un tableau presque complet de la maladie, son début brusque avec frisson, fièvre, céphalée terrible, vomissements,
douleurs et contractures des muscles de la nuque et du dos,
contracture de la mâchoire, trismus et opisthotonos, contractures et mouvements convulsifs des membres, troubles
oculaires, strabisme et photophobie, délire, torpeur, somnolence et coma ; ils ont signalé l'herpès du visage, les érup-

1. *Clinique médicale de l'Hôtel-Dieu*, 1899, 16e et 17e leçons

tions rubéoliques, papuleuses et pétéchiales. Leur description anatomo-pathologique est aussi complète qu'elle pouvait l'être à cette époque : dissémination des lésions à tout l'axe cérébro-spinal ; liquide trouble et séro-purulent ; traînées purulentes parfois légères ou épaisses, discrètes ou confluentes, inégalement réparties à la surface de l'encéphale et de la moelle[1], etc.

A s'en tenir à ces descriptions, il semblait que l'entité morbide de la méningite cérébro-spinale fût définitivement acquise ; néanmoins, bien des points étaient encore obscurs et l'agent pathogène restait à découvrir. Cette lacune a été comblée. Les travaux de ces dernières années ont complété le tableau clinique de la maladie et les recherches bactériologiques ont décelé la nature de ses agents pathogènes. La découverte du méningocoque (*diplococcus intracellularis meningitidis*), faite par Weichselbaum en 1887, sembla consacrer la spécificité de la méningite cérébro-spinale, comme la découverte du bacille d'Eberth avait consacré la spécificité de la fièvre typhoïde. Mais tandis que la fièvre typhoïde, épidémique ou non, est une entité morbide spécifique, dont l'*unique* agent pathogène est le bacille d'Eberth, la méningite cérébro-spinale, au contraire, je le démontrerai plus loin, ne forme pas une entité morbide spécifique nettement déterminée. En d'autres termes, il n'y a pas « une méningite cérébro-spinale » à méningocoque de Weichselbaum, il y a « des méningites cérébro-spinales » à pneumocoque, à streptocoque, à staphylocoque, à bacille de Koch, à infections mixtes, y compris le bacille d'Eberth, etc.

Au point de vue pathogénique, il suffit que l'agent microbien, méningocoque ou autre, doué d'une virulence suffisante, ait envahi l'axe céphalo-rachidien, pour que sa diffusion rende possibles les lésions et les accidents de la méningite cérébro-spinale. Et ne croyons pas que ces méningites cérébro-spinales à pneumocoques, à streptocoques,

____

1. Laveran. Méningite cérébro-spinale épidémique. *Dictionn. des sc. méd.*, 2ᵉ série, t. VI.

à staphylocoques, soient cliniquement différentes de la méningite cérébro-spinale à méningocoque de Weichselbaum; ces différentes variétés sont *cliniquement identiques*, elles peuvent présenter même début, mêmes symptômes, même évolution, même terminaison par la mort ou par la guérison.

A considérer son étiologie, la méningite cérébro-spinale est primitive ou secondaire; primitive, ainsi que c'est l'usage en temps d'*épidémie*, lorsque l'individu frappé par le mal, en pleine santé, ne présentait antérieurement aucune tare pathologique pouvant être le point de départ de l'agent infectieux; secondaire, lorsque l'individu, déjà porteur d'une tare pathologique, otite, pneumonie, mal de Pott, etc., offrait une porte d'entrée à l'agent infectieux. Ces préliminaires étant posés, abordons l'histoire des méningites cérébro-spinales. Commençons par l'exposé de quelques faits cliniques.

Faits cliniques. — Un homme d'une trentaine d'années, de bonne santé habituelle, est pris brusquement, un mercredi, de frissons répétés et d'une épistaxis abondante. En même temps apparaissent des douleurs de tête qui rendent tout sommeil impossible. Le lendemain, nouvelles épistaxis, fièvre ardente, céphalée continuelle et atroce. Dans la nuit du jeudi au vendredi, selle diarrhéique, persistance de la fièvre et des douleurs de tête. Jusque-là, ce début rappelait assez bien la fièvre typhoïde. Mais la scène va changer; le vendredi matin, troisième jour de la maladie, cet homme arrive à l'hôpital dans mon service, et, pendant qu'on le déshabille, il est pris de vomissements et il rend sans effort, un liquide verdâtre, porracé qui souille sa chemise et ses draps. La respiration est normale, la fièvre est vive, le pouls à 100 degrés, la température à 39. Toute la journée du vendredi, cet homme se plaint de maux de tête violents; il porte fréquemment la main au front, gémissant et criant : « Ma tête, ma tête! » Toutefois, il n'y a pas de photophobie et la pression des globes oculaires ne détermine aucune douleur. L'intelligence est intacte, le malade répond nettement aux questions qu'on lui pose, mais il est tellement fatigué qu'on doit plusieurs fois suspendre l'examen.

L'amygdale gauche est volumineuse et recouverte d'un exsudat pultacé. Les organes thoraciques, cœur et poumons, sont normaux. Le ventre n'est pas douloureux; il n'est ni tympanisé, ni rétracté. On trouve à la partie externe et postérieure des cuisses une éruption érythémateuse formée de plaques rosées non saillantes et disparaissant presque à la pression; dans la journée, cette éruption se généralise à tout le corps, la tête exceptée. Que devait être notre diagnostic? La douleur de tête, les épistaxis et la diarrhée du début rappelaient un peu les symptômes d'une fièvre typhoïde; d'autre part, les vomissements porracés et la céphalée terrible du moment actuel plaidaient en faveur d'une méningite. Il est vrai que plusieurs symptômes méningitiques, photophobie, douleur de la nuque, contractures musculaires, faisaient pour le moment défaut. Pouvions-nous penser à la forme méningitique de la fièvre typhoïde, autrefois décrite par Fritz? C'est ici que le séro-diagnostic de Widal allait rendre de réels services.

Sur ces entrefaites la méningite cérébro-spinale s'accuse franchement. Le samedi matin, nous trouvons le malade couché dans la position dite en chien de fusil; les douleurs de tête ont persisté toute la nuit, le délire a été violent, les muscles de la nuque et de la colonne vertébrale sont contracturés, la photophobie est intense, le ventre est légèrement rétracté, la constipation a fait suite à la diarrhée et, chose importante, nous constatons le signe de Kernig. Bien que la méningite tuberculeuse puisse revêtir chez l'adulte les formes les plus variées, ainsi que l'a démontré Chantemesse, on ne pouvait guère admettre ici l'hypothèse de lésions tuberculeuses. Mon interne Griffon fait une ponction lombaire. On recueille dans un tube stérilisé 5 centimètres cubes de liquide céphalo-rachidien, qui est trouble au moment où il s'écoule, mais qui s'éclaircit par repos dans le tube en formant un dépôt. Cette ponction détermine une amélioration passagère ; la teinte cyanique disparaît, la respiration s'améliore momentanément, et la paralysie des membres est moins complète. Néanmoins, le coma persiste et la mort survient dans la nuit, au cinquième jour de la maladie.

L'autopsie confirme le diagnostic de méningite cérébro-spinale et révèle les lésions suivantes : le lobe inférieur du poumon droit est fortement congestionné, il n'est pas granuleux à la coupe, son tissu est peu friable et ne plonge pas au fond de l'eau. A l'examen du cerveau, on ne trouve ni les granulations de la méningite tuberculeuse, ni les nappes épaisses et purulentes de la méningite pneumococcique. Aux confluents vasculaires, on aperçoit quelques traînées de pus si concret qu'on a peine à en prélever pour l'examen. Le pus est plus apparent aux scissures de Sylvius et au vermis supérieur du cervelet. Dans le liquide céphalo-rachidien retiré par ponction lombaire, Griffon n'a trouvé que du méningocoque de Weichselbaum à l'état de pureté. C'est, je crois, la première fois qu'on avait l'occasion de cultiver, chez nous, ce microbe, depuis que Weichselbaum l'a fait connaître.

Par une étrange coïncidence, nous recevions, même salle, quelques jours plus tard, un autre malade, atteint lui aussi de méningite cérébro-spinale. Cet homme arrive un samedi matin, au moment de la visite, et nous le voyons, affaissé sur une chaise, incapable de répondre à nos questions qu'il ne semble pas entendre. L'agent qui a conduit cet homme à l'Hôtel-Dieu n'a aucun renseignement ; on l'a trouvé, nous dit-il, au deuxième étage d'un hôtel où il avait pénétré sans être connu. Le beau-frère du malade ne nous a pas mieux renseignés le lendemain, il nous a parlé d'excès d'alcoolisme, ajoutant toutefois que cet homme était en bonne santé les jours précédents et que la veille au matin, le samedi, il était sorti de bonne heure pour se rendre comme d'habitude à son travail.

On couche le malade, et à peine au lit il s'incline sur le côté, les jambes fléchies dans la position dite en chien de fusil. La bouche est légèrement déviée à gauche et la moitié droite de la face est comme immobile et parésiée. Les yeux sont largement ouverts. Les mains sont sans cesse agitées de mouvements. La pression du globe oculaire provoque par action réflexe la contraction des mâchoires. La nuque et la région vertébrale sont raides et contracturées. Cette raideur rend l'auscultation difficile, car on a grand'peine à mouvoir le malade et à l'asseoir. Le signe de Kernig est manifeste. On ne constate rien au poumon ni au cœur; la respiration est normale. Les urines sont très albumineuses, elles ne contiennent pas de sucre. La fièvre est vive : pouls, 90; température, 59 degrés.

Le malade, en pleine torpeur, ne paraît pas souffrir, il n'a pas de photophobie, il ne porte pas la main à la tête, il ne pousse ni plaintes ni gémissements. Néanmoins, malgré l'absence de symptômes douloureux, malgré l'absence de vomissements, les signes actuels, raideur de la nuque et du tronc, contractures musculaires, signe de Kernig, début rapide et fébrile de la maladie, prostration du malade, font admettre le diagnostic de méningite cérébro-spinale.

La nuit suivante, le malade est délirant et fort agité; il a un délire d'action, sans plaintes, sans vociférations; il souille son lit inconsciemment. Le dimanche matin, deuxième jour de la maladie, la contracture est encore plus accentuée; on provoque la raie méningitique (signe de Trousseau), le malade pousse quelques gémissements. Je prescris une médication antispasmodique ainsi que des bains très chauds, à 59 degrés, avec compresses d'eau froide sur la tête. Le lundi, même état, contractures, cris plaintifs, décubitus latéral et signe de Kernig. Griffon pratique la ponction lombaire et retire 5 centimètres cubes de liquide céphalo-rachidien. Dans la soirée, éclate une crise épileptiforme généralisée.

Le mardi, quatrième jour de la maladie, le corps est raidi et si contracturé que le tronc semble ne former qu'une pièce. La respiration est bruyante et précipitée : 80 respirations par minute; pouls à 112. Dans la matinée, nouvelle crise épileptiforme, semblable à celle de la veille. Le malade tombe dans le coma et meurt vers huit heures du soir.

L'autopsie confirme le diagnostic, il s'agit d'une méningite cérébro-spinale. A l'examen de l'encéphale, on trouve des traînées de pus concret à la confluence des principaux sillons. L'exsudat est ferme, difficile à écraser, il occupe l'espace arachnoïdien, il est appliqué sur le cerveau et bridé par le feuillet viscéral de l'arachnoïde. Les plaques purulentes sont abondantes à la face inférieure du cervelet, moins étalées et plus consistantes au niveau de l'espace perforé antérieur. Dans toute la hauteur de la moelle, on trouve le même pus concret tapissant la face postérieure de la moelle épinière, sous forme de placards échelonnés du haut en bas. Le liquide céphalo-rachidien est trouble et peu abondant. Les poumons sont congestionnés à leur base. La rate est volumineuse. Rien à signaler aux autres viscères.

Passons à l'analyse bactériologique. Le liquide céphalorachidien, très trouble au moment de son évacuation, s'est éclairci par repos dans le tube, il est devenu transparent et a laissé déposer un coagulum légèrement rosé qui s'est pris en une masse analogue à une fausse membrane fibrineuse. A l'examen microscopique du liquide trouble, on trouve de nombreux leucocytes polynucléaires et des méningocoques, les uns, intracellulaires, les autres encapsulés, extra-cellulaires, et ne restant pas colorés après la réaction de Gram, ce qui éloigne l'hypothèse du pneumocoque. Ensemencé sur différents milieux (bouillon, gélose, sérum de lapin, sérum de bœuf gélifié), le pus a donné naissance à des colonies de méningocoques de Weichselbaum. Le microbe isolé dans ce cas est identique au microbe trouvé dans le liquide céphalorachidien de notre précédent malade. Du sang, retiré pendant la vie par ponction aseptique de la veine du bras et ensemencé sur gélose et en sérum de lapin, n'a pas donné de culture positive de méningocoque; les tubes sont demeurés stériles.

En résumé, nos deux malades ont succombé, le premier

en cinq jours, le second en trois jours, à une méningite cérébro-spinale classique à méningocoque. Il ne s'agissait pas, dans les cas actuels, de méningites cérébro-spinales consécutives à des lésions préexistantes, telles que pneumonie, otite, etc., la maladie avait bien ici les apparences de la méningite cérébro-spinale *primitive*, avec son microbe considéré comme agent spécifique, le méningocoque de Weichselbaum.

A ne s'en tenir qu'à ce type de méningite cérébro-spinale, on pourrait en faire une maladie spécifique ayant *son* agent pathogène. Mais, ainsi que je l'ai dit, la question mérite d'être examinée sous un autre aspect. D'autres agents pathogènes, le pneumocoque, le streptocoque, le staphylocoque, etc., avec ou sans lésions organiques préexistantes, peuvent faire éclore au complet, en temps d'épidémie ou non, le syndrome de la méningite cérébro-spinale. Ce sont ces formes que nous allons maintenant étudier.

Commençons par la méningite cérébro-spinale consécutive à la *pneumonie*. Dans bien des cas, on le sait, l'infection pneumococcique ne reste pas cantonnée au poumon, c'est là un sujet bien étudié par Netter. Il n'est pas rare de constater l'otite, l'endocardite, la péricardite, la méningite chez les pneumoniques[1]. Au cas de complication méningée, c'est habituellement aux méninges cérébrales que se fait la localisation, parfois cependant l'infection pneumococcique se diffuse aux méninges spinales, et la méningite cérébro-spinale est constituée. Ces méningites cérébro-spinales pneumococciques avaient été pressenties, étudiées par Netter, dès 1887, dans le travail que je viens de citer. En voici une observation publiée par Rendu[2].

Dans une famille, trois fillettes sont infectées successivement. L'une des sœurs est prise de fièvre, avec frisson ini-

---

1. Netter. De la méningite due aux pneumocoques. *Arch. gén. de méd.*, 1887.

2. Rendu. Pneumonie du sommet, compliquée au huitième jour de méningite cérébro-spinale; guérison. *Soc. méd. des hôpit.*, séance du 12 mai 1899.

tial, température à 40 degrés, angine intense, otite, et perforation du tympan. Une semaine plus tard, la sœur aînée est prise de pneumonie intense du sommet, pneumonie qui évolue régulièrement et dont la défervescence survient le huitième jour. La troisième sœur, fillette de cinq ans, après avoir joué une partie de la journée et dîné de bon appétit, a, dans la nuit du 18 février, un violent frisson avec fièvre ardente, rêvasseries et délire. Rendu, pensant qu'il s'agit là d'un délire de pneumonie, met l'enfant dans un bain à 35 degrés et prescrit un lavement de 40 centigrammes d'antipyrine. Le lundi, la situation reste sensiblement la même; le mardi 21 février, troisième jour de la maladie, l'auscultation décèle pour la première fois quelques indices de pneumonie. Le mercredi, les signes de la pneumonie sont évidents; l'enfant est agitée, elle délire, on compte 60 respirations par minute.

Le samedi, septième jour de la pneumonie, la défervescence s'accuse franchement. Mais contrairement à toutes les prévisions, un changement brusque se produit. Le dimanche matin, 25 février, la température monte à 40 degrés, le pouls est à 140, l'enfant a le regard fixe, les pupilles largement dilatées, les mâchoires serrées, la tête est renversée en arrière, les muscles de la nuque sont contracturés, les membres supérieurs sont rigides et on a peine à les fléchir. Les cuisses sont rétractées sur le bassin; le signe de Kernig est manifeste; on étend facilement les jambes quand l'enfant est couchée, mais très difficilement quand on la fait asseoir. D'ailleurs, la position assise est fort difficile à cause de l'opisthotonos. On constate que le souffle pulmonaire a reparu, la pneumonie a subi une recrudescence en même temps que s'est déclarée la méningite cérébro-spinale. En trois jours, les signes de méningite cérébro-spinale atteignent leur maximum, le pronostic est des plus graves; l'enfant inconsciente ne voit pas et n'entend pas; la raideur de la nuque s'accentue, la contracture des quatre membres est permanente, l'émission de l'urine est involontaire, la fièvre est forte, le pouls est à 140; des furoncles couvrent la région occipitale, une eschare assez large apparaît à la région fessière.

Le jeudi, cinquième jour de la méningite, les accidents méningés semblent s'amender. Le vendredi, la pneumonie entre en défervescence et parallèlement les signes de la méningite vont en s'atténuant. Le dimanche 5 mars, quinzième jour de la maladie, la raideur de la nuque a disparu, la contracture n'existe plus au bras droit, mais elle persiste au bras gauche et aux membres inférieurs. Peu à peu tous ces symptômes disparaissent et la guérison finit par s'établir définitivement.

Voici deux autres cas du même genre rapportés également par Rendu et terminés par la mort. Le premier de ces cas concerne un homme qui entra à l'hôpital avec tous les symptômes d'une pneumonie adynamique et qui après avoir fait une défervescence incomplète, fut pris, le douzième jour de sa maladie, de délire et de contracture de la nuque. Il succomba en quarante-huit heures, et on trouva à l'autopsie une méningite cérébro-spinale suppurée ; le pneumocoque en était l'agent pathogène. Le second cas concerne un homme entré à l'hôpital avec une pneumonie des plus graves ; contre toute attente, les accidents pulmonaires s'amendent et la défervescence se fait régulièrement. Il y avait six jours que le malade était apyrétique quand la fièvre réapparaît et persiste une semaine sans symptômes locaux définis. Alors le malade est pris d'un accès apoplectiforme avec raideur de la nuque, contraction des pupilles et coma. La mort survint en trente-six heures. A l'autopsie, on trouve une méningite cérébro-spinale ; le cerveau, le bulbe et la moelle sont tapissés dans toute leur étendue d'exsudats purulents. L'examen bactériologique montre une infection cérébro-spinale pneumococcique.

Voilà donc une série de faits qui prouvent, pièces en mains, que la méningite cérébro-spinale peut survenir avec ses symptômes classiques et sous ses différents aspects, dans le cours d'une pneumonie ou après la défervescence pneumonique alors que le malade est en pleine convalescence. Le *pneumocoque* en est l'agent pathogène. Jusqu'à quel point peut-on invoquer ici l'influence épidémique? je l'ignore; ce qui est certain, c'est que dans les cas que je viens de citer. la méningite cérébro-spinale a été consécutive à la pneumonie et il est vraisemblable que sans la pneumonie elle n'eût pas éclaté.

Étudions maintenant les relations qui peuvent exister entre l'*otite* moyenne suppurée et la méningite cérébro-spinale. Les abcès du cerveau et du cervelet, les phlébites des sinus et la méningite cérébrale sont autant de complications qui peuvent succéder à une otite, que l'otite soit en évolution, ou qu'elle soit guérie en apparence. C'est une question que j'ai longuement étudiée au chapitre consacré aux abcès du cervelet. Mais outre ces complications. l'otite peut être le point de départ d'une méningite cérébro-spinale; en voici la preuve : un jeune garçon de dix-neuf ans entre dans le service de Rendu, au quatrième jour d'une maladie infectieuse aiguë à type ataxo-adynamique[1]. Il y a une huitaine de jours, dans le cours d'une bonne santé, ce garçon a été pris de lassitude et de lourdeur de tête. Le troisième jour, il a une épistaxis, douleurs à la nuque et céphalalgie suivie d'insomnie et d'idées délirantes. A son entrée à l'hôpital, ce malade paraît atteint de fièvre typhoïde ataxo-adynamique exceptionnellement grave. La langue est sèche, les narines sont pulvérulentes, les lèvres fuligineuses, l'haleine est fétide. La diarrhée est séreuse, abondante, inconsciente. Le ventre est légèrement ballonné, le gargouillement iléo-cæcal est très net; on ne constate pas de taches rosées lenticulaires, ce qui n'a rien d'étonnant au cinquième jour de la maladie. La rate est grosse et donne une matité de 14 centimètres. Les urines sont rares, troubles et albumineuses. Les poumons sont absolument normaux. La fièvre est intense, le thermomètre marque 40°,7, le pouls oscille entre 120 et 150.

---

1. Rendu. Note sur un cas de méningite cérébro-spinale à streptocoques. *Soc. méd. des hôpit..* séance du 7 avril 1899.

Les symptômes prédominants de cet état infectieux étaient les symptômes cérébraux. Le jeune malade était dans un état de stupeur, rêvassant et prononçant des paroles incohérentes; à peine pouvait-on, en l'interrogeant, le faire sortir de sa somnolence. Il semblait d'ailleurs dur d'oreille et un peu sourd; cette surdité, renseignements pris, provenait d'une otite ancienne de l'oreille droite, otite qui semblait éteinte, car il n'y avait pas d'écoulement actuel par cette oreille. Le malade se plaignait surtout de céphalée, les mouvements de la tête et du cou étaient fort douloureux; le fait de l'asseoir pour l'ausculter lui arrachait des plaintes et instinctivement il immobilisait la tête sans oser y toucher ni la remuer.

En présence de ces symptômes, Rendu crut d'abord à une fièvre typhoïde à forme cérébrale. Quelques gouttes de sang furent prélevées pour rechercher la réaction de Widal. Mais avant même que le résultat en fût connu, la maladie entra brusquement dans une phase nouvelle qui fit admettre le diagnostic de méningite cérébro-spinale. En effet, le malade prend tout à coup un aspect franchement cérébral; la physionomie est sans expression; la pupille droite est contractée, la gauche dilatée. Le ventre est déprimé; sur la peau des membres et de l'abdomen apparaissent de larges marbrures violacées. L'attitude du malade s'est modifiée. Au lieu d'être étendu dans son lit, il est courbé en chien de fusil, les genoux et les cuisses repliés sur l'abdomen; la nuque est plus raide que les jours précédents, il y a de l'opisthotonos. Le redressement des jambes est douloureux, le signe de Kernig est manifeste. Le malade délire constamment et marmotte des mots incohérents. On ne constate ni convulsions, ni paralysies, ni épilepsie jacksonienne; les urines sont émises involontairement. La respiration inégale prend le type bulbaire. Le malade succombe le 15 décembre, au neuvième jour de sa maladie.

A l'autopsie, les lésions confirment le diagnostic de méningite cérébro-spinale. Il existe sous la pie-mère, à la convexité des hémisphères, des exsudats purulents épais, qui

occupent la région frontale, la scissure interhémisphérique
et les scissures sylviennes, en suivant la distribution anatomique des artères cérébrales moyenne et antérieure de
chaque côté. Des exsudats analogues, mais moins confluents,
se voient à la face supérieure du cervelet, à l'espace sous-
arachnoïdien antérieur, au chiasma des nerfs optiques, à la
face antérieure du bulbe et de la protubérance. Ces exsudats ont une couleur jaunâtre, moins verte que le pus des
méningites à pneumocoques. Ils ressemblent à du beurre,
ou à l'albumine cuite; sur quelques points, ils ont une
épaisseur d'un demi-centimètre. Leur consistance est élastique, ils ne s'écrasent pas. Le liquide céphalo-rachidien est
louche, mais peu abondant. Les circonvolutions sont assez
difficiles à décortiquer; elles adhèrent à la pie-mère et ne
peuvent s'en détacher sans laisser quelques parcelles de
leur substance. Elles sont injectées et manifestement hyper-
hémiées, mais non ramollies.

Sur la moelle, les lésions ne sont pas moins confluentes.
Il existe un exsudat fibrino-purulent formant une couche
continue sous la pie-mère de la région spinale postérieure,
depuis le bulbe jusqu'à la queue de cheval. L'arachnoïde est
distendue et, au niveau du renflement lombaire, il est facile
de prélever avant l'enlèvement des méninges une notable
quantité de pus dans des pipettes stérilisées, pour l'examen
bactériologique ultérieur. Les autres organes offrent quelques lésions accessoires témoignant de la présence d'un
agent infectieux. Le foie est gros, mou, jaune brun. Les
reins sont gras et stéatosés, la rate grosse et molle. Le tube
digestif, examiné dans toute son étendue, ne présente ni
ulcérations ni folliculite, bref, aucune des lésions de la
fièvre typhoïde.

L'oreille droite a été examinée; elle renfermait des
exsudats muco-purulents; il est donc probable que l'otite
avait été la voie d'entrée de l'infection cérébro-spinale.
L'examen bactériologique du pus, fait par Rist, a démontré
que le streptocoque était l'agent pathogène de cette méningite cérébro-spinale.

Cette observation est un type de méningite cérébro-spinale
à streptocoque, consécutive à un foyer mal éteint mais
encore virulent d'otite moyenne. Les signes et les symptômes observés dans le cours de la maladie sont de tous
points comparables aux signes et aux symptômes qui caractérisent la méningite cérébro-spinale, épidémique ou non,
à méningocoque.

Netter a présenté à la Société médicale des hôpitaux[1] les
pièces anatomiques provenant d'un enfant du service de
Josias, pièces démontrant, que chez cet enfant, une *otite*
suppurée avait été la porte d'entrée de l'infection cérébro-
spinale.

Le *traumatisme* peut être l'occasion d'une méningite
cérébro-spinale qui évolue avec tous les signes et tous les
symptômes de la méningite cérébro-spinale épidémique classique. En voici un exemple : Stadelmann a observé un
homme qui, plusieurs semaines après un violent traumatisme du crâne, fut pris de symptômes de méningite cérébro-
spinale : frissons, céphalalgie, vomissements, raideur de la
nuque, convulsions, obnubilation. Une ponction lombaire
donna issue à 50 grammes d'un liquide presque purulent ;
une seconde ponction pratiquée quelques jours plus tard
donna encore issue à 15 grammes de liquide identique au
premier. Malgré ces ponctions, les spasmes musculaires se
généralisèrent, la colonne vertébrale devint raide et douloureuse. On pratiqua une troisième ponction lombaire et
on retira 15 grammes de liquide moins trouble que le
liquide des ponctions précédentes. Après des alternatives de
mieux et de mal, l'amélioration survint. Une quatrième
ponction lombaire ne donna plus issue qu'à 5 grammes de
liquide limpide. La convalescence s'accentua franchement
et aboutit à la complète guérison. L'examen bactériologique
du liquide rachidien décela la présence de grosses bactéries
très mobiles.

Au sujet du cas de Stadelmann, Frankel raconta qu'il

1. Séance du 15 mai 1898.

venait d'observer un jeune garçon de six ans chez lequel
une méningite cérébro-spinale à méningocoque de Weichselbaum succéda immédiatement à un traumatisme. Pour
expliquer la pathogénie de cette méningite cérébro-spinale,
Frankel admet qu'à la suite du traumatisme, le méningocoque qui avait pour habitat les voies aériennes supérieures
a émigré dans les cavités crâniennes[1]. Quelle que soit l'explication de ces faits et quelle que soit l'opinion adoptée au
point de vue de la migration et de l'exaltation de virulence
des microbes pathogènes, il n'en est pas moins vrai que, cliniquement, on peut observer la méningite cérébro-spinale à
la suite d'un traumatisme.

Guibal a publié un cas de méningite cérébro-spinale à
streptocoques et à staphylocoques consécutive à un *mal de
Pott* fistuleux[2]. Il s'agit d'une fillette atteinte de gibbosité
dorsale avec paraplégie spasmodique et paralysie des sphincters. Un jour, l'enfant est prise de forte fièvre, de vomissements, de céphalalgie et d'hyperesthésie généralisée à tout
le corps. Le ventre est dur et rétracté. Les jours suivants,
raideur de la nuque, paralysie de la moitié gauche de la
face et du bras gauche, somnolence et coma terminé par la
mort. A l'autopsie, on trouve une méningite purulente
cérébro-spinale. Les recherches bactériologiques décèlent la
présence du *streptocoque* et du *staphylocoque*. Il est probable que l'infection s'est faite par un abcès fistuleux qui
existait au contact de la dure-mère médullaire.

Les méningites cérébro-spinales à pneumocoque, à
streptocoque, à staphylocoque, ne sont pas seulement consécutives à des lésions préexistantes (pneumonie, otite,
suppurations osseuses, etc.), elles peuvent être *primitives*,
à l'égal des méningites à méningocoque. En voici des exemples : Un enfant de onze ans entre dans le service de Josias,
avec douleurs de tête, fièvre et constipation. Les jours suivants apparaissent de nouveaux symptômes : vomissements,

1. *Soc. de méd. int. de Berlin*, séance du 19 mai 1899.
2. *La Presse médicale*, 16 septembre 1899.

douleurs de la nuque, paralysie des membres droits et du facial inférieur. A ces symptômes font suite la raideur de la nuque et du tronc (opisthotonos), du strabisme convergent, de la rétention d'urine. On note une éruption d'herpès autour des lèvres. Le petit malade s'émacie, les yeux s'excavent. Netter fait la ponction lombaire et recueille du liquide purulent. L'enfant succombe dans le coma. A l'autopsie, on trouve une méningite cérébro-spinale. A l'examen bactériologique faite par Netter, « la culture sur différents milieux décèle le *staphylococcus pyogenes aureus*, à l'état de pureté, avec ses caractères normaux, aussi bien sur bouillon que sur gélose, sérum ou gélatine[1] ».

Dans la même séance de la Société médicale des hôpitaux, Antony rapporte deux cas de méningite cérébro-spinale, par staphylocoque doré, « sans qu'on ait pu trouver chez les malades un point suppuré qui pût être considéré comme l'origine de l'infection staphylococcique ». Il s'agissait donc, comme dans le cas de Netter et Josias, de méningite cérébro-spinale *primitive* staphylococcique.

Étiologie. — Pathogénie. — Dans sa forme épidémique, parfois terrible, la méningite cérébro-spinale, frappe l'élément militaire plus que l'élément civil. Elle est importable et contagieuse; les relations des épidémies passées montrent qu'elle se déplace avec nos régiments à Rome, en Algérie, etc. Les épidémies se développent lentement, progressivement, frappant d'abord une caserne, quelques maisons, un quartier, « le troisième étage du bâtiment nord, et le deuxième étage du bâtiment sud » (Lemoine), et rayonnant de là sous formes de foyers secondaires.

Un fait est important à signaler, c'est que la méningite cerébro-spinale épidémique est souvent associée à une constitution médicale régnante. Ainsi, en 1848, Michel Lévy constata la coexistence de la méningite et de la grippe; dans l'épidémie de Rastadt, en 1864, la méningite coïncida

---

1. Netter. Méningite cérébro-spinale suppurée due au staphylococcus pyogenes aureus. *Soc. méd. des hôpit.*, séance du 5 mai 1899.

avec la fièvre typhoïde; on a signalé sa coexistence avec le typhus (Boudin), avec les oreillons (Massonaud)[1], avec la rougeole (Vallin), avec la scarlatine (Laveran). A ce sujet le mémoire de Lemoine est des plus intéressants[2] : dans l'épidémie qu'il a observée à Orléans, en 1886, la méningite cérébro-spinale évoluait en même temps qu'une double épidémie de scarlatine et de pneumonie; les malades atteints de méningite présentaient des maux de gorge rappelant la scarlatine, et à l'autopsie des malades que la méningite enlevait (dans la proportion de 50 pour 100), on constatait surtout le pneumocoque.

Pendant notre petite épidémie parisienne, sur 21 cas de méningites cérébro-spinales observées depuis le commencement de 1899, Netter répartit ainsi sa statistique[3] : 7 fois le pneumocoque, — 6 fois le diplocoque de Weichselbaum (méningocoque), — 4 fois le streptocoque dérivé du pneumocoque, — 3 fois le streptocoque pyogène, — 1 fois le staphylocoque. — Ajoutons encore les méningites cérébro-spinales à bacille tuberculeux, à bacille d'Eberth, à infections associées, et on conviendra que la question s'est singulièrement élargie.

Tout ceci prouve donc, ainsi que je le disais au début de ce chapitre, que la méningite cérébro-spinale ne forme pas une entité morbide nettement définie. Elle peut être morcelée en plusieurs variétés. Dans une de ses variétés, qui est la plus importante, surtout en temps d'épidémie, le méningocoque de Weichselbaum paraît être l'agent spécifique, c'était le cas pour nos deux malades. Mais dans les autres variétés, abstraction faite de toute question d'épidémicité, lésions et symptômes sont sous la dépendance d'agents pathogènes d'espèces différentes : pneumocoque, streptocoque, staphylocoque, bacille de Koch, bacille d'Eberth, etc. Plusieurs de ces méningites cérébro-spinales peuvent être

1. *Arch. de méd. milit.*, 1881.
2. Lemoine. Épidémie de méningite cérébro-spinale. *Arch. de méd. militaire*, 1892, p. 51 et 106.
3. *Soc. de biol.*, séance du 17 juin 1899.

primitives, à l'égal du type méningococcique ; elles peuvent être secondaires, c'est-à-dire tributaires de lésions préexistantes. Quelle que soit la voie de pénétration de l'agent infectieux, sa diffusion à l'axe cérébro-spinal crée la méningite cérébro-spinale. Un même agent pathogène peut, suivant le cas, limiter son action à l'encéphale ou envahir l'axe cérébro-spinal tout entier. Une même lésion préexistante peut être l'origine d'une infection qui se cantonne au cerveau ou qui se diffuse à l'axe cérébro-spinal dans son ensemble. Ainsi, à côté des faits où l'otite suppurée ne détermine que des accidents cérébraux, il en est d'autres où elle provoque une infection cérébro-spinale généralisée ; à côté des faits où le mal de Pott ne détermine que des accidents médullaires, il en est d'autres où il est l'origine d'une infection de tout l'axe cérébro-spinal ; de même qu'une tare tuberculeuse, avérée ou cachée, détermine tantôt une méningite cérébrale, tantôt l'infection tuberculeuse de tout l'axe cérébro-spinal.

Mais si les méningites cérébro-spinales sont distinctes quant à leur pathogénie, on peut dire que, cliniquement, elles se ressemblent à quelques nuances près : mêmes symptômes, même marche, foudroyante, ambulatoire[1], rapide, ou lente ; mêmes anomalies, mêmes formes frustes et atténuées. Ces notions générales étant posées, abordons la description de la maladie.

Description. — Le début de la méningite cérébro-spinale est habituellement brusque et fébrile, avec ou sans frissons. Peu ou pas de prodromes ; on est souvent frappé en pleine santé ; tel individu bien portant la veille est atteint soudainement par le mal, surtout en temps d'épidémie. En quelques heures, la température atteint 39 et 40 degrés. La céphalalgie est presque toujours le premier signal ; frontale ou occipito-frontale, gravative ou lancinante, cette céphalalgie devient terrible, au point de provoquer des cris hydrencéphaliques. Le malade se plaint de douleurs à la nuque, au dos, aux membres, aux jointures. Dans quel-

1. Sicard. *La Presse méd.*, 21 août 1901.

ques cas, les douleurs articulaires rappellent un peu l'arthrite rhumatismale aiguë.

Des vomissements alimentaires, bilieux, apparaissent habituellement dès la première phase de la méningite, ils se répètent coup sur coup, sans efforts, sous forme de régurgitation. La diarrhée est l'exception, a constipation est la règle; le ventre est dur et rétracté. Dès le premier jour, parfois dès les premières heures, survient la contracture douloureuse des muscles de la nuque avec renversement de la tête en arrière. « Cette crampe de la nuque » fait rarement défaut; elle manquait cependant dans quelques observations de Netter. La contracture douloureuse atteint également les muscles du dos; le tronc est incurvé en arrière sous forme d'opisthotonos. Les contractures douloureuses peuvent s'étendre aux muscles des bras et des jambes.

Dès le début de la maladie, ou dans le courant des premiers jours, surviennent parfois des paralysies : hémiplégie de la face ou des membres, paralysie des muscles de l'œil (strabisme), des sphincters (incontinence d'urine). La photophobie, l'hyperesthésie sont notées dans bon nombre d'observations. La raie méningitique (signe de Trousseau) s'obtient facilement. Le signe de Kernig, sur lequel je reviendrai dans un instant, ne manque pour ainsi dire jamais.

Parfois, dès la première phase de la méningite cérébrospinale, le malade prostré, anéanti, répond mal aux questions qu'on lui adresse; il a les apparences d'un typhique. La respiration est souvent haletante, irrégulière, à type de Cheyne-Stokes, et l'auscultation est rendue fort pénible par les difficultés qu'on éprouve à mouvoir le malade raidi par des contractures douloureuses. Les battements cardiaques sont souvent irréguliers. On observe assez fréquemment des éruptions érythémateuses, accompagnées ou non de purpura et de pétéchies. L'herpès est signalé dans bon nombre de cas: notre premier malade avait des vésicules d'herpès à la lèvre inférieure; un malade de Troisier et Netter « avait des groupes d'herpès autour des lèvres et sur l'amygdale gauche »; un malade de Josias et Netter avait une « éruption d'herpès autour des lèvres »; danns l'épidémie récente de Bayonne, « l'herpès s'est montré cheiez presque tous les malades, on l'a même vu au tronc ».

Les symptômes d'excitation, délire, agitation, cris c et gémissements, sont souvent suivis de dépression, le maladde restant dans le décubitus dorsal ou latéral, « en chien d de fusil », en état de prostration voisin du coma. Bi··i que très grave, la méningite cérébro-spinale se termine queel-quefois par la guérison, nous en avons eu un exemple à l'Hôtel-Dieu. Quand la mort survient, c'est dans le coma, comme chez notre premier malade, ou après convulsieous épileptiformes, comme chez le second. Tel est, rapidemennt esquissé, le tableau habituel de la maladie.

Parlons maintenant du « *signe de Kernig* », signe dilia-gnostique de premier ordre, découvert en 1882 par Kernnig et étudié chez nous par Netter[1].

La planche ci-dessous représente l'attitude d'un de noos malades au moment où on venait de l'asseoir pour provvo-

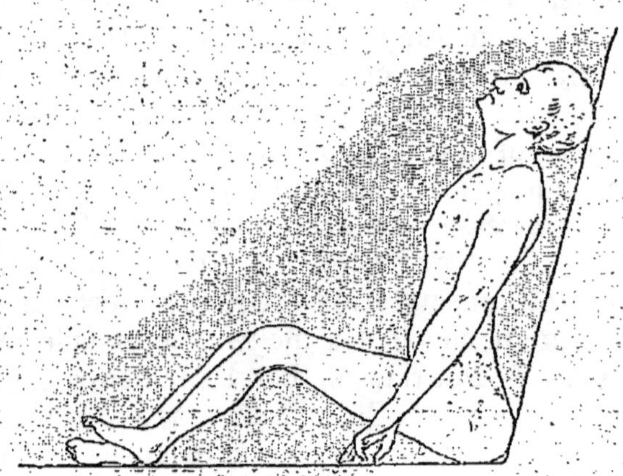

quer chez lui le signe de Kernig : les jambes et les cuississes sont fléchies, les genoux sont saillants; la cambrure de la nuque et du dos est fort accentuée.

1. Netter. Diagnostic de la méningite cérébro-spinale (signe de Kernnig, ponction lombaire). *La Sem. méd.*, 27 juin 1898.

Voici en quoi consiste le signe de Kernig : tant que le malade est dans le décubitus dorsal, on peut étendre ses jambes et les maintenir étendues sans rencontrer la moindre résistance musculaire. Mais si l'on fait asseoir le malade (ce qui est parfois pénible à cause de la raideur douloureuse des muscles de la nuque et du dos), on voit aussitôt les jambes se fléchir sur les cuisses et les cuisses se fléchir sur le tronc; c'est une contracture de flexion. Autrement dit, pendant qu'on l'assied, le malade, par un mouvement involontaire, ramène à lui les jambes et les cuisses, et les genoux s'élèvent. Une forte pression exercée sur les genoux peut à peine s'opposer à ce mouvement et n'arrive pas à maintenir les jambes dans l'extension. Si on replace le malade dans le décubitus dorsal, la contracture de flexion cesse aussitôt et les jambes s'étendent. Tel est le signe de Kernig; sans qu'on en puisse expliquer le mécanisme, il est certain qu'il témoigne de la participation des *méninges médullaires*.

Le signe de Kernig manque rarement dans les méningites cérébro-spinales. Il a été contrôlé par Bull (de Christiania), Henoch (de Berlin), Friis (de Copenhague), Widal et P. Merklen[1]. Netter, qui a rassemblé tous ces documents, l'a constaté dans 23 cas, qui se résument ainsi : 12 méningites cérébro-spinales épidémiques (6 à la période d'état; 4 formes frustes, 2 en voie de convalescence); 8 méningites tuberculeuses, 3 cas de méningites mixtes (association du méningocoque et du bacille tuberculeux). « Le signe dont il s'agit persiste chez les convalescents un temps plus ou moins long; Kernig et Henoch l'ont vu après deux mois et demi. Nous l'avons également noté chez des sujets convalescents ou guéris; il permet donc un diagnostic rétrospectif et il a une valeur non moindre pour déceler les formes frustes de la maladie. » (Netter.)

Il est une investigation fort utile au diagnostic de la

---

1. Widal et P. Merklen. Hémorrhagie méningée avec signe de Kernig. *Soc. méd. des hôpit*, 21 novembre 1899.

méningite cérébro-spinale, je veux parler de la *ponction lombaire* préconisée pour la première fois par Quincke et bien étudiée chez nous par Netter. En 1890, Quincke eut l'idée de pratiquer, à la partie inférieure de la colonne lombaire, la ponction de l'espace sous-arachnoïdien; il espérait, dans un but thérapeutique, combattre l'excès de tension du liquide céphalo-rachidien, en donnant issue au liquide contenu dans le grand cul-de-sac sous-arachnoïdien de la queue de cheval. La valeur curative de la ponction lombaire est bien déchue aujourd'hui; il n'en est pas de même de sa valeur diagnostique.

Comment pratiquer la ponction lombaire? Le malade est couché sur le côté, droit ou gauche, les cuisses fortement fléchies sur le bassin et les jambes fléchies sur les cuisses, pour écarter au maximum les lames vertébrales. On recherche alors les points de repère dans l'ordre suivant : d'abord la base du sacrum, puis l'espace intermédiaire à la cinquième vertèbre lombaire et à la première vertèbre sacrée, lieu d'élection de la ponction lombo-sacrée (Chipault), préférable à la vraie ponction lombaire de Quincke, enfin l'apophyse épineuse de la cinquième lombaire. On enfonce le trocart ou l'aiguille, à 1/2 centimètre environ en dehors de la ligne médiane (Sicard[1]). La pénétration doit être de 4 à 6 centimètres chez l'adulte, et de 1 centimètre et demi à 5 centimètres chez l'enfant; l'instrument est dirigé en avant, légèrement en haut et en dedans vers la ligne médiane. Le liquide céphalo-rachidien s'écoule, mais il ne doit être évacué que lentement, autant que possible goutte à goutte. Il est recueilli dans des tubes stérilisés pour être ensuite centrifugé et examiné bactériologiquement. On retire ainsi quelques grammes de liquide; il est même prudent de ne pas dépasser la dose de 15 à 20 grammes, des accidents de paralysie et même la mort pouvant être la conséquence d'une extraction trop abondante du liquide.

Le liquide retiré par la ponction est tantôt limpide,

---

1. Sicard. La ponction lombaire. *Presse méd.*, 6 décembre 1899.

tantôt trouble. Il peut être limpide et contenir néanmoins
les agents pathogènes. Quand le liquide est trouble, il suffit
de le laisser au repos dans le tube et il s'éclaircit pendant
qu'un petit culot se forme au fond du tube. Les ensemen-
cements faits avec le liquide de la ponction permettent de
déceler la nature des microbes pathogènes.

En résumé, l'étude récente des méningites cérébro-spinales s'est enrichie de deux signes nouveaux : le signe de
Kernig (contracture de flexion crurale, le malade étant
assis), et la ponction lombaire (Quincke) qui permet l'examen histologique et bactériologique du liquide. Ces deux
signes ont une importance prépondérante quand le diagnostic
est incertain. Je vais le démontrer.

Diagnostic. — La méningite cérébro-spinale est parfois
d'un diagnostic fort difficile. En effet, elle a bien des analogies avec certaines grippes et certaines fièvres typhoïdes
d'allure ataxo-adynamique. Dans d'autres cas, rares il est
vrai, les arthropathies prennent une importance insolite.
En voici des exemples[1] : un homme de quarante-deux ans,
ayant eu antérieurement deux attaques de rhumatisme articulaire aigu, entre dans le service de Galliard, pour des
douleurs très vives de la masse sacro-lombaire gauche et
de l'articulation sacro-iliaque. La température avoisine
40 degrés. On fait le diagnostic de « rhumatisme de l'articulation sacro-iliaque gauche, lumbago rhumatismal ». Pas
de blennorrhagie. On prescrit le salicylate de soude. Huit
jours plus tard apparaissent des symptômes de méningite :
céphalalgie, délire, strabisme, raideur des muscles de la
nuque. Les événements se précipitent et le malade succombe. A l'autopsie, on constate une méningite à pneumocoques. Netter a observé un malade qui, dans le cours
de sa méningite cérébro-spinale, avait eu des douleurs du
coude droit ; à l'autopsie, on recueillit dans la jointure un
liquide louche contenant du méningocoque. Chez un malade
de Frentz, on trouva du méningocoque dans le liquide puru-

1. Gailliard. *Soc. méd. des hôpit.*, séance du 20 mai 1898.

lent d'une arthrite du cou-de-pied. Dans l'épidémie récente de Bayonne « les complications articulaires sont fréquemment notées ». (Camiade.)

Le diagnostic doit être fait entre la méningite cérébro-spinale et certaines *grippes* d'allure ataxo-adynamique; en pareille circonstance, il faut le dire, on pense à la grippe plus qu'à la méningite; le signe de Kernig et la ponction lombaire sont là pour éclairer le diagnostic.

Assez souvent, la méningite cérébro-spinale revêt l'apparence de la *fièvre typhoïde* ataxo-adynamique : céphalalgie, photophobie, excitation, délire, dépression, somnolence, torpeur, coma, sont autant de symptômes communs aux deux cas, et on se demande si le malade est atteint de méningite cérébro-spinale à forme typhoïde, ou de fièvre typhoïde à forme méningitique. La durée de la maladie est déjà un élément de diagnostic, car les symptômes ataxo-adynamiques sont bien plus précoces au cas de méningite; de plus, ils sont accompagnés du signe de Kernig qui n'existe pas dans la fièvre typhoïde. Enfin, la réaction agglutinante de Widal est en faveur de la fièvre typhoïde. Grâce à ces moyens, auxquels on peut associer la ponction lombaire, on arrive au diagnostic; toutefois, il faut compter avec les cas où le séro-diagnostic est un peu lent à apparaître, il faut également tenir compte des cas où la méningite survient chez un individu ayant eu la fièvre typhoïde et dont le sérum a conservé le pouvoir agglutinant; il faut, enfin, ne pas oublier que fièvre typhoïde et méningite cérébro-spinale peuvent coexister chez le même malade.

A ce sujet, les observations suivantes sont vraiment instructives. Un de nos collègues est pris de symptômes qui pouvaient s'appliquer tout aussi bien à la grippe qu'à la fièvre typhoïde ou à la méningite. Après une phase indécise, l'apparition tardive des taches rosées lenticulaires et le séro-diagnostic permettent de préciser le diagnostic de fièvre typhoïde; mais notre collègue avait également des symptômes de méningite cérébro-spinale, y compris le signe de Kernig. Nous avons eu le bonheur de le voir guérir Mais faut-il admettre, dans ce cas-là, que le signe de Kernig était dû à la fièvre typhoïde seule, ce qui va à l'encontre de tout ce que nous savons, ou bien peut-on supposer que la fièvre typhoïde était compliquée de méningite cérébro-spinale? Cette dernière hypothèse n'est pas inadmissible, car cette association a été contrôlée, ainsi que le prouve le fait suivant :

Un jeune garçon arrive dans le service de Netter, avec les symptômes d'une fièvre typhoïde au second septénaire : aspect typhique, sécheresse de la langue, ventre météorisé, diarrhée, rate volumineuse, taches rosées lenticulaires, râles sibilants dans les deux poumons, urine albumineuse et riche en indican, température à 40 degrés. La recherche de la réaction de Widal donne un résultat positif. Ce malade ne présentait aucun symptôme méningitique (ni délire, ni contractures douloureuses, ni phénomènes paralytiques et convulsifs). Et cependant on constatait chez lui le signe de Kernig. C'était à croire que le signe de Kernig pouvait être tributaire de la fièvre typhoïde. Le malade fut traité par les bains froids et succomba brusquement après sept jours de traitement.

A l'autopsie, on trouva des lésions de fièvre typhoïde : perforation intestinale, ulcérations des plaques de Peyer, ramollissement des ganglions mésentériques, tuméfaction de la rate. La culture décela la présence du bacille d'Eberth dans la rate et dans les ganglions. Donc le malade avait bien eu la fièvre typhoïde, *mais il avait eu également une méningite cérébro-spinale typhique*; on trouvait, en effet, des traînées purulentes au cerveau et à la moelle, avec accumulation de sérosité au niveau de la queue de cheval. La culture montra en ces points l'existence du staphylococcus pyogenes aureus, en même temps que le bacille d'Eberth[1]. Ainsi se trouvait expliquée l'existence du signe de Kernig, la fièvre typhoïde ayant déterminé une méningite cérébro-spinale.

---

1. Netter *Soc. méd. des hôpit.*, séance du 22 juillet 1898.

Il ne suffit pas de diagnostiquer la méningite cérébro-spinale, il faut encore en connaître la nature, il faut savoir, *si elle est, ou si elle n'est pas tuberculeuse.* Ce diagnostic est parfois hérissé de difficultés. mais il a une grande importance, car l'infection méningée tuberculeuse est fatalement mortelle, tandis que les infections méningées non tuberculeuses sont assez fréquemment curables. A ne s'en tenir qu'aux descriptions classiques, la différence est grande entre la méningite tuberculeuse et les méningites non tuberculeuses; la première, dit-on, est généralement précédée de prodromes; tandis que les autres ont un début soudain; cela est habituellement vrai; il est néanmoins des cas (j'en ai eu dans mon service), où la méningite tuberculeuse éclate brusquement, et, d'autre part, on a cité des observations (Netter) où la méningite cérébro-spinale non tuberculeuse est précédée de prodromes et évolue en plusieurs poussées avec accalmies qui font espérer la guérison. Les méningites non tuberculeuses, a-t-on prétendu, se localisent volontiers à la convexité du cerveau, et provoquent des symptômes, contracture, paralysies et convulsions localisées, qui témoignent de la nature du mal; c'est vrai, mais pareilles localisations, hémiplégie de la face ou d'un membre, épilepsie partielle, existent également au cas de méningite tuberculeuse.

Le signe de Kernig, a-t-on dit, n'existe pas dans la méningite tuberculeuse; oui, quand la méningite est purement cérébrale; en deux ans, Marfan m'a dit n'avoir pas trouvé une seule fois le signe de Kernig chez les jeunes enfants de son service atteints de méningite tuberculeuse cérébrale; mais que la méningite tuberculeuse se diffuse aux méninges spinales, les symptômes médullaires s'ajoutent aux symptômes cérébraux, et le signe de Kernig apparaît (Netter). Ce n'est donc pas la présence ou l'absence du signe de Kernig qui peut trancher le diagnostic et faire admettre qu'une méningite cérébro-spinale est ou n'est pas tuberculeuse.

On a pensé que l'examen bactériologique du muco-pus

nasal pourrait éclairer le diagnostic dans les cas difficiles. Scherer ayant trouvé le diplococcus de Weichselbaum dans dix-huit cas de méningite cérébro-spinale épidémique, cet auteur attribue à cette recherche une grande valeur diagnostique. Pour si intéressant que soit ce fait, il ne faut pas en exagérer l'importance, d'abord parce que les méningites cérébro-spinales peuvent être produites par des agents autres que le méningocoque, et ensuite parce que le méningocoque manque souvent dans les fosses nasales, au cas de méningite méningococcique de Weichselbaum. Ce n'est donc pas la présence ou l'absence du mégingocoque dans le muco-pus nasal qui permet d'affirmer que la méningite est ou n'est pas tuberculeuse.

L'examen bactériologique du sang peut éclairer le diagnostic. Trois fois Netter a constaté le méningocoque dans le bouillon ensemencé avec le sang recueilli pendant la vie chez des malades atteints de méningite cérébro-spinale; mais l'absence de méningocoque ne suffit pas à faire admettre que la méningite est tuberculeuse.

Tous ces moyens de diagnostic ont leur importance, mais ils sont insuffisants, car ils nous laissent souvent dans l'indécision sur la nature tuberculeuse ou non tuberculeuse de la méningite. Reste la ponction lombaire. Le liquide céphalo-rachidien retiré par ponction lombaire permet la recherche de l'agent pathogène, soit par examen direct, soit après ensemencement. Quand on constate la présence du méningocoque, du pneumocoque, du streptocoque, on est à peu près fixé sur la nature de la maladie. Je dis qu'on est « à peu près » fixé sur la nature de la maladie, mais on ne l'est pas complètement, car la méningite cérébro-spinale peut être tuberculeuse, que le liquide ensemencé reste stérile, ou que l'ensemencement dénote d'autres microbes. Ces deux hypothèses ont été vérifiées par Netter qui, sur dix méningites tuberculeuses ponctionnées pendant la vie, a constaté que le liquide ensemencé est resté stérile six fois et qu'il y a eu trois fois développement de staphylocoques. « La constatation de ces derniers microbes, ajoute Netter, n'exclut pas le diagnostic de méningite tuberculeuse. »

La constatation du bacille de Koch dans le liquide retiré par ponction lombaire permet d'affirmer la nature tuberculeuse de la méningite : sur 79 cas de méningite tuberculeuse, la ponction lombaire a permis de constater 52 fois le bacille de la tuberculose dans le liquide céphalo-rachidien (Fürbringer). C'est là un résultat important, mais il est inconstant et par conséquent insuffisant, puisque dans un tiers des cas le diagnostic est resté en suspens.

En somme, tous les moyens de contrôle que nous venons de passer en revue rendent de réels services, mais ils sont insuffisants car ils laissent souvent un doute sur la nature tuberculeuse ou non tuberculeuse de la méningite. Ce doute peut-il être levé?

Oui, grâce à des recherches récentes. Bezançon et Griffon ont obtenu la culture du bacille de Koch sur sang gélosé. La première application de ce procédé au diagnostic de la méningite tuberculeuse a été faite sur un malade de mon service par mon interne Griffon. Voici le compte rendu qui en a été fait à la Société de biologie[1]. « Les résultats obtenus en cultivant le bacille de la tuberculose sur le *sang gélosé*, milieu dont nous avons donné ici le mode de préparation[2], devaient nous engager à ensemencer sur ce milieu si favorable divers liquides pathologiques, dont l'observation clinique permet de soupçonner la nature tuberculeuse. Déjà, en cultivant avec succès l'épanchement sérofibrineux de la pleurésie aiguë[3], nous avons pu réaliser ce desideratum. Il était intéressant d'appliquer la même méthode de diagnostic bactériologique à d'autres sérosités, et, en particulier, au liquide

1. Bezançon et Griffon. Culture sur sang gélosé du liquide recueilli par ponction lombaire, dans la méningite tuberculeuse. *Soc. de biol.*, séance du 24 juin 1899.

2. Bezançon et Griffon. Culture du bacille tuberculeux sur le sang gélosé. *Comptes rendus de la Soc. de biol.*, 4 février 1899.

3. Bezançon et Griffon. *Bull. et Mém. de la Soc. méd. des hôpit.*, 24 mars 1899.

céphalo-rachidien des malades atteints de méningite. Nous
avons pu mettre ce projet en pratique, dans un cas de méningite tuberculeuse de l'adulte, du service de M. Dieulafoy.
La ponction lombaire avait permis de recueillir un liquide,
d'abord transparent, puis légèrement citrin dans les dernières gouttes. Les tubes ensemencés, portés à l'étuve à
3J°, présentaient au bout de quatre semaines des colonies.
moins grosses que des têtes d'épingle et contenant le bacille
de Koch. Elles étaient beaucoup plus nombreuses que lorsque le liquide cultivé dans les mêmes conditions provient
d'une pleurésie franche. Chaque colonie a acquis un très
grand développement, et la forme sphérique, l'aspect un
peu mûriforme, la coloration chocolat sont caractéristiques.
Un cobaye, de 260 grammes, qui avait reçu, en inoculation
intrapéritonéale, 5 centimètres cubes de ce même liquide
céphalo-rachidien, était encore vivant deux mois après. Nous
l'avons sacrifié; l'autopsie a décelé des lésions de tuberculose expérimentale prédominant sur les organes lymphatiques[1]. »

Ces recherches, fort intéressantes, ont été poursuivies[2];
mais quand il s'agit de méningite cérébro-spinale, maladie
à marche rapide, c'est un peu long d'attendre des cultures
de quatre semaines pour confirmer le diagnostic. Widal,
Sicard et Ravaut ont proposé des moyens plus expéditifs
(cryoscopie du liquide céphalo-rachidien). Le point de congélation du liquide céphalo-rachidien est à l'état normal inférieur à celui du sérum sanguin; il oscille entre — 0,56 et
— 075 et se maintient en général au delà de — 0,60. Il est
donc hypertonique par rapport au sérum sanguin dont le
point de congélation est de — 0,56. Widal, Sicard et Ravaut[2]
viennent de montrer qu'au cours de la méningite tuberculeuse, quatre fois sur cinq, le liquide céphalo-rachidien est
au contraire hypotonique, par rapport au sérum sanguin,

1. Pour plus de détails sur les cultures des liquides tuberculeux, voyez
au tome Ier le chapitre concernant la pleurésie aiguë tuberculeuse.
2. Bezançon et Griffon. *Soc. de biol.*, 14 fév. 1903.
3. Widal, Sicard et Ravault. *Société de biologie*, octobre 1900.

son point de congélation oscillant alors entre — 0,48 et — 0,55. Voilà donc un contrôle nouveau, d'application facile en clinique. L'hypotonie d'un liquide céphalo-rachidien, même clair en apparence, révélée par la cryoscopie, est en faveur d'une méningite tuberculeuse.

On peut aussi tirer quelques renseignements de la *perméabilité méningée* : l'ingestion de 5 à 5 grammes d'iodure de potassium n'est pas suivie à l'état normal du passage de l'iodure dans le liquide céphalo-rachidien. Au contraire, dans la méningite tuberculeuse, on peut retrouver l'iodure dans ce liquide organique par les réactifs ordinaires (acide nitrique nitreux et amidon). Toutefois, cette perméabilité méningée n'existe que dans 54,7 pour 100 des cas (Widal, Sicard, Lutier).

La méthode de cyto-diagnostic proposée par Widal et Ravaut pour l'étude des pleurésies séro-fibrineuses est applicable à l'étude des méningites *tuberculeuses*. Widal, Sicard et Ravaut ont montré que dans la méningite tuberculeuse le liquide retiré par ponction lombaire, alors même qu'il est d'apparence limpide, contient des éléments figurés représentés presque uniquement par des lymphocytes faciles à mettre immédiatement en évidence par centrifugation et par coloration. Si, dans certains cas, on trouve quelques polynucléaires, une simple numération montre qu'ils sont toujours en nombre très inférieur aux lymphocytes. Dans la méningite cérébro-spinale non tuberculeuse, au contraire, le liquide céphalo-rachidien contient presque uniquement des polynucléaires, et les lymphocytes sont toujours en nombre restreint. Le diagnostic de la forme tuberculeuse peut être mis en évidence par le procédé de Nattan-Larrier qui consiste à injecter un centimètre cube de liquide céphalo-rachidien dans la mamelle d'une femelle de cobaye en lactation ; peu de jours après le lait contient des bacilles de Koch.

La méningite aiguë syphilitique est caractérisée également par la présence de lymphocytes (Widal et le Sourd, Brissaud et Brecy), mais on rencontre exceptionnellement cette forme de méningite. Au point de vue de la formule lymphocytaire des méningites en général, il faut se rappeler, pour éviter une erreur, que l'examen cytologique fait *tardivement* à une époque éloignée du début d'une méningite bactérienne, démontrera la seule présence d'éléments lymphocytaires. Les polynucléaires ont disparu. Les observations de Labbé et Castaigné, Sicard, Widal, Griffon, Apert, montrent bien quelle interprétation pathogénique peuvent recevoir de pareils faits. Quand la lutte s'éteint, quand la maladie tend vers la guérision, le polynucléaire, élément de l'infection brutale, massive, fait place au lymphocyte, élément d'organisation.

En résumé, qu'il s'agisse de la recherche directe des bacilles, ou de leur culture, ou des phénomènes de cryoscopie, ou du cyto-diagnostic, ces différentes constatations sont subordonnées à l'extraction du liquide céphalo-rachidien par ponction lombaire.

Le diagnostic des méningites cérébro-spinales est donc un *diagnostic à deux étapes*; il ne suffit pas de savoir distinguer la méningite cérébro-spinale des grippes ou fièvres typhoïdes qui peuvent la simuler, il faut encore faire un diagnostic pathogénique et tâcher de savoir si la lésion est, ou n'est pas, tuberculeuse [1]. L'erreur n'est pas toujours facile à éviter. l'observation clinique doit ici, comme dans bien des circonstances, faire appel aux recherches de laboratoire.

Pronostic. — Abstraction faite des méningites cérébro-spinales tuberculeuses, toutes les autres variétés peuvent guérir, elles guérissent même (à moins de forte épidémie), dans la proportion de 15 à 40 pour 100. Dans la statistique de Netter, « la proportion des guérisons serait à peu près de deux sur trois : chiffre bien encourageant qui montre combien il est important d'opposer par un diagnostic bien fait les méningites non tuberculeuses aux méningites tuberculeuses [1] ». Un de nos malades a guéri ; je renvoie pour son observation à mes leçons cliniques.

1. Lutier. Nouveaux procédés d'investigation dans le diagnostic des méningites tuberculeuses. *Th. de Paris*, 1903.

Mais on peut encore observer des guérisons incomplètes, la méningite cérébro-spinale laissant à sa suite des reliquats, des séquelles. Les médecins militaires (Vincent, Simonin) ont signalé des troubles persistants de la vue, de l'ouïe, des troubles intellectuels, de l'hydrocéphalie. Raymond et Sicard[1], à l'aide des observations de Dalché, Rendu, Le Gendre, Parmentier, et à l'aide de faits personnels, ont individualisé un type à part : la méningite cérébro-spinale à forme de paralysie infantile. Ils ont montré les rapports qui peuvent exister entre la méningite cérébro-spinale et la paralysie infantile. Au cours de certaines épidémies (Épidémie de Vermont, au Canada, en 1894), certains jeunes malades étaient frappés de méningite cérébro-spinale, d'autres de paralysie infantile. Certains cas de poliomyélite peuvent être considérés comme des reliquats ineffaçables de méningite cérébro-spinale[1].

Bactériologie. — Je n'insiste pas sur les lésions méningitiques constatées à l'autopsie, il en a été question à chaque instant dans le cours de ce chapitre, mais l'étude du méningocoque doit nous arrêter, et à ce sujet une discussion me paraît utile. Qu'est-ce que le méningocoque ? En 1887, Weichselbaum a décrit un microbe qu'il a nommé *diplococcus intracellularis meningitidis*, et qu'on a considéré comme agent spécifique de la méningite cérébro-spinale. Ce microbe est un coccus immobile, groupé très régulièrement en diplocoques, jamais en chaînettes, parfois en amas. Chaque élément du diplocoque possède une face plane en rapport avec une face analogue de l'élément opposé. Cette forme, qui est celle du grain de café, rappelle l'aspect du gonocoque. Le méningocoque est souvent inclus dans le protoplasma d'un leucocyte ; il mérite bien alors le nom d'intracellulaire que lui avait donné Weichselbaum, mais ce serait une erreur de le croire toujours inclus dans une cellule : il est parfois extracellulaire et encapsulé ; ces deux variétés existaient dans le liquide rachidien de nos deux malades.

1. Raymond et Sicard. Méningite cérébro-spinale et paralysie infantile. *Revue Neurologique*, 30 avril 1902. — Courtellemont, Thèse de Paris, 1904.

Cultivé en sérum de lapin, le méningocoque présente une capsule absolument nette; il est encapsulé; quelques éléments peuvent ne présenter qu'un seul coccus et, dans la forme habituelle à deux grains, on voit parfois, en face d'un grain petit, un grain deux ou trois fois plus gros. La p'anche ci-dessous représente le méningocoque sous ses différents aspects : A, est le méningocoque intracellulaire inclus dans le protoplasma d'un leucocyte; B, représente une culture de méningocoques; les éléments encapsulés sont variables comme dimension. On y voit un élément qui n'a qu'un seul grain, et, dans les éléments à deux grains, l'un des deux est parfois beaucoup plus petit que l'autre.

Le méningocoque est décoloré par la réaction de Gram, ce qui le distingue du pneumocoque; « il diffère radicalement du pneumocoque commun par ses caractères de culture dans les sérums et sur la gélatine[1] ».

Au sujet du méningocoque de Weichselbaum trouvé à l'état de pureté dans le liquide céphalo-rachidien de notre premier malade, mon interne Griffon a fait à la Société de Biologie la communication suivante[2] : « Le méningocoque pousse difficilement sur les milieux usuels; il ne se développe pas sur gélatine; même dans les milieux favorables, il végète lentement et les colonies ne sont complètes qu'après un séjour de quarante-huit heures à l'étuve à 37º. Le bouillon est légèrement troublé ou demeure stérile. Sur gélose,

1. Bezançon et Griffon. Caractères distinctifs entre le méningocoque et le pneumocoque par la culture dans les sérums. *Soc. méd. des hôpit.*, séance du 9 décembre 1898.

2. Griffon. Méningite cérébro-spinale à méningocoque de Weichselbaum, *Soc. de biol.*, séance du 17 juin 1899

il ne se développe pas d'abord de colonies apparentes à la surface du milieu solide; cependant le liquide condensé à la partie inférieure du tube est trouble et riche en diplocoques; au bout de trois à quatre jours, une colonie isolée peut apparaître à la surface de la gélose, et là, elle prend alors son entier développement : colonie large, aplatie, opaque au centre, à bords translucides un peu irréguliers, remarquablement visqueuse. Au fur et à mesure des repiquages, le microbe s'acclimate aux milieux artificiels et la culture sur gélose est alors plus rapide, moins incertaine et plus abondante; elle peut offrir à l'œil l'aspect d'une culture de bacille typhique.

« Dans le lait, le microbe ne pousse pas abondamment; on ne voit que quelques diplocoques sur les préparations; le milieu de culture ne se coagule pas, même au bout de dix jours. Pas de colonies apparentes sur pommes de terre. Le *sérum de lapin*, non coagulé, donne une culture qui, au bout de quarante-huit heures, est assez abondante, moins riche cependant que s'il s'agissait de pneumocoques. Le *sang gélosé*, si précieux pour le développement du bacille de la tuberculose, constitue également ici un bon milieu de culture; les colonies sont abondantes, propices aux repiquages, précoces dans leur apparition; elles sont plates, maculeuses, d'un jaune brunâtre, translucides, et, s'il y a confluence de plusieurs colonies, on a l'aspect d'un placard à bords polycycliques.

« Expérimentalement, l'action du microbe sur la souris est bien telle que la décrit Weichselbaum. L'inoculation sous la peau, soit qu'on injecte le pus, soit qu'on se serve d'une culture, demeure négative. Par contre, l'injection intra-pleurale a déterminé la mort de l'animal au bout de trois jours, et l'autopsie a révélé une pleurésie double, avec épanchement séro-hémorragique plus abondant du côté de la piqûre, et généralisation du microbe dans le sang et les organes. Un lapin a reçu dans la veine une petite dose de culture; il n'a pas succombé, même au bout de douze jours, mais il a maigri, il est cachectique, et l'examen de

son sang montre une leucocytose intense et la présence,
dans l'intervalle des globules rouges et blancs, de méningocoques libres. Il était intéressant de rechercher la propriété agglutinante dans le sang du malade. Or, le sérum
n'a pas agglutiné le méningocoque, soit qu'on l'ait fait agir
sur une culture en bouillon, comme dans le procédé de
Widal pour le bacille typhique, soit qu'on ait tenté de
cultiver le microbe dans le sérum pur, comme nous l'avons
proposé, avec Bezançon, pour le pneumocoque : le méningocoque ne s'est pas développé dans le sérum non dilué. »

Dans la même séance de la Société de biologie[1], Netter
donne une description du méningocoque de Weichselbaum,
méningocoque auquel il reconnaît une autonomie qu'il lui
avait jusque-là refusée, l'ayant considéré « comme une variété
de pneumocoque ». Chantemesse, prenant la parole à propos de ces communications, résume la question en disant :
« Il est acquis maintenant pour tout le monde que des cas
de méningite cérébro-spinale sont produits par le méningocoque type de Weichselbaum, lequel n'a rien à voir avec le
pneumocoque de Talamon ».

Traitement. — Le *traitement* de la méningite cérébro-
spinale est d'autant plus important que nous sommes en
face d'une maladie souvent curable et avec laquelle on peut
lutter efficacement. On avait espéré, un moment, trouver
dans la ponction lombaire un moyen thérapeutique; il n'en
est rien. Quincke avait cru obtenir par la ponction une
décompression favorable des centres nerveux; or, l'expérience prouve que la soustraction d'une quantité trop forte
de liquide céphalo-rachidien peut provoquer des accidents
graves. La ponction est un excellent moyen de diagnostic,
ce n'est pas un mode de traitement. Chez quelques sujets,
comme chez notre premier malade, la ponction donne une
détente légère et passagère, mais c'est tout; on ne peut
donc pas ériger la ponction lombaire en moyen thérapeutique.

1 Séance du 17 juin 1899.

Les bains chauds ont été préconisés avec raison. Des bains à 38°, 39°, d'une durée de 5 à 10 minutes, répétés plusieurs fois en 24 heures, donnent une certaine détente et contribuent au bon résultat. Il est nécessaire, pendant la durée du bain, de tenir sur la tête du malade des compresses d'eau froide sans cesse renouvelées. Ce qui rend difficile et pénible l'administration des bains, c'est la contracture douloureuse des membres, de la nuque et des lombes. Il est déjà difficile d'asseoir le malade dans son lit pour l'ausculter, à plus forte raison est-il difficile de le maintenir dans un bain.

La céphalalgie, le délire, doivent être combattus par les émissions sanguines, sangsues derrière les oreilles et à la nuque, ventouses scarifiées le long du rachis ; on peut répéter tous les jours ces émissions sanguines, il est utile que le malade perde chaque fois 150 grammes de sang. On peut les faire suivre d'injection de sérum artificiel. Les injections intra-veineuses de collargol ont été préconisées. Les médicaments antispasmodiques trouvent leur indication : le polybromure à la dose de 3 à 4 grammes par jour ; le musc à la dose de 25 à 50 centigrammes ; l'antipyrine, le chloral, l'hypnal, le sulfonal, le sirop d'éther, les injections de morphine à très petite dose, 1/2 centigramme deux ou trois fois par jour.

Le traitement de la méningite cérebrospinale épidémique vient de réaliser un progrès considérable depuis l'emploi systématique de la *sérothérapie*. Le sérum antiméningococcique, comme le sérum antidiphtérique, s'obtient en immunisant des chevaux, d'abord au moyen de bacilles morts, puis par des cultures de plus en plus virulentes.

Le sérum doit être employé dès que le diagnostic bactériologique est posé ; car son action est d'autant plus certaine qu'elle est plus précoce. Les injections sous-cutanées sont inefficaces ; le sérum doit toujours être injecté dans le canal rachidien.

On commence par faire une ponction lombaire suivant la technique habituelle et l'on retire une quantité de liquide

au moins égale à la dose de sérum que l'on désire injecter.
On injecte d'emblée 50 centimètres cubes, même à de très
jeunes enfants, et, de parti pris, on répète ces injections, trois
ou quatre jours consécutifs, sans se fier à la clinique, car
les accalmies sont trompeuses et la température ainsi que
la roideur de la nuque varient d'un jour à l'autre (Netter).
Le liquide céphalorachidien fournit seul des renseignements
précis; il s'éclaircit peu à peu, les polynucléaires diminuent,
les lymphocytes se multiplient, les méningocoques tendent
à disparaître. Après les quatre premières injections, c'est
l'examen du liquide céphalorachidien qui sert de guide pour
continuer ou pour suspendre le sérum. Grâce à cette règle
de conduite, Netter a obtenu des effets rapides et définitifs :
65 cas sur 85 ont guéri avec quatre injections de 50 centimètres cubes[1]. Parfois cependant les effets sont plus lents, des
rechutes surviennent, et certains malades ont dû recevoir
des doses considérables de sérum.

Les statistiques suivantes (Netter) sont particulièrement
suggestives. La méningite cérébrospinale du nourrisson,
souvent fruste, réduite aux convulsions, diagnostiquable par
la seule ponction lombaire, est, on le sait, des plus meur-
trières. Avant le sérum, la mortalité des nourrissons était
de 85,7 pour 100 ; elle est tombée actuellement à 46 pour 100.
La mortalité globale sur 100 cas a été de 28 pour 100 alors
qu'elle était de 40 pour 100 dans les meilleures statistiques
antérieures à l'emploi du sérum; encore faut-il défalquer
17 sujets amenés moribonds à l'hôpital; ce qui réduirait la
mortalité à 11 pour 100.

Les injections de sérum antiméningococcique prédisposent,
comme toute sérothérapie, à des accidents de pronostic
variable. Les uns sont bénins : ce sont des éruptions érythémateuses orties survenant plusieurs jours après l'inoculation, et des arthropathies passagères, qu'il faut distinguer

1. Netter. Acad. de méd., 21 juillet 1909 et 25 juillet 1910. — Assoc.
française de pédiatrie, 1910.
Dopter. La méningite cérébro-spinale et la sérothérapie antiméningococcique. *L'Anjou médical*, août 1910

des arthrites méningococciques vraies. L'injection de sérum est susceptible d'augmenter la douleur, la roideur, et seul l'examen du liquide céphalorachidien permet d'éliminer l'hypothèse d'une rechute. « Plus rares heureusement, mais aussi plus graves, sont d'autres accidents qui apparaissent aussitôt après l'injection et se caractérisent surtout par de l'orthopnée suivie d'apnée. Ces accidents sont quelquefois mortels. Ils paraissent bien dus aux principes nocifs qui font partie intégrante du sérum normal de cheval. Toutefois ils ne doivent pas nous empêcher de recourir à la sérothérapie. »

Là ne s'arrête pas le devoir du médecin; il faut savoir que la méningococcie avec ou sans méningite peut être transmise soit par des sujets convalescents, soit par des sujets en apparence sains qui portent dans leurs fosses nasales le diplocoque de Wechselbaum ; aussi est-il de toute nécessité de rechercher chez eux le méningocoque, afin de les maintenir en quarantaine, tant que leur rhinopharynx est infecté par le coccus.

Les inhalations iodées hâteraient la destruction des germes, et nous donnons ici la formule couramment employée par MM. Vincent et Bellot : iode, 20 grammes, gaïacol 2 grammes, acide thymique 0 gr. 15, alcool à 60 degrés 200 grammes.

§ 17. MÉNINGITE CHRONIQUE, PACHYMÉNINGITE
HÉMATOME DE LA DURE-MÈRE

Parmi les différentes variétés de *méningite chronique*, il en est deux qui méritent de fixer particulièrement notre attention : l'une comprend les méningites partielles de la base de l'encéphale, l'autre s'adresse à la méningite, souvent hémorrhagique, connue sous le nom de pachyméningite, dont le siège habituel est la convexité des hémisphères.

A. *Méningites partielles de la base.* — Ces méningites, habituellement secondaires, accompagnent souvent les tumeurs de la base de l'encéphale et ont fréquemment une origine syphilitique (Fournier[1]). Les méningites chroniques syphilitiques, partielles et circonscrites, scléro-gommeuses, ont une prédilection bien marquée pour la base de l'encéphale; elles ont été étudiées à l'un des chapitres précédents, au sujet de la syphilis cérébrale.

B. *Pachyméningite.* — *Hématome.* — Sous le nom de *pachyméningite*, on a l'habitude de désigner l'inflammation chronique de la dure-mère, inflammation plus spécialement limitée à sa face pariétale, quand elle est consécutive à une altération des os du crâne. L'inflammation du feuillet viscéral de la dure-mère se confond en partie avec l'histoire de l'hématome. La pachyméningite est fréquente aux deux extrêmes de la vie, chez l'enfant et chez le vieillard; ses causes peuvent ainsi se grouper: la folie, la périencéphalite diffuse, le traumatisme, l'alcoolisme, le rhumatisme, les pyrexies (Jaccoud).

Anatomie pathologique. — La pachyméningite se compose de néo-membranes fines et superposées, qui naissent à la face interne de la dure-mère; on en peut compter jusqu'à vingt couches stratifiées (Virchow). Ces fausses membranes, souvent symétriques, siègent de préférence à la voûte crânienne, des deux côtés de la faux de la dure-mère; les plus récemment formées sont en rapport avec la dure-mère; en vieillissant, elles deviennent épaisses et se vascularisent. Les vaisseaux de ces membranes sont friables, et leur rupture constitue une hémorrhagie enkystée, l'*hématome de la dure-mère*[2].

La *pathogénie* du caillot et son enkystement ont donné lieu à bien des discussions; la membrane qui enveloppe le caillot ne se forme pas aux dépens du caillot, c'est l'hématome qui se forme aux dépens de la pachyméningite, et l'hémorrhagie prend naissance, non pas entre

<hr>

1. Fournier. *Syphil. du cerv.*, p. 26.
2. Lancereaux. Des hémorrhag. méning. *Arch. de méd.*, 1862-1863.

la dure-mère et le prétendu feuillet de l'arachnoïde, mais dans l'épaisseur même des néo-membranes. Toutefois, cette théorie n'est pas absolue, elle ne s'adresse pas à tous les cas; le plus souvent, il est vrai, l'hémorrhagie est consécutive à la pachyméningite, de même qu'en d'autres régions il y a des hémorrhagies qui sont consécutives aux néo-membranes de la plèvre et de la tunique vaginale; mais ce mode de formation de l'hématome méningé ne doit pas être regardé comme exclusif. Dès 1837, Baillarger[1] avait avancé que l'hémorrhagie méningée est primitive, et que sa membrane d'enveloppe est secondaire; des expériences récentes (Vulpian, Laborde[2]) prouvent l'exactitude de ce fait et tendent à faire admettre qu'il existe des hémorrhagies sus-arachnoïdiennes primitives, qui ne s'enkystent que plus tard; seulement, leur enveloppe n'est pas formée de fibrine organisée, comme l'avait supposé Baillarger, elle est formée d'une membrane due à l'irritation du tissu voisin.

L'hématome de la pachyméningite n'est pas toujours enkysté, le sang peut déchirer les néo-membranes et inonder la cavité arachnoïdienne, mais le plus souvent l'hémorrhagie se collecte sous forme de kyste, le caillot se rétracte, une partie se résorbe, et ce qui reste prend l'aspect *ocreux* des anciens foyers hémorrhagiques du cerveau. Au niveau de l'hématome, la substance cérébrale est généralement déprimée et ramollie.

Description. — La pachyméningite, à son début, passe inaperçue, ou se traduit par quelques phénomènes d'excitation cérébrale, tels que céphalalgie, vertiges, rétrécissement des pupilles. A cette première période, qui chez l'adulte dure plusieurs mois, fait suite une phase de dépression provoquée ordinairement par la formation de l'hématome. Si l'hémorrhagie est légère, elle se fait sans symptômes bruyants; si elle est brusque et abondante, elle détermine l'apoplexie, le coma, elle provoque une hémi-

1. Baillarger. *Du siège de quelq. hémorrh. méning.* Th. de Paris, 1837.
2. Luneau. Th. de Paris, 1873, n° 297.

plégie généralement incomplète, et quelquefois des contractures et des convulsions. Dans les cas graves, le pouls est
lent et irrégulier, la pupille est rétrécie du côté de la lésion,
les sphincters sont paralysés, et la mort est la terminaison
habituelle.

Les phénomènes paralytiques peuvent exister seuls, sans
avoir été précédés d'apoplexie; ils diffèrent sensiblement
de l'hémiplégie due à l'hémorrhagie cérébrale, la paralysie
faciale est rare, l'hémiplégie est habituellement incomplète
ou dissociée. Le *diagnostic* de l'hématome avec certaines
lésions cérébrales (ramollissement, tumeur) est quelquefois
impossible à établir. Nous verrons à l'un des chapitres suivants quels sont les résultats fournis par la ponction lombaire ; c'est là une intéressante question.

§ 18. PACHYMÉNINGITE SYPHILITIQUE DE LA BASE DE L'ENCÉPHALE.

Fait clinique[1]. — Le samedi 18 septembre 1908, j'étais
en train d'examiner une femme de trente-neuf ans, couchée au n° 19 de la salle Sainte-Jeanne. La malade, assise
sur son lit, causait tranquillement avec nous et répondait
d'une façon très précise à nos questions, quand, tout à
coup, elle est comme projetée sur son oreiller, elle perd
connaissance et elle est prise d'une grande attaque d'épilepsie.

Du reste, deux attaques semblables étaient survenues en
huit jours depuis que cette femme était entrée dans notre
service. Que signifiaient ces attaques d'épilepsie; quelle en
était la cause et quelle en était l'origine? Telles étaient les
questions qu'il fallait élucider, afin de savoir dans quelle
direction nous devions orienter le traitement.

1. Pour écrire ce chapitre je mets à profit les leçons que j'ai faites à
l'Hôtel-Dieu : *Clinique médicale de l'Hôtel-Dieu*, 1909, 6ᵉ volume. *Pachyméningite syphilitique basilaire*, première et deuxième leçons.

Grâce à l'obligeance du Dr Mazet (de Lardy), nous avons pu être renseignés sur les débuts de la maladie, et voici les détails très circonstanciés que nous devons à notre confrère : Il y a cinq ans, au quatrième mois d'une grossesse, cette femme fut prise d'accidents qui ressemblaient à une méningite aiguë, avec céphalalgie, vomissements, délire, trismus, raideur de la nuque, inégalité pupillaire. Pendant plusieurs jours, la fièvre atteignit le soir 40°,5 avec légère rémission matinale. La malade resta dans le coma pendant une huitaine de jours, puis les symptômes s'amendèrent et trois semaines plus tard la méningite semblait guérie, sauf la céphalalgie qui allait persister pendant des années.

Après cette crise méningée, le Dr Mazet perdit de vue sa malade, et plus tard, quand il fut appelé de nouveau à lui donner des soins, cette femme était devenue épileptique. Elle avait de vraies attaques de mal comitial avec perte de connaissance, morsure de la langue et émission involontaire d'urines et de matières fécales. A dater de cette époque, la céphalalgie et l'épilepsie furent les deux manifestations principales de la maladie. Les attaques survenaient le jour ou la nuit et les douleurs de tête étaient pour ainsi dire continuelles avec prédominance à la région occipitale et paroxysmes parfois atroces. Entre temps, cette femme était accouchée à terme d'une fillette bien constituée qui est aujourd'hui une belle enfant de cinq ans.

En 1907, survint un symptôme nouveau. En voyant marcher cette femme, le Dr Mazet fut frappé de sa démarche qui rappelait l'ataxie cérébelleuse. La malade se plaignait de violents vertiges; voulait-elle faire quelques pas, elle était titubante et comme en état d'ivresse. Pour ne pas perdre l'équilibre elle s'appuyait aux meubles et aux murs, et, malgré tout, elle se sentait entraînée à droite, elle avait une tendance à tomber du côté droit. Chose importante, l'audition était intacte. Depuis quelque temps, la vision a été atteinte. Au début, ce fut un trouble visuel assez léger, comme un brouillard devant les yeux, puis ce trouble s'accentua, si bien qu'une quinzaine de jours avant l'arrivée à l'Hôtel-Dieu, la vue avait tellement baissé que notre malade distinguait à peine les objets, elle n'y voyait plus que pour se conduire. L'examen ophtalmoscopique fit constater une stase papillaire avec œdème considérable des papilles et dilatation énorme des veines rétiniennes. L'œdème des papilles, la stase papillaire et la dilatation des veines rétiniennes sont des symptômes qui ont une telle importance dans le diagnostic des lésions encéphaliques, que je dois entrer, à ce sujet, dans quelques développements.

L'une des planches suivantes, A, est la reproduction de la papille à l'état normal. La papille, qui n'est que l'épanouissement du nerf optique, apparaît à l'ophtalmoscope sous forme d'un disque blanc, légèrement ovalaire, dont la coloration tranche sur la teinte rouge de la choroïde qui, on le sait, est une membrane essentiellement vasculaire. La papille est transparente, ses contours sont nets et bien limités; elle est sillonnée de vaisseaux, les veines sont plus volumineuses que les artères.

La *stase papillaire* qu'on décrit encore sous les noms de papillite, ou œdème de la papille, est unilatérale ou bilatérale. La bilatéralité est presque toujours un indice de lésions encéphaliques. Quand on examine à l'ophtalmoscope un œil atteint de stase papillaire, on est d'abord frappé de la saillie anormale de la papille et de sa teinte rougeâtre hyperémique. Elle a perdu sa transparence, ses limites ne sont plus nettes, ses contours sont flous et s'estompent dans la rétine environnante. Les veines sont sinueuses, très volumineuses, tandis que les artères sont en partie effacées et ne peuvent souvent être distinguées qu'à une certaine distance de la papille qui les cache. Les lésions de la stase papillaire sont en grande partie de nature œdémateuse. Toutefois, la gêne mécanique de la circulation n'est pas seule en cause, il s'y joint un certain degré d'infection du liquide céphalo-rachidien qui fait de l'œdème de la papille un œdème inflammatoire. Lorsque la stase papillaire atteint les deux yeux, on peut affirmer, dit M. Terrien, l'existence d'une tumeur cérébrale ou d'une méningite de la base[1].

Sous l'influence de la stase papillaire, le champ visuel est habituellement rétréci et la vision est compromise comme chez notre malade. Tant que les lésions restent à l'état d'œdème inflammatoire, la guérison complète s'obtient assez facilement, surtout quand les lésions encéphaliques sont syphilitiques et accessibles au traitement. Mais si la papillite dure un certain temps, la terminaison est beaucoup moins favorable. « La saillie papillaire s'affaisse peu à peu, elle perd son aspect strié rougeâtre et prend une teinte gris sale. La dilatation des veines disparaît, l'altération des artères s'accuse et l'atrophie de la papille devient de plus en plus manifeste. En même temps, la vision diminue pour disparaître en totalité[2]. »

L'examen ophtalmoscopique pratiqué chez notre femme à son entrée dans notre service, démontra l'existence d'une stase papillaire bilatérale très accentuée. Ainsi qu'on le voit sur la planche B, la papille était saillante et rougeâtre, ses limites avaient perdu leur netteté, ses bords étaient flous et incertains, les artères étaient peu apparentes et les veines étaient trois fois plus volumineuses qu'à l'état normal. Fort heureusement, la papillite n'avait pas encore abouti chez notre malade aux lésions atrophiques qui compromettent définitivement la vision.

En résumé, depuis cinq ans, c'est-à-dire depuis l'épisode méningé qui avait ouvert la scène, la céphalalgie, les attaques d'épilepsie, les vomissements, les vertiges, la titubation avec latéropulsion à droite, et les troubles de la vision avec œdème des papilles, avaient jalonné les étapes du mal. Mais ce n'est pas tout, la lésion encéphalique poursuivait son évolution avec une implacable ténacité et de nouveaux symptômes allaient apparaître. Vers le 15 août 1908, survint une paralysie faciale gauche du type périphérique. D'emblée cette paralysie fut complète.

1. Terrien. *Syphilis de l'œil et de ses annexes*, Paris, 1905.
2. Terrien. *Loco citato.*

PLANCHE A. — Papille à l'état normal.

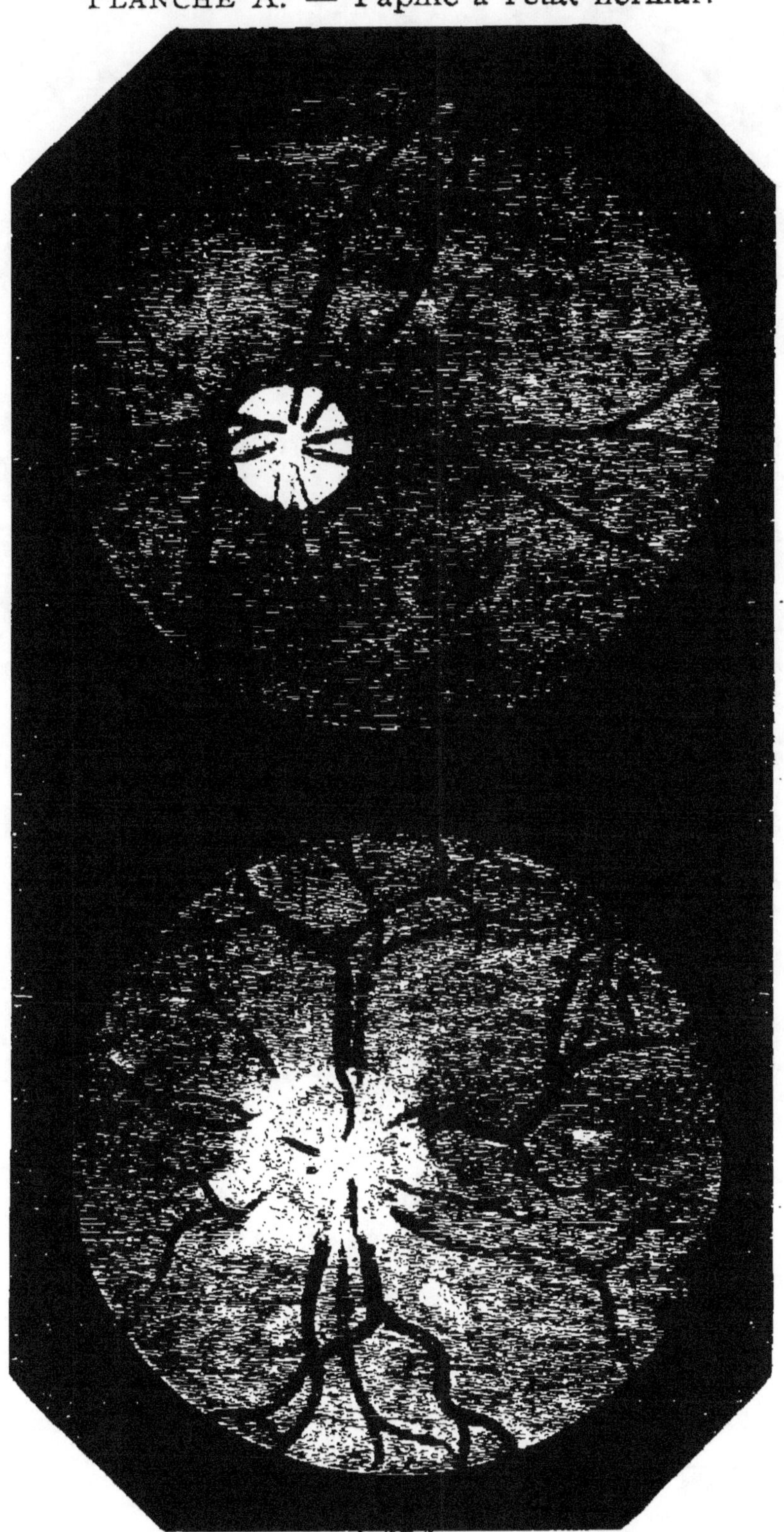

PLANCHE B. — Papilles de notre malade.

A l'examen de la malade la moitié gauche du visage est paralysée; facial inférieur et facial supérieur, tout est pris. La paralysie est encore plus accentuée quand cette femme contracte ses traits ou quand on la fait rire. Cette paralysie est accompagnée de réaction de dégénérescence, ainsi que le prouve l'exploration électrique faite par M. Lacaille.

Presque à la même époque est survenue une parésie du nerf moteur oculaire externe gauche et une paralysie partielle du moteur oculaire commun droit atteignant le releveur de la paupière, le muscle ciliaire et le muscle droit interne. Les pupilles sont inégales; la pupille gauche réagit à la lumière du jour et à la lumière artificielle, tandis que la paupière droite reste insensible à ces excitations. Les paralysies de ces nerfs oculo-moteurs ont déterminé une diplopie qui est assez difficile à constater, la vision étant en partie abolie par l'œdème papillaire.

L'ouïe et le goût sont intacts. La tension artérielle est à peu près normale. Le cœur et les organes respiratoires sont indemnes; on ne constate à l'auscultation des poumons aucune trace de tuberculose. Les urines sont suffisamment abondantes, on n'y trouve ni sucre ni albumine. Les facultés intellectuelles ne laissent rien à désirer, la mémoire est parfaitement conservée et c'est avec précision que la malade rend compte des différentes phases de son état. Il n'y a pas de somnolence, il n'y a jamais eu d'idées délirantes. On n'a constaté aucun stigmate d'hystérie. Un point sur lequel je désire insister, c'est que nous n'avons trouvé chez cette femme aucune trace d'hémiplégie, pas d'hémianesthésie, pas de contractures, pas de signe de Babinski. Les réflexes sont conservés et normaux. Le faisceau pyramidal n'a pas été atteint. Ces notions nous seront fort utiles quand viendra le moment de discuter le siège de la lésion encéphalique.

L'état général de la malade est mauvais. Cette pauvre femme est amaigrie et très affaiblie; elle n'a plus ni force ni courage. Elle se plaint de ses douleurs de tête, qui, par moments, redoublent d'intensité; les attaques d'épilepsie la guettent et deviennent plus fréquentes; elle dort mal, elle a presque perdu la vue, elle n'a aucun appétit, et, du reste, boire et manger lui sont extrêmement pénibles ; elle est en proie au vertige même quand elle est au repos ; elle ne peut faire quelques pas sans tituber et sans redouter de tomber à droite ; bref, elle se lamente sur sa situation qui ne fait qu'empirer et elle est dans un état de tristesse et de dépres-sion morale facile à comprendre.

Diagnostic topographique. —Tels sont les faits ; il s'agit maintenant de les interpréter. Il est évident que nous avons affaire ici à une lésion cérébrale qui a ménagé le faisceau pyramidal ; mais dans quelle partie de l'encéphale siège cette lésion, et, ce qui est encore plus important, quelle est sa nature ? La discussion que nous allons entreprendre nous permettra, je l'espère, de répondre à cette double question, car ces connaissances sont indispensables pour savoir dans quel sens nous devons orienter notre traite-ment.

La maladie a débuté par un épisode aigu qui a eu toutes les apparences d'une méningite. Puis, pendant plusieurs années, les douleurs de tête parfois intolérables et les gran-des attaques de mal comitial ont été les deux seuls symp-tômes. Il ne s'agissait pas ici d'épilepsie dite essentielle, car notre malade avait eu sa première attaque d'épilepsie à l'âge de trente-quatre ans, et l'épilepsie dite essentielle ne débute pas si tard dans la vie.

Il n'était non plus question d'épilepsie jacksonienne, il s'agissait bien de la grande attaque du mal comitial, et l'on sait que toutes les lésions de l'encéphale, quel que soit leur siège, surtout les lésions corticales, peuvent déterminer l'attaque d'épilepsie. Qu'on invoque comme pathogénie de cette épilepsie secondaire l'excitation de la substance ner-veuse, ou une compression de voisinage, une hydropisie ventriculaire, un œdème cérébral, peu importe ; le syphi-lome, le tuberculome, le néoplasme, les tumeurs parasitai-res, l'hydatide (Cranwell), une exostose, une esquille, etc., tout peut être matière à épilepsie sans qu'il soit nécessaire d'assigner à la lésion provocatrice un siège spécial. La conclusion, c'est que les attaques d'épilepsie de notre malade, pas plus que sa céphalalgie, ne pouvaient à elles seules, nous renseigner sur le siège de la lésion encéphalique.

Ce diagnostic du siège de la lésion pouvait-il du moins être établi d'après les symptômes qui apparurent quelques années plus tard? Les vomissements, les troubles de la démarche, le défaut d'équilibre avec latéropulsion à droite (l'audition étant intacte) attiraient l'attention vers l'appareil cérébelleux. Quant à la stase papillaire avec dilatation des veines rétiniennes et œdème de la papille, c'est là un signe précieux, puisqu'il permet d'affirmer dans la proportion de 80 pour 100 l'existence d'une tumeur cérébrale ou d'une méningite de la base. Mais ce signe ne nous fournissait aucun renseignement sur le siège de la tumeur, car toutes les tumeurs cérébrales, quels que soient leur siège et leur nature, peuvent déterminer la stase papillaire; toutefois la stase papillaire est bien plus fréquente quand la lésion, siège à la base de l'encéphale.

Ces différentes considérations plaidaient assez en faveur d'une localisation basilaire, mais nous n'avions encore à ce sujet aucune certitude. Cette certitude, elle nous a été donnée par la paralysie de trois nerfs craniens : facial gauche, moteur oculaire externe gauche et moteur oculaire commun droit. Dès lors, il n'y avait plus à hésiter, il s'agissait bien d'une lésion localisée à la base de l'encéphale. La chirurgie n'avait donc rien à voir au traitement.

Diagnostic pathogénique. — Quelle était la nature de la lésion basilaire? Sans nous attarder à passer en revue les lésions rares qu'on peut rencontrer à la base de l'encéphale, demandons-nous si notre malade était atteinte de l'une des lésions qui sont de beaucoup les plus fréquentes : syphilis, tuberculose ou néoplasme.

Etait-ce un néoplasme de la base de l'encéphale? Non. De toutes les lésions encéphaliques qui peuvent susciter la stase papillaire, les tumeurs néoplastiques sont, il est vrai, les plus fréquentes, puisque, dans la statistique de M. de Lapersonne[1], les tumeurs néoplasiques entrent dans la proportion de 60 à 70 pour 100 tandis que la syphilis, n'a que 15 pour 100, et la tuberculose, 10 pour 100. A ne tenir compte que de ces faits, on aurait pu incliner vers le diagnostic de tumeur basilaire néoplasique, mais plusieurs raisons militaient contre cette hypothèse. La ponction lombaire pratiquée à plusieurs reprises ne fit découvrir dans le liquide céphalo-rachidien aucun élément d'apparence cancéreuse. De plus, il est une raison péremptoire qui s'opposait au diagnostic de néoplasme chez notre femme : sa maladie dure depuis cinq ans et, au cas de cancer, la mort serait survenue depuis longtemps

S'agissait-il du moins d'une lésion tuberculeuse de la base de l'encéphale, telle qu'un gros tubercule ou une pachyméningite tuberculeuse? On n'ignore pas que les tubercules de l'encéphale atteignent parfois le volume d'une petite tumeur. On sait également qu'il y a des méningites tuberculeuses circonscrites, des plaques de pachyméningite, qui sont très lentes dans leur évolution (Chantemesse) et qui peuvent durer longtemps sans compromettre l'existence.

Eh bien, notre malade ne serait-elle pas atteinte de pachyméningite chronique tuberculeuse basilaire? A l'appui de cette hypothèse, nous ne devons pas oublier que la maladie, à ses débuts, avait revêtu les apparences d'une méningite aiguë, méningite qui serait passée ensuite à l'état chronique. De plus, cette femme nous a dit que plusieurs de ses frères et sœurs sont morts en bas âge à la suite de méningite. Mais ces arguments n'étaient pas suffisants pour nous faire admettre une lésion tuberculeuse de l'encéphale. Pour si prolongées que puissent être les lésions de cette nature, le diagnostic de pachyméningite tuberculeuse ne cadrait pas avec la durée vraiment bien longue de la maladie. De plus, la cuti-réaction donnait des résultats négatifs.

Restait la syphilis. Les lésions basilaires de notre malade étaient-elles syphilitiques et d'abord avions-nous quelque

1. De Lapersonne. Leçon clinique inédite sur la stase papillaire. 13 novembre 1908.

bonne raison qui nous permît d'affirmer que cette femme
fût syphilitique? Non seulement, elle nie la syphilis, mais
encore l'investigation la plus minutieuse n'a pu faire découvrir chez elle aucune trace de syphilis acquise ou héréditaire. C'est bien mieux, nous avons examiné sa fille âgée
de cinq ans; cette enfant est née à terme, elle est intelli-
gente et bien développée, elle n'a aucun stigmate de syphilis héréditaire, et cependant c'est en pleine grossesse
que sa mère a été prise des premiers accidents (céphalée et
attaques d'épilepsie) qui, depuis cette époque, n'ont jamais
cessé et auxquels se sont adjoints tous les autres symptômes que nous avons énumérés.

Malgré tout, et par exclusion, je m'arrêtai au diagnostic
de *pachyméningite syphilitique de la base de l'encéphale* et
voici comment je crus pouvoir expliquer la marche de la
lésion et l'apparition des symptômes : Cette pachyméningite
scléro-gommeuse a été lente dans son évolution ; elle s'est
cantonnée à la base de l'encéphale, à la façon de certaines
lésions syphilitiques, *régionales* et *invétérées*, qui se localisent pendant des années sur le territoire qu'elles ont choisi.
Elle est restée juxta-corticale et la substance nerveuse du
mésocéphale, bulbe, protubérance et pédoncules cérébraux,
a été respectée ; il n'y a eu nulle part lésion du faisceau
pyramidal, ce qui explique qu'il n'y ait eu aucun symptôme
hémiplégique. La pachyméningite en s'étalant en surface a
semé dans sa marche extensive des foyers qui expliquent
les symptômes que nous avons énumérés au cours de cette
étude. Ces symptômes peuvent être classés de la façon suivante : 1° symptômes d'irritation : céphalalgie, épilepsie,
vertiges, vomissements, latéropulsion ; 2° symptômes de compression : stase papillaire avec œdème de la papille et dilatation des veines rétiniennes, paralysie gauche du facial, parésie droite du moteur oculaire externe et paralysie partielle
gauche du moteur oculaire commun.

Reste maintenant à faire la preuve de l'exactitude du
diagnostic pathogénique. Les lésions basilaires de notre malade étaient-elles réellement syphilitiques? Si le vieil

aphorisme est encore vrai, si l'on peut dire avec les anciens auteurs : *naturam morborum curationes ostendunt*, nous allons avoir de cet aphorisme une éclatante confirmation.

Traitement. — C'est le samedi 26 septembre que notre malade avait eu devant nous une grande attaque d'épilepsie. Elle venait d'avoir deux autres attaques les jours précédents, et, étant donné le diagnostic de pachyméningite syphilitique, auquel nous étions arrivés, j'avais fait commencer dès le 17 septembre le traitement mercuriel. On pratiqua tous les jours une injection à dose croissante, de 1, 2 et 3 centigrammes de biiodure d'hydrargyre, c'est-à-dire 21 centigrammes en neuf jours. Il n'y eut aucune amélioration, tous les symptômes persistèrent avec la même intensité et la malade eut même deux nouvelles attaques d'épilepsie dans la nuit du 26 et dans la matinée du 27. On porta alors la dose journalière de biiodure d'hydrargyre à 4 centigrammes, et comme nous n'obtenions pas la plus légère amélioration, je fis pratiquer à dater du 1ᵉʳ octobre une injection journalière de 5 centigrammes, ce qui est une dose fort élevée.

Malgré ce traitement fort intense, la malade n'éprouvait aucune amélioration. La terrible céphalalgie, les vertiges, la latéropulsion à droite n'étaient en rien modifiés ; les attaques d'épilepsie semblaient plutôt se rapprocher, la paralysie faciale et les paralysies oculaires ne se modifiaient nullement, la vue était toujours aussi compromise et cette pauvre femme restait confinée dans son lit et se lamentait sur son état. Nous aussi, nous commencions à devenir fort inquiets, et bien que nous eussions confiance dans notre diagnostic, nous ne pouvions nous défendre de quelque doute en voyant qu'un traitement mercuriel aussi intense et aussi prolongé n'avait pas encore donné le plus petit résultat. Les injections mercurielles étaient fort bien supportées et la malade, grâce aux soins minutieux de la bouche, n'ayant aucune trace de stomatite, je me préparais à augmenter encore la dose de mercure, quand, le 5 octobre, comme par un coup de théâtre, cette femme toute joyeuse nous fait

part de l'amélioration qui s'est produite depuis la veille.
« Monsieur, me dit-elle, depuis hier soir mes douleurs de
tête ont disparu, et j'ai pu dormir cette nuit plusieurs
heures sans souffrir et sans me réveiller, ce qui ne m'était
pas arrivé depuis des années. »

Cette amélioration était de bon augure. Je fais continuer
les injections de biiodure d'hydrargyre à la dose journalière
de 5 centigrammes, et nous assistons à l'amélioration
rapide de presque tous les accidents. À dater de ce moment,
les deux grands symptômes qui duraient depuis cinq ans, la
céphalalgie et les attaques d'épilepsie, *disparurent complètement pour ne plus revenir*. En moins de deux mois et demi,
la dose de biiodure injecté avait atteint 2 grammes et demi.

Vers la fin du mois de décembre, cette femme était transformée; elle avait engraissé, elle mangeait avec appétit,
elle dormait bien, elle se levait toute la journée, elle lisait
facilement; les vertiges, la perte d'équilibre et la latéropulsion avaient disparu; quant à la céphalalgie et à l'épilepsie,
il n'en était plus question. On constata à l'ophtalmoscope
que les papilles avaient repris la netteté de leurs contours;
l'œdème papillaire n'existait plus. Peu à peu, la paralysie
faciale s'améliora; la parole était moins défectueuse, la mastication était facile, les boissons et la salive ne s'écoulaient
plus hors de la bouche et, grâce à une alimentation plus
abondante, les forces étaient revenues.

Quand la malade quitta notre service le 22 février 1909,
elle était méconnaissable, elle avait engraissé de 8 kilogrammes, elle allait reprendre sa vie habituelle, on peut
dire que c'était la guérison, et cette guérison était due au
traitement mercuriel intense et prolongé. Supposons que
ce traitement mercuriel n'eût pas été continué avec conviction et persévérance; supposons qu'on l'eût abandonné
après l'insuccès apparent des premiers temps; que fût-il
arrivé? On aurait cru, bien à tort, à une erreur de diagnostic, et la malade, dont la situation s'aggravait continuellement depuis cinq ans, se fût acheminée vers la mort
au milieu de toutes ses souffrances.

Je ne sais ce que l'avenir réserve à la belle découverte d'Ehrlich ; il est permis, dès aujourd'hui, de croire à la valeur du médicament 606, mais en attendant, nous ne craignons pas de le proclamer bien haut, une fois de plus, que la vieille médication mercurielle donne de magnifiques résultats. Chez notre femme, ces résultats ont été durables ; la guérison ne s'est pas démentie, la céphalée et les grandes attaques d'épilepsie n'ont plus reparu.

Existe-t-il d'autres observations de pachyméningite syphilitique basilaire comparables à la nôtre ? Oui certes, il en existe, et si elles ne sont pas absolument identiques, elles ont du moins un air de famille qui permet de les classer dans la même catégorie. Telles sont les observations de Sarbo (1895), de Lung (1904), de Popoff (1906).

§ 19. HÉMORRHAGIES MÉNINGÉES

Anatomie pathologique. — Je viens d'étudier l'hémorrhagie de la dure-mère (*pachyméningite hémorrhagique*) : la question des hémorrhagies méningées reste donc limitée aux hémorrhagies sus-arachnoïdiennes et sous-arachnoïdiennes. Chez le nouveau-né, l'hémorrhagie est presque toujours sus-arachnoïdienne, tandis qu'elle est sous-arachnoïdienne chez l'adulte.

Dans l'épanchement sus-arachnoïdien, le sang plus ou moins coagulé s'accumule à la base du crâne ; et nous avons vu au chapitre précédent qu'il peut s'enkyster par la formation d'une membrane d'enveloppe ; quand l'épanchement est sous-arachnoïdien, la pie-mère est infiltrée, les plexus choroïdes sont injectés, les ventricules peuvent être inondés, on trouve fréquemment des caillots, mais nulle part le sang n'est enkysté. Au-dessous du coagulum, les circonvolutions cérébrales sont aplaties, et, si l'hémorragie a été considérable, le cerveau est exsangue.

Étiologie. Description. — La diversité des symptômes que présente l'hémorrhagie méningée, suivant qu'elle se déclare chez l'adulte ou chez l'enfant, m'engage à scinder l'étude de ces symptômes.

Chez l'adulte, l'hémorrhagie est presque toujours sous-arachnoïdienne. Elle a pour causes la rupture d'un vaisseau, la dégénérescence des artérioles, la syphilis, la périartérite avec ou sans anévrysmes miliaires (hérédité, alcoolisme), la néphrite interstitielle et l'artério-fibrose. L'*hémorrhagie méningée* est tantôt annoncée par des prodromes, tels que céphalalgie, vomissements, douleurs dans la sphère du nerf trijumeau ; tantôt le coma est soudain. Les prodromes sont presque constants au cas de lésions syphilitiques : les malades sont atteints, pendant plusieurs semaines ou plusieurs mois, de céphalée avec ou sans exacerbation nocturne, d'étourdissements, de vertiges, d'obnubilation intellectuelle, de vomissements, de troubles dans la parole, d'hésitation dans la marche. Au moment ou éclate l'hémorrhagie méningée, l'apoplexie peut être soudaine, foudroyante. Parfois l'apoplexie est plus lente à s'établir ; le malade est pris de torpeur, ses mouvements sont lents et difficiles, et il arrive *graduellement*, en quelques heures ou en quelques jours, à mesure que l'hémorrhagie fait des progrès, au *coma* et à l'apoplexie.

La compression du cerveau par l'épanchement sanguin est la cause de ces accidents ; et à part de bien rares exceptions (Lépine), *il n'y* a ni paralysie limitée, ni hémiplégie. La température est celle qu'on observe dans l'hémorrhagie cérébrale ; l'eschare fessière à évolution rapide a également été notée. La terminaison est presque toujours fatale ; il est rare que la durée de la maladie dépasse un septénaire. *Chez le nouveau-né*, l'hémorrhagie est généralement sus-arachnoïdienne. L'hémorrhagie est due aux accouchements laborieux, à la compression du cordon, à la stéatose diffuse (Parrot). Les symptômes se déclarent aussitôt après naissance ou peu de jours après ; l'enfant est pris de convulsions, de somnolence, il meurt dans le coma.

Diagnostic. — L'hémorrhagie méningée était, il y a quelques années encore, une des maladies les plus difficiles à reconnaître[1]. Elle est aujourd'hui une des lésions dont le diagnostic peut être établi avec quelque certitude, grâce à deux nouveaux signes de séméiotique : le signe de Kernig et la ponction lombaire que j'ai étudiés au chapitre des méningites cérébro-spinales. La ponction lombaire renseigne sur la coloration du liquide céphalo-rachidien. La teinte jaune ambrée (Bard, Sicard) ou sanglante, quand on sait l'interpréter, apporte presque avec elle un élément de certitude.

§ 19. DE L'HYDROCÉPHALIE

Division. Étiologie. — L'*hydrocéphalie* est l'hydropisie du cerveau. Au point de vue de son siège, elle est ventriculaire ou extra-ventriculaire. L'hydrocéphalie extra-ventriculaire comprend l'hydropisie sous-arachnoïdienne, l'œdème de la pie-mère et du cerveau. « Selon que l'épanchement est postérieur à l'occlusion définitive de la cavité crânienne, l'hydrocéphalie est dite acquise ou congénitale » (Jaccoud).

L'hydrocéphalie *acquise* reconnaît des causes mécaniques et des causes dyscrasiques. Les causes mécaniques sont celles qui gênent la circulation veineuse cérébrale, tumeurs encéphaliques, exsudats méningés, tumeurs du cou et du médiastin, lésion du cœur droit.

Aux causes dyscrasiques appartiennent le mal de Bright, les cachexies, surtout la cachexie tuberculeuse et cancéreuse. L'hydrocéphalie *congénitale* est due à un vice de conformation, à un arrêt de développement du cerveau, à une inflammation lente de l'épendyme, à une oblitération des sinus. Elle peut être une manifestation de la *syphilis* héréditaire : on peut même dire que c'est là la cause la plus

---

1. Widal. Le diagnostic de l'hémorrhagie méningée. *La Presse médicale*, 5 juin 1901.

habituelle de l'hydrocéphalie, ainsi qu'il ressort des intéres
santes publications de Fournier. J'ai eu l'occasion de voir
deux cas d'hydrocéphalie qui étaient certainement le fait de
la syphilis héréditaire.

Anatomie pathologique. — L'œdème cérébral et
l'œdème de la pie-mère se reconnaissent facilement; en
faisant la section de l'organe, on voit suinter quelques
gouttes de liquide, et le cerveau œdématié garde l'empreinte
du doigt. L'hydrocéphalie ventriculaire est peu abondante
quand elle est aiguë (50 à 100 grammes), elle atteint
400 grammes quand elle est chronique, et elle peut dépasser plusieurs litres quand l'hydrocéphalie est congénitale.
Le tissu cérébral est ramolli, les ventricules sont dilatés,
les plexus choroïdes sont œdémateux, hypertrophiés (Claisse
et Lévi[1]), et dans le cas d'hydrocéphalie congénitale les
circonvolutions cérébrales sont aplaties, refoulées au dehors
et comme déroulées. Parfois, l'hydrocéphalie congénitale se
localise à une partie du ventricule, à sa corne antérieure
ou postérieure, ce qui donne à la tête de l'enfant une conformation particulière.

Symptômes. — L'hydrocéphalie *acquise* ne peut entraîner aucune déformation du crâne : si l'accumulation
du liquide cérébral est rapide, on observe l'*apoplexie* dite
séreuse, et, si le liquide cérébral est lent à se former, le
malade passe souvent par une phase d'excitation (délire,
convulsions, contractures) suivie d'une phase de dépression (coma, résolution, asphyxie). Il n'y a *ni fièvre, ni
paralysie limitée,* ce qui permet d'éloigner d'emblée les
lésions en foyer. L'hydrocéphalie affecte aussi une forme
lente dans laquelle les phénomènes de dépression se
montrent d'emblée et s'accroissent graduellement.

L'hydrocéphalie *congénitale* déforme le crâne; la tête
devient énorme; les orbites sont enfoncés sous la saillie
des os frontaux, le diamètre vertical de la face est dimi-

---

1. Fournier. *La syphilis héréditaire tardive,* p. 446.
2. Claisse et Ch. Lévi. Etude histologique d'un cas d'hydrocéphalie
interne. *Soc. anat.,* mars 1897.

nué, tandis que le diamètre transversal du front est considérablement augmenté par l'écartement des os frontaux. Les os du crâne, soudés par leur base, s'écartent comme les pétales d'une fleur (Trousseau). Les convulsions sont fréquentes, l'appétit est vorace, la motilité est incomplète, l'intelligence est nulle. L'hydrocéphalie *acquise*, bien que fort grave, n'est pas absolument mortelle. L'hydrocéphalie congénitale permet souvent la survie pendant une période de dix, quinze ans et au delà. Les opérations pratiquées dans le but de retirer le liquide ne donnent pas de résultat définitif. J'ai pratiqué jadis l'aspiration du liquide cérébral au moyen de l'aiguille n° 1 : j'ai été surpris de l'innocuité de l'opération, j'ai obtenu chez plusieurs enfants une amélioration passagère. mais je n'ai jamais vu la guérison.

CHAPITRE V

DES NÉVRITES

POLYNÉVRITES

Description. — Depuis les travaux de Duménil, qui datent de 1864, on a donné aux lésions périphériques des nerfs une part de ce qui revenait autrefois aux lésions des centres nerveux. C'est Duménil qui a doté le système nerveux périphérique d'une entité morbide qu'il ne possédait pas. Depuis lors, des travaux innombrables ont été publiés, travaux anatomiques, cliniques et expérimentaux qui s'efforcent chaque jour de démanteler la pathologie du système nerveux central, au profit du système nerveux périphérique.

Un malade est-il atteint de paralysie rapide et progressive

envahissant les membres inférieurs et les membres supérieurs, paralysie bientôt suivie d'atrophie musculaire, on se
garde bien aujourd'hui de porter *a priori* le diagnostic de
poliomyélite; on y regarde de plus près et on porte souvent
le diagnostic plus rassurant de polynévrite périphérique.

Un malade est-il atteint de douleurs lancinantes des
membres inférieurs avec troubles oculaires, incoordination
des mouvements, on se garde bien aujourd'hui de porter
a priori le diagnostic de *tabes*; on y regarde de plus près
et on porte souvent le diagnostic plus rassurant de polynévrite périphérique alcoolique, ou *pseudo-tabes*.

Un malade est-il atteint de troubles dans la sphère des
nerfs bulbo-protubérantiels, troubles oculo-moteurs, ophthalmoplégie, etc., on se garde bien de porter *a priori* le diagnostic d'une lésion *bulbo-protubérantielle*, d'une polioencéphalite; on y regarde de plus près, et on s'arrête souvent
au diagnostic de polynévrite périphérique, ce qui est autrement bénin.

Il y a donc deux états morbides, qui au premier abord
présentent de grandes analogies; dans un cas, il s'agit de
troubles généralement graves dépendant de lésions des
centres nerveux; dans l'autre cas il s'agit de troubles généralement bénins dépendant de lésions *périphériques* des
nerfs. Paralysies, amyotrophies, troubles trophiques, troubles sensitifs, douloureux, troubles anesthésiques, troubles
sécrétoires, vaso-moteurs sont communs à ces deux états
morbides.

En quoi consiste donc la lésion de ces névrites périphériques, qui peut ainsi, jusqu'à un certain point, simuler la
lésion des centres nerveux? Ainsi que le dit fort bien Ettlin-
ger dans un excellent travail[1], la lésion des polynévrites
peut se résumer en ceci : les petits troncs nerveux musculaires et cutanés sont dégénérés dans les territoires où l'on
a observé la paralysie, l'atrophie, les troubles sensitifs.
Cette dégénérescence consiste en altérations destructives

---

1. Des polynévrites. *Gaz. des hôpit.*, 1895, p. 585 et 633.

des cylindres-axes et de leur gaine de myéline; elle présente
comme particularité, qu'elle est au *maximum dans les nerfs
les plus petits*. Le nombre des tubes restés sains devient de
plus en plus grand à mesure qu'on remonte vers les
branches nerveuses d'un ordre plus important; par exemple,
tandis que les rameaux nerveux des muscles de la région
antéro-externe de la jambe n'ont presque plus de tubes
intacts, au contraire le sciatique poplité externe et le sciatique n'ont presque pas de fibres malades, ou du moins
elles le sont d'autant moins qu'on considère un point plus
élevé du tronc nerveux. Il en est de même pour les rameaux
cutanés; leurs lésions diminuent de la périphérie vers les
centres.

Pathogénie. — Les causes des polynévrites sont les
mêmes que les causes des myélites. En se reportant au
chapitre des myélites en général, on retrouverait en partie la pathogénie qui préside également au développement des névrites. On peut dire que les polynévrites sont
dues à deux grandes causes : 1° à des agents infectieux
ou toxi-infectieux; 2° à des substances toxiques. Au nombre des agents infectieux, il faudrait citer presque toutes
les maladies infectieuses qui agissent directement par
leurs microbes, ou indirectement par leurs toxines :
tuberculose, fièvre typhoïde, grippe, diphthérie, variole,
syphilis, paludisme, lèpre, streptococcie, coli-bacillose, etc.
Au nombre des substances toxiques je citerai le plomb,
l'alcool, l'arsenic, l'oxyde de carbone. Il faut y ajouter les
poisons fabriqués par l'individu malade, auto-intoxications
des diabétiques, des urémiques, des goutteux, des cancéreux. Enfin, il est un facteur essentiel qu'il ne faut pas
négliger, le froid (polynévrite *a frigore*) qui joue dans la
genèse des névrites un rôle que nous saisissons mal, mais
qui est incontestable.

Mais est-il bien vrai que les agents infectieux, toxiques,
ou toxi-infectieux, puissent localiser leur action nocive à
la périphérie des nerfs, comme ils la localisent à telle
ou telle partie des centres nerveux? Ici commence l'in-

certitude. Qu'il y ait des lésions nerveuses périphériques plus ou moins isolées, qui semblent indépendantes de toute lésion centrale, c'est indéniable, mais peut-on affirmer que la lésion des polynévrites systématiquement et progressivement généralisées, peut-on affirmer, dis-je, que cette lésion, toute périphérique qu'elle est, ne soit pas régie par une altération visible ou invisible des cellules des centres nerveux? En prenant quelques exemples, ne voit-on pas la diphthérie, maladie toxi-infectieuse, déterminer les lésions périphériques (névrites) et des lésions centrales (myélites)[1]; ne voit-on pas la grippe, maladie toxi-infectieuse, déterminer des lésions périphériques (névrites) et des lésions centrales[2]; ne voit-on pas le diabète déterminer des lésions périphériques (névrites) et des lésions de la moelle? Le même agent pathogène peut donc déterminer, isolément ou simultanément, chez le même individu, des lésions périphériques (névrites) et des lésions centrales (poliomyélites). Il est facile, je le répète, d'admettre l'autonomie de quelques névrites isolées, mais il est plus difficile d'admettre l'autonomie de polynévrites à forme systématiquement ascendante et progressive. Ces polynévrites pourraient bien être dues à des lésions centrales (Marie, Babinski), peu appréciables par nos moyens actuels d'investigation (Raymond), bien que Renaut ait plaidé la cause de l'indépendance nutritive du cylindre vis-à-vis de la cellule ganglionnaire[3].

Quoi qu'il en soit des théories, il est certain que cliniquement, on peut décrire des névrites et des polynévrites qui, par l'évolution de leurs symptômes et par leur mode de terminaison, se comportent autrement que les lésions médullaires, et à supposer que l'état morbide des cellules bulbo-spinales échappe à nos investigations, l'évolution et

1. Dejerine. *Arch. de physiol.*, 1878, p. 107. — Stcherbak. *Rev. de neurol.*, 1893, p. 145. — Bikeles. *Rev. de neurol.*, 1894, p. 448.

2. Leyden. *Rev. de neurol.*, 1893, p. 482. — Mossé. *Congr. de méd. de Bordeaux*, 1896.

3. Renaut. *Congr. des méd. alién. et neurol.*, août 1894.

la symptomatologie, de ce qu'on est convenu d'appeler
« névrites périphériques », nous autorisent à les admettre
et à les décrire, comme un groupe morbide distinct, tout
en faisant quelques restrictions.

Je dis qu'il y a lieu de faire des restrictions, car il est
évident que quelques auteurs avaient été un peu trop loin,
à un moment donné, en cherchant à supprimer certains
états morbides, d'origine médullaire, pour grossir le bilan des
polynévrites. Je comprends le cri d'alarme jeté par Grasset[1],
et pas plus que lui, je n'ai jamais mis en doute l'autonomie de certains types médullaires, définitivement consacrés : la paralysie spinale aiguë de l'adulte et la paralysie
générale spinale antérieure subaiguë.

Description. — Les troubles occasionnés par les névrites
périphériques sont variables à l'infini, suivant que la lésion
prédomine sur les nerfs moteurs, sensitifs, trophiques ;
suivant que la lésion atteint un nerf isolé ou un groupe de
nerfs ; suivant que les nerfs atteints sont rachidiens, crâniens ou sympathiques.

Les causes des névrites périphériques se chargent parfois, d'elles-mêmes, d'opérer une *sélection* ; ainsi l'intoxication saturnine choisit exclusivement les nerfs moteurs et
trophiques musculaires, elle ne détermine que des paralysies et des amyotrophies ; elle respecte les nerfs sensitifs.
Par contre, l'intoxication alcoolique frappe surtout les nerfs
sensitifs périphériques, bien que produisant également des
troubles paralytiques et amyotrophiques ; elle se cantonne
habituellement aux membres inférieurs.

Parfois les névrites périphériques atteignent des nerfs
spéciaux, les nerfs optiques (alcoolisme), les nerfs de la
musculature externe de l'œil, strabisme, diplopie, ophthalmoplégie externe (diabète) ; les nerfs qui président à l'accommodation (diphthérie) ; les nerfs du larynx (tuberculose,
saturnisme) ; le nerf pneumogastrique avec accès d'oppression et de tachycardie ; etc.

---

1. Grasset. *Leçons de clin. méd.*, 1896, p. 551.

Toutes ces variétés de polynévrite existent à l'état isolé, ou sont associées à des formes plus généralisées. Au nom- bre de ces formes généralisées, il en est une, qu'on décrit habituellement sous la dénomination de polynévrite, sans autre étiquette, et qui doit nous arrêter plus longuement.

La *polynévrite*, c'est ainsi qu'on l'appelle, est un type assez fréquent, qui survient tantôt sans cause apparente, tantôt à la suite de quelque maladie infectieuse (grippe), et plus souvent à la suite de refroidissements (fatigues sous la pluie, surmenage par un temps froid et humide). Voici quelle est l'évolution de cette affection : un individu, bien portant du reste, éprouve aux membres inférieurs, aux pieds, aux jambes, des fourmillements, des élancements douloureux, des crampes, une sensation de lourdeur, de pesanteur. Les mouvements et la marche deviennent diffi- ciles (parésie); la marche prend même les caractères du steppage, et en quelques jours, si l'évolution du mal est rapide, la paraplégie est constituée. La *paralysie* est *symé- trique*; elle est généralement plus accentuée sur les muscles extenseurs, et un de ses caractères importants, c'est de débuter par les muscles des extrémités des membres, et de diminuer d'intensité à mesure qu'elle remonte vers la racine des membres. Ainsi, aux membres inférieurs, les muscles les plus paralysés sont les petits muscles du pied, les muscles extenseurs des orteils, les muscles péroniers ; aussi l'attitude du pied est-elle caractéristique, le pied est tombant et les orteils sont fléchis comme si les muscles fléchisseurs étaient contracturés, mais il n'est pas question de contracture, car le pied n'offre ni raideur, ni résistance, il est flasque et *ballant*.

La paralysie reste rarement limitée aux membres infé- rieurs; en peu de jours les membres supérieurs sont pris à leur tour; ici encore le mal s'annonce par des fourmille- ments, élancements douloureux, engourdissements, et pro- gressivement, symétriquement, la parésie ou la paralysie envahit les membres supérieurs, en allant des extrémités à la racine, en recherchant de préférence les extenseurs, et en diminuant d'intensité à mesure qu'elle remonte de la main vers l'épaule. L'attitude des mains fléchies et *ballantes* rappelle l'attitude due à la paralysie saturnine; le malade ne peut ni soulever son bras ni exécuter un mouvement, et dans certains cas, comme chez un malade que je voyais avec Raymond, la paralysie est absolue, ou presque absolue aux quatre membres. Mais les sphincters sont tout à fait indemnes.

Les troubles de la *sensibilité* précèdent et accompagnent les paralysies. J'ai déjà parlé des fourmillements, des tiraillements douloureux des membres; il est rare que, dans cette variété de polynévrite, les douleurs acquièrent l'intensité qu'elles ont dans les névrites alcooliques (pseudo-tabes alcoolique); il est rare, d'autre part, que la douleur fasse défaut, comme dans les névrites saturnines. On peut constater des territoires hyperesthésiés ou anesthésiés, on peut percevoir la dissociation des sensibilités à la douleur au contact, à la température, mais le fait habituel, dans la polynévrite qui nous occupe, c'est que les douleurs spontanées sont peu vives, tandis que les douleurs provoquées par la pression sur les muscles, sur les nerfs, à l'émergence des troncs nerveux, la douleur provoquée au sciatique en soulevant fortement la jambe dans l'extension et dans l'abduction, toutes ces douleurs provoquées témoignent bien de la localisation du mal sur les rameaux et sur les troncs nerveux.

Les réflexes tendineux sont abolis; cette abolition de la *motilité réflexe* est un des symptômes dominants de la polynévrite.

Les troubles de la *motilité électrique* suivent fidèlement les troubles de la motilité volontaire et les troubles de la motilité réflexe; tous ces troubles de la motilité marchent de pair. L'exploration électrique a le double avantage d'aider au diagnostic de la polynévrite et d'en préciser l'importance et le degré d'intensité. D'une façon générale, la contractilité électrique est fortement altérée dans tous les territoires paralysés dépendant de la névrite; l'action du courant faradique est affaiblie ou nulle; l'action du courant galvanique est intervertie dans les territoires qui sont gravement atteints. On constate la réaction de *dégénérescence*. Entre les extrêmes, on trouve tous les intermédiaires, qui permettent de se former une idée sur l'intensité et sur la durée probable des lésions.

L'*atrophie musculaire* est un symptôme constant de la polynévrite. Cette atrophie des muscles se développe en même temps que la paralysie, elle la suit pas à pas dans son envahissement progressif; toutefois, l'atrophie a une évolution beaucoup plus lente que la paralysie. La coexistence des troubles paralytiques et amyotrophiques, au cours des polynévrites, est expliquée par ce fait, que les rameaux nerveux qui se rendent aux muscles, conduisent en même temps la fonction motrice et la fonction trophique.

Sous l'influence des atrophies musculaires, les régions paralysées se déforment; partout les os deviennent saillants et les reliefs musculaires sont remplacés par des méplats. Aux pieds, les saillies musculaires s'aplatissent, s'effacent, pendant que les espaces interosseux se creusent; à la jambe, la saillie des muscles du mollet est remplacée par une peau flasque et la face antéro-externe est excavée en gouttière. A la cuisse, même disparition des saillies musculaires. Aux membres supérieurs, l'aspect de la main rappelle un peu la main de l'atrophie musculaire progressive; les éminences thénar et hypothénar disparaissent, le dos de la main est creusé par les espaces interosseux, l'avant-bras s'aplatit et s'excave.

Tels sont les symptômes, telles sont les lésions de la polynévrite. Malgré ce délabrement si étendu, parfois si intense, qui donne aux membres l'apparence du squelette, l'état général reste excellent, l'appétit ne faiblit pas, toutes les fonctions se font régulièrement, et ce n'est qu'après des semaines et des mois que la réparation commence à se faire; les atrophies musculaires et les paralysies disparaissent peu à peu et dans la majorité des cas, on finit par obtenir, à la longue, la guérison complète.

Certaines polynévrites sont sujettes aux rechutes ou aux récidives. Les cas de polynévrite qui se terminent par la mort sont absolument exceptionnels; les accidents proviennent alors de névrites de nerfs bulbo-protubérantiels, ou de lésions bulbo-médullaires qui viennent compliquer les lésions périphériques. Dans ces quelques cas rares, la névrite multiple s'accompagne de troubles mentaux, *psychose poly-névritique* (Korsakoff); il s'agit là, le plus souvent, de confusion mentale, liée à des lésions de l'écorce cérébrale, avec altération des cellules pyramidales et des cellules géantes de Betz (tuméfaction et chromatolyse) (Ballet et Faure)[1].

Étant donnée la bénignité relative des polynévrites, il est bien important, au point de vue du pronostic, de ne pas confondre la polynévrite avec les maladies autrement graves qui peuvent la simuler. Dans sa forme douloureuse, et habituellement d'origine alcoolique, la polynévrite simule le tabes; cette forme pseudo-tabétique est loin d'être rare, j'en ai observé plusieurs cas ces temps derniers; le fait le plus remarquable que j'aie rencontré concerne un jeune homme de vingt-cinq ans qui, depuis plusieurs mois, buvait tous les jours une bouteille de cognac sans être pris d'ébriété; il arrivait d'Amérique, où on l'avait pris pour un tabétique. Cependant le diagnostic de polynévrite (pseudo-tabes) me parut s'imposer; il fut soumis par Lacaille à une électrisation méthodique, et en six mois il était complètement guéri.

Dans sa forme paralytique, amyotrophique et rapidement progressive, la polynévrite simule la poliomyélite aiguë. J'en ai vu cette année un cas des plus remarquables avec Raymond : il s'agit d'un jeune officier qui, s'étant refroidi aux manœuvres, fut pris en quelques jours de paralysie commençant par les membres inférieurs, gagnant les membres supérieurs, paralysie bientôt suivie d'amyotrophie rapide, progressive et envahissante. J'ai rapporté cette observation en détail au chapitre concernant la paralysie spinale aiguë

---

1. Ballet et Faure. An. path. de la psychose polynévritique. *Presse méd.*, 30 nov. 1898.

de l'adulte et j'en ai profité pour discuter longuement le *diagnostic* de la *polynévrite* et de la *poliomyélite*. Je n'y reviens donc pas ici.

Traitement. — Je ne m'occupe pas ici du traitement prophylactique spécial à chaque variété de polynévrite (suppression de la cause, alcool, plomb, etc.), je veux seulement dire quelques mots au sujet des indications de l'électrothérapie, qui est le traitement le plus en usage. Voici à ce sujet l'opinion de Babinski que je cite textuellement : *L'électricité* est un des agents dont on fait le plus communément usage dans le traitement des névrites périphériques ; il ne faut pourtant s'en servir qu'avec circonspection et dans certaines circonstances déterminées. D'une façon générale, on peut dire que l'électrothérapie doit être proscrite au début de la maladie, principalement quand il s'agit d'une névrite sensitive ou d'une névrite mixte, que l'emploi en est au contraire clairement indiqué quand le processus morbide semble avoir épuisé son action et que l'on n'a plus affaire qu'au reliquat des lésions qu'il a provoquées. Dans le premier cas, l'électrisation des muscles ne saurait guère avoir d'autre résultat que d'exagérer les douleurs et elle pourrait peut-être même augmenter les lésions, tandis que, dans le second cas, ce mode de traitement est efficace et favorise, pour le moins, la restauration des muscles atrophiés.

CHAPITRE VI

NÉVROSES

§ 1. ÉPILEPSIE ESSENTIELLE   ÉPILEPSIES SECONDAIRES

On n'admettait autrefois qu'une seule épilepsie, l'épilepsie vraie, primitive, idiopathique, « la névrose ». Tout le reste, épilepsie secondaire, épilepsie symptomatique, épilepsie partielle ou jacksonienne, formait le groupe des états *épileptiformes*. Plus on va, et plus on voit que le groupe des états épileptiformes devient envahissant ; il en résulte que l'épilepsie vraie, idiopathique, est plus rare qu'on ne le supposait autrefois. De plus, cette épilepsie vraie pourrait bien n'être pas absolument une névrose, elle pourrait bien, elle aussi, être associée à des lésions cérébrales qui jusqu'ici avaient passé inaperçues. Mais alors, si elle n'est plus la maladie *sine materia*, elle rentre dans le groupe des épilepsies secondaires et il n'y a plus d'épilepsie idiopathique. Cette question va être reprise dans un instant, au sujet de la pathogénie de l'épilepsie ; mais je pense, en tout cas, que le moment n'est pas venu de tout confondre en une seule description, et dans l'étude que je vais entreprendre je décrirai d'abord l'épilepsie essentielle, dite idiopathique, « la névrose », puis je passerai en revue les différentes variétés d'épilepsie secondaire.

Description. — L'*épilepsie*[1] vraie, « la névrose », se pré-

---

1. L'épilepsie est encore nommée *morbus comitialis*, parce que les comices étaient dissous lorsqu'une personne était frappée d'épilepsie dans l'assemblée : *mal caduc*, parce que la chute est un de ses premiers symptômes ; *morbus sacer*, parce qu'on croyait à une intervention divine, etc.

sente sous deux formes principales, l'une convulsive, *le grand mal*; l'autre non convulsive, *le petit mal.*

1° *Grand mal. — Attaque d'épilepsie.* — Le grand mal constitue l'attaque d'épilepsie. L'attaque est parfois annoncée, quelques heures ou quelques jours à l'avance, par des prodromes, tels que troubles psychiques, excitation génitale, insomnie, palpitations, lourdeur de tête, et, au moment d'éclater, elle est fréquemment précédée par une sorte d'avertissement subit et rapide qu'on nomme *aura* (*aura*, vapeur). L'*aura epileptica* revêt différents aspects : tantôt c'est une sensation bizarre de vapeur froide ou chaude, ou une douleur vive qui part de la main, du pied, d'un point quelconque du corps, et remonte jusqu'à la tête; tantôt c'est un mouvement congestif et fluxionnaire de ces mêmes parties; c'est un trouble fonctionnel subit, tel que vomissement, palpitations, angoisse de poitrine, constriction à la gorge, c'est une impulsion irrésistible à courir ou à tourner sur son axe, c'est une hallucination de la vue et de l'ouïe (éclairs, sifflements et rivières lumineuses); c'est une perversion psychique (crainte d'un chien enragé, d'un objet terrifiant); l'*aura* est donc sensitive, motrice, vaso-motrice, psychique; c'est dans tous les cas un phénomène d'origine centrale. L'*aura* dure quelques secondes, quelques minutes; dans quelques cas elle constitue à elle seule une ébauche d'attaque épileptique.

Qu'il y ait ou non *aura*, voici comment se produit la grande attaque : le malade *pousse un cri*[1], *perd connaissance* et tombe comme foudroyé. La brusquerie de la chute explique les contusions qu'on observe souvent sur les parties du visage qui ont supporté le choc, et la perte de connaissance rend compte des épouvantables brûlures des épileptiques qui, au moment de leur attaque, tombent dans le feu. Au début de l'attaque, la figure de l'épileptique est d'une *pâleur* cadavéreuse, toute sensibilité est abolie, le coma est

---

1. Ce *cri*, qui parait dû à une convulsion des muscles du thorax et du larynx, fait quelquefois défaut.

complet et la période convulsive commence. Ce sont d'abord des *convulsions toniques*, tous les muscles participent à la *raideur tétanique* de l'épileptique : les muscles des yeux, de la face, du cou, du thorax, de l'abdomen et des membres sont tétanisés; le globe de l'œil est convulsé sous la paupière, la face est tiraillée, les dents sont serrées, la tête est convulsée en arrière et sur le côté, les membres sont contracturés, la main est renversée, le pouce est dans une adduction forcée et fléchi sous les doigts, il y a un arrêt momentané des mouvements respiratoires. La face, qui était pâle au début de l'attaque, est maintenant congestionnée; la tension artérielle est accrue et le pouls atteint 120 et 150 pulsations.

Cette phase de convulsions toniques dure 20 ou 30 secondes, puis commence la phase des *convulsions cloniques*. Les convulsions cloniques se succèdent d'abord de seconde en seconde, puis elles deviennent beaucoup plus rapides et leur amplitude est graduellement croissante; les membres sont agités de secousses, la face grimace, les yeux roulent dans l'orbite, la langue est mordue et projetée hors de la bouche, une bave spumeuse et sanguinolente baigne les lèvres de l'épileptique, la respiration est bruyante, saccadée et parfois entrecoupée de rugissements. Il n'est pas rare d'observer l'émission involontaire de l'urine et des matières fécales.

Après une ou deux minutes de cette période convulsive, le malade pousse un profond soupir, et alors commence la troisième période de l'attaque d'épilepsie : c'est un état *apoplectiforme* qui dure quelques minutes, une demi-heure et même davantage, et qui est souvent suivi de sommeil L'attaque terminée, le malade, *étonné et inconscient* de ce qui s'est passé, revient à lui graduellement, conservant quelque temps encore de la confusion des idées, une profonde lassitude, des douleurs de tête et parfois une aphasie transitoire ou une hémiplégie passagère.

Telle est la *grande attaque*, et ce qu'il faut bien savoir, c'est que les attaques d'épilepsie, surtout au début, se produisent la *nuit*, et le plus souvent à l'insu du malade, qui tombe et qui est tout étonné de se réveiller à terre, hors de son lit. Il est essentiel pour le médecin d'être édifié sur ces attaques *nocturnes*; voici comment elles surviennent : « Un individu vous raconte que le matin il s'est éveillé avec de la céphalalgie; il vous dit que pendant la nuit il a eu de l'incontinence d'urine; il a un certain embarras de la parole dû au gonflement douloureux de la langue qui a été mordue; enfin vous apercevez sur la peau du front et du cou des taches ecchymotiques (purpura) : vous pouvez alors non pas présumer, mais affirmer que le malade a eu pendant la nuit une attaque d'épilepsie. » (Trousseau[1].)

Dans quelques cas, l'attaque nocturne est constituée par des mouvements convulsifs précédés ou accompagnés de grognement, de ronflement, de *vomissements* qu'on met sur le compte de prétendues indigestions.

Les attaques d'épilepsie n'ont rien de fixe dans leur apparition et dans leur retour, elles restent des jours, des semaines, des mois, sans reparaître, ou bien elles se reproduisent fréquemment, plusieurs fois dans la même journée, et plus souvent encore, de façon à constituer l'*état de mal*

On donne le nom d'*état de mal épileptique* à la répétition incessante des accès, qui peuvent même devenir *subintrants*, un nouvel accès apparaissant avant que le précédent soit terminé. L'état du mal est caractérisé par un collapsus et par un coma qui se prolongent indéfiniment, la respiration est embarrassée, la température s'élève, peut même dépasser 40° et *reste élevée* dans l'intervalle des accès; les sphincters sont paralysés, et la situation devient si grave, que M. Delasiauve rapporte six observations où la mort est survenue pendant l'état de mal. La durée de cet état de mal peut être de plusieurs jours.

Certains épileptiques ont leur sommeil troublé par des rêves qui sont l'image de leurs accès; ces *rêves d'accès* ont une valeur séméiologique sérieuse; ils peuvent constituer

---

1. *Clin. de l'Hôtel-Dieu*, t. II, p. 96.

un symptôme précurseur d'accès qui ne se sont pas encore produits ou qui vont se reproduire (Féré)[1].

2° *Petit mal.* — Le *petit mal* sert à désigner l'épilepsie non convulsive, caractérisée par des *vertiges*, par des *absences* et par un *délire* dont les variétés sont multiples. L'individu atteint de *vertige* épileptique éprouve brusquement une sorte d'*étonnement*; il perd connaissance, il tombe étourdi et se relève aussitôt sans autre manifestation, sans autre phénomène. Celui qui est atteint d'*absence* éprouve à son insu une suspension subite de l'idéation, il interrompt sa lecture ou sa conversation, il devient pâle, il a quelques mouvements de mâchonnement, son regard est fixe et hébété, puis, deux, trois secondes après, il reprend sa conversation, parfaitement inconscient de ce qui s'est passé. Ces absences peuvent se reproduire un grand nombre de fois dans la même journée. Les vertiges et les absences sont parfois suivis d'accès de somnambulisme. On observe aussi des attaques de sommeil (narcolepsie épileptique)[2].

Chez d'autres individus, le *petit mal* consiste en un *délire* de paroles et d'actions; celui-ci prononce à haute voix des mots incohérents, celui-là se livre à des éclats de rire, à des gesticulations bizarres ou obscènes, certains n'éprouvent que les différentes sensations de l'*aura epileptica* non suivie de convulsions. Le petit mal est la forme la plus fréquente de l'épilepsie; il se transforme fréquemment en grand mal, tandis que la réciproque est fort rare.

Dans quelques cas, l'épilepsie revêt la forme dite *procursive*[3]; l'épileptique se met à courir devant lui, tantôt en ligne droite, tantôt en cercle, franchissant les obstacles et inconscient de son état. Parfois l'acte de cette procursion constitue toute l'attaque; dans d'autres cas, la procursion est une sorte d'*aura* et l'attaque éclate après la course procursive; enfin, chez d'autres malades, c'est l'attaque d'épilepsie qui débute et la course procursive est post-épileptique.

1. Féré. Les rêves d'accès chez les épileptiques. *Méd. mod.*, 8 déc. 1897.
2. Sézary et de Montet. *Rev. de méd.*, 1908, n° 1.
3. Mairet. Épilepsie procursive. *Rev. de méd.*, février 1889.

Les rapports de l'épilepsie avec l'*aliénation mentale* sont des plus importants à connaître au point de vue *médico-légal*. Les troubles intellectuels peuvent se manifester soit pendant l'attaque d'épilepsie, à titre d'épiphénomène, soit *en dehors des attaques* et d'une façon *indépendante*. Généralement, l'épileptique est irritable, colère, morose; souvent il est enclin aux mauvais instincts, parfois il est sujet à un véritable *délire*. Le caractère du délire épileptique est d'être essentiellement *impulsif et instantané* (Falret[1]); son invasion est beaucoup plus rapide que celle des autres variétés de la manie, et il cesse aussi brusquement qu'il a éclaté. Sous l'influence d'*impulsions irrésistibles*, le malade, pris de délire épileptique, quitte son domicile et marche au hasard; il se croit persécuté, il a des hallucinations terrifiantes, et de la manière la plus inattendue et la plus subite il se livre au suicide, à l'homicide, au vol, à l'incendie, n'ayant presque plus, quand il revient à lui-même, le souvenir de ce qui s'est passé. Ces accès de manie peuvent durer quelques heures ou quelques jours, et ils revêtent comme intensité une foule d'*intermédiaires*, depuis l'obscurcissement passager de l'intelligence jusqu'à l'agitation la plus furieuse. En pareil cas, la *responsabilité* de l'individu est absolument dégagée, et c'est l'affaire du médecin légiste de résoudre ce problème souvent difficile. Le *petit mal*, aussi bien que le *grand mal*, peut conduire à la *manie* épileptique.

Étiologie. — L'épilepsie vraie, idiopathique, est souvent *héréditaire*, les parents étant eux-mêmes épileptiques ou étant atteints de paralysie générale, d'aliénation, d'hystérie, de tabes. L'épilepsie apparaît plus fréquemment vers l'âge de la puberté et de l'adolescence; passé vingt ans, il est bien rare qu'elle se déclare; la frayeur, les impressions morales vives, les excès alcooliques, l'onanisme, seraient, suivant certains auteurs, les causes déterminantes les plus habituelles. On a incriminé une malformation congéni-

1. Falret. De l'état mental des épileptiques. *Arch. gén. de méd.*, 1860 et 1861. — Voisin. Art. du *Dictionn. de méd. et de chir. prat.*

tale de la boîte crânienne; Lasègue a soutenu une théorie analogue en signalant les rapports de l'épilepsie avec l'*asymétrie faciale*[1]. Cette asymétrie faciale serait le reliquat d'un vice de conformation ou d'une consolidation vicieuse des os de la base du crâne.

La cause déterminante de l'accès d'épilepsie paraît siéger dans l'excitation anormale du bulbe (Schröder van der Kolk). Primitive ou réflexe, cette excitation et les irradiations cérébrales qui l'accompagnent expliquent jusqu'à un certain point les convulsions, la perte de connaissance et la pâleur initiale de la face (contraction spasmodique des vaisseaux de la pie-mère et de la face[2]).

D'après Chaslin, l'épilepsie serait liée à des altérations cérébrales plus ou moins appréciables; voici la description de ces lésions concernant les cerveaux de plusieurs épileptiques : « Sur les trois premiers cerveaux, il y avait des lésions visibles à l'œil nu. Les méninges n'étaient pas adhérentes ni notablement altérées; les circonvolutions, qui par places paraissaient complètement normales, par places étaient réduites de dimension, dures au toucher comme du cartilage, quelques-unes chagrinées, d'autres lisses. Les cornes d'Ammon et le bulbe étaient aussi atteints à un degré plus ou moins marqué[3]. » L'examen microscopique a démontré à Chaslin l'existence d'une *sclérose névroglique* ou *gliose* qui est pour lui le résultat d'un processus héréditaire.

Diagnostic. — Nous ferons, à l'un des chapitres suivants, le diagnostic de l'épilepsie avec la grande hystérie. Il faut bien se garder de confondre l'épilepsie vraie avec les états

1. *Académie de méd.*, 15 mai 1877 et 29 novembre 1877.
2. M. Brown-Séquard a pu développer l'épilepsie chez le cochon d'Inde; la blessure du nerf sciatique détermine par action réflexe la formation d'une zone que M. Brown-Séquard nomme *zone épileptogène*. Cette zone siège sur les parties latérales de la face et du cou. Il suffit d'exciter cette zone pour déterminer chez l'animal une attaque d'épilepsie. *Leçons sur les nerfs vaso-moteurs et sur l'épilepsie*, trad. de M. Béni-Barde. Paris, 1872.
3. Chaslin. *Arch. de méd. expérimentale*, 1891, p. 506.

épileptiformes que nous allons décrire dans un instant. Étant donnée une attaque d'épilepsie, il ne suffit pas de la différencier des autres névroses à forme convulsive (hystérie); il faut encore savoir si l'on a affaire à une épilepsie vraie ou à des convulsions symptomatiques d'intoxication (saturnisme, urémie), de tumeur cérébrale (syphilis, cancer), de sclérose cérébro-bulbaire, ou à une épilepsie d'origine réflexe (corps étrangers de l'intestin, tænia, lombrics).

Le *diagnostic* de l'épilepsie doit être fait non seulement pour le grand mal (attaque d'épilepsie), mais encore pour le petit mal (absence, vertige), qu'il ne faut pas confondre avec le vertige *ab aure læsa* ou avec le vertige laryngé[1]. De plus, il ne faut pas oublier que chez certains individus l'épilepsie revêt en quelque sorte une forme fruste, limitée à l'*aura*, et que bien des cas de prétendue congestion cérébrale apoplectiforme, d'angine de poitrine, ne sont qu'une épilepsie déguisée (Trousseau).

Le pronostic de l'épilepsie est extrêmement grave, car l'épilepsie amène souvent la déchéance de l'individu, l'affaiblissement des facultés et différentes formes d'*aliénation mentale*.

Traitement. — Le *traitement* de l'accès d'épilepsie est presque nul ; certains malades, dont l'*aura* part de la main ou du pied, peuvent arrêter l'accès par la compression des parties sus-jacentes à l'*aura*. Le traitement le plus efficace de l'épilepsie me paraît être l'association du bromure de potassium et de la belladone, longtemps continués ; le bromure de potassium doit être pris à la dose de 2 à 8 grammes, tous les jours, la première et la troisième semaine de chaque mois, et la belladone est administrée à la dose de 2 à 6 centigrammes, tous les jours, la deuxième et la quatrième semaine de chaque mois. Le bromure de potassium peut être remplacé par les bromures de camphre, de sodium, par le polybromure d'Yvon. En diminuant la ration quotidienne de sel, par un régime d'hypochlorura-

---

1. Charcot. *Soc. de biologie*, 1876.

tion, on rend le malade plus sensible à l'action des bromures (Richet et Toulouse[1]).

Ce traitement, je le répète, doit être continué pendant longtemps, pendant des années, avec des intermittences. Les bromures peuvent être administrés à forte dose en lavements. La dépression physique et mentale, la dilatation des pupilles, la paresse de l'accommodation, indiquent que la dose de bromure ne doit pas être poussée plus loin[2].

Dans un ouvrage récent M. de Fleury a montré[3] avec toute la précision que permet l'usage des procédés modernes d'expérimentation clinique, que la plupart des épileptiques sont atteints de misère physiologique; il est donc indiqué de les soumettre, en même temps qu'à la médication bromurée, à un traitement tonique. Aucun des excitants du système nerveux (alcool, café) ne leur convient. En revanche ils se trouvent très bien *de la douche*, du massage, de l'électricité statique et surtout des injections salines, qui combattent l'obnubilation intellectuelle, tout en augmentant l'absorption et l'élimination du bromure; c'est ainsi que la plupart des malades peuvent être maintenus sans crise, sur les limites de la saturation bromurée, avec des doses beaucoup moindres qu'on n'a coutume d'en donner. Le même auteur a bien montré de quelle importance est le régime alimentaire dans le traitement du haut mal. Il suffit, en effet, de mettre bon nombre de comitiaux à un régime d'aliments de digestion facile, et de leur faire boire de l'eau ou du lait pour raréfier leurs accès et en atténuer l'intensité, les doses de bromure demeurant les mêmes.

La *chirurgie* s'occupe du traitement de l'épilepsie. Championnière a obtenu par la trépanation des résultats encourageants, non seulement chez des gens atteints d'épilepsie symptomatique (exostoses, tumeurs), mais encore chez des gens atteints d'épilepsie franche.

1. Richet et Toulouse. *Académie des sciences*, 20 novembre 1899.
2. Gilles de la Tourette, *La Semaine médicale*, 5 octobre 1900.
3. Maurice de Fleury *Recherches cliniques sur l'épilepsie et sur son traitement*, 1900.

ÉPILEPSIES SECONDAIRES — ÉTATS ÉPILEPTIFORMES

Après avoir étudié l'épilepsie essentielle, passons en revue les épilepsies secondaires :

Dans une première classe on peut ranger les épilepsies secondaires avec lésions plus ou moins grossières de l'encéphale. En première ligne je citerai l'épilepsie associée à l'*hémiplégie cérébrale infantile* consécutive à la parencéphalie, aux lacunes cérébrales, à la sclérose lobaire. Voici, en pareil cas, comment les choses se passent : peu de mois après sa naissance, un enfant est pris de fièvre, de convulsions et d'hémiplégie. Puis l'orage disparaît, l'hémiplégie s'améliore graduellement, l'intelligence reste à peu près normale, lorsque quelques années plus tard, ou à un âge plus avancé, au moment de l'adolescence, apparaissent les attaques d'épilepsie[1]. Peut-être l'épilepsie se développe-t-elle alors sous l'influence d'une infection secondaire[2]. L'épilepsie consécutive aux tumeurs cérébrales (gliome, sarcome, kystes, tuberculose, syphilis), à la paralysie générale, aux scléroses descendantes du mésocéphale, rentre dans la même catégorie.

A une seconde classe appartient l'épilepsie secondaire d'origine *toxique* (encéphalopathie saturnine, urémie). Nous avons vu, en décrivant l'urémie convulsive, que les accès d'épilepsie brightique simulent, à peu de chose près, l'épilepsie vraie.

Dans une troisième classe prend place l'épilepsie secondaire d'origine réflexe (corps étrangers de l'intestin, lombrics, tænia). Nous avons publié avec Krishaber l'observation d'un jeune garçon qui avait avalé des noyaux de prune. Il fut pris de convulsions épileptiformes et mourut. A l'autopsie nous avons trouvé les noyaux accumulés dans la dernière partie de l'iléon.

1. Marie. *Hémiatrophie cérébrale par sclérose lobaire*, 1885.
2. Marie. *Semaine médicale*, juillet 1892.

Habituellement, les épilepsies secondaires que nous venons d'énumérer diffèrent quelque peu de la véritable épilepsie : ainsi, le cri initial fait souvent défaut, la pâleur du visage est moins accusée, les convulsions ont moins volontiers une prédominance unilatérale, l'état comateux qui suit l'attaque est moins prolongé; mais d'autres fois le tableau clinique présente de telles analogies, qu'entre l'épilepsie secondaire et l'épilepsie vraie, la ressemblance est absolue (Trousseau).

La *syphilis*, acquise ou héréditaire, réclame *la plus large part* de l'épilepsie symptomatique; elle produit, suivant le cas, l'épilepsie partielle ou la véritable attaque d'épilepsie; les crises, d'abord éloignées, se rapprochent, et sont souvent accompagnées de troubles paralytiques. « Si un adulte au-dessus de trente ans vient à être pris pour la première fois d'une crise épileptique, et cela dans le cours d'une bonne santé apparente, il y a huit ou neuf chances sur dix pour que cette épilepsie soit d'origine syphilitique[1] »; et la raison, c'est que l'épilepsie essentielle se déclare toujours dans l'enfance ou à l'adolescence. Il y a cependant une épilepsie syphilitique qui peut se déclarer dans l'enfance ou dans l'adolescence, c'est l'épilepsie consécutive à une syphilis *héréditaire*. Cette question est étudiée au chapitre qui concerne la syphilis cérébrale.

L'épilepsie *partielle*, épilepsie *jacksonienne*, fera l'objet du chapitre suivant.

§ 2. ÉPILEPSIE PARTIELLE. — ÉPILEPSIE JACKSONIENNE
TUBERCULOSE. — SYPHILIS. — TUMEURS
DIAGNOSTIC TOPOGRAPHIQUE. — DIAGNOSTIC PATHOGÉNIQUE

L'*épilepsie partielle, localisée*, que nous allons étudier dans ce chapitre (et dont la description ne devrait pas, à la rigueur, trouver sa place ici au milieu des névroses), a été

---

1. Fournier. *La syphilis du cerveau*, p. 114.

nommée par Charcot épilepsie *jacksonienne* du nom de Jackson qui en a laissé une bonne description. Pour en donner une idée, je vais citer une observation qui a été l'occasion d'une de mes leçons cliniques[1].

Un homme est envoyé dans mon service à l'Hôtel-Dieu. Le soir de son arrivée, et le lendemain matin, il est pris de deux attaques auxquelles nous avons assisté. Au moment de l'attaque, le malade pousse un cri sans perdre connaissance, la tête et les yeux se dévient à droite, le bras droit entre en contracture, les doigts fléchis sur l'avant-bras, l'avant-bras fléchi sur le bras, et le bras attiré en adduction sur la poitrine. Aussitôt après cette phase de contracture, qui ne dure que quelques instants, le membre supérieur est agité d'oscillations, ayant l'aspect des convulsions cloniques de l'épilepsie. Deux minutes après, les convulsions diminuent d'intensité, et sont remplacées par des contractions fibrillaires, puis par des mouvements convulsifs au côté droit de la face et au cou. Le visage prend un aspect grimaçant, la commissure droite des lèvres est tiraillée, l'aile du nez est élevée, mais la langue n'est ni mordue ni projetée entre les dents, et l'on ne constate pas d'écume à la bouche.

L'attaque totale dure trois à quatre minutes, pendant lesquelles la tête et les yeux restent en état de déviation conjuguée ; le malade garde toute sa connaissance, il assiste terrifié à ce qui se passe, incapable de prononcer un mot. L'attaque se termine sans incontinence d'urine, sans torpeur intellectuelle, sans stertor, en un mot sans aucun des symptômes qui suivent la grande attaque d'épilepsie (mais qui peuvent exister néanmoins après l'épilepsie jacksonienne). Chez notre malade, l'épilepsie partielle débute invariablement par le bras droit, et reste nettement limitée au membre supérieur et à la face du côté droit. Il n'y a donc pas d'hésitation possible sur le diagnostic : notre malade est atteint d'épilepsie jacksonienne droite, type brachio-facial.

---

1. *Clinique médicale de l'Hôtel-Dieu.* Épilepsie jacksonienne, 1897, 9ᵉ leçon.

Tout le territoire atteint par cette épilepsie partielle est parésié; la face est légèrement déviée à gauche, le bras a perdu une partie de sa force, ce qui est facile à constater au dynamomètre, et le malade n'écrit qu'avec difficulté. Cette parésie n'est pas seulement un reliquat de l'attaque épileptique, elle persiste entre les accès, elle les a devancés, ainsi que nous l'établirons dans un instant. La parole est gênée, embarrassée, non pas qu'il y ait aphasie, mais il y a un certain degré de paraphasie. La sensibilité est partout normale, les réflexes sont un peu exagérés du côté droit.

Tel est l'état actuel du malade. Voyons maintenant dans quelles circonstances s'est produite cette épilepsie jacksonienne. Une quinzaine de jours avant son entrée à l'hôpital, cet homme avait éprouvé des vertiges et des pesanteurs de tête; il était moins apte à exercer sa profession de comptable; son bras droit s'alourdissait, et l'écriture devenait tous les jours plus difficile. Sur ces entrefaites, un mercredi à trois heures, l'avant-veille de son entrée à l'hôpital, cet homme, se trouvant chez un épicier pour faire quelques emplettes, éprouva à l'index de la main droite une sensation pénible de fourmillement, véritable *aura*, qui fut suivie en quelques secondes, de la première attaque d'épilepsie brachio-faciale. Pendant cette attaque, il ne perdit pas complètement connaissance; néanmoins il eut quelque obnubilation, car, après avoir assisté sans défaillance intellectuelle à la première période de l'attaque, il ne s'aperçut pas qu'on le transportait de l'épicerie dans une pharmacie voisine.

Nous avions à faire un diagnostic topographique et un diagnostic pathogénique. Quel était le siège précis de la lésion et quelle en était la nature? Le siège précis de la lésion devait être à la partie moyenne des circonvolutions frontale et pariétale ascendante sans empiètement sur le territoire paracentral. Quant à la nature de la lésion (cet homme n'était pas syphilitique), je diagnostiquai une plaque de méningite chronique tuberculeuse. En effet, notre malade avait au thorax un abcès ossifluent d'origine costale, et au cou un abcès froid dont le pus était tuberculeux. Il

était donc rationnel d'admettre chez lui trois localisations
tuberculeuses, deux sous forme d'abcès, et une sous forme
de plaque de méningo-encéphalite.

Cette observation nous montre un des côtés de la question.
Complétons maintenant la description générale de la maladie.

Description. — L'épilepsie jacksonienne, ou partielle, est
caractérisée par des accès convulsifs qui débutent par un
groupe de muscles, dans une région nettement limitée.
L'accès convulsif peut se cantonner à la région atteinte ou
s'étendre à d'autres régions. A l'exemple de Bravais[1], qui
a si bien étudié cette question, on peut admettre trois variétés principales d'épilepsie partielle : épilepsie débutant
par le bras (épilepsie brachiale); épilepsie débutant par la
face (épilepsie faciale); épilepsie débutant par la jambe (épilepsie crurale).

Le type brachial est le plus commun. Dans cette variété,
les diverses parties du membre supérieur se fléchissent les
unes sur les autres, par contracture des muscles fléchisseurs et aussitôt après éclate l'accès convulsif limité au
bras. Dans le type facial, ou cervico-facial, la tête et les
yeux se dévient fortement (déviation conjuguée), les convulsions se limitent au visage et au cou, elles atteignent la
commissure des lèvres, l'orbiculaire des paupières, les
muscles moteurs de l'œil, de la langue, le muscle sterno-
mastoïdien. Dans le type crural, le membre inférieur est
contracturé en extension, l'accès convulsif débute par le
gros orteil et gagne tout le membre.

Dans quelques cas, l'épilepsie jacksonienne est partielle
au vrai sens du mot, c'est-à-dire qu'elle ne franchit pas ses
premières limites, elle reste confinée soit au bras, soit à la
face, soit à la jambe, sans s'étendre à d'autres régions. Mais,
plus souvent, elle dépasse ses limites initiales; elle débute
par exemple au bras, puis elle s'étend à la face, réalisant
ainsi le type mixte brachio-facial; ou bien, après avoir dé-

---

1. Bravais. *Symptômes et traitement de l'épilepsie hémiplégique*. Th. de
Paris, 1857.

buté au bras et à la face, elle envahit la jambe, réalisant ainsi le type mixte brachio-cervico-crural; ou bien encore l'épilepsie jacksonienne débute par la face et gagne ensuite le membre supérieur et le membre inférieur, réalisant ainsi le type mixte facio-brachio-crural; ou bien enfin elle débute par le membre inférieur et gagne ensuite le bras et la face, réalisant ainsi le type mixte cruro-brachio-facial. Il est même des cas où l'épilepsie jacksonienne ne reste pas limitée à l'un des côtés du corps, elle passe au côté opposé. Telles sont ses différentes modalités.

Le début de l'attaque jacksonienne n'est pas toujours identique; l'aura, le cri initial, la perte de connaissance peuvent exister ou faire défaut. Notre malade avait eu à son premier accès une aura partie de l'index droit; dans les deux crises que nous avons observées, il avait poussé le cri initial, mais il n'avait pas perdu connaissance. La durée de l'accès jacksonien varie de quelques instants à une heure, elle est en moyenne de quelques minutes, elle était de trois à quatre minutes chez notre malade. L'accès est parfois suivi de stertor, de délire, d'amnésie, de vertige, de vomissements, de céphalée.

Les régions qui ont été convulsées pendant l'accès jacksonien gardent habituellement après l'accès un état parétique qui peut aller jusqu'à la paralysie complète. Ces paralysies revêtent le même type que l'accès convulsif, elles sont faciales, brachiales, crurales; elles sont légères et fugaces ou intenses et permanentes; elles peuvent succéder aux symptômes convulsifs ou les devancer. Chez notre malade les troubles paralytiques avaient précédé les accès convulsifs, puis le bras et la face étaient restés parésiés.

Il est à remarquer que les membres qui pendant l'accès sont contracturés et convulsés, sont ces mêmes membres qui hors des accès sont frappés d'hémiplégie flasque presque complète. Ceci prouve que, sous l'influence d'une même lésion nerveuse, un muscle peut être alternativement paralysé et convulsé; il est paralysé tant qu'il est privé de sa dose d'incitation normale, mais il peut néanmoins entrer en convulsions ou en contracture dans les moments où cette dose d'incitation vient à s'accroître outre mesure. Ce fait est à rapprocher de ce qui arrive à la glotte sous l'influence des lésions du nerf récurrent. J'ai longuement étudié cette intéressante question à l'article *Anévrysme de l'aorte* : Une lésion du nerf récurrent gauche entraîne la paralysie de la corde vocale gauche, ce qui n'empêche pas qu'à certains moments peuvent survenir des accès terribles de spasmes glottiques, c'est-à-dire la contracture des deux cordes vocales.

Rien n'est plus variable que la fréquence avec laquelle peuvent se répéter les accès jacksoniens ; parfois ils sont séparés par des intervalles de plusieurs semaines ou de plusieurs mois, parfois ils se succèdent à intervalles rapprochés. Dans quelques circonstances, heureusement beaucoup plus rares, ils se suivent coup sur coup, deviennent subintrants, déterminent une forte élévation de température, et le sujet meurt en état de mal jacksonien, comme il meurt en état de mal épileptique. Il y a quelques années, j'avais dans mon service de l'hôpital Necker un malade atteint d'épilepsie jacksonienne droite, à type brachio-facial ; les accès augmentèrent de nombre et d'intensité ; on en put compter jusqu'à 580 dans la même journée et le malade succomba en état de mal jacksonien, avec convulsions épileptiformes généralisées, la température atteignant 40 degrés. A l'autopsie, je trouvai un gliome développé dans la région corticale gauche au niveau de la région frontale et pariétale ascendante. J'ai eu, l'an dernier, à l'Hôtel-Dieu, un malade atteint d'épilepsie jacksonienne, que j'ai fait opérer par Marion, et qui avait jusqu'à 500 crises par jour.

Diagnostic topographique de la lésion. — Reconnaître l'épilepsie partielle n'est pas chose difficile, mais ce n'est là que la première étape du diagnostic. Restent deux autres étapes : le diagnostic *topographique* et le diagnostic *pathogénique* de la lésion originelle. Ces notions sont indispensables au traitement. Commençons par le diagnostic topographique.

En principe, les accès d'épilepsie jacksonienne ont leur origine dans une lésion de la zone corticale motrice du cerveau qui comprend les circonvolutions frontale ascendante et pariétale ascendante séparées par la scissure de Rolando.

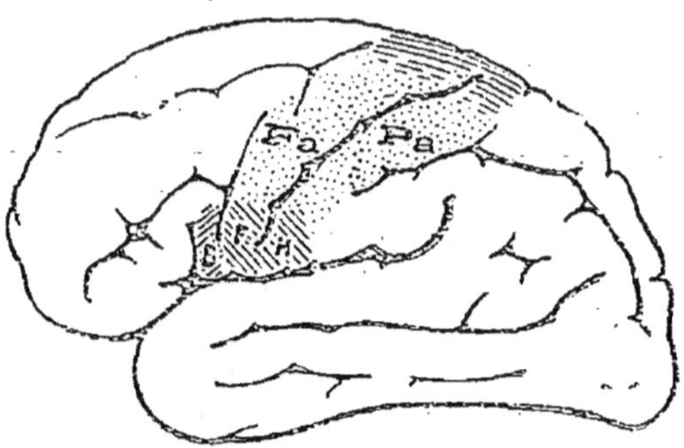

Cette figure montre la *zone corticale motrice* du cerveau : la circonvolution faciale ascendante Fa, et la circonvolution pariétale ascendante Pa séparées par la scissure de Rolando. A leur partie inférieure, ces circonvolutions correspondent au territoire moteur de la face et de la langue, F, H. Plus haut, ces circonvolutions correspondent au territoire moteur du membre supérieur, et, à leur partie supérieure, au moment où elles vont passer de la face externe de l'hémisphère à sa face interne, pour former le lobule paracentral, elles contribuent à former le territoire paracentral, territoire moteur du membre inférieur. — a, correspond au territoire dont la lésion produit l'aphasie quand cette lésion siège à l'hémisphère gauche.

Cette zone motrice, ainsi qu'on le voit sur la planche ci-dessus, peut être divisée en régions secondaires qui forment trois centres moteurs principaux : l'un pour la face et la langue, l'autre pour le bras, l'autre pour la jambe. Le centre moteur de la face et de la langue correspond à l'extrémité inférieure des circonvolutions de la zone motrice, et plus particulièrement de la circonvolution frontale ascendante. Le centre moteur du bras est placé plus haut sur les circonvolutions frontale et pariétale ascendantes. Le centre moteur de la jambe, territoire crural, correspond à la partie supérieure et retournée des circonvolutions ascendantes qui, sur la face interne de l'hémisphère, forment le lobule paracentral. Le lobule paracentral est un département étroit et circonscrit de la face interne des hémisphères cérébraux il est limité en avant par la première circonvolution frontale, en arrière par le lobe carré, en bas par la circonvolution du corps calleux, et en haut par le bord supérieur de l'hémisphère.

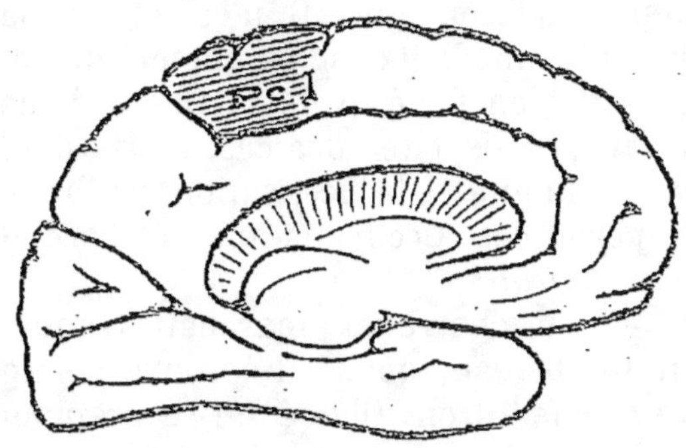

Cette figure représente le lobule paracentral Pc, sur la face interne de l'hémisphère, en arrière de la première circonvolution frontale, en avant du lobe carré, et au-dessus de la circonvolution du corps calleux.

Ainsi que le fait remarquer Charcot, il faut étendre, du moins par en haut, les limites classiques de ce lobule paracentral, et y adjoindre l'extrémité terminale des circonvolutions frontale et pariétale ascendantes qui font partie de la face externe des hémisphères. En d'autres termes, la région du lobule paracentral, ou centre crural, doit comprendre, d'une part le lobule paracentral qui fait partie de la face interne de l'hémisphère, et d'autre part l'extrémité supérieure des circonvolutions frontale et pariétale ascendantes qui se recourbent sur le bord supérieur de l'hémisphère avant de plonger dans le lobule paracentral proprement dit. « C'est dans cette circonscription, région crurale, que s'élaborent les modifications anatomo-physiologiques qui président à l'exécution des mouvements vulgaires du membre inférieur[1]. »

Les lésions circonscrites à chacun des territoires moteurs

1. Charcot. Épilepsie partielle crurale et tuberculose de la région paracentrale. *Gazette hebdom.*, 4 juillet 1891.

que je viens de rappeler peuvent susciter des symptômes, également circonscrits à la face, au bras, et à la jambe. Suivant le degré de destruction ou d'irritation du territoire lésé, les symptômes correspondants se traduisent tantôt par la paralysie, tantôt par la contracture, tantôt enfin par des accès d'épilepsie jacksonienne. Il n'est même pas rare de voir ces différentes modalités se combiner ou se succéder.

Afin qu'on soit bien pénétré de la valeur de ces *localisations cérébrales*, je vais citer des cas, suivis d'autopsie, où l'épilepsie jacksonienne et la localisation cérébrale sont pour ainsi dire superposées. Occupons-nous d'abord des lésions du *lobule paracentral* :

(Potain[1]). — Un charretier marchait tranquillement à côté de son tombereau, quand il éprouve subitement une douleur vive au pied droit. Obligé de se cramponner à un treillage voisin pour ne pas tomber, déchaussé par un camarade, il constate que les muscles du mollet sont durs comme dans une crampe, le pied est en extension, et les muscles de la jambe sont animés de secousses convulsives douloureuses. Cet accès d'épilepsie jacksonienne dure dix minutes, et tout rentre dans l'ordre. Quatre jours plus tard, à dix heures du matin, éclate un accès semblable, et le malade est transporté dans le service de Potain. L'attaque convulsive reparaît dès l'entrée à l'hôpital; elle est exactement limitée au membre inférieur gauche. L'accès terminé, on constate que la jambe est paralysée, la sensibilité a diminué, les réflexes sont émoussés. A dater de cette époque, l'épilepsie jacksonienne ne reparaît plus, mais un érysipèle envahit la fesse et une eschare se développe au sacrum; on perçoit des signes de tuberculose aux deux poumons, et le malade succombe bientôt dans le coma. A l'autopsie, on trouve les poumons infiltrés de tubercules, mais l'intérêt se concentre sur la lésion cérébrale. Cette lésion, à part quelques granulations tuberculeuses à la convexité des deux

1. Cette observation et la suivante sont dans la thèse de Chantemesse *Étude sur la méningite tuberculeuse de l'adulte.* Paris, 1884.

hémisphères, est nettement localisée au lobule paracentral gauche, qui est coiffé par une plaque de méningite aussi dure que du cartilage. Cette plaque recouvre non seulement le lobule paracentral proprement dit, mais presque toute la région paracentrale, c'est-à-dire la partie supérieure de la circonvolution pariétale. Voilà un exemple de lésion tuberculeuse de la région paracentrale, suivie d'épilepsie jacksonienne du membre inférieur.

(Charcot). — Une malade, atteinte de tuberculose pulmonaire, entre dans le service de Charcot pour les accidents suivants : il y a trois mois, elle avait éprouvé à la jambe gauche un engourdissement qui rendait la marche fort difficile. Quinze jours plus tard était survenue soudainement une attaque d'épilepsie jacksonienne qui, partie de la jambe gauche, s'était propagée au bras et à la face du même côté. Une deuxième attaque s'était reproduite huit jours après, suivie elle-même à quatre jours de distance d'une troisième attaque, après laquelle la paralysie du bras gauche s'était jointe à la paralysie de la jambe gauche. Charcot porta le diagnostic de tuberculose méningée localisée au lobule paracentral. A dater de ce moment, l'état s'aggrave rapidement et la malade succombe quinze jours plus tard. A l'autopsie, on constate des lésions de tuberculose pulmonaire, mais la lésion de l'encéphale attire surtout l'attention. La région paracentrale est *seule* atteinte; on trouve sur le lobule paracentral et à la partie supérieure des circonvolutions frontale et pariétale ascendantes, à l'hémisphère droit, une plaque de méningite, épaisse, jaunâtre, infiltrée de granulations tuberculeuses et de pus. Cette plaque de méningite, nettement circonscrite à la région paracentrale, adhère fortement à la substance cérébrale sous-jacente, qui est elle-même le siège d'infiltration tuberculeuse. Cette observation prouve que la méningite tuberculeuse peut évoluer sous forme de plaque circonscrite; elle montre en outre les rapports de l'épilepsie jacksonienne crurale avec les lésions de la région paracentrale.

Voici encore, dans le même ordre d'idées, une observation de Charcot : Chez un homme, qui avait eu, deux ans avant, une hémoptysie turberculeuse, éclate brusquement un premier accès d'épilepsie jacksonienne débutant par le pied gauche. Une heure après, survient un deuxième accès identique au premier, puis un troisième, huit jours plus tard. Depuis cette époque, les attaques convulsives se répètent une ou deux fois par mois. A l'origine, l'épilepsie monoplégique crurale était accompagnée de perte de connaissance ; elle se généralisait à tout le côté gauche du corps, sans jamais atteindre les membres du côté opposé. Plus tard, au contraire, le malade n'éprouvait plus la moindre défaillance intellectuelle, et il assistait plein d'angoisse au développement des phénomènes morbides. Autre détail, qui a son importance : chaque accès était suivi d'une légère parésie du membre inférieur, mais cette parésie ne durait que quelques jours. Le malade finit par succomber non pas aux accidents cérébraux, mais à sa phthisie pulmonaire. Voici les résultats de l'autopsie : il n'existait au cerveau qu'une seule lésion nettement circonscrite à la région paracentrale. En ce point, la dure-mère, la pie-mère et les circonvolutions sous-jacentes étaient intimement unies ; elles formaient une tumeur tuberculeuse, arrondie, du volume d'une noix. Il n'est pas possible de surprendre sur le fait une relation plus nette entre l'épilepsie jacksonienne crurale et les lésions de la région paracentrale[1].

(Rendu[2]). — La plaque de méningite tuberculeuse peut être bilatérale et occuper la région paracentrale des deux hémisphères ; alors les symptômes paralytiques ou jacksoniens atteignent les deux membres inférieurs à la façon d'une paraplégie qui aurait pour origine une lésion de la moelle épinière. Rendu a publié un cas de ce genre. Il avait dans son service un malade atteint de symptômes paraplégiques qui simulaient une maladie de la moelle. Quel-

---

1. Charcot. *Gazette hebdomadaire*, 4 juillet 1891.
2. Rendu. *Leçons de clinique médicale*. Paris, 1890, t. II, p. 400.

que temps après, le malade succombe et, « à la place de la
méningite spinale que nous pensions être prédominante,
nous avons sous les yeux une tuberculose méningée cérébrale circonscrite et symétrique, strictement limitée à la
distribution des artères cérébrales antérieures. La destruction progressive et simultanée du lobule paracentral de
chaque côté a déterminé la symptomatologie très spéciale
de ce cas ».

(Charcot[1]). — L'étude précédente concernant les lésions
tuberculeuses du lobule paracentral est également applicable aux lésions syphilitiques de cette même région; l'observation suivante en est la preuve : Un confrère étranger
pria Charcot de venir lui donner son avis dans les circonstances suivantes. Dînant l'avant-veille chez un ami, il avait
été tourmenté par une céphalée dont il souffrait depuis
plusieurs jours; il voulut rentrer chez lui à pied; mais à
peine avait-il fait quelques pas dans la rue, que, tout à
coup, sa jambe droite, prise de rigidité, fut en même temps
secouée par des convulsions rhythmiques précipitées et violentes. Presque aussitôt, le bras du même côté fut envahi
de la même façon, et le malade tomba sans connaissance
sur le trottoir. On le transporta chez lui, la perte de connaissance dura une heure, et de nouvelles attaques épileptiformes se produisirent dans la nuit ainsi que dans la journée
du lendemain.

Ces nouvelles attaques n'étaient plus accompagnées de
perte de connaissance et le malade pouvait assister, non
sans émotion, à l'envahissement progressif et régulier des
mouvements convulsifs qui, commençant toujours par le
membre inférieur gauche, gagnaient ensuite le bras et le
côté correspondant de la face. Cet homme était syphilitique,
et, comme son attaque d'épilepsie jacksonienne débutait toujours par la jambe, Charcot porta le diagnostic de lésion
syphilitique du lobule paracentral droit, et il institua en
conséquence un traitement mercuriel et ioduré. Le résultat

1. *OEuvres complètes de Charcot*, t. II, p. 579.

ne se fit pas attendre et la guérison survint, guérison qui longtemps plus tard ne s'était pas démentie.

(Observation personnelle[1]). — Un homme est transporté dans mon service le 6 novembre 1899. A peine est-il arrivé qu'il a devant nous une attaque d'épilepsie jacksonienne : la tête se tourne à gauche, la jambe et le bras gauche se contracturent en extension et sont presque aussitôt agités de mouvements convulsifs; la jambe droite est à son tour agitée de quelques légères convulsions. La crise dure une demi-minute sans que la face y participe et sans que le malade perde connaissance. Cet homme s'était toujours bien porté; à peine avait-il éprouvé, depuis un an, quelques céphalées sans importance qui avaient augmenté ces temps derniers. L'épilepsie partielle avait éclaté brusquement la veille. Depuis lors, le malade avait une douzaine de crises par heure, trois cents crises par vingt-quatre heures! Malgré tout, il avait conservé son entière connaissance, mais son anxiété était profonde. Bien que le bras parût être pris en même temps que la jambe, ou peu s'en faut, je localisai la lésion au niveau du lobule paracentral droit, et dans sa partie la plus élevée, pensant, étant données les convulsions de la jambe droite, que le lobule paracentral gauche était sans doute, lui aussi, affleuré par la lésion. Quant à la nature de cette lésion, il me fut impossible de la diagnostiquer. Un traitement mercuriel intense n'ayant donné aucun résultat, je fis pratiquer l'opération par Marion et le diagnostic topographique se trouva absolument vérifié : dans la partie la plus élevée des circonvolutions motrices, vers l'extrémité supérieure de la scissure de Rolando, en plein lobule paracentral droit, à la surface de l'écorce, était une tumeur dure, du volume d'une cerise. L'ablation en fut facile. Les caractères microscopiques de cette tumeur n'avaient rien de caractéristique; l'absence d'adhérence à la dure-mère, le siège, le volume, l'aspect mûriforme, la

---

1. Cette observation a été publiée par mes élèves Apert et Gandy. *Arch. de méd.*, juillet 1900.

délimitation nette constatés ici, s'observent dans les cas les plus divers. L'examen histologique n'a pas permis de préciser nettement la nature de cette tumeur ; elle était surtout fibromateuse. La planche ci-dessous en reproduit la topographie et la dimension.

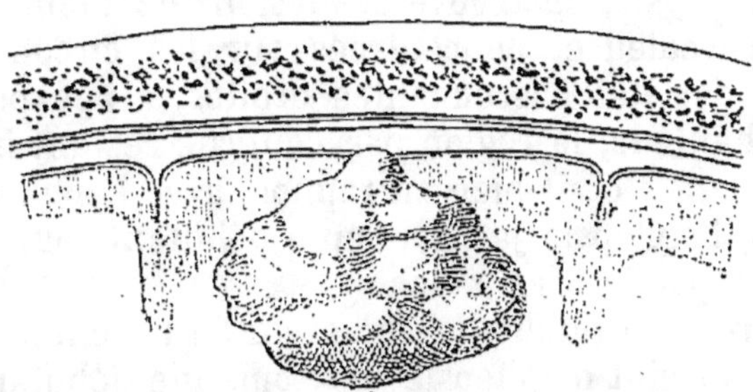

Coupe antéro-postérieure (grandeur nature). — Elle permet de voir la forme ovoïde de la tumeur et son aspect lobulé.

Nous voilà bien fixés, je pense, sur les relations qui existent entre l'épilepsie jacksonienne *crurale* et les lésions du *lobule paracentral*, quelle que soit la nature de ces lésions. Quand l'accès d'épilepsie jacksonienne débute par la jambe, soit qu'il y reste confiné, soit qu'il s'étende, c'est que la lésion cérébrale (tuberculome, syphilome, gliome, fibrome, ostéome, tumeur parasitaire) est localisée à la région paracentrale.

Étudions maintenant la localisation des circonvolutions motrices dont la lésion provoque l'épilepsie partielle *brachiale*. Voici une observation qui en donne une idée des plus nettes (Chantemesse[1]) : Une femme de vingt-huit ans, de bonne santé, raconte qu'elle a ressenti, un jour en se levant, des fourmillements et des secousses convulsives dans le bras gauche, puis les secousses ont gagné la jambe du même côté et la malade a perdu connaissance. Le lendemain, même accès d'épilepsie jacksonienne débutant par le bras gauche et laissant un certain degré de paralysie.

1. Th. de doctorat de Chantemesse, 1884, p. 91.

A l'entrée de la malade à l'hôpital, on constate une paralysie du bras gauche avec contracture et flexion du coude; ces symptômes sont beaucoup moins accusés à la jambe; la face et la langue sont légèrement déviées du côté droit. Quelques jours plus tard, la malade succombe dans le coma. A l'autopsie, on trouve des lésions de méningo-encéphalite tuberculeuse, concentrées sur les circonvolutions frontale et pariétale ascendantes droites, à peu près dans toute leur hauteur, la région paracentrale restant indemne. Cette localisation était bien en rapport avec l'apparition des symptômes, l'épilepsie jacksonienne débutant toujours chez cette femme par le bras gauche.

J.-B. Charcot[1] a publié l'observation d'un homme de cinquante ans, atteint d'épilepsie jacksonienne débutant par le bras droit et accompagné de parésie de ce bras. Le malade ayant succombé, on trouva à l'autopsie un sarcome situé à la partie supérieure gauche du sillon de Rolando, envahissant les deux tiers supérieurs de la circonvolution frontale ascendante, et la moitié antérieure des deux tiers supérieurs de la circonvolution pariétale ascendante. Le lobule paracentral était respecté. Ces observations, et bien d'autres que je pourrais citer, montrent les relations qui existent entre l'épilepsie jacksonienne brachiale et la localisation de la lésion aux circonvolutions frontale et pariétale ascendantes. Quand l'épilepsie débute par le bras, la lésion cérébrale (syphilis, tuberculose, gliome, sarcome, etc.) peut être localisée à cette portion de la zone motrice.

Enfin il est des cas où l'épilepsie jacksonienne débute nettement *par la face*. Milion[2] a publié une observation concernant un cas d'épilepsie jacksonienne débutant par la face du côté gauche; on trouva à l'autopsie un gros tubercule sous-cortical siégeant à droite, au niveau de la fusion du pied de la frontale ascendante avec le pied de la pariétale ascendante, centre cortical des mouvements de la face.

---

1. J.-B. Charcot. *La Médecine moderne*, 26 décembre 1894.
2. Milion. *Le Bulletin médical*, 1897, p. 920.

Tout ce que je viens de dire relativement aux rapports qui existent entre les variétés de l'épilepsie partielle et la localisation des lésions à la région rolandique est applicable à la grande majorité des cas. *Malheureusement ce diagnostic topographique a été trouvé plusieurs fois en défaut*, ainsi qu'on le verra au chapitre concernant ces erreurs.

Diagnostic pathogénique. — Étudions le diagnostic *de la cause* qui a provoqué l'épilepsie jacksonienne. *Il faut toujours penser* à la *syphilis* (lésion osseuse, gommeuse, scléro-gommeuse), et ce diagnostic ne doit être abandonné que s'il est absolument prouvé par un traitement intense que le malade n'est pas syphilitique. Les plaques de méningite chronique *tuberculeuse* sont souvent l'origine d'épilepsie partielle. Quand on n'est pas familiarisé avec cette question, on est surpris d'entendre parler de méningite tuberculeuse aussi restreinte. La syphilis, au premier abord, semble mieux se prêter à pareilles localisations; la périostose, la gomme, la méningite scléro-gommeuse, se circonscrivent mieux que la méningite tuberculeuse, qui de sa nature est plus diffuse. C'est vrai; mais, en somme, pareils arguments ont peu de valeur. Il faut savoir que les tuberculoses *locales* au cerveau comme ailleurs peuvent se cantonner à une région et s'y fixer (Ballet, Chantemesse).

Charcot insiste sur ces méningites localisées : « Quand on considère la tuberculose de l'encéphale en général, on constate que la méningite granuleuse diffuse, avec ses foyers de prédilection au niveau de la base du cerveau et le long de la scissure de Sylvius, occupe le premier rang comme fréquence. Après elle, vient la méningite en plaques, qui se localise de préférence à la zone psychomotrice et surtout à la région paracentrale. Cette méningite en plaques, nettement circonscrite, est bien plus fréquente chez l'adulte que chez l'enfant. Remarquez bien qu'ici tout semble fait pour égarer un observateur non prévenu dans le diagnostic de cette méningite localisée. En effet, il est de règle que, dans cette méningite particulière, la céphalée, les vomissements, le délire, la fièvre, font habituellement défaut. Et si, dans quelques cas rares, l'évolution est rapide, fébrile, et se termine par l'état comateux, il en est d'autres, plus communs, où la maladie évolue chroniquement, pendant des mois, et même des années. » Et comme preuve de ces assertions, Charcot cite un malade, chez lequel une méningite tuberculeuse localisée dura quatorze mois, sans provoquer aucun autre symptôme que des accès d'épilepsie jacksonienne; c'est la tuberculose pulmonaire qui détermina la mort.

Quand la lésion provocatrice de l'épilepsie jacksonienne n'est ni syphilitique, ni tuberculeuse, il s'agit d'une des nombreuses tumeurs, sarcome, gliome, fibrome, tumeur parasitaire, etc., vraiment bien difficiles à diagnostiquer.

Traitement. — En face d'un cas d'épilepsie jacksonienne, il faut toujours penser à la syphilis. Le traitement mercuriel et ioduré (surtout le mercuriel) doit être aussitôt institué; c'est la pierre de touche. Si la lésion cérébrale est de nature tuberculeuse, la chirurgie a peu de chance d'intervenir utilement. Dans les autres cas (tumeur parasitaire, gliome, sarcome, etc.), l'opération est indiquée; elle doit être pratiquée sans retard : la précision du diagnostic topographique posé par le médecin permet souvent au chirurgien de se diriger vers la région cérébrale qu'il va explorer.

§ 3. ÉPILEPSIE TRAUMATIQUE

Description. — Tous les traumatismes du crâne, coups, contusions, chutes, enfoncements de l'os, fractures, blessures par arme blanche ou par arme à feu, peuvent engendrer l'épilepsie. Les esquilles, les séquestres, les exostoses, les abcès, les adhérences sous-craniennes, les lésions corticales, les épaississements de la dure-mère, sont autant d'agents épileptogènes qui produisent et qui entretiennent l'irritation cérébrale dont le terme est l'épilepsie.

On peut devenir épileptique, quel que soit le siège du traumatisme cranien, que la lésion porte sur les régions pariétale, frontale ou occipitale. L'époque à laquelle apparaît l'épilepsie est fort variable; tantôt elle éclate d'une façon précoce, peu de temps après le traumatisme, tantôt elle est tardive et ne se montre qu'après des mois et des années Néanmoins, pendant la période qui s'écoule entre le traumatisme et l'apparition de l'épilepsie, il n'est pas rare que le sujet éprouve des troubles cérébraux, tels que vertiges et douleurs de tête.

L'*épilepsie traumatique* est souvent partielle (épilepsie jacksonienne), néanmoins il s'en faut que ce soit là sa forme unique; le traumatisme peut créer toutes les modalités de l'épilepsie, à savoir : le grand mal, ou attaque d'épilepsie semblable à l'épilepsie dite essentielle, le petit mal avec vertiges et absences, les troubles intellectuels, les perversions mentales, la manie, le délire, les impulsions irrésistibles. Une fois déclarée, dit Echeverria, l'épilepsie traumatique peut conduire à la folie; dans sa statistique, on trouve huit hommes et quatre femmes ayant des impulsions homicides; un homme et une femme kleptomanes, trois femmes pyromaniaques.

Bien des cas d'épilepsie dite essentielle tiennent, sans doute, à un traumatisme cranien qui, faute d'examen approfondi, passe inaperçu. Aussi est-il nécessaire de se livrer toujours à une enquête minutieuse et de rechercher avec soin la trace, la cicatrice du traumatisme récent ou ancien qui peut avoir déterminé le mal comitial. Il se peut même que l'épilepsie se reproduise ou survienne chez un sujet déjà opéré et trépané, ce qui prouve que la cause épileptique, cicatrice ou adhérences, est encore persistante malgré l'opération.

Traitement. — Au cas d'épilepsie traumatique, le traitement médical est parfois insuffisant. On doit alors recourir au traitement chirurgical. Voici deux observations[1] qui témoignent des succès que peut obtenir l'intervention chirurgicale.

1. Echeverria. De la trépanation dans l'épilepsie par traumatisme du crâne, *Archives gén. de médecine*, novembre 1878.

Un enfant de six ans et demi fait une chute et se blesse sur le côté gauche de la protubérance occipitale. Depuis lors, surviennent des douleurs de tête. Dix ans plus tard, le sujet éprouve tous les matins des spasmes et des secousses dans les bras. Treize ans après le traumatisme, éclate une grande attaque d'épilepsie. L'attaque se répète tous les trois ou quatre jours, puis deux fois par jour. La fréquence des attaques rend le malade très irritable et impulsif; il perd la mémoire. On constate à l'occipital une exostose consécutive à l'ancien traumatisme, et l'on admet qu'elle est la cause des attaques d'épilepsie. On pratique alors l'ablation de cette exostose, qui comprimait la dure-mère et le cerveau. Après plusieurs péripéties, la guérison survient, et le jeune homme, depuis lors marié, n'a plus eu de rechute.

Une seconde observation concerne une jeune fille qui reçoit le volet d'une fenêtre sur la tête et qui tombe évanouie. On constate un enfoncement du pariétal droit. A la suite de ce traumatisme, surviennent des douleurs de tête avec attaques vertigineuses, crises nocturnes d'épilepsie, déchéance rapide des facultés intellectuelles et suppression de la menstruation. L'opération du trépan est pratiquée, et l'on enlève la partie de l'os pariétal qui avait été enfoncé. Le succès thérapeutique fut complet; on constata la cessation des attaques d'épilepsie et le retour complet des facultés intellectuelles.

Mais les opérations portant sur les os du crâne et sur la dure-mère ne sont pas toujours suivie de succès, il s'en faut; l'épilepsie et son cortège persistent souvent, malgré une première et même malgré une seconde opération. On a proposé alors une opération plus radicale (Horsley) qui consiste à enlever le foyer cérébral épileptogène. L'ablation d'un fragment de la zone corticale motrice est particulièrement indiquée quand l'épilepsie est jacksonienne, et l'on précise, par l'excitation électrique, la partie des circonvolutions frontale et pariétale ascendante qui doit être enlevée. Une objection s'était présentée tout d'abord, c'est

que l'ablation d'un territoire cérébral moteur doit entraîner
la paralysie du côté opposé. Mais l'expérience a démontré
qu'on peut enlever un territoire cérébral moteur sans que
la paralysie en soit fatalement la conséquence; il se fait
une suppléance, et bientôt les mouvements réapparaissent;
ils peuvent, il est vrai, être dénaturés par une sorte d'incoordination nommée ataxie corticale, mais enfin ce n'est
pas de la paralysie. Bien que cette opération ait donné
quelques bons résultats, il n'est pas encore permis de se
prononcer sur sa valeur[1]. Toutes les opérations, celles qui
ne visent que le crâne et la dure-mère sans toucher au
cerveau et celles qui ont pour but l'ablation d'un fragment
du cerveau, toutes ces opérations ont été suivies tantôt de
succès, tantôt d'insuccès[2]. Il est un facteur avec lequel il
faut compter, c'est la présence de lésions histologiques du
foyer cérébral et l'étendue de ces lésions. Ainsi, dans un
cas d'extirpation du centre moteur du membre supérieur,
l'examen histologique du fragment d'écorce excisé permit
de constater une dégénération des grosses cellules pyramidales et une condensation du tissu névroglique.

§ 4. DE LHYSTÉRIE

L'*hystérie* est une névrose beaucoup plus fréquente chez
la femme que chez l'homme, et dont les manifestations
multiples reconnaissent deux formes principales, l'une *convulsive*, l'autre *non convulsive*. Chez quelques femmes, dans
un tiers des cas d'après Briquet[1], l'hystérie convulsive
apparaît sans avoir été annoncée par d'autres symptômes,
mais souvent, surtout dans le jeune âge, l'hystérie s'annonce
longtemps à l'avance; la petite fille devient impressionnable,

1. Raymond. L'épilepsie partielle; pathogénie et traitement. *Archives
de Neurologie*, mai 1901.
2. Marion. *Chirurgie du système nerveux*, Paris, 1905, p. 142. — Chipault. *Travaux de neurologie chirurgicale*, 1900.
3. Briquet. *Traité de l'hystérie*. Paris, 1859.

nerveuse, elle est sujette aux suffocations, aux palpitations aux maux de tête, aux crises de larmes ; son caractère change, son appétit devient capricieux, elle s'achemine lentement vers l'hystérie confirmée.

Souvent, certains stigmates de l'hystérie, le clou hystérique, la boule hystérique, précèdent l'attaque convulsive. Parfois au contraire l'hystérie, convulsive ou non convulsive, éclate sans cause appréciable chez des gens indemnes jusque-là de toute tare nerveuse, chez des hommes qui semblaient le moins prédisposés à l'hystérie. Toutefois, en fouillant avec soin les antécédents de ces malades, il est rare qu'on ne retrouve pas quelques signes précurseurs.

D'après M. Babinski[1], « l'hystérie est un état psychique rendant le sujet capable de s'auto-suggestionner. Elle se manifeste principalement par des troubles primitifs et accessoirement par des troubles secondaires. Ce qui caractérise les troubles primitifs, c'est qu'il est possible de les reproduire par suggestion avec une exactitude rigoureuse chez certains sujets et de les faire disparaître sous l'influence exclusive de la persuasion. Ce qui caractérise les troubles secondaires c'est qu'ils sont étroitement subordonnés à des troubles primitifs. »

Pour M. Babinski la suggestion est l'acte par lequel on cherche à faire accepter à autrui, ou à lui faire réaliser une idée manifestement déraisonnable, tandis que la persuasion est l'acte par lequel on cherche à faire admettre à autrui ou à lui faire réaliser une idée éminemment sensée et raisonnable.

Les symptômes hystériques seraient donc le résultat d'une suggestion ou d'une auto-suggestion ; ce sont des phénomènes que la volonté peut reproduire. De même, ils pourront disparaître sous l'influence exclusive de la persuasion, et c'est là un caractère presque essentiel à l'hystérie, car les autres troubles psychiques, la maladie du doute et la neurasthénie, peuvent être améliorés par la persuasion, mais ne peuvent pas être guéris par elle.

1. Babinski, *Société de Neurologie*, 7 novembre 1901 ; *Société de l'Internat*, 28 juin 1906.

Ceci étant dit, étudions l'hystérie convulsive et non convulsive.

Hystérie convulsive. — L'hystérie *convulsive* procède par attaques. L'attaque d'hystérie se comporte différemment selon les cas, et l'on en peut décrire deux variétés : l'une est l'hystérie vulgaire, l'hystérie commune, la *petite hystérie*; l'autre, beaucoup plus rare, est la *grande hystérie, l'hystérie épileptiforme*. Décrivons ces deux variétés·

· a. *Petite hystérie, hystérie vulgaire.* — L'attaque est presque toujours annoncée, quelques heures ou quelques jours à l'avance, par des prodromes, tels que palpitations, bâillements, lassitude, malaise, pleurs ou rires sans motif, constriction du thorax et du cou (boule hystérique).

Le plus souvent, l'attaque débute par une *aura*. L'aura est complète ou incomplète. L'aura complète est caractérisée par une sensation douloureuse qui part de l'ovaire (*ovarie*), gagne le creux épigastrique (*constriction épigastrique*), remonte le long du sternum (sensation de *boule*), arrive au pharynx, au larynx (*strangulation*) et se termine par des phénomènes céphaliques (sifflements d'oreilles, obnubilation de la vue), qui sont plus marqués du côté d'où est partie l'aura. A ce moment l'attaque commence, la malade tombe; mais, contrairement à l'épileptique, elle a le temps de choisir le lieu de sa chute et elle ne perd pas connaissance, au moins au début de l'accès. Elle pousse des cris, de vraies vociférations, elle suffoque, elle a la figure congestionnée et les veines cervicales très distendues; elle porte violemment la main à son cou, comme pour arracher tout objet qui pourrait gêner la respiration et, au milieu des sanglots et du hoquet, les convulsions apparaissent.

Les mouvements convulsifs sont essentiellement cloniques, ils sont très étendus, désordonnés : tantôt ce sont des contorsions qui agitent les membres et déplacent le corps tout entier; tantôt les mouvements convulsifs sont plus cadencés, ils prédominent dans les muscles du bassin (hystérie libidineuse); le tronc est le siège d'une sorte de balancement (mouvements de salutation); parfois la tête, violemment secouée, va heurter les objets environnants. La figure n'est pas grimaçante comme dans l'épilepsie; l'abdomen est distendu par des gaz, la perte de connaissance est généralement absolue. Après une durée qui varie de quelques minutes à plusieurs heures, durée qui dépend du nombre d'accès qui se suivent, les mouvements se calment, la physionomie trahit les expressions diverses de la peur, de la colère, de la volupté, et l'attaque se termine par d'abondantes larmes ou par l'émission d'urines incolores.

Les attaques d'hystérie ne sont pas toujours aussi violentes et aussi complètes; il en est où les malades perdent à peine connaissance, entendent ce qu'on dit et savent ce qui se passe autour d'elles. Dans l'hystérie, comme dans l'épilepsie, les attaques peuvent se répéter coup sur coup pendant plusieurs jours, les évacuations sécrétoires qui marquent la fin de l'accès font défaut, et la malade sent que l'attaque doit recommencer. Contrairement à l'épilepsie, les accès d'hystérie n'ont pas lieu la nuit. Il est souvent possible de provoquer ou d'arrêter à volonté une attaque d'hystérie : il suffit de comprimer fortement les ovaires, l'ovaire gauche principalement, ou bien une zone hystérogène. L'attaque d'hystérie ne se présente pas toujours au complet ; parfois elle est précédée d'une phase de convulsions *toniques*, spasmes de l'œsophage, de la glotte, des masséters; et cette phase peut même, *à elle seule*, constituer toute l'attaque.

b. *Grande hystérie, hystérie épileptiforme* [1]. — L'hystérie vulgaire ou petite hystérie, celle que je viens de décrire, peut être considérée comme l'atténuation de la grande hystérie. La grande hystérie, ou hystérie épileptiforme, infiniment plus rare, diffère de la petite attaque en ce qu'elle commence par une phase épileptiforme; voici comment elle procède : la crise, précédée d'une *aura* et des prodromes déjà décrits, éclate et se compose de quatre périodes qui se succèdent dans l'ordre suivant :

1. Richer. *Étude clinique sur la grande hystérie*. Paris, 1885.

1° La première période, *épileptoïde*, simule absolument une attaque d'épilepsie, avec convulsions toniques, convulsions cloniques et résolution.

2° Après cette période épileptoïde qui dure de trois à quatre minutes, tout le reste est de l'hystérie pure. Il y a d'abord une phase de contorsions, de grands mouvements, de *clownisme* (Charcot); la malade s'appuie sur la tête et sur les pieds en forme de pont, ou bien elle exécute un balancement rhythmé de la partie supérieure du corps, une sorte de salutation, etc.

3° Puis survient la phase des *attitudes passionnelles* qui se manifestent sous l'empire d'hallucinations tristes ou gaies (frayeur, amour, volupté).

4° La période terminale est celle des hallucinations avec visions effrayantes (rate, vipères, animaux noirs).

La succession de ces attaques constitue un *état de mal* qui peut durer plusieurs semaines avec cent attaques par jour; il n'y a pas ici d'élévation de température comme dans l'état de mal épileptique, et la compression de l'ovaire peut arrêter la grande attaque d'hystérie comme elle arrête la petite attaque.

L'attaque d'hystérie épileptiforme revêt encore d'autres formes plus rares; telles sont : la forme *syncopale* (Briquet), la syncope constituant toute l'attaque, la forme *cataleptique* (Lasègue), la *léthargique*, le coma et la léthargie survenant comme terminaison de l'attaque.

Hystérie non convulsive. — Les manifestations *non* convulsives de l'hystérie sont extrêmement multiples : les paralysies, les troubles trophiques, les atrophies musculaires, les contractures, les tremblements, les anesthésies, les névralgies, les congestions avec ou sans hémorrhagie, les troubles respiratoires, digestifs et urinaires, les désordres des organes génitaux et des organes des sens, les troubles intellectuels, l'altération des facultés mentales, tout cela se rencontre dans l'hystérie. Ces manifestations multiples de l'hystérie peuvent être étudiées successivement, et *sans ordre*, car elles ne suivent aucune règle dans leur époque d'apparition.

Paralysies. — Les *paralysies hystériques* atteignent les muscles de la vie organique aussi bien que les muscles de la vie de relation, elles ont été notées 159 fois sur 430 malades (Briquet[1]). Les paralysies à forme hémiplégique[2] ou paraplégiques sont les plus fréquentes ; parfois un seul membre est atteint (*monoplégie*), surtout le membre supérieur[3]. Les paralysies hystériques succèdent à une attaque ou surviennent en dehors de toute manifestation convulsive : un *traumatisme*, même léger, une émotion, une frayeur en sont souvent la cause déterminante. Suivant le cas, leur apparition est brusque ou graduelle, elles sont mobiles, paraissent et disparaissent avec une égale facilité, persistent indéfiniment ou guérissent brusquement. Une paralysie accompagnée d'anesthésie, l'anesthésie prenant la forme de contours perpendiculaires à l'axe longitudinal du membre, avec contractilité électrique normale, réflexes exagérés, normaux ou diminués, tels sont les caractères des paralysies hystériques[4].

Entre autres caractères distinctifs pour lesquels je renvoie le lecteur au chapitre de l'hémorrhagie cérébrale, l'hémiplégie hystérique diffère de l'hémiplégie par lésion cérébrale en ce qu'*elle atteint rarement la face*; c'est là un signe distinctif bien important à connaître. Toutefois, ce signe distinctif n'est pas absolu, car on a publié des observations d'hémiplégie hystérique dans lesquelles la face était légèrement déviée. Mais, répond Charcot, on a commis une erreur, on a pris pour une hémiparalysie faciale ce qui est une contracture, un hémispasme. « Dans l'hémiplégie hystérique il n'existe jamais, du côté paralysé, de participation du facial inférieur comparable à celle qui se voit dans l'hémiplégie vulgaire. Les déviations de la face qui se surajoutent à l'hémiplégie

1. Briquet. *Traité clinique et thérapeut. de l'hystérie.* Paris, 1859.
2. Coronel. *De l'hémiplégie hystérique.* Th. de Paris, 1875. — Desbrosse. Th. de Paris, 1876. — Chevalier. Th. de Paris, 1887.
3. Méchin. *Monopl. brach. hyst.* Th. de Paris, 1887.
4. Lober. *Paralysies, contractures, affections douloureuses de causes psychiques.* Th. d'agrég., 1886.

hystérique sont la conséquence d'un spasme glosso-labié hémilatéral, qui occupe tantôt le côté opposé à l'hémiplégie, tantôt le même côté. Dans cet hémispasme glosso-labié, la commissure des lèvres et la langue sont fortement déviées du côté convulsé; la joue est parfois agitée de saccades convulsives. » Charcot est revenu plus tard sur cette affirmation, et l'hémiplégie faciale hystérique est actuellement prouvée, surtout dans les formes graves de l'hystérie[1]. Les paralysies concernant les *organes* sont étudiées plus loin.

Contractures. — Les *contractures hystériques* peuvent atteindre presque tous les muscles volontaires et involontaires; tantôt elles affectent les formes monoplégique, hémiplégique et paraplégique, elles peuvent même se généraliser aux quatre membres, aux muscles lombaires, aux muscles du cou, des mâchoires, de la langue, des globes oculaires, etc.; tantôt elles frappent isolément un muscle ou un groupe musculaire. Ces contractures sont permanentes; habituellement très douloureuses, elles durent des mois et des années jusqu'à dix ans[2]; elles apparaissent graduellement ou brusquement et disparaissent parfois avec la même brusquerie; elles succèdent aux paralysies ou s'établissent en dehors de tout état paralytique; elles ne cèdent pas au sommeil, mais elles cèdent, au moins temporairement, au chloroforme. L'intermittence de la contracture est exceptionnelle; elle existait à un haut degré chez une malade de Rénon, atteinte d'hémispasme facial total; les crises se reproduisaient 70 à 80 fois par jour sans compter la nuit[3].

Ces caractères distinguent les contractures hystériques des contractures qui succèdent aux scléroses des cordons latéraux de la moelle; ces dernières s'établissent lentement, progressivement, et ne sont pas modifiées par le chloroforme. Néanmoins, il paraîtrait que la contracture hysté-

1. Gasnier. *Étude sur la paralysie faciale hystérique.* Th. de Paris, 1893
2. Dejerine et Sézary. *Soc. de neurologie,* 2 mai 1907.
3. L. Rénon et R. Follet. Hémispasme facial total d'une extrême intermittence chez une hystérique. *Soc. méd. des hôp.,* 23 décembre 1898.

rique peut, elle aussi, à la longue, et dans des cas tout à
fait exceptionnels, s'associer à une lésion des cordons latéraux de la moelle (Charcot[1]). Ce fait doit être en effet bien
exceptionnel, car dans une remarquable observation, contrôlée par Vulpian, on n'a retrouvé aucune trace de lésions
médullaires chez une hystérique qui avait eu pendant cinq
ans des contractures généralisées, avec troubles trophiques,
atrophie musculaire et contractions fibrillaires des muscles
(Klumpke[2]).

Le bras contracturé est généralement en flexion forcée,
la jambe est en extension avec pied bot varus équin. Toute
tentative faite pour vaincre la contracture est accompagnée
de douleurs violentes. Si, pendant l'état de contracture du
membre inférieur, on redresse fortement la pointe du pied,
on détermine dans ce membre une trépidation épileptoïde
qui dure quelque temps et qui peut être arrêtée à son tour
par la flexion brusque du pied. L'application d'un aimant
détermine quelquefois le *transfert* de la contracture au
côté opposé. Voici l'énumération d'un certain nombre de
contractures hystériques : la *contracture des extrémités*
(tétanie), les contractures péri-articulaires du genou, de
l'épaule, souvent fort douloureuses (Brodie[5]), les contractures des *muscles de la hanche* qui simulent la coxalgie, la
contracture des muscles du cou (*torticolis*), des muscles
masticateurs (*trismus*), des muscles moteurs de l'œil (*strabisme*), des muscles de la *langue*; sans compter la contracture des sphincters (rétention d'urine), les spasmes de
l'œsophage pouvant durer des semaines et des mois (rétrécissement spasmodique), les spasmes de la glotte et accès
de dyspnée consécutifs, etc., qui seront étudiés avec chacun
de ces organes.

Les contractures hystériques surviennent tantôt spontanément, sans cause apparente, tantôt elles sont suscitées

1. Charcot. Sclérose des cord. lat. de la moelle épinière chez une femme
hystérique. *Soc. méd. des hôp.*, 25 janvier 1865.
2. Klumpke. Contractures hystériques. *Revue de méd.*, mars 1885.
5. Blum. Th. d'agrégat. de Paris, 1886.

par des causes insignifiantes, par un léger *traumatisme* (chute, contusion, entorse, piqûre d'aiguille)[1], et il est remarquable que la contracture déterminée fortuitement par un traumatisme est souvent la première manifestation d'une hystérie jusque-là latente[2].

Tremblements. — Les tremblements hystériques[3] surviennent en général subitement, à la suite d'une émotion, d'une frayeur, à la suite d'une attaque d'hystérie complète ou à peine ébauchée. Le sujet est pris d'un véritable accès de tremblements. Suivant le cas, le tremblement est partiel ou généralisé; il revêt la forme hémiplégique, la forme paraplégique, la forme monoplégique. Tantôt l'accès de tremblement s'amende et disparaît après quelques heures, après quelques jours, tantôt le tremblement est continu, interrompu seulement pendant le sommeil, et il dure des mois consécutifs. Il suffit parfois de l'excitation d'une zone hystérogène pour faire reparaître le tremblement. L'*intensité* du tremblement est fort variable, depuis le tremblement le plus léger jusqu'au tremblement tellement violent qu'il gêne la marche et la préhension des objets. Le *rhythme* des tremblements hystériques est régulier. M. Dutil les a divisés en trois groupes[4] : 1° les tremblements à oscillations rapides ou vibratoires ayant de 8 à 12 oscillations par seconde, imitant le tremblement de la maladie de Basedow, de la paralysie générale et de l'intoxication alcoolique; 2° les tremblements de rhythme moyen, de 5 à 7 oscillations par seconde, imitant le tremblement mercuriel, le tremblement des paraplégies spasmodiques; plus rarement, quand il est intentionnel, imitant le tremblement de la sclérose en plaques; 3° les tremblements lents, de 4 à 5 oscillations par seconde, imitant le tremblement sénile et la paralysie agitante.

Hémianesthésie. — L'anesthésie chez les hystériques est,

1. Charcot. *Mal. du syst. nerv.*
2. Renard. *Contracture hystéro-traumatique.* Th. de Paris, 1886.
3. Rendu. *Soc. méd. des hôp.*, 12 avril 1889.
4. Th. de Paris, 1891. — *Des tremblements hystériques.*

suivant le cas, généralisée, disséminée et plus souvent localisée sous forme d'*hémianesthésie*. L'hémianesthésie est surtout fréquente du côté gauche, elle a été observée 95 fois
sur 400 cas par Briquet. L'insensibilité frappe tout un côté
du corps jusqu'à la ligne médiane, elle envahit les plans
superficiels et profonds, la peau, les muqueuses, les muscles (perte du sens musculaire) et les articulations; chose
singulière, un grand nombre d'hystériques n'ont pas conscience de leur anesthésie. L'hémianesthésie totale n'atteint
pas seulement la sensibilité tactile, elle atteint aussi les
autres sensibilités (douleur, température) et les sens spéciaux (goût, odorat, ouïe, vue)[1]. L'anesthésie pharyngée est
très fréquente. La peau anesthésiée est pâle, refroidie et
exsangue, on peut la piquer sans qu'il en sorte une goutte
de sang; les muscles du côté paralysé sont beaucoup plus
faibles (amyosthénie) que ceux du côté sain. Cette hémianesthésie est de tous points analogue à celle qui a été
décrite aux maladies de l'encéphale, avec lésion de la partie
postérieure de la capsule interne.

Au sujet de l'hémianesthésie hystérique, les recherches
de Burcq ont mis en lumière des faits fort intéressants
(*métalloscopie* et *métallothérapie*). Si l'on applique sur la
peau anesthésiée des plaques de métal, or, étain, cuivre,
l'anesthésie disparaît après une application dont la durée
varie de quelques secondes à 15 minutes. A mesure que
la sensibilité reparaît dans les régions anesthésiées, la peau
se colore, la circulation se rétablit et l'amyosthénie disparaît; la malade, qui ne donnait au dynamomètre que 15 kilogrammes, donne actuellement le double. Pendant que ces
modifications ont lieu dans le côté anesthésié, l'autre côté,
celui qui était sain, s'anesthésie à son tour dans les régions symétriques; il se fait là comme un phénomène de
transfert.

Les résultats qu'on obtient avec des plaques de cuivre
chez telle malade ne sont obtenus chez une autre que

1. Pitres. *Anesthésies hystériques.* Bordeaux, 1887.

par l'application de plaques d'or ou d'étain : l'une est « sensible à l'or, l'autre au cuivre ». Ces métaux développent un courant et n'agissent qu'à la condition de n'être pas purs ; on obtient du reste les mêmes résultats par l'application d'un courant galvanique ou d'un aimant.

Ces différents moyens n'agissent pas seulement sur l'hémianesthésie des hystériques : ils agissent aussi sur l'hémianesthésie qui accompagne les intoxications (alcoolisme et saturnisme) et les lésions cérébrales ; il n'y a même à noter que l'amélioration, qui est généralement passagère dans l'hémianesthésie hystérique, peut être permanente dans les autres cas[1].

Hyperesthésies, névralgies. — Les hystériques sont sujettes à des douleurs variées qui intéressent la peau, les muscles, les articulations et les viscères. Le *clou hystérique* est une douleur térébrante qui siège au niveau de la suture sagittale. La *céphalalgie* des hystériques serait, suivant des avis différents, une hyperesthésie musculaire (Briquet), une névralgie, une migraine ; elle est quelquefois caractérisée par un point douloureux à la tempe ; mais, quelle que soit la forme de cette céphalalgie, son apparition comme symptôme tenace chez les jeunes filles voisines de la puberté est un indice fréquent d'hystérie. La *rachialgie* est une hyperesthésie des muscles du rachis et des vertèbres ; elle est étendue à toute la masse des muscles sacro-lombaires et long dorsal, ou limitée à l'une des régions du rachis ; la douleur rachialgique est facilement provoquée par la pression sur les apophyses épineuses ou sur les muscles.

On trouve chez les hystériques des *zones hystérogènes* ou *plaques hystérogènes*, c'est-à-dire des régions qui sont douées d'une sensibilité spéciale et permanente. Avant l'attaque, ces points présentent une exacerbation douloureuse qui fait partie de l'aura. On peut même provoquer l'aura par la pression ou par le frottement des pla-

1. Aigre. *Métalloscop. métallothérap. externe.* Th. de Paris, 1879.

ques hystérogènes, et si l'on insiste on arrive parfois à provoquer l'attaque d'hystérie aussi sûrement que par la pression de l'ovaire. Réciproquement, l'attaque d'hystérie peut être arrêtée par une énergique pression provoquée sur les plaques hystérogènes. Ces zones hystérogènes sont très nombreuses, elles existent à la tête au niveau du bregma, à l'appendice xiphoïde du sternum, sous les seins, à l'angle de l'omoplate, à la région lombaire, à la région ovarienne, au testicule chez l'homme, aux bras, aux jambes[1], etc.

On a décrit également des zones *idéogènes* qui ne sont habituellement actives qu'à l'état *hypnotique*[2]. L'excitation de la zone d'*extase* située de chaque côté du vertex met la malade dans l'attitude de l'extase; l'excitation des zones de *babillage*, siégeant au niveau des apophyses mastoïdes, fait parler la malade avec une vivacité, une volubilité extraordinaires; l'excitation de la zone de *rire*, au niveau de la protubérance occipitale externe, détermine un rire convulsif et bruyant que rien ne peut interrompre.

Les femmes hystériques sont sujettes à des névralgies intercostales et à des douleurs viscérales, gastralgie, hépatalgie, ovarie, hystéralgie, que nous allons retrouver à l'étude de chaque organe. Elles ont des crises douloureuses comparables à l'*angine de poitrine*[3], des douleurs abdominales dues à l'hyperesthésie de l'ovaire, et des névralgies de la paroi de l'abdomen; ces symptômes, joints au météorisme exagéré du ventre, forment un ensemble clinique nommé *fausse péritonite*. On se gardera bien de confondre cet état avec l'*appendicite*.

Aphonie. Mutisme. Aphasie. — Je groupe dans un même paragraphe l'aphonie, le mutisme et l'aphasie hystériques, afin de pouvoir mieux opposer ces différents troubles et montrer en quoi ils diffèrent. Cette étude est tirée des

1. Gaube. *Recherches sur les zones hystérogènes.* Th. de Bordeaux, 1882.
2. Pitres. *Leçons cliniques sur l'hystérie*, 1891.
3. Marie. Angine de poitrine dans l'hystérie. *Revue de méd.*, avril 1882. — Leclerc. Th. de Paris, 1887.

leçons de Charcot[1]. L'*aphonie hystérique*, comme toutes les aphonies, est caractérisée par la perte de la voix : le larynx ne peut plus émettre les sons nécessaires à la voix. La parole persiste, la parole à voix basse, le chuchotement, qui est le produit de la langue et des lèvres et qui n'a rien à voir avec le larynx. L'aphonie est due à la paralysie des muscles vocaux laryngés ; le son est absolument perdu, ce qui n'empêche pas la toux d'être parfois bruyante. L'aphonie hystérique survient brusquement à l'occasion d'une cause morale quelconque ou après un accès convulsif ; elle dure quelques jours, quelques semaines, et disparaît comme elle est venue, parfois à l'occasion d'une émotion morale. Les hystériques aphones ont souvent une plaque d'anesthésie cutanée aux régions sus et sous-hyoïdiennes[2]. L'aphonie hystérique guérit par toutes les médications (électrisation, aimantation, métallothérapie) ou résiste à tous les moyens.

Le *mutisme hystérique* débute soudainement, à la suite d'une frayeur, d'une émotion, d'une attaque convulsive, ou sans cause apparente ; il peut durer des semaines, des mois, des années, il guérit toujours, et soudainement, mais il est sujet aux récidives. Comme toutes les manifestations de l'hystérie, il est plus fréquent chez la femme, mais on l'observe également chez l'homme. La muette hystérique est à la fois aphone et muette ; aphone, c'est-à-dire que son larynx ne peut proférer aucun son ; muette, c'est-à-dire qu'elle est absolument privée de la parole, elle ne peut articuler aucun mot, même à voix basse, elle ne peut pas chuchoter, et cependant elle a conservé tous les mouvements de la langue et des lèvres ; elle peut siffler et souffler, mais elle ne peut ni coordonner ni imiter les mouvements qui servent à l'articulation des mots. Sous ce rapport, le sujet atteint de mutisme hystérique rappelle le tableau de l'aphasie motrice organique, mais le mutisme hysté-

<hr>

1. Charcot. *Progrès méd.*, 13 novembre 1886.
2. Thaon. Hystérie et larynx. *Annales des mal. du larynx*, 1881, n° 1.

rique diffère de l'aphasie organique par bien des côtés, et sans parler des autres troubles, tels que l'agraphie, la cécité et la surdité verbales, qui rentrent plus ou moins dans le domaine de l'aphasie, le sujet atteint d'aphasie organique, même la plus complète, peut pousser des cris, émettre des sons; il n'est pas aphone; il peut même prononcer quelques syllabes, quelques mots : il n'est pas muet.

Le muet hystérique a son intelligence et sa lucidité, il écrit avec facilité, il se fait comprendre par gestes, deux choses rares chez l'individu atteint d'aphasie organique. Donc la conservation intacte de l'écriture, de la mimique, de l'intelligence, chez un individu, homme ou femme, devenu subitement aphone et muet, sont autant de signes qui permettent d'affirmer la nature hystérique du mutisme. Il faut ajouter que ce diagnostic est presque toujours confirmé par d'autres stigmates de l'hystérie, hémianesthésie, anesthésie pharyngée, troubles sensoriels, troubles oculaires, zones hystérogènes, facilité de provoquer la contracture d'un membre par l'application d'un lien circulaire. D'autre part, la réunion ou l'absence de ces différents signes permet de reconnaître les *simulateurs*.

Le mutisme peut être facilement provoqué chez les hystériques *hypnotisables*, et il se reproduit avec tous ses caractères précédemment énumérés; ce syndrome artificiel, provoqué pendant la période de somnambulisme, persiste quand le sujet est réveillé. « C'est dans l'écorce grise des hémisphères cérébraux qu'il faut chercher la lésion *dynamique* d'où dérivent les symptômes dont il s'agit, et le mécanisme qu'il convient d'invoquer ici n'est autre chose que celui qui, suivant nous, rend compte de la production des paralysies dites psychiques ou mentales. » (Charcot.)

L'*aphasie* avec ses caractères vrais a quelquefois été observée chez les hystériques[1]; elle est habituellement associée à l'apoplexie hystérique.

Apoplexie hystérique. — Cliniquement, l'apoplexie hysté-

1. David. *Aphasie hystérique*. Th. de Paris, 1884.

rique a tous les caractères de l'apoplexie de cause organique
(Debove); apoplexie avec ou sans aphasie, avec hémiplégie
et presque toujours avec hémianesthésie. L'hémianesthésie
est même un symptôme saillant, tandis que l'hémiplégie
est peu prononcée. Toutes les conséquences de l'attaque,
hémianesthésie, hémiplégie, hémichorée, contracture, sont
facilement curables par les esthésiogènes[1].

Troubles psychiques[2]. — La femme hystérique est exagérée en toute chose, volontiers elle se donne en spectacle;
et pour se rendre intéressante elle imagine toute sorte de
simulations, elle est capable des actes les plus répugnants.
Les hystériques sont souvent malicieuses, perverses, dissi-
mulées, menteuses; certaines *mentent* avec une ténacité et
une effronterie inouïes; elles sèment partout la brouille et
la discorde; elles ne savent qu'inventer pour qu'*on s'occupe
d'elles*; elles simulent un suicide, elles jettent le désespoir
dans leur famille en annonçant qu'elles veulent se tuer,
alors qu'elles n'en ont aucune envie; elles s'accusent d'actes
qu'elles n'ont pas commis, elles portent contre autrui de
fausses accusations de vol et de meurtre, elles se disent
victimes d'attentats et de viol, et elles font traîner des inno-
cents devant les tribunaux, quand elles ne les ont pas fait
monter snr un bûcher, comme ce malheureux Urbain
Grandier que les religieuses ursulines de Loudun accusaient
de crimes imaginaires. La plupart des hystériques ont des
hallucinations pendant l'attaque convulsive; chez certaines,
les hallucinations persistent en dehors des attaques : ainsi,
telle femme, calme et tranquille, occupée à lire ou à travailler, se lève brusquement, pousse des cris, croyant voir
des bêtes fantastiques sur le mur ou sur le parquet. Le
délire érotique et religieux leur est familier et les conduit
parfois à la démence.

L'hystérie rend les sujets particulièrement aptes à la
neurasthénie, aux *suggestions* et à l'*hypnotisme*, questions
qui seront étudiées dans les chapitres suivants.

1. Achard. Apoplexie hystérique. *Arch. de méd.*, janvier et février 1887.
2. Babinski. *Soc. de neurologie*, 7 nov. 1901.

Il y a une *hystérie rabiforme* que Grasset a minutieusement analysée et décrite[1].

A l'état mental des hystériques est liée une grave question de *médecine légale*, et l'hystérie a été associée plus d'une fois aux causes célèbres qui ont passionné le public. Il faut lire au sujet de cette étude la très intéressante observation de Grasset publiée sous le titre de « Roman d'une hystérique »[2].

Troubles trophiques. — A l'hystérie sont associés des troubles *trophiques* nombreux et variés[3]. Aux troubles trophiques *cutanés* se rattachent le zona, la chute des cheveux, la chute des ongles, les ecchymoses spontanées, les sueurs de sang. Aux troubles du tissu cellulaire se rattache l'œdème, qui est parfois *un œdème bleu*. L'œdème hystérique est une tuméfaction dure des téguments qui ne se laissent pas déprimer par le doigt comme l'œdème vulgaire ; à ce niveau, la peau est cyanosée, violacée, d'où le nom d'œdème bleu. Cet œdème se localise à une main, à un membre, au bras, à la jambe ; il est presque toujours associé à la contracture ou à la paralysie du membre envahi. Quelques observations de *sein hystérique* signalent le gonflement douloureux du sein avec sécrétion. Chipault a constaté un cas d'*hémorrhagie* hystérique du sein et il lui a été possible d'en réunir plusieurs observations semblables[4]. Je dois ajouter que les différents troubles trophiques que je viens d'énumérer ne sont plus guère admis aujourd'hui comme fonction d'hystérie ; cette question est par conséquent à reviser (Babinski).

Du faisceau des soi-disant troubles trophiques avec lesquels notre éducation médicale a été faite, il ne restera bientôt plus rien. C'est ma conviction, et, quand on veut y regarder de près, ainsi que l'a formulé M. Babinski, on voit

1. Grasset. *Leçons de clinique médicale*, 1896, p. 50.
2. Grasset. *Leçons de clinique médicale*. Montpellier, 1891, p. 401.
3. Athanassio. *Troubles trophiques dans l'hystérie*. Th. de Paris, 1890.
4. Chipault. Hémorrhagie hystérique du sein. *La Presse médicale*, 1896, p. 405.

que les troubles trophiques de nature hystérique n'existent
pas. Éruptions vésiculeuses dites hystériques, pemphigus
dit hystérique, phlyctènes dites hystériques, ulcérations
dites hystériques des membres et du sein, gangrènes dites
hystériques, tout cela c'est de la simulation. Que le sujet,
qu'on est convenu d'appeler hystérique, trouve son profit à
fabriquer de toutes pièces pareilles lésions, ou même qu'il
n'y trouve aucun profit tangible, peu importe ; il est dominé
par cet état mental particulier, qui en somme est anormal,
et qui le rend capable de tous les mensonges, de toutes les
supercheries, de toutes les fourberies et de toutes les simulations.

Il ne manque pas d'exemples qui prouvent la réalité de ce
que j'avance[1] (Lamy, Balzer, Danlos, Brocq, Thibierge et Darier). Une jeune hystérique entre à l'hôpital pour des bulles
de pemphigus développés sur la muqueuse buccale ; on
découvre la supercherie et l'on voit que le soi-disant pemphigus hystérique est volontairement provoqué par l'application d'un petit fragment de cantharide (Danlos). Une
jeune hystérique présente des ulcérations multiples sur les
membres ; la fourberie est découverte et l'on voit que ces
ulcérations sont dues à des applications d'acide nitrique.
(Thibierge et Darier). Une hystérique demande conseil pour
une éruption ayant l'aspect de l'herpès en cocarde ; les
médecins fort intrigués croient d'abord à un trouble trophique hystérique, mais on surprend la supercherie de la
jeune fille qui produisait à volonté son éruption au moyen
d'un bouchon imbibé d'acide phénique (Lamy). Ces exemples seront encore plus nombreux à l'avenir, maintenant
que le procès des soi-disant troubles trophiques hystériques
est à l'ordre du jour.

Aux troubles trophiques hystériques appartiennent les
atrophies musculaires. *L'atrophie musculaire hystérique* se
superpose presque toujours aux parties atteintes de paralysie, de contracture, d'anesthésie, il est bien rare qu'elles

1. Antonio Mendicini Bono. *La Tribune médicale*, 11 avril 1908.

en soient indépendantes. Elles atteignent la main, le bras,
la jambe. Dans quelques cas elles ont eu une marche ascendante débutant par la main et remontant au bras. Ces atrophies musculaires hystériques[1] diffèrent notablement des
amyotrophies myélopathiques, elles n'atteignent pas le degré
d'atrophie qu'on observe dans l'atrophie musculaire progressive, elles ne sont pas habituellement accompagnées de
secousses fibrillaires ; la contractilité électrique est diminuée
proportionnellement à l'atrophie, et il n'y a pas généralement de réaction de dégénérescence. Toutefois, ces signes
distinctifs ne sont pas absolus, car dans quelques observations on a constaté des contractures fibrillaires et une
faible réaction de dégénérescence. Le début est rapide, et
l'amélioration, dès qu'elle survient, aboutit vite à la guérison. La pathogénie de ces atrophies est mal connue ;
peut-être sont-elles dues à une altération simplement dynamique des centres nerveux, et elles seraient comparables
aux amyotrophies qui succèdent au traumatisme articulaire (Vulpian).

Viscères et appareils. — *L'appareil respiratoire* est le
siège de désordres variés. Les spasmes de la glotte provoquent des accès de dyspnée : la paralysie des muscles
crico-aryténoïdiens postérieurs, dilatateurs de la glotte, est
accompagnée de dyspnée avec sifflement ou cornage inspi-
ratoire. Les convulsions des muscles laryngés et les spasmes
du diaphragme provoquent des cris d'aboiement et de grognement qui se répètent par accès ou qui se succèdent
d'une façon incessante. Les mouvements spasmodiques du
diaphragme déterminent des bâillements, du hoquet et des
accès de rire que rien ne peut maîtriser. Certaines femmes
hystériques sont prises de congestion broncho-pulmonaire,
d'hémoptysie ; d'autres, et ce sont surtout les jeunes filles,
ont une petite *toux*[2], sèche, incessante, monotone, qui
fatigue les personnes de l'entourage plus encore que la ma-

1. Babinski. *Arch. de neurol.*. 1886, n° 54 et 55.
2. Lasègue. De la toux hystérique. *Arch. de med.*, 1855.

lade; cette toux s'amoindrit ou disparaît pendant la nuit, elle est extrêmement tenace et ne cesse qu'après des semaines et des mois de durée.

Troubles digestifs. — Les *fonctions digestives* sont souvent atteintes. La gastralgie, la dyspepsie et les dépravations de l'appétit sont chose commune; les hystériques ont des vomissements aqueux alimentaires ou sanguinolents, résultat de supercheries. Les vomissements alimentaires se font facilement, sans douleur, ils peuvent durer plusieurs mois sans porter atteinte à la santé et sans amaigrissement notable, tant la dénutrition est lente chez les hystériques. La constipation est la règle, la pneumatose intestinale est fréquente, le météorisme abdominal en est la conséquence; la tympanite par refoulement peut être sous la dépendance de la volonté[1]. Le tympanisme joint à des douleurs abdominales constitue la *fausse péritonite* hystérique.

Certaines hystériques perdent complètement l'appétit (*anorexie*); la jeune fille atteinte d'anorexie[2] se complaît à ne pas manger, elle y met une obstination invincible, et elle supporte et sans presque maigrir, une abstinence à peu près absolue, surtout si elle mange en cachette. Parfois cependant des accidents graves en sont la conséquence. Nous avons vu avec mon regretté ami Lafont (de Bayonne) une jeune fille qui, trompant la surveillance de sa famille, en était arrivée à mourir littéralement de faim; elle avait l'apparence d'un squelette. les extrémités froides et violacées, la voix éteinte, l'haleine froide; nous avons procédé chez elle à une alimentation forcée par le gavage; quand elle a vu qu'elle était vaincue, elle s'est mise à manger et la santé a reparu. Chez quelques anorexiques hystériques la tuberculose se déclare; j'ai constaté ce fait deux fois chez des jeunes filles.

Le tube digestif est fréquemment le siège de spasmes : spasmes du pharynx, de l'œsophage (rétrécissement spas-

---

1. Rénon et Moncany. *Soc. méd. des hôp.*, 18 décembre 1908.
2. Lasègue. De l'anorexie hystérique. *Arch. de méd.*, avril 1873.

modique), de l'estomac (crampes douloureuses), spasmes antipéristaltiques de l'intestin, parfois suivis de vomissements de matières fécaloïdes.

Les *éructations* et les *borborygmes* sont très fréquents chez les hystériques; Pitres en a donné une bonne description. Ces bruits hydro-aériens se produisent tantôt d'une façon irrégulière, arythmique, tantôt ils sont rythmés, cadencés et coïncident avec les mouvements respiratoires. Les bruits provoqués par ces éructations et par ces borborygmes sont perçus à distance; ils peuvent revenir par accès et alterner avec des crises de hoquet. Pitres attribue les borborygmes rythmés, chez les hystériques, à une contraction spasmodique des muscles respiratoires; c'est un spasme hystérique[1].

Appareil urinaire. — Les *troubles urinaires* se présentent sous des formes variées; ils s'adressent les uns à l'excrétion, les autres à la sécrétion de l'urine. Les troubles d'excrétion (rétention d'urine) sont dus à une contracture du sphincter de la vessie ou à une paralysie de l'organe[2]. Les troubles de sécrétion, diminution notable (*oligurie*) ou suppression de la fonction (*anurie*), sont plus difficiles à expliquer; il y a des hystériques qui restent plusieurs semaines sans uriner, non qu'il y ait rétention d'urine, mais parce que les reins ne fonctionnent pas ou fonctionnent peu. Et, malgré cette suppression, il n'y a pas de symptômes urémiques, sans doute parce que les phénomènes de désassimilation sont très ralentis[3].

La *polyurie hystérique* est connue depuis longtemps; le cas que j'ai observé jadis à Necker est consigné dans la thèse de Garrigue[4] et j'ai consacré une leçon clinique aux cas que j'ai observés à l'Hôtel-Dieu. La tendance actuelle est de

---

1. Pitres. *Éructations et borborygmes hystériques.* 1895.

2. Guinguand. *Rétent. d'urine d'origine hystérique.* Th. de Paris, 1879.

3. L'anurie est souvent accompagnée de vomissements assez riches en urée. — Fernet. *Union méd.*, 1875. — Secouet Th. de Paris, 1875.

4. Garrigue. *Polyurie hystérique.* Thèse de Paris, 1888. — Ehrhardt. *Polyurie hystérique.* Thèse de Paris, 1895. — Brissaud: *Polyurie hystérique, La Presse médicale*, 14 avril 1897.

rapporter à l'hystérie presque toutes les observations de polyurie dite simple ou nerveuse; la polyurie pourrait même survenir à titre d'hystérie monosymptomatique alors que les autres symptômes de l'hystérie font défaut. Pour affirmer le diagnostic, Babinski[1] conseille d'employer la suggestion hypnotique, qui peut à volonté faire paraître ou disparaître la polyurie. Cette polyurie hystérique ne se voit que chez l'homme, elle est extrêmement rare chez la femme. Elle débute le plus souvent par une soif excessive, de sorte que la polydipsie précède la polyurie. A l'examen cryoscopique, le point de congélation de l'urine peut être inférieur à celui du sang (0°,56); Souques et Balthazard[2] l'ont vu tomber à 0°,40, 0°,30 et même 0°,17.

La quantité des urines varie de quelques litres à vingt litres et au delà. A la longue le sujet maigrit, dépérit, et le pronostic devient grave. La polyurie hystérique est d'une ténacité désespérante; la valériane, l'opium, l'antipyrine, la suggestion, donnent de bons résultats, mais ces résultats sont rarement définitifs.

Organes des sens. — J'ai déjà parlé de l'anesthésie cutanée et de l'hémianesthésie qui atteint l'ouïe, l'odorat et la vue; les organes des sens peuvent être frappés séparément d'hyperesthésie, d'anesthésie, de paralysie, de contracture. La dureté de l'ouïe est fréquente, la surdité est rare. J'ai vu une jeune fille qui avait une telle hyperesthésie de la muqueuse linguale que tous les mets lui semblaient vinaigrés. Une femme du service de Vulpian a eu pendant plusieurs mois une contracture de la langue. On a rapporté l'observation d'une hystérique qui présentait des troubles vaso-moteurs de la peau tels que les caractères qu'on traçait à la surface du corps paraissaient en relief pendant plusieurs heures[3], et Mesnet a fait en 1890, à l'Académie

---

1. Babinski. *Soc. méd. des hôpitaux,* séance du 15 nov. 1891.

2. Souques et Balthazard. La cryoscopie des urines de la polyurie nerveuse. *Congrès de Paris*, 1900.

3. Dujardin-Beaumetz. *Union méd.*, 1889, n° 144.

de médecine, une intéressante communication sur l'*autographisme* hystérique.

Œil hystérique. — Les *troubles oculaires*[2] de l'hystérie sont si caractéristiques qu'on a l'habitude de les réunir sous la dénomination d'*œil hystérique.* L'amblyopie hystérique est caractérisée par une association de troubles sensitifs (anesthésie de la rétine) et de troubles de la musculature intérieure de l'œil (contracture des accommodations) (Parinaud). L'anesthésie de la rétine se traduit par deux symptômes de premier ordre : rétrécissement du champ visuel et dyschromatopsie. Quant à la contracture de l'accommodation, elle se traduit par la polyopie monoculaire, par la micropsie et par la mégalopsie. Étudions ces différents symptômes : le rétrécissement du champ visuel débute par la périphérie, il devient régulièrement concentrique, il peut réduire la vue à la seule vision centrale. Souvent, au rétrécissement du champ visuel s'ajoute le trouble de la vision des couleurs (*dyschromatopsie*). La vision des couleurs disparaît dans l'ordre suivant : violet, vert, bleu, jaune et enfin rouge. Comme à l'état normal, c'est le champ du bleu qui est le plus étendu (le blanc bien entendu étant mis à part), comme, d'autre part, dans l'hystérie, la vision du rouge est la dernière intéressée, il résulte ce fait paradoxal, que le champ du rouge devient, dès le début, plus étendu que le champ du bleu (Parinaud). Ce phénomène a reçu le nom de changement d'étendue relative des champs des différentes couleurs. Quand on applique sur la tempe de la malade un aimant ou une plaque de métal, or, cuivre, étain, suivant l'idiosyncrasie métallique de l'hystérique, les couleurs peuvent reparaître dans l'ordre inverse de leur disparition.

Tous ces symptômes, on le voit, sont des plus importants ; *ils appartiennent en propre à l'hystérie*, et ils permettent de différencier l'amblyopie hystérique des amblyopies tabétique et alcoolique. Dans l'amblyopie alcoolique, c'est

1 Rouffinet. L'œil hystérique. *Gaz. des hôp.*, 31 octobre 1891

le rouge et le vert qui disparaissent d'abord, pendant que
se développe un scotome central. Dans l'amblyopie tabétique, le rouge disparaît également le premier; le rétrécissement du champ visuel est périphérique, mais il est
encoché et non régulièrement concentrique; enfin, l'examen
ophthalmoscopique fait reconnaître une atrophie du nerf
optique, tandis que le *fond de l'œil reste toujours normal
dans l'hystérie*.

La diplopie *monoculaire* et la polyopie *monoculaire* sont
des symptômes fort curieux; voici en quoi ils consistent :
si l'on place devant l'œil hystérique (l'autre œil étant fermé)
un objet, une allumette par exemple, qu'on tient verticalement, cet objet, cette allumette n'est vue nettement qu'à
une distance donnée. En deçà ou au delà de cette distance
donnée, l'objet perd sa netteté, et en même temps il paraît
double ou triple, quoique vu par un seul œil (diplopie *monoculaire*). Cette variété de diplopie est due à la défectuosité
de contracture de l'accommodation, laquelle, étant chez
l'hystérique d'intensité différente dans les trois segments
du cristallin, reproduit une image séparée pour chacun de
ces trois segments (Parinaud). C'est encore la défectuosité
de la contracture de l'accommodation qui produit la micropsie et la mégalopsie, symptômes qui accompagnent
souvent la diplopie monoculaire. Cette diplopie monoculaire
hystérique, dans laquelle deux images sont perçues par un
seul œil (l'autre œil étant fermé), doit être distinguée de la
diplopie inhérente aux paralysies des muscles moteurs des
globes oculaires, auquel cas chacune des deux images est
perçue par l'œil du côté correspondant ou par l'œil du côté
opposé (diplopie binoculaire, homonyme ou croisée).

L'amblyopie hystérique telle que nous l'avons décrite
peut se cantonner à un seul œil; cependant, elle est
presque toujours double et plus marquée du côté de
l'hémianesthésie. L'*amaurose* peut faire suite à l'amblyopie
ou se montrer brusquement, ainsi que nous le verrons dans
un instant, à propos de la *cécité* hystérique.

J'ai déjà dit que le fond de l'œil reste toujours normal

dans l'hystérie. Ajoutons encore, symptôme important, qu'à l'inverse de ce qui se passe dans le tabes et dans les autres amblyopies liées à une lésion organique, le réflexe pupillaire *reste intact* dans l'amaurose hystérique, ce qui tient à ce que l'impression, quoique non perçue par le sujet, arrive néanmoins jusqu'au cerveau.

Outre l'amblyopie hystérique, trouble de sensibilité spécial, on peut constater des troubles moteurs de l'œil, qui ont du reste une moindre importance. Le spasme des paupières (blépharospasme) se traduit par une chute de la paupière qui simule le ptosis (ptosis pseudo-paralytique) ou par des mouvements cloniques avec clignotement continuel des paupières à demi fermées. Ce symptôme est associé à une zone d'anesthésie ou d'hyperesthésie qui atteint la paupière et la conjonctive, mais respecte la cornée. Du côté du blépharospasme, le sourcil est abaissé.

Signalons encore les *contractures* des muscles droits, surtout du droit interne, déterminant du strabisme et de la diplopie, qui simulent, au premier abord, des paralysies; les paralysies des muscles moteurs de l'œil sont encore à démontrer.

Cécité hystérique. — A propos de deux malades que j'ai eus dans mon service, j'ai consacré deux leçons cliniques à la cécité hystérique[1]; je vais en donner ici le résumé :

J'ai pu réunir plus de 60 cas de cécité hystérique. Sur ce nombre, il en est 5 où la cécité hystérique est apparue à l'état de manifestation hystérique isolée — hystérie monosymptomatique — chez des sujets en apparence indemnes de tout stigmate hystérique. Habituellement, la cécité hystérique est associée à d'autres manifestations de l'hystérie. Parfois, elle fait suite à une crise hystérique. Souvent l'hémianesthésie, l'anesthésie de la cornée et du pharynx, l'hémiplégie, la perte du goût et de l'odorat, la surdité, le mutisme, l'œsophagisme, les contractures, etc., sont satellites de la cécité. L'un est aveugle et hémiplégique, l'autre

1. Dieulafoy. Clinique médicale de l'Hôtel-Dieu. *La cécité hystérique.* 1907, 5ᵉ et 6ᵉ leçon.

est aveugle et sourd, un troisième est aveugle, muet, sourd
et paralysé. Le tableau clinique est des plus variés.

Un des caractères de la cécité hystérique, c'est sa soudaineté; elle survient brusquement ou, du moins, très
rapidement, alors que rien ne la faisait prévoir. Ainsi, l'un
de nos malades a perdu la vue en moins d'un quart d'heure;
l'autre est devenu soudainement aveugle; la jeune malade
d'Abadie se coucha un peu souffrante et se réveilla le lendemain complètement aveugle; le malade de Glascoot[1] était
à son travail quand il fut subitement plongé dans l'obscurité; un jeune homme dont Marlow[2] a rapporté l'observation, perdit subitement la vue au moment où il rentrait
chez lui; la fillette dont parle Cruchet[3] devint subitement
aveugle; la malade de Bourlier perdit instantanément la
vue pendant qu'elle remplissait un seau d'eau. L'apparition
rapide et même soudaine de la cécité est donc un des
caractères dominants de la cécité hystérique. Parfois, cependant, l'amaurose peut n'être totale qu'après plusieurs
heures et plus longtemps encore. Mentionnons les cas
exceptionnels où l'amaurose est d'abord unilatérale avant
d'atteindre les deux yeux.

La cécité hystérique est absolue. Les observations où le
malade est signalé comme pouvant percevoir quelques
rayons lumineux sont extrêmement rares; l'aveugle hystérique est plongé dans les ténèbres, quelle que soit l'intensité
de la lumière qu'on dirige devant ses yeux.

Un caractère important de la cécité hystérique, c'est la
conservation du réflexe pupillaire à la lumière naturelle et
à la lumière artificielle, alors que le sujet est incapable de
percevoir le moindre rayon lumineux.

Il est un caractère fondamental de la cécité hystérique,

1. E. Glascoot. Case of amaurosis fugax. *Brit. med. Journ.*, 19 juillet
1879, p. 84.

2. Marlow. Hysterical blindness in the male. *New York Med. Journ.*,
9 février 1889.

3. Cruchet. *Arch. de Neurologie*, septembre 1901, p. 177, et Thèse de
Bordeaux.

c'est l intégrité des milieux de l'œil et l'intégrité de la rétine. Ces renseignements fournis par l'examen ophtalmoscopique ont une valeur de premier ordre.

J'ai dit que la cécité hystérique survient habituellement sans prodromes. Cependant, il est un symptôme précurseur important, c'est la céphalée. Ainsi, avant de devenir aveugle, un de nos malades éprouva des maux de tête violents et, comme cet homme avait eu la syphilis, on aurait pu penser à une céphalée syphilitique, ce qui n'était pas. Chez notre femme, une céphalalgie fort intense accompagna la cécité et depuis dix mois cette céphalalgie n'a pas disparu. La céphalée est signalée à chaque instant dans les observations de cécité hystérique. Cette céphalée n'a pas un siège fixe; il faut la connaître afin de ne pas la mettre à l'actif d'une tumeur cérébrale ou d'une méningite, alors qu'elle est un satellite de la cécité hystérique.

Il est un autre symptôme qui accompagne très fréquemment la cécité hystérique, c'est la contracture des muscles oculo-moteurs. Bon nombre d'aveugles hystériques tiennent leurs yeux obstinément fermés, à l'instar des gens atteints de kérato-conjonctivite, qui, eux, gardent leurs paupières closes parce qu'ils redoutent la lumière. Notre aveugle de la salle Sainte-Jeanne est un modèle du genre; non seulement elle a les yeux toujours fermés, mais ses paupières sont contractées par un état spasmodique du muscle orbiculaire. Si on lui commande d'ouvrir les yeux, elle fait un effort pour vaincre la contracture de l'orbiculaire et ses paupières se soulèvent péniblement par saccades; encore même les yeux ne s'ouvrent-ils pas complètement. Pendant cet effort, la région intersourcilière se fronce et s'abaisse par contracture des muscles sourciliers et pyramidaux. En même temps, les globes oculaires sont entraînés violemment à droite par la contracture saccadée du muscle droit externe pour l'œil droit et du muscle droit interne pour l'œil gauche. Cette déviation des globes oculaires à droite est accompagnée de la contracture saccadée des muscles du cou, qui attire fortement la tête du côté droit. Les traits et l'attitude de l'aveugle sont à ce moment si caractéristiques que, sans autre information, je n'hésiterais pas, le cas échéant, à diagnostiquer la cécité hystérique.

La cécité hystérique a une durée variable. Elle persiste plusieurs jours, quatre mois (Saint-Ange), neuf mois (Mendel), dix-huit mois (Oppenheim); elle dure depuis dix mois chez un de nos malades. Les récidives ne sont pas rares, on peut voir plusieurs crises de cécité à intervalles plus ou moins éloignés.

Ces pauvres aveugles nous questionnent avec anxiété sur la durée probable de leur supplice; mais il nous est impossible de répondre, car nous ne possédons aucun signe qui nous permette de savoir si la cécité hystérique va bientôt guérir ou si elle se prolongera. On dirait que tout est livré au hasard. Tantôt la cécité disparaît brusquement sans qu'on sache pourquoi; tantôt elle cesse à la suite d'une attaque d'hystérie. Chez quelques malades, la vue revient progressivement.

Le pronostic de la cécité hystérique est bénin; elle peut durer plus ou moins longtemps, mais un moment vient où la vue reparaît. Il est donc bien important d'en faire le diagnostic. Dans quelques cas, ce diagnostic est fort simplifié : ainsi, lorsqu'un individu (homme ou femme), dont la vue avait été jusque-là normale, devient aveugle à la suite d'une attaque d'hystérie, il est évident que sa cécité est de nature hystérique. Lorsqu'un individu (homme ou femme), dont la vue avait été jusque-là normale, devient soudainement aveugle, et si l'on constate en même temps des signes d'hystérie, tels que hémianesthésie sensitivo-sensorielle, zones hystérogènes, contractures, etc., on peut encore mettre la cécité sur le compte de l'hystérie.

Mais les choses sont loin d'être toujours aussi simples. La cécité peut survenir chez des gens dont les stigmates hystériques sont à peine ébauchés; elle peut même apparaître à l'état d'hystérie mono-symptomatique; d'autre part, il se peut qu'un sujet entaché d'hystérie soit en même temps syphilitique, alcoolique, saturnin, et l'on sait que les troubles de la vue ne sont pas rares au cours de ces intoxications. Alors sur quels signes peut-on baser le diagnostic de la cécité hystérique? Je vais le dire.

Sous le nom de *triade symptomatique de la cécité hystérique*, j'ai réuni des symptômes qui permettent d'arriver au diagnostic. Ces symptômes sont les suivants : soudaineté de la cécité, conservation du réflexe pupillaire à la lumière et intégrité des milieux de l'œil et de la rétine. Un aveugle (homme ou femme) se présente-t-il à nous avec une cécité à début brusque, avec conservation du réflexe lumineux et intégrité des milieux de l'œil, vérifiée à l'ophtalmoscope, cet aveugle fût-il en apparence indemne de toute tare hystérique, on peut affirmer que sa cécité est hystérique.

Cette affirmation est-elle absolument exacte, et ne trouverait-on pas des cécités d'un autre genre, susceptibles, elles aussi, de déterminer la même triade symptomatique? C'est ce que nous allons examiner. La cécité qui est consécutive aux tumeurs et aux lésions de l'encéphale, y compris la syphilis, est loin de présenter les caractères fondamentaux de la triade; la perte de la vue n'a pas la même soudaineté, le réflexe lumineux n'est pas conservé et les milieux de l'œil ne sont pas indemnes, sans compter que d'autres symptômes (paralysie de nerfs craniens, hémiplégie organique), etc., accompagnent souvent l'évolution de la lésion encéphalique.

Il est pourtant des lésions de l'encéphale qui peuvent susciter une cécité dont le caractère se rapproche beaucoup de la triade symptomatique de la cécité histérique : ce sont les lésions combinées (hémorrhagie, ramollissement, etc.) des deux lobes occipitaux au niveau des origines corticales ou sur le parcours des deux tractus optiques. Chauffard lui donne le nom d'anopsie corticale[1]. L'auteur établit que cette cécité se fait en deux temps (un seul cas excepté) : il y a un premier ictus avec hémianopsie unilatérale habituelle-

---

1. Chauffard. De la cécité subite par lésions combinées des deux lobes occipitaux. *Revue de médecine*, février 1888, p. 131.

mént ignorée du malade, puis un second ictus avec hémianopsie de l'autre côté. Cette hémianopsie bilatérale provoque l'anopsie, c'est-à-dire la cécité brusque avec conservation du réflexe lumineux et intégrité des milieux de l'œil. Ces caractères rappellent la cécité hystérique, mais quelle différence dans le tableau clinique présenté par les malades! Ces gens frappés d'anopsie corticale sont des vieillards, des paralytiques généraux ; ils sont parfois atteints simultanément d'autres lésions cérébrales (foyers de ramollissement), avec hémiplégie organique, aphasie, accès épileptiformes, déchéance et cachexie rapides, contraste frappant avec le sujet atteint de cécité hystérique.

Je n'insiste pas sur le diagnostic différentiel entre la cécité hystérique et la cécité tabétique, car cette dernière a des caractères qui s'éloignent totalement du syndrome hystérique. Certaines intoxications, l'alcoolisme, le tabagisme, provoquent des troubles visuels qui peuvent aller jusqu'à l'amaurose; toutefois, ces amauroses sont lentes à s'établir et les lésions du nerf optique sont constantes, ce qui est tout le contraire de la cécité hystérique. L'intoxication saturnine peut aboutir à la cécité, mais ici encore on constate une névrite optique.

Reste la cécité urémique qui, elle, peut éclater sous le masque de la cécité hystérique. A l'actif de l'hystérie, il ne manque pas de signes capables de nous renseigner sur la nature du mal, mais ces signes peuvent faire défaut. A l'actif de l'urémie, on a l'albuminurie et l'œdème, ces deux grands symptômes des néphrites ; toutefois, albuminurie et œdèmes peuvent manquer, au moins pour un temps, au cours de la maladie de Bright; c'est un fait que j'ai depuis longtemps mis en évidence[1]. Alors sur quoi baser le diagnostic pathogénique de la cécité? Il faut fouiller avec soin les antécédents de l'aveugle. S'il s'agit d'une cécité urémique, cet aveugle doit avoir eu depuis plus ou moins longtemps les symptômes que j'ai fait connaître sous le nom de « petite urémie ou

---

1. Voir le chapitre de la maladie de Bright.

petits accidents du brightisme[1] », sa tension artérielle est élevée; au cœur, on constate un bruit de galop (Potain), l'intoxication urémique s'est déjà traduite par de la dyspnée avec ou sans rythme de Cheyne-Stokes, etc; bref, la cécité urémique éclate chez un individu *déjà malade, parfois fort malade*, et en proie depuis quelque temps à des symptômes de brightisme ou d'urémie; tandis que la cécité hystérique survient chez un individu en bonne santé, ou du moins n'ayant eu jusque-là que les tares nerveuses de l'hystérie. Voilà un appoint de premier ordre pour le diagnostic. Et quand la cécité hystérique a disparu, l'examen au campimètre fait constater le rétrécissement du champ visuel et le rétrécissement avec chevauchement des cercles colorés.

Quel est le *traitement* de la cécité hystérique? Tantôt cet accident défie tous nos moyens : aimantation, électricité statique, métallothérapie, révulsifs, collyres, hydrothérapie, douches sur les yeux, suggestion, isolement, médication bromurée, injection d'extrait glycériné d'ovaire; tantôt la cécité disparaît sans les secours de la thérapeutique à la suite d'une crise d'hystérie, ou après une émotion violente, ou à la vue d'un objet rouge, ou spontanément, sans raison.

L'hystéro-traumatisme est capable d'engendrer la cécité, et cette cécité, comme d'autres manifestations de l'hystérie *traumatique*, peut-être, elle aussi, d'une *désespérante ténacité*. J'en ai cité plusieurs exemples dans mes leçons.

Fonctions génitales. — Outre la *fausse péritonite*, dont je parlais il y a un instant, les hystériques ont encore, dans la région iliaque, une douleur spontanée (*aura hysterica*) ou provoquée, qui n'est autre chose qu'une hyperesthésie de l'ovaire (*ovarie*). La compression de l'ovaire peut arrêter court une attaque convulsive, grande ou petite hystérie, et peut aussi la faire naître. Aux troubles génitaux se rapportent le *vaginisme* et l'hyperesthésie de la mamelle (*mastodynie*).

Troubles circulatoires, fièvre. — Les nerfs vaso-moteurs jouent un grand rôle dans les troubles de circulation locale,

1. Voir le chapitre de la maladie de Bright.

Toutefois, on n'admet plus guère aujourd'hui que les congestions puissent aller jusqu'à l'*hémorrhagie* : hémoptysie[1], hématémèse[2], hématurie, larme de sang, sueurs de sang[3].

Existe-il une *fièvre hystérique?* Certaines observations tendraient à prouver que les hystériques peuvent être prises non seulement d'un mouvement fébrile passager, mais encore d'une fièvre qui est continue comme la fièvre typhoïde, et qui peut se prolonger plusieurs septénaires[4]. J'ai plusieurs fois été témoin de faits de ce genre; cet état pseudo-fébrile consiste en troubles de *calorification*, le thermomètre marquant et dépassant 40 à 41 degrés.

Diagnostic. — Le diagnostic de l'hystérie doit porter : 1° sur l'hystérie convulsive; 2° sur l'hystérie non convulsive.

L'hystérie convulsive vulgaire, la petite hystérie, diffère de l'épilepsie par tous les caractères que j'ai énumérés. Dans certains cas, l'épilepsie se joint à l'hystérie, mais l'association des deux névroses est *tantôt réelle, tantôt apparente*. Elle est réelle, lorsque les deux névroses, hystérie et épilepsie, restent *distinctes* dans leurs crises : ainsi telle jeune fille épileptique qui devient hystérique à sa puberté pourra avoir distinctement des crises d'hystérie ou des attaques d'épilepsie. Dans d'autres cas, l'association des deux névroses n'est qu'apparente : c'est la grande hystérie ou *attaque épileptoïde*, mais ce n'est pas là de l'épilepsie vraie (Charcot); en effet, l'attaque d'hystéro-épilepsie peut être arrêtée par la compression de l'ovaire; la température ne s'élève pas après une série d'attaques comme elle s'élève dans l'état de mal épileptique. Le phénomène du pied ne se rencontre pas dans l'hystérie, il existe dans l'épilepsie ainsi que dans l'hémiplégie d'origine organique[5]. L'hystérie est différente de la *catalepsie*, névrose caractérisée par l'aboli-

---

1. Carré. Des hémoptysies nerv. *Arch. de méd.*, 1877.
2. Ferrand. *Vomissement de sang dans l'hystérie.* Th. de Paris, 1874.
3. Parrot. Sueur de sang et hémorrhagies névropath. *Gaz hebd.*, 1869.
4. Briand. *De la fièvre hystérique.* Th. de Paris, 1877. — Crouzet. *Fièvre hystérique.* Th de Paris, 1895.
5. Babinski. *Gaz. des hôpit.*, 5 et 8 mai 1900.

tion momentanée des actes intellectuels et par l'exagération des contractions musculaires, les membres restant immobiles dans la position qu'on leur a donnée : toutefois, la catalepsie est fréquemment associée à l'hystérie[1].

Le diagnostic de l'hystérie *locale* (non convulsive) comprend le diagnostic des innombrables symptômes que j'ai énumérés. Il ne faut pas confondre l'hémiplégie hystérique et l'hémiplégie des lésions encéphaliques, diagnostic que j'ai discuté au chapitre sur l'hémorrhagie cérébrale. Il faut distinguer la contracture hystérique de la contracture des scléroses latérales de la moelle. Certains *syndromes hystériques* peuvent *simuler* les maladies de la moelle épinière, la sclérose en plaques, la syringomyélie, le tabes, les paraplégies. Le diagnostic est en général possible, même quand il y a « associations hystéro-organiques[2] ».

Il faut discerner la gastralgie et l'hématémèse hystériques de ces mêmes symptômes dépendant d'une lésion de l'estomac ; la toux et l'hémoptysie hystériques seront également différenciées des lésions pulmonaires de nature tuberculeuse. Pour éclairer le diagnostic dans les cas difficiles, on doit rechercher si la malade n'a pas eu quelque attaque d'hystérie convulsive, si elle n'a pas, dans son état, quelque indice, quelque stigmate suspect, tel que boule hystérique, hémianesthésie, hyperesthésie ovarienne, anesthésie pharyngée, zones hystérogènes, troubles oculaires, etc.; il faut enfin analyser avec soin les caractères spéciaux du symptôme en litige, ce qui vient d'être fait avec l'étude de chacun d'eux. On ne s'exposera pas ainsi à prendre pour une *appendicite* l'hyperesthésie ovarienne d'une hystérique.

Étiologie. — Pronostic. — Traitement. — L'hystérie peut exister chez les enfants[3], néanmoins, elle fait son apparition surtout vers l'âge de la puberté, quelquefois plus

---

1. Richer. Ouvrage cité.

2. Souques. *Syndromes hystériques, simulateurs des maladies de la moelle épinière.* Th. de Paris, 1891.

3. Elle Goldspiegel. *Hyst. chez les enf.* Th. de Paris, 1888.

tard, et elle diminue notablement de fréquence à l'époque
de la ménopause. L'hérédité la prépare; suivant certains
auteurs, elle aurait des rapports étroits avec la tuberculose
(Grasset[1]). Les émotions, les chagrins, l'amour malheureux,
l'imitation (contagion nerveuse), la chlorose, en sont les
causes les plus habituelles. Elle coexiste souvent avec le
goitre exophthalmique, avec la neurasthénie, avec l'astasie-
abasie, avec la chorée de Sydenham. Les faits de contagion
nerveuse, qu'on retrouve du reste dans d'autres névroses,
expliquent les épidémies célèbres des Ursulines de Loudun
en 1654 et des convulsionnaires de Saint-Médard en 1727.

La grande cause prédisposante de l'hystérie c'est l'hérédité nerveuse, et les agents provocateurs sont nombreux[2].
Au nombre de ces agents provocateurs je citerai les maladies
infectieuses (typhoïde, pneumonie, paludisme, syphilis
acquise et héréditaire[3], rhumatisme), les intoxications
chroniques (plomb, mercure, alcool), les maladies génitales, la grossesse, l'accouchement, les traumatismes.

Au sujet du *traumatisme* je dois faire quelques restrictions : le traumatisme est en effet la cause occasionnelle
de bon nombre d'accidents hystériques, mais ces accidents
ne sont-ils pas parfois hystériformes? La preuve, c'est que
l'auto-suggestion, qui a une si heureuse influence sur certains accidents hystériques, sur la paralysie flasque, par
exemple, n'en a pour ainsi dire pas sur les paralysies hystériformes d'origine traumatique[4].

Bon nombre de ces hystéries pourraient être décrites
comme hystéries *secondaires* ou *symptomatiques*; de même
qu'à côté de la grande névrose, l'épilepsie, prennent place
des épilepsies secondaires ou symptomatiques. Le syndrome
de l'hystérie peut être réalisé avec quelques-uns de ses

1. Grasset. *Mal. du syst. nerv.*, 1886.
2. Guignon. *Agents provocateurs de l'hystérie*. Th. de Paris, 1889. —
D'Aurelle de Paladines. *Associations morbides de path. nerv.* Th. de Paris,
1889.
3. Dieulafoy. Hystérie chez une syphilitique. *Bulletin méd.*, 1896, p. 963,
t. II.
4. Grasset. *Clin. médic. de Montpellier*, 4ᵉ vol., 1903, p. 724.

caractères les plus tranchés, dans l'intoxication *saturnine*, dans l'intoxication *mercurielle*[1], dans l'intoxication par l'*alcool* et par le sulfure de carbone[2].

L'hystérie est loin d'avoir la gravité de l'épilepsie; il ne faut pourtant pas oublier qu'elle peut conduire à la démence et au suicide, qu'elle détermine des paralysies et des contractures dont on ne prévoit jamais la fin, et qu'elle est en somme une source de tourments pour la malade, une sollicitude constante pour sa famille. Dans quelques cas, tout à fait exceptionnels, la mort est survenue au milieu d'une attaque d'hystérie[3].

Hystérie chez l'homme. — Chez l'*homme*, l'hystérie est plus fréquente qu'on ne l'avait d'abord supposé; on l'observe assez fréquemment dans l'armée[4]. Elle ne se développe pas seulement chez les hommes qui ont les caractères du féminisme, on l'observe également chez les hommes adultes, solides et robustes qui ne rappellent en rien le type efféminé, et l'hérédité maternelle joue le plus grand rôle dans son développement. Chez l'homme comme chez la femme, l'hystérie est non convulsive, ou convulsive, et l'attaque revêt les formes de la petite ou de la grande hystérie. Les paralysies (monoplégie, hémiplégie, paraplégie), l'hémianesthésie, l'anesthésie du pharynx, le rétrécissement du champ visuel, sont des manifestations fréquentes. Les contractures avec ou sans atrophie musculaire, l'aphonie, le mutisme, s'observent aussi dans l'hystérie mâle; on y trouve également les zones hystérogènes et hypnogènes; l'aptitude aux suggestions et à l'hypnotisme ne fait pas défaut, l'ovarie est remplacée par une irritation du testicule, dont la pression peut provoquer ou arrêter l'attaque d'hystérie.

Chez l'homme, comme chez la femme, l'hystérie, « cette

1. Maréchal. *Troubles nerveux de l'intoxic. mercurielle.* Th. de Paris 1885.

2. Bonnet. *Troubles nerv. de l'intoxic. par sulfure de carbone.* Th. de Paris, 1885.

3. H. Mollière. *Société des sciences médic. de Lyon*, 1884.

4. Duponchel. L'hystérie dans l'armée. *Revue de méd.*, juin 1886. — Michaut. *Hystérie chez l'homme.* Th. de Paris, 1890.

grande simulatrice », peut revêtir le masque d'un grand nombre de maladies ; elle peut simuler la chorée de Sydenham et toutes les maladies de la moelle. Un grand nombre d'accidents, l'apoplexie hystérique qui simule l'attaque d'apoplexie, le tympanisme avec vives douleurs qui simule la péritonite, le manque de sommeil, les troubles trophiques, tous ces accidents, que nous avons décrits chez la femme, peuvent également exister chez l'homme le plus robuste, et qui par sa vie antérieure, par sa condition sociale, semblerait, au premier abord, le moins prédisposé à l'hystérie. Chez l'homme comme chez la femme, l'hystérie peut être associée à l'astasie-abasie[1].

Le *traitement* de l'hystérie doit être palliatif et curatif. Chez une enfant prédisposée, l'éducation joue un grand rôle ; il faut éviter toute cause d'excitation et d'émotion, conseiller la vie à la campagne et les exercices un peu rudes. Le mariage n'a aucun inconvénient quand il se fait dans de bonnes conditions, il est même utile dans certains cas. Quand l'hystérie est déclarée, on fait usage des antispasmodiques, on conseille l'*isolement*, qui est une excellente mesure, on prescrit l'hydrothérapie, le changement d'air, les voyages, on surveille attentivement les causes qui peuvent aider à son développement.

L'*hydrothérapie* bien appliquée est certainement un des moyens les plus puissants contre certaines manifestations de l'hystérie. Quelques accidents, paralysies, contractures, anesthésies, cèdent habituellement à l'application des aimants[2] ou de l'électricité, mais la disparition de ces accidents n'est souvent que temporaire.

La *suggestion* peut rendre de très grands services, et les exemples sont déjà nombreux de troubles hystériques, attaques d'hystéro-épilepsie, paralysies, contractures[3], datant

---

1. Grasset. *Clin. méd. de Montpellier*, 1891, p. 131.
2. Debove. *Soc. méd. des hôp.*, 24 octobre et 14 novembre 1879.
3. Voisin. *Arch. de neurologie*, 1886, p. 202. — Babinski. Hypnotisme et hystérie. *Gaz. hebdom.*, juillet 1891. — Sollier. Attaques supprimées par la suggestion hypnotique. *Progrès méd.*, 15 octobre 1887.

de bien des mois, ayant résisté à tous les moyens, et complètement guéris par la suggestion[1].

§5. HYPNOTISME—LÉTHARGIE—CATALEPSIE—SOMNAMBULISME

Braid a défini l'*hypnotisme* (ὕπνος, sommeil) « un état particulier du système nerveux déterminé par des manœuvres artificielles ». Cet état particulier porte aussi le nom de *sommeil nerveux*, pour le distinguer du *sommeil naturel*, avec lequel il ne présente que de grossières ressemblances.

Pour Babinski, « l'hypnotisme est un état psychique qui rend le sujet capable de subir la suggestion d'autrui ; il se manifeste par des phénomènes que la suggestion fait naître, que la persuasion fait disparaître et qui sont identiques aux accidents hystériques ». Laissé pendant longtemps aux mains des empiriques qui l'exploitèrent sous le nom de *magnétisme animal*, l'hypnotisme est entré avec Braid dans une voie scientifique (1843). Il peut se présenter sous trois formes différentes (Charcot) : la *léthargie*, la *catalepsie* et le *somnambulisme*.

Étiologie. — Les sujets nerveux, impressionnables, les femmes, les jeunes garçons, sont plus facilement hypnotisables que les hommes. Les hystériques le sont plus facilement encore[2]; cependant, toutes les hystériques ne peuvent pas être hypnotisées et tous les sujets hypnotisables ne sont pas des hystériques. Toutes les causes d'affaiblissement : chagrins, émotions profondes, convalescence de maladies aiguës, y prédisposent. La volonté du sujet a ici une grande importance : pour être endormi vite et profondément, il faut prêter toute son attention à l'expérimentateur, il faut vouloir être endormi. Certains sujets ne peuvent l'être lorsqu'ils résistent mentalement, et parviennent au contraire à s'hypnotiser eux-mêmes lorsqu'ils le désirent. Lorsqu'on

1. Janet. *Contribution à l'étude des accidents mentaux chez les hystériques.* Th. de Paris, 1893.

2. Grasset. *Grand et petit hypnotisme.* — Histoire d'une hystérique hypnotisable. *Clin. méd. de Montpellier*, 1891. — Babinski. *Gaz. hebdom.*, juillet 1891.

cherche à endormir une personne pour la première fois, il
arrive souvent que le sommeil se fait attendre; mais, si on
la soumet ultérieurement à de nouvelles expériences, l'hypnose sera provoquée beaucoup plus rapidement. L'*éducation*
(Ch. Richet) a donc ici une grande importance. Contrairement
au préjugé généralement admis, tout le monde peut endormir;
il n'y a ici ni fluide ni influence divinatrice. On acquiert seulement par l'habitude plus d'autorité sur les personnes à
endormir et plus encore sur celles qu'on a déjà endormies.

Les moyens artificiels mis en œuvre pour provoquer le
sommeil nerveux sont très variés (Chambard [1]). Le plus
simple consiste à faire asseoir le sujet en face de l'opérateur, à lui maintenir les mains de façon à l'immobiliser
davantage, et à lui faire fixer les yeux de celui-ci. Après
quelques secondes ou trois à quatre minutes au maximum,
les paupières battent, de petites secousses convulsives apparaissent dans les muscles du visage et des membres, la
respiration est entrecoupée de soupirs, puis la tête s'incline
sur l'épaule, le résultat est obtenu. Le fait de regarder un
objet brillant, rapproché de vingt-cinq à quarante centimètres de la racine du nez, de façon à faire converger les
globes oculaires en même temps qu'ils se portent en haut,
peut conduire au même but, à condition que la personne en
expérience *fixe* cet objet et que son attention soit dirigée
exclusivement vers celui-ci (Braid). Les sujets qui ont l'habitude des séances d'hypnotisme s'endorment souvent par la
compression des globes oculaires, par l'occlusion simple des
yeux, par la vue d'un objet brillant. D'autres se laissent
influencer très facilement par les sensations auditives : un
bruit inattendu, le son du diapason, le tic tac d'une montre, la musique, etc. Parfois l'hypnose se produit sous l'influence de phénomènes intéressant la sphère psychique :
foi, attente, émotion, fatigue intellectuelle, ou consécutivement à l'action de certaines substances : éther, chloroforme,
alcool, hachisch. Les frictions cutanées, l'attouchement de

1. Chambard. *Diction. encyclop.*, art. SOMNAMBULISME.

certaines zones cutanées dites *hypnogènes* (Pitres [1]) : vertex,
pointe de l'omoplate, etc., conduisent également au sommeil nerveux. Enfin un sujet déjà exercé peut s'endormir à
la seule pensée qu'on va l'endormir. Il suffit de dire à certains d'entre eux : Dans une heure, ou demain à telle
heure, vous vous endormirez, pour qu'à l'heure dite ils
s'endorment profondément, et cela en dehors même de la
présence de l'expérimentateur (Bernheim [2]).

Symptômes. — Les procédés d'hypnotisation que nous
venons d'énumérer ne déterminent pas chez tous les sujets
les mêmes phénomènes ; mais l'état provoqué peut toujours
se ranger dans l'une des trois formes décrites par Charcot.

Léthargie. — Dans l'état de *léthargie*, le patient présente
l'aspect extérieur d'un homme profondément endormi : les
yeux sont fermés, les muscles sont dans la résolution complète, le bras soulevé retombe inerte ; mais la sensibilité
générale est abolie, les réflexes tendineux sont exagérés, et
malgré tous les efforts pour réveiller le malade en le se-
couant, on ne peut y parvenir. Charcot a montré qu'il existe
dans cet état un degré très prononcé d'*hyperexcitabilité musculaire*. Il suffit de toucher avec un crayon les points cutanés correspondant au trajet des nerfs superficiels (cubital,
facial), pour voir tous les muscles innervés par ces nerfs se
contracter comme on l'observe sous l'influence du passage
d'un courant électrique. En continuant cette excitation, on
détermine des *contractures* qui persistent alors même que le
sujet a été réveillé. Il suffit alors de frotter légèrement la
peau sur le trajet des muscles antagonistes pour les faire
cesser. Ch. Richet et Brissaud ont montré que dans les
membres anémiés à l'aide de la compression par la bande
d'Esmarch, l'hyperexcitabilité musculaire disparaît. Certains
excitants peuvent au contraire agir pour ainsi dire à distance ; ainsi l'application d'un courant électrique sur un
des côtés du crâne détermine parfois des secousses muscu-

1. Pitres. *Leçons sur les zones hypnogènes.* Bordeaux, 1885.
2. Bernheim. Paris, 1884.

laires dans le côté opposé du corps, ce qui n'a pas lieu à l'état de veille. La lumière vient-elle à frapper l'un des globes oculaires, on peut voir tout le côté correspondant entrer en catalepsie : de telle sorte que le sujet est à la fois hémi-léthargique et hémicataleptique. Si c'est l'œil droit qui a été ouvert, on peut constater de l'aphasie. Aussitôt la paupière baissée, la flaccidité des membres reparaît.

Catalepsie. — Si, au lieu d'ouvrir un œil on ouvre les deux yeux en présence d'une lumière vive, la léthargie est remplacée par la *catalepsie.* Le même résultat est parfois obtenu directement à l'aide d'un des procédés indiqués plus haut, surtout à l'aide de ceux qui agissent brusquement, tels qu'un bruit inattendu. Le sujet a alors les yeux ouverts, les membres ne sont pas contracturés, mais ils conservent la position qu'on leur donne. Vient-on à soulever le bras, il reste étendu, sinon indéfiniment, au moins pendant long-temps. Grâce à cet état particulier des muscles, on peut donner au patient les positions les plus bizarres. L'anesthé-sie générale est complète, les réflexes tendineux sont dimi-nués ou abolis, le pouls est accéléré, mais la respiration n'est pas modifiée, tandis que chez le *simulateur*, sous l'in-fluence de l'effort nécessité pour maintenir le bras dans la position qu'on lui donne, la respiration s'accélère, et les muscles en jeu deviennent le siège d'un tremblement qui dénote la fatigue.

En plaçant les membres dans une position qui répond à une attitude passionnelle, on suscite, on *suggère* une ex-pression de la physionomie qui correspond au même senti-ment ou à la même passion. Le système musculaire est dans un état qui est la contre-partie de ce qu'il est dans la lé-thargie : en frottant, en frappant légèrement un muscle, on développe une paralysie qui peut persister alors que l'expé-rience a pris fin.

Somnambulisme. — Le somnambulisme est l'état le plus fréquemment développé au cours des séances d'hypnotisme ; c'est à lui qu'on arrive avec le plus de facilité chez certains sujets. Il consiste en une sorte de torpeur intellectuelle avec conservation de l'activité musculaire. Le patient en état de somnambulisme *provoqué* (Barth[1]) peut donc marcher et parler comme à l'état de veille, souvent il ne répond qu'aux questions de la personne qui l'a endormi. La sensibilité générale peut être abolie, mais souvent aussi il y a hyperesthésie cutanée, à tel point que le contact de certains métaux sur la peau peut déterminer une certaine brûlure ; les diverses sensibilités spéciales sont bien plus souvent encore exaltées : un malade d'Azam entendait à neuf mètres le tic tac d'une montre.

Il existe souvent chez les somnambules un état cataleptoïde des muscles ; dans ce cas l'hyperexcitabilité musculaire est aussi prononcée que chez le léthargique. On dit qu'il y a *prise du regard*, lorsqu'un somnambule ou un cataleptique à qui l'on dit de fixer un objet ne peut en détourner ses yeux ; un phénomène analogue se produit s'il s'agit d'une personne ; le somnambule la suit et imite tous ses mouvements.

Au point de vue intellectuel, le somnambule est un *automate*. On peut lui susciter, lui *suggérer* tel acte qu'on désire lui voir accomplir. Souvent il résiste, mais, si l'on insiste, il finit par céder. On provoque ainsi à volonté des illusions, des hallucinations, des troubles de la mémoire ; on peut même déterminer par suggestion des paralysies et des contractures. La suggestion, au lieu de porter sur un fait qui doit être exécuté immédiatement, peut se faire à longue échéance : on fait naître ainsi, soit des hallucinations, soit des impulsions irrésistibles, qui apparaissent longtemps après le récit et à l'insu du sujet. Cette question des suggestions est aujourd'hui à l'étude, elle n'est entrée dans le domaine scientifique que depuis quelques années (Bernheim, Pitres, Charcot, Dumontpallier, etc.). Au point de vue *médico-légal*, elle est grosse de conséquences ; c'est la responsabilité des sujets hypnotisables qui est en question, surtout si, comme l'a prétendu Bernheim, on peut

____

1. Barth. Th. d'agrég., 1886.

chez certains individus exercés, faire naître des suggestions
même à l'état de veille.

Quel que soit l'état hypnotique produit, il suffit d'ouvrir
les yeux du sujet en expérience et de souffler vigoureuse-
ment à leur surface pour le réveiller. Une fois revenu à lui,
il a perdu le souvenir de ce qui vient de se passer, des
ordres qu'il a reçus pour les accomplir à une époque déterminée. Certains cataleptiques cependant se souviennent des
scènes auxquelles ils ont assisté, mais avouent n'avoir pu,
ni les empêcher, ni s'y soustraire.

On a beaucoup parlé dans ces dernières années des *avantages* que l'on pourrait retirer de l'hypnotisme au point de
vue thérapeutique. Broca, Verneuil, Pozzi, ont utilisé l'anesthésie de la léthargie pour pratiquer des opérations de
courte durée, mais c'est là un moyen infidèle. Certaines paralysies ou contractures hystériques, des attaques hystéro-
épileptiques, ont été guéries à l'aide des procédés que nous
avons indiqués. Mais il faut agir avec circonspection, car
les *inconvénients* pourraient être, à notre avis, plus grands
que les avantages. La répétition des séances provoque une
excitabilité très vive du système nerveux, et celle-ci détermine souvent des accidents hystériques.

§ 6. PATHOMIMIE — HISTOIRE D'UN PATHOMIME.

Fait clinique. — Au mois d'avril 1908, un garçon d'une
trentaine d'années venait à l'Hôtel-Dieu nous demander
conseil pour une affection gangreneuse, qui durait depuis
deux ans et demi avec une ténacité désespérante. Il nous
montre son bras droit. L'avant-bras, le bras et le poignet
sont couverts d'escarres, de plaies et de cicatrices. Les
plaques de gangrène sont de forme et de dimensions variables; certaines ont l'étendue d'une pièce de 5 francs. Il s'agit
ici de gangrène sèche sans la moindre odeur. L'îlot gangrené
est noir et dur, il occupe toute l'épaisseur du derme. Autour

de l'îlot gangrené est un sillon d'élimination qui sépare nettement le tissu sain du tissu sphacélé, ainsi qu'on peut le

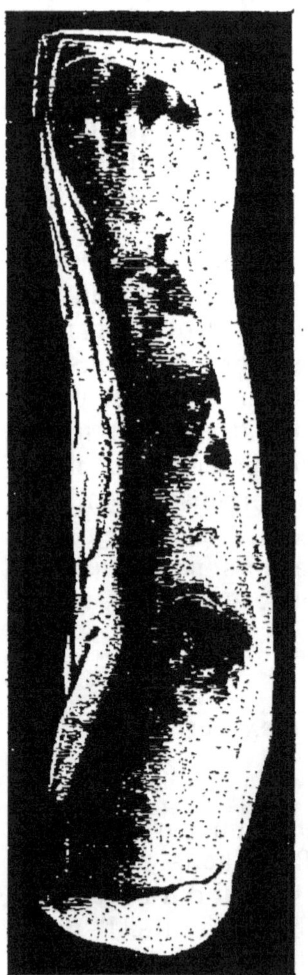

voir sur la figure ci-jointe. En quelques endroits, l'escarre s'est détachée et a laissé à sa place une plaie rouge vif, bien bourgeonnante. Ces plaies ne suppurent pas. Les cicatrices récentes sont violacées ; il en est qui sont blanchâtres et gaufrées. En d'autres points, on voit des cicatrices indurées, avec chéloïdes. Il est même arrivé, nous dit le malade, que des escharres nouvelles ont apparu en plein tissu cicatriciel. Abstraction faite de ces escarres et de ces plaies, on ne constate ni lymphangite, ni œdème, le bras est fortement musclé.

Afin d'être édifiés sur la cause et sur la nature de cette affection gangreneuse, nous interrogeons notre malade, il répond avec précision à chacune de nos questions et voici ce qu'il nous apprend : Il y a quelques années, il était sujet, nous dit-il, à ce qu'il appelle des crises de nerfs avec perte de connaissance. Ces crises de nerfs survenaient sans cause apparente. Dans une chute contre un meuble, il se blessa au poignet gauche. La petite plaie fut pansée à l'eau phé-
niquée, mais peu à peu elle se transforma en une plaie gangreneuse, de mauvais aspect, qui n'avait aucune tendance à la cicatrisation. Un chirurgien fut consulté et fut d'avis qu'il y avait lieu de procéder sous chloroforme au grattage

de cette plaie. Ce conseil ne fut pas suivi et ce fut un tort,
nous dit notre jeune homme, car dans son idée, cette opération aurait peut-être enrayé la marche du mal. Bientôt
après apparurent successivement à l'avant-bras et au bras
gauche un grand nombre de plaques gangreneuses suivies
de plaies bourgeonnantes et de cicatrices comparables à
celles que nous venons de décrire au bras droit.

Cette affection n'était nullement douloureuse. La formation des plaques de sphacèle n'était précédée ni accompagnée d'aucune douleur. Le malade éprouvait une forte cuis-
son ; c'était le signe qu'une plaque de gangrène se préparait.
Et, en effet, très rapidement, une phlyctène se formait, puis,
en deux heures, en une heure, et même plus vite, une
escarre grisâtre ou noirâtre était constituée. Ainsi, la dernière plaque était apparue en une heure de temps, pendant
une traversée de la Seine en bateau. En quelques jours, un
sillon d'élimination se faisait autour de l'escarre, le tissu
sphacélé mettait une ou deux semaines à se détacher, la
plaie bourgeonnait et, quinze jours plus tard environ, la cicatrisation était complète. Il n'y avait aucune règle dans l'apparition des escarres ; elles survenaient tantôt coup sur
coup, tantôt à quelques jours d'intervalle, le jour ou la
nuit, mais au total, une cinquantaine d'escarres, petites
ou grandes, avaient envahi le bras gauche en moins de six
mois.

Le malade était fort inquiet de son état. Il avait consulté
une quinzaine de médecins ou chirurgiens dont il a conservé
avec soin le nom et le diagnostic. On lui parlait de troubles
trophiques, de névrite, de polynévrite, de myélite, d'hystérie,
d'ulcérations syphilitiques ou tuberculeuses, de gangrène
spontanée, etc., on le soumettait aux traitements les plus
divers, il se prêtait aux médications les plus variées, il
avait dépensé beaucoup d'argent, en désespoir de cause il
avait même consulté des herboristes et des charlatans, mais
on ne le guérissait pas. La santé générale ne périclitait
pas, c'est vrai, mais, au point de vue moral, cet homme
était profondément affecté et il était bien décidé à accepter

n'importe quel traitement pourvu qu'on le débarrassât de son mal.

Sur ces entrefaites, au commencement du mois de mai 1906, il est examiné par un chirurgien, qui porte le diagnostic de troubles trophiques consécutifs à des névrites. Après mûre réflexion le chirurgien conseille l'élongation des nerfs du plexus brachial. Le malade accepte l'opération, espérant trouver dans cette intervention une guérison à ses maux.

L'opération est pratiquée le 24 juin; l'aisselle est incisée et les nerfs du bras sont soumis à l'élongation. Mais, à la suite de cette opération, des douleurs terribles se déclarent dans tout le bras, à tel point qu'on est obligé de faire jour et nuit des injections de morphine. De plus, un début de griffe apparaît aux doigts, notamment à l'annulaire et à l'auriculaire. Tel était le résultat opératoire.

L'élongation des nerfs avait-elle eu, du moins, une influence favorable sur le développement de la gangrène? Nullement, l'élongation n'avait remédié à rien, car bientôt sans la moindre modification, de nouvelles escarres apparaissent sur le bras. Le malade, de plus en plus inquiet sur son état, va de nouveau trouver le chirurgien qui avait pratiqué l'élongation; celui-ci l'examine et lui déclare que *l'amputation du bras* est le seul moyen d'éviter la reproduction des escarres.

Le pauvre garçon est un peu ahuri de ce verdict, car, en somme, il se sert de son bras gauche comme de son bras droit; alors pourquoi l'amputer? Il se dit, en somme, que sa gangrène est superficielle, elle ne lui cause aucune douleur, elle lui laisse la liberté de ses mouvements, elle ne compromet en rien sa santé; aussi avant de se résigner à l'amputation demande-t-il à réfléchir.

A quel mobile a-t-il obéi? Nous reviendrons plus loin sur cette question; mais ce qui est certain, c'est que sa décision est bientôt prise, et sans arrière-pensée, en homme énergique et courageux qui sait prendre une décision, il donne au chirurgien son bras à couper.

Le 7 août 1906, l'amputation est faite au tiers supérieur du bras ainsi que l'indique la photographie ci-dessous.

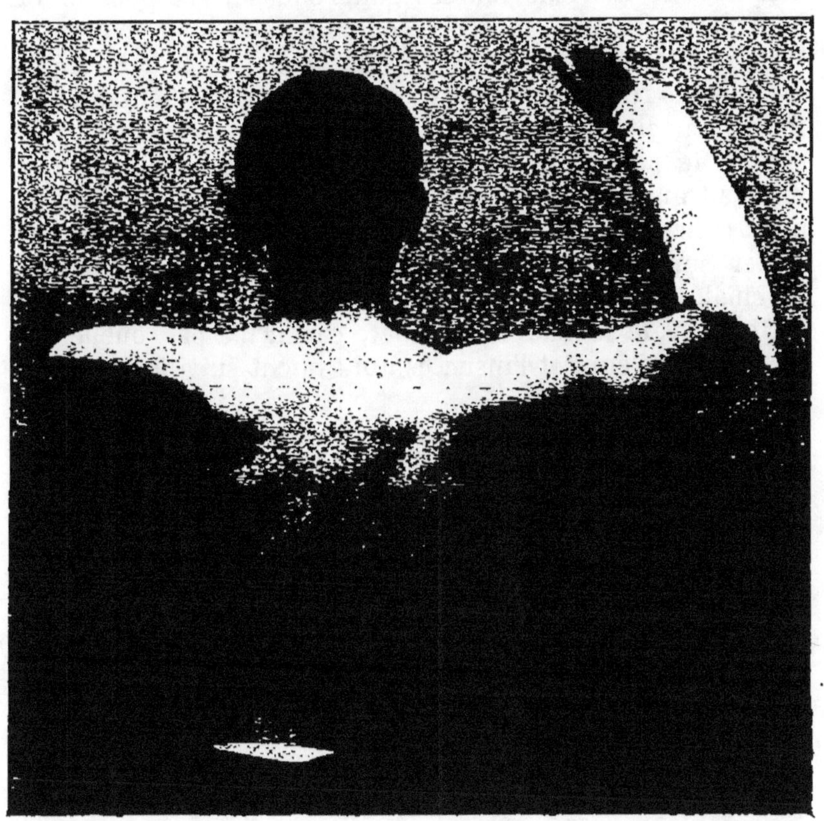

Les suites de l'opération se passent normalement et le moignon se cicatrise bien. Alors le pauvre manchot va faire sa convalescence dans un sanatorium. Plus tard, il rentre à la Compagnie d'assurances où il est employé depuis plusieurs années, et il reprend son travail avec assiduité, à la satisfaction de ses chefs.

Les choses vont bien pendant quelques mois, mais dans le courant de février 1907, plusieurs plaques de gangrène apparaissent coup sur coup au bras droit. Elles ont la même évolution que les plaques de gangrène qui se produisaient au bras gauche avant l'amputation. Pour essayer de remédier à cette nouvelle poussée gangreneuse, cet homme va consulter d'autres médecins et chirurgiens, et plusieurs traitements sont mis en usage. Mais rien n'y fait. En dépit de tous les traitements, les escarres se renouvellent avec la même ténacité et la vie devient de plus en plus pénible.

Alors le patient va de nouveau trouver le chirurgien qui lui avait amputé le bras gauche et il lui demande un conseil pour le bras droit. Le chirurgien l'examine et parle de pratiquer sur le bras droit l'élongation des nerfs du plexus brachial, telle qu'elle avait été pratiquée sur le bras gauche. Cette fois, le malade refuse net, car il n'a pas oublié les terribles douleurs et l'insuccès qui avaient suivi la première élongation.

Les escarres continuant à se former, cet homme est adressé à l'un de mes chefs de clinique, M. Crouzon, et il nous arrive à l'Hôtel-Dieu le 25 avril 1908. Nous constatons alors au bras droit les escarres, les plaies et les cicatrices dont j'ai parlé plus haut. A cette date, et en deux ans et demi, le malade avait compté 98 escarres aux deux bras.

Quelques jours plus tard survient un pénible accident. Le membre inférieur, qui jusque là avait été indemne de toute gangrène, se prend à son tour, et de larges escarres se forment au pied gauche, aux malléoles. On constate par place des traînées rosées qui ont un aspect de lymphangite. Dans ces conditions, la marche est difficile et très douloureuse. On était vraiment pris de compassion pour cet infirme sur qui le mal s'acharnait presque sans répit, et l'on s'intéressait d'autant plus à lui qu'on avait affaire à un homme intelligent et très doux de caractère.

Diagnostic. — Le malade nous demandait de rechercher la cause de son mal et il nous suppliait de le guérir, car, nous disait-il, l'existence dans ces conditions n'est plus supportable. Pouvait-on enrayer le mal, et d'abord pouvait-on arriver à faire un diagnostic? C'est ce que nous allons examiner. S'agissait-il de lésions syphilitiques? Non. Notre homme n'est pas syphilitique, et puis ce n'est pas ainsi que procède la syphilis. La syphilis, par des mécanismes divers, peut aboutir à une lésion gangreneuse, mais elle n'engendre pas en une heure de temps des escarres ayant les caractères que je viens d'indiquer, escarres qui se sont reproduites, en pleine santé, une centaine de fois en deux ans et demi. Il fallait donc rejeter l'hypothèse de la syphilis.

S'agissait-il de lésions diabétiques? Non. D'abord cet homme n'est pas diabétique, et, du reste, les lésions du diabétique, qu'il s'agisse de mal perforant, de phlegmon gangreneux, de gangrène des extrémités, ces troubles trophiques n'ont aucune analogie avec l'apparition pour ainsi dire subite et récidivante des plaques de gangrène dont je viens de donner la description.

S'agissait-il de troubles trophiques consécutifs à des névrites? Non; cet homme n'a eu ni névrites, ni polynévrites. Il n'est ni alcoolique ni saturnin. Et, d'ailleurs, les quelques troubles trophiques qu'on peut mettre sur le dos des névrites et des polynévrites n'ont aucun rapport avec ces plaques de gangrène qui apparaissaient tout à coup, et qui en moins d'une heure momifiaient la peau dans toute son épaisseur. S'agissait-il de troubles trophiques consécutifs au tabes? Non. D'abord cet homme n'est pas tabétique, et, du reste, les troubles trophiques du tabes, y compris le mal perforant, ne peuvent, en aucune façon, être assimilés à cette pléiade de plaques dangereuses qui pendant si longtemps ont ravagé les deux bras et l'un des pieds de notre malade.

Restent les troubles trophiques de l'hystérie. Il est de notion vulgaire qu'à l'hystérie sont associés des troubles trophiques variés. On a décrit le pemphigus hystérique, l'herpès hystérique, les phlyctènes hystériques, la gangrène hystérique, les ulcérations hystériques des membres et du sein, etc. Mais les soi-disant troubles trophiques de l'hystérie sont en train d'être démolis. Pour en être convaincu, il suffit de lire les travaux de M. Babinski, les communications faites récemment à la Société de Neurologie et le chapitre que j'ai consacré à l'hystérie. Les soi-disant troubles trophiques de l'hystérie ont fait leur temps, et je ne crois pas utile d'entreprendre une discussion pour démontrer que les gangrènes de notre homme, qui du reste n'est pas hystérique, n'ont rien à voir avec l'hystérie.

Alors, cet homme n'étant ni diabétique, ni tabétique, et ses escarres ne pouvant être dues ni à des névrites, ni à l'hystérie, ni à la syphilis, à quelle cause fallait-il les attribuer? Nous n'avons pas hésité à poser le diagnostic suivant : Cet homme est un simulateur et il fait lui-même ses escarres au moyen de la potasse caustique. Comment, dira-t-on, un simulateur, ce malade qui, pour guérir, donne toute sa confiance à un chirurgien, accepte deux opérations et consent à se laisser amputer le bras! Voilà un paradoxe bien difficile à soutenir. Paradoxe ou non paradoxe, peu importe. Je dis que cet homme est un *simulateur* et je dis *qu'il fait lui-même ses escarres au moyen de la potasse caustique.* C'est par la clinique, c'est par une bonne séméiologie que nous sommes arrivés à cette conclusion.

Un premier fait domine toute l'histoire des escarres de ce simulateur : c'est la *rapidité* avec laquelle elles se produisent. En moins d'une heure, nous a-t-il dit, l'escarre est formée. Or, il n'y a que des substances chimiques qui soient capables de produire une mortification aussi rapide, et parmi ces substances, il en est une que nous connaissons particulièrement parce que nous l'employons souvent dans notre service de l'Hôtel-Dieu : c'est la potasse caustique, qui entre pour une part dans le cautère à la pâte de Vienne. Entre les escarres de ce simulateur et l'escarre produite par l'application de la pâte de Vienne, l'analogie est complète.

Pour ces différentes raisons, il nous fut possible d'affirmer que nous avions affaire à un simulateur. Mais comment arriver à savoir la vérité? Surprendre le simulateur en flagrant délit, il n'y fallait pas compter. Cet homme, n'étant pas hospitalisé et vivant chez lui, échappait ainsi à toute surveillance. D'autre part, l'analyse chimique des escarres ne donna aucun résultat,

Restait la question des aveux. Mais cet homme qui, à notre avis du moins, trompait tout le monde depuis deux ans et demi, cet homme à qui sa supercherie faisait éprouver une satisfaction tellement grande qu'il n'avait pas hésité à se laisser amputer le bras, allait-il maintenant, sans intérêt pour lui, entrer dans la voie des aveux? C'était peu probable.

Toutefois, j'instituai la mise en scène suivante. Il fut convenu avec le directeur de la Compagnie d'assurances que, sous prétexte d'affaires de service, il convoquerait notre homme un matin dans son cabinet. Nous nous trouverions à ce rendez-vous avec mon chef de clinique, M. Crouzon. On ferait alors comparaître le soi-disant malade, et le directeur lui adresserait paternellement la parole en lui demandant d'avouer sa supercherie. Ne se doutant de rien, le malade est introduit dans le cabinet du directeur ; il nous trouve là, tous trois réunis. Sa physionomie ne trahit ni surprise, ni émotion; le sourire aux lèvres, et en homme qui est tout à fait à son aise, il nous adresse un : « Bonjour, messieurs », et il s'assied.

« Nous vous avons convoqué, lui dit le directeur, dans votre intérêt et pour votre bien. Il est temps de cesser une simulation qui, depuis deux ans et demi, bouleverse votre existence; ma bienveillance vous est acquise et elle ne vous fera pas défaut, mais soyez loyal, nous voulons savoir quelle est la cause de vos escarres. — Mais, monsieur le directeur, il m'est impossible de vous répondre. Pendant cette longue maladie, j'ai vu plus de quinze médecins ou chirurgiens et ils n'ont rien connu à mon mal; alors, comment voulez-vous que moi j'en sache plus qu'eux ? — Vous avez l'air de ne pas comprendre notre question, lui dit le directeur, et vous savez fort bien à quoi je fais allusion. Du reste, il est inutile de simuler plus longtemps, car nous savons maintenant à quoi nous en tenir. Allons, un bon mouvement, et dites-nous la vérité. Comment fabriquez-vous vos escarres?

— Moi, fabriquer mes escarres ! Mais, monsieur le directeur, à quoi pensez-vous? Depuis deux ans et demi je mène une vie de tourments, la gangrène qui avait envahi mes deux bras s'est mise maintenant à mon pied, je souffre et je peux à peine marcher, j'ai subi deux opérations, j'ai été amputé de mon bras gauche et vous pouvez supposer un instant que je suis un simulateur? Mais c'est fou, c'est insensé! — Une dernière fois, en reconnaissance des bontés que j'ai eues pour vous, et qui ne vous feront pas défaut à l'avenir, cessez de mentir et dites-nous la vérité. —Eh bien, messieurs, écoutez-moi bien : sur ma parole d'honneur, sur tout ce que j'ai de plus sacré au monde, sur la tête de mon petit enfant que j'adore, je vous jure que je suis faussement accusé, j'ignore absolument quelle est la cause de mes escarres. » Ce garçon venait de prononcer ces paroles avec une telle émotion et avec un tel accent de sincérité que nous en étions nous-mêmes tout émus.

Supposons qu'à ce moment, il y ait eu là un médecin expert pour prendre la défense de l'accusé. Supposons que ce médecin expert nous eût tenu le langage suivant : « Il existe une maladie que Raynaud a décrite sous le nom de gangrène symétrique des extrémités. Dans cette étrange maladie, pendant des mois, pendant des années, sans cause connue, la gangrène s'attaque aux extrémités des doigts, aux extrémités des orteils et ailleurs. Direz-vous que ces gangrènes multiples, dont vous ignorez la pathogénie, sont le fait d'un simulateur? Non ! cette singulière variété de gangrène, vous le savez fort bien, n'est pas le fait d'une simulation, c'est une réelle maladie. Et, ajouterait le défenseur, qui vous dit que ce garçon que vous accusez actuellement de simulation n'a pas, en réalité, une variété de gangrène en plaques, à marche progressive, envahissant d'abord les membres supérieurs et plus tard les membres inférieurs? Pouvez-vous affirmer qu'il ne s'agisse pas là d'une maladie non encore classée, qui rentre, faute de mieux, dans le lot des gangrènes dites spontanées et qui, un jour, trouvera peut-être sa place dans le cadre nosologique? »

Ces raisonnements, je me les étais faits, et, malgré tout, rien n'avait pu ébranler ma conviction : pour nous, cet

homme était un simulateur. Alors, je me place bien en face
de lui, mon regard ne quitte pas son regard, et je lui dis
ces quelques mots : « Jusqu'à ce jour, vous n'avez été qu'un
malade qui était le jouet d'un état mental particulier ; vous
obéissiez à une impulsion irrésistible, vous étiez sous le
coup d'une obsession à laquelle vous ne pouviez vous soustraire ; en un mot, vous n'étiez pas responsable, et nous
venons à votre secours pour faire cesser vos tourments ;
mais à dater de cet instant, prenez garde, si vous persistez
encore dans vos dénégations, vous devenez un fourbe et un
imposteur, vous devenez un malhonnête homme et les hon-
nêtes gens se détourneront de vous. Choisissez. »

A mes paroles, cet homme est transformé, sa physionomie
se contracte, ses yeux se mouillent de larmes, on sent qu'il
se fait en lui une lutte terrible ; enfin, il éclate en sanglots
et il nous fait ses aveux : « Pardonnez-moi, dit-il, pardonnez-moi, mais j'aime mieux vous dire la vérité. Oui, j'ai
menti ; oui, c'est bien moi qui, depuis deux ans et demi, me
suis fait aux bras et à la jambe toutes ces plaques de gangrène. » Nous le félicitons de sa franchise, nous lui serrons
la main (la seule qui lui reste), et aux quelques paroles que
lui adresse le Directeur, sa figure s'illumine, il remercie avec
une douce émotion. Il nous raconte alors en détail tout ce
que nous voulions savoir et il signe sa déposition. Ainsi que
nous l'avions pensé, c'est bien avec la potasse caustique
qu'il fabriquait ses escarres. Dans sa famille et auprès de
ses amis il était un objet de compassion ; sa femme, elle-
même, si malheureuse de le voir en proie à un pareil mal,
ne s'était jamais aperçue de rien.

Depuis le jour de ses aveux (il y a maintenant deux ans),
cet homme est venu nous voir souvent ; il ne cesse de nous
remercier du service « immense » que nous lui avons
rendu. Il est heureux, il n'est plus sous le coup de cette
obsession qui le tourmentait jour et nuit et, suivant son
expression, « il est exorcisé ». « J'étais, dit-il, dominé par
une idée fixe dont je ne pouvais me débarrasser, je m'étais
laissé amputer le bras, et je crois bien qu'un jour serait

venu où, pour continuer la simulation, je me serais laissé amputer la jambe. »

Cette histoire est vraiment étonnante. Voilà un homme intelligent, sans tare nerveuse, qui, sans raison appréciable, commence à se faire des escarres à la potasse, et pendant deux ans et demi rien ne l'arrête; il trompe médecins et chirurgiens; on lui parle de troubles trophiques, il laisse dire; on lui propose une première opération avec élongation des nerfs, il laisse faire; on lui conseille l'amputation du bras gauche, il le laisse amputer; son bras gauche une fois enlevé, il s'attaque à son bras droit, puis à son pied gauche, avec la même ténacité et avec la même suite dans son système de simulation. Quelle place doit occuper la maladie de cet homme dans le cadre nosologique; dans quelle catégorie faut-il la ranger?

Il a menti pendant deux ans et demi, et en cela il est un mythomane. Sous le nom de *mythomanie,* mon collègue, M. Dupré[1], a fait une étude psychologique et médico-légale des plus remarquables. Mais notre malade est plus qu'un mythomane; chez lui, le mensonge était accompagné de voies de fait; il fabriquait ses escarres pour simuler une maladie qu'il n'avait pas. Cette catégorie de simulateurs mérite une dénomination à part. J'ai prié mon ami M. Paul Bourget de vouloir bien rechercher le mot qui conviendrait le mieux à cet état morbide. Il m'a proposé le mot de *pathomimie* (de $\pi\alpha\theta\circ\varsigma$, maladie, et $\mu\iota\mu\epsilon\circ\mu\alpha\iota$ simuler). Cette dénomination m'a paru excellente. Notre homme est un pathomime; il est atteint de pathomimie.

Je divise les pathomimes en deux catégories : il y a les pathomimes qui simulent une maladie avec une intention frauduleuse[2], parce qu'ils y trouvent un intérêt, un profit; et les pathomimes qui ne simulent une maladie que pour leur seule satisfaction, on dirait presque pour leur plaisir.

---

1. Dupré. *La Mythomanie. Étude psychologique et médico-légale du mensonge et de la fabulation morbides.* Paris, 1905.

2. *Les automutilateurs.* Blondel, Paris, 1906. — *La chronique médicale,* 1ᵉʳ mai 1908.

Notre malade fait partie de cette seconde catégorie. On en trouvera du reste d'autres exemples dans mes *Cliniques de l'Hôtel-Dieu*[1]. Quand on scrute à fond l'état mental de ces pathomimes, dont le but n'est ni la fraude, ni le lucre, ni l'appât du gain, on est fort embarrassé pour trouver une explication à leur état mental. Ainsi une jeune fille dont Lewontin a rapporté l'observation se fait des escarres pendant deux ans et va jusqu'à se défigurer (ce qui est le comble pour une jeune fille), sans qu'on puisse trouver une raison capable d'expliquer pareille aberration. Une femme, dont j'ai publié l'histoire, fabrique elle-même les ulcérations de sa jambe et se laisse amputer la cuisse avec l'idée qu'on lui fera peut-être un jour une nouvelle amputation. Un malade de Thoinot et Mosny se fait ouvrir trois fois le ventre et il fait tout ce qu'il peut pour se le faire ouvrir une quatrième fois, et cela sans rime ni raison.

Notre homme subit l'élongation des nerfs du plexus brachial avec une superbe indifférence ; il se laisse couper le bras sans dévoiler son secret, alors qu'il n'avait qu'un mot à dire pour arrêter le couteau du chirurgien et pour réduire à néant la série des diagnostics erronés qui avaient été faits. Il a dû avoir une assez piètre idée de la science médicale. Il aurait pu se payer un joli coup de théâtre, si, une fois sur la table d'opération, il avait raconté son histoire au chirurgien ébahi. Mais non, il a préféré se taire. Et cet homme n'est ni un dément, ni un dégénéré, ni un alcoolique ; il n'est pas neurasthénique, il n'est même pas hystérique, il n'a pas de tare héréditaire, il est intelligent et d'esprit cultivé. Les pathomimes de cette catégorie ne retirent de leurs actes aucun profit, mais ils éprouvent une joie intime à se rendre intéressants et à se faire plaindre, ils ont une grande satisfaction à mystifier leur prochain, ils n'ont pas de confidents, ils gardent leur secret pour eux, avec un soin jaloux, comme un avare garde son

---

1. *Clinique médicale de l'Hôtel-Dieu*, 1909, 6ᵉ volume. — *Histoire d'un pathomime*, 5ᵉ leçon.

trésor, et, une fois engrenés dans cette voie néfaste, ils s'y complaisent, ils n'en peuvent plus sortir, ils n'ont pas de volonté, ils n'ont pas leur libre arbitre.

Les faits de ce genre sont bien faits pour troubler la conscience du médecin légiste. Dans l'acte impulsif que commettait notre homme, peut-on admettre qu'il était responsable de l'acte commis? Non, il n'en était pas responsable. Ainsi qu'il nous l'a dit lui-même après la guérison de son état mental, pendant deux ans et demi il a obéi à une idée fixe, « comme une machine, sans savoir pourquoi ». Or, cette absence de responsabilité quand il s'agit d'un acte commis sur soi-même, elle peut exister quand il s'agit d'un commis sur autrui, et on voit alors combien la question est complexe. En un mot, au point de vue médico-légal, où commence et où finit le libre arbitre; où commence et où finit la responsabilité? Ce qui est certain, c'est qu'après avoir été pendant deux ans et demi le jouet inconscient d'une impulsion irrésistible, le malade a été suggestionné par nous et a instantanément guéri.

Alors comment expliquer l'aberration transitoire qui en avait fait un pathomime au point qu'il n'a pas hésité à sacrifier son bras? — *Nescio*.

§ 7. NEURASTHÉNIE

En 1869, Beard[1] donna le nom de *neurasthénie* à un état particulier qui jusque-là avait reçu une foule de dénominations ; irritation spinale (Frank[2]), névralgie générale (Valleix[3]), nervosisme (Bouchut[4]), hyperesthésie générale (Monneret[5]), etc. C'est dans ce cadre également que rentre, avec quelques restrictions, la névropathie cérébro-cardiaque

1. Beard. *Boston Med. and Surg.*, 1869.
2. Frank. *De neuralgia et neuritide*, 1821.
3. Valleix. *Traité des névralgies*, 1841.
4. Bouchut. *De l'état nerveux aigu et chronique*, 1860.
5. Monneret. *Pathol. génér.*, 1857.

de Krishaber[1]. Depuis quelques années l'attention a été attirée sur cette maladie et elle tend à englober une foule
d'états morbides mal définis, proches parents de l'hystérie
d'après les uns, de la simulation d'après les autres. Ces
limites peu précises ne doivent pas étonner si l'on songe
aux troubles variés que la neurasthénie peut provoquer
dans la plupart des appareils et par conséquent à la multiplicité d'aspects qu'elle revêt suivant les malades.

Étiologie. — Cette affection se développe de préférence
entre vingt-cinq et cinquante ans, et frappe à peu près également les hommes et les femmes. Les affections utérines
jouent un grand rôle comme agent provocateur. Les efforts
intellectuels, le surmenage moral, les veilles prolongées, les
émotions favorisent son apparition et expliquent sa fréquence chez les littérateurs, les hommes de science, les
médecins, les spéculateurs, etc.; de là, la fréquence de la
neurasthénie dans certaines races à vie intellectuelle très
active comme la race juive et la race anglo-saxonne. Les
Slaves y sont également très prédisposés, comme ils le
sont d'ailleurs à toutes les névropathies. Tous les chagrins,
toutes les émotions, toutes les préoccupations morales
(amour, jeu, ambition, etc.) conduisent au même but.
Charcot a insisté particulièrement sur les traumatismes et
principalement sur ceux qui s'accompagnent de shock ou
d'une émotion très vive (accident de chemin de fer, explosion). Les excès sexuels, la masturbation, les maladies des
organes génitaux sont aussi une cause fréquente de neurasthénie. Les troubles digestifs ont tour à tour été regardés comme consécutifs aux accidents nerveux (dyspepsie
nerveuse) et comme capables de leur donner naissance, tel
serait le mode d'action de la dilatation de l'estomac et de
l'auto-intoxication qu'elle entraîne à sa suite (Bouchard), de
l'entéroptose (Glissard), des gastrites chroniques (Hayem).
Le fait certain, c'est que la neurasthénie se développe surtout chez des névropathes héréditaires, chez des arthritiques

1. Krishaber. *Névropathie cérébro-cardiaque*, 1873.

(Huchard[1]); c'est ce qui explique sa fréquence chez les hystériques et les diabétiques, sa coexistence avec la gravelle, la lithiase biliaire, le rhumatisme, la goutte; ses associations avec le tabes, le goitre exophthalmique, la paralysie générale, etc.

Un des neurologistes qui se sont le plus spécialement occupés de cette question, de Fleury[2], a publié récemment un travail intéressant à ce point de vue. Voici quelle est sa conception de la neurasthénie. La théorie gastro-intestinale ne lui paraît pas admissible. Les troubles digestifs si fréquents chez les névropathes ont une action secondaire incontestable sur le cerveau; mais ils proviennent euxmêmes d'un défaut d'innervation. La neurasthénie n'est pas non plus une simple maladie de l'imagination; ses symptômes ne sont pas comparables à ceux de l'hystérie, qui naissent sous l'empire d'une idée fixe, et qui s'évanouissent sous l'influence de la suggestion. Pour de Fleury, la neurasthénie serait, primitivement, une fatigue des centres nerveux, déterminant, dans tous les organes, une diminution de la tonicité musculaire et de la sécrétion glandulaire. Chaque partie de l'économie fonctionnant avec langueur, les nerfs de sensibilité apportent au cerveau la notion continue de faiblesse, de pauvreté vitale, et c'est la conscience de cet état physique très réel qui constitue l'état mental neurasthénique, fait de tristesse, de crainte et d'apathie intellectuelle.

Symptômes. — La neurasthénie présente un certain nombre de symptômes fixes, véritables *stigmates*, par analogie avec les symptômes équivalents de l'hystérie (Bouveret[3]).

Dans ce groupe doit être rangée la *céphalée*, le plus constant de tous les stigmates. Elle siège habituellement sur le front et l'occiput; comparable à la pression d'un casque lourd

1. Huchard. *Traité des névroses*, 1883.
2. *Bulletins de la Société de thérapeutique*, séances du 25 juillet et du 1ᵉʳ août 1900.
3. Bouveret. *Neurasthénie*, 1890

et trop étroit (casque neurasthénique de Charcot), elle suit une ligne circulaire passant par les tempes. Chez d'autres, elle est limitée à l'occiput (plaque occipitale), elle siège entre les sourcils, ou enfin elle est hémilatérale. Ordinairement diurne, elle se manifeste au réveil, elle continue toute la journée avec une légère diminution après les repas ; elle cesse la nuit alors même que le malade a de l'insomnie. Elle est accrue par les excitations sensorielles : bruits, odeurs fortes, et par les fatigues intellectuelles. Parfois elle s'accompagne d'hyperesthésie du cuir chevelu et de craquements au niveau des articulations occipitales. La *rachialgie* est souvent associée à la neurasthénie ; parfois même, la rachialgie existe seule, elle est même limitée au sacrum (plaque sacrée) ou au coccyx, elle se traduit par une sensation de pression ou de chaleur, qu'on réveille par la percussion de la colonne vertébrale.

La *dépression mentale* ne manque presque jamais : le malade n'a plus les mêmes facultés d'attention ni la même volonté. Le moindre travail devient pénible, la mémoire est diminuée, surtout la mémoire des noms propres ; le neurasthénique est morne, découragé, il recherche l'isolement ; souvent il passe son temps à lire des ouvrages de médecine ou à écrire de *longs mémoires destinés à son médecin*. Le matin au réveil il se sent fatigué, et cette fatigue est souvent réelle, car elle se traduit par une *diminution de la force musculaire* appréciable au dynamomètre.

Les *troubles gastriques* sont également constants ; dyspepsie flatulente, gonflement après les repas, bouffées de chaleur, somnolence, constipation, colique pseudo-membraneuse, pouvant faire penser au cancer du rectum, dilatation de l'estomac, telles sont les manifestations gastriques habituellement accompagnés d'amaigrissement et de la décoloration des téguments.

A côté de ces stigmates se placent une foule de manifestations morbides variables suivant les sujets, et pouvant atteindre tous les appareils. Telles sont l'insomnie[1], les ver-

1. Maurice de Fleury. *L'insomnie et son traitement.* Paris, 1891.

tiges, l'agoraphobie, la claustrophobie, les troubles de la sensibilité cutanée, les douleurs névralgiques, les sensations de chaud et de froid; la pesanteur des paupières, l'asthénopie accommodatrice, l'hyperacousie, les bourdonnements et les sifflements d'oreilles; les secousses musculaires et le phénomène du dérobement des jambes.

Dans la sphère *circulatoire*, la pseudo-angine de poitrine survient parfois périodiquement, avec agitation et gêne de la respiration; la fréquence du pouls, les accès de palpitations, le refroidissement et la pâleur des extrémités sont également des symptômes fréquents.

Les sueurs profuses, ou au contraire la sécheresse de la peau et des muqueuses, les pertes séminales, l'impuissance, l'augmentation des urates et de l'acide urique dans les urines, doivent également être signalées.

Pitres admet six formes de neurasthénie, suivant la prédominance des symptômes sur tel ou tel appareil : 1° forme cérébrale; 2° forme spinale ou rachialgique; 3° forme névralgique; 4° forme cardialgique; 5° forme gastro-intestinale; 6° forme générale. Blocq[1] admet en outre une *neurasthénie locale*, souvent caractérisée par des zones douloureuses sans lésions organiques. Inutile de dire que ces formes sont souvent combinées. La neurasthénie évolue rarement d'une façon aiguë, elle a ordinairement « une allure circulaire[2] », même quand elle est consécutive à un traumatisme. Elle dure des mois et des années, mais elle est susceptible de guérison complète, sauf les cas où elle est *héréditaire*; elle conduit alors à un état hypochondriaque souvent irrémédiable.

Diagnostic. — La diversité des formes et des symptômes de la neurasthénie lui donne les apparences d'un grand nombre de maladies : elle peut simuler la *paralysie générale*, mais elle ne présente pas, comme elle, les troubles pupillaires, l'embarras de la parole et le tremblement; souvent

1. Blocq. *Gaz. des hôp.*, 18 avril 1891.
2. Dejerine. Th. d'agrégat., 1886.

l'évolution ultérieure seule peut fixer le diagnostic. Les *tumeurs cérébrales* et en particulier la *syphilis cérébrale* prêtent aussi à confusion. Le *pseudo-tabes neurasthénique* se distingue du tabes vrai par la conservation des réflexes, par l'absence de troubles pupillaires et par la moindre intensité des douleurs.

La forme gastro-intestinale est parfois l'une des plus difficiles à diagnostiquer; non seulement le *cancer de l'estomac* ou de *l'intestin*, lorsqu'il ne s'accompagne pas de tumeur, peut être confondu avec la neurasthénie, mais les *gastrites chroniques*, les *dyspepsies*, ont une foule de symptômes communs avec la neurasthénie, c'est ce qui explique comment tel cas est envisagé par un médecin comme appartenant à la pathologie stomacale, tandis qu'un autre médecin range ce même cas dans la pathogénie nerveuse. L'examen du suc gastrique ne tranche pas toujours la difficulté.

Traitement. — Les médicaments toniques, kola, coca, injections de cacodylate de soude, injections de glycérophosphate, le repos absolu, l'isolement, le massage, l'électrisation, l'*hydrothérapie* jointe à l'emploi du fer et du bromure de potassium, sont des moyens généralement employés pour combattre la neurasthénie. On devra aussi régulariser les selles par l'emploi d'un laxatif quotidien, régler les heures des repas, approprier le régime alimentaire à chaque cas, puis, lorsque l'embonpoint et les forces reparaîtront, prescrire les exercices physiques quotidiens et modérés, les injections sous-cutanées d'extraits organiques (Brown-Séquard) et de sérum artificiel.

« Les neurasthéniques proprement dits ne sont pas justiciables de la suggestion. On les améliore à peu près toujours et on les guérit quelquefois par un régime alimentaire supprimant l'alcool et les aliments de digestion malaisée, par des stimulations mécaniques du système nerveux méthodiquement pratiqués (douches, cure d'air, massage, injections salines, électricité statique); le moins possible de médicaments et de drogues. Après une période de repos, permettant la réintégration de l'énergie dans les centres nerveux, il faut faire reprendre progressivement l'habitude perdue du travail physique et intellectuel. L'isolement dans une maison de santé n'est nécessaire que dans les cas les plus sérieux. » (M. de Fleury.)

§ 8. ASTASIE — ABASIE

Description. — Ces dénominations ont été employées par Blocq[1] pour désigner un syndrome caractérisé par l'impossibilité ou la difficulté de la station debout (ἄστασις) et de la marche normale (ἄβασις), avec intégrité de la force musculaire de la sensibilité et de la coordination des autres mouvements des membres inférieurs. En 1864, Jaccoud[2] avait qualifié cet état du nom d'« ataxie par défaut de coordination automatique ».

Il résulte de la définition que nous venons de donner, et c'est là un caractère essentiel, qu'à part les troubles concernant la station debout et la marche normale, le malade, une fois couché, peut exécuter tous les mouvemeuts qu'on lui prescrit sans hésitation, sans faiblesse, sans incoordination, il a la notion exacte de la situation occupée par ses membres inférieurs et, lorsqu'il est levé, il arrive parfois à marcher en employant un subterfuge; c'est ainsi que certains abasiques peuvent marcher à quatre pattes, ou les jambes entre-croisées, ou à tout petits pas, ou bien au contraire à grands pas (démarche d'acteur); quelques-uns peuvent même courir.

Chez certains malades, le trouble apparaît dès qu'ils cherchent à se dresser. Ils ne peuvent parvenir à rester debout; soutenus par les aisselles, ils s'affaissent aussitôt que le point d'appui qu'on leur donnait devient insuffisant. D'autres ont recours à des béquilles et traînent après eux deux membres inférieurs qui semblent inertes.

1. Blocq. *Arch. de neurol.*, 1888, nᵒˢ 43 et 44.
2. Jaccoud. *Les paraplégies*, 1864.

Chez le plus grand nombre des malades, l'*abasie* prédomine : elle peut présenter trois variétés :

1° *Abasie parétique*, caractérisée surtout par la diminution de la force musculaire ; la marche est pénible, elle ne s'accomplit qu'au prix des plus grands efforts et devient très rapidement impossible.

2° *Abasie choréiforme* (Grasset [1]). Le malade étant debout, les jambes sont aussitôt prises de mouvements brusques de flexion et d'extension ; en même temps le tronc se fléchit où s'étend sur le bassin et il en résulte des mouvements propagés aux membres supérieurs et aux bras. Il semble à chaque instant que sous l'influence de ces contorsions une chute va survenir, mais il n'en est rien ; en revanche, la progression normale en avant est rendue impossible.

3° *Abasie trépidante*. Dans cette forme, ce sont les mouvements contradictoires qui prédominent, les jambes s'embarrassent l'une dans l'autre comme on l'observe dans certaines paraplégies spasmodiques incomplètes.

L'astasie-abasie étant presque toujours de nature *hystérique*, on conçoit toutes les bizarreries d'allures qu'elle peut revêtir. C'est en général un syndrome de longue durée, persistant plusieurs mois, plusieurs années, sujet aux rechutes, aux récidives, pouvant disparaître et reparaître brusquement. Les abasiques présentent souvent, mais non toujours, des stigmates hystériques : douleurs ovariennes, testiculaires, zones hystérogènes variées, anesthésie en plaques, en manchettes, attaques convulsives, etc. Séglas pense qu'elle peut être liée à la vésanie, et Charcot à une lésion indéterminée du cerveau. Ordinairement, cependant, l'astasie-abasie doit être rattachée à un trouble dynamique du cerveau ou de la moelle, soit que les cellules cérébrales chargées de transmettre aux cellules médullaires les excitations nécessaires à l'exécution de la marche normale aient perdu leur fonctionnement, soit que les cellules médullaires recevant du cerveau une excitation normale ne soient plus

---

1. Grasset. *Leçons de clin. méd.*, 1891, p. 155.

capables de la transmettre intégralement aux nerfs des membres inférieurs[1]. La stasobasophobie est une abasie émotive avec troubles émotionnels[2].

Diagnostic. — L'*astasie-abasie* a longtemps été confondue avec la *paraplégie* et l'*ataxie*. Elle diffère de la première par la conservation de la force musculaire, le malade étant couché, par l'intégrité des sphincters, et par la possibilité de la marche autre que la marche normale. On ne la confondra pas avec l'ataxie, car la coordination des mouvements est intacte lorsque le malade est couché et le sens musculaire est conservé. La *chorée* et surtout la *chorée rythmique* offre plus d'une analogie avec l'astasie-abasie, mais ici les membres supérieurs et la face sont agités de mouvements propres, et non de mouvements propagés comme dans l'astasie-abasie; de plus, il s'agit de grands mouvements oscillatoires en avant ou en arrière, peu comparables aux mouvements de flexion brusque et d'extension des jambes.

L'*effondrement des jambes* de certains ataxiques neurasthéniques pourrait également prêter à confusion, mais chez les ataxiques l'incoordination au lit existe, et chez les neurasthéniques il s'agit souvent d'un refus de se tenir debout ou de marcher hors de leur chambre. Toute tentative faite en vue de combattre les résistances du malade s'accompagne d'une *angoisse* caractéristique.

Dans la *maladie de Thomsen*, la rapidité avec laquelle disparaissent les spasmes qui se produisent au début de la mise en marche est un excellent moyen de diagnostic; en outre, les membres supérieurs, le cou, la mâchoire, la langue, sont parfois atteints.

Le *paramgoclonus multiplex* s'accompagne de secousses étendues à tout le corps ou à une grande partie du corps, secousses survenant sous l'influence d'une minime excitation. Rien de semblable ne se passe dans l'astasie-abasie.

---

1. Bonnier a émis une théorie particulière de l'astasie-abasie labyrinthique. *Rev. de neur.*, 15 avril 1903.
2. Sainton. *Gaz. des hôp.*, 1er janv. 1903.

§ 9. NÉVROPATHIE CÉRÉBRO-CARDIAQUE
MALADIE DE KRISHABER

Description. — Sous le nom de *névropathie cérébro-cardiaque*[1], Krishaber a fait connaître une névrose dont les caractères sont si accusés et les symptômes si constants, que je n'hésite pas, à son exemple, à considérer la névropathie cérébro-cardiaque comme une entité morbide, n'ayant avec les autres états nerveux décrits sous le nom de *nervosisme* (Bouchut), d'*irritation spinale* (Brown), de *neurasthénie*, que des analogies plus ou moins éloignées.

Le début de la névropathie cérébro-cardiaque est lent ou rapide, et la lenteur du début est généralement un indice favorable de bénignité.

Le début rapide est le plus rare. La maladie survient presque sans prodromes, comme une attaque; le sujet a une sensation de *vide cérébral* extrêmement pénible; il se plaint de *vertiges*, d'*insomnie*, de *cauchemars*, de *photopsie*, de *palpitations*, d'*angoisse de poitrine*: il est sous le coup de lipothymies et de syncope.

Ces mêmes accidents, au lieu d'être brusques dans leur apparition, surviennent graduellement dans la forme lente de la névropathie, ils se succèdent et se remplacent jusqu'à ce que la maladie soit entièrement constituée.

Que les accidents soient soudains ou lents dans leur apparition, il arrive un moment où la description des deux formes de la maladie peut être confondue. Le *vertige* est un des symptômes du début, et c'est aussi l'un des plus tenaces : il dure des mois et des années. Les organes des sens sont atteints, et en première ligne la vue et l'ouïe, qui acquièrent une sensibilité extrême; une lumière un peu vive est intolérable, l'ouïe est exaltée au point que le plus léger bruit

---

1. Krishaber. *De la névropathie cérébro-cardiaque.* Paris, 1873. — Article NÉVROP. CÉRÉBRO-CARD., du *Dict. encyclop.*

devient une vraie douleur, la sensibilité tactile est accrue.

Le malade vit au milieu de sensations de *vide*, de *rêve* ou d'*ivresse*; l'aspect du monde extérieur lui paraît changé, sa propre voix lui est étrangère; il se trouve lui-même si modifié, qu'il se reconnaît à peine, et volontiers il se prendrait pour un autre individu, si la raison, qui finit toujours par avoir le dessus, ne rectifiait les aberrations de ses sens. *Il n'y a jamais d'aliénation*, le malade se rend compte que « ses sens seuls sont pervertis et lui donnent des notions inexactes sur le monde extérieur » (Krishaber).

Les troubles *cardiaques* consistent en palpitations, angine de poitrine, lipothymies, syncopes, ils sont souvent accompagnés de sensations de strangulation.

Les *névralgies* sont multiples, névralgies de la tête, de la face, de l'oreille, névralgie sciatique.

L'*insomnie* est un des symptômes les plus douloureux de la forme grave; le malade ne peut goûter un instant de repos, et s'il s'endort, c'est pour être aussitôt réveillé par des cauchemars accompagnés d'angoisse et de palpitations. La *durée* de la névropathie cérébro-cardiaque varie de quelques mois à plusieurs années. Elle guérit presque sûrement; elle n'aboutit jamais à l'aliénation mentale, mais la nature et la ténacité des symptômes en font une maladie douloureuse et cruelle. Elle est provoquée par tous les excès, surtout quand ces excès (travaux, veilles, plaisirs) rencontrent une organisation prédisposée. La cause prochaine des accidents paraît due à une anémie cérébrale, provoquée elle-même par une contracture permanente des vaisseaux de l'encéphale (Expériences de Krishaber).

Diagnostic. — La névropathie cérébro-cardiaque diffère des états nerveux désignés sous les noms de névralgie générale, irritation spinale, nervosisme.

Dans la *névralgie générale* (Valleix), le phénomène principal est une *douleur* disséminée à presque toute la surface du corps; à cet état douloureux se joignent des névralgies qui seront décrites avec les névralgies de chaque nerf en particulier. Des éblouissements, des étourdissements, un état plus ou moins accentué de faiblesse, de tristesse, de découragement, complètent le tableau de cet état nerveux.

L'*irritation spinale*[1] est caractérisée par un état nerveux général dans lequel la *rachialgie* prend une importance dominante. Cette rachialgie, qui est plus accusée, suivant le cas, aux régions cervicale, dorsale ou lombaire, est accompagnée de faiblesse musculaire, de *faiblesse excitable*, de spermatorrhée, d'hypochondrie. Cet état nerveux serait dû, d'après Hammond, à une anémie des cordons postérieurs de la moelle[2].

§ 10. PARALYSIE AGITANTE — MALADIE DE PARKINSON

La *paralysie agitante* est une névrose caractérisée par un tremblement spécial, qui manque dans quelques cas, par une rigidité particulière du système musculaire, et par un état paralytique qui n'est qu'un élément tardif et accessoire de la maladie.

Description. — Dans quelques cas, à la suite d'une frayeur, d'une émotion, d'un traumatisme, la maladie apparaît brusquement, et le tremblement se déclare tout à coup, mais c'est là l'exception; d'habitude, le début de la maladie agitante est insidieux, et sa marche est lentement progressive. Le *tremblement* atteint d'abord la main, le pouce, le pied; mais ce tremblement est si faible, que le malade s'en aperçoit à peine; il disparaît, puis il revient par accès, avec une nouvelle intensité; il se généralise, ou bien, chez quelques sujets, il revêt les formes hémiplégique et paraplégique.

Le *tremblement* de la paralysie agitante a des caractères qui le différencient des autres tremblements : la main prend une attitude spéciale, elle a la forme de la main qui tient une plume; les quatre derniers doigts allongés et réunis

1. Armaingaud. *Bordeaux médical*, 1872.
2. *Revue des sc. médicales*, t. X, p. 3.

tremblent d'une seule pièce, et le pouce se meut sur eux,
par tremblements isochrones et cadencés, et bien que la
main dans son ensemble ait l'air de filer de la laine ou d'émiet-
ter du pain (Gubler). Le tremblement du poignet sur l'avant-
bras se fait par mouvements de flexion et d'extension, et
s'étend quelquefois à tout le membre supérieur. L'écriture
se ressent de ces tremblements : les jambages des lettres
sont sinueux. Aux membres inférieurs le tremblement des
orteils et des pieds se fait par mouvements successifs de
flexion et d'extension.

Tous ces tremblements se produisent quand les muscles
sont au repos, ils cessent pendant le sommeil; ils *diminuent*
et peuvent cesser sous l'influence de la volonté, différence
essentielle avec le tremblement de la sclérose en plaques,
qui n'a lieu qu'au sujet des mouvements volontaires.

La tête est parfois agitée par les mouvements du corps;
c'est là un tremblement d'emprunt; mais elle peut, en
outre, être agitée de tremblements spontanés, contrairement
à l'opinion qui avait été d'abord émise. Parmi les muscles
du visage qui peuvent participer au tremblement, je citerai
surtout ceux de la mâchoire, de la langue, des paupières.

La *rigidité musculaire* est un des éléments essentiels de
la paralysie agitante; elle en est même l'élément principal[1];
elle débute par des crampes douloureuses, passagères, et
devient progressivement permanente. Sous l'influence de
cette raideur musculaire, la tête, le tronc et les membres
prennent des attitudes spéciales. Le malade a la tête tendue
en avant et immobilisée dans cette position; l'œil est fixe,
les traits perdent toute mobilité, et la physionomie prend
un air hébété.

Dans la station debout, le tronc est voûté, les coudes
sont légèrement écartés du tronc; les mains reposent sur
la ceinture et sont agitées de tremblements; les jambes
sont légèrement fléchies sur les cuisses, les mouvements
sont lents et se font tout d'une pièce, le sujet a l'air

1. Bechet. *Maladie de Parkinson*. Th. de Paris, 1892.

soudé[1]. Quand le malade se met à marcher, il part, la tête et le tronc en avant, à petits pas et en sautillant, comme s'il courait après son centre de gravité (Trousseau[2]), et il accélère son allure comme s'il était mû par une impulsion irrésistible. Certains malades, sollicités par un mouvement de recul (rétropulsion), tomberaient. si on ne les arrêtait pas.

A une période plus avancée, la raideur musculaire place les cuisses dans l'adduction ; mais on n'observe ici ni la contracture vraie, ni la trémulation épileptoïde de la sclérose latérale. Aux mains, la rigidité des muscles peut déterminer à la longue de vraies *déformations*, analogues à celles du rhumatisme chronique progressif, moins toutefois les tuméfactions osseuses et moins aussi la déformation caractéristique du pouce, qui dans la maladie de Parkinson présente d'avant en arrière un aplatissement dû à son application permanente sur l'index.

Outre les symptômes que je viens d'énumérer, le malade éprouve des crampes douloureuses, il a un besoin continuel de *changer de place* ; il se plaint d'une *sensation de chaleur* excessive. Il est des cas où, le tremblement venant à manquer, la rigidité musculaire constitue le symptôme dominant de la paralysie agitante. Parfois, on note la présence d'*ecchymoses spontanées* symétriques, vraisemblablement d'origine myélopathique (Carrière[3]).

Par ses progrès incessants, la maladie aboutit à un affaiblissement des mouvements, à une sorte de parésie qu'on a nommée période paralytique, bien qu'il n'y ait pas de paralysie dans le vrai sens du mot, et le tremblement disparaît à mesure que l'affaiblissement musculaire augmente. Cette paralysie, incomplète et disséminée, a été diversement interprétée : Charcot pense qu'il s'agit là d'une rigidité musculaire plutôt que d'une véritable impuissance

---

1. De Saint-Léger. *Paralysie agitante*. Th. de Paris, 1879.
2. *Clinique médicale*, t. II, p. 260.
3. Carrière. Les ecchymoses spontanées dans le cours de la maladie de Parkinson. *Presse médicale*, 16 septembre 1896.

des muscles; il y a pourtant des cas où la parésie est évidente. Trousseau admet que la paralysie est due à la perte continuelle de l'incitation nerveuse musculaire, les muscles n'emmagasinant plus la force nécessaire pour produire de véritables contractions.

La période *ultime* de la maladie survient après une *durée* de dix, vingt et trente ans; cette période cachectique est caractérisée par des désordres de nutrition et par des troubles psychiques; le malade tombe dans l'amaigrissement et dans le marasme, avec anasarque, diarrhée, incontinence d'urine et affaiblissement des facultés intellectuelles. Avant cette période, la mort est souvent amenée par une maladie intercurrente (pneumonie).

Diagnostic. — Étiologie. — Le tremblement coordonné des mains dans la paralysie agitante ne ressemble en rien aux oscillations brèves et isochrones du tremblement improprement nommé tremblement sénile [1]; il diffère aussi des tremblements toxiques (alcoolisme, hydrargyrisme, saturnisme) et du tremblement de la sclérose en plaques, qui n'apparaît qu'à *l'occasion de mouvements volontaires*. Enfin on ne retrouve nulle part les attitudes spéciales de la face, de la tête et du tronc, qui caractérisent la paralysie agitante. Il y a des cas *frustes* dans lesquels le tremblement est insignifiant, et le diagnostic se fait au moyen de la rigidité musculaire et de l'attitude spéciale du sujet[2]. La paralysie agitante est rare avant l'âge de quarante ans; ses causes sont le plus souvent ignorées; les émotions vives, la terreur, le refroidissement, le traumatisme d'un nerf[3] ont pu quelquefois la provoquer; l'hérédité a été signalée.

Anatomie pathologique. — La lésion de la paralysie

1. Ce qu'on nomme improprement tremblement sénile n'est pas dû à la vieillesse (Luys, Charcot), il manque chez un grand nombre de vieillards. — Demange. Rapports du tremblement sénile avec la paralysie agitante. *Revue de médecine.*

2. Boucher. *Paralysie agitante, forme fruste.* Th. de Paris, 1877.

3. Charcot. *Progrès méd.*, 1878, n° 18. — Grasset. *Mal. du syst. nerv.*, p. 891. — Vandier. Th. de Paris, 1886.

agitante est à trouver, et cette maladie mérite encore
d'être placée dans le cadre des *névroses*; bien qu'on ait
signalé diverses altérations, telles que des scléroses diffuses
du bulbe, de la protubérance, des cordons latéraux de la
moelle, l'oblitération du canal central de la moelle[1], la fragilité du protoplasma des cellules des cornes postérieures
(Ballet[2]), des lésions du pédoncule ou de la région sous-
optique[3].

§ 11. CHORÉE DE SYDENHAM — DANSE DE SAINT-GUY [4]

Description. — La *chorée* (Bouteille), qui avait été nommée par Sydenham *danse de Saint-Guy* (χορεία, danse), est
une maladie surtout fréquente dans le *jeune âge* et plus habituelle au sexe féminin. Cette maladie a tiré son nom de
l'intervention particulièrement efficace que semblait avoir
saint Guy pour conjurer certaines affections épidémiques du
moyen âge, affections évidemment hystériques, caractérisées, entre autres symptômes, par une danse effrénée.

La chorée vulgaire débute parfois brusquement à la
suite d'une vive émotion, mais plus souvent elle est
annoncée par des signes précurseurs, tels que changement de caractère, symptômes d'irritation spinale[3], douleurs dans les membres, besoin continuel de se mouvoir;
le sujet devient capricieux, impressionnable, oublieux et
inattentif. Parfois les troubles de la motilité ouvrent la
scène, et généralement les mouvements *volontaires* sont
altérés avant les mouvements involontaires : l'enfant en-
court des reproches parce qu'il a répandu ses aliments et
ses boissons, on le gronde parce qu'il a cassé un objet,

1. Joffroy. *Arch. de physiol.*, 1872. p. 106. — Demange. *Mélanges de
clinique*. Paris, 1900.
2. Ballet. *Soc. méd. des hôp.*, 21 janvier 1898.
3. Brissaud. Leçons sur les maladies nerveuses, 1893, 1898.
4. Schmitt. *Revue des sc. méd.*, 1886.

et l'on ne voit pas que cette maladresse, dont il n'est
pas responsable, doit être mise sur le compte de l'incoordination des mouvements volontaires, que si souvent précède la chorée confirmée (Jaccoud). Les mouvements
choréiques débutent tantôt par la face, qui devient grimaçante, tantôt par un bras, par une main; en même
temps surviennent des secousses involontaires dans les
épaules, le cou, la face, secousses « que les sujets cherchent à dissimuler dans des mouvements volontaires variés[1] ». Bientôt les mouvements choréiques augmentent
d'intensité, se généralisent, frappent plus spécialement le
côté gauche[2], et la maladie est confirmée.

Chez le choréique, le système musculaire est agité de
mouvements inégaux, étendus, contradictoires, illogiques,
arhythmiques, bien différents des mouvements rhythmés,
cadencés, à grandes oscillations, de la chorée rhythmique
hystérique, et n'ayant rien de commun avec le tremblement
à courtes oscillations, rhythmé et cadencé de la paralysie
agitante. Le choréique se lève tout à coup, il trébuche,
fléchit, et tombe quelquefois; sa démarche est bizarre et sau-
tillante, car il projette ses jambes sans mesure en sens différents; il lui est difficile de saisir un objet, les membres
supérieurs exécutant sans ordre et coup sur coup les mouvements les plus variés de flexion, d'extension, de rotation, etc.
Il y a des contorsions incessantes du tronc et de la tête.
Les muscles du visage s'agitent de mille manières, le front se
plisse et se déplisse, les sourcils s'écartent et se rapprochent,
les yeux tournent dans leur orbite, la langue sort brusquement de la bouche ou claque contre le palais, les lèvres se
laissent tirailler en tous sens, ce qui donne au sujet, presque
dans le même instant, « les expressions contradictoires de
la joie, du chagrin ou de la colère » (J. Simon[3]).

---

1. Grasset. *Mal. du syst. nerv.*, 1886.
2. Dans le Mémoire de Sée, on voit que sur 225 cas il y a 64 cas
d'hémichorée. De la chorée. *Mémoire de l'Académie de médecine*, 1859,
t. XV, p. 375.
3. Art. Chorée du *Nouv. Dict. de méd. et de chir.*, 1867.

Les muscles de la langue, du larynx et du pharynx participent à l'incoordination musculaire; il en résulte une sorte de bégayement et d'aboiement; la mastication et la déglutition sont difficiles, la parole est entrecoupée. L'agitation est incessante, que le malade soit assis ou couché, qu'il veuille ou non exécuter des mouvements : c'est une *folie musculaire* (Bouillaud), et malgré ces mouvements continuels, le malade est peu fatigué.

Tout mouvement volontaire exagère la chorée; néanmoins le but finit toujours par être atteint; ainsi le malade arrive à porter un verre d'eau à sa bouche, mais c'est après « mille gestes et mille contorsions » (Sydenham) qui n'ont aucun rapport avec le but à atteindre. Quand la chorée est violente, le sommeil est impossible; quand elle est de moyenne intensité, l'agitation cesse pendant le sommeil, à la condition toutefois qu'il n'y ait pas de rêves (Marshall-Hall).

La force musculaire diminue pendant la maladie et reparaît aussitôt. Dans quelques cas, les troubles parétiques ou *paralytiques* sont dominants, les mouvements choréiques sont relégués au second plan, et même, sans un examen attentif, pourraient passer inaperçus. Cette variété a reçu le nom de *chorée molle*[1]. La parésie, parfois limitée à un bras, à une jambe, peut se généraliser; elle peut envahir les muscles des membres supérieurs et inférieurs, les muscles de la nuque et du cou, les muscles de la mastication, de la déglutition et de la phonation; le malade, immobile dans son lit, est incapable de faire le moindre mouvement. Les réflexes tendineux sont généralement conservés; on ne constate ni atrophie musculaire ni perte de la sensibilité. Tantôt la chorée molle guérit directement, tantôt elle aboutit à la chorée vulgaire.

La chorée est parfois accompagnée d'anesthésie ou d'hyperesthésie; l'hémianesthésie est fréquente dans l'hémichorée symptomatique d'une lésion cérébrale. Chez les femmes,

1. Ollive. *Des paralysies chez les choréiques*. Th. de Paris, 1883.

la chorée est souvent associée à la chloro-anémie et à des troubles dyspeptiques (gastralgie, constipation).

Les désordres *psychiques* sont fréquents. D'une façon générale, on peut dire que les facultés intellectuelles sont plus ou moins effleurées chez la plupart des choréiques. Cet *état mental* des choréiques a été fort bien étudié par un grand nombre d'auteurs (Trousseau, Marcé, Ball). Raymond et Joffroy [1] l'ont envisagé sous toutes ses faces. Chez le choréique, les troubles psychiques sont variables, depuis les symptômes les plus légers jusqu'aux manifestations mentales les plus accusées et les plus graves. Il est fréquent de voir des enfants dont le caractère se modifie plusieurs semaines avant l'apparition de la chorée. Ces enfants deviennent irascibles, volontaires, désobéissants, paresseux, taciturnes, émotifs. Tel enfant qui était studieux, travailleur, devient distrait et tombe au dernier rang de sa classe; tel autre s'émeut d'un rien, et pleure sans motif; celui-ci, tendre et affectueux pour les siens, devient indifférent à tout ce qui l'entoure; l'un perd la mémoire et ne retient plus ses leçons; l'autre est agité, remuant, excité; son sommeil est troublé par des rêves et des cauchemars. On en voit dont la figure prend un air hébété, l'œil devient hagard, les facultés intellectuelles subissent une réelle dépression. Certains choréiques ont des troubles de la parole, qui relèvent de la chorée proprement dite (bégayement, incoordination de la langue et des lèvres); d'autres ont une sorte de mutisme qui relève d'une véritable paresse intellectuelle.

Marcé avait fort bien décrit cet état intellectuel des choréiques : « Chez la plupart des choréiques, dit-il, se rencontre cette mobilité nerveuse qui accompagne toutes les névroses; les sujets sont impressionnables, faciles à émouvoir, leur sommeil est léger, ils ont des vertiges, des étouffements et quelques autres symptômes hystériformes.... On

____

[1] Joffroy. Folie choréique, leçon consignée dans la thèse de Breton : *État mental dans la chorée*. Paris, 1893, p. 72.

peut observer, surtout chez les enfants, tantôt une gaîté insolite, un rire niais qui surviennent à propos des causes les plus futiles; tantôt de la tristesse, de l'abattement, de la tendance aux pleurs, ou bien encore d'incessantes alternatives d'excitation et de dépression. En même temps le caractère s'altère; les enfants les plus souples, les plus dociles, deviennent irascibles, impatients, disputeurs; ils mentent à tout propos et frappent ceux qui les approchent. Les adultes subissent, mais à un moindre degré, ces diverses transformations : on les voit devenir extravagants, bizarres dans leurs allures, incapables de supporter la moindre contradiction[1]. » Nous verrons au chapitre suivant, à propos des chorées mortelles, l'importance que prend l'*état mental* des choréiques.

Durée. Complications. — La chorée du jeune âge guérit après une durée moyenne de deux à trois mois; souvent elle laisse après elle des *tics*, des tressaillements involontaires, et, de plus, elle est sujette à des *récidives*[2] qui éclatent au sujet d'une émotion, aux approches de la puberté ou à l'occasion d'une grossesse. On voit quelquefois une maladie fébrile intercurrente (pneumonie, fièvre éruptive) modifier ou suspendre la chorée (*febris accedens spasmos solvit*).

La danse de Saint-Guy a ses *complications*. Certains malades ont une telle agitation qu'ils sont forcés de garder le lit, et dans leurs mouvements incessants ils usent littéralement leur peau : il en résulte des écorchures, des ulcérations, des plaies, des phlegmons et des suppurations abondantes. D'autres ont des insomnies terribles, des cauchemars, des hallucinations accompagnées de délire, et des accès de *manie aiguë* qui peuvent entraîner la mort en quelques jours, ainsi que nous le verrons au chapitre suivant concernant les *chorées mortelles*.

1. Marcé. De l'état mental dans la chorée (*Mém. Académie de médecine*, 1868.

2. Sur 158 cas, M. Sée a noté 57 récidives.

Les complications *cardiaques*, et notamment l'endocardite, vont être étudiées au sujet de l'*étiologie*.

Il y a une chorée *chronique*[1] qu'on observe surtout chez l'adulte et chez le vieillard; les troubles moteurs sont ceux de la chorée vulgaire, plus lents cependant, moins étendus et plus soumis à l'influence de la volonté. Cette chorée chronique a une marche lente et progressive, elle ne guérit pas et souvent elle s'accompagne, à la longue, d'affaiblissement de la mémoire et de déchéance intellectuelle. L'*hérédité* nerveuse, hérédité similaire ou hérédité de transformation, est la cause la plus habituelle de la chorée chronique[2]. On ne la confondra ni avec les chorées symptomatiques, ni avec la maladie des tics convulsifs, ni avec l'athétose double. Ici comme pour la chorée aiguë, l'anatomie pathologique est encore muette.

Étiologie. — La danse de Saint-Guy est surtout une maladie du jeune âge, plus commune au sexe féminin; elle survient à l'époque de la dentition, dans le cours de la seconde enfance, à la puberté; on l'a néanmoins observée chez des gens âgés. La chorée des vieillards présente même quelques caractères particuliers : elle est assez brusque dans son apparition; elle laisse intactes les facultés intellectuelles, mais elle persiste à l'état d'infirmité et ne guérit pas comme la chorée du jeune âge[3]. L'*hérédité* a sur le développement de la chorée une influence manifeste; des parents épileptiques ou hystériques engendrent des enfants choréiques, cette *transformation* des névroses par hérédité s'observe journellement (Trousseau[4]). Les causes déterminantes les plus habituelles sont les émotions, la frayeur, la colère, la chloro-anémie, la grossesse, l'*imitation*, le *rhumatisme*. L'imitation (contagion nerveuse), fréquente dans les hôpitaux d'enfants, rend compte des épidémies de chorée.

Les relations de la chorée et du rhumatisme doivent nous

---

1. Huet. *Chorée chronique*. Th. de Paris, 1889.
2. Lannois. Chorée héréditaire. *Revue de méd.*, août 1888.
3. Raymond. Danse de Saint-Guy. *Dict. des sc. méd.*
4. Trousseau. *Clinique médicale*, t. II, p. 235.

arrêter plus longtemps. Ces relations avaient été nettement
établies par Botrel en 1850. Pour Sée la diathèse rhumatismale crée la chorée, au même titre qu'elle engendre les douleurs articulaires ou l'endocardite. La chorée peut même
atteindre directement le cœur sans que le sujet ait nécessairement à subir la phase des douleurs articulaires. En
d'autres termes, chorée, endocardite et rhumatisme articulaire sont des manifestations de la diathèse rhumatismale : elles s'appellent, se suivent ou se remplacent, et
la manifestation articulaire « est l'associée qui porte la plus
grosse part » (Roger[1]). Dans sa leçon sur la danse de
Saint-Guy, Trousseau rapporte une série d'observations
concernant l'association du rhumatisme, de la chorée et de
l'endocardite : « En bien des circonstances, dit-il, j'ai pu
prédire que la danse de Saint-Guy affecterait des enfants
que je voyais atteints de rhumatisme. De plus, j'ai pu prédire réciproquement que des enfants que l'on m'amenait
affectés de la danse de Saint-Guy auraient tôt ou tard du
rhumatisme. Toutefois vous verrez rarement la chorée précéder le rhumatisme, tandis que souvent elle lui succède,
et cela dans la proportion du tiers des cas. »

Aux conclusions précédentes Broadbent a opposé une
autre théorie; il admet que les relations de la chorée et
des affections du cœur suivent une filière toute différente;
l'endocardite rhumatismale est la première en date; cette
endocardite donne naissance à des embolies capillaires, et
ces embolies capillaires, par leurs localisations cérébrales,
déterminent la chorée[2]. Cette théorie n'est pas acceptable,
ne serait-ce que par la seule raison que la chorée éclate
le plus souvent sans endocardite préalable.

D'après quelques auteurs, le rhumatisme ne jouerait pas
dans la chorée le rôle prépondérant qu'on lui avait attribué.
Chez bien des choréiques, disent-ils, la diathèse rhumatismale
fait défaut et du reste, quelles que soient les causes qui con-

1. Roger. *Arch. de méd.*, janvier 1868.
2. Voyez pour cette discussion : Jaccoud. *Clinique de Lariboisière.* Paris,
1872, p. 163.

tribuent au développement de la chorée, elle est surtout une névrose cérébro-spinale de croissance, une névrose d'évolution, ayant ce trait commun avec la chlorose qui, elle aussi, se développe de préférence au moment de la puberté (Joffroy). Marie pense que la chorée a les liens les plus étroits avec l'*hystérie*. A cela Marfan répond : « J'ai donné des soins à un grand nombre d'enfants et je n'ai jamais rencontré l'hystérie ni aucun stigmate d'hystérie. » D'après Marfan[1] la chorée succède presque toujours à une autre maladie; elle est généralement précédée d'une maladie infectieuse aiguë : fièvre typhoïde, rougeole, grippe, oreillons, ou mieux encore d'un rhumatisme, qui est la maladie infectieuse la plus choréigène.

Voici comment je comprends la question : Il est indéniable que l'association de la chorée et du rhumatisme, avec ou sans endocardite, est une chose des plus fréquentes; mais je ferai remarquer que dans cette association, il s'agit surtout du rhumatisme des enfants ou des adolescents. Cette clause me paraît importante. Je ne vois pas, en effet, qu'un adulte atteint de rhumatisme soit par cela même candidat à la chorée; il a l'endocardite, il n'a pas la chorée. J'ai soigné des quantités de gens de 20, 30, 40 ans, atteints de rhumatisme articulaire aigu, et je n'ai pour ainsi dire jamais vu leur rhumatisme suivi de chorée. Néanmoins quelques-uns avaient été choréiques dans leur enfance. En résumé, le rhumatisme choréigène, c'est le rhumatisme de l'enfance; quand je vois un enfant pris de rhumatisme articulaire, je pense à la chorée pour plus tard; cette idée ne me vient pas quand il s'agit d'un adulte.

Les complications cardiaques de la chorée consistent surtout en endocardites mitrale et parfois aortique; l'endocardite est souvent végétante; nous reviendrons sur cette complication au chapitre suivant à propos des *chorées mortelles*. L'attaque de rhumatisme articulaire n'est pas l'inter-

1. Marfan. Étiologie et pathogénie de la chorée commune, etc. *La Semaine médicale*, 1ᵉʳ mai 1897.

médiaire indispensable entre la chorée et l'endocardite; on voit des choréiques qui n'ont jamais été rhumatisants et chez lesquels la chorée seule, a déterminé l'endocardite. Il est donc nécessaire d'ausculter les choréiques, afin de ne pas laisser inaperçues les complications cardiaques.

La *grossesse*[1] a une influence marquée sur le développement de la chorée (*chorea gravidarum*); mais il s'y joint fréquemment quelque cause déterminante, telle que frayeur, émotion, imitation, traumatisme. La maladie apparaît dans les quatre premiers mois de la gestation, parfois plus tard, même au moment de l'allaitement, et il n'est pas rare qu'elle se reproduise à chaque nouvelle grossesse. Les primipares y sont particulièrement prédisposées. La danse de Saint-Guy disparaît d'habitude après l'accouchement; néanmoins, chez une femme grosse atteinte de chorée, il faut réserver le pronostic, vu la possibilité d'un avortement et d'un accouchement prématuré : il faut tenir compte également des troubles fréquents des facultés mentales.

Diagnostic. Traitement. — Le *diagnostic* de la danse de Saint-Guy doit être fait avec l'*hémichorée symptomatique*. Cette hémichorée, qui est généralement associée à l'hémianesthésie et à l'hémiplégie, paraît coïncider avec la lésion du pied de la couronne rayonnante, en un point voisin de la région dont la lésion produit l'hémianesthésie[2].

L'*athétose* (Hammond) est caractérisée par un mouvement continu des doigts et des orteils et par l'impossibilité de les tenir en repos; c'est une variété de l'hémichorée post-hémiplégique, c'est un mouvement choréiforme[3].

La *chorée hystérique* doit nous arrêter un instant, car l'association de la chorée et de l'hystérie peut se faire de différentes manières. Tantôt le sujet atteint de danse de Saint-Guy, de chorée vulgaire, est franchement hystérique; tantôt, l'hystérie est moins manifeste, mais on en retrouve

1. Jaccoud. *Clinique de la Charité*, p. 470. Paris.
2. Raymond. *De l'hémianesthésie et de l'hémichorée*. Th. de Paris, 1876.
3. Voy. Grasset. *Mal. du syst. nerv.*, 1886.

des stigmates indéniables, tels que : points douloureux hystérogènes, possibilité du transfert, rétrécissement du champ
visuel, hémianesthésie (Marie). Dans ces différents cas
l'association morbide se fait entre l'hystérie et la chorée
vulgaire, et le malade est atteint de chorée arhythmique, à
mouvements contradictoires et illogiques; mouvements qui
ne présentent aucune cadence et qui ne répondent « à
aucun mouvement expressif ou professionnel[1] ». Mais en
opposition à cette variété de chorée, doublée d'hystérie, il
faut placer une autre variété de chorée hystérique dans
laquelle l'hystérie à la plus large part, car c'est elle qui
donne aux mouvements choréiques leur signification ; cette
variété, encore nommée *grande chorée, chorée rhythmique
hystérique*, est caractérisée, non plus, comme la précédente,
par des mouvements désordonnés, mais par des mouvements systématiques, rhythmés, cadencés, mouvements de
danse, ou mouvements professionnels (mouvements du for-
geron). Telle malade a des mouvements d'épaule, des mouvements de flexion et d'extension du tronc. « On dirait
l'image d'une salutation profonde et répétée, rendue ridi-
cule par sa répétition même et par son exagération[2]. »
Cette *chorée rhythmique hystérique* peut se prolonger des
mois et des années; dans quelques cas, au contraire, elle
cesse brusquement.

Sous le nom de *chorée électrique*, Dubini a décrit une affection caractérisée par des crises de secousses rapides, accompagnées d'accélération du pouls, d'élévation de température
et se terminant habituellement par une attaque d'apoplexie.
« On peut discuter si c'est une forme particulière de typhus
cérébro-spinal ou une méningite anormale, mais ce qui est
certain, c'est que ce n'est point une chorée » (Jaccoud).

La dénomination de chorée électrique a été donnée également à une névrose convulsive rhythmique, différente de la
chorée, et surtout fréquente chez les enfants. Plusieurs fois

<hr>

1. Lannois. *Monographie des chorées*. Th. d'agrég. Paris, 1886.
2. Charcot. Chorée rhythmique. *Progrès méd.*, 1878, n° 6.

par minute, le petit malade est pris de spasmes musculaires
subits et rapides comme une décharge électrique; la tête
est brusquement projetée en arrière ou en avant; chez un
autre, le spasme consiste en une brusque élévation des
épaules ou une projection des bras en avant. Un vomitif au
tartre stibié fait parfois disparaître du premier coup ces
mouvements choréiformes[1].

Sous le nom de *chorée variable* (Brissaud[2]), on a décrit une
chorée qui, dans sa période initiale, affecte les allures d'une
chorée franche, et qui plus tard se modifie, et s'accompagne
de mouvements complexes, polymorphes et variables. Après
rémissions et reprises soudaines, les mouvements deviennent plus rares, plus brusques, plus limités; se répétant presque toujours sous la même forme et ressemblant
à la *maladie des tics*. La chorée variable est de nature essentiellement *dégénérative*; elle se montre surtout à l'époque
de la puberté.

La danse de Saint-Guy doit être distinguée des fausses chorées, telles que les crampes, les tics et les « impulsions
locomotrices systématiques » (Jaccoud), qui n'ont rien de
commun avec la vraie chorée. La plupart de ces états morbides, *chorea saltatoria* et *festinans*, la chorée *rotatoire* ou
oscillatoire, diffèrent de la chorée en ce que les mouvements anormalement produits ne sont pas continus et peuvent même être suspendus ou retardés par un effort énergique de la volonté. Or la volonté ne suspend jamais les
mouvements choréiques; au contraire, elle les exagère.

L'état convulsif décrit par Friedreich sous le nom de *para-
myoclonus multiplex*, et chez nous sous le nom de *myo-
clonies rhythmiques*, doit être distingué de la chorée de
Sydenham. Cette maladie est caractérisée par des convulsions cloniques, brusques, involontaires, habituellement
sans déplacement du membre convulsé; les convulsions se
répètent à intervalles inégaux et occupent généralement

1. Guertin. *Chorée dite électrique.* Th. de Paris, 1881.
2. Brissaud. *Revue neurol.*, 1896, et Chorée variable. *Presse médicale*
15 février 1899.

un certain nombre de muscles symétriques des membres. La volonté peut atténuer ces mouvements convulsifs ; on n'observe habituellement aucun trouble psychique, sécrétoire, ou vaso-moteur. La myoclonie rhythmique peut apparaître brusquement, durer des mois, des années, et guérir.

Différents *traitements* ont été préconisés contre la chorée. Les pulvérisations d'éther le long de la colonne vertébrale, les préparations arsenicales, le bromure de potassium, le chloral, les douches froides, les bains sulfureux, la gymnastique, toutes ces médications revendiquent quelques succès. L'antipyrine donne de remarquables résultats ; on peut lui associer le salicylate de soude. Chez les sujets hypnotisables, la suggestion a quelquefois enrayé les accès de chorée.

L'*anatomie pathologique* de la chorée est encore à faire, et à côté d'autopsies complètement négatives, on a trouvé dans les centres nerveux des lésions disparates sans valeur pathogénique. Nous y reviendrons au chapitre suivant.

§ 12. LES CHORÉES MORTELLES — PSYCHOSES CHORÉIQUES

Bien que la chorée soit une maladie habituellement bénigne, on pourrait même dire fort bénigne, surtout chez les enfants, il est néanmoins des cas où elle est suivie de mort. Pour donner une idée de la gravité relative de la chorée, il me suffira de citer quelques statistiques publiées à ce sujet : Sur 158 cas de chorée de Sydenham, Sée cite 9 cas de mort. Sur 235 cas concernant des enfants, Bonnaud ne note la mort qu'une seule fois[1]. Sur 527 cas de chorée de l'enfance, Triboulet a réuni 8 cas de mort[2]. En additionnant ces différentes statistiques, on peut dire que la chorée est mortelle, en moyenne, dans la proportion de 2 à 3 p. 100. Cette statistique concorde parfaitement avec l'assertion de Trousseau : « Bien que la terminaison habituelle de la

1. Bonnaud. Th. de Lyon, 1897.
2. Triboulet. Th. de Paris, 1893.

danse de Saint-Guy soit la guérison, cette maladie peut être mortelle; quelque rares que soient ces faits, ils n'en sont encore que trop fréquents. »

Mais il s'agit justement de savoir pourquoi et comment la chorée est mortelle, la question du pronostic y est tout particulièrement intéressée. A l'exemple de Leudet, Sturges, Charcot, je vais scinder les chorées mortelles en deux groupes bien distincts. A un premier groupe appartiennent les chorées dans lesquelles la mort survient, non pas du fait de la chorée, mais du fait des complications; à un second groupe appartiennent les chorées qui sont vraiment mortelles par elles-mêmes.

Mort par complications. — Citons d'abord les lésions cardiaques, l'endocardite, surtout l'endocardite végétante qui est une complication fréquente de la chorée de l'adulte ainsi qu'on le verra dans les observations que je citerai plus loin. Le choréique peut mourir par le cœur, pendant son attaque de chorée, avec endopéricardite ou myocardite; mais il peut surtout mourir tardivement, alors qu'il n'est plus choréique, la lésion du cœur devenant l'origine de lésions cérébrales, embolie cérébrale, apoplexie, ramollissement.

Au nombre des complications rares qui peuvent entraîner la mort chez le choréique, on a signalé l'hémorrhagie cérébrale. L'observation de Buchanan-Baxter[1] concerne une fillette de huit ans atteinte de chorée récidivée et qui succomba à une attaque d'apoplexie. L'autopsie démontra la présence d'une hémorrhagie cérébrale qui avait envahi le ventricule latéral gauche.

Plusieurs fois la chorée a été mortelle à la suite d'infection purulente. Dans le cas de Thompson[2], il s'agit d'un enfant de neuf ans qui fut pris, dans le décours de sa chorée, de pustules à l'index, au sacrum, à l'occiput, avec abcès à la région scapulaire, et gangrène consécutive; à l'autopsie, on constata des lésions de pneumonie lobulaire.

1. Guillemet. *De la mort dans la chorée de Sydenham.* Th. de Paris, 1893.

2. Hennequin. *De la mort dans la chorée.* Th., 1885, p. 50.

Le cas de Trousseau[1] concerne une jeune fille qui, dans le cours de sa chorée, fut prise de tourniole, de phlegmon diffus de la main, du poignet et de l'avant-bras; un nouveau phlegmon se déclara bientôt aux membres inférieurs, et la malade succomba. Guinon[2] a publié une observation de chorée qui devint mortelle par des complications de même nature; la malade eut un phlegmon diffus du bras gauche, une infiltration purulente du bras droit, des noyaux de pneumonie lobulaire aux deux poumons, et j'ajouterai, circonstance aggravante, que la malade était enceinte de quatre mois. La grossesse, en effet, assombrit généralement le pronostic de la chorée, non pas que la chorée des femmes grosses soit une chorée spéciale, mais l'état gravidique associé à la chorée vulgaire aggrave les conditions de cette chorée (Jaccoud[3]). Voilà donc, réunis dans un premier groupe, un certain nombre de cas disparates, qui prouvent que des complications de divers genres, lésions cardiaques, lésions cérébrales, infection purulente, bronchopneumonie, grossesse, peuvent, à des titres divers, aggraver le pronostic de la chorée et provoquer la mort.

Mort par chorée. — Mais il est un autre groupe, dans lequel rentrent les chorées qui sont *mortelles par elles-mêmes*, sans qu'on puisse invoquer les complications précédentes. J'en ai observé un cas qui a été l'occasion d'une de mes leçons cliniques[4]. Le voici :

Je reçois dans mon service un jeune homme de dix-huit ans, atteint de chorée de Sydenham. Le diagnostic ne présentait aucune difficulté; c'était bien d'une chorée qu'il s'agissait; chorée classique, la vulgaire danse de Saint-Guy. Tout d'abord, nous sommes frappés de l'intensité de cette chorée qui ne datait que de cinq jours. Le malade était jour et nuit dans une perpétuelle agitation; il se livrait à

1. Trousseau. *Clin. médicale de l'Hôtel-Dieu*, t. II, p. 233.
2. Guinon. *France médicale*, 19 janvier 1886.
3. Jaccoud. *Cliniques de la Charité*, p. 476.
4. *Clinique médicale de l'Hôtel-Dieu*, 1897. Un cas de chorée mortelle, 8ᵉ leçon.

mille gesticulations involontaires ; il s'asseyait sur son lit
comme mû par un ressort, il se renversait brusquement et
se serait blessé, n'étaient les infirmiers qui veillaient sur
lui. Sa tête battait les oreillers ; les traits du visage exécu-
taient les grimaces les plus variées ; les muscles de la langue
et du pharynx participaient à ces mouvements désordonnés ;
aussi la déglutition était-elle extrêmement difficile et la
parole était réduite à quelques grognements inintelligibles.
En différentes régions, aux coudes, genoux, hanches, talons,
la peau était d'une rougeur érythémateuse.

Le malade étant incapable de nous donner des renseignements, nous avons interrogé les parents. Ils nous ont appris
que cette chorée avait débuté, il y a cinq jours, par le côté
gauche du corps et s'était rapidement généralisée ; ils nous
ont appris également, et ceci a une importance de premier
ordre, qu'une dizaine de jours avant l'apparition de la
chorée, leur enfant avait éprouvé quelques désordres intellectuels ; il s'était mis à tenir des propos incohérents, il
parlait seul, il divaguait et manifestait une violente irritation ; brusquement il interrompait une conversation commencée et passait à un autre sujet ; il se plaignait amèrement
des uns et des autres, alors qu'une enquête prouvait que
ses griefs étaient purement imaginaires. Plusieurs fois, il
fut pris d'hallucinations de la vue et de l'ouïe. Il revint un
jour chez lui, la figure bouleversée, racontant qu'il venait
de voir son père en lutte avec plusieurs hommes qui lui
étaient inconnus. Au moment où il faisait ce récit, arriva
son père qui eut grand'peine à le convaincre que cette
scène et cette lutte n'existaient que dans son imagination.
Le lendemain, il s'interrompit au milieu du repas, affirmant
qu'il entendait, dans une pièce voisine, des gens qui ne
cessaient de l'insulter. Cet état mental avec hallucinations
de la vue et de l'ouïe dura quatre à cinq jours et fit place à
une stupeur, à une mélancolie profonde. Ce jeune homme
devint morose, taciturne, ne parlant pas, ne mangeant
presque plus, et c'est alors qu'éclata la phase choréique
dont je parlais il y a un instant, phase choréique précédée

d'une *phase mentale*. C'est dans ces conditions que ce choréique est arrivé dans mon service, l'air hébété et incapable de faire le moindre effort intellectuel. Le pouls était accéléré, l'insomnie absolue ; il y avait incontinence de matières fécales. Les urines ne contenaient ni albumine ni sucre. Le malade n'avait pas eu de rhumatisme antérieur, le cœur était sain.

J'eus la plus mauvaise impression et je fis part à mes élèves de l'extrême gravité du pronostic, je crus même pouvoir annoncer que ce jeune homme ne survivrait que quelques jours à la terrible affection dont il était atteint. Cette gravité extrême du pronostic ne m'était pas suggérée par l'intensité des mouvements choréiques, car on voit des chorées, et des plus violentes, qui se terminent par la guérison ; mais elle m'était inspirée par l'association de l'état mental et de la chorée, association, j'essayerai de le démontrer plus loin, qui est toujours ou presque toujours de funeste augure. En face de notre malade, mes souvenirs se reportaient bien loin en arrière ; je me rappelais une jeune fille, atteinte elle aussi de chorée associée à des symptômes de manie aiguë, que j'avais vue succomber en une quinzaine de jours, dans le service de mon maître Trousseau. Je crus bien faire en prescrivant les douches froides, l'emmaillotement dans des draps mouillés, les bromures et l'antipyrine, médicament qui réussit si bien dans la chorée simple. Tout fut inutile ; en peu de jours les événements graves se précipitent, la température s'élève, le pouls atteint 150 pulsations, le cœur est irrégulier et comme affolé. A l'intensité des mouvements choréiques succède un calme relatif, qui n'est en somme qu'une amélioration factice ; le malade, plongé dans la stupeur, pousse par intervalles quelques cris inarticulés ; l'amaigrissement fait des progrès si rapides que les masses musculaires

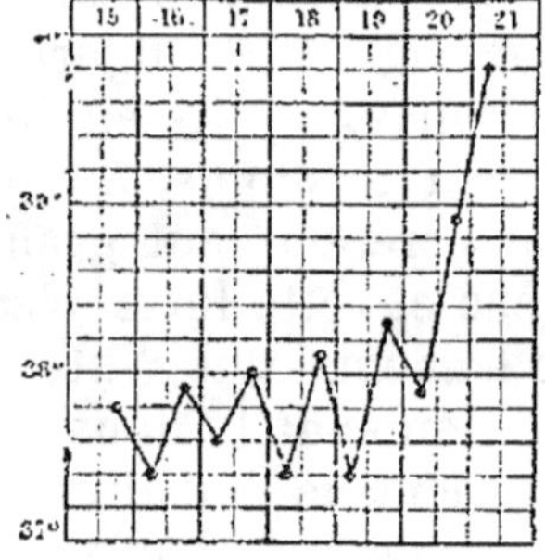

semblent fondre à vue d'œil; une éruption ecthymateuse apparaît au visage, au tronc, aux membres ; la température atteint presque 40 degrés, et le malade succombe, six jours après son entrée dans nos salles, dix jours après le début de la phase choréique, et, en réalité, au vingt et unième jour de sa maladie. Sur le refus formel de la famille, il ne m'a pas été possible de pratiquer l'autopsie.

Je vais citer plusieurs observations analogues à la précédente :

(Charcot [1]). — Un garçon de dix-huit ans a été pris, il y a vingt-deux jours, de chorée de Sydenham. A son entrée à la Salpêtrière, les mouvements choréiques sont poussés au plus haut degré, ils persistent jour et nuit sans trêve ni repos ; le malade, très agité, se livre continuellement, soit au lit, soit dans son fauteuil, à des gestes de grande étendue. Les coudes, les parties saillantes, commencent à rougir à la suite des frottements violents et incessants. Voilà pour l'état choréique. Voyons maintenant l'état mental : un instant après son admission à la Salpêtrière, le malade fait une scène des plus bruyantes ; il prétend qu'il ne peut supporter l'odeur de la salle, qu'il ne saurait rester avec des gens d'aussi basse extraction que ceux qui s'y trouvent. Le lendemain, il se dit persécuté par les personnes du service ; ceux qui l'aident à se maintenir dans son lit l'auraient, à l'en croire, cruellement brutalisé ; on l'accuse sans cesse, dit-il, d'avoir eu la syphilis ; il affirme qu'on lui a coupé le scrotum. Les jours suivants, même état choréique et même état mental, avec insomnie complète et émission involontaire des urines.

Le malade, extrêmement amaigri, ne reconnaît pas les personnes qui l'entourent, le pouls est arhythmique, à 140 pulsations par minute, la température dépasse 40 degrés. Les mains et le nez se cyanosent, le visage révèle la stupeur, des soubresauts des tendons apparaissent et la mort survient le vingt-septième jour de la maladie. L'autopsie ne révèle que des lésions insignifiantes; à part quelques adhérences

1. Charcot. *Leçons du mardi*, 1888, p. 104.

de la pie-mère à l'écorce cérébrale, adhérences sans localisations déterminées, les résultats de l'autopsie, dit Charcot, sont purement négatifs. Évidemment les accidents qui ont causé la mort ne relevaient pas d'une lésion organique appréciable, et le rapprochement fait par Charcot entre l'état de mal épileptique et l'état de mal choréique est parfaitement justifié. On constate au cœur des lésions anciennes d'endocardite végétante mitrale. Le malade n'avait pas été rhumatisant.

(De Beauvais[1]). — Une fillette de quatorze ans fut prise, presque en même temps, de chorée de Sydenham et de désordres cérébraux. Avec sa chorée, elle éprouva une répulsion subite pour l'étude et pour la musique qu'elle aimait beaucoup, elle perdit presque la mémoire, son caractère devint fantasque, capricieux et violent sans raison ; elle frappait sa petite sœur, âgée de dix-huit mois ; elle avait des idées lugubres ; apercevant un jour un corbillard elle s'écria vivement : voici la voiture qui m'emportera bientôt. En quelques jours la situation devint des plus graves : la chorée des muscles laryngés et des muscles thoraciques déterminait des accès de suffocation ; la déglutition était presque impossible. La malade semblait avoir perdu la parole comme une aphasique. La fièvre était forte, le pouls à 120, l'insomnie continuelle, il y avait de l'incontinence d'urine. Alors l'agitation devient extrême ; les coudes s'excorient, les oreilles, la nuque, le sacrum, les talons sont rouges, écorchés par les frottements incessants des téguments sur les draps. Les jours suivants, la fièvre augmente, le pouls monte à 150 pulsations, la malade tombe dans le coma, et meurt vingt jours environ après le début de cette chorée.

(Mitchinson[2].) — Une jeune fille de vingt et un ans, atteinte de chorée, a eu antérieurement quatre attaques de chorée de gravité croissante. Au moment où elle est admise

---

1. De Beauvais, *Gaz. des hôp.*, 1874, p. 1193.
2. Ces deux observations sont consignées dans la thèse de Guillemet : *De la mort dans la chorée de Sydenham.* Paris, 1893.

à l'hôpital, la chorée est dans toute son intensité, la température monte à 40 degrés, la jeune fille est très bruyante, très agitée. Les jours suivants l'insomnie est absolue, la phase mentale se complète, le délire éclate, le pouls est à 144 et la température atteint 40°,7 et même 42 degrés. La face est livide, la respiration irrégulière, le pouls devient presque imperceptible, les extrémités se cyanosent; et la malade meurt au douzième jour de sa chorée. A l'autopsie, les lésions cérébrales sont nulles ou banales; le cerveau est hyperhémié. On constate des végétations sur la valvule mitrale. La malade n'avait pas été rhumatisante.

Une autre observation de Mitchinson concerne un jeune garçon de seize ans, atteint de chorée, consécutive à une attaque de rhumatisme. Bientôt éclate une phase mentale, le jeune choréique devient très bruyant, il vocifère, il se jette de tous côtés dans un délire d'action. Aucun traitement ne parvient à le calmer. Les mouvements choréiques continuent avec toute leur intensité, le pouls monte à 150 pulsations, la respiration s'accélère, la température atteint 40°,6 et le malade succombe. A l'autopsie, on constate des lésions banales d'hyperhémie cérébrale. Sur la valvule mitrale existent quelques végétations.

(Donkin et Hebb[1]). — Une jeune fille de vingt ans entre à l'hôpital de Westminster pour une chorée généralisée. La malade n'est pas seulement choréique, elle est en proie à une agitation maniaque des plus vives; elle frappe les infirmières, elle erre dans les escaliers en jetant des cris perçants; elle a complètement perdu le sommeil; elle délire nuit et jour; elle a des hallucinations, elle croit que sa mère est morte et elle la voit dans la salle voisine. Sous l'influence des injections de morphine, la malade s'endort pour quelque temps, mais à son réveil il est impossible de la maintenir; elle chasse sa gardienne hors de la chambre, elle s'enferme et brise les meubles; on s'en rend maître

---

1. Cette observation et les deux observations suivantes sont tirées de la thèse de Guillemet.

avec beaucoup de peine. Peu à peu, la malade s'épuise; elle s'assoupit, sa respiration devient haletante et elle meurt. Rien de particulier à signaler à l'autopsie.

Powel a rapporté deux observations analogues. La première a trait à un jeune garçon de dix-neuf ans, atteint de chorée généralisée, six semaines après un rhumatisme. Actuellement la chorée est des plus violentes; on note 170 pulsations par minute; la déglutition est presque impossible. Le malade est violent, soupçonneux, il est atteint de délire de persécution, il croit que sa nourriture est empoisonnée. Cette phase choréique et délirante fait place à une phase relativement calme. L'appétit et la soif sont exagérés, il s'agit d'une véritable boulimie et d'une vraie polydipsie, si bien que ce garçon engraisse de 9 kilogrammes en moins de quinze jours. Puis la maladie reprend son cours, les symptômes choréiques et délirants reparaissent avec toute leur intensité, et ne sont amendés ni par le chloral, ni par les autres sédatifs. Le malade, épuisé, s'achemine vers le coma, et la mort survient six semaines après le début de la maladie. On constate à l'autopsie une hyperhémie du cerveau et des méninges. On trouve quelques végétations sur la valvule mitrale.

Dans l'autre observation de Powel, il est question d'une jeune fille de vingt ans, atteinte de chorée violente et généralisée. Quinze jours après le début de la chorée, la malade est prise de symptômes d'aliénation mentale, avec hallucinations de l'ouïe et de la vue. On note 140 pulsations par minute; il y a du nystagmus aux deux yeux, la température dépasse 39 degrés. Après quelques alternatives d'amélioration et d'aggravation, la malade tombe dans un épuisement qui s'accentue graduellement, les mouvements choréiques cessent presque complètement, les facultés intellectuelles reprennent leur netteté. Puis survient un état comateux et la malade succombe. A l'autopsie, on constate une congestion violente des méninges et du cerveau.

Cook et Clifford ont rapporté une observation dans laquelle une fillette de neuf ans fut prise d'hémichorée droite bientôt généralisée et compliquée de délire. Dès son entrée à l'hôpital, on constate des mouvements choréiques violents, le pouls est à 160 pulsations, le visage exprime la terreur. Les jours suivants, la petite malade pousse des cris, les selles sont involontaires, il y a incontinence d'urine, les battements du cœur sont précipités et le pouls devient imperceptible. La respiration est irrégulière, saccadée, et la malade meurt au sixième jour de sa chorée. A l'autopsie, le cerveau et la partie supérieure de la moelle sont sains. On constate quelques végétations sur la valvule mitrale.

(Rousseau [1]). — Un jeune garçon de dix-neuf ans est pris, au troisième jour de sa chorée, d'un délire furieux. On le conduit à l'hôpital Beaujon, on a les plus grandes peines à le coucher, son agitation redouble, ses yeux sont hagards, il prononce des phrases sans suite, la déglutition est des plus difficiles. L'hydrothérapie n'arrive pas à calmer le malade; il a de véritables paroxysmes pendant lesquels les mouvements choréiques et l'état maniaque augmentent d'intensité. Il a également des hallucinations de l'ouïe et de la vue; il refuse sa potion, disant qu'on veut l'empoisonner. Il meurt, et à l'autopsie, on ne trouve aucune lésion digne d'être signalée.

Discussion. — Telles sont les observations qui donnent une idée exacte de la chorée mortelle. Il nous sera plus facile, maintenant, de serrer la question de près, de la discuter dans ses détails, et de l'exposer dans son ensemble. Premièrement, je ferai remarquer que toutes les chorées mortelles dont je viens de retracer l'histoire (chorées mortelles par elles-mêmes), concernent des adolescents, ou des adultes. Une seule observation, celle de Cook et Clifford, a trait à une fillette de neuf ans; dans tous les autres cas, il s'agit de malades ayant atteint ou dépassé l'âge de quatorze ans. Le malade qui est venu mourir dans mon service avait dix-huit ans; la malade que j'ai vue chez Trousseau avait dix-sept ans; le malade de Charcot, dix-huit ans; la

1. Rousseau. *Nature des psychoses choréiques.* Th. de Bordeaux, 1896.

malade de Beauvais, quatorze ans; les deux malades de Mitchinson, l'un seize ans, l'autre vingt et un ans; la malade de Donkin et Hebb, vingt ans; les deux malades de Powel, l'un dix-neuf ans, l'autre vingt ans; le malade de Rousseau, dix-neuf ans.

Il est donc bien rare que cette variété de chorée soit mortelle avant l'âge de quatorze ans, ce qui explique l'extrême bénignité des statistiques qui ne concernent que les jeunes enfants. La gravité du mal coïncide surtout avec l'âge de la puberté, avec l'adolescence. Ainsi que l'avait si bien vu Charcot, au-dessous de l'âge de douze à quatorze ans, quelle que soit l'intensité, souvent effroyable, des convulsions choréiques, tant qu'il n'y a pas une complication rhumatismale, cardiaque, pulmonaire, ou autre, l'issue fatale n'est pas à prévoir. « Mais après l'âge de douze à quatorze ans, il se produit dans l'histoire clinique de la chorée une évolution très remarquable : car alors, en effet, on peut voir survenir, contrairement à ce qui est la règle aux époques antérieures de la vie, des cas graves, soit que la maladie en vienne à s'éterniser à l'état chronique, soit qu'elle conduise, dans la forme aiguë, plus ou moins rapidement et *sans le secours d'une complication* organique viscérale, à la terminaison fatale » (Charcot).

Si nous recherchons maintenant les circonstances qui peuvent faire prévoir le danger, nous les trouvons dans l'*état mental* des malades. Nous avons vu au chapitre précédent que la chorée est presque toujours accompagnée de troubles intellectuels qui ne comportent généralement aucune gravité; ils sont si fréquents, qu'ils peuvent être taxés d'épiphénomène; ils sont plus ou moins durables, plus ou moins accentués, mais ils n'assombrissent guère le pronostic. Il n'en est plus de même des symptômes qui constituent l'état mental que nous avons vu se reproduire dans chacune des observations précédentes. Ces symptômes, hallucination de la vue et de l'ouïe, délire aigu, agitation maniaque, délire d'action, délire de persécution, délire mélancolique, véritable folie choréique, tels sont les troubles mentaux, véritables *psychoses choréiques*, qui, associés à la chorée, doivent faire redouter l'issue funeste.

Si nous consultons une à une nos observations, nous retrouvons partout les mêmes troubles cérébraux : chez mon malade de l'Hôtel-Dieu, la phase mentale éclate quinze jours avant la phase choréique avec hallucinations de l'ouïe et de la vue, paroles incohérentes, excitation violente, stupeur et mélancolie. Chez le malade de Charcot, la phase choréique précède la phase mentale, et celle-ci a pour symptômes principaux l'excitation maniaque, le délire de persécution et la mélancolie. Chez la malade de Beauvais, la phase choréique et les désordres cérébraux éclatent en même temps ; ceux-ci ont pour symptômes principaux un délire violent et la lypémanie. Chez les deux malades de Mitchinson, la phase choréique précède la phase délirante. Chez le malade de Donkin et Hebb, la phase choréique est aussitôt suivie d'une phase mentale, caractérisée par un délire des plus violents avec hallucinations de l'ouïe et de la vue. L'un des malades de Powel est atteint, dans le cours de sa chorée, de délire de persécution ; chez son autre malade, la phase choréique précède de quinze jours la phase d'aliénation mentale. Chez le malade de Rousseau, la phase choréique précède de trois jours la phase mentale, caractérisée par un délire des plus violents avec hallucinations de l'ouïe et de la vue.

Quant à entrer dans la discussion pathogénique des psychoses choréiques, c'est une étude que je n'entreprendrai pas, car elle est encore livrée à des hypothèses. Qu'il y ait là une question d'hérédité, qu'il s'agisse de sujets prédisposés, de dégénérés, que le terrain soit favorable à l'éclosion des psychoses, tout cela est absolument vrai, ce qui n'empêche qu'il y a des cas dans lesquels l'hérédité ne peut être mise en cause, le malade n'est pas un dégénéré, et cependant l'état mental associé à la chorée éclate dans toute son intensité.

En résumé, toutes les fois que chez un choréique, surtout quand ce choréique est un adolescent ou un adulte, et plus encore quand il a une tare héréditaire, toutes les fois, dis-je, qu'on surprend au début ou dans le cours de la chorée des troubles mentaux graves, hallucinations de l'ouïe et de la vue, excitation maniaque, délire, en un mot une vraie psychose choréique, méfions-nous : je ne dis pas que le pronostic soit fatalement mortel, mais il est en tous cas des plus sérieux. Du reste, la gravité imminente du pronostic repose sur un ensemble de signes que Charcot a décrits : élévation de température, arhythmie cardiaque, accélération insolite du pouls, paralysie des sphincters, teinte cyanosée des téguments, amaigrissement très rapide du malade, diminution ou cessation des mouvements choréiques remplacés par les soubresauts des tendons, amélioration factice et disparition brusque du délire, remplacées par la stupeur. Ces signes, qui permettent de redouter la mort à brève échéance, existaient au complet chez le malade de Charcot et je les ai constatés chez notre malade.

Tel est le tableau de la chorée, grave par elle-même : c'est l'état mental qui domine la situation, c'est lui qui règle la gravité du pronostic, et le malade succombe, suivant la comparaison de Charcot, à un état de mal choréique, qui n'est pas sans analogie avec l'état de mal épileptique, sans qu'on puisse trouver à l'autopsie la raison de cette excessive gravité [1].

Malheureusement, nous n'avons qu'un *traitement* bien insuffisant à opposer à cette variété de chorée. Du reste à quelle thérapeutique donner la préférence? Il semblerait au premier abord qu'on puisse obtenir des résultats favorables du chloroforme largement administré, mais chez un des malades de Mitchinson, auquel on donna des doses de chloroforme si répétées qu'il dormit presque quarante-huit

1. Chez une jeune fille ayant succombé au sixième jour d'une chorée hyperthermique, Silvestrini a constaté, dans les cellules de l'écorce cérébrale, des renflements variqueux et une désagrégation de la substance chromatique; les cellules de la moelle contenaient de très petites granulations disséminées dans tout le corps cellulaire. — Des lésions du système nerveux dans un cas mortel de chorée de Sydenham. *Congrès italien de méd. interne*, octobre 1898.

heures consécutives, les accidents reparurent avec toute
leur intensité et se terminèrent par la mort. Un autre des
malades de Mitchinson fut traité par les injections de morphine à fortes doses, renouvelées, mais ni les injections de
morphine, ni les inhalations de chloroforme qui leur furent
associées, ne purent avoir raison du mal. J'en dirai autant
de l'administration du chloral et des bromures qui n'ont
donné à Charcot aucun résultat satisfaisant.

L'hydrothérapie, la balnéothérapie prolongée sont indiquées; or, dans le cas actuel, la douche est possible mais
les bains sont absolument impraticables. Peut-être serait-il
rationnel, en pareille occurrence, de pratiquer des pulvérisations d'éther le long de la colonne vertébrale, d'appliquer
des sangsues derrière les oreilles et de couvrir la tête d'un
vésicatoire, mais je crains bien que ces moyens n'aient pas
plus de succès que les autres.

§ 13. CONTRACTURE DES EXTRÉMITÉS — TÉTANIE

Description. — La *contracture des extrémités*, ou *tétanie*,
décrite pour la première fois par Dance sous le nom de
tétanos intermittent, est généralement annoncée par une
sensation de fourmillement et d'engourdissement dans les
parties qui vont être affectées de spasmes; puis une raideur
apparaît suivie de contracture douloureuse analogue à une
crampe. Les crampes se reproduisent dans un ordre constant et frappent d'abord les extrémités supérieures. Le
pouce est contracturé dans l'adduction, les doigts sont
serrés les uns contre les autres, légèrement fléchis sur le
métacarpe, et la main, creusée en gouttière, a été comparée à la main du pauvre qui demande l'aumône, ou à la
main de l'accoucheur qui va pénétrer dans le vagin (Trousseau [1]). Les autres attitudes de la main, la flexion et l'exten-

1. Trousseau. *Clin. médicale*, t. II, p. 200.

sion des doigts sont beaucoup plus rares; dans un cas rapporté par M. Hérard, la flexion des doigts était telle que les ongles pénétraient dans la chair. Le poignet est presque toujours placé dans la flexion. Quand la contracture atteint les extrémités inférieures, les orteils sont fléchis et serrés, le talon est tiré en haut, et le pied se cambre fortement. Les muscles contracturés sont douloureux, ils résistent aux efforts qu'on tenterait pour modifier la position des parties tétanisées.

La contracture peut durer plusieurs heures sous forme d'accès; elle disparaît, puis elle revient dans la journée ou le lendemain, et la série des accès constitue l'attaque, qui dure plusieurs semaines et même deux et trois mois[1]. Il est facile de rappeler artificiellement l'accès : il suffit « d'exercer une compression sur les membres affectés, soit sur le trajet des cordons nerveux, soit sur les vaisseaux » (Trousseau).

La tétanie que je viens de décrire est la forme *bénigne* de la maladie ; elle est parfois accompagnée d'*anesthésie*, de *parésie* et d'*œdème* des parties envahies; elle est généralement bilatérale, elle occupe les extrémités supérieures plus souvent que les inférieures, et elle guérit sans autres accidents. Mais il y a des formes plus *graves* : la contracture, au lieu de rester localisée aux extrémités, gagne les muscles du tronc et de la face, elle détermine des spasmes dans les muscles des yeux, du pharynx et du larynx (spasmes de la glotte), elle peut même atteindre les muscles de la respiration et provoquer des *accès dyspnéiques* qui rappellent ceux du tétanos et qui mettent en danger la vie du malade.

Étiologie. — La contracture des extrémités a sa plus grande fréquence vers l'âge de vingt ans, et de un à trois ans (Rilliet et Barthez). Il y a une forme primitive provoquée par le froid et plus ou moins associée au rhumatisme, et une forme secondaire déterminée par la fièvre typhoïde,

---

1. Raymond. Tétanie. *Dict. des sc. méd.*

le choléra, la dentition, la diarrhée. La grossesse et l'allaitement sont des causes si fréquentes, qu'on avait d'abord donné à la maladie le nom de contracture rhumatismale des nourrices. La tétanie se voit dans l'hystérie[1], l'imitation la provoque (contagion nerveuse); on a décrit une forme *épidémique*[2] (J. Simon).

Albarran et Caussade[3] pensent qu'on peut assigner une même origine au tétanos et à la tétanie, quand elle est consécutive à des lésions et à des troubles intestinaux. Cliniquement, la limite absolue est difficile à définir entre le tétanos et la tétanie, et dans certains cas le doute a persisté (L. Guinon, Bouveret et Devic). Expérimentalement, Albarran et Caussade ont provoqué des convulsions et des contractures transitoires des pattes du train postérieur du chien, en injectant du bacille de Nicolaiev dans l'intestin préalablement ulcéré et ligaturé. De plus, ces auteurs, en provoquant des obstructions intestinales aiguës, ont trouvé dans l'intestin des chiens morts avec des phénomènes convulsifs plus ou moins localisés un bacille en baguette de tambour qui se distingue du bacille de Bienstock. Ces faits semblent faire admettre que la tétanie est fonction du bacille de Nicolaiev.

§ 14. CRAMPES PROFESSIONNELLES. — SPASMES FONCTIONNELS

L'usage immodéré de certains muscles finit par déterminer dans ces muscles une telle irritabilité, qu'au lieu d'entrer simplement en contraction, ils entrent en contracture : il en résulte des crampes et des spasmes. Ces spasmes musculaires s'observent dans un grand nombre de professions ; les écrivains (et la crampe des écrivains est la plus commune), les pianistes, les compositeurs d'imprimerie, etc., sont exposés à cette névrose, et il faut dire

1. Zaldivar. Th. de Paris, 1889.
2. De l'épid. de tétanie de Gentilly. *Progrès méd.*, 1876.
3. Albarran et Caussade. Tétanos, tétanie. *Soc. de biol.*, novembre 1900.

qu'à l'abus musculaire professionnel s'ajoute en général une prédisposition spéciale du sujet.

Chez les *écrivains*[1], la crampe apparaît aussitôt que l'individu veut écrire; elle atteint les muscles fléchisseurs et extenseurs des doigts, et peut s'étendre aux muscles de l'avant-bras. Avant d'en arriver là, les troubles ont été passagers et graduels. Le sujet a d'abord éprouvé une sensation de raideur et d'engourdissement dans les doigts. Cette sensation s'est reproduite après des écritures un peu longues, et graduellement la maladie s'est déclarée. A ce moment, l'acte seul, l'idée même de tenir une plume réveille le spasme fonctionnel; et, si le malade apprend à écrire de la main gauche, le spasme s'y produit quelquefois. Au lieu d'un spasme, on observe parfois des mouvements choréiformes.

Duchenne[2], qui a si bien décrit cette affection, a cité des exemples multiples de spasmes fonctionnels. Chez un tailleur, la main se retournait en dedans, dès qu'il voulait faire quelques points d'aiguille. Chez un maître d'armes, le bras qui tenait l'épée se renversait en dedans dès qu'il se mettait en garde. Un tourneur ne pouvait faire manœuvrer son tour sans que les fléchisseurs du pied fussent pris aussitôt de contracture. Chez un paveur, les muscles sterno-cléido-mastoïdiens entraient en contracture. Chez un curé de campagne qui jouait du *serpent*, les muscles inspirateurs du côté droit se contracturaient à chaque violente inspiration.

On a signalé des crampes à la main gauche chez les violonistes, à la main droite chez les employés du télégraphe qui manient l'appareil de Morse (Onimus[3]); chez les laitières, des crampes des doigts (Eulenberg); chez les danseuses, des crampes de la jambe, etc.

Ces différents spasmes ont une durée indéfinie, ils sont rebelles à tout traitement.

1. Gallard. *Clin. méd. de la Pitié*, 1877
2. Duchenne. *De l'électrisation localisée.*
3. J. Simon. Art. Crampe. *Nouv. Dict. de méd. et de chir.*

CHAPITRE VII

NÉVRALGIES

§ I. DES MIGRAINES

Description. — La *migraine* (*hémicrânie*) est une maladie d'*accès*; « tout homme qui souffre d'une céphalalgie continue est de ce fait hors cadre[1] ». Les accès se répètent toutes les semaines, tous les mois, à intervalles encore plus éloignés, et il est exceptionnel qu'on ait deux accès dans la même semaine. L'accès de migraine dure au moins six heures, il ne se prolonge pas au delà de quarante-huit heures, et il se compose de phases successives que je vais énumérer.

La période initiale ou *phase prodromique* est caractérisée, soit par des symptômes de dépression : inaptitude au travail, perte d'appétit; soit par des symptômes d'excitation : alacrité, vivacité intellectuelle. Ainsi préparée, la migraine poursuit son incubation, et après une nuit d'un sommeil lourd et prolongé, l'accès éclate, le matin ou après déjeuner.

A cette *seconde* période la céphalalgie apparaît : c'est d'abord une sensation de tension crânienne qui a sa plus grande intensité aux régions orbitaire, sus-orbitaire ou temporale, puis la douleur s'étale, elle ondule et devient diffuse, sans se limiter comme les névralgies au trajet d'un cordon nerveux, et sans empiéter au-dessous de la région sous-orbitaire. La douleur de la migraine est parfois atroce (sensation de broiement, de perforation, de

---

1. J'emprunte les traits les plus saillants de cette description à la revue critique de Lasègue. *Arch. génér. de méd.*, 1875, p. 580.

disjonction des os du crâne), elle est plus contuse que lancinante, exagérée par la marche et par tous les mouvements; la face du migraineux est pâle ou injectée, l'artère temporale est dure, saillante, et bat avec violence du côté de l'hémicrânie, les vaisseaux rétiniens sont dilatés, les sens acquièrent une exquise sensibilité; le moindre bruit, le moindre rayon de lumière exalte les douleurs. Un fait curieux, c'est le déplacement brusque de la douleur pendant l'accès, l'hémicrânie droite passe à gauche et réciproquement. Dès le début de l'accès, le migraineux éprouve un malaise stomacal, un état nauséeux qui va croissant: les bâillements, les nausées, les éructations et les vomissements ne sont accompagnés d'aucune douleur d'estomac (Lasègue), la diarrhée ne leur est pas associée; la constipation est la règle. Le vomissement de la première période n'est pas un indice de guérison; à la seconde période, il abrège quelquefois l'accès.

Avec la période de *déclin*, la céphalalgie et l'état nauséeux deviennent moins intenses, mais le migraineux conserve un état d'abrutissement et de torpeur intellectuelle qui ne disparaît qu'avec le sommeil; « à partir de ce moment le sommeil s'impose », il clôt la crise, « mais on n'est véritablement guéri de sa migraine que lorsqu'on a mangé ». (Lasègue.)

MIGRAINE OPHTHALMIQUE. — La prédominance des troubles oculaires a fait admettre une variété décrite sous le nom de migraine de l'œil (Piorry). Dans les formes simples, les accidents nerveux visuels forment la partie la plus importante de l'accès de migraine ophthalmique[1]. Le malade éprouve une sorte d'*obnubilation*, de l'*hémiopie* monoculaire ou binoculaire, du *scotome scintillant*; il a la sensation de gerbe d'étincelles, de boules de feu, de traînées lumineuses en zigzag; puis viennent des douleurs de tête localisées surtout à la région frontale, les nausées et les vomissements.

---

1. Galezowski. *Gaz. hebd.*, 1878, p. 19.

Dans ses formes violentes, la migraine ophthalmique est accompagnée d'embarras de la parole, d'*aphasie* passagère, d'engourdissement, de fourmillements, de secousses, de parésie, dans un côté du corps; on a même signalé des convulsions épileptiformes[1]. Bien que la migraine ophthalmique ne soit pas d'un pronostic grave, il faut savoir néanmoins que, dans quelque cas, elle a été le signe avant-coureur d'ataxie locomotrice et de paralysie générale (Charcot[2]).

Étiologie. — Diagnostic. — Qu'on la considère comme névrose ou comme névralgie, la migraine est rarement une maladie isolée; elle se rattache presque toujours à la diathèse arthritique ou goutteuse, dont elle n'est qu'une manifestation; elle est héréditaire comme les maladies diathésiques. Tel individu migraineux dans son enfance sera plus tard exposé aux autres manifestations de la diathèse, aux dartres, à l'asthme, à la gravelle, à la goutte (Trousseau). Le rhumatisme, la chorée et la migraine ont entre eux d'étroites relations. La migraine fait habituellement son apparition dans le jeune âge; quand on n'a pas eu la migraine, arrivé à l'âge de vingt-cinq ans, on est à peu près certain d'en être quitte. Les accès de migraine reviennent souvent sans cause appréciable; d'autres fois, ils sont rappelés par des causes diverses, veilles prolongées, digestions pénibles, certaines odeurs, lumière vive, période menstruelle, excès de travail, changement de temps.

La cause anatomique de la migraine a été diversement interprétée; on l'a attribuée à une excitation du sympathique (Dubois-Reymond), à la paralysie du sympathique (Mollendorff), à la névralgie des branches méningées du nerf trijumeau[3].

Les caractères de la migraine sont si nets qu'il n'est pas possible de confondre la céphalalgie du migraineux avec

1. Raullet. *Migraine ophthalmique*. Th. de Paris, 1885.
2. Féré. Migraine ophthalmique. *Revue de méd.*, août 1881.
3. Grasset. *Maladie du syst. nerv.*, 1886. — Sarda. *Des migraines*. Th. d'agrégation. Paris, 1886.

aucune autre céphalalgie (céphalalgie des tumeurs cérébrales, céphalée de croissance, céphalée syphilitique et hystérique, douleurs de la méningite). Cependant, faute d'attention suffisante, on commet des erreurs de diagnostic. On
qualifie trop facilement du nom de migraine des céphalées
qui n'en ont pas les vrais caractères; c'est ainsi qu'on méconnaît trop souvent les céphalées de croissance, les céphalées persistantes, parfois paroxystiques, qui sont chez les
enfants, ou chez les adolescents, l'apanage de la *syphilis
héréditaire tardive*; on méconnaît trop souvent les céphalées
qui prennent parfois, chez les *brightiques*, chez les *urémiques*, une importance prépondérante. Si j'insiste sur ce
point, c'est qu'on a l'habitude, dans les familles, de parler
« de migraines » à tout propos, et alors que les céphalées
ainsi qualifiées n'ont rien de commun avec la migraine.

Les différents *traitements* qu'on a proposés contre la migraine sont nombreux. Comme traitement de l'*accès* de
migraine, on a conseillé les injections sous-cutanées de
morphine, l'antipyrine soit en potion (2 à 4 grammes), soit
en cachet, le pyramidon (50 centigrammes); l'aspirine
(1 gramme); les pulvérisations d'éther et de chlorure de
méthyle sur la région cilio-spinale; l'application d'un diapason électrique sur le front; le massage, etc.

Comme traitement général, l'hydrothérapie et les bromures à haute dose constituent les moyens les plus effi-
caces. On peut leur adjoindre les alcalins, les arsenicaux, les
ferrugineux. Il y a des cas (alternance goutteuse) où les préparations salicylées donnent de bons résultats.

§ 2. NÉVRALGIE DU NERF TRIJUMEAU. — TIC DOULOUREUX DE LA FACE

Le nerf trijumeau, nerf de la cinquième paire, émerge du
ganglion de Gasser, masse de substance nerveuse couchée
sur la partie interne de la face antérieure du rocher. Du
ganglion de Gasser qui a reçu les racines du nerf trijumeau

partent trois branches nerveuses : le nerf ophthalmique, le nerf maxillaire supérieur, et le nerf maxillaire inférieur.

Description. — *La névralgie du nerf trijumeau* (névralgie faciale) atteint rarement les trois branches du nerf à la fois ; la branche ophthalmique est plus souvent prise que les branches maxillaire supérieure et maxillaire inférieure. Dans quelques circonstances la névralgie se limite à un seul filet nerveux, au nerf dentaire, au nerf lingual.

La névralgie se traduit : 1° par des douleurs continues ; 2° par des douleurs paroxystiques qui reviennent sous forme d'accès. Les douleurs continues n'ont aucune acuité : c'est une sorte d'endolorissement de la région envahie. Les douleurs paroxystiques constituent les *accès* ; l'accès éclate sans cause appréciable, sous l'influence d'une excitation insignifiante (mastication, courant d'air, frôlement de la peau), et le sujet éprouve une série de secousses douloureuses qui augmentent d'intensité jusqu'à l'apogée de l'accès. Ces secousses douloureuses, dont l'acuité est parfois excessive, se succèdent coup sur coup, à intervalles plus ou moins rapprochés ; tantôt elles sillonnent le trajet anatomique d'une branche nerveuse à la façon d'un éclair, tantôt elles éclatent à la fois sur plusieurs points et s'élancent de là en différentes directions. L'accès dure un quart d'heure, une heure, et plus longtemps encore, si la névralgie est d'ancienne date ; il reparaît tous les jours, plusieurs fois par jour, et souvent à heure fixe, avec une *périodicité*[1] qu'on retrouve du reste dans presque toutes les névralgies idiopathiques ou symptomatiques. Les battements des artères, la rougeur du visage, l'élévation de la température, sont des symptômes qui accompagnent souvent la névralgie.

En dehors des accès, la peau de la face conserve une *hyperesthésie* qui peut faire place plus tard à l'anesthésie. Les dents, les muqueuses linguale et buccale, les bulbes des poils et des cheveux, sont également hyperesthésiés.

1. Trousseau. *Clin. méd.*, t. II, p. 376.

La pression exercée sur les téguments est particulièrement douloureuse : 1° au lieu d'émergence des troncs nerveux; 2° aux points où un filet nerveux sort d'un muscle pour se jeter dans la peau; 3° à l'épanouissement du nerf dans les téguments. Ce sont là les points douloureux de Valleix, qu'on retrouve avec les mêmes caractères dans la plupart des névralgies périphériques. A ces points douloureux il faut ajouter le point apophysaire (Trousseau), qui siège sur la tubérosité occipitale externe et sur les deuxième et troisième apophyses épineuses cervicales. Tels sont les caractères généraux de la névralgie faciale, mais suivant les branches envahies la névralgie se traduit en outre par les symptômes suivants :

A. *Névralgie du nerf ophthalmique.* — La branche ophthalmique de Willis pénètre dans l'orbite par la fente sphénoïdale et fournit trois nerfs : le lacrymal, qui émerge à la partie externe de la paupière supérieure (*point palpébral*); le frontal, dont la branche externe sort de l'orbite par le trou sus-orbitaire (*point sus-orbitaire*); le nasal, dont la branche externe sort de l'orbite près du nez au-dessous de l'angle interne de l'œil (*point nasal*), et dont la branche interne pénètre dans les fosses nasales et fournit un filet qui traverse le cartilage latéral du nez et s'épanouit au lobule du nez (*point naso-lobaire*). D'après la distribution anatomique de ce nerf, on voit quelles sont les régions envahies par la névralgie. Pendant l'accès l'œil est rouge, injecté et douloureux, il ne peut supporter la lumière; les larmes sont abondantes; on a signalé du chémosis, de la mydriase, de l'amaurose passagère (Notta [1]).

B. *Névralgie du nerf maxillaire supérieur.* — Le nerf maxillaire supérieur, après avoir traversé le canal sous-orbitaire, émerge par le trou sous-orbitaire (*point sous-orbitaire*). Au nombre de ses nombreux rameaux se trouvent : le nerf orbitaire, dont un filet, le temporo-malaire, traverse l'os de la pommette et s'épanouit à la joue (*point malaire*);

[1]. *Arch. gén. de méd.*, 1854.

les nerfs dentaires, chaque racine dentaire pouvant devenir
un foyer douloureux (*points dentaires*). Le ganglion sphéno-
palatin qui est annexé à cette branche explique peut-être
la sécrétion de la muqueuse nasale au moment des accès
(Vulpian).

C. *Névralgie du nerf maxillaire inférieur.* — Du nerf
maxillaire inférieur naissent des branches qui sont fréquemment névralgiées; ce sont : le nerf auriculo-temporal
qui, après avoir traversé la glande parotide, contourne le
col du condyle et se distribue à la tempe et au pavillon de
l'oreille (*point auriculo-temporal*); le nerf lingual, qui
s'épanouit sur les bords de la langue (*point lingual*); le
nerf dentaire inférieur, qui fournit aux dents inférieures
(*points dentaires*) et qui émerge par le trou mentonnier
(*point mentonnier*). Au moment des accès, les mouvements
de la langue, la parole, la mastication, la déglutition, sont
excessivement douloureux, et la salive sécrétée, en abondance (action réflexe du lingual sur la corde du tympan),
s'écoule hors de la bouche.

La planche ci-après donne une idée de la distribution

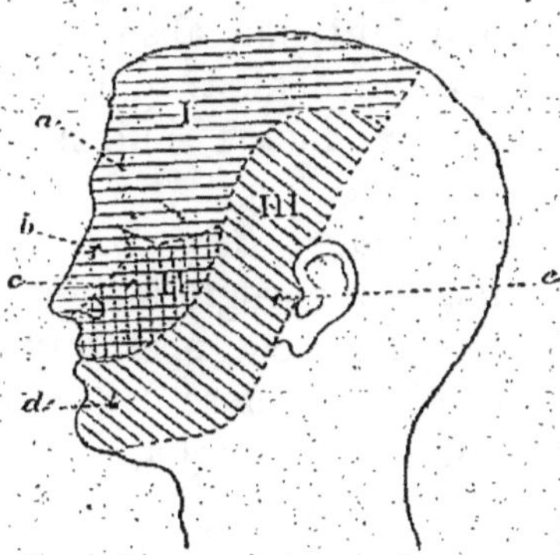

superficielle des trois branches sensitives du nerf trijumeau
qui peuvent être atteintes de névralgie. I. — Territoire de
l'ophthalmique : *a*, point sus-orbitaire; *b*, point nasal.
II. — Territoire du maxillaire supérieur; *c*, point sous-

orbitaire. III. — Territoire du maxillaire inférieur : *d*, point dentaire ; *e*, point auriculo-temporal.

Troubles trophiques. — A la suite des névralgies faciales violentes ou invétérées, et probablement quand e nerf est atteint de névrite, on voit survenir des troubles trophiques variés.

L'*herpès* est fréquent à la peau et aux muqueuses, il apparaît ici avec tous les caractères du *zona*, il se localise, suivant le cas, aux lèvres, à la langue[1], au front, à la face. L'herpès de l'œil, ou zona ophthalmique, a été le sujet de descriptions spéciales[2]; il peut envahir les paupières, la conjonctive et la cornée.

On a signalé l'atrophie de la peau, son induration (*sclérodermie*), son hypertrophie. Les cheveux et la barbe sont quelquefois atteints; les poils tombent, ils perdent leur coloration, deviennent blancs dans toute leur longueur ou ne sont privés de pigment que par segments, cette alternance coïncidant avec les paroxysmes de la névralgie. On avait d'abord supposé que les troubles trophiques n'existent que lorsque le ganglion de Gasser participe à la lésion; cette interprétation, qui est vraie dans bien des cas, n'est pourtant pas absolue, car ces mêmes troubles peuvent se produire alors que la lésion porte au delà du ganglion, sur la racine bulbaire du trijumeau. (Duval[3]).

Tic douloureux de la face. Névralgie épileptiforme. — Chez certains individus, la névralgie faciale revêt des caractères particuliers : le sujet est pris tout à coup d'une horrible douleur; il gémit et pousse des cris de souffrance, il presse son visage dans ses mains, il le frictionne violemment, espérant ainsi atténuer la douleur, et après quelques secondes, une minute au plus, l'accès est terminé. Le plus souvent, au moment de l'accès, les muscles

---

1. Gellé. *Trib. méd.*, 1886, p. 219.
2. Hybord. *Du zona ophthalm.* Th. de Paris. — Coppez. *Revue sc. méd.*, t. XI, p. 961. — Dardignac. *Revue de méd.*, octobre 1888.
3. *Journal de l'anat. et de la phys.*, novembre 1877; janvier 1878.

du visage, principalement du côté de la névralgie, sont
agités de mouvements convulsifs rapides, qui donnent à la
physionomie les attitudes grimaçantes les plus diverses, ce
qui a fait donner à la maladie le nom de *tic douloureux de
la face.* Ces deux formes de névralgie faciale, l'une non
convulsive, l'autre convulsive, avaient été nommées par
Trousseau *épileptiformes*[1], parce qu'elles ont les allures du
vertige et de l'*aura* épileptiques ; elles en ont la soudaineté
et la durée. Néanmoins, dit Trousseau, il n'y a là que des
analogies avec l'épilepsie, il n'y a pas d'identité.

Le tic douloureux ne s'établit pas toujours d'emblée, il
est parfois la transformation d'une névralgie faciale non
convulsive[2]. Chez certains malades les accès se répètent
coup sur coup et presque sans répit ; chez d'autres ils sont
plus espacés. Tantôt l'accès se reproduit sans sollicitation
apparente, tantôt il est provoqué par les causes les plus
diverses et les plus légères ; un simple attouchement, un
frôlement, l'acte de la mastication, le contact des aliments
et des boissons, les mouvements effectués pour parler ou
pour cracher, tout rappelle le spasme atrocement douloureux, et le malade est un véritable martyr Si l'on veut
bien connaître cette question, on n'a qu'à lire l'admirable
leçon que mon maître Trousseau lui a consacrée ; j'en détache l'observation suivante .

« Une vieille dame d'Anvers, dit Trousseau, me fit l'honneur de se confier à mes soins, en 1845 ; elle était atteinte
d'une névralgie épileptiforme de la face depuis plus de
dix ans. Les accès névralgiques duraient depuis quelques
secondes jusqu'à trois minutes ; ils commençaient tantôt par
le nerf sous-orbitaire, tantôt par le mentonnier, tantôt par
le sus-orbitaire. Le mal irradiait rapidement dans les trois
rameaux, et, lorsque le paroxysme était à son summum de
violence, les muscles du visage grimaçaient convulsivement.
La pauvre femme avait quelquefois vingt accès par heure,

---

1. Trousseau. *Clin. méd.*, t. II, p. 150.
2. Jaccoud. *Leçons de clinique*, 1886, p. 229.

qui revenaient à l'occasion du moindre mouvement. Elle ne pouvait parler, tousser, manger, boire, sans être prise d'un paroxysme atrocement douloureux. Pour modérer la douleur, elle portait rapidement la main au visage, qu'elle pressait avec violence, faisant mouvoir la peau sur les os. Quand la douleur était plus aiguë, elle se dressait avec une sorte d'emportement, parcourait son appartement en frappant du pied et en poussant de sourds gémissements; c'en était arrivé au point qu'elle était devenue une gêne pour tous ses voisins, qu'elle réveillait la nuit. Quelquefois, le mal cédait pendant huit, quinze, trente jours, et même davantage; puis il revenait avec une nouvelle fureur.

« Ce qu'il y avait de remarquable, c'est que la douleur disparaissait complètement après chaque paroxysme, à cela près d'un sentiment d'engourdissement qui n'avait d'ailleurs rien de pénible. Je donnai d'abord la morphine à l'intérieur, en commençant par des doses assez élevées, 15 à 20 centigrammes par jour, bien résolu d'élever ces doses, si les premières étaient bien supportées. J'arrivai ainsi, en moins de quinze jours, à donner chaque jour jusqu'à 4 grammes (un gros) de sulfate de morphine. L'amélioration était immense; c'est à peine si, dans le courant de la journée, il y avait de petits éclairs de douleur obtuse dans les cordons nerveux du trifacial. Les fonctions digestives étaient peu troublées, les fonctions intellectuelles étaient en bon état. Mais il se présenta une grande difficulté : la malade avait une fortune bornée, le prix énorme de la morphine la mettait presque dans la misère; j'eus recours à l'opium; dans l'espace d'un an, elle en consomma pour 1200 francs. C'était encore trop. Elle recommençait à souffrir dès que, pendant huit ou dix jours, elle cessait d'employer le médicament, et de nouveau elle se voyait dans la nécessité de réduire une dépense à laquelle elle ne pouvait plus faire face. J'obtins alors d'un pharmacien qu'il consentît à lui céder de l'opium brut au prix du commerce de la droguerie, et ainsi elle put acquérir à la fois, au prix de 40 ou 50 francs, 1 kilogramme (2 livres) d'opium brut. Elle en faisait elle-même des bols d'un gramme, et elle en prenait, suivant la nécessité, cinq, dix, vingt par jour.

« Il est assez remarquable que ces doses énormes d'opium ne troublaient pas notablement la digestion ; il n'y avait pas de somnolence, et, pendant la nuit, le sommeil venait comme à l'ordinaire. Pendant plus de six ans, j'ai vu cette dame de temps en temps, et j'ai pu constater les effets thérapeutiques suivants : elle restait quelquefois un, deux, trois mois, sans attaques ; elle suspendait alors l'opium, après en avoir graduellement diminué la quantité à mesure que les douleurs diminuaient elles-mêmes et s'éloignaient ; puis, la névralgie épileptiforme revenait tout à coup avec une violence nouvelle ; alors d'emblée elle prenait, dès le premier jour, jusqu'à 15 et 20 grammes d'opium brut et se maintenait à cette dose jusqu'à ce que les accidents se fussent calmés. L'opium donnait donc un soulagement immense, mais non une complète guérison, et je le répète, depuis que mon attention est fixée d'une manière plus expresse sur cette espèce de névralgie, je n'ai jamais vu un cas de guérison durable. »

Étiologie. Diagnostic. Traitement. — Toute névralgie suppose nécessairement l'altération d'un nerf sensitif en un point quelconque de son origine, de son trajet ou de sa terminaison. L'altération du nerf se traduit tantôt par des lésions plus ou moins grossières, névrite, congestion, œdème, état anormal du sang ; tantôt l'altération est purement dynamique et échappe à nos moyens d'investigation. Des troubles dynamiques, troubles fonctionnels, comme disaient les anciens, se retrouvent dans toutes les manifestations du système nerveux, qu'il s'agisse des centres nerveux (névroses) ou des nerfs sensitifs et moteurs. L'organe nerveux dont les fonctions sont troublées est évidemment dans un état anormal, mais cet état anormal peut se traduire par des lésions matérielles ou par une altération purement dynamique sans altération de structure ou de texture.

On a fait à ce sujet des comparaisons qui sont également

vraies; la bouteille de Leyde qui est chargée d'électricité et celle qui ne l'est pas, le morceau de fer doux qui est aimanté et celui qui ne l'est pas, diffèrent par leurs propriétés, et cependant rien n'est changé dans la texture ou dans la structure des éléments anatomiques, il n'y a de modification que dans la *transformation des forces*; ce n'est pas l'état anatomique qui s'est transformé, c'est l'état dynamique. Eh bien, des comparaisons analogues sont applicables aux troubles du système nerveux.

La névralgie faciale est souvent le résultat d'une infection (paludisme, syphilis), le chapitre suivant sera consacré à la névralgie faciale syphilitique. Elle est associée au rhumatisme, à la goutte. Les causes *locales* agissent en un point quelconque du nerf : à sa périphérie (traumatisme, corps étrangers, carie dentaire, coryza [1]), sur son trajet (lésions des os et du périoste, tumeurs, anévrysme de la carotide interne), sur le ganglion de Gasser (cancer, exostose du rocher), sur l'origine bulbaire (ataxie locomotrice). Le froid, cause fréquente de névralgie faciale, atteint les expansions terminales du nerf ou provoque le gonflement du tronc nerveux et son étranglement dans le canal osseux du rocher. La névralgie est quelquefois le résultat d'une action réflexe (vers intestinaux).

Au nombre de ces causes, il en est une qui est fréquente et qui mérite de nous arrêter, c'est le paludisme. L'infection palustre a une prédilection pour le nerf ophthalmique. Bien des gens infectés par le paludisme, un an ou plusieurs années avant, sont pris sans avertissement, sans fièvre, de névralgies faciales qui ne sont autre chose que du paludisme *larvé*. La névralgie faciale reparaît tous les jours (quotidienne), tous les deux jours (tierce), avec une violence parfois terrible, douleurs intolérables, vomissements, prostration, sueurs.

Le *diagnostic* de la névralgie faciale est simple; son diagnostic *pathogénique* est important, car c'est lui qui doit

1. Rollet. *Revue des sc. méd.*, t. IV, 131.

guider le traitement. La durée de la maladie, sa marche et sa gravité sont subordonnées à la cause qui lui a donné naissance; à côté de cas bénins qui cèdent facilement aux moyens thérapeutiques, il en est d'autres qui sont tenaces et qui résistent à toutes les médications.

Le *traitement* est variable suivant la cause de la névralgie. La quinine est absolument indiquée quand la névralgie est d'origine palustre; il faut la donner d'emblée à dose élevée, un gramme, en deux doses, à répéter tous les jours pendant une huitaine de jours. A dater de ce moment on espace les doses de quinine et on leur associe la poudre de quinquina jaune, à la dose de six grammes par jour.

Dans les autres variétés de névralgie faciale, on fera usage des médications suivantes : l'opium à forte dose; l'aconitine à la dose de 1/2 milligramme par jour, et successivement portée à la dose de 4 à 5 milligrammes, a été préconisée par Gubler[1].

Les injections sous-cutanées d'héroïne ou de morphine éloignent ou atténuent les accès et peuvent devenir un moyen curatif; on injecte tous les jours 2, 3, 4 centigrammes de chlorhydrate de morphine, et chez certains malades la tolérance devient telle qu'on arrive à injecter des doses énormes. J'ai eu à plusieurs reprises, dans mon service, un malade atteint de névralgie faciale épileptiforme, que je ne pouvais soulager qu'à la condition d'injecter 60 et 80 centigrammes de chlorhydrate de morphine tous les jours.

On a préconisé les pulvérisations de chlorure de méthyle (Debove)[2]; l'antipyrine, l'aspirine, le pyramidon. Tous les bromures à dose élevée donnent de bons résultats. L'application de l'électricité doit être tentée (Lacaille); on fait passer, pendant quelques minutes, un courant continu de dix à douze éléments, le pôle négatif étant placé à la sortie du tronc nerveux et le pôle positif à la périphérie du nerf (Onimus). Il ne faut jamais oublier que la *syphilis*, ainsi

---

1. Gubler. *Soc. de thér.*, 1877.
2. Peyronnet de Lafonvielle. Th. de Paris, 1886.

qu'on va le voir au chapitre suivant, peut produire la névralgie faciale.

Chez un sujet asthmatique atteint de névralgie rebelle de la branche ophthalmique, j'ai vu survenir la guérison à la suite d'une cautérisation légère faite par Bonnier sur la muqueuse nasale au niveau de la tête du cornet moyen

Le traitement *chirurgical* a donné de bons résultats[1]; on commence par pratiquer la résection de la branche douloureuse, et si elle ne suffit pas, on a recours à la résection du ganglion de Gasser[2] (G. Marchant, Poirier).

§ 3. NÉVRALGIE SYPHILITIQUE DU NERF TRIJUMEAU

Faits cliniques. — Voici le cas qui a été l'occasion de la leçon clinique que j'ai consacrée à ce sujet[3].

Un homme, âgé de quarante et un ans, vient nous trouver « comme suprême ressource », ne pouvant plus supporter les terribles douleurs « qui depuis quatorze ans l'ont martyrisé ». Ce malade était atteint de névralgie faciale droite; les trois branches du trijumeau étaient en cause; toutefois, elles ne participaient pas également aux crises douloureuses; le nerf ophtalmique était pris surtout dans son rameau frontal, un peu dans son rameau lacrymal et presque pas dans son rameau nasal. Le nerf maxillaire supérieur était pris dans ses rameaux orbitaire et sous-orbitaire et très peu dans ses rameaux dentaires. Le nerf maxillaire inférieur était atteint principalement dans ses rameaux auriculo-temporal et mentonnier, à peine effleuré dans son rameau dentaire et tout à fait indemne dans sa

---

1. Caroli. *Traitement chirurgical de la névralgie faciale.* Th. de Paris, 1896.

2. Gérard Marchand. *Soc. de chir.*, 15 juillet 1896.

3. *Clinique médicale de l'Hôtel-Dieu*, 1899. Névralgie syphilitique du nerf trijumeau. 15ᵉ leçon.

branche linguale. Quand le malade entra dans notre service,
il était en pleine crise. Les douleurs étaient surtout violentes la nuit; le jour, c'était un endolorissement tolérable,
mais le soir et la nuit, les souffrances étaient terribles.
Impossible de dormir. Au lieu de savourer les quelques
heures d'accalmie relative qu'il éprouvait dans la journée, le
pauvre homme appréhendait avec terreur la nuit qui allait
venir, hanté par la perspective des douleurs qui l'atten-
daient. Cet état avait fait naître en lui des idées de suicide.

Voici quelle avait été l'évolution du mal. La névralgie
faciale avait débuté, sans cause apparente, il y a quatorze
ans, en l'année 1884. A cette époque, le malade ressentit
des douleurs au côté droit du front; d'emblée, le nerf
ophthalmique fut fortement atteint, tandis que les autres
branches du trijumeau ne furent qu'effleurées. Dès l'origine
du mal, c'est-à-dire depuis quatorze ans, la nature des
crises douloureuses a peu varié. Dans sa totalité, la crise, à
l'état aigu, dure quinze jours à un mois. Pendant cette
phase, les douleurs, paroxystiques la nuit, sont accompagnées de larmoiement; dans ses comparaisons imagées, le
malade les compare « au broiement des os, à l'arrachement des chairs ». Il n'y a pas ici, comme dans le tic douloureux, des moments de répit complet; une fois installée,
la crise douloureuse dure des heures entières sans discon-
tinuer.

Après quinze jours, trois semaines de crise et de souffrances cruelles, le malade éprouve un bien-être relatif; les
vives douleurs cessent, le sommeil reparaît, mais la région
reste endolorie et de petits élancements prouvent que le mal
est toujours là, à peu près engourdi, mais prêt à se réveiller.
Et en effet, après quelques jours, quelques semaines de
calme qui n'est jamais complet, la crise revient avec toute
son intensité et avec tous les caractères que je viens de
décrire.

En face de pareilles souffrances, cet homme n'est pas
resté inactif au point de vue du traitement; il a consulté
médecins, chirurgiens, pharmaciens, herboristes, charla-

tans, demandant un soulagement à ses douleurs. C'est dire que les médications les plus variées ne lui ont pas manqué, mais aucune n'est arrivée à le guérir. Espérant que la chirurgie ferait ce que la médecine ne faisait pas, il fut dans le service de Verneuil réclamer une opération. Verneuil l'envoya à la Salpêtrière, à Charcot, pour avoir un avis. Charcot étant absent, on le renvoya à Verneuil, et, en fin de compte, il ne fut pas opéré.

Toujours poursuivi par l'idée d'une opération, il entra en 1891 à la maison de santé, service de Schwartz. Les douleurs, à cette époque, étaient tellement intenses et la crise était si tenace qu'on eut recours aux injections de morphine à dose croissante. Les douleurs, momentanément calmées, reprenaient avec force si la dose de morphine n'était pas suffisante; si bien que de quelques centigrammes, on arriva à 25 centigrammes, à 50 centigrammes, dose journalière, et le malade, devenu morphinomane, quitta l'hôpital et continua chez lui les injections de morphine. Pendant quelque temps, la névralgie faciale fut tenue en respect, à la condition de porter les injections de morphine aux doses de 1 et de 2 grammes par jour. Dès que la quantité de morphine devenait insuffisante, les douleurs reparaissaient avec toute leur intensité.

Un moment vint, cependant, où les injections morphinées durent être abandonnées, les piqûres avaient déterminé de nombreux abcès, plusieurs parties du corps étaient en pleine suppuration et en 1893, c'est-à-dire après deux ans de traitement par la morphine, cet homme entra à l'hôpital Saint-Louis pour tâcher de guérir sa morphinomanie. La morphine fut supprimée, mais la névralgie faciale reparaissant avec toute son intensité, le malade, sur le conseil d'un médecin de Lariboisière, eut recours à l'opium. Il prit tous les jours 15 et 20 centigrammes d'opium, qu'il porta à la dose de 1 gramme et 2 grammes, ce qui lui procurait quelque soulagement.

C'est dans ces conditions, que ce malheureux est entré dans notre service, avec l'espoir que je ferais, pour lui, appel à la chirurgie qui, ces dernières années, a obtenu quelques succès dans le traitement de la névralgie du trijumeau (G. Marchant, Poirier). Pendant que nous examinions le malade, notre attention fut attirée par la déformation de son nez et par l'odeur fétide de l'haleine. Ce nez avait les apparences d'un nez déformé par la syphilis. L'examen rhinoscopique pratiqué par Bonnier démontra l'existence d'une rhinite syphilitique tertiaire avec exostoses dans les deux narines, destruction presque complète de la cloison et des méats inférieurs. Interrogé sur ses lésions nasales, le malade nous raconta que la rhinite avait débuté peu après la névralgie faciale. Il eut, en 1885, les symptômes d'un coryza syphilitique : tuméfaction du nez, écoulement nasal muco-purulent, croûtes épaisses et sanguinolentes, fétidité de l'haleine. Une fois installée, cette rhinite syphilitique n'a plus rétrocédé, le malade mouchait des séquestres et la puanteur de l'ozène était telle que, plusieurs fois il dut abandonner des places où on ne pouvait plus le tolérer.

La rhinite syphilitique, ayant poursuivi son évolution parallèlement à la névralgie faciale, ne devait-elle pas nous engager à considérer la névralgie faciale comme étant, elle aussi, de nature syphilitique? Et dans l'hypothèse d'une lésion syphilitique, fallait-il admettre une exostose, une ostéo-périostite engainant, comprimant le nerf trijumeau à son émergence du ganglion de Gasser, ou bien, fallait-il admettre, non pas une lésion de voisinage, mais une altération du nerf, une névrite scléro-gommeuse? Je manque d'éléments pour résoudre cette question de détail. Que le nerf trijumeau soit atteint de névrite ou qu'il soit adultéré par des lésions du voisinage, rien dans l'examen du malade ne permet de trancher la question; ce qui prime c'est de savoir si la névralgie est ou n'est pas syphilitique.

De ce que la névralgie faciale de cet homme persiste depuis quatorze ans, sans autre lésion, sans autres symptômes, ce n'est pas une raison pour éliminer l'hypothèse de la syphilis. J'ai cité ailleurs (syphilis de la voûte palatine, névralgie sciatique syphilitique) des exemples où pendant dix, douze ans, la syphilis avait concentré toute son action sur un point déterminé sans se démasquer ailleurs. J'instituai donc sans tarder le traitement mercuriel; on fit tous les jours une injection de solution huileuse de biiodure à la dose de 6 milligrammes et j'autorisai le malade à continuer pour le moment la dose journalière d'opium (15 à 20 centigrammes dont il avait depuis longtemps l'habitude.

Dès la huitième injection mercurielle, cet homme se sent tellement soulagé qu'il abandonne l'opium. Du même coup, la rhinite s'améliore, l'ozène diminue. Le 3 janvier, jour de la quatorzième injection, le malade est si satisfait de son état, qu'il entrevoit sa guérison prochaine; il est tout joyeux, il dort bien, il mange de bon appétit, il engraisse, il éprouve un bien-être qu'il n'avait plus connu depuis quatorze ans. La syphilis nasale s'améliore dans les mêmes proportions; la respiration nasale est presque libre, la sécrétion muco-purulente est insignifiante, l'ozène a totalement disparu, l'examen du nez permet de constater que toutes les parties lésées sont en pleine réparation.

Le 7 janvier, après la dix-huitième injection mercurielle, le malade quitte momentanément l'hôpital pour affaires de famille. Il revient le 19 janvier, toujours satisfait de son état, les douleurs qu'il éprouve étant insignifiantes et de courte durée. Je fais pratiquer une nouvelle série de neuf injections mercurielles à 6 milligrammes. Dès lors, cet homme se considérant comme complètement guéri, quitte l'hôpital le 29 janvier. Il a repris son travail avec ardeur, travail extrêmement pénible, qui commence à trois heures du matin et qui ne cesse qu'à six heures du soir. En résumé, nous avons pu guérir, en quelques semaines et avec vingt-six injections de biiodure d'hydrargyre, une des maladies les plus douloureuses qu'on puisse voir, maladie qui durait depuis quatorze ans et qui avait résisté à toutes les médications. C'est le mercure seul, sans adjonction d'iodure de potassium, qui nous a permis d'arriver à ce résultat. Souvent l'iodure est assez mal toléré par les malades et je le considère habituellement comme inutile. Une dernière conséquence de la réussite du traitement spécifique chez notre malade est de lui avoir évité une opération qui n'est pas exempte de danger et qui n'aurait donné aucun résultat, la chirurgie n'ayant rien à voir avec la syphilis.

Nous avons eu cette année à l'Hôtel-Dieu une femme atteinte d'une violente névralgie syphilitique du trijumeau et de rétinite syphilitique. Du même coup les injections mercurielles ont guéri la névralgie et considérablement amélioré la rétinite.

Bien que la névralgie syphilitique du nerf trijumeau n'ait pas été jusqu'ici l'objet d'un travail d'ensemble, elle n'était pas, il s'en faut, passée inaperçue. Dans son récent ouvrage, Fournier[1] consacre un chapitre aux névralgies de la syphilis. Il considère la névralgie faciale secondaire comme assez commune. « Cette névralgie faciale secondaire, dit-il, présente une particularité assez curieuse, c'est de n'affecter que d'une façon très exceptionnelle la branche inférieure du trijumeau, d'une façon rare la branche moyenne, et assez fréquemment, au contraire, la branche supérieure dans ses rameaux sus-orbitaires. La névralgie sus-orbitaire tient, certes, le premier rang comme fréquence dans cet ordre de manifestations ». Fournier cite à cette occasion l'observation suivante : « J'ai eu l'occasion, dit-il, ces dernières années, d'être appelé près d'une jeune dame qui, depuis quatre à cinq mois, souffrait d'une affreuse névralgie faciale. Tous les traitements imaginables (sulfate de quinine, opium, belladone, chloral, bromure, injections hypodermiques, vésicatoires, etc.) avaient été mis en usage et n'avaient rien produit, ou n'avaient produit que des sédations médiocres, de courte durée. Cet insuccès des médications les plus rationnelles et les plus énergiques sur une femme jeune, de bonne santé habituelle, et indemne jusqu'alors de toute affection nerveuse, me parut tout d'abord quelque peu suspect.

« Je cherchai la cause de cette névralgie, je la cherchai longtemps et ne la trouvai pas. Ne la trouvant pas, je son-

1. Fournier. *Traité de la syphilis*. Paris, 1899. — Millian. *Arch gén. de méd.*, 14 juillet 1905.

geai qu'elle pouvait m'être cachée. J'examinai alors la malade au point de vue de la syphilis et ne découvris rien de suspect. J'interrogeai en ce sens, et n'obtins que des dénégations formelles, voire irritées. Toutefois, comme les confrères qui m'avaient précédé ne m'avaient rien laissé à faire contre une névralgie d'ordre vulgaire, je me décidai à prescrire le mercure quand même et à tout hasard, c'est-à-dire comme « pierre de touche », suivant l'expression consacrée. Ce fut alors un véritable coup de théâtre. Dès le second jour de ce nouveau traitement, la malade, qui n'avait pas dormi depuis plusieurs mois, put reposer quelque peu; une semaine plus tard, elle était guérie ! J'étais donc tombé juste, et à tout hasard, je le répète, sur une névralgie syphilitique et bien sûrement syphilitique, car, sans parler du succès significatif du mercure, des aveux ultérieurs vinrent confirmer ce diagnostic, alors qu'il n'avait plus besoin de confirmation. »

§ 4. NÉVRALGIES CERVICO-OCCIPITALE ET CERVICO-BRACHIALE

Description. — 1° La *névralgie cervico-occipitale* a pour siège les branches postérieures des quatre premiers nerfs cervicaux (plexus cervical) et principalement le nerf sous-occipital, qui naît de la deuxième paire cervicale. Le caractère des douleurs est analogue à celui de la névralgie faciale : douleurs continues et douleurs par accès. Ces douleurs occupent la région occipitale et cervicale postérieure; il y a quelques *points douloureux* : le plus fréquent est le *point occipital*, à l'émergence du nerf occipital, à peu près à égale distance de l'apophyse mastoïde et des premières vertèbres cervicales.

Outre les causes habituelles des névralgies (le froid doit être placé en première ligne), il y a des causes *régionales*, telles que : mal de Pott, périostite et carie des vertèbres cervicales, pachyméningite cervicale hypertrophique, adénites, cancer vertébral. Ces différentes lésions déterminent une névralgie presque toujours *bilatérale*, contrairement a la névralgie cervico-occipitale primitive, qui est *unilatérale*.

2° La *névralgie cervico-brachiale* atteint la plupart des branches sensitives du plexus brachial et principalement le nerf cubital. La névralgie du nerf circonflexe se complique quelquefois de parésie du deltoïde et d'*atrophie* de ce muscle. La névralgie du nerf cubital offre plusieurs points douloureux: le *point épitrochléen* au passage du nerf dans la gouttière épitrochléenne, et le *point cubito-carpien* à l'endroit où le nerf cubital sillonne le carpe pour atteindre la paume de la main. On a noté l'hypertrophie du cœur consécutive à ces névralgies (Potain).

Le *traumatisme* entre pour une large part dans l'étiologie de cette névralgie (luxations, fractures, brûlures). Je citerai aussi la syphilis; j'ai observé un cas de névralgie cubitale d'origine syphilitique, dont les douleurs atroces cessèrent après quelques jours de traitement. Le traitement de ces névralgies est analogue à celui de la névralgie faciale. N'oublions pas que la syphilis peut provoquer ces névralgies, auquel cas il faut recourir sans tarder au traitement spécifique.

§ 5. NÉVRALGIE DU NERF PHRÉNIQUE

Bien que le *nerf phrénique* soit plus moteur que sensitif, il n'est pas moins vrai que ses filets sensitifs acquièrent à l'état pathologique une exquise sensibilité. Le phrénique naît des troisième, quatrième et cinquième paires cervicales; il est une des branches les plus importantes du plexus cervical; il contourne la face externe et antérieure du muscle scalène antérieur, il pénètre dans le thorax et se distribue au diaphragme. Le nerf phrénique gauche passe entre la plèvre et le péricarde, ce qui explique comment la péricardite peut retentir sur lui.

Description. — Les causes de la névralgie phrénique

sont celles de toutes les névralgies (froid, rhumatisme)[1],
auxquelles il faut ajouter les causes spéciales à ce nerf. Les
plus fréquentes de ces dernières sont la pleurésie diaphragmatique, les lésions des organes voisins du diaphragme
(foie, rate), la péricardite, les lésions de l'aorte, qui agissent
par l'intermédiaire du péricarde (Peter).

Les douleurs de cette névralgie siègent à la base du thorax[2], au niveau des insertions diaphragmatiques, et par la
pression on détermine des *points douloureux* sur les dernières côtes, aux insertions du diaphragme, et sur la partie
latérale du cou au-devant du scalène antérieur. Les douleurs
phréniques irradient souvent aux branches du plexus cervical, aux branches du plexus brachial, au nerf circonflexe,
ce qui explique la douleur de l'épaule, les fourmillements et
l'engourdissement de la main. La douleur diaphragmatique
rend l'acte respiratoire pénible et difficile, elle est exagérée
par tous les mouvements du diaphragme, toux, bâillements,
sanglots, éternuements. La névralgie du nerf phrénique
s'associe à certaines formes d'*angine de poitrine*, elle résume
en partie le tableau symptomatique de la *pleurésie diaphragmatique.*

§ 6. NÉVRALGIE INTERCOSTALE. — ZONA

Les douze paires dorsales des nerfs rachidiens fournissent des branches postérieures et des branches antérieures. Les branches postérieures perforent les muscles de
la gouttière costo-vertébrale, et s'épanouissent dans la peau
sous le nom de nerfs *perforants postérieurs.* Les branches
antérieures des nerfs dorsaux sont les nerfs *intercostaux.*
Chaque nerf intercostal se place dans la gouttière de la
côte, s'engage dans l'épaisseur des muscles, et, arrivé vers
le milieu de son trajet, il émet un rameau qui est le nerf

1. Peyronnet de Lafonvielle. Th. de Paris, 1886.
2. Faiot. *Montpellier méd.*, 1886.

perforant latéral. Le perforant latéral des deux premiers nerfs intercostaux est destiné à la peau du bras, les autres vont à la peau du thorax et de l'abdomen. Après la naissance du perforant latéral, le nerf intercostal continue son trajet, devient superficiel, et se termine en émergeant un peu en dehors du sternum et du muscle grand droit de l'abdomen ; c'est la branche *perforante antérieure.*

Description. — La *névralgie intercostale* est plus fréquente du côté gauche, et plus commune chez la femme. La chloro-anémie, l'hystérie, en sont les causes les plus vulgaires ; comme causes locales, je citerai la tuberculose pulmonaire, la carie, la nécrose des côtes et des vertèbres, le mal de Pott, l'anévrysme de l'aorte. Le *point de côté* qui accompagne la pneumonie et la pleurésie a été diversement interprété, on l'attribue généralement à une névrite ou à une névralgie intercostale.

La névralgie frappe habituellement plusieurs nerfs intercostaux à la fois, et les accès ne sont pas aussi nettement accusés que ceux de la névralgie faciale. La douleur, plus ou moins continue, est exaspérée par la pression, par le contact des vêtements, par les fortes inspirations. Les *points douloureux* les plus constants sont le point apophysaire (Trousseau) et le point perforant antérieur. L'*hyperesthésie* est constante : en frôlant légèrement la peau, il est facile d'en provoquer l'hyperesthésie et de délimiter ainsi le territoire de la névralgie, qui s'arrête juste à la ligne médiane.

Les douleurs de la névralgie intercostale sont pour les malades un sujet fréquent de méprise et de crainte. Les uns attribuent leurs douleurs thoraciques à une affection de poitrine ; les autres redoutent une lésion du cœur, parce que les douleurs précordiales sont ravivées par des battements de cœur que la chloro-anémie transforme parfois en palpitations ; un tel prend pour une gastralgie ce qui n'est que de l'épigastralgie (pression du corset), un autre parle de maladie de foie alors que les téguments de l'hypochondre sont seuls intéressés par la névralgie.

Le *traitement* doit s'adresser à l'état général du sujet et à l'état local ; l'antipyrine, les toniques, le fer, le quinquina, l'hydrothérapie, remplissent la première indication ; on agira localement avec des *injections d'eau pure* (Potain et Dieulafoy), avec des injections morphinées ; on appliquera sur le point douloureux une pommade au salicylate de méthyle, une ou deux sangsues, des ventouses scarifiées, des pointes de feu, un vésicatoire de petite dimension.

ZONA. — HERPÈS ZOSTER.

Aux troubles *trophiques* de la névralgie intercostale se rattache la question du *zona*. On donne le nom de *zona* (herpès zoster) à des groupes de vésicules d'herpès qui se développent sur le trajet d'un ou de plusieurs nerfs intercostaux, et forment ainsi une demi-ceinture autour du tronc (ζώνη, ceinture). Ce mot de *zona*, primitivement réservé aux éruptions d'herpès de la névralgie intercostale, a fini par être appliqué aux éruptions analogues de toutes les autres névralgies ; il y a le zona ophthalmique (névralgie du trijumeau), le zona cervical, brachial, sciatique, lombo-abdominal, plantaire. L'éruption vésiculeuse qui caractérise le *zona* se montre dans deux conditions très diverses, et bien différenciées par les récents travaux. Il existe un *zona*, maladie primitive ; la fièvre zoster, analogue aux fièvres éruptives, parfois épidémique, était déjà considérée par Trousseau comme contagieuse ; elle a été rattachée aux maladies infectieuses par Landouzy. Par contre, on connaît bien maintenant les *éruptions zostéroïdes*, symptomatiques des lésions graves des centres nerveux ou des nerfs périphériques ; telle est l'éruption zostéroïde qui accompagne les douleurs fulgurantes de l'ataxie et l'éruption zostériforme de la *syphilis*[1]. Je ne m'occuperai ici que du *zona*.

Symptômes. — Tout zona est habituellement composé de deux éléments : la *douleur* et l'*éruption*. Les foyers

---

1. Jullien. Zona et Syphilis. Revue de thérapeutique et pharmacologie, 16 juillet 1899.

d'éruption, de dimension variable, sans parfois limités a un ou deux petits groupes, parfois au contraire ils envahissent de grandes surfaces et suivent à peu près le trajet des foyers de douleur. Toutefois, l'éruption, avec tous ses caractères, peut exister sans qu'il y ait nécessairement douleur.

La description du zona (à la forme près de l'éruption) s'adresse à toutes les localisations de la maladie, mais je décris surtout ici le *zona intercostal*, qui est le plus fréquent. La douleur névralgique précède l'éruption et persiste souvent après que l'éruption a disparu. L'éruption[1] apparaît d'abord sous forme de plaques érythémateuses, séparées par des intervalles de peau saine. Sur ces plaques naissent des vésicules d'herpès perlées et transparentes. En trois ou quatre jours le développement des vésicules est complet et la plaque érythémateuse dépasse de 1 à 2 centimètres le groupe vésiculeux. Après cinq six jours, le liquide des vésicules se trouble, la vésicule se flétrit, elle se recouvre d'une croûte foncée, et vers le douzième jour l'éruption est terminée. Les vésicules confluentes peuvent se confondre et former des bulles. L'éruption peut s'accompagner de fièvre (*fièvre zoster*) et d'adénopathies (Barthélemy). L'existence de vésicules aberrantes (Tenneson, Jeanselme, Leredde, Giraudeau) plaide encore en faveur de la nature infectieuse du zona.

L'intensité de l'éruption n'est pas en rapport avec la violence des douleurs, car l'élément douleur peut presque manquer; de plus, l'éruption *ne suit pas toujours* le trajet anatomique d'une branche nerveuse; ainsi, au thorax, la demi-ceinture formée par l'éruption est presque perpendiculaire à l'axe du corps, tandis que la côte et le nerf intercostal obliquent fortement de haut en bas. La même remarque s'applique aux autres variétés du zona.

Souvent, le zona laisse après lui des névralgies fort douloureuses qui peuvent durer des mois et des années. La paralysie faciale douloureuse est parfois compliquée de zona; je traiterai cette question au chapitre consacré à la Paralysie

---

1. Description empruntée à Cazenave par Trousseau, *Clin. méd.*, t. I.

faciale. Raymond, Klippel et Aynaud [1] en ont cité des exemples.
L'âge du sujet donne au zona des allures un peu spéciales :
ainsi, chez les enfants du premier âge, chez les enfants à la
mamelle, le zona est habituellement très bénin et indolent ; au
contraire, chez les gens âgés, la douleur revêt une intensité et
une ténacité particulières. Dans quelques cas le zona est *chronique*, il peut persister pendant bien des mois, soit qu'il récidive sur place ou sur un territoire voisin, soit que les vésicules
fassent place à des ulcérations qui se reproduisent, et qui se
terminent quelquefois par des chéloïdes (Leudet) [2].

Pathogénie. — Métamère. — Considéré jusqu'ici comme
un trouble trophique provoqué par des altérations des nerfs
sensitifs, le *zona* vient d'être interprété d'une façon différente et très ingénieuse par Brissaud [3]. Ayant bien mis en
lumière la discordance qui existe entre la topographie du zona
et l'innervation des nerfs périphériques, les vésicules ne correspondant pas toujours à la distribution sensitive de ces
nerfs, Brissaud attribue au zona une origine médullaire. La
raison de la topographie du zona doit être recherchée dans
les liens embryologiques qui rattachent chaque segment du
tégument à un segment métamérique de la moelle. Ces segments comprennent une série d'étages de métamères superposés, le métamère étant « toute portion de l'être encore
fragmentaire possédant en soi l'ensemble des propriétés et
attributions de l'être définitivement achevé » (Brissaud). Les
métamères sont très facilement visibles dans l'embryon de
poulet dès la soixante-huitième heure, et même chez l'embryon humain, sous forme de saillies latérales du névraxe
primitif, les neurotomes de Houssay. Les membres se composent d'étages métamériques de second ordre. Cette disposition métamérique rend compte de certains faits en apparence
inexplicables, tels que les tranches d'anesthésie de la syrin-

<hr>

1. Clippel et Aynaud. La paralysie faciale zostérienne. *Gaz. des hôp.*,
20 mai 1890.

2. Leudet. *Arch. de médecine*, janvier 1887.

3. Brissaud. Sur la distribution métamérique du zona des membres,
Presse médicale, 11 janvier 1895, et *Leçons sur les maladies nerveuses*, 1899.

gomyélie, les dispositions symétriques des trophonévroses, la coloration si bizarre de la robe de certains mammifères, comme celle des lapins de race hollandaise. La segmentation métamérique de la moelle, qui survit à la période embryonnaire, est seule capable d'expliquer le zona (Brissaud).

L'examen du liquide céphalo-rachidien dénote souvent de la lymphocytose, témoignage d'une irritation méningée[1]. Parfois même le liquide contient des microbes (zona infectieux)[2].

Anatomie pathologique. — Le zona (trouble trophique) reconnaît pour origine anatomique, soit une lésion des ganglions intervertébraux ou des ganglions de Gasser, soit une lésion des nerfs et de leurs branches périphériques. Rentrent dans cette étiologie toutes les causes locales ou générales susceptibles de provoquer des névrites et des *névrites périphériques* : tuberculose[3], tabes, syphilis, refroidissements, certains empoisonnements (oxyde de carbone); mais il s'agit là plus d'éruptions zostéroïdes que de zona véritable.

Traitement. — Les douleurs du zona sont calmées par les injections morphinées, par des applications de compresses imbibées d'une solution de cocaïne au centième. Comme topique, on applique la poudre suivante :

> Poudre d'amidon. . . . . 40 grammes.
> Oxyde de zinc 18   —

Cette poudre est maintenue en place au moyen d'une couche d'huile (Hardy).

§ 7. NÉVRALGIE LOMBAIRE

Les *nerfs lombaires* sont les analogues des nerfs dorsaux; ils émettent des branches postérieures, sensitives, qui per-

1. Brissaud et Sicard. *Soc. méd. des hôp.*, mai 1901.
2. Achard, Loeper, Laubry. *Soc. méd. des hôp.*, juillet 1901.
3. Barié. Zona chez les tuberculeux. *Gaz. hebd.*, 1887, n° 20.

forent les muscles de la gouttière vertébrale pour s'epanouir dans la peau, et des branches antérieures qui forment le plexus lombaire. Le plexus lombaire fournit des branches collatérales, siège de la névralgie *lombo-abdominale*, et des branches terminales dont la plus importante, le nerf crural, est le siège de la *névralgie crurale*.

1° La *névralgie lombo-abdominale* est la névralgie des branches collatérales du plexus lombaire : élancements douloureux, douleur à la pression, hyperesthésie, se rencontrent ici comme dans toute névralgie. La névralgie de la branche *iléoscrotale* a ses points douloureux vers le milieu de la crête iliaque (*point iliaque*), à la sortie du canal inguinal (*point inguinal*), à la terminaison du nerf dans le scrotum ou dans la grande lèvre. La névralgie de ce nerf comprend l'affection qui avait été décrite sous le nom de *irritabile testis* (Cooper), névralgie testiculaire, souvent accompagnée d'une sensation syncopale, qui pourrait faire admettre que le nerf grand sympathique participe à la névralgie.

La névralgie de la branche *fémoro-cutanée* a un point douloureux vers l'épine iliaque antéro-supérieure.

2° La *névralgie crurale* ou fémoro-prétibiale (Chaussier) siège à la partie antéro-interne de la cuisse et du genou, et à la partie interne de la jambe et du pied. Les points douloureux principaux sont le *point inguinal*, à l'endroit où le nerf sort sous le ligament de Fallope, en dehors de l'anneau crural, les points où les branches du nerf musculocutané perforent le couturier, un point au niveau du condyle interne. Dans la névralgie crurale, la marche est souvent pénible et douloureuse.

§ 8. NÉVRALGIE SCIATIQUE. — SCOLIOSES.

La *névralgie sciatique*, plus commune que la névralgie faciale, et aussi commune que la névralgie intercostale, est une des plus importantes. Le nerf sciatique naît du plexus lombaire et du plexus sacré par des racines dont l'atteinte détermine une variété spéciale, la *sciatique radiculaire*, qui sera étudiée au chapítre des Radiculites. La sciatique sort du bassin par la grande échancrure sciatique et le *point fessier* qui correspond à ce niveau est principalement dû à la névralgie du petit nerf sciatique, si souvent associée à la névralgie sciatique proprement dite. Le grand nerf sciatique passe entre l'ischion et le grand trochanter (*point trochantérien*), et, arrivé au creux poplité, il se divise (*point poplité*) en poplité interne et poplité externe, qui contourne la tête du péroné (*point péronier*). Les branches terminales cutanées du sciatique se rendent à la peau de la jambe et du pied, moins leur partie interne (points malléolaire externe et plantaire).

Description. — La douleur de la névralgie sciatique est continue et paroxystique. Elle éclate sous formes d'*accès*, qui sont réveillés par la marche, par la chaleur du lit; les élancements douloureux partent de divers points et sillonnent le membre (pied, jambe, genou, fesse). Au moment des accès, les irradiations douloureuses suivent les branches collatérales du plexus sacré, les branches du plexus lombaire et les nerfs intercostaux. En dehors des accès, le malade éprouve une sensation d'endolorissement, d'engourdissement, de fourmillement, de brûlure. Il y a de l'hyperesthésie cutanée, ou de l'anesthésie, si la névralgie est invétérée. On peut provoquer la douleur à la pression sur les points déjà indiqués, ou sur le trajet du nerf, à la partie postérieure de la cuisse; quand on redresse la jambe atteinte de sciatique en la pliant en même temps, le malade n'éprouve qu'une très légère douleur; mais si on relève la jambe étendue, il pousse un cri de souffrance (Lasègue). Quelques malades se plaignent de crampes, de secousses douloureuses dans les muscles de la jambe et de la cuisse : quelques-uns ont du zona, certains ont un affaiblissement musculaire.

Le *système musculaire* est quelquefois atteint de lésions atrophiques dans le membre affecté de sciatique; il ne s'agit pas d'un simple amaigrissement dû à l'inertie des masses musculaires, mais d'une *atrophie musculaire* qui

peut être masquée par une hypertrophie de la peau et par
le développement du tissu cellulaire sous-cutané. Ces troubles
trophiques seraient sous la dépendance de l'état anatomique
du nerf; nuls ou peu accusés dans les cas de névralgie
simple et très marqués dans les cas de *névrite*[1]. L'intensité
graduellement croissante de la douleur, l'engourdissement et
les fourmillements précédant les douleurs aiguës, la douleur propagée au tronc même du nerf, seraient autant de
symptômes en faveur de la névrite.

Scolioses. — Au cas de sciatique intense ou invétérée,
l'attitude du malade examiné nu et debout est caractéristique. On observe souvent une scoliose croisée et parfois
une scoliose homologue. Dans la *scoliose croisée*, qui est la
plus fréquente, l'incurvation latérale du rachis et du tronc,
l'abaissement de l'épaule se font du côté opposé à la sciatique. Prenons pour exemple une sciatique gauche : le tronc
est incliné à droite, la colonne lombaire décrit une courbe
à concavité droite, la main droite descend plus bas que la
gauche, le membre inférieur gauche est demi-fléchi, le pli
fessier gauche est remonté.

C'est « la position que prend d'instinct le malade atteint
de sciatique pour soulager le membre douloureux; il
l'allège en déplaçant le centre de gravité, et la hanche du
côté malade devient saillante[2] ». Quand la scoliose est très
accentuée, le rebord costal vient au contact du bassin. Du
reste, le degré de la scoliose est généralement en rapport
avec l'intensité de la douleur. A la longue, cette scoliose
croisée, qui au début est une attitude instinctive destinée à
soulager la douleur, devient une attitude permanente et
peut persister des semaines et des mois après la disparition
de la sciatique, comme si les muscles avaient pris l'habitude de rester contracturés.

Parfois la *scoliose est homologue*; homologue veut dire
que la scoliose est du même côté que la sciatique. La

<hr>

1. Lasègue. *Arch. de méd.*, 1864. — Landouzy. *Arch. de méd.*, 1875.
2. Phulpin. *La sciatique; scoliose homologue et alternante.* Th. de Paris,
189

planche suivante montre l'attitude d'un de mes malades
atteint d'une vieille sciatique droite syphilitique avec scoliose homologue. Il en sera question au chapitre suivant.
On y voit la flexion de la jambe droite malade, l'abaissement du pli fessier, l'incurvation du rachis et du tronc
à droite, ainsi que la saillie de la hanche gauche.

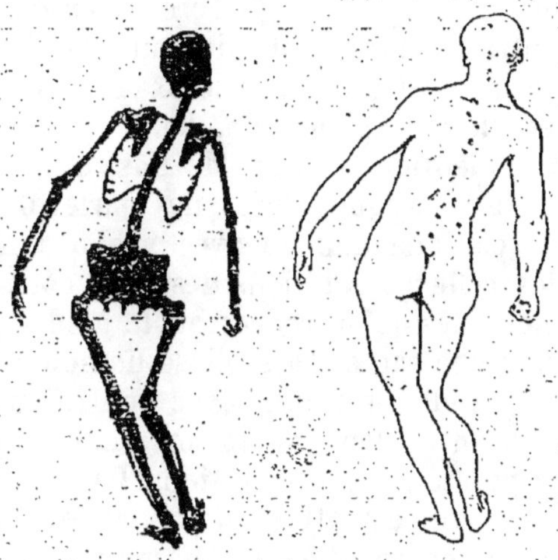

Au premier abord ce fait semble paradoxal, car en pareil
cas le poids du corps porte sur le membre douloureux. Il
est vrai que le sujet y remédie en partie, en faisant saillir
fortement la hanche saine, grâce à une courbure de compensation. En pareil cas, le malade, dit Brissaud[1], « a l'attitude d'un individu qui porte un seau d'eau à bout de bras
en évitant de se mouiller ».

Pour qu'un malade atteint de sciatique ne se laisse pas
aller à l'attitude instinctive de la scoliose croisée, pour
qu'il se laisse entraîner malgré lui à l'attitude paradoxale
de la scoliose homologue, il faut une raison, car la scoliose
homologue, malgré la courbure de compensation, rend la
marche plus difficile et plus douloureuse. Quelle est donc
la cause de la scoliose homologue ? La voici d'après Brissaud :

1. Brissaud. *Arch. de neurol.*, 1890, p. 1.

« Tandis que la scoliose croisée est produite par la contraction des muscles du côté sain, la scoliose homologue
est produite par la contracture des muscles du côté malade.
La contracture n'est pas limitée aux muscles innervés par
le sciatique, elle s'étend dans la région latérale du tronc
aux muscles innervés par les branches du plexus lombaire. »
C'est donc une névralgie lombo-sacrée, *névralgie spasmodique*, avec contracture et points douloureux dans le flanc
et sur le trajet du nerf crural, avec exagération du réflexe
rotulien et trémulation épileptoïde. Dans une de ses observations qui est identique à l'un de nos cas, observation
étiquetée névrite sciatique, Brissaud parle d'un malade
qui avait une sciatique gauche avec scoliose homologue,
exagération des réflexes rotuliens des deux côtés et trémulation épileptoïde, dès qu'on redressait le pied.

La névralgie lombo-sacrée, à scoliose homologue, ou sciatique spasmodique de Brissaud, avec contracture douloureuse et trépidation épileptoïde, a encore été étudiée par
Lami[1] qui en a publié deux observations. Dans quelques cas,
la jambe du côté sain est atteinte, par réflexe, de parésie
ou de symptômes spasmodiques. Le malade dont il sera
question au prochain chapitre (névralgie sciatique syphilitique) en est un exemple remarquable.

Étiologie. — Traitement. — Le *froid* et le rhumatisme
sont des causes fréquentes de névralgie sciatique ; bien
des gens ont une sciatique pour s'être endormis sur
l'herbe fraîche, pour avoir eu leurs jambes dans l'eau
froide. La sciatique est provoquée par le traumatisme,
par des lésions de la colonne vertébrale, des méninges et
de la moelle, par la compression du nerf (tumeurs pel-
viennes, exostoses, cancer), d'où la nécessité de pratiquer
le toucher rectal et le toucher vaginal quand il s'agit d'établir le diagnostic pathogénique de la sciatique. La goutte et
la blennorrhagie[2] méritent, comme étiologie, une mention

1. *Progrès méd.*, 1891, p. 28.
2. Fournier. Art. BLENNHORRH. du *Dict. de méd. et de chirurg.*

spéciale. La névralgie sciatique *syphilitique* fera l'objet du chapitre suivant. La sciatique *double* est souvent tributaire du diabète (Worms). ·

Le nerf sciatique, comme tous les nerfs, peut être atteint de névralgie dans le cours de la *tuberculose*; pour Peter[1], la névralgie sciatique est même parfois un signe initial de tuberculose. Nous avons vu, en effet, au chapitre de la phthisie pulmonaire, que les troubles de sensibilité, de toute nature, sont très fréquents chez les tuberculeux, et souvent dus à des névrites périphériques.

Le *diagnostic* de la sciatique est facile, je n'y insiste pas, mais il ne suffit pas de diagnostiquer la sciatique, il faut remonter à sa cause, car le traitement est variable suivant cette cause. La sciatique du diabétique et du syphilitique réclame le traitement du diabète et de la syphilis. La sciatique associée à une tumeur de voisinage est passible d'un traitement chirurgical.

Traitement. — Les bains prolongés (Krishaber) donnent d'excellents résultats : le malade doit rester plusieurs heures dans son bain. On prescrit l'antipyrine à la dose de 1 à 3 grammes, l'aspirine à la dose de 1 gramme, les injections de morphine, les onctions avec 10 grammes de vaseline pour 1 gramme de salicylate de méthyle, les frictions avec 100 grammes de baume de Fioraventi pour 15 grammes de chloroforme et 5 grammes de laudanum. Les révulsifs, ventouses et pointes de feu, les injections d'eau stérilisée (Potain et Dieulafoy), les injections d'air[2], les injections épidurales par voie sacro-coccygienne[3], ont leur indication. Les émissions sanguines, sangsues et ventouses scarifiées, ont leur utilité.

La *congélation* donne parfois de bons résultats; on projette sur la peau, dans toute l'étendue des régions doulou-

<hr>

1. Peter. *Clin. méd.*, t. II, p. 589. — Leudet. Le zona et les troubles des nerfs périph. dans la tub. pulm. *Gaz. hebd.*, 1878, p. 617.
2. Marie et Crouzon. *Soc. méd. des hôp.*, 12 décembre 1902.
3. Sicard. *Soc. de biol.*, avril et mai 1901.

reuses, un jet de *chlorure de méthyle* qui donne un refroidissement de — 23°. On dirige le jet au moyen d'un siphon approprié à cet effet (Debove [1]). L'électricité compte quelques succès. Nous avons obtenu des résultats remarquables grâce à des applications d'air surchauffé; on trouvera la description de ce traitement au memento thérapeutique annexé au IV° volume.

§ 9. NÉVRALGIE SCIATIQUE SYPHILITIQUE
SCOLIOSE HOMOLOGUE

Description. — Un jeune homme vient un jour dans mon service, se plaignant de souffrances cruelles. Je le vois entrer dans nos salles, la hanche gauche saillante, le corps courbé en deux et incliné sur le côté droit. Il s'avançait à petits pas, soutenu par un infirmier, s'appuyant à droite sur une canne, traînant la jambe droite fléchie et cherchant dans son attitude une atténuation à ses souffrances. Je le fais déshabiller, on le couche et nous l'examinons. Sa jambe droite, la fesse, la hanche et la région lombaire, sont couvertes de traces de vésicatoires et sillonnées de cicatrices de pulvérisations au chlorure de méthyle. Il souffre, dit-il, d'une façon intolérable et il nous raconte de la façon suivante l'histoire de sa maladie.

Il y a trois ans, sans cause apparente, il éprouva une douleur d'intensité croissante à la fesse droite, à la cuisse et à la jambe. Malgré ses souffrances, cet homme put continuer tant bien que mal son métier de charretier. Cet état se prolongea en empirant jusqu'au mois de novembre dernier. A cette époque, six mois avant son entrée dans le service, les douleurs prirent une extrême violence. Elles prédominaient tantôt à la cuisse, tantôt au mollet; parfois elles irradiaient dans l'aine, au-devant de la cuisse, à la

---

1. Debove. Traitement de la névralgie sciatique par la congélation. *Soc. méd. des hôp.*, août 1884.

verge, aux bourses, à la façon d'une névralgie lombo-sacrée.
La nuit, les souffrances redoublaient d'intensité. A peine
ce pauvre garçon était-il couché que les douleurs semblaient
plus vives; il se levait alors, essayant de faire quelques pas
dans sa chambre, mais la marche ne faisait qu'exaspérer la
souffrance; il s'asseyait avec mille précautions, mais aussitôt assis, la jambe était prise d'une telle trémulation douloureuse, qu'il était obligé de se relever. Ainsi se passaient
les nuits; la santé s'altérait, le malade maigrissait et se
sentait dépérir; ces six derniers mois, il a perdu 8 kilos.

Pendant ces trois années de souffrance et surtout pendant les six derniers mois, il a consulté à l'hôpital ou
ailleurs un grand nombre de médecins, « il a vu des pharmaciens, des herboristes et même des charlatans »;
onctions, frictions, fumigations, rien n'a fait; il a suivi une
foule de traitements sans éprouver la moindre amélioration.

Ayant dépensé toutes ses économies, il obtint son admission à l'Hôtel-Dieu annexe; là, on diagnostiqua une névralgie
sciatique, on pratiqua sans succès des pulvérisations au
chlorure de méthyle, et on lui fit entendre qu'on ne le gar-
derait pas plus longtemps. Il dut sortir. Quelques jours
après, ne sachant que devenir et poursuivi par les idées les
plus sombres, il se rendit à la consultation de l'Hôtel-Dieu.
Pour aller de chez lui, rue Charles-V, à l'hôpital, il mit
une heure et demie au milieu des plus vives souffrances,
alors qu'un homme bien portant ferait ce même trajet en
dix minutes. Dès qu'il se présenta à l'Hôtel-Dieu, on l'envoya dans mon service.

Interrogé sur la nature de ses douleurs, il nous répond
qu'elles ne cessent jamais, il les compare à des tiraillements,
à des écrasements; elles sont supportables le jour, au repos,
mais elles sont terribles la nuit, quelle que soit la position.
Parfois, il se sent devenir « *raide* comme un piquet », la
jambe entre en contracture douloureuse et la région lombaire y participe. A la pression, on trouve les points douloureux de la névralgie sciatique : à la fesse droite, à
l'échancrure sciatique, le long de la gouttière ischio-

trochantérienne, au creux poplité, à la région antéro-externe de la jambe et à la face dorsale du pied. De plus, la douleur remonte dans la région lombaire, elle s'étend aux muscles fessiers, le malade affirme même qu'au moment des grandes crises, la douleur irradie aux bourses (sphère du génito-crural) et au membre inférieur gauche.

La recherche du signe de Lassègue est positive; quand on redresse la jambe droite en la pliant en même temps, le malade n'accuse qu'une légère douleur, mais si on relève la jambe étendue, il pousse un cri de souffrance. En un mot, c'est bien une sciatique que nous avons sous les yeux, mais une sciatique un peu spéciale que nous aurons à discuter dans un instant.

Au lit, le malade maintient sa jambe en légère flexion, évitant de l'étendre; il ne peut s'asseoir sur une chaise qu'au prix de vives souffrances. Encore ne s'assied-il que d'une façon spéciale, ne faisant porter sur le bord de la chaise que la fesse gauche et dégageant complètement la fesse droite. A peine assis, il est pris de trépidation épilep-toïde de la jambe droite et d'élancements douloureux qui le forcent à se relever. La vie, nous dit-il, est devenue impos-sible; chaque mouvement doit être pour ainsi dire décom-posé sous peine de cruelles souffrances. Ainsi, quand il veut délacer ses souliers, il ne se penche pas en avant comme fait toute autre personne; mais, restant debout, il relève son pied en arrière, il incline le corps latéralement et de son bras étendu, il atteint sa chaussure sans avoir à fléchir sa jambe, sans rapprocher son genou de la poitrine. Au moment de ses repas, il prend les positions les plus diverses, tantôt debout, avec un genou sur une chaise, tantôt le corps incurvé.

La jambe est amaigrie, elle a un centimètre de diamètre de moins que la jambe gauche, sa consistance est moindre, sa sensibilité est normale, l'examen électrique ne dénote pas de dégénérescence. Les réflexes cutanés crémastérien et plantaire sont intacts; les réflexes rotuliens sont exagérés surtout à droite. On obtient aux deux jambes la trépidation épileptoïde, néanmoins elle est à peine ébauchée à la jambe saine.

En présence de ces derniers symptômes qui avaient une tendance à la *bilatéralité*, on pouvait se demander si le diagnostic de névralgie sciatique était suffisant, et s'il ne fallait pas placer plus haut la lésion et penser à une méningo-myélite. Nous aurons à discuter plus loin cette hypothèse.

Notre malade, lors de son arrivée dans nos salles, avait l'attitude d'un homme atteint de *sciatique avec scoliose homologue*; homologue veut dire que la scoliose était du même côté que la sciatique : le tronc était fortement incurvé latéralement, formant une concavité du côté de la sciatique, la hanche gauche était saillante, l'épaule droite inclinée à droite, l'intervalle compris entre le bord inférieur du thorax et la crête iliaque était notablement diminuée, le pli fessier était abaissé. Chez un individu atteint de sciatique, la scoliose homologue, c'est-à-dire la scoliose du côté de la sciatique, est une rareté; la scoliose est presque toujours *croisée*; autrement dit, l'incurvation latérale du rachis et du tronc, l'abaissement de l'épaule se font du côté opposé à la sciatique. Cette scoliose croisée, « est la position que prend d'instinct le malade atteint de sciatique pour soulager le membre douloureux; il l'allège en déplaçant le centre de gravité, et la hanche du côté malade devient saillante[1] ». (Je renvoie au chapitre précédent pour l'étude des scolioses dans la sciatique.)

Eh bien, chez notre malade, il s'agissait de sciatique *spasmodique* avec scoliose homologue comme dans les cas de Brissaud et de Lami.

Dans une observation étiquetée névrite sciatique, Brissaud[2] parle d'un malade qui avait une sciatique gauche avec scoliose homologue, exagération des réflexes rotuliens des deux côtés et trémulation épileptoïde, dès qu'on redressait le pied. La névralgie lombo-sacrée, à scoliose homologue,

1. Phulpin. *La sciatique; scoliose homologue et alternante.* Th. de Paris, 1895.
2. Brissaud. *Arch. de neurol.*

ou sciatique spasmodique de Brissaud, avec contracture douloureuse et trépidation épileptoïde, existait également dans les deux cas de Lami [1].

Le diagnostic étant posé, il fallait songer au traitement, mais des essais aussi nombreux qu'infructueux ayant été tentés depuis trois ans, notre tâche était difficile. Et cependant, pour réussir, il suffisait de remonter à la cause de la maladie. La thérapeutique, en effet, n'a pas seulement pour but d'attaquer tel ou tel symptôme, elle vise plus haut; elle doit rechercher la cause même du mal, et elle triomphe, alors que des médications purement symptomatiques avaient échoué. Voyez la névralgie faciale d'origine palustre; elle est rebelle à l'opium, à la morphine, à l'antipyrine et à bien d'autres médications, mais elle cède à la quinine qui combat la cause de la névralgie. Voyez les névralgies et les douleurs des ostéo-périostites syphilitiques: elles sont rebelles à la morphine, à l'opium, à l'antipyrine et autres médicaments, tandis qu'elles cèdent merveilleusement au mercure et à l'iodure de potassium qui combattent la cause du mal.

Notre premier soin, après avoir établi le diagnostic, fut donc de rechercher quelle était chez notre malade la cause de cette terrible névralgie sciatique. Cet homme n'était ni palustre, ni tuberculeux, ni diabétique, ni rhumatisant; mais, par bonheur pour lui, il était syphilitique. En 1889, il y a dix ans, il avait contracté la vérole, chancre du prépuce, roséole et maux de tête. Un pharmacien de Saint-Maur avait donné des pilules de Dupuytren qui ne furent prises que peu de temps.

Il était donc logique de penser que cette sciatique à prédominance nocturne, rebelle à toutes les médications, était d'origine syphilitique. Quant à savoir si le nerf était lui-même incriminé (névrite scléro-gommeuse) ou s'il subissait le contact d'une lésion voisine (gomme ou exostose), je l'ignore; il n'était pas possible de trancher la question,

1. *Progrès méd.*, 1891, p. 28.

mais ce qui était certain, c'est que le malade avait eu la syphilis. Aussi je prescrivis aussitôt le traitement mercuriel en usage dans mon service. On pratiqua tous les jours une injection de 1 gramme de solution huileuse de biiodure d'hydrargyre, ce qui représente 4 milligrammes de substance active. Je n'ordonnai avec intention aucun autre médicament, afin de me rendre un compte exact de l'effet produit par le mercure. Pendant une huitaine de jours, l'effet du traitement fut nul ou à peu près. Mais à dater de ce moment, il fut possible de suivre jour par jour les progrès rapides de l'amélioration. Dès la douzième injection, le malade passa une nuit « comme il n'en avait pas passé depuis six mois ». Le quatorzième jour du traitement, il nous accueille avec joie, il a dormi toute la nuit, il s'assied sur son lit, il se lève et fait quelques pas sans trop de difficulté; pour la première fois depuis trois ans, il entrevoit sa guérison.

Il faut avoir assisté à ce changement à vue pour bien comprendre les miracles thérapeutiques que peut faire l'injection mercurielle dans la syphilis. Les jours suivants, le malade va d'un bout à l'autre de la salle sans faire usage de sa canne; il se tient presque droit; la scoliose homologue a notablement diminué, la hanche gauche est beaucoup moins saillante, le pli fessier droit est moins abaissé, la jambe droite n'est presque plus fléchie; les mouvements, qui étaient impossibles, il y a une quinzaine de jours, tant ils étaient douloureux, cet homme les exécute maintenant et en paraît tout surpris. Il ne peut croire à pareille transformation, il mange avec appétit, il reprend ses forces, il est gai, il nous donne tous les matins le spectacle d'un homme heureux. Plusieurs fois, devant nous, je lui ai ordonné de se lever brusquement et de se mettre à courir. « Oh! maintenant, nous dit-il, je cours comme un lapin », et ce sobriquet de lapin lui est resté auprès des malades de la salle, qui ont souvent recours à ses bons offices.

Ce résultat vraiment merveilleux avait été obtenu après dix-huit injections mercurielles. Le malade me demanda un

jour la permission d'aller chez lui régler quelques affaires ;
il fit le trajet, aller et retour, rapidement et sans douleur,
alors que quelques semaines avant, il avait mis une heure
et demie pour se traîner de chez lui à l'Hôtel-Dieu. A dater
de ce jour, tous les symptômes s'amendèrent et disparurent.
Le malade pouvait s'asseoir maintenant sans difficulté, les
réflexes étaient normaux et le redressement brusque du
pied ne provoquait plus la trépidation épileptoïde. Toutefois, la contracture musculaire qui avait suscité la scoliose
homologue n'était pas encore complètement disparue, le
tronc était légèrement incurvé sur le côté droit. Quelques
jours plus tard, je fis recommencer une nouvelle série de
seize injections mercurielles, après quoi la guérison fut définitive. Voilà comment un traitement bien dirigé a pu guérir
rapidement une maladie datant de trois ans, maladie des
plus-douloureuses, contre laquelle tous les autres traitements, les plus variés et les plus énergiques, avaient échoué.
Ici, comme dans un grand nombre des cas, c'est avec le
mercure seul, que j'ai obtenu la guérison d'accidents syphilitiques ; l'iodure de potassium ne lui a pas été associé.

Voici quelques autres cas de sciatique syphilitique. De Lavarenne m'a communiqué le fait suivant : un homme de
quarante-six ans atteint de sciatique, lui est adressé à Luchon, en juillet 1888. Les douleurs ont débuté il y a seize
mois à la région lombaire gauche, puis elles ont gagné
le membre inférieur gauche sous forme de sciatique. Un fait
à noter, c'est qu'elles étaient plus violentes la nuit ; aussi le
malade, incriminant la chaleur des couvertures, couchait-il
toujours la jambe gauche hors du lit. Depuis huit mois,
cette sciatique a redoublé d'intensité. De Lavarenne constate
que le malade est légèrement incurvé sur le côté gauche,
côté de la sciatique (scoliose homologue). Le membre inférieur gauche est mou et commence à s'atrophier ; la men-
suration, prise à la partie moyenne de la cuisse, donne,
du côté gauche, 6 centimètres de moins que du côté droit.

Jusqu'à cette époque, le malade avait été soigné pour une
sciatique dite rhumatismale : sulfate de quinine à haute

dose, salicylate de soude, injections de morphine, pointes
de feu, vésicatoires, frictions variées, *tout avait échoué*, si
bien qu'on avait proposé l'élongation du nerf, opération à
laquelle le malade ne voulait consentir qu'après avoir
essayé la cure thermale. On prescrit donc le traitement sulfureux, bains et demi-bains à la température très élevée de
44 degrés. Non seulement la balnéation sulfureuse n'est pas
suivie d'amélioration, mais les douleurs s'accentuent et des
élancements atroces sillonnent la jambe. On pratique des
injections de morphine.

A la suite de certains indices, l'idée vient à de Lavarenne que cette sciatique pourrait bien être syphilitique.
Il fait pratiquer tous les jours une friction avec 8 grammes
d'onguent mercuriel. Le résultat fut surprenant. Dès la
troisième friction, la détente était manifeste. En huit jours,
les douleurs avaient diminué au point que le malade dor
mait maintenant sans morphine; il marchait sans canne et
pouvait se chausser. Les frictions mercurielles, puis l'iodure
de potassium furent continués pendant un mois et le malade quitta Luchon complètement guéri. Un an plus tard,
la guérison s'était maintenue, la sciatique syphilitique n'a-
vait pas reparu.

Je détache de la thèse de Dubois[1] les quelques observations suivantes : une dame, âgée de vingt-trois ans, souffrait
de douleurs intenses dans la cuisse gauche; les points douloureux s'étageaient le long du nerf sciatique et descen-
daient jusqu'au pied. Plusieurs traitements avaient été
institués sans succès, lorsque Gérard constata les symptômes
d'une syphilis tertiaire, gomme, pustules plates, végétations. Grâce au traitement antisyphilitique, la guérison de
cette sciatique rebelle fut obtenue en quinze jours.

Dans une observation de Zambacco, il est question d'un
homme ayant eu la syphilis il y a dix-huit mois. Il vient à
l'hôpital du Midi pour une sciatique syphilitique. Les points
douloureux siègent au sacrum, à la fesse gauche, à la partie

1. *De la sciatique d'origine syphilitique.* Th. de Paris, 1884.

postérieure de la cuisse et à la face postérieure de la jambe. La marche provoque d'atroces souffrances. On prescrit des pilules de proto-iodure de mercure qui amènent une amélioration rapide, et, dix jours plus tard, le malade sort complètement guéri.

Une autre observation de Zambacco concerne un ancien syphilitique. Deux ans après sa syphilis, il fut pris d'une sciatique gauche que les médecins de Londres regardèrent comme rhumatismale. Les douleurs, très vives la nuit, étaient momentanément calmées par des compresses d'eau froide, mais elles reparaissaient aussitôt que les compresses se réchauffaient. Arrivé à Paris, le malade consulte Zambacco qui constate une névralgie sciatique gauche. Les douleurs sont atroces, surtout la nuit; les souffrances sont comparables au passage d'une lame de feu. La pression sur le trajet du nerf sciatique gauche, depuis la partie inférieure de la fesse jusqu'au creux poplité, est extrèmement douloureuse. L'exploration la plus attentive ne fait découvrir aucune tumeur sur le trajet du nerf sciatique. Cet homme portant aux membres inférieurs des stigmates de syphilis, on prescrit aussitôt le mercure et l'iodure de potassium. A partir du quatrième jour, l'amélioration était notable et quarante jours plus tard, le malade revenait à Londres complètement débarrassé de ses douleurs.

Taylor cite le cas d'un homme qui, ayant contracté la syphilis, fut pris quelques mois plus tard de douleurs névralgiques très intenses dans les nerfs sciatique et crural du côté droit. La douleur sciatique allait de l'ischion au genou, elle était continue, avec violentes exacerbations pendant la nuit. On crut d'abord à une névralgie palustre et on prescrivit le sulfate de quinine à haute dose; le résultat fut nul. Plus tard, Taylor soupçonnant l'origine syphilitique de la névralgie institua un traitement par frictions mercurielles et iodure de potassium. Les douleurs se calmèrent très rapidement. L'été suivant, une légère rechute fut guérie par les mêmes moyens, et depuis lors la sciatique n'a plus reparu.

Voici une observation d'Œttinger : une jeune femme de vingt et un ans, ayant eu la syphilis l'année précédente, vient à l'hôpital en 1885, pour une sciatique gauche extrêmement violente. C'est surtout la nuit que les douleurs sont intenses; la chaleur du lit, la pression des couvertures sont si pénibles, que la malade se lève et cherche en vain, dans les mouvements, un soulagement à ses douleurs. Elle ne dort presque plus, et, quand il lui arrive d'avoir quelques instants de repos, elle s'éveille en sursaut en proie à des cauchemars, n'ayant qu'une idée fixe, sa douleur. A la pression, le nerf sciatique est douloureux sur tout son trajet, à la cuisse et à la jambe; près du gros orteil, la pression fait pousser des cris aigus à la malade. Des injections de morphine ne produisent qu'un soulagement insignifiant, aussi commence-t-on le traitement mercuriel, c'est-à-dire une piqûre de peptone mercurique ammonique tous les deux jours, soit 1 centigramme environ. Dès les premières injections, la malade éprouve une amélioration notable; après quelques jours, elle se lève et peut poser le pied sur le sol. On continue le traitement pendant près de six semaines et elle quitte l'hôpital complètement débarrassée de sa sciatique syphilitique.

Discussion. — Grâce aux observations qu'on vient de lire, nous voilà édifiés sur la sciatique syphilitique. Le nerf sciatique, aussi bien que les nerfs trijumeau, facial, moteurs oculaires, cubital et autres troncs nerveux, peut être atteint par la syphilis. Que la syphilis se localise directement au nerf sciatique, sous forme de névrite scléro-gommeuse ou que la névralgie soit provoquée par une lésion syphilitique voisine, telle que gomme, ostéo-périostose, etc., peu importe, le résultat est le même, et ce résultat, c'est l'existence d'une sciatique parfois atroce, résistant à tous les moyens thérapeutiques autres que le traitement antisyphilitique.

Au point de vue de sa description, la sciatique syphilitique ne diffère nullement des autres sciatiques, névralgie ou névrite. Douleurs continues et paroxystiques, localisation des points douloureux, signe de Lasègue, zones d'anesthésie, amaigrissement du membre, atrophie, exagération des réflexes, état spasmodique des muscles, trépidation épileptoïde, scoliose croisée ou scoliose homologue, toutes ces modalités s'observent, que la sciatique soit syphilitique ou qu'elle ne le soit pas.

Il n'y a donc aucun signe, aucun symptôme, faisant partie de l'évolution de la sciatique, qui nous permette de dire que la sciatique est ou n'est pas syphilitique. Cependant, on pourrait, en cherchant bien, trouver un indice en faveur de la syphilis, c'est la recrudescence nocturne des douleurs. Ce qui terrifiait notre malade, c'était l'approche de la nuit, car c'est la nuit que ses douleurs éclataient dans toute leur intensité. Le malade de de Lavarenne souffrait surtout la nuit, et en plaçant sa jambe hors du lit, il espérait trouver quelque trêve à sa douleur. Le malade de Zambacco souffrait beaucoup plus la nuit que le jour, et il cherchait, au moyen de compresses froides, à atténuer ses souffrances. La malade de Œttinger avait également ses plus vives douleurs pendant la nuit. Le caractère nocturne des douleurs sciatiques est ici, comme dans toute douleur à recrudescence nocturne, non pas un indice certain, du moins un indice de présomption en faveur de la syphilis. Nous avons surtout, pour guider notre diagnostic pathogénique, les renseignements que peut donner le malade et la présence de stigmates (cicatrices), ou de manifestations syphilitiques (éruption, gomme, périostite, etc.) contemporaines de la sciatique.

La névralgie sciatique peut éclater à toutes les phases de la syphilis, aussi bien à la période precoce, dite secondaire, qu'à la période tertiaire. Je rappelle que la sciatique *radiculaire* qui sera étudiée au chapitre des radiculites a fréquemment une origine syphilitique. « La sciatique, dit Fournier, n'est pas rare comme symptôme de syphilis secondaire; si elle paraît moins fréquente qu'elle ne l'est en réalité, c'est que souvent, le plus souvent, sa véritable cause, son origine reste méconnue[1]. » Je suis tout disposé à

1. Fournier. *Leçons sur la syphilis chez la femme.* Paris, 1873, p. 779.

la croire au moins aussi fréquente à la période tertiaire. C'est à nous de la dépister. En face d'une sciatique intense, à exaspération nocturne, ayant résisté à tous les traitements, n'étant que peu ou pas calmée par les révulsifs, par le repos, par la morphine, par l'antipyrine et autres médicaments du même genre, pensez à la syphilis. Interrogez votre malade, fouillez son passé, recherchez sur le corps des stigmates syphilitiques anciens ou récents (cicatrices, déformations osseuses du tibia), et, s'il est avéré que le malade a eu la syphilis, prescrivez aussitôt le traitement. Ce traitement, c'est le mercure, avec ou sans iodure de potassium.

On pratique tous les jours, aux lombes, ou à la fesse, une injection représentant un demi-centigramme, un centigramme, deux centigrammes de biiodure d'hydrargyre. On augmente la dose si c'est nécessaire. Si la sciatique est syphilitique, on ne tardera pas à le savoir; après la huitième ou dixième injection, quelquefois plus tôt, le malade éprouve un soulagement notable, puis les progrès se précipitent avec rapidité. L'avenir nous dira si la médication mercurielle peut être remplacée par la médication d'Ehrlich.

§ 10. MÉRALGIE PARESTHÉSIQUE. — NÉVRITE
DU FÉMORO-CUTANÉ

Déscription. — La *méralgie* (de μηρός, cuisse) *paresthésique* (Roch) est une affection constituée par « des troubles de sensibilité cutanée de la cuisse, dus à une altération des rameaux nerveux superficiels et en particulier le rameau crural du nerf fémoro-cutané. » (P. Claisse[1].)

Le premier symptôme est un engourdissement, bientôt suivi de fourmillements de la région antéro-externe de la

1. P. Claisse. Méralgie paresthésique. *Soc. méd. des hôp.*, 16 décembre 1898.

cuisse. Les douleurs sont fréquentes; elles ont la rapidité, l'intensité des douleurs fulgurantes (Dopter[1]); on les a comparées à une décharge violente, à des coups de canif (Lop[2]), à des pincements. La peau est rouge, violacée, chaude, raidie. L'*anesthésie* est la règle, elle a la forme d'une raquette à manche supérieur; les piqûres ne sont pas perçues; la sensibilité au froid est très amoindrie, et une différence de plusieurs degrés de température peut ne pas être ressentie. Les réflexes ne sont jamais abolis. La marche est difficile, parfois impossible.

L'évolution de la méralgie paresthésique est fort lente; les récidives ne sont pas rares; elle peut disparaître après quelques années ou persister toute la vie. Le pronostic n'a aucune gravité. Le diagnostic est basé sur les symptômes que je viens de décrire.

L'*étiologie* de la méralgie paresthésique est très obscure; elle se développe chez les adultes, chez les hommes plus que chez les femmes. Le traumatisme paraît avoir quelque action en raison du trajet superficiel des filets nerveux. On a incriminé les maladies infectieuses, l'alcoolisme, le saturnisme, l'arthritisme, l'obésité, les troubles paresthésiques cessant pendant la cure d'amaigrissement (Florand). Le rôle du froid doit être signalé (Dopter). La *pathogénie* est loin d'être élucidée. On a incriminé l'état variqueux des membres, la méralgie a quelque analogie avec la sciatique variqueuse (Dopter); mais, en somme, il s'agit probablement d'une névrite périphérique qui doit à la composition du nerf une physionomie clinique exempte de troubles moteurs et trophiques. Le *traitement* local par massage, frictions alcooliques ou térébenthinées, donne de bons résultats. Je recommande les applications d'air surchauffé dont on trouvera la description au memento thérapeutique du IVe volume. Une hygiène sévère doit être imposée aux obèses et aux arthritiques.

1. Charles Dopter. Des troubles de sensibilité de la zone du nerf fémoro-cutané. *Gaz. hebd. de méd. et de chir.*, 15 juin 1897.

2. P. A. Lop. Méralgie paresthésique. *Presse médicale*, 1er mars 1899.

§ 11. RADICULITES

Les racines antérieures et postérieures des nerfs rachidiens innervent les unes un groupe musculaire, les autres un territoire cutané nettement définis. Ces répartitions sont figurées dans les traités d'anatomie et de physiologie. Depuis longtemps on connaît les symptômes qui traduisent la lésion traumatique des racines (paralysies radiculaires du plexus brachial, tome III). Mais les lésions inflammatoires des racines n'ont été étudiées que récemment (Dejerine) sous le nom de *radiculites* et la première étude d'ensemble en a été faite par P. Camus et Sézary [1]. J'ai eu l'occasion d'en observer plusieurs cas dans mon service à l'Hôtel-Dieu.

Ces lésions inflammatoires sont généralement localisées à un groupe de racines. Le plus souvent, elles atteignent celles du plexus lombo-sacré et constituent ce qu'on a appelé les sciatiques radiculaires (Camus et Sézary); mais il existe également des radiculites lombaires pures (Jeanselme et Sézary) et des radiculites du membre supérieur.

Les radiculites s'annoncent par des douleurs progressivement croissantes, analogues à celles des névrites, mais avec localisation indépendante du trajet des nerfs périphériques. Elles s'exacerbent vivement à l'occasion de quintes de toux ou d'éternuements. En recherchant les troubles objectifs de la sensibilité, on peut trouver des zones d'hyperesthésie ou d'anesthésie, dont la topographie est nettement radiculaire, c'est-à-dire disposée en bandes longitudinales aux membres, et en bandes transversales au thorax. C'est là un des meilleurs éléments de diagnostic.

Tantôt la radiculite est uniquement sensitive, tantôt elle est sensitivo-motrice; elle s'accompagne de parésies ou de paralysies avec troubles de réactions électriques analogues à ceux des névrites; mais, fait particulier, les muscles sont atteints par groupes radiculaires complets ou incomplets : ainsi, lorsque les racines supérieures du plexus brachial sont atteintes,

1. P. Camus et A. Sézary. Les radiculites. *Presse médicale*, 1907, n° 68.

on pourra noter la paralysie du deltoïde (innervé par le circonflexe), la paralysie du biceps (innervé par le musculo-cutané) et la paralysie du long supinateur (innervé par le radial).

La radiculite est ordinairement consécutive à une lésion des méninges qui entourent les racines. Aussi, dans la majorité des cas, la ponction lombaire démontre la lymphocytose du liquide céphalo-rachidien.

Comme dans les paralysies radiculaires traumatiques du plexus brachial, la radiculite des dernières racines cervicales s'accompagne de troubles oculo-pupillaires (myosis, rétraction du globe oculaire, rétrécissement de la fente palpébrale). Ces symptômes étaient très nets dans un cas de polynévrite alcoolique associée à une radiculite syphilitique, observé chez un malade de mon service, par Le Play et Sézary [1].

En résumé, la topographie radiculaire des troubles sensitifs et moteurs et la lymphocytose du liquide céphalo-rachidien sont des signes qui permettent de reconnaître les radiculites. Mais les lésions de la substance grise de la moelle (cornes antérieures et postérieures) se manifestent également par des troubles à topographie radiculaire (Déjerine), c'est donc après avoir noté l'absence de signes médullaires (troubles des réflexes et des réservoirs, signe de Babinski, dissociation thermo-analgésique de la sensibilité, absence de lymphocytose céphalo-rachidienne), qu'on pourra interpréter les symptômes en faveur d'une lésion radiculaire.

Quelles sont les causes des radiculites? Ces affections sont quelquefois symptomatiques d'un mal de Pott, d'un cancer vertébral, d'une tumeur méningée, qui compriment les racines avant d'atteindre la moelle; les radiculites sont alors un signe avant-coureur de la compression médullaire. Lorsqu'elles sont isolées, elles relèvent le plus souvent de la syphilis et plus rarement de la tuberculose ou de la blennorragie. La nature syphilitique de la plupart des radiculites est à signaler, car le traitement (injections de biiodure de mercure) est merveilleusement efficace. Une radiculite sur-

1. Le Play et Sézary. Radiculite cervico-dorsale associée à une polynévrite alcoolique. *Société neurologique.* 10 mars 1910.

venant sans cause avérée, on doit systématiquement rechercher des antécédents ou des stigmates de syphilis.

CHAPITRE VIII

PARALYSIES

§ 1. PARALYSIE FACIALE

La *paralysie du nerf facial* (nerf de la septième paire) se
prête difficilement à une description d'ensemble, parce que
ses symptômes sont forts différents, suivant que le nerf est
atteint dans l'une ou l'autre de ses parties : aussi est-il
d'usage de diviser cette paralysie en deux variétés, l'une, centrale, et l'autre, périphérique. Cette division ne paraît pas
suffisante, et je me propose d'étudier successivement les
variétés suivantes : 1° paralysie d'origine périphérique ;
2° paralysie d'origine intra-temporale ; 3° paralysie d'origine
bulbo-protubérantielle ; 4° paralysie d'origine cérébrale.

1° **Paralysie d'origine périphérique.** — Cette variété est
la plus commune ; on la nomme encore paralysie *funiculaire* : c'est celle qui atteint les branches terminales du
nerf après sa sortie de l'aqueduc de Fallope. Le nerf facial
émerge de l'aqueduc de Fallope par le trou stylo-mastoïdien, il traverse la glande parotide et fournit deux branches, la temporo-faciale et la cervico-faciale. Ces deux
branches s'anastomosent pour former le plexus sous-paroti-
dien. De ce plexus partent les rameaux qui se distribuent
aux muscles peauciers du cou, de la face et de la moitié antérieure du cuir chevelu. Le nerf facial anime donc tous
les muscles de la face, moins les muscles du globe de l'œil
(3°, 4°, 6° paires), de la paupière supérieure (3° paire) et de
la mâchoire inférieure (portion motrice de la 5° paire).
Au-dessous du trou stylo-mastoïdien le nerf facial émet un
rameau, le nerf auriculaire postérieur destiné au muscle

occipital et aux muscles auriculaires postérieur et supérieur. La figure ci-dessous montre la distribution des branches périphériques du nerf facial.

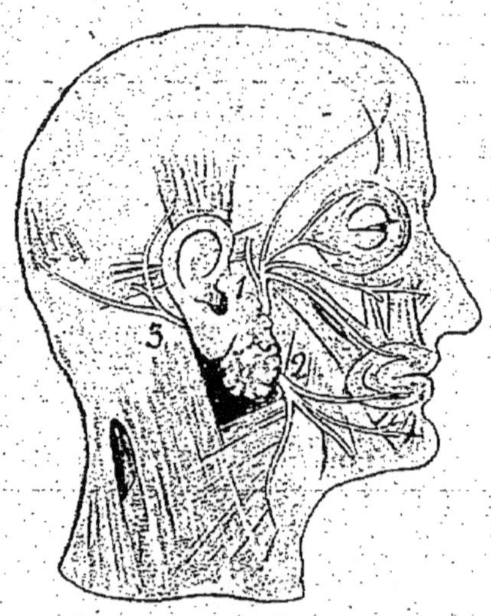

1. Branches temporo-faciales. — 2. Branches cervico-faciales
3. Branches auriculaires postérieures.

Le *froid* est la *cause* la plus habituelle de cette paralysie, surtout chez les sujets entachés de diathèse *rhumatismale*[1]; un courant d'air, une croisée ouverte, en voiture ou en wagon, une pluie froide, le séjour dans un lieu humide reparaissent comme étiologie dans une foule d'observations; chez un malade de Trousseau[2], l'hémiplégie faciale se déclara après une vive frayeur. Le traumatisme, les tumeurs parotidiennes, la compression du nerf par le forceps[3] chez le nouveau-né sont des causes beaucoup plus rares.

La *syphilis* est une cause fréquente de paralysie faciale; je lui consacre plus loin un chapitre spécial.

1. Despaigne. *Paral. fac. périph.* Th. de Paris. 1888.
2. *Clin. méd.*, t. II, p. 318.
3. Landouzy. *Gaz. méd. de Paris*, 1839. — Stephan. *Revue de méd.*, juillet 1888.

La paralysie faciale se déclare brusquement ou graduellement, suivant la cause qui l'a produite; elle est presque toujours unilatérale (hémiplégie faciale).

Souvent la paralysie est *précédée ou accompagnée de douleurs* qui siègent dans l'oreille, derrière l'oreille, sur la joue et aux régions temporale et frontale. D'après Weber, ces douleurs existeraient dans plus de la moitié des cas de paralysie faciale; je les ai plusieurs fois constatées, j'ai même eu dans mon service un jeune malade chez lequel la paralysie douloureuse de la septième paire était accompagnée de zona[1]; et j'observe actuellement une malade chez laquelle des douleurs très étendues ont précédé de plusieurs jours la paralysie; elles durent encore, mais amoindries, après six mois de maladie. La pathogénie de ces douleurs (paralysie faciale douloureuse) sera étudiée au chapitre suivant concernant la paralysie faciale syphilitique.

La paralysie se traduit par des signes qui sont beaucoup plus accusés si l'on fait rire ou causer le malade, parce qu'on provoque ainsi la contraction des muscles du côté sain qui entraînent et font dévier les muscles du côté paralysé. Le nerf facial étant le nerf qui préside à la *mimique* de la face, toute expression est abolie du côté paralysé. Les muscles du côté sain attirant à eux le côté paralysé, il en résulte une déviation des traits et une déformation du visage. Quand on regarde en face un individu atteint d'hémiplégie faciale, le côté paralysé a l'air de se présenter en avant, comme s'il était mis en saillie par le côté sain qui se cache derrière lui. Le côté paralysé est immobile et offre un étrange contraste avec l'animation de l'autre côté du visage; les muscles ne se contractent plus, le muscle frontal n'exprime plus l'attention, le muscle pyramidal n'annonce plus l'agression, le muscle sourcilier n'exprime plus la souffrance, le grand zygomatique ne donne plus signe de joie, les élévateurs de l'aile du nez, de la lèvre supérieure et le petit zygomatique ne peuvent plus peindre la tristesse

---

1. Th. de Testaz. *Paralysie douloureuse de la septième paire*, p. 12.

et le pleurer ; la peau du front est lisse et les rides s'effacent du côté paralysé. L'hémiplégie faciale est accompagnée de la paralysie des muscles qui concourent au fonctionnement des *organes des sens*.

A. *Organe de la vision*. — L'œil, du côté paralysé, paraît plus grand et plus largement ouvert, à cause de la paralysie du muscle orbiculaire. Deux muscles président aux mouvements des paupières : l'un sert à les fermer, c'est l'orbicuaire, animé par le facial ; l'autre sert à les ouvrir, c'est l'élévateur de la paupière supérieure, animé par le moteur oculaire commun. Quand l'orbiculaire est paralysé, l'occlusion complète de l'œil est impossible ; l'équilibre est rompu au profit de l'élévateur, qui tient la paupière supérieure toujours relevée ; le clignement est imparfait, et le globe de l'œil reste en partie découvert, même pendant le sommeil. La paupière inférieure est légèrement renversée et subit un commencement d'ectropion ; l'ouverture palpébrale est déformée, le grand angle de l'œil prend une forme plus aiguë, les larmes ne sont plus étalées uniformément, la conjonctive s'injecte, se dessèche et peut s'enflammer.

La paralysie du nerf facial donne lieu à un *épiphora*, l'écoulement des larmes sur la joue est dû à la paralysie du petit muscle de Horner, dont le rôle est de faire saillir les points lacrymaux en les portant en dedans vers le sac lacrymal, où ils vont, pour ainsi dire, puiser les larmes.

Ch. Bell a le premier, en 1823, attiré l'attention sur le déplacement du globe oculaire en haut et en dehors, au moment où le sujet atteint de paralysie faciale périphérique s'efforce en vain de fermer la paupière. L'occlusion palpébrale et l'élévation du globe oculaire sont deux phénomènes associés. Quand pour une raison quelconque, vertige, syncope, sommeil, il y a suppression de l'acte oculo-moteur qui préside à la fonction du regard, on « tourne de l'œil », c'est-à-dire que le globe s'élève en haut et en dehors. Quand, avec le doigt on s'oppose à l'occlusion de la paupière, ou quand le défaut d'occlusion vient d'une paralysie faciale périphérique, la seconde partie de l'action syner-

gique s'effectue seule, c'est-à-dire que l'œil s'élève comme
si la paupière s'abaissait réellement[1]. Ce phénomène, diversement interprété par Romberg, Erb, Bonnier, est en somme
un phénomène normal. Bonnier[2] a montré que, dans les cas
où la paralysie faciale s'accompagne d'irritation labyrinthique, le mouvement du globe peut prendre le caractère
spasmodique d' « œil à ressort », comme chez un malade
de mon service atteint de paralysie faciale d'origine otitique.
Ce fait est dû à l'action de l'appareil labyrinthique sur les
noyaux de l'oculo-motricité.

B. *Organe de l'odorat.* — Le nerf facial meut les narines :
aussi, dans l'hémiplégie faciale, le bout du nez est légèrement dévié vers le côté sain, l'ouverture nasale est rétrécie,
l'aile du nez n'est plus soulevée à chaque inspiration et l'olfaction est moins parfaite par suite du rétrécissement de l'orifice. Chez l'homme dont les narines sont rigides, la paralysie
faciale a peu d'influence sur la respiration, mais chez le
cheval, dans le cas de paralysie double du nerf facial, les
naseaux s'affaissent à chaque inspiration, et, comme le
larynx remonte très haut jusqu'à l'ouverture postérieure des
fosses nasales, il en résulte de graves troubles respiratoires.

C. *Parole et mastication.* — Les mouvements des lèvres
sont abolis du côté paralysé : le malade ne peut ni siffler
ni souffler, et la prononciation des labiales est presque
impossible. La bouche est de travers, la commissure du
côté sain est déviée et attirée en haut, et la difformité
s'accroît quand le malade veut rire ou parler. L'occlusion
des lèvres étant incomplète, la salive s'écoule quelquefois
hors de la bouche, la joue paralysée est flasque, à cause
de l'inertie du muscle buccinateur, les aliments, mal con-
tenus par les lèvres, s'accumulent entre l'arcade dentaire
et la joue paralysée ; la mastication est gênée. La joue, de-

1. Cestan et Dupuy-Dutemps. *Congr. de Bruxelles*, 1903.
2. P. Bonnier. Le signe de Ch. Bell dans la paralysie faciale périphérique. *Rev. neurol.*, 30 avril 1898.

venue flasque, ne résiste plus à l'air expiré; elle est soulevée comme un voile à chaque expiration; on dit du malade qu'il *fume la pipe*.

D. Les *troubles du goût et de l'ouïe* seront étudiés à propos de la paralysie intra-temporale.

Dans la paralysie faciale *a frigore*, la contractilité électrique subit de notables modifications. Quand la paralysie est légère, la contractilité électro-musculaire persiste presque intacte (Erb); c'est là une forme bénigne qui guérit en deux ou trois semaines; mais dans les formes graves, l'excitabilité galvanique et faradique des nerfs est perdue, ainsi que l'excitabilité faradique des muscles, ce qui indique pour la paralysie une durée de plusieurs mois; il n'est même pas rare que les mouvements soient encore compromis après plusieurs années, et certains muscles sont parfois atteints de *contracture*, ainsi que nous allons le voir au sujet du *pronostic*.

Des injections de pilocarpine pratiquées du côté sain et du côté paralysé donnent un *retard* de une à trois minutes dans l'apparition de la sueur du côté paralysé. Ce phénomène est spécial aux paralysies faciales périphériques à forme grave; il n'existe pas dans la paralysie faciale d'origine cérébrale; dans ce dernier cas, « la réaction sudorale » au moyen de la pilocarpine est égale des deux côtés de la face (Straus)[1].

2° **Paralysie d'origine intra-temporale.** — Le nerf facial ayant pénétré dans le conduit auditif interne, avec le nerf auditif et le nerf de Wrisberg, parcourt un long trajet dans l'os temporal; il s'engage dans l'aqueduc de Fallope et présente le ganglion géniculé dans lequel se perd le nerf de Wrisberg. De ce ganglion naissent le grand nerf pétreux superficiel et le petit nerf pétreux superficiel. Le nerf facial continue son trajet, il fournit le nerf du muscle de l'étrier, la corde du tympan, quelques rameaux nerveux, et il sort de l'aqueduc par le trou stylo-mastoïdien.

1. Communication à l'Acad. des sc., 1879.

La planche ci-dessous représente ces branches collatérales profondes du nerf facial

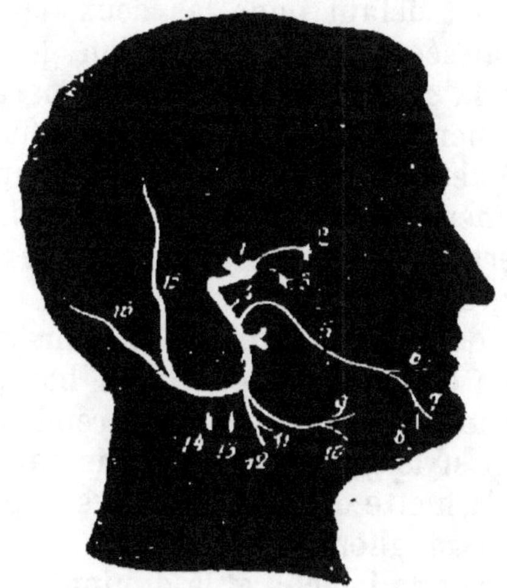

1. Ganglion géniculé. — 2. Ganglion sphéno-palatin. — 3. Ganglion otique. — 4. Nerf de l'étrier. — 5. Corde du tympan. — 6. Nerf lingual. — 7. Rameau de la glande sublinguale. — 8. Rameau de la glande sous-maxillaire. — 9. Rameau du glosso-staphylin. — 10. Rameau du stylo-glosse. — 11. Rameau du stylo-hyoïdien. — 12. Rameau du digastrique. — 13. Anastomose avec le glosso-pharyngien. — 14. Anastomose avec le digastrique. — 15. Rameau auriculaire postérieur. — 16. Rameau occipital.

La paralysie d'origine intra-temporale ou pétreuse[1] se traduit par les symptômes indiqués précédemment au sujet des paralysies périphériques, auxquels s'adjoignent des symptômes qui sont en rapport avec la paralysie des diverses branches que je viens d'énumérer. Ces symptômes sont les suivants :

A. — *Organe du goût.* — a. Chez certains malades, le *goût* est perverti : si l'on dépose alternativement sur le côté sain et sur le côté paralysé de la langue une substance sapide, la sensation est obscure et lente à se produire du côté paralysé. La sensibilité gustative du tiers postérieur de

1. Guillot. *Paral. fac. d'origine pétreuse.* Th. de Paris, 1889.

la langue, due au nerf glosso-pharyngien, persiste intacte, la sensibilité générale, due au nerf trijumeau, persiste, elle aussi intacte, dans toute l'étendue de la langue, mais la sensibilité gustative fait défaut dans les deux tiers antérieurs de la moitié paralysée. Cette perturbation gustative vient de la paralysie de la *corde du tympan*, et la paralysie de ce nerf produirait la perte du goût, soit en modifiant la circulation de la muqueuse linguale (Brown-Séquard), soit en exerçant sur l'élément contractile des papilles des modifications qui changeraient leurs rapports avec les substances sapides (Cl. Bernard)[2].

b. La déviation de la langue qu'on voit dans quelques cas et la difficulté d'en recourber la pointe en haut, tiennent à la paralysie des rameaux nerveux qui se rendent aux muscles digastrique et stylo-glosse. Il n'est pas rare d'observer une déviation de la luette et une légère dysphagie, les nerfs palatins venant du ganglion sphéno-palatin.

c. La sécheresse de la bouche et la diminution de la sécrétion salivaire s'observent quelquefois; ces symptômes viennent de la paralysie de la corde du tympan, qui préside à la sécrétion de la grande parotide (Cl. Bernard), et de la paralysie du petit nerf pétreux, qui est dévolu à la sécrétion de la glande sous-maxillaire.

d. — *Organe de l'ouïe.* — Le nerf facial anime le pavillon de l'oreille; chez les animaux tels que le lapin, qui ont l'oreille longue, celle-ci tombe dès qu'on a fait la section du nerf. Certains sujets atteints de paralysie faciale ont une exagération de la sensibilité auditive du côté paralysé; voici comment on explique ce phénomène : Le muscle interne du marteau, animé par le nerf petit pétreux superficiel, et le muscle de l'étrier qui reçoit aussi un filet du facial, constituent l'appareil moteur de la chaîne des osselets; le muscle interne du marteau a pour fonction de tendre la membrane du tympan, c'est-à-dire de diminuer l'amplitude de ses vibra-

2. La discussion sur les nerfs du goût et sur l'origine de la corde du tympan est fort bien résumée par M. Grasset. *Mal. du syst. nerv.*, t. II, p. 508.

tions et de modérer par conséquent l'intensité des ondes sonores : ces conditions ne sont plus remplies quand le muscle est paralysé et l'ouïe est exaltée (Landouzy).

La paralysie faciale d'origine *intra-temporale* est produite par des lésions multiples : fractures, *otite*, lésions *syphilitiques* (périostose), carie du rocher d'origine *tuberculeuse*. Le *froid*, si souvent cause des paralysies funiculaires, peut aussi déterminer cette variété ; le nerf frappé par le froid subit un gonflement inflammatoire (Bérard, Erb). Il est augmenté de volume, comprimé, étranglé, pour ainsi dire, en différents points de, son trajet ou à sa sortie de l'aqueduc de Fallope. Cette explication de la paralysie *a frigore*, qui a également été donnée pour la paralysie funiculaire, ne doit pas être généralisée à tous les cas de paralysie par refroidissement.

3° Paralysie d'origine bulbo-protubérantielle. — Le nerf facial a deux noyaux dans le bulbe : 1° un noyau supérieur qui lui est commun avec le nerf moteur oculaire externe et qui est situé sur le plancher du quatrième ventricule, au niveau du bord inférieur de la protubérance ; — 2° un noyau inférieur situé plus bas, qui lui est commun avec le nerf masticateur (Pierret) et qui est compris entre les noyaux de l'hypoglosse et du spinal. Il est facile de suivre les fibres du facial qui partent de ces noyaux pour se porter du bulbe à la périphérie. Les fibres cérébrales du facial inférieur naissent du pied de la circonvolution frontale ascendante, descendent avec le faisceau géniculé et, après avoir occupé la partie inférieure du pédoncule cérébral, s'engagent dans la protubérance, où elles s'entre-croisent pour venir s'adjoindre plus bas aux fibres nées des noyaux bulbaires. L'entre-croisement des fibres du facial se fait donc à l'intérieur de la protubérance et vers sa partie moyenne.

La région qui s'étend de l'entre-croisement de fibres cérébrales du facial aux noyaux bulbaires comprend donc la moitié inférieure de la protubérance, région qui comprend aussi le tractus des fibres motrices qui sont destinées aux membres, avec cette différence que ces fibres ne s'entre-croisent que plus bas, au couet du bulbe. Il en résulte qu'une lésion (tumeur, hémorrhagie, ramollissement) de cette portion de la protubérance peut atteindre et les fibres déjà entre-croisées du facial, et le tractus moteur des membres avant son entre-croisement. C'est là l'origine d'une paralysie *croisée*, paralysie *alterne* (Gubler); la paralysie est directe pour la face, c'est-à-dire qu'elle siège du même côté que la lésion, tandis qu'elle est croisée pour les membres.

L'hémiplégie faciale d'origine bulbo-protubérantielle est donc associée à une hémiplégie croisée des membres; de plus, elle est complète, c'est-à-dire qu'elle atteint l'orbiculaire des paupières aussi bien que l'orbiculaire des lèvres, et les muscles perdent leur contractilité électrique comme dans les paralysies périphériques précédemment étudiées.

4° **Paralysie d'origine cérébrale.** — La paralysie faciale d'origine cérébrale doit être divisée en deux variétés, suivant que la lésion cérébrale est *centrale* ou *corticale*.

a. — Les lésions *centrales* du cerveau (hémorrhagies, ramollissement, tumeur), que la lésion occupe les noyaux opto-striés, la capsule interne ou les faisceaux fronto-pariétaux du centre ovale[1], sont accompagnées de l'hémiplégie vulgaire. — L'hémiplégie faciale occupe le même côté que l'hémiplégie des membres et présente les caractères suivants : la face n'est paralysée que dans sa partie inférieure, l'orbiculaire des paupières est presque toujours respecté, la paralysie est rarement aussi accentuée que dans les cas d'origine périphérique, la contractilité faradique est conservée, et la réaction sudorale à la pilocarpine est égale des deux côtés (Straus).

L'absence de paralysie de l'orbiculaire des paupières dans l'hémiplégie faciale d'origine cérébrale a été diversement interprétée. — Je dirai d'abord que l'intégrité du muscle n'est pas toujours absolue, elle est latente et demande à être cherchée[2]. Pour expliquer la majorité des cas, c'est-à-

---

1. Pitres. *Rech. sur les lés. du centre ovale.* Th. de Paris, 1877.
2. Deligné. *État du facial supérieur dans l'hémiplégie cérébrale de l'adulte.* Th. de Paris, 1899.

dire l'intégrité apparente de l'orbiculaire des paupières, on
pourrait se rallier à l'opinion suivante de Broadbent : dans
l'hémiplégie d'origine cérébrale, ce n'est pas seulement
l'orbiculaire des paupières qui est respecté, l'intégrité porte
sur tous les muscles dont les mouvements sont associés et
se produisent des deux côtés à la fois; tels sont les muscles
des yeux, du tronc, du larynx. Il est probable que les noyaux
des nerfs de ces muscles sont reliés entre eux par des commissures qui permettent au noyau sain de suppléer dans
une certaine mesure le noyau détruit.

On a réuni plusieurs cas d'hémiplégie (Huguenin, Chwostek,
Hallopeau[1]), où, contrairement à la règle habituelle, il existait une paralysie complète de l'orbiculaire palpébral. Dans
les trois cas on a trouvé une hémorrhagie qui intéressait
surtout le noyau lenticulaire du corps strié. Il est donc
probable que les fibres du facial supérieur, nées en un
point de l'écorce cérébrale encore indéterminé, traversent
le noyau lenticulaire et continuent leur trajet à la partie
interne du pédoncule cérébral. Mais, pour aller du noyau
lenticulaire au pédoncule cérébral, elles ne suivent certainement pas la capsule interne, car les lésions de ce tractus
ne paralysent pas l'orbiculaire ; il est probable qu'elles suivent l'anse lenticulaire; elles rencontrent dans le pédoncule
cérébral le faisceau du facial inférieur qui, lui, a suivi le
faisceau géniculé de la capsule interne, et les deux faisceaux réunis s'entre-croisent à la partie moyenne de la
protubérance et continuent leur trajet bulbaire.

On a fait une objection à l'hypothèse que la lésion du
noyau lenticulaire avait été, dans ces cas, la cause de la
paralysie du facial supérieur. S'il en était ainsi, a-t-on dit,
on devrait observer la paralysie palpébrale dans les cas
d'oblitération de l'artère sylvienne, puisque les artères du
corps strié viennent exclusivement de la sylvienne (Duret),
et le nerf facial supérieur pourrait bien avoir son origine
non pas dans le noyau lenticulaire, mais dans l'anse lenti-

1. Hallopeau. *Soc. de biol.*, 1870.

culaire (Mathias Duval). A cela on répond (Hallopeau) que la distribution de l'artère sylvienne est variable, que dans bien des cas d'autres artérioles issues de la cérébrale antérieure ou de la choroïdienne antérieure se jettent dans le noyau lenticulaire, et que, par conséquent, l'oblitération de la sylvienne n'entraîne pas fatalement le ramollissement du noyau lenticulaire.

b. — Les lésions cérébrales d'origine *corticale* peuvent provoquer une hémiplégie faciale fort analogue à l'hémiplégie faciale d'origine cérébrale centrale. Le facial inférieur est seul paralysé, la contractilité électro-musculaire est conservée, et l'hémiplégie faciale est associée à une hémiplégie des membres du même côté. Néanmoins cette association est moins complète que dans les lésions centrales; la paralysie faciale domine, et il s'y adjoint une monoplégie, ou de l'aphasie, suivant le siège et l'extension du foyer cortical.

L'athérome, le ramollissement, les méningites, les tumeurs, sont les causes les plus habituelles de ces paralysies faciales d'origine corticale; la lésion siège à la base de la circonvolution frontale ascendante, origine supposée du facial inférieur, et, dans le cas où il s'y adjoint de l'hémiplégie des membres, la lésion occupe les deux tiers supérieurs des circonvolutions frontale et pariétale ascendante, ou le lobule paracentral, origines des centres moteurs des membres.

Pronostic. — Terminaison. — D'après Erb, il y a lieu de distinguer dans la paralysie faciale trois formes : une légère, une grave et une moyenne, dont les symptômes sont résumés par Grasset de la manière suivante[1] :

1° Dans la forme légère, il n'y a aucune espèce de modification dans l'excitabilité électrique, soit galvanique, soit faradique, dans les muscles ou dans les nerfs. Tout réagit comme dans l'état sain et pendant toute la durée de la paralysie. Dans tous ces cas, le pronostic est très favorable;

---

1. Grasset. *Maladies du système nerveux*, 1886, p. 809.

ces paralysies guérissent en deux ou trois semaines.

2° Dans le type grave, on retrouve complètement tous les phénomènes de la *réaction de dégénérescence* : diminution, puis abolition de l'excitabilité galvanique et faradique des nerfs; perte de l'excitabilité faradique des muscles; augmentation quantitative et altération qualitative de l'excitabilité galvanique des muscles; augmentation de leur excitabilité mécanique. Le pronostic est essentiellement défavorable; la durée est de trois, quatre, six mois et plus encore. Souvent se déclarent des *contractures* que nous allons étudier.

3° Entre ces deux types extrêmes existent tous les intermédiaires.

La *contracture* est la complication redoutable de l'hémiplégie faciale et doit être étudiée en détail[1]. Lorsque la paralysie faciale fait partie d'une hémiplégie vulgaire (lésions cérébrales), la contracture secondaire, si fréquente dans les muscles des membres, est fort rare et peu accentuée dans les muscles de la face. Mais lorsque l'hémiplégie faciale est d'origine périphérique, il est des cas, ainsi que nous venons de le dire, où les contractures secondaires et permanentes des muscles du visage sont à redouter. Ces contractures ont été merveilleusement étudiées par Duchenne dès 1851, et décrites en 1855 dans son *Traité de l'électrisation localisée*. Les contractures peuvent atteindre tous les muscles paralysés ou seulement quelques-uns d'entre eux; elles apparaissent trois ou quatre mois, et plus longtemps encore, après le début de la paralysie. Souvent elles sont annoncées par quelques signes prémonitoires; des spasmes survenant dans les muscles paralysés, sous l'influence de leur excitation naturelle, un retour trop rapide de la force tonique dans les muscles paralysés (Duchenne), des secousses spontanées analogues au tic convulsif de la face, tels sont les signes précurseurs de la contracture.

« Le retour de la tonicité à l'état normal à lieu ordinai-

1. Cette question est bien traitée dans la thèse de M. Foucher. Paris, 1886.

rement dans un certain ordre. Il faut en général deux ou trois semaines dans la paralysie de la septième paire au deuxième degré pour que le premier mouvement tonique se manifeste. C'est d'abord le buccinateur qui paraît avoir le plus de tendance à recouvrer sa puissance tonique; après lui viennent, dans l'ordre suivant : le grand zygomatique, le petit zygomatique, l'élévateur commun de l'aile du nez et de la lèvre supérieure, le pinnal radié, le carré, le triangulaire des lèvres, le muscle de la houppe du menton, l'orbiculaire des lèvres, l'orbiculaire des paupières, le frontal, le sourcilier, le triangulaire du nez et le dilatateur de l'aile du nez. Ces détails ont une importance réelle, car si un de ces muscles paralysés de la face reprend plus rapidement que d'ordinaire sa tonicité (dans le premier septénaire), surtout quand ce muscle recouvre cette propriété, pour ainsi dire avant son tour, c'est le commencement d'une contracture qui va accentuer les traits plus qu'à l'état normal et s'aggraver progressivement » (Duchenne).

La contracture se généralise rarement à tous les muscles paralysés; certains muscles, les zygomatiques et le buccinateur sont plus souvent atteints que les autres. À mesure que la contracture s'accentue, les traits du visage, qui étaient défectueux et affaissés pendant la paralysie, se régularisent d'abord, puis se déforment en *sens contraire*. Alors le visage prend les expressions les plus étranges : « Le petit zygomatique arrondit en la creusant la ligne naso-labiale, et donne une expression chagrine; le grand zygomatique élève la commissure et donne une expression de gaieté; le carré des lèvres renverse et abaisse de son côté la lèvre inférieure; l'orbiculaire palpébral diminue l'ouverture des paupières. »

Les muscles contracturés sont souvent agités de mouvements convulsifs, ils peuvent à la longue se rétracter et devenir une gêne considérable pour les mouvements. Les *causes* de ces contractures peuvent être multiples, mais il est certain que les courants électriques mal appliqués n'y sont pas étrangers.

Diagnostic.—Traitement.—Le diagnostic de l'hémiplégie
faciale est facile ; une cause d'erreur cependant mérite d'être
signalée ; il faut éviter de mettre sur le compte d'une para
lysie *droite* la déviation parfois provoquée par une contracture *gauche*. L'erreur est facile à éviter quand la contracture
est nettement accentuée, mais il n'en est pas toujours ainsi,
et si l'on veut se reporter au chapitre de l'hystérie, on verra
que plusieurs auteurs ont décrit comme une hémiplégie
faciale ce qui est souvent une contracture, la paralysie
faciale étant rare dans l'hystérie.

Le *traitement* de la paralysie faciale varie suivant la cause
qui l'a produite. Il faut toujours penser à la *syphilis*, car la
syphilis, nous l'avons dit, peut, à toutes ses périodes, être
cause d'hémiplégie faciale. La faradisation est le traitement
par excellence de la paralysie faciale, c'est le même traitement au cas de contracture, mais la faradisation doit être
employée avec la plus grande prudence, car, mal appliquée,
elle n'est pas étrangère au développement des contractures.

Résumé. — 1° La paralysie faciale d'origine *périphérique*
présente les caractères suivants : L'hémiplégie faciale est
généralement *totale*, c'est-à-dire étendue au facial inférieur
et au facial supérieur ; elle est souvent précédée ou accompagnée de *douleurs* dans les régions paralysées ; elle abolit
complètement la *mimique* et l'expression dans le côté paralysé, les mouvements réflexes sont perdus et l'on constate
dans l'excitabilité électrique des modifications variables qui
viennent d'être exposées au sujet du pronostic. Suivant le
cas, la paralysie est légère et facilement curable, ou intense,
de longue durée et parfois suivie de *contracture*. Dans le cas
de paralysie intense, la réaction sudorale à la pilocarpine
est en retard du côté paralysé.

2° L'hémiplégie faciale d'origine *intra-temporale* offre les
mêmes symptômes *paralytiques* que la variété précédente,
mais elle présente aussi des symptômes, altération du goût,
déviation de la luette, exaltation de l'ouïe, qui sont en
rapport avec la paralysie des branches nerveuses qui naissent
à l'intérieur de l'aqueduc de Fallope.

3° La paralysie faciale d'origine *bulbo-protubérantielle* ressemble à la paralysie d'origine périphérique par un grand nombre de ses symptômes, mais elle en diffère en ce que l'hémiplégie faciale est accompagnée d'une hémiplégie des membres qui est *croisée* par rapport à la paralysie de la face.

4° La paralysie faciale d'origine *cérébrale centrale*, diffère des précédentes par bien des symptômes ; c'est elle qui accompagne l'hémiplégie vulgaire ; la paralysie respecte le facial supérieur, l'orbiculaire des paupières (du moins d'une façon apparente), et n'atteint que le facial inférieur ; les mouvements réflexes sont conservés, les contractions faradiques sont intactes, la réaction sudorale à la pilocarpine est identique des deux côtés, la paralysie faciale siège du même côté que l'hémiplégie des membres, la *contracture secondaire* est extrêmement rare.

5° La paralysie faciale d'origine *cérébrale corticale* est fort analogue à l'hémiplégie faciale d'origine cérébrale centrale. Le facial inférieur est seul paralysé, la contractilité électromusculaire est conservée, et l'hémiplégie faciale est associée à une hémiplégie des membres du même côté. Néanmoins cette association est moins complète que dans les lésions centrales ; la paralysie faciale domine, et il s'y adjoint une monoplégie, ou de l'aphasie, suivant le siège et l'extension du foyer cortical.

§ 2. PARALYSIE FACIALE SYPHILITIQUE — PARALYSIE PRÉCOCE PARALYSIE TARDIVE — PARALYSIE DOULOUREUSE

La *paralysie syphilitique* du nerf facial, nerf de la 7ᵉ paire, peut être précoce ou tardive ; précoce, quand elle apparaît dans les premiers mois de l'infection syphilitique, à la période des accidents dits secondaires : tardive, quand elle survient des années, dix ans, vingt ans après l'infection, à la période des accidents dits tertiaires. Entre ces deux extrêmes existent tous les intermédiaires. Occupons-nous d'abord de la paralysie faciale syphilitique *précoce*.

A. PARALYSIE FACIALE SYPHILITIQUE PRÉCOCE

Faits cliniques. — La paralysie *précoce* est fréquente ;
en voici quelques cas[1] : une jeune femme entre dans mon
service au troisième mois de sa syphilis. Nous constatons
une roséole maculo-papuleuse, des plaques muqueuses de la
gorge et une pléiade ganglionnaire de l'aine. Depuis l'apparition de ces accidents secondaires, la malade se plaint de
douleurs dans l'oreille et à la face du côté droit ; les maux
de tête sont si violents qu'elle ne peut dormir. Elle a perdu
l'appétit, elle est fatiguée, elle éprouve une telle lassitude
qu'elle doit souvent garder le lit ; symptômes fréquents chez
la femme, au début de la syphilis, ainsi que le fait remarquer Fournier. Au milieu de ces accidents secondaires,
roséole, plaques muqueuses, douleurs de l'oreille et de la
face, apparaît une paralysie faciale. Un matin, au réveil,
la malade s'aperçoit que sa bouche est légèrement déviée
et entraînée à gauche, elle ne peut fermer l'œil droit, les
larmes s'écoulent sur la joue, les douleurs d'oreille augmentent d'intensité. Quand nous examinons cette jeune
femme (huit jours après le début de la paralysie), nous constatons une hémiplégie faciale droite : la bouche est déviée
à gauche ; les plis naturels du visage et du front sont effa-
cés du côté droit, la narine droite est légèrement affaissée ;
l'œil droit est largement ouvert et ne se ferme qu'incomplètement, il y a épiphora ; la sensation gustative est
émoussée sur la moitié droite de la langue ; la luette n'est
pas déviée ; il n'y a pas de troubles auditifs.

Je prescris aussitôt le traitement mixte : tous les jours
une pilule de protoiodure de mercure de cinq centigrammes et deux grammes d'iodure de potassium. Le premier
résultat du traitement fut de diminuer les douleurs de tête
et de supprimer l'insomnie. En dix jours, nous obtenons
une amélioration très notable de la paralysie faciale, la

1. Ce cas est rapporté dans la thèse de Dargaud. Paris, 1885.

bouche est moins déviée, l'œil se ferme beaucoup mieux, l'épiphora est insignifiant. En vingt jours, la guérison est complète, l'œil se ferme, la bouche n'est plus déviée, les douleurs de tête ont cessé, la roséole a disparu. Je suspends le traitement que je reprends quelques jours plus tard pour confirmer la guérison.

— (Bahuaud[1].) Cette observation concerne un homme atteint de chancre syphilitique induré, avec pléiade ganglionnaire à l'aine gauche. Dix-huit jours après le chancre, apparaît une roséole, et huit jours plus tard, c'est-à-dire vingt-six jours après le chancre, le malade, fort effrayé, s'aperçoit que le côté gauche de la face est privé de mouvement. Il vient consulter Bahuaud qui constate l'hémiplégie faciale. Du côté gauche, les traits du visage sont impassibles, la joue flasque et pendante est souvent pincée entre les arcades dentaires pendant les mouvements de la parole. Les aliments séjournent entre l'arcade alvéolaire et la joue gauche. La bouche est fortement déviée et tirée en haut et en dehors. Le malade ne peut ni siffler ni retenir l'air dans sa bouche pendant des efforts d'expiration; lorsqu'il fume, il ne peut lancer en jet la fumée ni projeter au loin la salive, comme le font les fumeurs. L'œil gauche ne se ferme pas, les mouvements de clignement sont impossibles. On ne trouve chez cet homme aucune autre cause qui puisse expliquer la paralysie faciale; la syphilis seule peut être incriminée. Le traitement mercuriel est aussitôt institué : on donne une pilule de protoiodure de mercure de 5 centigrammes, matin et soir. En huit jours, le malade éprouve un mieux sensible; la déviation de la bouche est moindre, la sputation est plus facile. De jour en jour l'amélioration se prononce, en trois semaines la guérison est complète, il ne reste plus trace de l'hémiplégie faciale, la roséole a totalement disparu. Cet homme a été revu depuis par son médecin, et la paralysie n'a laissé aucune trace.

1. Bahuaud. Paralysie faciale syphilitique arrivant au début des accidents secondaires. *Gaz. des hôp.*, 1865, p. 582.

(Boix[1]). Un homme, ayant eu trois mois avant un chancre syphilitique, entre dans le service de Hanot, avec une roséole et un érythème de la gorge. Les jours suivants, apparaissent des douleurs au côté gauche du cou et de la nuque, et un zona se déclare dans ces régions. En même temps, apparaît une paralysie faciale gauche. Le malade raconte que, la veille, il a voulu fumer sa pipe, et, à sa grande surprise, il ne pouvait la tenir à gauche de la bouche qu'en serrant fortement les dents. Puis la paralysie s'est complétée, présentant tous les symptômes de la paralysie faciale périphérique, sans altération du goût et sans déviation de la luette. On a aussitôt prescrit le traitement spécifique, frictions mercurielles, et 4 grammes d'iodure de potassium. L'éruption syphilitique a disparu après la première quinzaine; la paralysie faciale s'est améliorée plus lentement, elle était complètement guérie en deux mois.

Les observations suivantes sont tirées de la thèse de Dargaud. — (Marty.) Un homme de vingt-cinq ans, atteint de chancre syphilitique avec pléiade ganglionnaire de l'aine, est pris cinq semaines plus tard de roséole et de paralysie du côté droit de la face; l'œil reste ouvert et ne peut se fermer, la narine droite ne se dilate pas, la bouche est de travers et tirée à gauche, la salive s'échappe continuellement par la commissure droite, la joue est flasque et les aliments s'accumulent derrière l'arcade dentaire. — (Vidal de Cassis.) Un homme a un chancre syphilitique en février, la roséole apparaît bientôt après, et en avril, c'est-à-dire deux mois après l'infection syphilitique, se déclare une hémiplégie faciale gauche avec perte du goût sur la moitié gauche de la langue. Après huit jours de traitement mercuriel, la paralysie avait disparu.

(Mauriac). Un homme de soixante et onze ans a un chancre syphilitique fin juin; au quarantième jour apparaît la roséole, et au quarante-sixième jour survient une para-

1. Boix. Paralysie faciale périphérique précoce. *Archives générales de médecine,* février 1894.

lysie faciale droite. L'œil est larmoyant et reste ouvert, la bouche est entraînée à gauche, la joue droite est flasque, la luette est déviée à gauche, le malade éprouve des douleurs vives derrière l'oreille gauche et dans la région mastoïdienne. Mauriac institue le traitement mercuriel. Un mois plus tard, l'hémiplégie faciale avait presque complètement disparu. — (Vidal de Cassis.) Un homme de vingt-sept ans a un chancre syphilitique. Un mois plus tard apparaît la roséole et bientôt après survient une hémiplégie faciale. — (Yvaren.) Un homme de trente ans a un chancre syphilitique. Quatre mois plus tard apparaît une hémiplégie faciale guérie en quelques semaines par le traitement mercuriel. — (Knorre.) Un homme de trente ans a un chancre syphilitique; six semaines après apparaît la roséole, et à la septième semaine survient une hémiplégie faciale droite; forte déviation de la bouche à gauche, impossibilité de fermer l'œil droit. Cette hémiplégie guérit après six semaines de traitement mercuriel. — (Lane.) Une femme porte à la lèvre un chancre syphilitique datant de deux mois, avec roséole généralisée. Au septième mois de l'infection apparaît une paralysie du côté droit du visage, la bouche est entraînée à gauche et l'œil droit ne peut se fermer. En dix-huit jours de traitement mercuriel et ioduré la paralysie était guérie. — (Valot.) Une femme de vingt-quatre ans, atteinte de syphilis, a été prise de paralysie faciale droite deux mois après l'infection. La malade est traitée pendant six mois par galvanisation associée au traitement mercuriel et ioduré. La motricité est notablement améliorée mais il y a un peu de contracture secondaire. Une autre malade de Valot fut prise de paralysie faciale droite au sixième mois de son infection[1]. A ces observations, je peux ajouter quatre cas de Goldflam (citation de Boix); sept cas de Wachsmuth (citation de Raymond[2]).

Dans les observations de paralysie syphilitique *pré-*

1. Valot. Th. de Paris, 1899.
2. Raymond. *Clinique des maladies du système nerveux.* Paris, 1897, p. 631.

cocc que je viens de citer, la paralysie était unilatérale,
elle n'occupait qu'une moitié du visage; il est d'autres cas
où la paralysie est *double*, elle atteint les deux nerfs faciaux. En voici des exemples :

J'ai eu dans mon service, à l'hôpital Necker, un homme
qui nous était arrivé au deuxième mois d'une infection
syphilitique, avec roséole papuleuse, plaques muqueuses de
la gorge et paralysie faciale gauche. La paralysie était classique. Le malade fut mis au traitement spécifique, pilules
de protoiodure de mercure et iodure de potassium. Mais
voilà qu'après une huitaine de jours, apparut une paralysie
faciale du côté droit (diplégie faciale). Le visage de cet
homme prit alors l'aspect étrange d'un masque sans expression, ce masque de la diplégie faciale si bien décrit jadis
par notre illustre Duchenne (de Boulogne). L'amélioration
se fit graduellement et la guérison survint en deux mois.

La double paralysie faciale syphilitique est connue depuis
longtemps; dès 1836, Ch. Bell en rapportait un cas observé
par Dupuytren en 1828.

(Fournier[1]). Chez un homme atteint de deux chancres
syphilitiques, une paralysie faciale gauche se déclare au
troisième mois de l'infection : la bouche est déviée et entraînée à droite; la joue droite est flasque et s'enfle légèrement
au moment de l'expiration; le malade ne peut ni siffler ni
souffler; il ne peut fermer qu'à demi l'œil droit, qui reste
continuellement ouvert. Deux jours après, se déclare une
hémiplégie faciale droite. « La face, dit Fournier, offre une
expression étrange d'immobilité et d'hébétude »; la gêne de
la mastication est telle que les aliments s'accumulent entre
les arcades dentaires et les lèvres et tombent ensuite au
dehors. Le traitement mercuriel et ioduré fut prescrit dès
l'apparition de la paralysie. En treize jours de traitement,
l'amélioration est notable, le malade peut fermer les yeux
presque complètement, les mouvements des lèvres sont
plus faciles, les aliments sont mieux retenus dans la bou-

---

1. Th. de M. Ladreit de la Charrière. Paris, 1861.

che. Après vingt-trois jours de traitement, l'amélioration est
très sensible, les yeux se ferment complètement, le malade
mange beaucoup plus facilement. En deux mois, « il ne
reste plus trace de la paralysie faciale double dont le malade
a été affecté ».

(Bouveret[1]). Ce cas concerne un homme en pleine évolution secondaire de syphilis ; il porte, à la face dorsale du
prépuce, une cicatrice indurée de son chancre syphilitique
et aux deux aines une pléiade ganglionnaire. Sur tout le
corps existe une roséole en train de pâlir. Dans le cours de
ces accidents secondaires, probablement au deuxième ou
troisième mois de l'infection, est apparue une paralysie
faciale gauche. Lors de l'entrée du malade à l'hôpital, la
paralysie existe depuis une quinzaine de jours : impossibilité de fermer l'œil gauche et épiphora très marquée ; forte
déviation de la commissure droite, immobilité et abaissement de la commissure gauche ; impossibilité de siffler.
On prescrit aussitôt le traitement spécifique. L'hémiplégie
faciale gauche était en voie d'amélioration, lorsque survint une hémiplégie faciale droite ; dès lors « le masque
facial est immobile ». L'amélioration survient progressivement et le malade quitte l'hôpital avant la complète guérison de sa paralysie faciale double.

Description. — Je viens de citer un certain nombre
d'observations afin qu'on soit bien convaincu que la paralysie faciale syphilitique *précoce* n'est pas une rareté. C'est
par douzaines que nous comptons les cas de paralysie
faciale unilatérale ou double, survenant dès les premiers
mois de l'infection syphilitique. Il y a longtemps que
Fournier avait émis cette opinion qui est absolument justifiée. « Des paralysies syphilitiques secondaires, dit-il, la
plus commune (et de beaucoup) est l'hémiplégie faciale :
ajoutons qu'elle est aussi la plus précoce[2]. » La précocité
de cet accident syphilitique est en effet remarquable. En

1. Commandeur. Diplégie faciale au cours de la syphilis secondaire. *La
province médicale*, 15 mai 1895.
2. Fournier. *Leçons sur la syphilis*. Paris, 1873. p. 806.

compulsant les quinze observations où la date d'apparition de la paralysie est nettement consignée, j'arrive à la répartition suivante :

La paralysie faciale est apparue, une fois au septième mois de l'infection syphilitique (observation Lane), une fois au sixième mois (observation Valot), une fois au quatrième mois (observation Yvaren), quatre fois au troisième mois (observations Fournier, Bouveret, Dieulafoy, Boix), sept fois au deuxième mois (observations Mauriac, Vidal de Cassis, Knorre, Dieulafoy, Marty, Valot), une fois au premier mois (observation Bahuaud).

La dénomination de *précoce* est donc bien appliquée à cette paralysie, puisque son époque d'apparition la plus habituelle est aux deuxième et troisième mois de l'infection syphilitique et qu'elle est même survenue au premier mois. Du reste, les accidents syphilitiques, même les plus redoutables, peuvent apparaître d'une façon tout à fait précoce, dès les premiers mois de l'infection. C'est là une notion importante à connaître et que je ne manque jamais de signaler dès que l'occasion s'en présente. Dans mes leçons sur les néphrites syphilitiques[1], j'ai cité bon nombre de cas où des néphrites syphilitiques aiguës, parfois terribles et mortelles, ont apparu aux deuxième, troisième, quatrième mois de l'infection. Dans le chapitre de ce manuel concernant la syphilis cérébrale, j'ai rapporté un grand nombre d'exemples d'artérites cérébrales syphilitiques précoces, survenant peu de mois après le chancre et aboutissant à l'apoplexie et à la mort par rupture d'un anévrysme, ou à l'hémiplégie, par oblitération du vaisseau (endartérite oblitérante). Plusieurs fois aussi j'ai observé des myélites syphilitiques précoces, survenant dès la première année de l'infection et pouvant se terminer par la mort.

Je répète donc qu'en fait d'accidents syphilitiques « le temps ne fait rien à l'affaire », puisqu'ils peuvent éclater,

---

1. *Clin. méd. de l'Hôtel-Dieu.* Paris, 1898. Néphrite syphilitique et syphilis du rein, p. 242.

graves et redoutables, à une époque très voisine de l'infection. Aussi faudrait-il en finir, une fois pour toutes, avec les vieilles nomenclatures, et ne plus se cantonner à l'étroite classification « des accidents secondaires et des accidents tertiaires ». On a l'habitude de considérer les accidents secondaires (ou précoces) comme beaucoup moins redoutables que les accidents tertiaires (ou tardifs); cela est vrai dans un très grand nombre de cas, mais je viens de dire combien sont nombreuses les exceptions; si nombreuses, qu'on les a rangées sous la rubrique de « tertiarisme précoce » (Fournier).

Description. — Reprenons l'histoire de la paralysie faciale syphilitique précoce. Son début est soudain, et d'emblée le nerf facial est paralysé dans toute son étendue : facial supérieur et facial inférieur. La paralysie ne s'installe pas d'une façon lente et progressive, on ne la voit pas débuter par la bouche pour gagner, le lendemain, le surlendemain ou les jours suivants, la joue et la paupière; dès son apparition, ou peu s'en faut, la paralysie occupe tout un côté du visage. Le malade s'aperçoit que sa bouche est déviée, et il éprouve en même temps quelque difficulté à fermer l'œil; la salive s'écoule par la commissure labiale, pendant que les larmes s'écoulent sur la joue. En un mot, légère ou intense, la variété de paralysie qui nous occupe actuellement n'est pas progressive; d'emblée elle est générale à la façon de la paralysie faciale périphérique dite *a frigore*. Tantôt les branches superficielles du nerf facial sont seules prises, tantôt les branches profondes (intra-temporales) sont également intéressées : la perte du goût aux deux tiers antérieurs de la langue du côté paralysé (corde du tympan), la déviation de la luette (nerfs palatins), les modifications de l'ouïe (nerfs de l'appareil moteur de la chaîne des osselets) sont autant de symptômes de la paralysie faciale intra-temporale.

L'interprétation de ces paralysies faciales précoces est difficile; à quoi les attribuer? Faut-il incriminer une lésion osseuse ou méningée comprimant le nerf facial à son entrée ou dans son trajet à travers l'aqueduc de Fallope? Ce n'est pas impossible, mais ce n'est pas probable. Faut-il incriminer une lésion centrale des noyaux d'origine du nerf facial? Ce n'est guère vraisemblable, puisque le nerf est compromis d'emblée dans sa totalité, tandis que les noyaux du facial supérieur et du facial inférieur sont distincts dans le bulbe. Il est plus rationnel d'admettre ici une névrite périphérique toxique, la toxi-infection des nerfs périphériques étant aujourd'hui bien connue.

Cette théorie, applicable à la paralysie faciale, quand elle est unilatérale, est moins admissible, dira-t-on, quand la paralysie faciale est double; dans ce dernier cas, ne peut-on pas incriminer une lésion centrale au lieu d'admettre des névrites périphériques? Je ne pense pas; d'abord la paralysie n'est pas double d'emblée; dans les trois cas que j'ai cités, la seconde paralysie est survenue deux jours, huit jours, quinze jours après la première, et puis il est permis de supposer, en pareil cas, que la syphilis détermine deux paralysies symétriques, la *symétrie* étant assez habituelle aux allures de la syphilis. Ainsi, quand une artère sylvienne, ou autre artère de la base de l'encéphale, est atteinte d'artérite syphilitique, il n'est pas rare de trouver une lésion symétrique à l'artère du côté opposé. Quand un malade est atteint d'hémiplégie syphilitique consécutive à l'endartérite oblitérante d'une artère sylvienne, on voit parfois (j'ai observé le cas) une seconde hémiplégie (par lésion symétrique) se déclarer quelques semaines après la première. Dans un cas où Leudet put observer de près une artérite oblitérante syphilitique de l'artère temporale superficielle gauche, il constata, peu de temps après, une artérite oblitérante symétrique de l'artère temporale superficielle droite[1]. Nous avons là des exemples nombreux de symétrie syphilitique: je pense donc que la paralysie faciale devenant double à quelques jours de distance est une affaire de symétrie.

Diagnostic. — Envisageons maintenant la question à un

---

1. Leudet. *Congrès de Blois*, 1884.

autre point de vue. L'apparition de la paralysie faciale chez un syphilitique n'est pas sans jeter quelque trouble chez le malade et parfois chez le médecin. On se demande si cette paralysie n'est pas le signe révélateur de lésions cérébrales plus ou moins graves (l'hémiplégie syphilitique précoce n'étant pas chose rare). Un individu ayant eu quelques mois avant un chancre syphilitique et des accidents secondaires se réveille un matin avec la bouche de travers et la face déviée; affolé, il court chez son médecin, il se croit menacé d'une « attaque d'apoplexie », il vient vous demander conseil; que lui répondrez-vous?

Examinez-le attentivement et vous constaterez aussitôt qu'il s'agit ici, non pas d'une paralysie du facial inférieur associée à des symptômes d'hémiplégie, mais d'une paralysie de tout le nerf facial, ce qui est absolument différent. Que la paralysie soit légère ou intense (parésie ou paralysie), le nerf facial est compromis dans toutes ses branches superficielles et parfois aussi dans ses branches profondes. La bouche et la face sont déviées et entraînées du côté sain (territoire du facial inférieur), l'œil (du côté paralysé) reste largement ouvert, le malade ne peut arriver à le fermer complètement, le clignement ne se fait pas ou se fait mal (territoire du facial supérieur) et quelques larmes s'écoulent sur la joue. A l'examen électrique, vous constatez souvent, plus ou moins accentués, les phénomènes de la réaction de dégénérescence.

Eh bien, en pareille circonstance, n'ayez aucune hésitation et portez un pronostic favorable relativement à la localisation de la lésion. Votre malade n'a à redouter ni l'hémiplégie ni l'apoplexie; sa paralysie faciale n'est pas le résultat d'une lésion cérébrale puisqu'elle est répartie au facial supérieur et au facial inférieur, elle est périphérique, elle durera plus ou moins longtemps, mais elle n'annonce rien de mauvais. Du reste, chez cet homme, dont le nerf facial seul est compromis, l'examen le plus minutieux ne permet de découvrir aucune trace d'hémiplégie brachiale et crurale; la main a conservé toute sa force, le bras n'est pas lourd et exécute facilement tous les mouvements, la démarche est naturelle, le malade ne traîne pas la jambe, il ne bronche pas en montant un escalier.

Tout autre est l'hémiplégie faciale syphilitique limitée au facial inférieur; en pareil cas, la partie inférieure du visage est seule paralysée, la partie supérieure reste indemne; la bouche est déviée, la commissure labiale est entraînée par les muscles du côté sain, la joue est flasque, l'acte de siffler et de souffler est difficile ou impossible, mais les muscles qui sont innervés par le facial supérieur n'ont rien perdu de leurs fonctions, du moins en apparence, l'œil se ferme aussi bien que celui du côté opposé, il ne reste pas ouvert, le clignement est normal, il n'y a pas d'épiphora, bref le facial supérieur paraît indemne, le facial inférieur est seul paralysé. En pareil cas, la lésion est d'origine cérébrale; la contractilité électro-musculaire des muscles paralysés est conservée.

Du reste, examinez votre malade, et vous verrez que sa paralysie n'atteint pas seulement la partie inférieure de la face; le bras et la jambe du même côté sont également paralysés; en un mot, il y a *hémiplégie*. Les symptômes de cette hémiplégie peuvent être légers ou intenses, mais, pour si légers qu'ils soient, ils existent néanmoins; interrogez votre malade, il répondra qu'il a moins de force dans la main, le bras lui paraît lourd, la démarche est défectueuse; il bronche facilement en montant un escalier « et tout cela, dit-il, est survenu en même temps que la déviation de la bouche, avec ou sans quelques troubles de la parole ».

Cette dernière variété de paralysie faciale (n'intéressant que le facial inférieur) rentre dans le domaine de l'*hémiplégie syphilitique précoce*, laquelle peut survenir dès les premiers mois de l'infection. Ce qui domine ici, ce n'est pas la paralysie de la face, c'est l'hémiplégie, qui plus ou moins accentuée prend tout un côté du corps, et qui, abstraction faite de localisation, est le témoignage irrécusable d'une lésion cérébrale dont le pronostic peut être fort grave.

Les paralysies faciales syphilitiques *précoces* se présentent donc sous deux aspects bien différents : dans le premier cas, qui est le plus fréquent, la paralysie, plus ou moins disséminée à toutes les branches du nerf, intéresse à la fois le facial supérieur et le facial inférieur; le nerf seul est en cause, le cerveau est indemne; les membres ne sont pas paralysés, le pronostic est bénin, la maladie doit être étiquetée « paralysie faciale ou paralysie du nerf facial ». Dans le second cas, la maladie doit être étiquetée « hémiplégie »; la paralysie faciale n'atteint que le facial inférieur (le facial supérieur étant respecté); par contre, on constate un degré plus ou moins accentué d'hémiplégie du bras et de la jambe; la lésion est cérébrale, le pronostic est réservé, parfois très grave.

B. Paralysie syphilitique tardive, tertiaire

Après avoir étudié les paralysies faciales syphilitiques *précoces*, celles qui surviennent au début de l'infection, occupons-nous des paralysies faciales syphilitiques *tardives*, celles qui apparaissent des années, dix ans, vingt ans après l'infection. Dans cette forme tardive, le critérium pathogénique peut n'être pas aussi probant que dans la forme précoce, car toute paralysie survenant chez un ancien syphilitique peut fort bien n'être pas syphilitique. Cependant les observations suivantes me paraissent hors de toute contestation. Commençons par un des malades de notre service.

Quand il est entré à l'Hôtel-Dieu, cet homme nous a raconté qu'il était malade depuis cinq semaines. Il a d'abord éprouvé des douleurs faciales très vives et, une huitaine de jours après, il a été pris de paralysie faciale gauche généralisée. Sa bouche était déviée et entraînée à droite vers le côté sain, la joue gauche était flasque et immobile; l'œil gauche restait continuellement ouvert et le clignement était impossible. A son arrivée dans notre service, nous constatons tous les symptômes de la paralysie faciale : asymétrie des deux côtés de la face ; immobilité des traits du côté gauche qui contraste avec l'animation et l'expression des traits du côté droit ; la joue est flasque et soulevée comme un voile inerte à chaque expiration ; la bouche est forte-ment tiraillée à droite ; dans les grandes inspirations la narine gauche ne se dilate pas. L'œil gauche est plus largement ouvert que l'œil droit, il se ferme incomplètement, des larmes s'écoulent sur la joue. La mastication est gênée par les aliments qui séjournent entre l'arcade dentaire et la joue gauche.

Le sens du goût est atteint ; une substance sapide dé-posée sur les deux tiers antérieurs de la moitié gauche de la langue ne détermine aucune sensation gustative. La bou-che est sèche et le malade constate une diminution de la sécrétion salivaire. L'ouïe du côté gauche est émoussée. Lacaille constate que la réaction de dégénérescence est très accentuée. Notre malade avait donc une paralysie faciale gauche, paralysie à forme périphérique (variété intra-tem-porale), atteignant presque toutes les branches superficielles et profondes du nerf facial. Cette paralysie faciale n'était accompagnée d'aucun symptôme paralytique du bras ou de la jambe, il ne s'agissait donc en rien d'une lésion cérébrale.

J'ai dit que, chez ce malade, la paralysie avait été précédée de douleurs faciales fort intenses, qui duraient encore lors de l'entrée à l'hôpital. Il me paraît utile d'in-sister sur la nature de ces douleurs, qui constituent « la paralysie douloureuse de la septième paire ». Les douleurs avaient débuté huit jours environ avant la paralysie, elles occupaient toute la moitié gauche de la face, les régions temporale, génienne, auriculaire et mastoïdienne ; toute-fois, on a pu voir que leur répartition sur la face coïn-cidait, non pas avec la distribution du trijumeau (nerf sensitif), mais avec la distribution du facial (nerf moteur). C'est par l'oreille que les douleurs avaient débuté et c'est dans la région auriculaire qu'elles avaient acquis leur plus forte intensité ; sur la joue et sur la tempe, le malade les comparait à une forte pression ; ailleurs, surtout en avant et en arrière de l'oreille, elles reparaissent sous forme d'élancements. Bien que continues, elles revenaient par accès paroxystiques, plusieurs fois en vingt-quatre heures ; la nuit, elles étaient assez intenses pour empêcher tout sommeil.

Ces douleurs sont loin d'être rares chez les gens atteints de paralysie faciale (que la paralysie soit ou non syphilitique). Elles étaient très vives à l'oreille et à la face du côté droit, chez la malade qui fait le sujet de notre première observation ; un des malades de Mauriac « éprouvait des douleurs vives derrière l'oreille gauche et dans la région mastoïdienne » ; j'ai vu jadis, avec Vulpian, une dame chez qui les douleurs précédèrent la paralysie faciale et persistèrent pendant six mois ; j'ai eu autrefois dans mon service un jeune malade chez lequel la paralysie douloureuse de la 7ᵉ paire était accompagnée de zona, et un de mes élèves, Testaz[1], a fait sa thèse sur cette paralysie douloureuse. D'après Weber, les douleurs existeraient dans plus de la moitié des cas de paralysie faciale. Tantôt les douleurs précèdent la paralysie, tantôt elles éclatent avec elle et peuvent lui survivre ; elles siègent de préférence à l'oreille, derrière l'oreille, à la joue, à la tempe, au front.

Quelle interprétation faut-il donner à ces douleurs ? Sont-elles dues à une névralgie du nerf trijumeau évoluant parallèlement à la paralysie du nerf facial ? Faut-il admettre un retentissement sur les filets nerveux, entre autres le rameau auriculaire du pneumogastrique, qui s'anastomosent avec le facial ? L'explication de ces douleurs est assez simple, depuis qu'on sait que le facial est un nerf mixte, sensitif et moteur. Le nerf intermédiaire de Wrisberg paraît être la portion sensitive de la 7ᵉ paire. Ce nerf de Wrisberg, intermédiaire comme situation entre le facial et l'auditif, s'étend de l'émergence bulbaire de ces deux nerfs au ganglion géniculé du facial. « Sa signification est restée longtemps douteuse. A plusieurs reprises, anatomistes et

1. Testaz. *Paralysie douloureuse de la 7ᵉ paire.* Th. de Paris. 1887.

physiologistes l'avaient considéré comme la portion sensitive du nerf facial, mais sans preuve précise, alors que Duval, en raison de ses origines centrales, le rattachait au glosso-pharyngien dont il représentait une partie détachée ou aberrante. Une série de recherches, dont les premières remontent à Sapolini, ont établi définitivement qu'il est l'équivalent d'une racine postérieure rachidienne; il est la racine postérieure du facial, dont le ganglion est le ganglion géniculé[1]. »

Ainsi se trouve expliquée la paralysie douloureuse syphilitique ou non syphilitique, du nerf facial. Cette forme douloureuse n'existe que dans les cas où la paralysie est d'origine périphérique ou intra-temporale, elle n'existe pas quand la paralysie, limitée au facial inférieur, fait partie d'une hémiplégie d'origine cérébrale.

Revenons à notre malade atteint de paralysie douloureuse du nerf facial. Restait à savoir quelle était la cause de sa paralysie; pouvait-on invoquer l'étiologie banale du refroidissement? Rien ne nous y autorisait. Nous devions au contraire suspecter la syphilis, cet homme ayant eu autrefois une vérole qui fut traitée à l'hôpital, en Algérie, pendant son service militaire. Dans cette hypothèse, je prescrivis sans tarder les injections de biiodure d'hydrargyre et le résultat a été vraiment remarquable. N'oublions pas que chez cet homme les douleurs faciales étaient si vives, la nuit, que tout sommeil était impossible. Dès la cinquième injection, les douleurs disparaissaient et l'insomnie cessait. En même temps, les symptômes paralytiques s'amendaient rapidement, la déviation de la bouche était moindre, l'occlusion de l'œil était possible, le sens du goût reparaissait sur sa langue. A la quinzième injection, la guérison était complète. La réaction de dégénérescence très accusée avant le traitement avait disparu six semaines plus tard.

L'efficacité du traitement mercuriel et la rapidité d'action de ce traitement seraient suffisantes à démontrer chez ce

---

1. Poirier. *Traité d'anatomie humaine*, t. III, 2ᵉ fascicule, p. 501.

malade la nature syphilitique de la paralysie, mais en faveur de cette opinion j'ai d'autres arguments à faire valoir. Trois mois plus tard, cet homme nous est revenu complètement guéri de sa paralysie de la 7e paire, mais atteint cette fois de paralysie de la 3e paire avec céphalée. On sait combien est fréquente la paralysie syphilitique du moteur oculaire commun. Le malade a été soumis de nouveau aux injections mercurielles et nous avons triomphé de sa paralysie de la 3e paire comme nous l'avions guéri de sa paralysie faciale. Il a quitté l'hôpital et il est revenu deux mois après, ayant une céphalée violente, sans qu'il restât la moindre trace de ses paralysies. Nous l'avons encore soumis au traitement mercuriel et la céphalée a disparu. Voilà donc un cas de paralysie faciale syphilitique *tardive* à opposer à la paralysie faciale syphilitique *précoce*.

Que savons-nous de la paralysie faciale syphilitique *tardive*? Nous devons la scinder, elle aussi, en deux variétés : à la première variété appartient la paralysie faciale proprement dite, intéressant le nerf dans son ensemble, facial supérieur et facial inférieur, les membres étant absolument indemnes de toute paralysie ; à la deuxième variété appartient la paralysie du facial inférieur associée à une paralysie plus ou moins complète des membres : l'*hémiplégie*.

Eh bien, dans ses formes tardives, la paralysie faciale est rarement généralisée à tout le nerf facial, contrairement à ce que nous savons de la forme précoce. La paralysie faciale syphilitique *tardive* « n'est, à vrai dire, que l'expression préalable d'une hémiplégie totale ; c'est, en termes techniques, *un segment d'hémiplégie dissociée* » (Fournier[1]). C'est une hémiplégie à laquelle participe le facial inférieur, mais le facial supérieur reste libre, l'œil se ferme bien, le clignement est normal, les larmes ne s'écoulent pas sur la joue ; par contre, il existe des symptômes d'hémiplégie des membres, la main est maladroite, elle serre mal, le bras est lourd, la jambe traîne, en un mot, il y a *hémiplégie*, la

1. Fournier. *La syphilis du cerveau*. Paris, 1869, p. 402.

lésion est cérébrale. En pareille circonstance, le pronostic doit être réservé ; il comporte toujours une certaine gravité, tandis que la gravité est nulle, ou peu s'en faut, au cas de paralysie faciale périphérique.

§ 5. PARALYSIE DES NERFS MOTEURS DE L'ŒIL

Trois nerfs crâniens contribuent à la mobilité du globe de l'œil : le moteur oculaire commun (3ᵉ paire) ; le pathétique (4ᵉ paire) ; le moteur oculaire externe (6ᵉ paire).

Étudions successivement la paralysie isolée de ces trois nerfs, puis leurs paralysies associées, et enfin les ophthalmoplégies.

A. — PARALYSIE DU NERF MOTEUR OCULAIRE COMMUN

Anatomie et physiologie. — Le nerf moteur oculaire commun prend naissance dans des amas de cellules motrices situées au-dessous du plancher de l'aqueduc de Sylvius, et sur lesquelles nous allons revenir dans un instant. De ces amas de cellules (noyau d'origine) partent un certain nombre de filets radiculaires distincts qui traversent les pédoncules cérébraux et viennent émerger hors des centres nerveux, dans l'espace interpédonculaire où ils se réunissent en un seul tronc, lequel, après un court trajet à la base du crâne, s'engage dans la paroi externe du sinus caverneux, puis pénètre dans l'orbite, où il se divise en deux branches : une branche supérieure qui fournit un rameau au releveur palpébral, et un autre au droit supérieur, et une branche inférieure qui fournit trois rameaux au droit interne, au droit inférieur et au petit oblique. De plus, ce rameau du petit oblique donne la grosse racine ou racine motrice du ganglion ophthalmique, et, par conséquent, va innerver l'iris et le muscle ciliaire. On voit qu'en fin de compte le nerf de la 3ᵉ paire se divise dans l'orbite en autant de rameaux qu'il a de muscles à innerver.

Qu'on veuille bien se reporter maintenant aux notions anatomiques que je rappelais au chapitre de la polioencéphalite, et l'on y verra que le noyau de la 3ᵉ paire, colonne grise située sous le plancher de l'aqueduc de Sylvius, est formé, en réalité, d'une série de petits noyaux au nombre de cinq pour la portion principale du noyau, et au nombre de deux pour l'autre portion de ce noyau située sur le 3ᵉ ventricule. Il en résulte qu'en somme le noyau d'origine de la 3ᵉ paire est divisé exactement en autant de petits noyaux secondaires que le nerf oculo-moteur a de muscles à innerver. Chacun de ces noyaux secondaires est, en effet, le noyau d'origine des fibres qui se portent à chacun des muscles de l'œil (Hensen et Vœlkers, Kahler et Pick). Les filets radiculaires issus de chacun de ces noyaux, nettement distincts dans le pédoncule cérébral, se réunissent bientôt pour constituer le tronc commun de la 3ᵉ paire.

On comprend alors que des paralysies de tel ou tel muscle de l'œil puissent se produire à l'état de paralysie *isolée*, la lésion pouvant atteindre le réseau terminal du nerf, ou son noyau d'origine. Ainsi s'expliquent les paralysies *partielles* de la 3ᵉ paire, différentes en cela des paralysies de la 6ᵉ et de la 4ᵉ paire, qui, elles, sont forcément toujours totales, chacun de ces nerfs n'innervant qu'un seul muscle, et n'ayant qu'un seul noyau d'origine.

Les noyaux d'origine des nerfs et les muscles de l'œil auxquels se rendent ces nerfs sont situés du même côté, il n'y a d'exception que pour le pathétique; ce nerf subit, en effet, une décussation totale, dans la valvule de Vieussens, de sorte que l'origine du noyau droit du pathétique innerve le grand oblique gauche, et réciproquement. Ajoutons qu'il existe, entre certains noyaux, des connexions très importantes, destinées à associer dans les deux yeux les muscles servant à un même mouvement. Nous reviendrons plus loin sur ce sujet, à propos des paralysies associées.

En résumé, par sa distribution, le nerf moteur oculaire commun préside aux mouvements d'élévation de la paupière supérieure, à tous les mouvements d'élévation et de

convergence, à la presque totalité des mouvements d'abaissement et à la rotation de l'œil en dehors de son axe
antéro-postérieur. On voit que l'abduction appartient plutôt
aux autres nerfs de l'œil. L'oculo-moteur tient encore sous
sa dépendance les mouvements du sphincter de la pupille
et la fonction accommodative.

On comprend, d'après ce bref exposé, quelle est l'importance de la paralysie totale du moteur oculaire commun,
quel trouble elle apporte dans la motilité extérieure et dans
la motilité intérieure du globe oculaire.

Étiologie. — A mesure que s'étend le domaine de la
neuropathologie, l'étiologie des paralysies oculaires se précise davantage, et l'on est amené à délaisser presque entièrement les anciennes dénominations de paralysies essentielles et de paralysies réflexes dont on avait fait grand
abus, spécialement pour l'oculomoteur. Mieux vaut donc
signaler sans rubrique le froid, le rhumatisme, la goutte, etc.,
comme causes souvent invoquées, sans qu'on ait pu de leur
action précise donner une explication satisfaisante. Je réserve une mention spéciale pour le diabète.

Dans les *intoxications*, le nerf moteur oculaire commun
est parfois atteint; les faits de paralysie saturnine de ce
nerf semblent assez bien établis, et Mallet a réuni un
nombre considérable d'observations concernant des paralysies consécutives à l'ingestion de boudins et de saucisses
avariés et dans lesquelles le rôle des ptomaïnes est nettement établi. La mydriase est un des premiers symptômes
de l'intoxication belladonée. On peut rapprocher des paralysies toxiques du moteur commun, la paralysie si fréquente de l'accommodation qu'on observe dans la *diphthérie*.

La *syphilis* agit souvent sur le nerf, soit qu'elle le frappe
directement en y déterminant une névrite (névrite périphérique), soit qu'elle l'atteigne secondairement par des
lésions, telles qu'exostoses, périostites, méningites scléreuses et gommeuses, lésions artérielles, gommes et sclérose
cérébrale.

Des exsudats méningitiques, des tubercules, un phlegmon orbitaire, peuvent atteindre et comprimer le nerf moteur commun; il peut être contus ou déchiré par un traumatisme ou par une fracture du crâne. Chez le nouveau-né la paralysie du releveur de la paupière est assez fréquente, qu'il s'agisse d'un ptosis accidentel et passager dû à l'action du forceps sur le rameau du releveur, ou d'une autre variété qui mérite réellement le nom de ptosis congénital et semble en rapport avec un arrêt de développement du noyau d'origine du nerf.

En somme, les causes les plus habituelles des paralysies de la 3e paire sont les *affections des centres nerveux* : lésions des pédoncules, telles que gommes, tubercules, hémorrhagies, ramollissements; altérations des tubercules quadrijumeaux, de la colonne grise sous-jacente à l'aqueduc de Sylvius et des noyaux des ventricules.

Le tabes, surtout au début, amène des paralysies dissociées, fugaces et *mobiles*, qui sont en rapport soit avec des névrites *périphériques*, soit avec des lésions des noyaux d'origine.

La paralysie de la paupière supérieure peut dépendre d'une lésion cérébrale d'origine *corticale*; dans plusieurs observations, la blépharoptose a paru associée à une lésion de la région postérieure du lobe pariétal, comme si le releveur de la paupière avait une origine ou un centre moteur au niveau du pli courbe[1]. En pareil cas, le ptosis est isolé ou associé à des troubles hémiplégiques; la blépharoptose siège du même côté que l'hémiplégie; elle est croisée par rapport à la lésion cérébrale.

Il y a des cas où la paralysie du moteur oculaire commun est croisée avec l'hémiplégie des membres[2]. Cette paralysie alterne est généralement un indice de lésion du pédoncule cérébral. En effet, dans le pédoncule cérébral sont groupés les conducteurs moteurs et sensitifs qui unissent le cer-

---

1. Landouzy. Blépharopt. cérébr. *Arch. de méd.*, août 1877. — Grasset. *Mal. du syst. nerv.*, t. I, p. 235. — Audry. *Lyon méd.*, 1888. — Houeix. *Du ptosis*. Th. de Paris, 1888.

2. Grasset. Montpellier. 1887

veau à la périphérie, les faisceaux moteurs seraient situés à la partie interne du pédoncule, les faisceaux sensitifs à sa partie externe (Maynert). Le nerf moteur oculaire commun émerge de la face interne du pédoncule et ses origines ont traversé le pédoncule sans s'entre-croiser. Il résulte de cette disposition qu'une lésion du pédoncule peut atteindre à la fois le nerf moteur oculaire et les tractus moteurs des muscles avant leur entre-croisement; la paralysie sera donc alterne, elle sera directe pour le nerf moteur de l'œil et croisée pour l'hémiplégie des membres. Je n'insiste pas sur ces paralysies alternes, étudiées en détail avec les maladies de la protubérance.

Symptômes. — La paralysie peut être *complète* ou *in-complète* (*dissociée*). Supposons un cas de paralysie complète. Ce qui frappe d'abord, c'est la chute de la paupière supérieure (*ptosis*). Le muscle releveur de la paupière étant paralysé, l'œil reste plus ou moins fermé par la contraction du muscle antagoniste, l'orbiculaire, innervé par le facial. Le sujet, malgré ses efforts, ne peut arriver à ouvrir la paupière, et pour y voir use d'un subterfuge : il renverse fortement la tête en arrière, pendant qu'il abaisse autant que possible le globe de l'œil au moyen du muscle grand oblique. Cette attitude est caractéristique [1].

Le globe de l'œil est presque immobile, il n'y a plus que quelques mouvements en bas et en dehors; l'œil est fixé en dehors, en strabisme divergent, par la contraction du muscle droit externe (6e paire) et en bas par la contraction du muscle grand oblique (4e paire). Cette déviation entraîne la diplopie : le sujet voit deux images croisées, d'où vertiges consécutifs et phénomènes de fausse projection des objets dans l'espace. Il va sans dire que lorsque le ptosis est absolument complet, le patient, ne voyant que de l'œil sain, n'a ni diplopie ni vertige.

La *pupille* est dilatée et immobile; cette mydriase s'explique de la façon suivante : les fibres musculaires de

1. Blanc. *Paralysies du moteur oculaire commun.* Th. de Paris, 1885.

l'iris qui concourent à la dilatation de la pupille reçoivent leur innervation du grand sympathique, et les fibres musculaires qui concourent au resserrement de la pupille viennent du moteur oculaire commun et se rendent à l'iris par l'intermédiaire du ganglion ophthalmique; la paralysie des filets constricteurs laisse donc toute action aux filets antagonistes dilatateurs du grand sympathique.

L'accommodation peut être paralysée, parce que le moteur oculaire commun innerve le muscle ciliaire, qui joue un rôle important dans l'acte de l'accommodation (Brücke).

Paralysie incomplète ou dissociée. — Au lieu d'être complète, la paralysie de la 5ᵉ paire peut n'être que partielle et porter sur une seule branche. Dans ce cas on ne constate parfois qu'un seul symptôme isolé, par exemple, le *ptosis* dans la paralysie du releveur, la *mydriase* dans la paralysie du sphincter pupillaire.

La *paralysie du droit interne* est la plus fréquente des paralysies partielles du moteur commun. Voici ses principaux caractères : diminution des mouvements de l'œil en dedans, strabisme divergent, tête du malade tournée en sens inverse de l'œil paralysé, diplopie croisée avec écartement des images augmentant à mesure que l'objet se déplace du côté du muscle paralysé.

La *paralysie du droit supérieur* se caractérise par un strabisme inférieur et légèrement externe, par une diplopie croisée, avec fausse image plus élevée que la vraie et inclinée sur celle-ci, qui ne se manifeste que lorsque le regard est porté en haut.

Dans la paralysie du petit oblique, le strabisme est inférieur et interne, la diplopie est homonyme et n'existe que dans le regard en haut, la fausse image est plus élevée que l'image vraie, les images sont inclinées de telle façon qu'elles s'écartent par en haut et se rapprochent par en bas.

Quand le droit inférieur est paralysé, il existe du strabisme supérieur et légèrement divergent, puis de la diplopie en hauteur et croisée dans le regard en bas, diplopie dans laquelle la différence de niveau des deux images augmente à mesure que l'objet fixé s'abaisse et se porte en abduction.

Dans la paralysie de l'accommodation il y a presque toujours, mais non toujours, mydriase; le malade ne voit que confusément les objets rapprochés et il voit les objets *plus petits* que d'habitude (*micropsie*).

Diagnostic. — Quand la paralysie du moteur oculaire commun est complète, le diagnostic s'impose et point n'est besoin pour l'établir de rechercher la diplopie et la position respective des images. Cette recherche est, au contraire, indispensable quand la paralysie est incomplète; elle est surtout indispensable quand il n'existe qu'une simple parésie, soit pour préciser quel est le rameau atteint, soit pour ne pas confondre la paralysie de la 3ᵉ paire avec celle d'une paire voisine. Je ne puis m'étendre ici sur le caractère différentiel des diplopies que je viens d'étudier avec les symptômes des diverses paralysies; il suffira de les comparer pour ne pas commettre d'erreur; mais je dois dire comment se fait la recherche de la diplopie : le patient est assis en face de l'observateur, les deux yeux bien ouverts et l'un des yeux recouvert par un verre rouge; le médecin debout, tenant une bougie allumée à la main, se place à quelque distance du malade, promène la bougie dans tous les points du champ visuel et s'assure dans les diverses situations de la position respective des deux images, ce qui est facile puisque, grâce au verre coloré, le malade, voyant une image rouge et une blanche, peut préciser leurs positions réciproques. Le diagnostic est incomplet si l'on ne recherche qu'en se basant sur les commémoratifs, l'interrogatoire, l'état général du malade. En présence d'une paralysie du moteur commun, l'attention du médecin se fixera sur l'état du système nerveux central, qui doit être étudié avec soin. Pour ne prendre qu'un exemple : surviennent chez un individu jusqu'ici considéré (parce qu'il s'est plaint de diverses douleurs) comme rhumatisant ou comme névropathe, surviennent une paralysie partielle d'un des

muscles, ou une chute légère de la paupière, ou une parésie de la pupille, ou encore quelque trouble accommodatif, le tout apparaissant brusquement et disparaissant de
même, le médecin devra songer au tabes dont ces paralysies
fugaces sont souvent les premiers symptômes, précédant
de longtemps les autres phénomènes.

Je rappellerai que la syphilis est une des causes les plus
habituelles de la paralysie de la 3e paire ; dans les cas où
l'origine du mal resterait obscure, on devrait toujours essayer
le traitement antisyphilitique.

J'ai montré plus haut, en parlant des causes, toute l'importance que prennent certaines paralysies de l'oculomoteur au point de vue des localisations cérébrales (*paralysie corticale, paralysie alterne*).

Marche. — Durée. — Le début de la paralysie est brusque ou graduel ; la durée, la marche, dépendent de la
cause qui lui a donné naissance. Chez les ataxiques, si les
paralysies du début sont fugaces, paraissent et disparaissent à plusieurs reprises, celles de la période terminale
deviennent souvent définitives. Les paralysies d'origine
cérébrale sont plus tenaces que les paralysies périphériques. Les paralysies d'origine syphilitique guérissent
facilement, surtout si le traitement est institué dès le
début : frictions mercurielles et iodure de potassium ; pourtant une durée de deux à trois mois n'a rien d'exceptionnel.

B. — PARALYSIE DU NERF PATHÉTIQUE

Le nerf de la 4e paire anime le muscle grand oblique,
qui dirige l'œil en bas et en dehors en même temps qu'il
est rotateur en dedans du méridien vertical ; il est un faible auxiliaire du droit externe dans les mouvements de
divergence, il aide plus efficacement le droit inférieur dans
les mouvements d'abaissement.

Description. — Les symptômes objectifs sont moins prononcés que dans les autres paralysies, la motilité de l'œil est à peine diminuée, le strabisme supérieur et interne est à peine marqué, pourtant la tête est inclinée en bas et du côté du muscle paralysé.

La *diplopie* s'accuse dès que le sujet regarde en bas; elle est fort gênante, puisqu'elle entrave la marche, et entraîne souvent des chutes dangereuses. Les images sont homonymes.

L'image fausse est la plus basse; la différence de hauteur augmente dans l'adduction à mesure que l'objet s'abaisse; elle diminue dans l'abduction; la fausse image est inclinée de façon à se rapprocher de la vraie par son extrémité supérieure et à s'en écarter par la base. Cette fausse image paraît plus rapprochée que l'image correcte.

C. — PARALYSIE DU MOTEUR OCULAIRE EXTERNE

Anatomie. — Les nerfs moteurs oculaires externes (6° paire), après avoir pris naissance sur le plancher du 4ᵉ ventricule des deux côtés du raphé médian, dans des noyaux très voisins, ce qui explique que leurs paralysies soient si souvent doubles, font un long parcours dans la cavité crânienne, en se rapprochant de la base du crâne et en se mettant en rapport avec le sommet du rocher. Ces notions anatomiques font comprendre comment le moteur externe dont le calibre est très petit se rompt assez facilement dans les fractures de la base du crâne (Chevallereau).

Le nerf de la 6ᵉ paire anime le muscle droit externe qui a pour action d'attirer l'œil en dehors, sans avoir d'influence sur la hauteur ou sur le méridien vertical de la pupille, de sorte qu'il est un abducteur pur.

Description. — Cette paralysie, qui est la plus fréquente des paralysies *diabétiques*, présente des caractères très précis : diminution de la mobilité de l'œil en dehors; strabisme convergent, par suite de la contraction du droit interne; inclinaison de la tête du côté du muscle paralysé, diplopie homonyme dans laquelle l'écartement des deux images augmente à mesure que l'objet se déplace du côté du muscle atteint.

Graux et Féréol ont signalé une forme rare de cette paralysie qui survient quand la lésion occupe le noyau d'origine du moteur oculaire externe, et s'accompagne de déviation conjuguée de l'autre œil. C'est une variété des paralysies associées que nous avons maintenant à étudier.

D. — PARALYSIES DES MOUVEMENTS ASSOCIÉS

Ces paralysies consistent dans la suppression d'un mouvement commun aux deux yeux : mouvement d'élévation ou d'abaissement, mouvement de convergence ou de divergence, mouvement de latéralité à droite ou à gauche. Il ne s'agit plus ici de la paralysie de tel ou tel nerf, de tel ou tel muscle. Comme le dit fort justement Parinaud, qui, reprenant les idées de Foville et de Féréol, a étudié dès 1885 ces différents types de paralysies, « il s'agit essentiellement de la *paralysie d'une fonction* portant sur l'innervation de plusieurs muscles prenant part à cette fonction, en respectant l'innervation de ces mêmes muscles pour d'autres actes[1] ».

Description. — Les *paralysies des mouvements horizontaux, de latéralité,* sont les plus fréquentes et les plus intéressantes ; leur explication soulève bien des controverses. Pour expliquer comment deux muscles à fonctions opposées (droit interne d'un côté, et droit externe de l'autre côté), innervés par des nerfs différents, s'associent pour aboutir au même mouvement, il faut se rappeler que le muscle droit interne peut entrer en contraction pour exécuter deux mouvements tout à fait différents : 1° il peut produire un mouvement de convergence, les deux yeux étant portés vers la ligne médiane ; dans ce cas, le

---

1. Parinaud, Paralysie des mouvements associés des yeux. *Arch. de neurol.*, mars 1883, et Paralysie et contracture de la convergence. *Bull. de la Soc. d'ophthalm. de Paris*, 1889, p. 170.

droit interne droit a pour muscle associé le droit interne gauche; 2° il peut produire des mouvements de latéralité, les deux yeux étant dirigés d'un même côté du corps; dans le regard à gauche, le droit interne droit a pour muscle associé le droit externe gauche, et réciproquement. Afin de répondre à ces variétés de mouvement, le muscle droit interne reçoit une double innervation; il reçoit un filet nerveux qui vient de son noyau spécial (noyau de la 3ᵉ paire), du côté correspondant; ce filet est destiné à la convergence; mais, pour le mouvement de latéralité, le noyau du droit interne reçoit un filet nerveux qui vient du noyau du droit externe du côté opposé. L'existence de ce filet anastomotique permet d'expliquer les divers types paralytiques *associés* de latéralité[1].

En effet, le noyau de la 6ᵉ paire, du côté gauche, par exemple, innerve le droit externe gauche, et, par son rameau anastomotique, il innerve aussi le droit interne droit. Il en résulte qu'une lésion centrale, qui détruit le noyau de la 6ᵉ paire gauche, produit une paralysie des mouvements conjugués à gauche, c'est-à-dire, que le droit externe gauche et le droit interne droit, associés pour porter les deux yeux à gauche, sont paralysés[2].

Si la lésion est périphérique, si, au lieu d'intéresser le noyau, elle touche le tronc de la 6ᵉ paire, ou le rameau anastomotique qui se porte au droit interne du côté opposé, il en résulte deux autres types cliniques différents. Dans le premier type, le droit externe d'un côté est paralysé, le droit interne de l'autre côté est en état spasmodique. L'œil auquel appartient le droit externe paralysé ne peut plus se porter vers le côté externe, l'autre œil au contraire s'y trouve fortement attiré par le spasme, il se porte par conséquent au dedans (Parinaud). Dans le second type, tout à fait inverse du précédent, il y a paralysie du droit interne d'un côté avec spasme du droit externe du côté opposé. Ici,

1. Savineau. Un nouveau type de paralysie associée des mouvements horizontaux des yeux. *Bulletin méd.*, 1895, p. 470.
2. Graux. Th. de Paris, 1878.

c'est l'œil auquel appartient le droit interne qui ne peut plus se porter dans le sens d'action de ce muscle, tandis que l'autre œil se dévie énergiquement en dehors.

La diplopie, dans ces paralysies des mouvements associés horizontaux, fait souvent défaut, et, lorsqu'elle existe, elle n'a qu'une importance secondaire. Les paralysies de ce genre sont surtout reconnaissables par l'exploration objective des mouvements oculaires.

Après les paralysies associées qui concernent les mouvements horizontaux, relativement assez fréquentes, signalons les *paralysies associées* qui concernent les *mouvements verticaux*. Elles intéressent, dans les deux yeux à la fois, le mouvement d'élévation, le mouvement d'abaissement, ou ces deux mouvements réunis. Dans les trois cas, il y a coexistence de la paralysie du mouvement de convergence; les mouvements horizontaux de latéralité sont conservés[1].

La *paralysie de la convergence* est caractérisée par l'abolition des trois actes musculaires qui interviennent dans la fixation à petite distance : la convergence, l'accommodation, et la contraction de la pupille (Parinaud). Les symptômes sont les suivants : défaut de convergence des yeux; diplopie croisée persistant dans toute l'étendue du champ du regard, sans modification notable de l'écartement des images ; paralysie double de l'accommodation, sans mydriase ; absence du réflexe pupillaire d'accommodation. A côté de cette forme typique, essentielle, de la paralysie de la convergence, il existe une autre forme dans laquelle la paralysie de la convergence coexiste avec la paralysie associée des mouvements verticaux. Quant à ce qu'on a décrit sous le nom de paralysie de la divergence, trouble caractérisé par l'impossibilité de ramener les axes visuels dans le parallélisme, avec diplopie homonyme peu prononcée, il semble qu'il s'agisse plutôt d'une *contracture de la convergence* que d'une paralysie du mouvement opposé.

1. Au sujet des paralysies associées des mouvements verticaux, voir la discussion à la société de neurologie, 17 janvier et 7 juin 1900 (Crouzon, Babinski, Marie et Parinaud).

Pathogénie. — Les causes des paralysies des mouvements associés sont encore mal connues. La paralysie des mouvements horizontaux s'observe, accompagnée de déviation de la tête (déviation conjuguée, dans les quelques lésions cérébrales (hémorrhagie, ramollissement, etc.). Les formes pures de cette paralysie ont été signalées dans certaines affections cérébro-spinales : sclérose en plaques, syphilis cérébrale. Elles peuvent survenir par ictus, et s'accompagner de paralysies diverses. La paralysie essentielle de la convergence a été observée dans la neurasthénie, dans l'hystérie (Borel), dans certaines intoxications par la morphine ou l'alcool (de Græfe), dans l'ataxie locomotrice (Hübscher), dans le goitre exophthalmique (Mobius).

Où siègent les lésions qui donnent naissance à ces paralysies des mouvements associés? Les noyaux de muscles qui coopèrent à un même mouvement sont-ils reliés les uns aux autres par des filets anastomotiques, ou bien existe-t-il au-dessus de ces noyaux des centres coordinateurs des mouvements? La question est loin d'être entièrement résolue. La paralysie des mouvements horizontaux, nous l'avons vu, s'explique facilement par l'existence du filet anastomotique qui se porterait du noyau de la 6ᵉ paire au droit interne opposé, mais il convient d'ajouter que l'existence même de ce faisceau est mise en doute, et que cette explication d'ailleurs est en opposition avec ce que nous savons des autres formes de paralysies associées, qui paraissent tenir à des lésions des centres coordinateurs : tubercules quadrijumeaux, vermis inférieur (Henoch).

Le *traitement* se confond avec celui de l'affection cérébrale qui a causé ces paralysies. Dans un cas de syphilis, nous avons obtenu, à l'hôpital Necker, une guérison très rapide.

§ 4. DE L'OPHTHALMOPLÉGIE

Description. — Il y a une ophthalmoplégie extérieure et une ophthalmoplégie intérieure que nous allons étudier successivement.

L'ophthalmopégie extérieure est un type clinique dû à la paralysie de *tous les muscles extrinsèques oculaires*, ou au moins à la paralysie de muscles innervés, dans le même œil, par deux nerfs différents, l'un des deux étant constamment le moteur oculaire commun[1]. L'aspect du malade atteint d'*ophthalmoplégie* est des plus caractéristiques. Il a les paupières tombantes, le front plissé, les sourcils arqués (pour remédier à la blépharoptose par la contraction du muscle frontal), les yeux sont immobilisés et, quand on relève les paupières avec les doigts, le globe oculaire a l'air d'être figé dans de la cire (Bénédikt). Enfin le malade est obligé de suppléer aux mouvements des yeux par les mouvements de la tête et du cou.

L'ophthamoplégie intérieure est la paralysie de *toute* la musculature intrinsèque de l'œil (sphincter de l'iris et muscle ciliaire). Ces deux formes réunies constituent l'*ophthalmoplégie totale*. Chacune de ses formes peut être, suivant les cas, unilatérale ou bilatérale.

D'après le *siège de la lésion* qui leur a donné naissance, on peut diviser les ophthalmoplégies en : ophthalmoplégies *corticales, sus-nucléaires, nucléaires, radiculaires,* suivant que sont intéressés l'écorce, les centres coordinateurs des muscles des yeux, les noyaux, les racines nerveuses.

Les troncs peuvent être lésés à la base du crâne ou dans l'orbite, d'où des ophthalmoplégies *basilaires* ou *orbitaires*. Il existe encore des ophthalmoplégies *par névrites périphériques*.

Nous avons longuement étudié plus haut l'ophthalmoplégie *nucléaire*, affection qui est à la protubérance ce que la paralysie labio-glosso-laryngée est au bulbe, ce que l'atrophie musculaire progressive est à la moelle. Nous n'y reviendrons pas ici.

L'ophthalmoplégie *sus-nucléaire* (Sauvineau) est toujours bilatérale et due à des lésions portant sur les centres coor-

---

1. Sauvineau. *Pathogénie et diagnostic des ophthalmoplégies.* Th. de Paris, 1892.

dinateurs situés au-dessus des noyaux (tubercules quadrijumeaux, substance grise sous-épendymaire). Les lésions
de ces centres produisent des paralysies des mouvements
oculaires associés et conjugués. Lorsque ces paralysies portent à la fois sur les différents mouvements associés, elles
constituent l'ophthalmoplégie. L'ophthalmoplégie sus-nucléaire affecte ordinairement la forme aiguë, et s'accompagne des phénomènes cérébraux les plus graves.

L'ophthalmoplégie *corticale* porte exclusivement sur les
mouvements *volontaires*, qui sont abolis, tandis que les mouvements automatiques, *réflexes*, sont conservés. Cette dissociation paraît jusqu'ici propre à l'hystérie. On l'a signalée
dans le goitre exophthalmique (G. Ballet), mais il est vraisemblable que, là encore, elle est due à l'hystérie, qui,
dans les cas cités jusqu'ici, accompagnait la maladie de
Basedow.

Les ophthalmoplégies *radiculaires* ou *fasciculaires*, portant
sur les racines des nerfs moteurs de l'œil à leur sortie des
noyaux, n'existent pas et ne peuvent pas exister. Le nerf
pathétique, en effet, ne traverse pas les pédoncules et,
d'autre part, les filets radiculaires de la 5ᵉ paire et ceux de
la 6ᵉ paire sont notablement distants les uns des autres.
Il ne s'agit ici que de paralysies de la 6ᵉ paire ou de paralysies de la 5ᵉ paire avec hémiplégie du côté opposé.

Les ophthalmoplégies d'origine *basilaire* sont ordinairement unilatérales. Elles sont toujours mixtes, totales, car
une lésion de la base de l'encéphale ne peut guère léser,
dans le tronc nerveux de la 5ᵉ paire, tous les filets qui vont
aux muscles moteurs de l'œil sans altérer également les
filets qui vont aux muscles intérieurs. On peut poser en
principe que toute ophthalmoplégie qui n'est qu'extérieure
n'est pas d'origine basilaire.

Le diagnostic à faire avec certaines ophthalmoplégies
orbitaires, d'une part, avec certaines ophthalmoplégies
nucléaires, d'autre part, est souvent fort délicat. On
recherchera les phénomènes réactionnels cérébraux, tels
que céphalalgie, vomissements, etc., qui sont en rapport

avec une lésion basilaire, on se basera sur les lésions du
nerf optique (amblyopie, névrite optique de l'œil paralysé),
du nerf olfactif (paralysie olfactive unilatérale), ou du nerf
trijumeau. L'hémianopsie n'est pas caractéristique d'une
lésion basilaire.

Les causes habituelles de ces ophthalmoplégies basilaires
sont : les méningites basilaires (tuberculeuse et syphilitique), les hémorrhagies méningées, les lésions des vaisseaux, les néoplasmes.

Les ophthalmoplégies *orbitaires*, dues peut-être à une
lésion primitive du tissu cellulaire rétrobulbaire ou à une
lésion des muscles extrinsèques, tiennent habituellement
à une altération des nerfs eux-mêmes ou de leurs branches
terminales. Ces ophthalmoplégies sont habituellement unilatérales, mixtes, avec exophthalmie plus ou moins prononcée, peu réductible, et phénomènes douloureux.

Les ophthalmoplégies *périphériques*, très rares dans les
maladies infectieuses et dans les intoxications, sont parfois
dues à un traumatisme (Morel). Elles ont été signalées en
particulier dans le tabes, à titre de paralysies transitoires
du début. Leurs caractères principaux sont leur curabilité
(Dejerine), et surtout l'existence de spasmes des muscles
associés (rétraction du releveur palpébral de l'œil malade,
spasmes des muscles associés dans l'œil sain) (Parinaud).

§ 5. PARALYSIE DU NERF RADIAL

Description. — Des différents nerfs du plexus brachial,
le *nerf radial* est celui qui est le plus fréquemment paralysé. La paralysie s'annonce en général par des fourmillements et de l'engourdissement, la perte du mouvement se
complète peu à peu.

Dans la paralysie du nerf radial, l'attitude de la main est
caractéristique; si le malade soulève le bras, la main tombe
sur l'avant-bras, et la redresser est chose impossible, parce
que les muscles extenseurs du poignet, les deux radiaux et

le cubital postérieur sont paralysés. Une étude plus complète permet d'observer les symptômes suivants :

La face dorsale de la main est légèrement bombée et sa face palmaire est excavée, vu la prédominance des muscles des éminences thénar et hypothénar, dont l'action n'est plus balancée par les muscles extenseurs paralysés.

La main et l'avant-bras étant posés sur un plan horizontal, le malade ne peut faire exécuter au poignet aucun mouvement de latéralité, parce que les muscles extenseurs paralysés sont aussi : l'un, le cubital postérieur, un muscle adducteur, et le premier radial, un muscle abducteur (Duchenne).

Les doigts sont fléchis sur le métacarpe et le sujet ne peut les étendre, vu la paralysie de l'extenseur commun.

L'extension des deux dernières phalanges est seule possible, parce que ce mouvement est dû aux muscles interosseux (Duchenne), et encore cette extension des deux dernières phalanges n'est-elle possible que si l'on a soin de suppléer l'action de l'extenseur commun, en redressant préalablement les phalanges métacarpiennes.

Les mouvements de flexion des doigts sont, eux aussi, compromis, et, malgré tous ses efforts, le sujet ne peut amener l'extrémité des doigts au contact des régions thénar et hypothénar. Cette faiblesse des muscles fléchisseurs n'est qu'apparente, elle est due au raccourcissement dans lequel sont placés ces muscles par la paralysie des extenseurs (Duchenne), et les mouvements de flexion retrouvent toute leur énergie, si l'on a soin de relever le poignet du malade.

Les muscles long et court supinateurs sont paralysés, ce qu'on *n'observe jamais dans la paralysie saturnine*. Cette paralysie du long supinateur est facile à constater : il suffit de faire exécuter au malade un mouvement de flexion et de pronation de l'avant-bras, tandis qu'on s'oppose à ce mouvement en attirant l'avant-bras en supination ; on constate alors que le long supinateur ne forme aucun relief ; il ne se contracte pas.

État de la sensibilité. — Chez les gens atteints de paralysie radiale, il n'y a pas d'anesthésie à la moitié postérieure et externe de l'avant-bras et de la main, parties qui reçoivent leur sensibilité du nerf radial. C'est là un fait assez singulier, et l'on se demande comment une même cause, agissant sur un nerf mixte, respecte les filets sensitifs de ce nerf alors qu'elle atteint ses filets moteurs. Plusieurs explications ont été données. Si la sensibilité est conservée, a-t-on dit, ce n'est pas que les filets sensitifs du nerf soient épargnés, mais c'est grâce à la suppléance qui lui est fournie par d'autres rameaux nerveux, c'est une *sensibilité récurrente.* Les travaux physiologiques d'Arloing, Tripier, Vulpian, les observations de Weir-Mitchell, Richet, etc., prouvent en effet que la sensibilité cutanée peut être conservée dans un territoire privé de son nerf cutané ordinaire. Ce phénomène est basé sur les conditions anatomiques suivantes :

Quand on coupe la racine motrice d'un nerf mixte, on voit que le bout périphérique du nerf sectionné est encore sensible, grâce à des fibres sensitives récurrentes qui, venues des racines postérieures, remontent vers les racines antérieures. Eh bien, quand on coupe un nerf cutané de la main chez le chien (Arloing et Tripier), on voit que le bout périphérique du nerf sectionné contient quelques fibres qui ne dégénèrent pas, qui sont par conséquent en relation avec la moelle et qui viennent vraisemblablement des anastomoses des nerfs collatéraux des doigts (Sappey) ou des plexus qui sont formés par leurs dernières ramifications. Ces fibres récurrentes périphériques ne remontent pas jusqu'aux centres avec le nerf qu'elles accompagnent, elles se perdent chemin faisant pour se jeter dans la peau. C'est donc par cette voie de suppléance que se rétablit la sensibilité après la section d'un nerf cutané de la main, et cette explication a été donnée pour expliquer la conservation de la sensibilité dans la paralysie du nerf radial.

Néanmoins certains auteurs (Onimus), bien que reconnaissant la possibilité de la suppléance par voie récurrente, ne seraient pas éloignés de rechercher ailleurs la cause du phénomène que nous étudions. Lorsque le nerf radial est atteint à son lieu d'élection, que ce soit par compression ou par le froid, on ne peut pas admettre un instant que ses fibres motrices soient seules touchées et ses fibres sensitives respectées; mais ce qu'on peut admettre, c'est que la résistance de la fibre sensitive est supérieure à la résistance de la fibre motrice; ce qu'on peut admettre encore, c'est que les fonctions de sensibilité sont plus difficilement abolies que les fonctions de motilité. Nous retrouvons un fait analogue dans la moelle épinière : nous savons en effet (Vulpian) que la sensibilité ne suit pas dans la moelle un chemin tracé à l'avance : elle passe, suivant le cas, par la substance grise, par les cordons postérieurs; quand l'une de ces parties est compromise, l'autre peut la suppléer, et il faut que ces parties soient détruites sur une grande étendue pour que l'anesthésie soit complète dans les territoires correspondants. En d'autres termes, les conducteurs des impressions sensitives se suppléent facilement, et il suffit qu'un petit nombre d'entre eux soit conservé pour expliquer la persistance de la sensibilité, alors qu'une lésion analogue des conducteurs de la motilité produirait la paralysie.

Contractilité faradique. — La contractilité électro-musculaire est conservée dans la paralysie du nerf radial, tandis qu'elle est perdue dans la paralysie du nerf facial (je parle de ce qui a lieu dans les cas intenses de paralysie faciale). Ces différences dans l'état de l'excitabilité électro-musculaire ont été diversement interprétées. Voici ce que dit Duchenne : « S'il est vrai que, sous l'influence du froid, les nerfs augmentent de volume, l'aqueduc de Fallope parcouru par la septième paire doit s'opposer à cette augmentation de volume et, conséquemment, comprimer ce nerf de manière à diminuer l'irritabilité des muscles auxquels il se distribue. Cette cause de compression n'existant pas pour le nerf radial, on comprend que la paralysie de ce nerf puisse exister, sans que la contractilité électro-musculaire soit affaiblie. » L'explication donnée par Duchenne n'est pas suffisante ; elle repose sur deux hypothèses qui se détruisent : la première, c'est que le nerf facial est toujours comprimé dans l'aqueduc de Fallope, ce qui n'est pas démontré ; et la seconde, c'est que la paralysie radiale a toujours lieu *a frigore*, ce qui est exagéré, car la paralysie radiale est souvent due à une compression, et si, d'après Duchenne, c'est la compression du nerf facial dans l'aqueduc de Fallope qui suffit à éteindre la contractilité électro-musculaire, la compression du nerf radial devrait donc avoir le même résultat. Or, c'est ce qui n'a pas lieu : il faut donc chercher d'autres explications. Pour Onimus[1], la différence apparente des réactions électro-musculaires dans les paralysies radiale et faciale ne tient qu'à une question de *degré*.

Étiologie. — Pathogénie. — La pathogénie de la paralysie radiale n'est pas complètement élucidée, et l'on est loin d'être d'accord sur son mode de production. Sans parler des causes rares, telles que la compression du nerf par l'usage des béquilles[2], par plaies, tumeurs, fractures, luxation, commotion, paralysies professionnelles (porteurs d'eau[3]), on peut dire que l'étiologie habituelle de la paralysie radiale se résume en deux mots : le *froid* ou la *compression*.

Pour Duchenne[4], la paralysie serait toujours due à l'action du *froid*, ce qu'on nomme improprement paralysie rhumatismale. En relisant les travaux de Duchenne, on retrouve partout l'étiologie *a frigore* ; que le malade se soit couché sur l'herbe ou sur le sol humide, qu'il se soit endormi sur une chaise, les bras croisés, ou qu'il ait laissé ses bras hors du lit, on voit que Duchenne recherche avant tout l'action du froid : le malade était en moiteur

1. Onimus. *Gaz. hebd.*, 1878, n° 25.
2. Laferon. Th. de Paris.
3. Bachon. Paral. rad. chez les porteurs d'eau de Rennes. *Mém. de méd. milit.*, 3° série, t. XI, p. 325.
4. Duchenne. *Électrisation localisée*, p. 700.

ou en transpiration, il avait dans sa chambre une porte
ouverte, une croisée mal fermée; et c'est le refroidissement qui joue le principal rôle dans la pathogénie de la
paralysie radiale.

A côté de l'opinion exclusive de Duchenne se place
l'opinion non moins exclusive qui attribue la paralysie
radiale à la compression du nerf. Panas, qui est le défenseur de cette théorie, n'admet pas l'action du froid, et
déclare que « dans l'immense majorité des cas, pour ne
pas dire *toujours*, la paralysie idiopathique reconnaît pour
cause une compression du tronc nerveux[1] ». Cette compression est favorisée par la situation superficielle du
nerf, qui devient sous-cutané au moment où il contourne
le bord externe de l'humérus pour se porter en descendant dans l'interstice musculaire du long supinateur et
du brachial antérieur. La compression du nerf à ce niveau
peut se produire par différents mécanismes : tantôt le
sujet s'endort le bras sous la tête, se servant de son bras
comme d'un oreiller, tantôt il s'endort le bras appuyé
contre un plan résistant (lit, table, dossier d'une chaise,
marche d'escalier), qui comprime le nerf.

La paralysie du nerf radial par la compression est un
fait accepté de tous et sur lequel il me paraît inutile d'insister; Panas a le mérite de l'avoir mis en relief. Mais
pourquoi rejeter absolument la paralysie radiale *a frigore*?
pourquoi le froid, qui détermine des paralysies du nerf
facial et du nerf laryngé externe (paralysie du muscle
crico-thyroïdien), ne déterminerait-il pas également la
paralysie du nerf radial?

Une des raisons principales qui engagent Panas à rejeter la paralysie radiale *a frigore*, c'est sa *localisation* : ainsi
le triceps brachial ne participe jamais à la paralysie, tandis
que le muscle long supinateur est toujours paralysé; et
cette localisation, qui s'explique facilement quand il s'agit
de compression, ne saurait s'expliquer par un refroidissement.

1. *Arch. gén. de médecine*, juin 1875, p. 672.

Cet argument ne me paraît pas suffisant, car en fait de localisation on trouve à chaque instant des exemples qui sont encore inexplicables et néanmoins positifs. Pourquoi, par exemple, la paralysie saturnine, qui a tant de rapports avec la paralysie que nous décrivons, se localise-t-elle aux muscles extenseurs en respectant le long supinateur? pourquoi l'atrophie musculaire progressive débute-t-elle presque toujours par le muscle court abducteur de l'éminence thénar? pourquoi la paralysie glosso-labio-laryngée frappe-t-elle d'abord et avant tout le muscle lingual supérieur? Ce sont là des faits qu'on ne saurait nier, et pour ce qui est de la localisation de la paralysie radiale, si le froid respecte le nerf dans ses parties supérieures et abolit ses fonctions à partir du muscle long supinateur, c'est sans doute parce qu'il l'atteint dans le point où sa position superficielle le rend plus accessible aux agents extérieurs. Du reste il existe des observations indéniables de paralysie radiale *a frigore* (Chapoy[1], Vicente[2], Duplay[3]). Il est vrai qu'on a prétendu (Richet[4]) que, même dans le cas de refroidissement, la paralysie est due à un phénomène de compression, parce que le nerf, gonflé à l'intérieur du canal ostéo-fibreux qui l'enchâsse, y subit une sorte d'étranglement. Cette hypothèse, avancée par Erb au sujet de la paralysie du nerf facial *a frigore*, ne me paraît applicable qu'à quelques cas, car d'autres nerfs, moteurs ou mixtes, sont paralysés sous l'influence du froid, sans qu'on puisse invoquer l'étranglement et la compression du nerf dans un canal inextensible.

Le *diagnostic* est simple. J'ai déjà dit que la paralysie du nerf radial diffère de la paralysie saturnine des extenseurs en ce que cette dernière n'est pas accompagnée de la paralysie du muscle long supinateur.

La *marche*, la *durée* de la paralysie radiale varient suivant

1. Chapoy. *Paral. du nerf radial*. Th. de Paris, 1874.
2. Vicente. *Paral. a frigore du nerf radial*. Th. de Paris, 1873.
3. *Progrès méd.*, 1877, n° 13.
4. Thèse de Paris, 1877.

ses causes et ses variétés. La paralysie guérit après un temps plus ou moins long; la faradisation est absolument indiquée.

§ 6. PARALYSIES RADICULAIRES — PARALYSIES RADICULAIRES DU PLEXUS BRACHIAL

Les nerfs rachidiens présentent parfois, entre leur émergence de la moelle et leur entrée dans les divers plexus qu'ils constituent, des altérations qui se traduisent en clinique par des paralysies. Ces paralysies ont reçu le nom de *paralysies radiculaires*.

Il existe autant de variétés de paralysies radiculaires que l'on compte de plexus; celles qui sont tributaires des lésions des premiers nerfs cervicaux et des nerfs sacrés n'ont pas encore été étudiées. Les paralysies radiculaires du plexus lombaire sont fort peu connues; elles s'observent généralement pendant la grossesse et surtout après l'accouchement[1], et sont attribuées à la compression exercée par la tête du fœtus sur les racines nerveuses. Elles portent généralement sur le nerf lombo-sacré (4e et 5e paires lombaires) au moment où ce filet nerveux contourne en arrière la saillie du détroit supérieur; elles donnent naissance à une paralysie limitée au domaine du nerf sciatique poplité externe et quelquefois (Vinay[2]) à la sphère du nerf fessier supérieur : moyen et petit fessiers, tenseur du fascia lata.

Les paralysies radiculaires du *plexus brachial* ont été au contraire, dans ces dernières années, l'objet de plusieurs travaux importants qui permettent d'en retracer l'histoire.

Aperçu anatomo-physiologique. — Auparavant, rappelons que le *plexus brachial* est formé par les quatre dernières paires cervicales et par la première paire dorsale. Il innerve les muscles du membre supérieur, ceux du moignon de

1. Bianchi. Th. de Paris, 1867. — Lefèvre. Th. de Paris, 1876.
2. Vinay. *Revue de méd.*, 10 juillet 1887.

l'épaule proprement dit, ainsi que les muscles sous-clavier, grand dentelé, angulaire, rhomboïde, pectoraux, grand dorsal. Il fournit la sensibilité à la peau du membre supérieur, à l'exception de celle qui recouvre la face interne et postérieure du bras, ainsi qu'une partie du moignon de l'épaule. Les nerfs qui se rendent à cette zone cutanée proviennent des deuxième et troisième nerfs intercostaux. Enfin chacune des branches nerveuses qui sert à la constitution du plexus brachial émet, aussitôt après la réunion des deux racines qui la constituent, c'est-à-dire en dehors des ganglions spinaux, des *rameaux communicants* qui servent à former le tronc du grand sympathique.

L'enchevêtrement constitué par le plexus brachial est au premier abord inextricable : mais les recherches minutieuses de Féré[1] ont montré que par une dissection attentive on peut arriver à démêler à peu près la part prise par chaque paire rachidienne à la constitution des divers nerfs émanant du plexus : ainsi les cinquième et sixième nerfs cervicaux donnent naissance au musculo-cutané (biceps, brachial antérieur et coraco-brachial), au circonflexe (deltoïde), aux nerfs des muscles sus et sous-épineux, grand rond, grand dorsal, grand pectoral, et grand dentelé, ainsi qu'aux filets du radial qui innervent les supinateurs. Les expériences de Ferrier et Yéo[2], ainsi que celles de Forgues, ont prouvé que l'excitation électrique de ces deux paires rachidiennes amène chez le singe la contraction de ces mêmes muscles. Enfin Erb[3], qui le premier a attiré l'attention sur les *localisations radiculaires*, a montré que chez l'homme il existe dans le creux sus-claviculaire un point (*point de Erb*) dont l'excitation électrique, pratiquée à travers la peau, produit la contraction simultanée du deltoïde, du biceps, du brachial antérieur et du long supinateur. Ce point siège à 2 ou 3 centimètres au-dessus de la clavicule, immédiatement en dehors du bord postérieur du sterno-

1. *Arch. de neurol.*, mars 1885.
2. *Procced. of the Roy. Society*, mars et juin 1881.
3. Straus. *Gaz. hebd.*, 1880, p. 214.

cléido-mastoïdien, au niveau du tubercule antérieur de l'apophyse transverse de la sixième vertèbre cervicale. Ces dissociations fonctionnelles, que les recherches anatomiques et physiologiques laissaient pressentir, se réalisent parfois en clinique.

Étiologie. — Les paralysies radiculaires, au point de vue étiologique, se rapprochent des paralysies périphériques; elles surviennent ordinairement à la suite de traumatismes : chute violente sur l'épaule, traction brusque sur le bras (Mirallié[1]), réduction de luxation scapulo-humérale, plaie par armes à feu, compression par le forceps (Duchenne[2]), cal vicieux (fracture de la clavicule), abcès (mal de Pott), tumeur ganglionnaire. Elles peuvent être consécutives à un refroidissement, ou bien être d'origine réflexe (Rendu[3]), et sont alors sous la dépendance d'une affection gastro-hépatique. Enfin dans quelques cas la cause nous échappe.

Symptômes. — La paralysie peut être totale ou partielle :

1° *Totale*, elle porte sur toutes les racines du plexus, le bras retombe inerte, le moignon de l'épaule est abaissé, aplati, le malade ne peut infléchir l'avant-bras, ni remuer les doigts; l'anesthésie est complète à la main et à l'avant-bras et remonte plus ou moins haut sur le bras et l'épaule. Les réflexes sont abolis, les muscles présentent rapidement les phénomènes de dégénérescence, l'électrisation au niveau du point de Erb ne produit aucune secousse. L'atrophie musculaire est précoce. Les troubles trophiques cutanés que l'on a coutume d'observer à la suite des lésions nerveuses périphériques se retrouvent au grand complet : peau atrophiée et lisse, malformation des ongles, cynose, suppression de la sécrétion sudorale, abaissement de la température pouvant atteindre parfois 2 degrés (Giraudeau[4]); adipose sous-cutanée, ankylose fibreuse, etc.

1. Mirallié, *Bulletin méd.*, 1898, p. 721.
2. *Paral. consécut. aux lés. traumat. des nerfs mixtes*, 2ᵉ édit., 1861, et 3ᵉ édit., 1872. *Paral. obstétricales*, 3ᵉ édit., p. 557.
3. *Revue de méd.*, 10 septembre 1886.
4. *Revue de méd.*, 1884, p. 186.

On peut constater également des phénomènes oculo-pupillaires avec myosis (paralysie des fibres radiées de l'iris innervées par le sympathique), avec rétrécissement de la fente palpébrale (paralysie du muscle orbito-palpébral) et quelquefois petitesse et rétraction du globe oculaire (Hutchinson[1], Le Bret[2]). La pupille rétrécie réagit encore à la lumière, mais moins énergiquement que la pupille du côté sain. Ces troubles d'innervation sont liés à la destruction du *rameau communicant* du premier nerf dorsal, ainsi que l'ont montré les recherches expérimentales de Mlle Klumpke[3].

Il faut distinguer deux sortes de paralysies totales (Raymond[4]). La lésion, suivant son siège, peut atteindre le plexus à l'émergence même des racines (arrachement, mal de Pott, etc.), ou dans son trajet cervico-axillaire (fracture de la clavicule, hémorrhagie interstitielle du plexus[5], exostose, etc.). Dans le premier cas (paralysies radiculaires vraies), il y a des troubles oculo-pupillaires; les racines antérieures et postérieures peuvent être atteintes inégalement, d'où paralysie purement motrice ou purement sensitive (Raymond[6]); enfin, l'anesthésie atteint la région deltoïdienne. Dans le second cas, on n'observe pas de troubles oculo-pupillaires, et l'anesthésie du bras ne remonte pas plus haut qu'une ligne oblique allant de l'épitrochlée à l'insertion humérale du deltoïde (paralysies du plexus brachial proprement dit).

2° *Partielles.* — Les paralysies partielles, beaucoup plus intéressantes que les précédentes, comprennent deux types principaux :

a. Le *type supérieur* est constitué par la paralysie du deltoïde, du biceps, du brachial antérieur et du long supina-

1. *Med. Tim. f. Gaz.*, 1868, t. I, p. 584.
2. Le Bret. *Soc. de biol.*, 1855.
3. *Revue de méd.*, juillet et septembre 1886. — Mme Dejerine-Klumpke, *Polynévrite en général; paral. et atroph. saturnines en particulier*. Th. de Paris, 1889.
4. *Clinique des maladies du syst. nerv.*, 1re série, p. 225.
5. Dejerine. *Soc. de biol.*, 1890.
6. Paralysie radiculaire sensitive du plexus brachial, *loc. cit.*, p. 259.

teur: elle correspond à la distribution des cinquième et sixième nerfs cervicaux : ce sont ces cas qui ont attiré l'attention de Duchenne. Accessoirement les muscles du moignon de l'épaule peuvent être intéressés : ainsi, dans l'observation de Giraudeau, les sus et sous-épineux étaient paralysés. Ces muscles étant innervés par le nerf sus-scapulaire qui naît de l'angle de réunion de la cinquième et de la sixième paire avant leur entrée dans le plexus : c'est une preuve de plus en faveur de la localisation radiculaire émise par Erb. Les troubles sensitifs et cutanés trophiques font défaut ainsi que les troubles oculo-pupillaires. Secrétan[1] a pu en réunir 28 observations. Guillain et Crouzon ont publié un cas de paralysie radiculaire (type supérieur) avec atrophie osseuse et diminution de la tension artérielle[2].

Le *type inférieur* est beaucoup plus rare. J'en ai eu, à l'Hôtel-Dieu, un cas particulièrement intéressant. L'observation a été publiée par mon chef de clinique Apert[3]. Un enfant de quatre ans et demi est renversé par un chariot lourdement chargé; il en résulte des traumatismes multiples, en particulier une vaste plaie contuse de la moitié droite de la tête et du cou, puis un torticolis cicatriciel qu'un médecin eut la hardiesse de redresser de vive force. Dès lors, le bras droit se paralysa, et l'enfant grandit, ayant son bras paralysé et atrophié. Les années passèrent, et, à l'âge de 33 ans, ce garçon devenu phthisique vint se faire soigner dans mon service. Voici ce que nous pûmes constater : le bras droit était atteint d'atrophies musculaires multiples, l'articulation radio-carpienne était flasque et sans consistance, l'avant-bras, demi-plié sur le bras, était en supination forcée; les doigts étaient fléchis et privés de tout mouvement; l'articulation du coude était soudée par une ankylose fibreuse en demi-flexion, formant ainsi une sorte de crochet auquel le malade pouvait suspendre des objets même lourds. Le deltoïde, les muscles sus et

1. Secrétan. Th. de Paris, 1885.
2. Guillain et Crouzon. *Soc. de neurologie*, 5 juillet 1902.
3. Apert. *Soc. méd. des hôp.*, 22 juillet 1898.

sous-épineux paraissaient aussi volumineux que leurs homonymes du côté opposé ; le biceps était encore apparent, mais
impuissant à fléchir l'avant-bras, les muscles épicondyliens
formaient une masse encore très appréciable, surtout à
leur partie supérieure, mais les épitrochléens avaient disparu, ainsi que les extenseurs. Enfin le grand et le petit
pectoral étaient atrophiés; le malade ne pouvait approcher
le bras du tronc. A la main, l'éminence thénar était à peine
appréciable. Il n'y avait pas de troubles de sensibilité. On
trouvait en plus un des signes caractéristiques d'une lésion
des racines brachiales inférieures, à savoir les phénomènes
oculo-pupillaires (myosis, diminution du réflexe pupillaire,
rétrécissement de la fente palpébrale). Le diagnostic de
paralysie radiculaire inférieure s'imposait donc.

Quelque temps plus tard le malade succomba aux lésions
de sa phthisie pulmonaire. A l'autopsie, on constate l'*arrachement* de la 8ᵉ paire cervicale et de la 1ʳᵉ dorsale; la dissection du bras montre l'intégrité des muscles sus et sous-
épineux, sous-scapulaire, petit rond, sous-clavier, deltoïde,
biceps, long supinateur, radiaux, et court supinateur; tous
les autres muscles du bras sont complètement atrophiés
et dégénérés; les pectoraux (y compris le chef clavi-
culaire), le grand rond, le grand dorsal, le coraco-brachial,
le triceps, les muscles épitrochléens, les fléchisseurs et les
extenseurs des doigts, les muscles de la main ont disparu;
leurs tendons, encore reconnaissables, se perdent dans
un tissu d'apparence fibreuse, grisâtre, filamenteux, dans
lequel il est impossible de retrouver une apparence de
muscles.

La localisation de ces atrophies musculaires, on le voit, ne
répond nullement au territoire d'une branche nerveuse du
bras; en effet, parmi les muscles atrophiés, il en est qui
reçoivent leur innervation du cubital (hypothénar, fléchisseurs, etc.), d'autres la reçoivent du médian (thénar, épitrochléens), d'autres du radial (triceps, extenseurs); d'autres la reçoivent de nerfs propres (pectoraux, grand rond);
un même nerf, le radial, fournit à la fois à des muscles

qui sont restés sains (long supinateur, radiaux) et à des muscles qui se sont atrophiés (triceps, extenseurs). Il n'y a donc aucune superposition entre le territoire musculaire atrophié et la distribution d'un tronc nerveux. Il y a, au contraire, relation intime entre les territoires musculaires atrophiés et la distribution d'une ou plusieurs racines du plexus brachial. Nous voyons, en effet, que le territoire atrophié répond exactement à la zone de distribution que les travaux de Féré et de Ferrier ont attribuée aux deux racines inférieures du plexus brachial.

Marche. — D'après Rendu, les paralysies radiculaires débuteraient par une période douloureuse plus ou moins accentuée, et qui dans certains cas passe inaperçue; les troubles moteurs apparaîtraient ensuite et s'accompagneraient d'atrophie au bout de quelques jours. Souvent au début la paralysie est totale, puis elle se localise pour revêtir soit le type supérieur, soit le type inférieur. Elles présentent dans leur évolution les mêmes caractères que les paralysies périphériques : légères, elles durent trois et six semaines; graves, elles sont souvent persistantes.

Diagnostic. — Elles peuvent être confondues avec les paralysies consécutives à un *traumatisme de l'épaule* (luxation, fracture), mais dans celles-ci les muscles de la ceinture scapulo-humérale sont seuls lésés et l'articulation de l'épaule est atteinte d'ankylose; les paralysies *hystéro-traumatiques* (Charcot) surviennent en général six, huit, dix jours après l'accident, elles s'accompagnent d'anesthésie *totale* du membre supérieur ou d'hémianesthésie, sont susceptibles de transfert, ne sont pas toujours flasques, ne se compliquent jamais de troubles oculo-pupillaires. Les *myélites* enfin sont souvent bilatérales; les troubles sensitifs qui les accompagnent ne présentent pas la même topographie : les réflexes sont souvent exagérés et les réactions électriques différentes.

Les paralysies que nous venons d'étudier sont tributaires des révulsifs, de l'électricité et du massage, au même titre que les névrites périphériques. Duchenne a signalé un cas de paralysie radiculaire qu on soupçonnait due à une exostose syphilitique ; le malade guérit rapidement sous l'influence du traitement spécifique[1].

§ 7. PARALYSIE DU NERF TRIJUMEAU

Le *nerf trijumeau* est formé de deux portions : l'une, sensitive, vient de la grosse racine à laquelle est annexé le ganglion de Gasser, et fournit trois nerfs sensitifs : l'ophthalmique, le maxillaire supérieur et une partie du maxillaire inférieur ; l'autre racine, motrice, s'unit à la branche maxillaire inférieure et donne le mouvement aux muscles masséter, temporal, ptérygoïdien et sushyoïdien, dévolus à l'acte de la mastication.

La paralysie complète du nerf de la cinquième paire comprend donc l'anesthésie d'un nerf sensitif et la paralysie d'un nerf moteur[2].

Description. — A. *Paralysie de la branche ophthalmique.* —La branche ophthalmique se distribue à l'œil après s'être divisée en trois rameaux : lacrymal, frontal et nasal, et la paralysie de ce nerf détermine l'anesthésie de la peau et des muqueuses qui font partie de son territoire, à savoir : le front, la paupière supérieure, le nez, la conjonctive et la membrane pituitaire. Cette *anesthésie faciale* s'arrête sur la ligne médiane. Ce qui est remarquable, c'est que tout l'œil peut être insensible, à l'exception de la cornée transparente ; voici comment Cl. Bernard explique ce phénomène : le nerf nasal fournit une racine au ganglion ophthalmique, mais, outre les filets indirects que le rameau nasal envoie à l'œil par l'intermédiaire du ganglion ophthalmique, il fournit encore à cet organe des filets ciliaires directs. La sensibilité que l'œil reçoit par les filets indirects du ganglion ophthalmique diffère de la sensibilité qui lui arrive par les

---

1. Duchenne (de Boulogne), *Traité de l'électrisation localisée*, 5ᵉ édit., p. 525.
2. Ortel. Th. de Paris, 1866.

filets ciliaires directs du nerf nasal; l'iris et la conjonctive reçoivent les deux ordres de filets, les nerfs ciliaires directs et les filets indirects, tandis que la cornée transparente ne reçoit que les filets ciliaires indirects. On conçoit dès lors qu'il puisse exister telle lésion qui entraîne l'insensibilité complète de tout l'œil, moins la cornée transparente, et réciproquement que la cornée devienne insensible, toutes les autres parties de l'œil ayant conservé leur sensibilité.

Le point de départ de l'action réflexe étant aboli, le clignement ne se fait plus automatiquement et les mouvements de l'iris sont ralentis.

B. *Paralysie du nerf maxillaire supérieur.* — Ce nerf se distribue à une partie du nez et de la joue, à la région sous-orbitaire, aux gencives, à la lèvre et aux dents supérieures; il donne encore la sensibilité générale à la muqueuse du nez. Ces parties deviennent insensibles dans la paralysie du nerf, l'excitation de la muqueuse ne provoque plus l'éternuement, et l'olfaction est imparfaite. Si l'odorat est diminué, ce n'est pas que le nerf maxillaire ait, comme le nerf olfactif, une sensibilité spéciale, mais il semble que l'intégrité de la sensibilité de la muqueuse soit nécessaire au fonctionnement normal de l'odorat.

C. *Paralysie du nerf maxillaire inférieur.* — Ce nerf est formé de deux parties, l'une sensitive, l'autre motrice; dans la paralysie du nerf sensitif, l'anesthésie occupe la région temporale, une partie de la joue, la muqueuse de la bouche et du voile du palais, les dents et les gencives inférieures, la langue dans ses deux tiers antérieurs, la lèvre inférieure et le menton. Il résulte de l'anesthésie de la muqueuse buccale que la salive s'écoule et que les aliments s'accumulent derrière l'arcade dentaire. Si le malade porte son verre à la bouche, il a la sensation d'un *objet cassé par le milieu*, car les lèvres et les dents du côté sain ont seules conservé leur sensibilité tactile; ce symptôme est caractéristique. Le voile du palais est insensible; on peut le toucher sans provoquer de mouvements réflexes; la déglutition est gênée. Le nerf lingual donne la sensibilité générale à la langue et s'associe à la corde du tympan pour donner la sensibilité gustative aux deux tiers antérieurs de la langue, le nerf glosso-pharyngien étant réservé à la partie postérieure : la paralysie du maxillaire inférieur porte donc une grave atteinte au sens du goût, dans la moitié correspondante de la langue.

D. *Branche motrice.* — Quand la paralysie atteint la branche motrice du trijumeau, les muscles masticateurs sont paralysés et la mâchoire inférieure est légèrement déviée du côté sain.

Les *troubles trophiques* qui accompagnent parfois la paralysie du trijumeau sont ceux que nous avons signalés au sujet de la névralgie de ce nerf.

Étiologie. — La paralysie d'origine périphérique est totale ou partielle. Le refroidissement produit ces deux variétés; quant aux diverses lésions qui ont été signalées (cancer, exostose, méningite chronique, contusions, plaies), elles produisent une paralysie partielle, si elles siègent sur l'une des branches du nerf; elles la produisent totale, si elles atteignent le nerf dans son ensemble avant le ganglion de Gasser.

Paralysie d'origine centrale. — La paralysie du trijumeau peut dépendre d'une altération de ses noyaux d'origine, ce qu'on observe dans le cours de l'ataxie locomotrice[1]. Une lésion de la *protubérance* peut intéresser le faisceau sensitif du nerf trijumeau en même temps que le faisceau sensitif général; il en résulte une hémianesthésie faciale avec hémianesthésie de tout un côté du corps; les deux sens cérébraux, la vue et l'olfaction, sont seuls conservés (Couty).

L'hémianesthésie complète, avec perte des deux sens cérébraux, la vue et l'olfaction, peut exister quand la lésion cérébrale siège sur la partie la plus *reculée de la capsule interne.* A part l'hystérie, où cette hémianesthésie peut exister isolée, il est rare qu'il n'y ait pas en même temps des

---

1. Pierret. *Symptômes céph. du tabes dorsalis.* Th. de Paris, 1878.

troubles de paralysie, hémiplégie vulgaire ou paralysie des
nerfs crâniens, suivant le siège de la lésion. On a même
signalé l'*aphasie*. Ces différentes modalités avec leurs localisations respectives ont été étudiées avec le plus grand
soin par Grasset[1].

CHAPITRE IX

TROUBLES TROPHIQUES ET VASO-MOTEURS

§ 1. TROUBLES TROPHIQUES EN GÉNÉRAL — DYSTROPHIES

Description. — Les lésions des centres nerveux et des
nerfs entraînent quelquefois à leur suite des accidents qui
ont pour caractères communs des troubles de nutrition, ce
qui leur a valu le nom de *troubles trophiques*[2]. Ces troubles
trophiques occupent la peau, les muqueuses, le tissu cellulaire, les muscles, les os, les articulations, les viscères; ils
aboutissent à des éruptions, à une perte de substance, à
une ulcération, à une atrophie, à une gangrène, à une
nécrose, à un arrêt de développement; quelquefois, au contraire, ils se traduisent par un excès de développement, par
une exubérance du tissu affecté.

La plupart de ces troubles trophiques ont été étudiés
avec les maladies des centres nerveux et des nerfs, les
autres seront examinés dans les chapitres suivants : je me
contente donc de grouper ici dans une *vue d'ensemble*

1. Grasset. *Études clin.*, Montpellier, 1878.
2. Arnozan. *Lésions trophiques consécutives aux maladies du système
nerveux*. Th. d'agrégat. Paris, 1880. — Leloir. *Affections cutanées d'origine
nerveuse*. Th. de Paris.

quelques types cliniques dont l'origine *dytrophiqué* ne semble pas faire de doute.

a. *Peau.* — Les troubles trophiques de la peau sont fréquents. Les éruptions d'herpès affectent parfois la forme particulière du *zona*, les éruptions eczémateuses, pemphigoïdes, érythémateuses surviennent à la suite de maladies des nerfs (névrite, névrites périphériques[1], névralgie, blessures), à la suite de maladies de la moelle épinière (tabes dorsalis, tumeurs). Les phlyctènes et les eschares à marche rapide (decubitus acutus) s'observent dans les lésions de l'encéphale et de la moelle : aux lésions de l'encéphale (hémorrhagie, ramollissement) appartient l'eschare fessière; aux myélites aiguës, infectieuses ou traumatiques appartient l'eschare de la région sacrée. Les eschares à marche lente s'observent dans le mal perforant, plantaire et palmaire[2], dans la gangrène symétrique des extrémités[3]. Le système pileux (décoloration, chute des poils et des cheveux) participe à ces troubles trophiques (névralgie du trijumeau, trophonévrose faciale, hystérie). L'état de la peau qu'on désigne sous le nom de *peau lisse* et qui aboutit à l'atrophie des glandes sébacées, à l'état fendillé de la peau, à la sclérose, s'observe dans les lésions des nerfs, dans la sclérodermie. La calcification de la peau a été vue par Rénon et Dufour[4] chez un homme atteint de nodosités dures avec pigmentation cutanée et atrophie musculaire; les nodosités étaient constituées par du phosphate tribasique de chaux et par du tissu fibreux.

Le *vitiligo* est un trouble trophique de la peau caractérisé par le développement de taches blanches entourées d'une zone d'hyperpigmentation. On le trouve au cours des affections nerveuses les plus variées (Grunspan)[5], telles que hys-

1. Giraudeau. Des névrites périphériques. *Arch. de méd.*, 1887.

2. Péraire. Mal perforant palmaire. *Arch. de méd.*, juillet et août 1886.

3. De Viville. *Gangrène des pieds d'origine nerveuse.* Th. de Paris, 1888.

4. L. Rénon et Dufour. Dermo-phosphato-fibromatose nodulaire généralisée avec pigmentation de la peau. *Soc. méd. des hôp.*, 6 juillet 1900.

5. Mllo Grunspan. *Contribution à l'étiologie du vitiligo.* Thèse de Paris, 1907.

térie, aliénation mentale, tabes, syphilis du système nerveux, où il peut coexister avec le signe d'Argyll Robertson (Marie et Crouzon).

b. *Tissu cellulaire*. — Tantôt le tissu cellulaire sous-cutané disparaît, comme dans la trophonévrose faciale; tantôt il devient exubérant, il y a une véritable *adipose*, comme dans les atrophies musculaires deutéropathique; il est tuméfié, œdématié, induré dans le myxœdème.

Cette *adipose* peut se présenter sous divers aspects. Elle atteint les régions sus-claviculaires, sous forme d'une saillie élastique, indolore; c'est le *pseudo-lipome sus-claviculaire* (Potain)[1]. Elle peut envahir les jambes et les cuisses (*pseudo-élephantiasis névropathique* de Mathieu)[2]; chaque segment du membre peut être affecté isolément (*œdème segmentaire* de Debove[3]. Une forme très curieuse, c'est la *lipomatose symétrique* souvent à *prédominance cervicale* (Lannois et Bensaude)[4]. On en trouvera la description au quatrième volume.

H. Meige[5] a décrit une autre dystrophie du tissu cellulaire sous le nom de *trophœdème chronique héréditaire*.

c. *Muqueuses*. — L'herpès de la pituitaire, de la langue, des lèvres, de la conjonctive, et l'ulcération de ces muqueuses accompagnent les lésions du nerf trijumeau et le zona.

d. *Muscles*. — Les *atrophies musculaires* consécutives aux maladies de la moelle peuvent être divisées en deux catégories : dans l'une, l'évolution anatomique et clinique de l'atrophie est aiguë (myélites aiguës, hématomyélie, paralysie infantile); le type de la seconde classe est l'atrophie musculaire progressive. La forme de l'altération musculaire est variable : tantôt c'est l'atrophie musculaire pure; ailleurs l'atrophie est accompagnée de dégénérescence

---

1. Potain. *Bulletin de l'Académie de médecine*, 17 octobre 1882.
2. A. Mathieu. *Arch. de méd.*, 1884 et 1885.
3. Debove. De l'œdème segmentaire. *Médecine moderne*, 16 octobre 1897.
4. Launois et Bensaude. *Presse médicale*, 1er juin 1898.
5. H. Meige. *Nouvelle Iconographie de la Salpêtrière*, 1890.

graisseuse ou scléreuse. Ces atrophies musculaires doivent être rattachées à une altération des cornes antérieures de la substance grise médullaire.

Sous l'influence des lésions des nerfs moteurs (surtout lésions traumatiques), les muscles subissent une altération plus ou moins rapide et leur contractilité électrique disparaît complètement ou en partie. Les atrophies musculaires alcooliques et saturnines sont des types d'atrophies névritiques. Les *névrites périphériques* jouent un grand rôle dans ces troubles trophiques.

L'atrophie musculaire fait partie des troubles trophiques de l'*hystérie*.

Dans quelques cas, le muscle, au lieu d'être atrophié, paraît hypertrophié ; mais, en réalité, la fibre musculaire est atrophiée, et l'apparence hypertrophique vient de l'exubérance des éléments conjonctifs et graisseux (paralysie musculaire pseudo-hypertrophique). Chez quelques malades, enfin, il y a *myopathie, atrophie progressive* ; le trouble trophique ne réside ni dans la moelle ni dans les nerfs, mais dans le muscle lui-même (type Landouzy-Dejerine).

e. *Nerfs*. — Le tissu fibreux des nerfs est notablement hypertrophié dans la curieuse affection nommée *neuro-fibromatose généralisée* (maladie de Recklinghausen). Elle est caractérisée par une triade symptomatique (Landowski)[1], tumeurs de la peau, tumeurs des nerfs, pigmentation cutanée, avec lenteur dans les mouvements, crampes dans les jambes et dépression intellectuelle. Elle aboutit à la cachexie et à la mort.

f. *Cartilages*. — La dystrophie du cartilage primordial qui accompagne la première poussée ostéogénétique du troisième au sixième mois de la vie fœtale, l'*achondroplasie* (Parrot), se traduit par l'augmentation du volume de la tête et par le nanisme ; les membres sont d'une brièveté extraordinaire. « Chez Anatole, âgé de 41 ans, le membre inférieur

1. Landowski. La neuro-fibromatose généralisée. *Gaz. des hôp.*, 1896.
2. Marie. L'achondroplasie dans l'adolescence et l'âge adulte. *Presse méd.*, 14 juillet 1900, p. 19.

est plus court de 7 centimètres que celui d'un enfant de
8 ans; chez Claudius, âgé de 18 ans, le membre inférieur
est plus court de 15 centimètres que celui d'un enfant de
8 ans (Marie[1]). » La main a l'aspect « carré »; les doigts
d'une même main sont de dimensions presque égales, et
s'écartent les uns des autres par leurs extrémités : la main
a parfois la forme d'un *trident* (Marie).

g. *Os*. — Les os sont altérés (ostéite raréfiante); ils deviennent fragiles et cassants dans le *tabes dorsalis*, ils s'atrophient dans la trophonévrose faciale, ils subissent un arrêt
de développement dans la paralysie infantile, ils s'hyper-
trophient dans l'*acromégalie* (Marie), dans l'ostéo-arthropa-
thie hypertrophiante pneumique. Ils se déforment dans la
maladie de Paget (ostéite déformante).

b. *Articulations*. — Les *arthropathies* diffèrent dans les
lésions de l'encéphale et de la moelle. Aux lésions de l'encéphale appartiennent des arthropathies qui se développent
à la période des contractures secondaires; la douleur et la
tuméfaction de la jointure rappellent le rhumatisme articulaire; dans les maladies de la moelle, les arthropathies sont
aiguës, si la myélite est aiguë, mais dans le tabes dorsalis
l'arthropathie se déclare sans douleur et sans fièvre; elle est
caractérisée par une énorme tuméfaction de l'articulation
avec usure rapide des surfaces osseuses.

La dystrophie articulaire rend compte de la singulière
affection décrite par Marie sous le nom de *spondylose rhizo-
mélique*, caractérisée par une ankylose à peu près complète
de la colonne vertébrale et des articulations de la racine
des membres, articulations coxo-fémorales et scapulo-humé-
rales. La colonne vertébrale est soudée. Les malades, pour
garder la station debout, prennent une *attitude en z*, le haut
du corps porté en avant, les genoux plus ou moins fléchis.
Nous avons eu à l'Hôtel-Dieu un cas de *nævus vasculaire
ostéohypertrophique* qui a été publié par un de mes chefs de
clinique Crouzon[2]. Dans les quelques observations qui sont

1. Marie. *Revue de méd.*, janvier 1890.
2. Crouzon. *Clinique de l'Hôtel-Dieu*. Conférences du mercredi 1906, p. 48.

déjà connues[1] l'aspect clinique est le même : on constate sur le même membre un nævus zoniforme plus ou moins étendu et une hypertrophie osseuse ; c'est la juxtaposition de ces lésions qui conduit au diagnostic.

Pathogénie. — On voit par l'énumération précédente que les *troubles trophiques* peuvent être produits par des lésions centrales et périphériques du système nerveux.

Plusieurs théories cherchent à expliquer le mécanisme de ces troubles trophiques. On a d'abord invoqué la paralysie dss nerfs vaso-moteurs ; mais les nombreuses expériences de Claude-Bernard et de Brown-Séquard nous montrent que la paralysie des nerfs moteurs a seulement pour effet de congestionner la partie à laquelle ils se rendent. « Jamais on n'a vu l'atrophie des muscles de la tête se produire chez les animaux à la suite de la section du cordon cervical du grand sympathique (Vulpian). »

Une autre théorie a été proposée : celle des *nerfs trophiques* (Samuel). Le rôle des nerfs trophiques serait « non pas d'opérer directement, mais d'activer dans la profondeur des tissus les échanges qui constituent l'assimilation et la désassimilation élémentaires ». L'existence des nerfs trophiques comme nerfs distincts n'est pas admissible, mais on n'en reste pas moins en face de ce fait incontestable, que les nerfs puisent quelque part dans le système nerveux leurs propriétés motrices et sensitives. Ce n'est donc pas le nerf qui est trophique, mais ce sont les centres nerveux qui lui communiquent cette propriété, et par centres nerveux je n'entends pas seulement les agglomérations cellulaires de la moelle ou de l'encéphale, mais encore les agglomérations cellulaires périphériques, disséminées au voisinage des organes et dans leur parenchyme (*ganglions nerveux*).

Eh bien, les troubles trophiques sont-ils dues à une suspension de ce pouvoir trophique des centres nerveux, ou

---

1. Klippel et Trénaunay. *Journal des praticiens*, 3 février 1900. — Crouzon et Villaret, *Soc. de neurologie*, avril 1907.

à une exagération de ce pouvoir trophique? Cette question, souvent discutée et diversement résolue, a été bien exposée par Onimus[1]; la voici résumée en quelques mots :

D'une façon générale, la nutrition des éléments anatomiques consiste en un échange incessant de matériaux; c'est l'assimilation et la désassimilation. Quelques animaux inférieurs n'ont qu'une seule propriété, la nutrition : chez eux la nutrition se confond avec la fonction. Au contraire, dans les organismes élevés, la fonction est en apparence plus isolée, elle résulte de l'activité des éléments, des manifestations de leurs propriétés (mouvement, sensibilité, sécrétion), et chimiquement elle consiste en une combinaison des molécules en présence, combinaison qui est presque toujours une oxydation.

La fonction use ce que la nutrition a lentement emmagasiné. La nutrition est une oxydation lente et un acte continu; la fonction est une oxydation rapide et un acte plus ou moins intermittent.

Quel est le rôle du système nerveux dans l'économie et comment agit-il sur la nutrition et sur la fonction? En fin de compte, il agit toujours comme une force de dégagement, et cela par l'intermédiaire du nerf; le nerf est un conducteur dont le rôle est toujours le même; il décèle et met en activité les propriétés des éléments avec lesquels il communique, il les fait fonctionner, ou, autrement dit, il provoque l'oxydation des principes immédiats qui les composent; et plus il les fait fonctionner, plus il les use. De sorte que le système nerveux serait plutôt antitrophique que trophique (Onimus): il serait trophique quand la nutrition et la fonction sont bien équilibrées; antitrophique quand l'apport ne peut plus suffire à la dépense; il y a, dans ce cas, autophagie de l'élément. Sous l'influence des lésions nerveuses que nous avons décrites (lésions irritatives), les éléments fonctionnent (ou se détruisent, ce qui revient au même) plus et plus vite qu'ils ne se nourrissent;

1. Onimus. *Traité d'élec. médic.* Paris, 1872, p. 475.

cette usure rapide provoque des troubles distrophiques ou atrophiques.

Je le répète, si attrayante que soit cette théorie, elle n'est encore qu'une théorie.

§ 2. TROPHONÉVROSE FACIALE

Description. — La *trophonévrose faciale*, ou atrophie unilatérale progressive de la face, peut envahir successivement tous les plans superposés qui composent la face, depuis la peau jusqu'au squelette. L'atrophie est *unilatérale*[1].

La maladie apparaît premièrement à la peau; elle se manifeste sous forme de *taches*, blanches d'abord, plus tard colorées, isolées ou confluentes, et coïncidant ou non avec le trajet anatomique d'un rameau nerveux. Ces taches siègent en divers points, au menton, à la joue, au-dessus du sourcil; elles sont mal limitées sur leurs bords. Au niveau de la tache la peau s'amincit et se déprime, elle est dure au toucher, comme un tissu de cicatrice. La barbe, les cheveux, les sourcils se décolorent et tombent. Le tissu cellulaire sous-cutané s'atrophie; aussi le côté de la face envahi par la trophonévrose maigrit, vieillit, et devient le siège de sillons et de creux. La sécrétion sébacée disparaît, la peau est sèche; la sécrétion sudorale est moins abondante.

Les muscles lisses de la peau sont en partie atrophiés; ils conservent leur contractilité et présentent souvent des contractions fibrillaires. On a signalé l'atrophie des muscles masticateurs (innervation du facial). Les cartilages du nez, les os de la face, le maxillaire supérieur, le maxillaire inférieur et les malaires peuvent être frappés d'atrophie. Les dents s'altèrent et tombent. La langue, le voile du palais, la luette, participent quelquefois à l'atrophie unilatérale progressive.

1. Frémy. *Trophon. faciale*. Th. de Paris, 1872. — Troisier. Art. Face in *Dict. encyclop.* — Courtot. Th. de Paris, 1876.

Les artères ne sont pas atrophiées, les sécrétions lacry-
male et salivaire ne sont pas modifiées; la température
resté égale des deux côtés de la face.

Dans bien des cas, la maladie débute sournoisement, sans
prodromes; d'autres fois elle est associée à une névralgie
faciale, ou à des mouvements convulsifs de la face. Sa marche
est extrêmement lente, elle dure quinze et vingt ans sans
mettre la vie en danger; on a observé de longues rémissions
et même un arrêt dans la marche progressive de l'atrophie.

Raymond et Sicard[1] ont individualisé un type à part de
trophonévrose : la trophonévrose hémiatrophique totale e'
familiale. Dans leurs cas, l'atrophie portait non plus seulement sur la face, mais sur tout un côté du corps. Elle était
progressive, s'attaquant à tous les plans profonds et superficiels. La notion familiale se retrouvait à deux générations.

Pathogénie. — L'*étiologie* de la trophonévrose faciale est
fort obscure, sa *pathogénie* n'est pas mieux élucidée. Elle
est évidemment le résultat de troubles trophiques : mais
sous quelle influence surviennent ces troubles trophiques?
quels sont les centres, quels sont les nerfs primitivement
affectés? On a émis une théorie (Gintrac, Lande[1]) d'après
laquelle le tissu conjonctif serait le siège initial de la lésion
trophique; le tissu cellulo-adipeux disparaîtrait, moins la
fibre élastique, et il en résulterait une rétraction de la peau
et une atrophie de ses éléments. On fait plusieurs objections
à cette théorie; comment la concilier avec l'atrophie des
parties profondes de la face, avec l'altération des os, avec
la limitation précise et *unilatérale* de la maladie, alors que
les lésions qui débutent par le tissu interstitiel sont
essentiellement diffuses? La théorie qui place le siège
initial de la trophonévrose dans le système nerveux me
paraît vraie, et il n'est pas question ici de simples modifications de circulation par troubles vaso-moteurs, mais bien
de troubles trophiques nés dans la sphère du nerf trijumeau, du nerf facial, et même dans la sphère du plexus

1. *Revue de neurologie*, 15 juillet 1902.
2. Gintrac. Art. Face in *Nouv. Dict. de méd. et de chir.*

cervical, car la trophonévrose faciale s'étend quelquefois jusqu'au cou.

§ 3. SCLÉRODERMIE

Description. — La *sclérodermie* ou *trophonévrose disséminée* (Hallopeau [1]) se rapproche beaucoup par ses caractères et par sa nature de l'atrophie unilatérale de la face.

Première période. — La slérodermie débute habituellement par des troubles de *nature nerveuse* ; certains sujets éprouvent dans les membres des engourdissements, des fourmillements, des élancements, des douleurs analogues aux douleurs rhumatismales. Ces douleurs reviennent par accès, peuvent durer plusieurs mois et sont parfois accompagnées d'éruptions cutanées (herpès, zona, pemphigus, ecthyma). — A cette période appartiennent également des troubles de vascularisation : pâleur excessive ou congestion des téguments, crampes, contractures, hyperhydrose.

Deuxième période. — Au moment où le sclérème apparaît, il n'a pas encore acquis toute sa dureté, il est d'abord à l'état de sclérème œdémateux, mais plus tard la peau et le tissu cellulaire atteints de sclérème prennent la consistance du bois et l'aspect de la pierre.

Les *plaques de sclérodermie* [2] apparaissent aux diverses régions du corps ; elles sont blanches ou foncées, suivant qu'il y a ou non accumulation de pigment. Ces plaques sont confluentes ou isolées, et le plus souvent *symétriques* [3], offrant une *disposition métamérique* (Raymond) ; la peau de la plaque est dure, amincie, indurée, analogue au tissu cicatriciel. « Cette induration toute spéciale, ayant son siège dans une étendue plus ou moins considérable de l'enveloppe cutanée, induration accompagnée d'une tension, d'un certain degré

1. Hallopeau. *Soc. de biol.*, 1872, séance du 7 décembre.
2. Leroy. *De la sclérodermie*. Th. d'agrégation, Paris, 1883.
3. Boutier. *Étude sur la sclérodermie*. Th. de Paris, 1886.

d'immobilité et d'un état de gêne des parties affectées, tel est le trait caractéristique de la maladie (Thirial[1]). »

Quand le *sclérème* siège aux doigts, ce que M. Ball appelle la *sclérodermie dactylée*, ceux-ci deviennent raides et diminuent de volume. L'atrophie scléreuse gagne souvent la paume de la main, la peau rétractée place les doigts et le métacarpe en flexion et les immobilise dans cette position. Il survient parfois des ankyloses.

Le sclérème du cou gêne les mouvements de la tête, qui semble immobilisée sur les épaules. A la face, l'affection gagne les deux côtés, contrairement à l'hémiatrophie faciale; la figure ressemble à un masque de cire, et les orifices naturels subissent un rétrécissement considérable. Les paupières sont rétractées et renversées, les ailes du nez sont amincies et aplaties; les lèvres sont diminuées de volume, et le malade, ne pouvant ouvrir ou fermer la bouche que très incomplètement, retient mal les aliments et la salive. Les troubles de mastication et de déglutition sont d'autant plus accusés que la langue et le frein de la langue sont quelquefois frappés de sclérodermie.

Aux membres, la gêne des mouvements est en rapport avec le siège et l'étendue de la sclérodermie; les mouvements de flexion de l'avant-bras, les mouvements d'élévation du bras sont très limités. L'affection est beaucoup plus rare aux membres inférieurs.

La sclérodermie ne reste pas toujours cantonnée au tissu cutané: la maladie atteint aussi les tissus profonds, et dans ce cas-là le mot sclérodermie n'est plus suffisant, on doit lui préférer la dénomination de *trophonévrose disséminée* (Hallopeau). Dans un cas de M. Ball[2], la maladie débuta par les doigts, avec des troubles analogues à ceux de l'asphyxie locale; puis la sclérodermie se déclara nettement. Les membres inférieurs furent atteints, et il y eut même des troubles trophiques osseux; atrophie de plusieurs phalanges, anky-

1. Thirial. *Union méd.*, p. 402 et 614.
2. *Comptes rendus de la Soc. de biol.*, 1871, p. 43.

lose de certaines articulations. Vulpian[1] a rapporté une observation de sclérodermie avec atrophie et disparition de plusieurs phalanges; ces troubles trophiques n'étaient accompagnés ni de suppuration ni de formation de séquestres. La malade observée par M. Hallopeau n'était pas seulement atteinte de sclérodermie, elle avait de plus des atrophies osseuses et des arthropathies : « la muqueuse linguale, les muscles des lèvres et de la langue, et probablement aussi ceux de l'avant-bras, étaient atrophiés; dans tous les points où la peau était profondément atteinte, la couche graisseuse sous-jacente avait en grande partie disparu. »

On voit donc que la maladie décrite sous le nom de sclérodermie a les plus grands rapports avec l'*hémiatrophie faciale*; il y a même des cas[2] où l'hémi-atrophie faciale n'était pas seulement limitée à la face et était accompagnée de sclérodermie sur d'autres parties du corps. Certaines altérations du corps thyroïde (goitre exophthalmique, goitre simple, atrophie de la glande) peuvent être suivies, à échéance plus ou moins longue, de l'apparition de la sclérodermie (Jéanselme). Ajoutons encore que la sclérodermie a aussi quelques rapports avec l'asphyxie locale des extrémités, elle a plusieurs fois débuté par les mêmes symptômes[3], ce qui permet à quelques auteurs de conclure qu'elle ne constitue pas une entité morbide bien définie. Pour Favier, « la sclérodermie et la gangrène symétrique des extrémités ont - entre elles des relations intimes ». Pour Apollinario, « il y a entre la sclérodermie et l'asphyxie locale d'étroites affinités ». Pour Grasset, asphyxie locale, gangrène, sclérodermie, lèpre ne seraient que des manifestations d'un état pathologique plus général[4]. Pour Brissaud[5], toute sclérodermie chronique d'emblée relève d'une affection préalable

1. *Comptes rendus de la Soc. de biol.*, 1871, p. 179.
2. Emminghaus. *Revue sc. méd.*, t. II, p. 151. — Lépine, *Soc. de biol.*, 1875, p. 146. — Viaud. *Sclérème des adultes.* Th. de Paris, 1876, n° 87. —
3. Grasset. *Mal. du syst. nerv.*, p. 155.
4. Toutes ces questions seront discutées dans la thèse de Garrigues, *gangrène, sclérodermie*, Paris, 1900.
5. Brissaud. *Leçons sur les maladies nerveuses*, 1899, p. 416.

du système du grand sympathique. La lymphocytose du liquide céphalo-rachidien a été observée[1].

§ 4. ASPHYXIE LOCALE. — GANGRÈNE SYMÉTRIQUE DES EXTRÉMITÉS. — MALADIE DE RAYNAUD

Sous le nom d'*asphyxie locale*, de *gangrène symétrique des extrémités*, M. Raynaud[2] a décrit une forme de gangrène sèche, symétrique, qui frappe les extrémités, les doigts, les orteils, plus rarement les oreilles et le nez.

Description. — L'évolution de la maladie peut être divisée en trois périodes (M. Raynaud).

La *première période*, généralement insidieuse, dure de quelques jours à un mois; elle est caractérisée par des phénomènes d'asphyxie locale. Le bout des doigts devient pâle, exsangue et insensible; le sujet a des fourmillements et une sensation de *doigt mort* analogue à ce qu'on éprouve après un grand froid. D'autres fois, le bout des doigts, au lieu d'être exsangue, devient livide; il y a stase veineuse c'est l'*asphyxie locale*. Les parties envahies sont *symétriques*, elles donnent au thermomètre un abaissement de température qui tombe à 15 ou 18 degrés. Ces accidents surviennent d'abord par accès, puis l'intermittence disparaît, et les troubles deviennent continus. Il n'est pas rare de constater un œdème dur au bout des doigts envahis.

Dans la *deuxième période*, ou période d'état, les fourmillements du début font place à de vives douleurs. Les parties malades prennent une teinte violacée, livide, le sphacèle est imminent. La gangrène est quelquefois précédée de la formation de phlyctènes qui se rompent et laissent le derme à nu. Généralement, la gangrène est superficielle,

---

1. Claude et Sézary. *La Presse médicale*, 1903, n° 100.

2. M. Raynaud. *Asph. loc. et gangr. sym. des extrém.* Th. de Paris, 1862. Art. GANGRÈNE in *Nouv. Dict. méd. et chir. Arch. de méd.*, 1874, t. I, p. 5 et 189. — Rossignol. *Gangr. sym. des extrém. chez l'enfant.* Th. de Paris, 1888. — Dominguez. *Formes atténuées de la mal. de Raynaud.* Th. de Paris, 1889.

fort limitée, elle ne dépasse pas la couche superficielle du derme et les ongles ne tombent pas toujours; mais il est des cas où la phalange entière est envahie, et les parties mortifiées deviennent noires comme du charbon. Cette seconde période dure une dizaine de jours et davantage.

A la *troisième* période appartiennent l'élimination des eschares et la cicatrisation; c'est un travail qui dure plusieurs mois. Quand la gangrène a été très superficielle, la pulpe des doigts est le siège de cicatrices blanchâtres, parcheminées; le bout des doigts prend une forme conique et effilée. Dans les cas plus graves, il se fait à la base de la partie gangrenée un sillon inflammatoire, siège de suppuration qui favorise la chute de l'eschare.

Dans quelques cas exceptionnels, la gangrène n'est pas bornée à l'extrémité des doigts et des orteils, elle envahit aussi les oreilles et le bout du nez (Fischer[1]), elle peut même se localiser exclusivement à ces dernières parties en respectant les doigts (Grasset[2]).

Étiologie. — Diagnostic. — La gangrène symétrique des extrémités est une maladie de l'âge adulte, de dix-huit à trente ans; rare après quarante ans, elle a été vue néanmoins chez un vieillard de soixante-dix-sept ans (Rénon[3]); elle est plus fréquente chez la femme. Plusieurs fois elle a paru associée à l'impaludisme (Mourson[4]), à la sclérodermie[5], à la lèpre, à la péricardite (Widal), au diabète (Apert), à l'ergotisme (Ehlers), à la tuberculose (Rénon[6]); à l'heure actuelle, c'est plus un syndrome qu'une maladie propre; certaines formes me paraissent cependant conserver leur autonomie.

1. *Revue des sc. méd.*, t. VI, p. 498.
2. *Montpellier méd.*, juin 1878.
3. L. Rénon et B. Follet. Sur un cas de maladie de Raynaud. *Soc. méd. des hôp.*, 24 juin 1898.
4. *Arch. de méd. nav.*, 1869, p. 211.
5. Apolinaro et Grasset. *Montpellier méd.*, 1878.
6. L. Rénon. Du rôle étiologique de la tuberculose dans quelques cas d'asphyxie et de gangrène des extrémités (syndrome de Raynaud). *Congrès de Paris*, 1900.

Il est probable qu'elle est provoquée par un état tétanique du grand sympathique, qui aurait pour conséquence
une contracture des artérioles (M. Raynaud).

Goldschmidt pense que gangrène symétrique des extrémités et sclérodermie doivent prendre place dans le même
cadre nosologique ; l'endartérite oblitérante lui paraît être
la lésion primaire et dominante, lésion dépendant peut-être
d'un trouble nerveux[1].

Le *diagnostic* doit être fait aux différentes périodes de la
maladie. Il ne faut pas la confondre avec la sensation du
doigt mort qui se retrouve dans l'*onglée*, suite de refroidissement, et dans l'hystérie (Armaingaud[2]). J'ai signalé et
décrit le symptôme du *doigt mort* dans la maladie de Bright ;
on a même observé en pareil cas la gangrène de l'extrémité
des doigts. La gangrène dite *sénile* est due à des lésions vasculaires ; elle n'est pas symétrique, elle se limite à un seul
foyer.

En fait de *traitement*, je conseille les applications d'air
surchauffé dont on trouvera la description au *Memento thérapeutique* qui est annexé au IVe volume de ce manuel.

1. Goldschmidt. Gangrène symétrique. *Ann. de méd.*, mai 1887.
2. *Rev. des sc. méd.*, t. X, p. 548.

TABLE DES MATIÈRES

DU TOME III

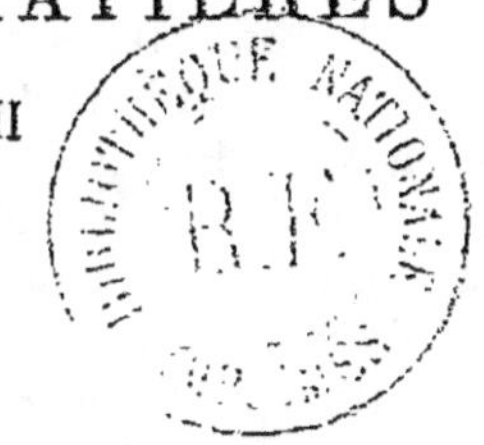

TROISIÈME CLASSE

MALADIES DE L'APPAREIL URINAIRE

QUATRIÈME CLASSE
MALADIES DU SYSTÈME NERVEUX

67299. — PARIS, IMPRIMERIE LAHURE
9, rue de Fleurus, 9.